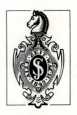

Kinderheilkunde

Herausgegeben von

Gustav-Adolf von Harnack

Unter Mitarbeit von
V. Bay · H. Bickel · J. R. Bierich · F. Bläker · W. Blunck
W. E. Brandeis · H. J. Bremer · H. Doose · H. Ewerbeck
K. Fischer · R. Grüttner · F. Hansen · E. Harms
G.-A. v. Harnack · O. Hövels · E. W. Keck · W. Kosenow
W. Kübler · G. Landbeck · M. A. Lassrich · W. Lenz
J. Meyer-Rohn · E. W. Reimold · E. Schmidt · W. Schröter
H. Stickl · H. Wallis

Sechste, neubearbeitete Auflage
Mit 188 Abbildungen

Springer-Verlag
Berlin Heidelberg New York Tokyo 1984

G. A. VON HARNACK, Professor Dr. emer.
Direktor der Universitäts-Kinderklinik A
Moorenstraße 5, D-4000 Düsseldorf

2. italienische Ausgabe 1977 bei Piccin Editore, Padua
1. spanische Ausgabe 1976 bei Editorial Cientifico-Médica, Barcelona
1. portugiesische Ausgabe 1980 bei Editore Pedagógica e Universitária, São Paulo

ISBN 3-540-13024-1 6. Auflage
                       Springer-Verlag Berlin Heidelberg New York Tokyo
ISBN 0-387-13024-1 6th edition
                       Springer-Verlag New York Heidelberg Berlin Tokyo

ISBN 3-540-09603-5 5. Auflage Springer-Verlag Berlin Heidelberg New York
ISBN 0-387-09603-5 5th edition Springer-Verlag New York Heidelberg Berlin

CIP-Kurztitelaufnahme der Deutschen Bibliothek
Kinderheilkunde / hrsg. von Gustav-Adolf von
Harnack. Unter Mitarb. von V. Bay . . . – 6.,
neubearb. Aufl. – Berlin ; Heidelberg ; New York ;
Tokyo : Springer, 1984.
   ISBN 3-540-13024-1 (Berlin . . .)
   ISBN 0-387-13024-1 (New York . . .)
NE: Harnack, Gustav Adolf von [Hrsg.]; Bay, Volker
[Mitverf.]

Das Werk ist urheberrechtlich geschützt. Die dadurch begründeten Rechte, insbesondere die der Übersetzung, des Nachdrucks, der Entnahme von Abbildungen, der Funksendung, der Wiedergabe auf photomechanischem oder ähnlichem Wege und der Speicherung in Datenverarbeitungsanlagen bleiben, auch bei nur auszugsweiser Verwertung, vorbehalten. Die Vergütungsansprüche des § 54, Abs. 2 UrhG werden durch die „Verwertungsgesellschaft Wort", München, wahrgenommen.
© by Springer-Verlag Berlin Heidelberg 1968, 1971, 1974, 1977, 1980, 1984
Printed in Germany
Die Wiedergabe von Gebrauchsnamen, Handelsnamen, Warenbezeichnungen usw. in diesem Werk berechtigt auch ohne besondere Kennzeichnung nicht zu der Annahme, daß solche Namen im Sinne der Warenzeichen- und Markenschutz-Gesetzgebung als frei zu betrachten wären und daher von jedermann benutzt werden dürften.
Produkthaftung: Für Angaben über Dosierungsanweisungen und Applikationsformen kann vom Verlag keine Gewähr übernommen werden. Derartige Angaben müssen vom jeweiligen Anwender im Einzelfall anhand anderer Literaturstellen auf ihre Richtigkeit überprüft werden.
Satz, Druck und Bindearbeiten: Konrad Triltsch, Würzburg
2124/3130-54321

Geleitwort zur ersten Auflage

Die Kinderheilkunde des deutschen Sprachraumes besitzt hervorragende Lehrbücher, die in ihrem betont didaktischen Aufbau dem Anfänger und in ihrem ausgefeilten Repertoire an Informationen dem Erfahrenen unschätzbare Dienste leisten. Gleichwohl besteht zusätzlich der Bedarf nach einem knappen und dennoch in der ganzen Breite unseres Faches wohlfundierten Buch, das auf begrenztem Raum und in sparsamer Ausführung nichts als das bewußt enggezogene Basiswissen vermittelt. Das sollte es in schlichter Sprache und in möglichst einfacher Diktion vollbringen, ohne dabei der Versuchung billiger Simplifikation zu erliegen. Ein solches Buch kann und soll nicht den Gebrauch eines umfassenden Standardlehrbuches ersetzen, es soll im wahren Sinne des Wortes ein Leitfaden sein zur leichteren Orientierung in dem außerordentlich komplexen Fachgebiet der Pädiatrie. Aus dieser Überlegung heraus habe ich seinerzeit meinen damaligen Mitarbeiter VON HARNACK in seinem Vorhaben sehr bestärkt, ein solches Buch zu erstellen. Ich hoffe, daß es ihm zusammen mit einer größeren Zahl sachkompetenter Kollegen gelungen ist, diese schwierige Aufgabe im genannten Sinne zu lösen und wünsche dem Buch von Herzen eine gute Aufnahme.

Hamburg, im April 1968 K. H. SCHÄFER

Vorwort zur sechsten Auflage

Wiederum wurden alle Kapitel des Buches überarbeitet, ergänzt und so auf den neuesten Stand gebracht. Als neue Mitarbeiter traten hinzu Herr BRANDEIS, der die Immunmangelkrankheiten bearbeitete, Herr BREMER, der die Darstellung der Störungen des Wasser-, Elektrolyt- und Säurebasen-Haushalts sowie des Kalzium-, Phosphor- und Magnesium-Stoffwechsels übernahm, und Herr HARMS, der die Kapitel über die Störungen des Aminosäuren- und des Fett-Stoffwechsels neu gestaltete. Auch in den übrigen Kapiteln wurden die Fortschritte der letzten Jahre berücksichtigt, so bei der Darstellung der Hepatitiden, des Diabetes mellitus, der malignen Knochentumoren oder der allergischen Alveolitis. Neu aufgenommen wurden u. a. Abschnitte über das Neugeborene mit kritischen Herzerkrankungen, über Pankreaserkrankungen und das Kawasaki-Syndrom. Auf der anderen Seite wurde Entbehrliches gestrichen, um dem Medizinstudenten und allen anderen Benutzern des Buches eine übersichtliche Wissensvermittlung auf knappem Raum zu bieten – entsprechend der ursprünglichen Konzeption des Buches.

Düsseldorf, Dezember 1983   G.-A. VON HARNACK

Inhaltsverzeichnis

1.	**Wachstum, Entwicklung, Reife.** Von G.-A. von Harnack	1
1.1	Körperliche Entwicklung	1
1.2	Intellektuelle und emotionale Entwicklung	7
1.3	Physiologie der Perinatalzeit. Von W. Schröter	11
2.	**Wachstumsstörungen.** Von G.-A. von Harnack	14
2.1	Minderwuchs	14
2.2	Hochwuchs	16
2.3	Untergewicht. Von H. Ewerbeck und E. Schmidt	16
2.4	Übergewicht. Von G.-A. von Harnack	18
3.	**Genetische Schäden und vorgeburtliche Schädigungen der Leibesfrucht.** Von W. Lenz	20
3.1	Genetische Schäden	20
3.2	Embryopathien und Fetopathien durch exogene Noxen	23
3.3	Pränatale Diagnostik	26
4.	**Geburtsabhängige Besonderheiten und spezielle Erkrankungen des Neu- und Frühgeborenen**	27
4.1	Definition, Untersuchung des Neugeborenen. Von W. Schröter	27
4.2	Frühgeborenes. Von G.-A. von Harnack	30
4.3	In der Neugeborenenperiode erkennbare Mißbildungen	35
4.4	Perinatale Schäden. Von G.-A. von Harnack	40
4.5	Sauerstoffmangel. Von W. Schröter	44
4.6	Morbus haemorrhagicus neonatorum	47
4.7	Morbus haemolyticus neonatorum und Hyperbilirubinämie. Von K. Fischer	47
4.8	Infektionen in der Neugeborenenperiode. Von W. Schröter	53
4.9	Neugeborenenkrämpfe	54
5.	**Nahrungsbedarf und Ernährung.** Von H. Ewerbeck und E. Schmidt	56
5.1	Empfohlene Zufuhr	56
5.2	Ernährung im ersten Lebensjahr	59
6.	**Stoffwechsel.** Von H. Bickel und E. Harms	66
6.1	Stoffwechselanomalien	66
6.1.1	Aminosäurenstoffwechsel	66
6.1.2	Kohlenhydratstoffwechsel. Von W. Schröter und G.-A. von Harnack	73
6.1.3	Fettstoffwechsel. Von H. Bickel und E. Harms	81
6.1.4	Mukopolysaccharidosen. Von W. Schröter	85
6.1.5	Störungen des Kalzium-, Phosphat- und Magnesium-Stoffwechsels. Von H. J. Bremer	87

6.2	Störungen des Wasser-, Elektrolyt- und Säurebasenhaushalts. Von E. W. Reimold und H. J. Bremer	91
6.3	Hypo- und Hypervitaminosen. Von W. Kübler	96

7.	**Erkrankungen der endokrinen Drüsen**	101
7.1	Wirkungen. Von J. R. Bierich	101
7.2	Regulation	102
7.3	Hypophyse und Hypothalamus	102
7.4	Schilddrüsenerkrankungen. Von G.-A. von Harnack	105
7.5	Parathyreoidea	108
7.6	Nebennierenrinde. Von W. Blunck	108
7.7	Nebennierenmark	112
7.8	Gonaden. Von J. R. Bierich und W. Blunck	112

8.	**Infektionskrankheiten**	120
8.1	Epidemiologie und Prophylaxe. Von H. Stickl	120
8.1.1	Verhalten der Mikroorganismen	120
8.1.2	Verhalten des Makroorganismus. Von K. Fischer und H. Stickl	120
8.1.3	Erkrankungsablauf. Von H. Stickl	123
8.1.4	Impfungen und Seuchenbekämpfung	125
8.2	Virus-Krankheiten	132
8.2.1	Viruskrankheiten mit flächenhaftem Exanthem	132
8.2.2	Viruskrankheiten mit bläschenförmigem Exanthem	139
8.2.3	Viruskrankheiten ohne obligates Exanthem	144
8.2.4	Viruskrankheiten mit bevorzugter Beteiligung des Zentralnervensystems. Von F. Hansen	149
8.3	Bakterielle Infektionskrankheiten	151
8.3.1	Akute bakterielle Infektionskrankheiten	151
8.3.2	Tuberkulose	163
8.3.3	Lues connata. Von G.-A. von Harnack	169
8.4	Sonstige Infektionskrankheiten. Von F. Hansen	171

9.	**Immunologie, Immunpathologie, rheumatische Erkrankungen**	174
9.1	Immunmangelkrankheiten und Veränderungen der Serumeiweißkörper. Von H. Bickel und W. E. Brandeis	174
9.2	Allergische Reaktionen, Atopie. Von K. Fischer	176
9.3	Autoaggressionskrankheiten. Von O. Hövels und K. Fischer	180
9.4	Rheumatische Erkrankungen. Von O. Hövels	182

10.	**Erkrankungen des Blutes und der blutbildenden Organe, bösartige Tumoren**	189
10.1	Erkrankungen des roten Systems. Von K. Fischer	190
10.2	Erkrankungen des weißen Systems. Von G. Landbeck	196
10.3	Erkrankungen des lymphatischen und retikulohistiozytären Systems	202
10.4	Störungen der Hämostase	204
10.5	Bösartige Tumoren	212

11.	**Herz- und Kreislauferkrankungen.** Von E. W. Keck	214
11.1	Methoden kardiologischer Diagnostik	214
11.2	Angeborene Herz- und Gefäßmißbildungen	216
11.3	Erworbene Herz- und Gefäßerkrankungen	226
11.4	Herz- und Kreislaufinsuffizienz	228
11.5	Funktionelle Herz- und Kreislaufstörungen	230

12.	**Erkrankungen der Atmungsorgane.** Von W. Kosenow	232
12.1	Differentialdiagnostische Symptomatologie	232
12.2	Angeborene Fehlbildungen	232
12.3	Erkrankungen von Ohren, Nase und Rachen	234
12.4	Erkrankungen von Kehlkopf, Trachea und Bronchien	240
12.5	Erkrankungen von Lunge, Pleura und Mediastinum	253
13.	**Erkrankungen des Verdauungstraktes**	262
13.1	Methoden gastroenterologischer Diagnostik. Von M. A. Lassrich	262
13.2	Leitsymptome	262
13.3	Anomalien und Erkrankungen des Ösophagus	265
13.4	Erkrankungen des Magens und Zwölffingerdarms	269
13.5	Erkrankungen des Dünndarms. Von M. A. Lassrich und R. Grüttner	274
13.6	Dickdarmerkrankungen. Von M. A. Lassrich	279
13.7	Durchfallerkrankungen. Von H. Ewerbeck und E. Schmidt	284
13.8	Erkrankungen der Leber und Gallenwege. Von R. Grüttner	289
13.9	Pankreaserkrankungen. Von G.-A. von Harnack	295
13.10	Darmparasiten	295
13.11	Hernien	297
14.	**Erkrankungen der Nieren, der ableitenden Harnwege und der äußeren Geschlechtsorgane**	298
14.1	Physiologische Vorbemerkungen, Untersuchungsmethoden. Von F. Bläker	298
14.2	Besonderheiten der kindlichen Nieren	300
14.3	Glomeruläre Nephropathien	300
14.4	Tubuläre Nephropathien	305
14.5	Harnwegserkrankungen. Von F. Bläker und M. A. Lassrich	308
14.6	Mißbildungen der Nieren und der ableitenden Harnwege. Von M. A. Lassrich	310
14.7	Fehlbildungen und Erkrankungen des äußeren Genitale. Von F. Bläker	314
15.	**Knochen und Gelenke**	316
15.1	Allgemeine Skeletentwicklung. Von M. A. Lassrich	316
15.2	Anlagebedingte Systemerkrankungen des Skelets	316
15.3	Fehlbildungen	318
15.4	Angeborene Hüftgelenksdysplasie und Luxation. Von V. Bay	320
15.5	Sonstige Anomalien des Bewegungsapparates	321
15.6	Osteomyelitis	322
15.7	Aseptische Knochennekrosen	324
15.8	Knochentumoren	325
16.	**Pädiatrisch wichtige Hauterkrankungen.** Von J. Meyer-Rohn	328
16.1	Hereditäre und konnatale Hauterkrankungen	328
16.2	Ekzemgruppe	330
16.3	Bakteriell bedingte Hautkrankheiten	332
16.4	Pilzbedingte Hautkrankheiten	333
16.5	Parasitenbedingte Hautkrankheiten	335
16.6	Viruskrankheiten der Haut	335
16.7	Sonstige Hautkrankheiten	336
17.	**Erkrankungen des Nervensystems.** Von H. Doose	340
17.1	Fehlbildungen	340

17.2	Entzündliche Erkrankungen des Nervensystems	341
17.3	Traumatische Schäden des Zentralnervensystems, Blutungen	347
17.4	Vaskuläre Erkrankungen des Gehirns	349
17.5	Raumfordernde Prozesse des Zentralnervensystems	350
17.6	Hydrozephalus	352
17.7	Infantile Zerebralparese	353
17.8	Zerebrale Anfälle	357
17.9	Anfälle und anfallsartige Störungen nicht-epileptischer Genese	364
17.10	Erbliche Erkrankungen des Gehirns, des Rückenmarks und der Muskulatur	365
17.11	Schwachsinn. Von G.-A. von Harnack	367
18.	**Sozialpädiatrie.** Von G.-A. von Harnack	371
18.1	Mortalität und Morbidität des Kindesalters	371
18.2	Prävention	373
18.3	Rehabilitation	373
18.4	Betreuung des sozial benachteiligten Kindes	374
19.	**Kinder- und Jugendpsychiatrie.** Von G.-A. von Harnack und H. Wallis	376
19.1	Kindliche Verhaltensauffälligkeiten, allgemeine Charakteristik	376
19.2	Spezielle Störungen	379
20.	**Unfälle und akzidentelle Vergiftungen im Kindesalter.** Von G.-A. von Harnack	387
20.1	Häufige Unfälle im Säuglingsalter	387
20.2	Häufige Unfälle im Kleinkindesalter	388
20.3	Häufige Unfälle im Schulalter	389
20.4	Arzneimittelreaktionen bei Neugeborenen und Säuglingen	389
20.5	Plötzlicher Tod im Säuglingsalter (Mors subita)	390
20.6	Sofortmaßnahmen und Grundlagen der Therapie bei akzidentellen Vergiftungen	390

Anhang: Arzneitherapie. Von G.-A. von Harnack 391

Literaturverzeichnis 393

Sachverzeichnis 395

Mitarbeiterverzeichnis

BAY, V., Prof. Dr., Chefarzt der I. Chirurgischen Abteilung des allgemeinen Krankenhauses, 2000 Hamburg-Harburg

BICKEL, H., Prof. Dr., Universitäts-Kinderklinik, Im Neuenheimer Feld 150, 6900 Heidelberg 1

BIERICH, J. R., Prof. Dr., Universitäts-Kinderklinik, 7400 Tübingen

BLÄKER, F., Prof. Dr., Universitäts-Kinderklinik, Martinistraße 52, 2000 Hamburg 20

BLUNCK, W., Prof. Dr., Altonaer Kinderkrankenhaus von 1859, Bleickenallee 38, 2000 Hamburg 50

BRANDEIS, W. E., Priv.-Doz. Dr., Universitäts-Kinderklinik, Im Neuenheimer Feld 150, 6900 Heidelberg 1

BREMER, H. J., Prof. Dr., Universitäts-Kinderklinik C, Moorenstr. 5, 4000 Düsseldorf

DOOSE, H., Prof. Dr., Abt. Neuropädiatrie, Universitäts-Kinderklinik, Schwanenweg 20, 2300 Kiel

EWERBECK, H., Prof. Dr., Städtisches Kinderkrankenhaus, Amsterdamer Straße 59, 5000 Köln-Riehl

FISCHER, K., Prof. Dr., Universitäts-Kinderklinik und Poliklinik, Abt. für Klinische Immunpathologie, Martinistraße 52, 2000 Hamburg 20

GRÜTTNER, R., Prof. Dr., Universitäts-Kinderklinik, Martinistraße 52, 2000 Hamburg 20

HANSEN, F., Prof. Dr., Helenenweg 13, 4020 Mettmann

HARMS, E., Priv.-Doz. Dr., Universitätskinderklinik, Im Neuenheimer Feld 150, 6900 Heidelberg 1

VON HARNACK, G.-A., Prof. Dr., Univ.-Kinderklinik A, Moorenstraße 5, 4000 Düsseldorf

HÖVELS, O., Prof. Dr., Zentrum der Kinderheilkunde der J. W. Goethe-Universität, Theodor-Stern-Kai 7, 6000 Frankfurt

KECK, E. W., Prof. Dr., Universitäts-Kinderklinik, Kardiologische Abteilung, Martinistraße 52, 2000 Hamburg 20

KOSENOW, W., Prof. Dr., Kinderklinik der Städtischen Krankenanstalten, Lutherplatz 40, 4150 Krefeld

KÜBLER, W., Prof. Dr., Institut für Ernährungswissenschaft der Justus-Liebig-Universität, Goethestr. 55, 6300 Gießen

LANDBECK, G., Prof. Dr., Universitäts-Kinderklinik, Martinistraße 52, 2000 Hamburg 20

LASSRICH, M. A., Prof. Dr., Universitäts-Kinderklinik, Martinistraße 52, 2000 Hamburg 20

LENZ, W., Prof. Dr. Dr. h.c., Institut für Humangenetik der Universität, Vesaliusweg 12–14, 4400 Münster/Westf.

MEYER-ROHN, J., Prof. Dr., Grebeneich 9, 2111 Handeloh

REIMOLD, E. W., M. D., Prof. of Pediatrics, Northeastern Ohio Universities College of Medicine, and Director, Division of Pediatrics, The Affiliated Hospitals at Canton, Ohio, 2600 Sixth Street, S. W., Canton, Ohio 44710

SCHMIDT, E., Prof. Dr., Univ.-Kinderklinik B, Moorenstraße 5, 4000 Düsseldorf

SCHRÖTER, W., Prof. Dr., Universitäts-Kinderklinik, 3400 Göttingen

STICKL, H., Prof. Dr., Institut für Mikrobiologie und Hygiene der Technischen Universität München, Abt. für Umwelthygiene und Impfwesen, Am Neudeck 1, 8000 München 95

WALLIS, HEDWIG, Prof. Dr., Universitäts-Kinderklinik, Psychosomatische Abteilung, Martinistraße 52, 2000 Hamburg 20

1. Wachstum, Entwicklung, Reife

G.-A. von Harnack

1.1 Körperliche Entwicklung

Während der Kindheit ist der Organismus einem ständigen Wandel unterworfen. Das Kind wächst, es nimmt an Masse zu; das Kind entwickelt sich, Organe differenzieren sich, Funktionen wandeln sich. In Gang gesetzt durch die einmal gegebene Genkonstellation wird der Entwicklungsprozeß durch eine Vielzahl von Umweltgegebenheiten in seiner Ausgestaltung beeinflußt.

Von der Größe der *Wachstumsleistung* macht man sich eine Vorstellung, wenn man bedenkt, daß das befruchtete Ei rund $1/1000$ mg wiegt. Nach 8 Wochen aber beträgt das Gewicht 1 g – das Millionenfache; nach weiteren 19 Wochen 1000 g, das Milliardenfache des Ausgangsgewichts.

1.1.1 Intrauterine Gewichtsentwicklung

Abbildung 1 läßt die Gewichtsentwicklung von der 27. Schwangerschaftswoche an erkennen. Die 50. Perzentile gibt den durchschnittlichen Verlauf wieder. Das Ende der 38. Woche trennt die zu früh Geborenen von den rechtzeitig Geborenen. Das Diagramm wird verwandt um festzustellen, ob Neugeborene, bezogen auf ihr Konzeptionsalter, normal-, über- oder untergewichtig sind (S. 30).

1.1.2 Größen- und Gewichtsentwicklung

Während des ersten Lebensjahres läßt das Wachstumstempo allmählich nach. Vom 3.–11. Lebensjahr bleibt die absolute Zunahme von Größe und Gewicht annähernd gleich. Pro Jahr steigt das Gewicht um 2,5 kg (2–3) und die Größe um 6 cm (5–7). Mit etwa 10 Jahren beim Mädchen und 12 Jahren beim Jungen beginnt sich das Wachstumstempo zu steigern. Der „Präpubertätswachstumsschub" hat sein Maximum schon überschritten, wenn beim Mädchen mit rund 13 Jahren die Menarche eintritt oder beim Knaben mit 15 Jahren der Höhepunkt der Pubertät erreicht ist (S. 113). Das Längenwachstum kommt praktisch zum Abschluß beim weiblichen Geschlecht mit 16, beim männlichen mit 18 Jahren; die Epiphysenfugen sind nun geschlossen. In Abb. 2 und 3. S. 2 und 3, ist der *Wachstumsverlauf* bei Jungen und Mädchen dargestellt. Die Perzentilangaben lassen die Variationsbreite der Größen und Gewichtsentwicklung erkennen. Die 50. Perzentile gibt die mittlere Wachstumsgeschwindigkeit wieder. Werte außerhalb der 3. bzw. 97. Perzentile sind als abnorm anzusehen.

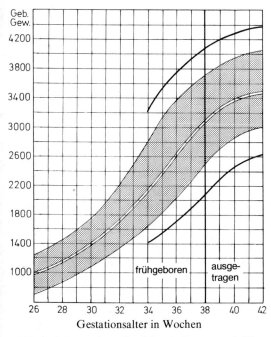

Abb. 1. Intrauterines Gewichtswachstum nach Hohenauer (im Anfangsteil leicht modifiziert) mit Angabe der 3., 10., 50., 90. und 97. Perzentile: Jungen und Mädchen kombiniert

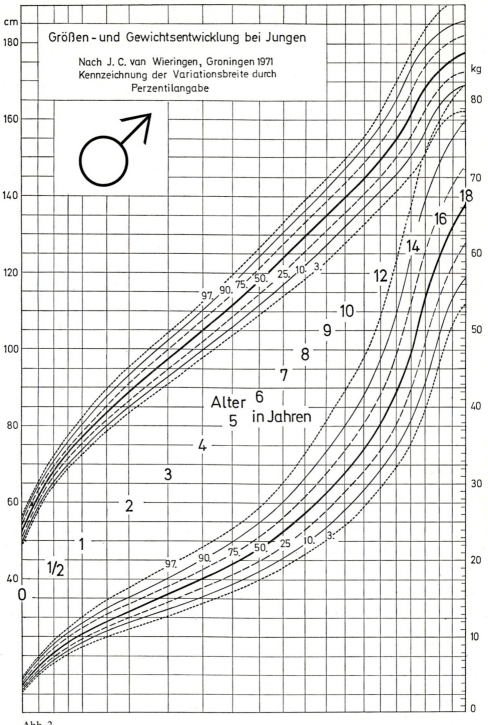

Abb. 2

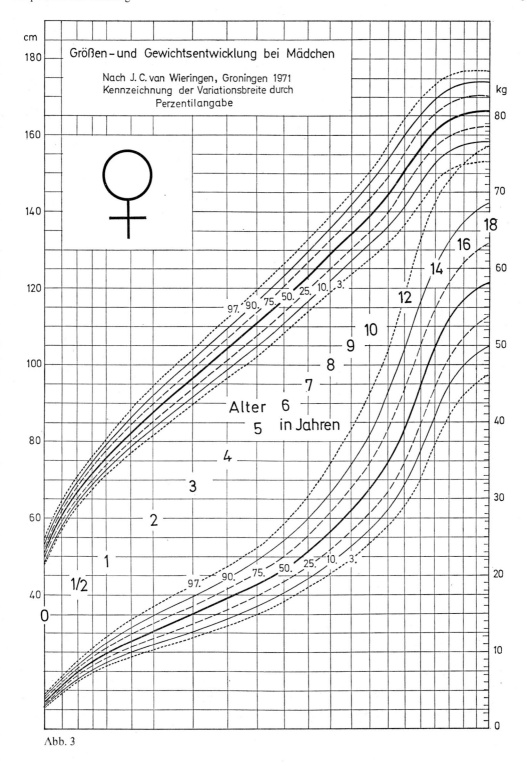

Abb. 3

Tabelle 1. *Durchschnittsgrößen und -gewichte von Knaben und Mädchen*

Knaben		Jahre	Mächen	
kg	cm		cm	kg
3,5	51,0	0	50,0	3,3
5,9	61,6	¼	60,4	5,7
7,9	68,5	½	67,2	7,4
9,3	73,3	¾	71,9	8,9
10,5	77,0	1	75,6	10,0
12,1	83,8	1½	82,5	11,5
13,3	88,9	2	87,8	12,8
15,6	97,5	3	96,5	14,9
17,6	105,0	4	104,2	16,9
19,4	111,4	5	110,9	18,9
21,2	117,8	6	117,3	20,8
23,6	123,8	7	123,3	23,2
26,2	129,6	8	129,0	25,8
28,8	134,8	9	134,2	28,5
31,4	139,8	10	139,1	31,3
34,5	144,6	11	144,1	34,8
37,9	149,6	12	151,0	39,7
42,2	155,1	13	157,2	45,0
47,8	161,3	14	161,2	49,8
54,6	168,6	15	163,9	53,4
59,7	173,1	16	165,4	55,8
63,5	176,1	17	166,0	57,2
66,2	177,6	18	166,3	58,2

Um den gesamten Wachstumsverlauf mit seiner Streubreite von der Geburt bis zur Reife in *einer* Abbildung darzustellen, wurde ein halblogarithmischer Maßstab gewählt, der das rasche Wachstum zu Beginn des Lebens in größerer Breite zeigt als das darauffolgende. Durch Eintragung mehrerer Wachstumsdaten eines Kindes in das Diagramm lassen sich Längsschnittbeobachtungen anschaulich wiedergeben. Sie lassen erkennen, ob Größen- und Gewichtsentwicklung in einem harmonischen Verhältnis zueinander stehen, wenn die Perzentilwerte von Größe und Gewicht verglichen werden. Weicht das Skeletalter nicht nennenswert vom chronologischen Alter ab (± 1 Lebensjahr), läßt das Diagramm auch eine Voraussage über die zu erwartende Erwachsenengröße zu.

Da man nicht immer eine Tabelle oder ein Diagramm zur Hand hat, lohnt es, sich einige **Merkregeln** einzuprägen.

Ein Kind *wiegt* bei der Geburt:	3,3 kg
Sein Gewicht hat sich	
mit 4–5 Monaten verdoppelt:	6,6 kg
Mit 1 Jahr verdreifacht:	10 kg
mit 6 Jahren versechsfacht:	20 kg
mit 12 Jahren verzwölffacht:	40 kg
Ein Kind *mißt* bei der Geburt	50 cm
Die Länge beträgt mit 1 Jahr	75 cm
mit 4 Jahren	100 cm
mit 12 Jahren	150 cm

Diese Angaben sind natürlich nur Näherungswerte.

1.1.3 Akzeleration

In den letzten 100 Jahren hat die Erwachsenengröße in zahlreichen Ländern um durchschnittlich 8 cm (7–10) zugenommen. Neben dieser Wachstums**steigerung** ist eine Wachstums**beschleunigung** (Akzeleration) festzustellen. Schulkinder sind heute um 12 cm (8–16) größer als ihre Altersgenossen vor 100 Jahren. Die Ursachen für diese Wachstumsvorverlegung müssen bereits im ersten Lebensjahrzehnt wirksam sein, denn die Neugeborenengröße hat sich wenig gewandelt, die Einjährigen aber sind schon im Mittel um 5 cm, die 6jährigen um 8 cm größer als vergleichbare Kinder vor 100 Jahren. Die Akzeleration ist überall dort anzutreffen, wo sich der Lebensstandard hebt. Eine besondere Bedeutung kommt offenbar der Zunahme des Eiweißkonsums zu. Daneben können zahlreiche andere Faktoren wirksam sein, deren Einfluß im einzelnen schwer faßbar ist. In gleicher Weise wie die Größenentwicklung ist die Gewichtsentwicklung vorverlegt. Im gleichen Zeitraum von 100 Jahren rückte der Menarche-Termin um 1–2 Jahre vor.

1.1.4 Formwandel des Organismus

Im Wachstumsverlauf ändern sich die Körperproportionen. Die Abb. 4 zeigt ein Neugeborenes neben einem Erwachsenen, beide in gleicher Größe. Der Kopf macht beim Neugeborenen rund ¼, beim Erwachsenen ⅛ der Gesamtgröße aus. Demgegenüber entfällt auf die Beine beim Neugeborenen nur rund ⅓ der Körperlänge, beim Erwachsenen die Hälfte. Dem entspricht die Lageverschiebung des Nabels. Die äußere Körperform ändert sich während der Pupertät in charakteristischer Weise:

Körperliche Entwicklung

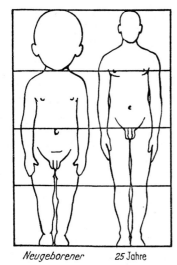

Abb. 4. Unterschiedliche Körperproportionen von Neugeborenem und Erwachsenem

Beim **Mädchen** entwickelt sich als erstes die Brustknospe, es folgt die Scham-, dann die Axillarbehaarung, ehe die Menarche eintritt. (S. 113).
Beim **Jungen** vergrößern sich zunächst die Hoden, dann der Penis; der Schambehaarung folgt die Axillarbehaarung und der Bartwuchs. Die erste Ejakulation bezeichnet den Eintritt der Geschlechtsreife.

1.1.5 Organwachstum

Die einzelnen Organsysteme nehmen am Gesamtwachstum in unterschiedlicher Weise teil. In Abb. 5 wurde das jeweilige Organgewicht im Erwachsenenalter gleich 100% gesetzt. Es ist ablesbar, welcher Anteil des Endgewichtes in den einzelnen Altersstufen erreicht wird. Das Wachstumstempo des **Herzens** entspricht annähernd dem Tempo der Körpergewichtszunahme. Das relative **Leber**gewicht eilt demgegenüber voraus. Das entspricht der erhöhten Anforderung an das zentrale Stoffwechselorgan und der erhöhten Stoffwechselaktivität des jungen Kindes. Der Typ des Gehirnwachstums ist dem des Hodenwachstums entgegengesetzt: Während das **Gehirn** eines 6 Monate alten Säuglings schon die Hälfte seines Endgewichts erreicht hat, steigt das **Hoden**gewicht erst zur Zeit der Pubertät steil an. Das Wachstum lymphatischer Gewebe ist am Beispiel des

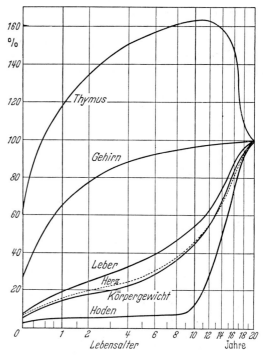

Abb. 5. Durchschnittliches Gewichtswachstum verschiedener Körperorgane. Das Organgewicht Erwachsener ist = 100% gesetzt

Thymus dargestellt. Sein Gewicht ist vom zweiten Lebenshalbjahr an größer als beim Erwachsenen.

1.1.6 Kopfwachstum

Dem raschen Gehirnwachstum im ersten Lebensjahr entspricht die rasche Größenzunahme des Kopfes in dieser Zeit.
Tabelle 2 gibt einige Zahlen wieder, an denen abgelesen werden kann, ob der Kopf eines Kindes unterdurchschnittlich (mikrozephal)

Tabelle 2. *Kopfumfang*

	cm
Geburt	35
3 Monate	41
6 Monate	44
1 Jahr	47
3 Jahre	50
12 Jahre	53

oder überdurchschnittlich groß ist (z. B. bei Hydrozephalus). Die Maße schwanken beim gesunden Kinde in dem Bereich ±2 cm. Der Kopfumfang von Mädchen ist im Mittel um 1 cm kleiner als derjenige von Jungen. Die große Fontanelle ist meist mit 18 Monaten geschlossen, oft früher.

1.1.7 Skeletentwicklung

Die Knochenreifung läßt sich beurteilen, wenn man Zahl, Form und Größe der ossifizierten Knochenkerne bestimmt und die Ver-

1.1.8 Zahnentwicklung

Die Verkalkung der *Milchzahnkeime* beginnt bereits in der 12. Schwangerschaftswoche, die der bleibenden Zähne zur Zeit der Geburt. Mit 5–8 Monaten brechen als erste Milchzähne die unteren mittleren Schneidezähne durch. Die weitere Reihenfolge ist aus Abb. 7 ersichtlich. Mit ihrer Hilfe ist es möglich zu entscheiden, ob die Zahnentwicklung eines Kindes verfrüht, normal oder verzögert abläuft. Abweichungen von der Reihenfolge kommen häufiger vor. Eine Verzögerung des Zahn-

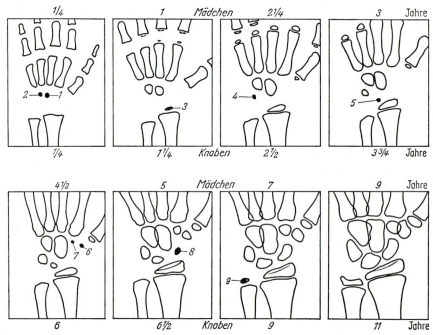

Abb. 6. Fortschreiten der Skeletentwicklung bei Mädchen (Bild-Überschrift) und bei Knaben (Bild-Unterschrift) nach Röntgenbildern der linken Hand (s. Text)

schmelzung der Epiphysenfugen beachtet. Zu diesem Zweck fertigt man eine Röntgenaufnahme der linken Hand an und vergleicht sie mit Normalserien in speziellen Röntgenatlanten. Abb. 6 gibt einige Beispiele: Mit ¼ Jahr sind Capitatum (1) und Hamatum (2) sichtbar. Es folgen die Radiusepiphyse (3) und das Triquetrum, beim Mädchen früher als beim Knaben. Nach dem Lunatum (5) erscheinen die beiden Multangula (6 u. 7), das Naviculare (8), schließlich die distale Ulnaepiphyse. Als letzter Kern verknöchert das Pisiforme, beim Mädchen mit 9, beim Jungen mit 11½ Jahren.

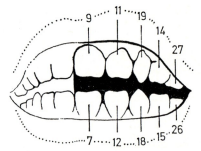

Abb. 7. Milchgebiß, linke Seite. Angabe, wieviel Monate das Kind alt ist beim Durchbruch des betreffenden Milchzahns

durchbruchs um mehrere Monate kann familiär bedingt oder Ausdruck einer Krankheit sein. Als Ursache kommen u. a. Rachitis und Hypothyreose in Frage.

Mit etwa 6 Jahren bricht als erster *bleibender Zahn* der erste Molar durch. Gleichzeitig lockern sich die unteren mittleren Schneidezähne und machen den bleibenden Schneidezähnen Platz. Mit etwa 12 Jahren sind auch die mittleren Molaren durchgebrochen und der Zahnwechsel ist abgeschlossen. Der Durchbruch der hinteren Molaren („Weisheitszähne") ist großen individuellen Schwankungen unterworfen.

1.1.9 Statisch-motorische Entwicklung

Ungerichtete Massenbewegungen kennzeichnen die Motorik des Neugeborenen. Im 2. Monat ist das Kind imstande, den Kopf in Bauchlage zu heben, im 4.–5. Monat nach Gegenständen zu greifen. Im 6. Monat stützt sich das Kind in Bauchlage mit gestreckten Armen auf seine Hände. In Rückenlage kann es sich so weit beugen, daß es mit seinen Füßchen spielen kann. Im 7. Monat vermag es sich aus der Rückenlage in die Bauchlage zu drehen. Von den **tonischen Reflexen** (S. 356) verliert sich der symmetrische tonische Halsreflex im 2.–3. Monat, der tonische Labyrinthreflex im 3. Monat und der asymmetrische tonische Halsreflex im 3.–5. Lebensmonat. Sind sie danach noch auslösbar, besteht der Verdacht auf eine Zerebralparese. Gute Gradmesser einer normalen Reflexreifung sind der **Traktionsversuch** (Abb. 8), der vom 3.–4. Monat an positiv ausfällt, der **Landaureflex** (Abb. 9), der vom 3.–5. Monat an nachweisbar ist und der **Schaltenbrandreflex** (Abb. 10), der im 7.–8. Monat voll ausgereift ist.

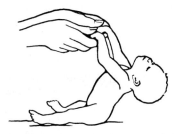

Abb. 8. **Traktionsversuch:** Beim Hochziehen des Kindes fällt der Kopf des Neugeborenen nach hinten. Ab 3.–4. Monat kann der Kopf aktiv gehalten werden

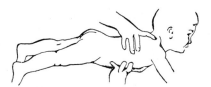

Abb. 9. **Landaureflex:** Unterstützung des Kindes unter dem Thorax, so daß es in Bauchlage schwebt. Positiv, wenn Kopf und Rücken gestreckt werden; voll ausgereift, wenn der Rücken durchgebogen und der Kopf gehoben wird

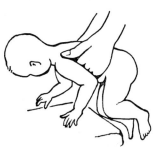

Abb. 10. **Schaltenbrandreflex** = Sprungbereitschaft. Eine Abstützreaktion der Arme beim Bewegen des Kindes in Richtung Unterlage: Streckung der Arme zunächst mit geschlossener, später mit völlig geöffneter Hand

Im 7.–8. Monat vermag der Säugling frei zu sitzen, im 9.–12. Monat mit Unterstützung zu stehen. Mit 1 bis 1½ Jahren kann das Kind frei laufen. Diese Zeitangaben sind Durchschnittswerte, im Einzelfalle kommen große individuelle Abweichungen vor, deren Ausmaß mit Hilfe der Denver-Entwicklungsskalen bestimmt werden kann (siehe S. 9).

1.2 Intellektuelle und emotionale Entwicklung

Statisch-motorische und geistig-seelische Entwicklung sind beim Kinde eng miteinander verknüpft und nur gedanklich zu trennen. Man kann mehrere Entwicklungsphasen unterscheiden, die fließend ineinander übergehen. Die Neugeborenenperiode im weiteren Sinne umfaßt die ersten vier Lebenswochen, die Säuglingszeit ist mit dem ersten Geburtstag beendet. Daran schließt sich das Kleinkindes- und das Schulalter.

1.2.1 Neugeborenenperiode

Schon der Fetus ist fähig, Reize zu empfangen und zu beantworten. Innere Aktivität setzt nicht erst mit der Geburt ein. Alle Vorgänge laufen jedoch unbewußt ab, so daß man das Neugeborene als ein reines „Reflex- und Triebwesen" bezeichnen kann. Unlust zeigt es durch Schreien an, Zeichen des Behagens fehlen noch. Schutzlos ist das Neugeborene völlig auf Hilfe von außen angewiesen.

1.2.2 Säuglingszeit

Im **zweiten** Lebensmonat ist das Zentralnervensystem soweit ausgereift, daß der Säugling zum Hinhören und Hinsehen befähigt ist. Das erste Lächeln huscht über sein Gesicht – zunächst nur flüchtig und nicht regelmäßig auslösbar, dann jedoch als prompte Reaktion auf jede Zuwendung leicht auslösbar. Es ist das erste sichere Zeichen des eigentlich menschlichen Kontakts und daher so beglückend für Vater und Mutter.

Im **dritten** Lebensmonat wendet sich der Säugling Licht- und Schallquellen zu: Die Zuwendung zur Umwelt wird intensiver. In den folgenden Monaten greift er nach vorgehaltenen Gegenständen, betastet sie, führt sie zum Munde. Mit der Fähigkeit zum Sitzen mit 6 bis 7 Monaten gewinnt der Säugling eine neue Übersicht über das Geschehen um ihn her, mit dem Kriechen erweitert sich sein Lebenskreis.

In den letzten Monaten des ersten Lebensjahres erlernt das Kind den **Werkzeuggebrauch:** Ein begehrter Gegenstand kann mit Hilfe einer Schnur herangezogen werden, mit einem Stock können fernliegende Gegenstände bewegt werden. In dieser Zeit sind auch erste „Dressurakte" möglich, wie Bitte-bitte-Machen oder Winke-winke.

Dem eigentlichen Spracherwerb geht eine **Lallperiode** voran, die nichts mit Lautnachahmung zu tun hat, sondern der Freude am hervorgebrachten Laut entspringt. Die Ausdrucksmöglichkeiten werden mannigfaltiger und spiegeln die augenblickliche Stimmungslage wider.

Der eigentlichen **Sprechfähigkeit** geht das Wortverständnis lange voraus. Zunächst wächst die Fähigkeit, Mienen und Gesten zu „verstehen", dann wird auch der Aufforderungscharakter einzelner Wörter verstanden. Ende des ersten Jahres verwendet das Kind selbst einzelne Wörter. Mit dem Gebrauch dieser übernommenen oder selbst gewählten Lautsymbole beginnt das Sprechenlernen, das über „Ein-Wort-Sätze" zu Zwei- und Drei-Wort-Sätzen gegen Ende des zweiten Lebensjahres führt. Wie alle Leistungen ist der Erwerb der Sprache großen individuellen Schwankungen unterworfen und u. a. von den Umweltbedingungen abhängig.

1.2.3 Kleinkindesalter

Mit der Fähigkeit zum Laufen gewinnt das Kind vom zweiten Lebensjahr an die räumliche **Orientierung.** Die zeitliche Orientierung beginnt erst im vierten Lebensjahr und ist vollständig – nach Tag, Monat und Jahr – erst mit etwa 8 bis 10 Jahren. Zunächst ist die Merkfähigkeit, dann erst das Gedächtnis entwickelt, das bleibende Gedächtnis ist erst vom vierten Lebensjahr an nachweisbar.

Durch Greifen kommt das Kind zum *Begreifen*, durch Eroberung des Raumes zu **Erfahrungen.** Im ersten Fragealter gewinnt die Sprache „Nennfunktion" („*Was* ist das?"). Es folgen das „wo?", „wann?" und schließlich – mit etwa 3 bis 4 Jahren – das „warum?". Zu den vielen Fragen eines Kindes gehört auch die nach seiner Herkunft („Wo kommen die kleinen Kinder her?"). Jede Frage sollte wahrheitsgemäß und dem Verständnis der betreffenden Altersstufe angepaßt beantwortet werden. Viele Eltern, die selbst kein unbefangenes Verhältnis zu sexuellen Dingen gewonnen haben, weichen diesen Fragen aus oder erzählen Ammenmärchen, die den Wissensdrang der Kinder auf die Dauer nicht befriedigen. Auf diese Weise geben die Eltern die Möglichkeit einer natürlichen Geschlechtserziehung aus der Hand und überlassen die sexuelle Aufklärung der Straße.

Im **Spiel** findet die Phantasie ihren Ausdruck. In Rollen- und Fiktionsspielen wird die Umwelt schöpferisch nachgestaltet, in der Beschäftigung mit Lehm, Wasser und Sand lernt das Kind den Umgang mit verschiedenartigem Material, im Umgang mit Pinsel und Farbstiften, beim Zeichnen und Malen, werden seine Ausdrucksmöglichkeiten bereichert. Spielzeug, das der Phantasie Raum läßt, fördert das Kind besser als hochentwickeltes mechanisches Spielzeug. Im Umgang mit den Spielgefährten,

in der Kindergruppe lernt das Kind „spielend" sich ein- und unterzuordnen.
Für das Kleinkind besteht zunächst kein Unterschied zwischen „innen" und „außen", zwischen erlebendem Subjekt und erlebtem Objekt, das Weltbild ist in totaler Ichbezogenheit in sich geschlossen. Im Widerstand der Triebregungen an der Umwelt erlebt das Kleinkind zum erstenmal den Gegensatz von „Ich" und „Du". Durch sein „Nein" grenzt es sich von seiner Umwelt und ihren Absichten ab. Zwischen dem zweiten und vierten Lebensjahr, meist im dritten Lebensjahr, setzt bei vielen Kindern die **Trotzphase** ein, bei willensstarken Kleinkindern deutlicher als bei gefügigen, bei Jungen im allgemeinen heftiger als bei Mädchen. Der Trotz ist ein Schritt auf dem Wege zur Selbstfindung. Der Erzieher darf in dieser Phase weder den Willen des Kindes brechen, noch wehrlos nachgeben. Geschicktes Vermeiden von Konfliktsituationen, Ablenkung, aber gelegentlich – wenn es sein muß – ruhiges Beharren auf der Willensdurchsetzung, mit einem Wort: Geschick auf seiten des Erziehers und fortschreitende Einsicht auf seiten des Kindes lassen die Trotzphase abklingen. Die Grundstimmung eines gesunden Kleinkindes ist fröhlich.

Mit der **Sauberkeitsgewöhnung** sollte nicht zu früh begonnen werden. Zwar ist es möglich, schon einen Säugling an Sauberkeit zu gewöhnen, doch sind das „Dressurakte", die von der Mutter einen großen Einsatz verlangen. Sicherer ist der Erfolg, wenn das Kind versteht, worum es geht; wenn es selbst sein Bedürfnis anmelden kann. Im allgemeinen gelingt die Beherrschung der Darmfunktion mit 1¼ Jahren, mit 1½ bis 2 Jahren sind Kinder am Tage und mit 2 bis 2½ Jahren auch in der Nacht trocken. Auch nach diesem Zeitpunkt kann sich das Kind am Tage gelegentlich „verspielen" oder nachts bisweilen wieder einnässen, kein Grund zur Beunruhigung der Mutter – mit Geduld gelingt es, schließlich eine zuverlässige Beherrschung der Ausscheidungsfunktionen zu erzielen.

Zur Bestimmung des Entwicklungsstandes eines Kindes bis zum sechsten Lebensjahr eignen sich die **Denver-Entwicklungsskalen**. 100 Fragestellungen verteilen sich auf vier Gruppen. Folgende Leistungen werden z. B. bewertet:

Grobmotorik: Kopfheben, Sitzen, Stehen, Laufen, auf einem Bein stehen.

Feinmotorik – Adaptation: Mit den Augen folgen, Greifen nach Gegenständen, Opposition von Daumen und Zeigefinger, einen Turm bauen.

Sprache: Imitieren von Sprachlauten, „Mama" und „Papa" mit Bedeutung, Bildbenennung.

Sozialer Kontakt: Lächeln, Scheu vor Fremden, Imitation von Tätigkeiten, Ausziehen, Anziehen.

Der Zeitpunkt, wann 25, 50, 75 bzw. 90% der Kinder die jeweilige Leistung vollbringen, wurde durch Reihenuntersuchungen ermittelt. Der Screening-Test liefert keine Diagnose, läßt aber erkennen, ob ein sich langsam entwickelndes Kind einer eingehenden Untersuchung zuzuführen ist.

1.2.4 Schulalter

Mit Vollendung des sechsten Lebensjahres ist das Kind in den meisten Ländern schulpflichtig und im allgemeinen auch **schulreif.** Voraussetzung zum erfolgreichen Schulbesuch ist eine ausreichende Intelligenz, damit der Wissensstoff der Schule aufgenommen und verarbeitet werden kann. Ebenso wichtig aber ist die soziale Reife: Das Kind muß gelernt haben, sich in die Gemeinschaft einzuordnen und ihre Gesetze zu befolgen. Es muß die Fähigkeit gewonnen haben, kleinkindhafte Wünsche und Triebregungen zu unterdrücken, seine Phantasiewelt der realen Welt anzupassen. Intelligenz allein hilft nicht, wenn das Kind nicht zur willkürlichen Aufmerksamkeitszuwendung fähig ist, sich nicht auf eine Aufgabe konzentrieren kann. Ist die Schulreife eines Kindes fraglich, gelingt es u. U. mit Hilfe von geeigneten Testverfahren die Entscheidung zu fällen.

Die Schule verlangt zunächst allein durch die Forderung des „Stillsitzens" viel von den Kindern. An die Stelle unbeschwerten Spielens treten Hausaufgaben und die Sorge um Versetzung.

1.2.5 Erziehungsfragen

Die Fähigkeit zum Erziehen kommt aus dem **Instinktbereich.** Unreflektierte Mütter haben häufig eine größere erzieherische Sicherheit als intellektuelle Mütter, die einen durchdachten Erziehungsplan verfolgen. Ein Zuviel an

Erziehung kann ebenso schädlich sein wie ein Zuwenig; pausenloses Einwirken und Korrigieren führt zur Abstumpfung, fehlende „Kinderstube" ist am ungesteuerten Verhalten ablesbar. Nicht das Wort, sondern das Vorbild sollte das hauptsächliche Erziehungsmittel sein.

Ziel der Erziehung ist die Bildung einer selbständigen, verantwortungsbewußten Persönlichkeit. Erziehen bedeutet nicht einengen, sondern Hinführen zu innerer Freiheit. Ausgehend von den phasenspezifischen Möglichkeiten müssen Wege gefunden werden zur harmonischen Entfaltung der in dem Kinde schlummernden Anlagen. Hierzu bedarf es einer liebevollen Zuwendung und einer geduldigen Konsequenz. Nur durch Ordnung (nicht durch Pedanterie) und nur durch Konsequenz (nicht aber durch Härte) erwirbt das Kind Geborgenheit.

Die Mittel der Erziehung sind Gewöhnung und Übung, Lohn und Strafe. Die innere Sicherheit des Erziehens läßt das Kind die **Strafe** als eine Wiedergutmachung, als eine Gewissensentlastung erleben. Als unlustbesetzte Erfahrung ist sie dem Kinde eine Orientierungshilfe. Von körperlichen Strafen ist möglichst sparsam Gebrauch zu machen, gegen einen raschen Klaps ist vom pädagogischen Standpunkt jedoch nichts einzuwenden; er kann von prompter Wirkung sein, wenn das Kind im Augenblick eine andere Sprache nicht beachtet. Entscheidend ist aber nicht der körperliche Schmerz, sondern das Erleben der elterlichen Abwendung. Erst im anschließenden Versöhnen wird die Verbindung neu geknüpft und der erzieherische Wert der Strafe realisiert: Das Kind ordnet sich wieder in die Gemeinschaft ein, aus der es vorübergehend verstoßen war.

Zur bewußten Erziehung durch den Haupterzieher kommen die mehr oder minder willkommenen Wirkungen der **Nebenerzieher.** Im Regelfall stellt zunächst allein die Mutter – unterstützt vom Vater – die gesamte Umwelt für das Kind dar. Im Zusammenleben mit den Geschwistern lernt es dann die Über- und Unterordnung. Bei Einzelkindern übernimmt zweckmäßig der Kindergarten diese Funktion. Zu den Nebenerziehern zählen einerseits die Altersgenossen, denen das Kind in der Nachbarschaft und auf der Straße begegnet, andererseits Freunde und Verwandte der Eltern. Ist die Mutter erwerbstätig, treten andere Haupterzieher an ihre Stelle. Großeltern erziehen häufig ihre Enkel mit größerer Milde als ihre Kinder. Sind sie noch relativ jung, kann ihnen ihre größere Lebenserfahrung nützen, sind sie schon älter, sind sie den Nervenbelastungen einer Erziehung oft nicht mehr voll gewachsen.

1.2.6 Pubertät

In der Pubertät vollzieht sich der Übergang von der Kindheit zum Erwachsensein. Die Geschlossenheit des kindlichen Weltbildes geht verloren, und der Heranwachsende macht eine Zeit der **Beunruhigung** durch, bis er in der Fülle widerstreitender Wünsche und Strebungen die Orientierung neu gewonnen hat und zur Selbständigkeit gelangt ist. In dieser Zeit des Umbruchs ist die Stimmungslage oft labil. Wachsende Selbstkritik auf der einen Seite, ausgeprägter Geltungstrieb auf der anderen, hier bohrende Zweifel an sich selbst und Minderwertigkeitsgefühle, dort Überheblichkeit und Selbstüberschätzung – so schwankt das Verhalten zwischen Empfindsamkeit und flegelhaftem Benehmen. Kritisch ist oft das Verhältnis zur Autorität der Eltern wie der Erwachsenen überhaupt. Im Streben nach Abgrenzung des eigenen Ichs schießt der Heranwachsende weit übers Ziel. Erst jenseits der Pubertät wird – auf einer höheren Ebene – die vertrauensvolle Beziehung zu den Eltern wieder aufgenommen.

Die **Erotik** des Pubertierenden ist zunächst schwärmerisch, die Sexualität ungerichtet. Je früher unter den heutigen Lebensbedingungen die physiologische Geschlechtsreife eintritt und je später die kulturell-soziale Reife gewonnen wird, um so größer können die Spannungen sein, die sich aus den körperlichen Triebregungen einerseits und den Forderungen der Gesellschaft andererseits ergeben. Je höher die Kulturstufe eines Landes, um so länger ist die sexuelle „Wartezeit", die gefordert, aber meist nicht eingehalten wird.

1.3 Physiologie der Perinatalzeit

W. SCHRÖTER

Die wichtigsten Veränderungen

beim Übergang vom intrauterinen zum extrauterinen Leben sind der Wegfall der Plazenta, der Beginn der Lungenatmung und der damit verbundene Verschluß des Ductus arteriosus. Diese Veränderungen sind die eingreifendsten, denen der menschliche Organismus während des ganzen Lebens ausgesetzt ist; in keiner späteren Lebensperiode ist die Mortalität so hoch. Die Störungen des Gleichgewichtes von Organfunktionen, welche sich mit der postpartalen Umstellung verbinden, sind von einem Ausmaß, das man beim Erwachsenen als pathologisch bezeichnen würde. Da sie bei fast allen Neugeborenen auftreten, sind sie als altersentsprechende Reaktionen auf die neuen Lebensbedingungen anzusehen. Pathologische Steigerungen der Umstellreaktionen werden als **Anpassungsstörungen** bezeichnet.

Atmung

Die Atmung setzt nach Unterbrechen des plazentaren Gasaustausches ein.
Zur Überwindung der Viskosität der Flüssigkeit in den Atemwegen und der Oberflächenspannung zwischen Luft und Flüssigkeitsfilm in den Alveolen ist für die ersten Atemzüge ein negativer Druck von 15–20 cm H_2O notwendig. Thorax- und Zwerchfellbewegungen des Neugeborenen können einen negativen Druck von 4 cm H_2O erzeugen. Nach der ersten Entfaltung der Alveolen müßte sich die Spannung zwischen Luft und Flüssigkeitsfilm stark erhöhen, wenn die Neugeborenenlunge nicht ein oberflächenaktives Lipoprotein, den *„Anti-Atelektase-Faktor"*, enthielte. Das Fehlen dieses Faktors bei Frühgeborenen kann dazu führen, daß die Alveolen ungenügend entfaltet werden. Auch eine ausreichende Durchblutung der Lunge ist Voraussetzung für ihre Entfaltung.
Nach einigen Minuten ist die Lunge voll entfaltet, doch steigt die Sauerstoffsättigung des arteriellen Blutes erst am 2.–4. Tag auf 80% an, weil noch ein Rechts-Links-Shunt durch das noch nicht fest verschlossene Foramen ovale und den Ductus arteriosus besteht. Die mittlere *Atemfrequenz* beträgt beim schlafenden Neugeborenen 50 (40–60) Atemzüge/min, am Ende der Neugeborenenperiode nur noch 30/min.

Das menschliche Neugeborene ist wie die Neugeborenen aller Säugetiere unempfindlicher gegen Sauerstoffmangel als Erwachsene. Die *Wiederbelebungszeit* des Gesamtorganismus, d. h. die Dauer eines Sauerstoffmangels, die gerade noch nicht zu irreversiblen Schäden führt, ist beim neugeborenen Affen mit 5–15 min zwei- bis dreimal so lange wie beim erwachsenen Tier. Für das menschliche Neugeborene dürften ähnliche Werte gelten.
Infolge des unvermeidbaren Sauerstoffmangels bis zum ersten Atemzug wird der anaerobe Glukoseabbau bevorzugt. Er führt zur vermehrten Bildung nicht-flüchtiger Säuren, insbesondere von Milchsäure. Die Folge ist eine **metabolische Azidose**. Die kurze geburtsbedingte Störung des Gasaustausches in der Lunge bewirkt außerdem eine respiratorische Azidose. Beide Komponenten normalisieren sich beim gesunden Neugeborenen innerhalb der ersten 10 Lebensstunden (Tabelle 3).

Kreislauf

Durch die **Unterbrechung des Plazentarkreislaufes** steigt der Widerstand in der Aorta descendens (Abb. 11). Der Zufluß in den rechten Vorhof aus der Vena cava inferior wird geringer. Mit der Entfaltung der Lungen sinkt der Druck in der Arteria pulmonalis. Der aus diesen Umstellungen resultierende Druckanstieg im linken Herzen führt zum Verschluß des Foramen ovale. Infolge der erhöhten Sauerstoffspannung des durchströmenden Blutes kontrahiert sich die Muskulatur des Ductus arteriosus. Es kommt jedoch erst nach Stunden oder Tagen zu einem vollständigen Verschluß.

Tabelle 3. *Durchschnittswerte von pH, pCO_2 und Standardbikarbonat im arteriellen Blut reifer Neugeborener*

	pH	pCO_2 (mm Hg)	Stand. bikarb. (mäq/l)
Erste Std nach der Geburt	7,25	47	17,5
3 Std	7,32	38	19,5
10 Std	7,38	35	20,0

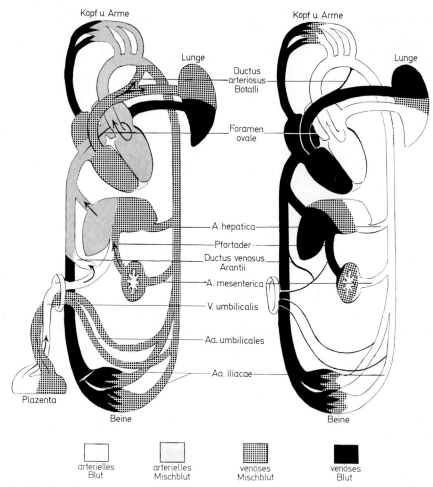

Abb. 11. Kreislauf des Fetus (links) und des Erwachsenen (rechts)

Die **Herzfrequenz** beträgt kurz nach der Geburt 150–180/min. Innerhalb einer Stunde sinkt sie auf 125/min.

Das **Blutvolumen** beträgt 80–100 ml/kg Körpergewicht. Bei Spätabnabelung ist es um 15 ml/kg größer als bei Frühabnabelung.

Die **periphere Zirkulation** ist beim Neugeborenen schlecht. Hände und Füße sind oft zyanotisch. Die periphere Stagnation führt zur lokalen Hypoxie und zum Plasmaaustritt aus den Kapillaren.

Der postpartale Plasmaverlust ist die Ursache des Anstiegs der Erythrozytenzahl, der Hämoglobinkonzentration und des Hämatokritwertes.

Während der Neugeborenenperiode sinkt der Gehalt des Blutes an alkaliresistentem *Hämoglobin F* von 80 auf 60%. Mit 6 Monaten sind nur noch 10% Hämoglobin F vorhanden. Infolge der leichteren Oxydierbarkeit des Hämoglobin F und einer Verminderung der Aktivität an Methämoglobindiaphorase sind die Neugeborenenerythrozyten empfindlicher gegen methämoglobinbildende Oxydationsmittel wie Phenacetin, Nitrit und Anilinfarben.

Magendarmtrakt

In den ersten 12 Stunden entleeren 70% der Neugeborenen einen grünschwarzen, zähen Stuhl, das **Mekonium**. Bis zum Ende des 2. Lebenstages haben alle Neugeborenen, die keine Passagebehinderung haben, das erste „Kindspech" entleert. Es besteht u. a. aus Mukopoly-

sacchariden, Epithelzellen, eingedickter Galle und Lanugohaaren. Am 4.–5. Lebenstag werden die Stühle heller (Übergangsstühle).
Bei der Geburt ist der Darm steril. Im Laufe der ersten Lebenstage entwickelt sich die von der Art der verfütterten Milch abhängige Darmflora (Bifidum-Flora beim Brustkind). Das Fehlen der Darmbakterien ist eine Ursache für den Vitamin-K-Mangel der Neugeborenen.
Da die regelmäßige Nahrungszufuhr im allgemeinen erst in Form kleiner Milchmengen beginnt, müssen Neugeborene ihre **Energie** in den ersten Lebenstagen aus eigenen Vorräten gewinnen. In den ersten 24 Std wird hauptsächlich Glykogen verbrannt. Da der Kohlenhydratvorrat eines Kindes nur 1% des Körpergewichts ausmacht, wird die Energie aber schon am Ende des ersten Lebenstages vorwiegend aus dem Abbau von Fett gewonnen.
Der rasche Verbrauch der Glykogenreserven ist eine der Ursachen, die zur **Erniedrigung der Blutglukosekonzentration** am 1. Lebenstag führen. 4–6 Std nach der Geburt erreicht die Glukose mit durchschnittlich 48 mg/dl den tiefsten Wert. Dieser Entwicklung kann durch Frühfütterung von Muttermilch am ersten und zweiten Lebenstag entgegengewirkt werden.

Die Wärmeregulation

des Neugeborenen ist schlecht. Schon bei leichter Überwärmung reagieren Neugeborene mit Hyperthermie. Auch Flüssigkeitsmangel kann Temperaturen bis zu 40° erzeugen. Dieses sogenannte **transitorische Fieber** geht nach ausreichender Flüssigkeitszufuhr rasch zurück.
Das Neugeborene nimmt bis zum 5. Lebenstag an **Gewicht** ab. Je nach Beginn der Flüssigkeits- und Nahrungszufuhr beträgt der Gewichtsverlust 6–10% des Geburtsgewichtes. Gegen Ende der 2. Lebenswoche wird das Geburtsgewicht wieder erreicht.
In den ersten 3 Lebenstagen werden täglich 20 bis 40 ml **Urin** ausgeschieden. Wenn die Flüs-

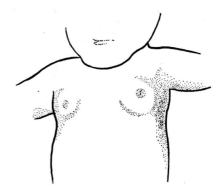

Abb. 12. Brustdrüsenschwellung beim Neugeborenen

sigkeitszufuhr spät beginnt, kann die Urinausscheidung in den ersten beiden Tagen auch ausbleiben. Das spezifische Gewicht des Urins ist mit 1014 am 2. und 3. Lebenstag am höchsten. Dieser niedrige Wert zeigt, daß die Konzentrationsfähigkeit der Niere eingeschränkt ist. Dagegen kann sie im Überschuß zugeführtes Wasser durch Verdünnung des Urins ausscheiden.

Endokrine Drüsen und Schwangerschaftsreaktionen

Viele Neugeborene beiderlei Geschlechts haben in den ersten 2 Lebenswochen eine Hypertrophie der Brustdrüsen (Abb. 12). Einige sezernieren eine milchige Flüssigkeit, die „Hexenmilch". Kommt es zur Infektion, entwickelt sich eine Mastitis, die antibiotisch behandelt wird. Einschmelzungen müssen durch eine radiäre Stichinzision eröffnet werden. Brustdrüsenschwellung, Akne des Gesichts und die selteneren Vaginalblutungen werden durch Östrogene verursacht, während die Sekretion der Hexenmilch durch Prolaktin ausgelöst wird. Es ist nicht bekannt, ob diese Hormone von der Mutter oder aus der Plazenta stammen. Bei Frühgeborenen sind diese hormonal bedingten Reaktionen seltener.

2. Wachstumsstörungen

G.-A. von Harnack

Zahllose Erbleiden sowie pränatale und postnatale Erkrankungen können zu Störungen des Größen- und Gewichtswachstums führen. Sie werden in den entsprechenden Kapiteln abgehandelt. Wegen der besonderen differentialdiagnostischen Schwierigkeiten sollen an dieser Stelle vier Leitsymptome besprochen werden: Minderwuchs, Riesenwuchs, Magersucht, Fettsucht.

2.1 Minderwuchs

Kinder werden als minderwüchsig bezeichnet, wenn ihre Körpergröße unterhalb der 3. Perzentile liegt. Extremformen des Minderwuchses werden auch Zwergwuchs genannt. Die Grenzen sind nicht eindeutig definiert. Wenn nach Abschluß der Wachstumsperiode die Körpergröße weniger als 130 cm beträgt, spricht man von **Zwergwuchs**. Der Vielzahl der wachstumsbestimmenden genetischen und peristatischen Faktoren entspricht die Vielfalt der Ätiologie (Tabelle 4).

1. Hunger führt auf die Dauer nicht nur zur Abmagerung, sondern auch zur Beeinträchtigung des Längenwachstums. Eine *qualitative* Fehlernährung, vor allem ein Mangel an Eiweiß, liegt bei dem in den Tropen vorkommenden Kwashiorkor vor. Möglicherweise kann auch ein Mangel an emotionaler Zuwendung zu einer chronischen Gedeihstörung mit Minderwuchs führen.

2. Verschiedenartige **Störungen des Stoffwechsels** beeinträchtigen das Wachstum: Entweder liegt ein Mangel an Baustoffen infolge Resorptionsstörung vor (intestinaler Minderwuchs), oder die chronische Störung eines Einzelorgans vermindert auf die Dauer die Wachstumsleistung des Gesamtorganismus.

3. Ebenso wie das *Cushing-Syndrom* (S. 104) kann langdauernde **Glukokortikoid-Medikation** zu Minderwuchs führen. Das Adrenogenitale Syndrom, die echte und die Pseudopubertas praecox (S. 113) steigern zunächst das Wachstum. Da es aber durch verfrühten Epiphysenschluß vorzeitig zum Stillstand kommt, haben diese Patienten im weiteren Verlauf eine unterdurchschnittliche Körpergröße.

4. Der Minderwuchs beim **Ullrich-Turner-Syndrom** wird besonders deutlich, wenn sich bei den gesunden Altersgenossen der Pubertätswachstumsschub auswirkt (S. 113). Auch bei der Trisomie 13 und der Trisomie 18 ist das Längenwachstum beeinträchtigt, allerdings leben die Kinder im allgemeinen nicht so lange, daß der Minderwuchs zu diagnostischen Erwägungen Anlaß gäbe. Das Cri du chat-Syndrom leitet seinen Namen von dem eigentümlichen miauenden Greinen der betroffenen Kinder her. Es geht mit Mikrozephalie und Oligophrenie einher und beruht auf einer Anomalie des Chromosoms 5 (S. 20).

5. Die zahlreichen mit Minderwuchs kombinierten **Skeletanomalien** sind in Kapitel 16 abgehandelt. Eine Reihe von Minderwuchssyndromen geht mit einem Mikrozephalus einher. Von Seckel wurden die „*Vogelkopfzwerge*" beschrieben. Zu ihnen gehören die kleinsten je beschriebenen Kinder (50 cm Körperlänge mit 9 Jahren). Das *Cornelia de Lange-Syndrom* mit seinen zahlreichen kombinierten Mißbildungen ist leicht erkennbar an der typischen Gesichtsbildung mit den an der Nasenwurzel zusammengewachsenen Augenbrauen. – Der *Leprechaunismus* verdankt seine Bezeichnung dem gnomenhaften Aussehen: Die normal großen Augen und Ohren stehen in einem eigenartigen Kontrast zu dem kleinen, stark behaarten Gesicht. – Beim *Hallermann-Streiff-Syndrom* ist der Schädel klein, die Stirn aber stark vorgewölbt, die Nase schnabelartig geformt; zahlreiche weitere Mißbildungen kommen hinzu (u. a. Zahnhypoplasien, Hautatrophien, Mikrophthalmus und Katarakt).

6. Erst nach Ausschluß aller übrigen Ursachen kann man die Diagnose „**konstitutionelle Entwicklungsverzögerung**" stellen. Die Größenab-

Tabelle 4. *Einteilung der Minderwuchsformen des ersten Lebensjahrzehntes nach ihrer Ätiologie*

1. **Mangel an Aufbaustoffen**
   Hypokalorischer Minderwuchs
   Eiweißmangel (Kwashiorkor)
2. **Stoffwechselstörungen und -anomalien**
   Hypoxämischer Minderwuchs (Angeborene Herzfehler, chronische Anämien, Bronchiektasien u. a.)
   Intestinaler Minderwuchs (Zöliakie, Mucoviscidosis)
   Hepatischer Minderwuchs (Leberzirrhose)
   Renaler Minderwuchs (Nierenmißbildung, Niereninsuffizienz, Störungen der Tubulusfunktion)
   Rachitischer Minderwuchs (Vitamin D-Mangel, Vitamin D-resistente Rachitis)
   Speicherkrankheiten (Glykogenosen, Lipidosen, Mukopolysaccharidosen)
3. **Hormonale und hypothalamische Störungen**
   Hypothalamus (hypothalamischer, „dyszerebraler" Minderwuchs)
   Hypophyse (hypophysärer Minderwuchs, Kraniopharyngeom)
   Schilddrüse (Hypo- und Athyreose)
   Nebennieren (Cushing-Syndrom)
4. **Chromosomale Aberrationen**
   Turner-Syndrom
   Down-Syndrom
   andere Aberrationen
5. **Mit Skeletanomalien kombinierter Minderwuchs**
   Achondroplasie
   Osteogenesis imperfecta
   Epi- und metaphysäre enchondrale Dysostosen
   Mikrozephaler Minderwuchs („Vogelkopfzwerge", Cornelia de Lange-Syndrom, Leprechaunismus, Hallermann-Streiff-Syndrom u. a.)
6. **Sonstige Minderwuchsformen**
   Konstitutionelle Entwicklungsverzögerung
   Primordialer Minderwuchs
   Familiärer Minderwuchs
   Progerie

weichung vom Altersmittel ist bei diesen Kindern besonders groß im Alter von 13 bis 15 Jahren, wenn sich bei den Altersgenossen der Pubertätswachstumsschub ausgewirkt hat. Bei den Patienten tritt die Pubertät verspätet ein, und damit kommt auch das Wachstum verspätet zum Abschluß, so daß ein beträchtlicher Teil des Rückstandes noch aufgeholt werden kann. Die röntgenologische Bestimmung des Skeletalters ist diagnostisch wichtig. – Im Gegensatz zur guten Prognose dieser häufigen Wachstumsanomalie steht die schlechte Wachstumsprognose des **„primordialen" Minderwuchses.** Die Beeinträchtigung des Wachstums setzt schon intrauterin ein, so daß die Kinder trotz normaler Schwangerschaftsdauer untermaßig zur Welt kommen. Die Verminderung des Wachstumstempos setzt sich auch nach der Geburt fort – im Gegensatz zu den Kindern mit **intrauteriner Dystrophie,** die infolge unzureichender Plazentaversorgung untermaßig zur Welt kommen, dann aber einen Teil des Wachstumsrückstandes aufholen. Die Fälle von primordialem Minderwuchs lassen sich in kein bekanntes Syndrom einordnen.

Beim **familiären Minderwuchs** sind in der Familie gewöhnlich weitere Mitglieder mit Minderwuchs vorhanden, die allerdings selten so klein wie der Patient selbst sind. Zusätzliche Fehlbildungen sind bei ihnen nicht nachweisbar; die Skelet- und Sexualentwicklung kann normal oder mäßig verzögert werden.

Die **Progerie,** das Hutchinson-Gilford-Syndrom, ist durch Wachstumsverzögerung, rasche Vergreisung, Hautatrophie, Hypotrichose und zahlreiche weitere Defekte gekennzeichnet. Durch arteriosklerotische Veränderungen kommt es noch vor dem 20. Lebensjahr zum Tode. Eine Reihe von weiteren Syndromen wurde beschrieben mit ähnlichen Erscheinungen und der Kombination mit Lichtempfindlichkeit, Alopezie, Katarakt, Hypogonadismus und Oligophrenie (Bloom-, Cockayne-, Werner-, Russel-Silver-, Rothmund-Thomsen-Syndrom u. a.).

2.2 Hochwuchs

Den pathologischen Riesenwuchs gibt es praktisch nur bei Erkrankung der **Hypophyse** (Hypophysärer Gigantismus, S. 104). Kommen in der Familie weitere übergroße Mitglieder vor, ist man im allgemeinen berechtigt, die Diagnose **„familiärer Großwuchs"** zu stellen. Durch eine langfristige Überernährung kann offenbar auch das Größenwachstum optimal gefördert werden (Adiposo-Gigantismus, S. 19).
Der eunuchoide Hochwuchs kommt durch die Verzögerung des Epiphysenschlusses zustande. Gleiches gilt für das Klinefelter-Syndrom, den XXY-Zustand mit verminderter Androgenproduktion bei männlichem Erscheinungsbild (S. 20); meist sind diese Kinder schon vor der Pubertät überdurchschnittlich groß.
Ist bei familiärem Hochwuchs nach dem bisherigen Wachstumsverlauf bei Mädchen eine Erwachsenengröße von über 180 cm und bei Jungen von über 190 cm vorauszusagen, so besteht die **therapeutische Möglichkeit** einer hormonellen Wachstumsverminderung. Bei Mädchen wird durch Östrogene kombiniert mit Norethisteron per os ein vorzeitiger Schluß der Epiphysenfugen angestrebt. Dadurch gelingt eine Reduktion der Erwachsenengröße von im Mittel 3–6 cm. Über nachteilige Spätfolgen ist bisher nichts bekannt. Bei Jungen kann durch Testosteron i.m. der gleiche Effekt erzielt werden. Da Jungen unter ihrer Übergröße aber weniger leiden als Mädchen und da die Gefahrlosigkeit dieser Therapie nicht sicher erwiesen ist, ist man mit der Indikation bei Jungen sehr zurückhaltend.

2.3 Untergewicht

H. Ewerbeck u. E. Schmidt

Magerkeit kann die Folge einer Vielzahl von Leiden sein, welche das Gedeihen beeinträchtigen: chronische Verdauungsstörungen, konsumierende Erkrankungen, schwere zerebrale Störungen usw. Magerkeit kann auch das konstitutionelle Merkmal lebhafter, durchaus leistungsfähiger Kinder sein und bedarf dann keiner Therapie (außer der Beruhigung der Eltern). Die Folge einer kalorisch unzureichenden Ernährung ist Magerkeit; Mager*sucht* läßt sich pathogenetisch meist auf eine Nahrungsverweigerung beziehen. Als „Anorexia nervosa" kommt sie vor allem in der Pubertät vor (S. 381).
Klinisch von großer Bedeutung sind die

Gedeihstörungen des Säuglings

1. Klinisches Bild

a) Dystrophie

Dystrophie nennt man eine langsam fortschreitende Fehlentwicklung des Säuglings mit mangelhafter Gewichtszunahme, Abmagerung, Resistenzverminderung gegenüber Infektionen und Toleranzverschlechterung gegenüber Nahrung. Das beim gesunden Säugling 1–1,5 cm dicke Fettpolster verschwindet zuerst an der Bauchhaut, dann an den Extremitäten und am Gesäß (Tabakbeutelgesäß).

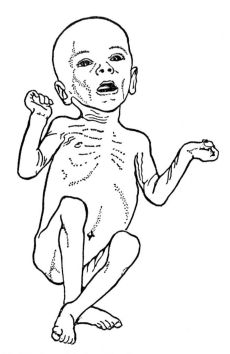

Abb. 13. Atrophischer Säugling

Die Muskulatur verliert ihr Volumen, die Bauchdecken werden schlaff und dünn: Ursache des großen Abdomens dystropher Säuglinge. Schließlich läßt auch das Längenwachstum nach oder sistiert. Eine zunehmende Hydrolabilität und Durchfallsbereitschaft führt dann auch mangelhaft überwachte Kinder zum Arzt.

b) Atrophie

Eine fortschreitende Dystrophie führt zur Atrophie, zur völligen Abzehrung des Kindes mit greisenhaftem Gesicht, bleicher, schlaffer Haut, tiefliegenden Augen, völligem Fettschwund einschließlich des Bichatschen Fettpfropfes (Abb. 13). Die funktionellen Reserven schwinden, der Zustand von vita minima ist durch Hypothermie, herabgesetzten O_2-Bedarf, Bradykardie und Hypoglykämie gekennzeichnet. Ein terminaler Gewichtssturz kann das Leben überraschend beenden.

2. Ätiologie

Die Ursache jeder Dystrophie ist der Hunger, sei er nun exogen bedingt oder Folge mangelhafter Nahrungsverwertung bei genügender und altersentsprechender Nahrungszufuhr.
So führen z. B. zur Dystrophie:

Ungenügende Nahrungs**zufuhr:**
  Hunger an der Brust,
  nicht altersentsprechende Ernährung

Ungenügende Nahrungs**aufnahme:**
  therapieresistentes Erbrechen etwa
  bei Hiatushernie, Pylorospasmus,
  Ösophagusstenose

Ungenügende Nahrungs**verwertung** (Malabsorption oder Maldigestion):
  Mukoviszidose, Zöliakie,
  Disaccharidasemangel
  Nahrungsmittelallergien

Chronische Infektionen
  okkulte Mastoiditis
  Lues, Toxoplasmose, Zytomegalie
  Antikörpermangelsyndrome

Chronische Organkrankheiten und Organmißbildungen
  z. B. Zerebralschäden, Vitium cordis
  Nierenkrankheiten

Qualitative Fehlernährung:

a) Mehlnährschaden

In reiner Form ist er kaum noch anzutreffen. Wohl aber ist die Kohlenhydratüberernährung häufig (Überfütterung durch kohlenhydratangereicherte Milch, Andicken der Nahrung durch Schleim). Die pastösen Kinder mit schlaffem Unterhautfettgewebe sind infektanfällig und hydrolabil. Sie neigen bei Erkrankungen zu erheblichen Gewichtsstürzen.

b) Milchnährschäden

Er wird kaum noch gesehen. Ein Überangebot an Milch führt zu Gewichtsstillstand und Obstipation. Die Entleerung grauweißer, harter Kalkseifenstühle ist charakteristisch.

c) Kwashiorkor

Er kommt in tropischen Entwicklungsländern vor. Eiweiß- und Vitaminmangel rufen Ödeme, Dermatosen, Pigmentverlust und Exantheme hervor.

Zu einer Dystrophie kann es auch aus seelischen Gründen kommen. Als „**seelischer Hospitalismus**" wird ein Zustand bezeichnet, der in schlecht geleiteten Heimen oder Krankenhäusern durch emotionale Vernachlässigung entstehen kann. Obwohl ihre körperlichen Bedürfnisse befriedigt werden, darben die Kinder, da es ihnen an Entwicklungsreizen und menschlicher Zuwendung mangelt.

3. Pathogenese

Die Nahrungstoleranz ist bei Dystrophie vor allem für Fett herabgesetzt. Aminosäuren werden vermindert resorbiert: Bei längerem Bestehen der Dystrophie sinken die Serumproteine ab. Kohlenhydrate werden gut toleriert, jedoch besteht Neigung zu Hypoglykämien, da die Glykogenreserven vermindert sind. Hypazidität, Hypofermentie und verlangsamte Peristaltik durch verminderten Tonus der Darmmuskulatur bedingen die Störung der enteralen Verdauung und erklären den aufgetriebenen Leib sowie die Durchfallsbereitschaft. Sekundär kommt es zu gesteigerter Infektanfälligkeit. Chronische Infektionen können aber auch die Ursache einer Dystrophie sein.

4. Therapie der Gedeihstörungen

Ist die Dystrophie**ursache** erkannt und kann sie beseitigt werden, so ist die diätetische Therapie eine dankbare Aufgabe. In schweren Fällen beginnt sie oft mit Frauenmilch. Je nach Ätiologie stehen dann meist geeignete Diätnahrungen zur Verfügung. Erst wenn die Gewichtszunahme regelmäßig ist, kann vorsichtig auf kalorienreiche Kost übergegangen werden. Auf ausreichende Wärmezufuhr ist vor allem in der ersten Zeit zu achten. Die Kinder müssen durch Isolierung vor Sekundärinfektionen geschützt werden. Die endgültige Prognose von Dystrophie und Atrophie ist abhängig von ihrer Ätiologie.

2.4 Übergewicht

G.-A. VON HARNACK

Als Grenze zwischen Übergewichtigkeit und Fettsucht wurde der Wert von +15% des Sollgewichtes festgelegt. Das Sollgewicht richtet sich nach der Körperlänge, nicht nach dem Lebensalter.
Die Fettsucht beruht auf einem Mißverhältnis zwischen Energiezufuhr und Energieverbrauch. Die Ursachen sind mannigfaltig; sie können die Einnahme- wie die Ausgabeseite oder beide gleichzeitig betreffen.
Nach ihrer Genese kann man **besondere Fettsuchtsyndrome** abgrenzen (Tabelle 5).

1. Beim *Laurence-Moon-Bardet-Biedl-Syndrom* kombiniert sich die Adipositas mit Oligophrenie, Polydaktylie, Hypogenitalismus und Retinitis pigmentosa. – Das *Prader-Willi-Syndrom* ist gekennzeichnet durch Adipositas, Oligophrenie, Hypogenitalismus und Kleinwuchs. Der Hypogenitalismus bei Knaben besteht in einem bilateralen Kryptorchismus mit Hypoplasie des Skrotums. In der frühen Säuglingszeit bestand regelmäßig ein myatonieartiger Zustand, der sich zurückbildete. Die Ätiologie des Syndroms ist unbekannt.

2. Von Laien wird eine Fettsucht gern auf eine „Drüsenstörung" zurückgeführt. Endokrinologische Untersuchungen decken nur selten hormonelle Ursachen einer Adipositas auf. Beim hypophysären Minderwuchs besteht nur eine leichte Stammfettsucht, im Vordergrund steht die Wachstumshemmung (S. 103). Bei der *Hypothyreose* ist durch Grundumsatzsenkung die Energieausgabe vermindert, es kommt aber nie zu hochgradigem Übergewicht. Der *Morbus Cushing* unterscheidet sich von den übrigen Fettsuchtformen durch die charakteristische Fettverteilung.

3. Hypothalamische Läsionen können entweder ein völliges Sistieren des Nahrungstriebes (mit nachfolgender Kachexie) oder eine hemmungslose Hyperphagie hervorrufen. Beide Störungen kann man gelegentlich bei Tumoren oder Enzephalitiden des Hypothalamus beobachten. Die tumorbedingte Störung kann mit Minderwuchs und Hypogenitalismus vergesellschaftet sein und wird dann auch als Dystrophia adiposogenitalis (Fröhlich) bezeichnet (S. 103).

Die **einfache Fettsucht** kann ätiologisch auf keine der beschriebenen Ursachen zurückgeführt werden. An ihrer Entstehung sind konstitutionelle Faktoren, seelische Störungen, charakterologische Abweichungen und familiäre Gewohnheiten in unterschiedlicher Weise beteiligt. Die Bedeutung konstitutioneller Faktoren geht eindeutig aus Zwillingsuntersuchungen hervor. Offenbar ist die Tendenz des Organismus, aufgenommene Kalorien in unterschiedlicher Weise zur Fettspeicherung bzw. zur Wärmeproduktion zu verwenden, genetisch bestimmt. Häufiger besteht bei der einfachen Fettsucht eine seelische Fehlentwicklung. Die übermäßige Nahrungsaufnahme stellt für einige dieser Kinder zweifellos eine Ersatzbefriedigung dar (S. 380). Auch die familiäre Gewohnheit des Vielessens spielt eine bedeutende Rolle. Fast immer entsteht ein Circulus vitiosus: Die erhöhte Nahrungsaufnahme führt

Tabelle 5. *Besondere Fettsuchtsyndrome*

1. Erbliche Leiden
  Bardet-Biedl-Syndrom
  Prader-Willi-Syndrom

2. Hormonelle Störungen
  Hypophysärer Minderwuchs
  Hypothyreose
  Cushing-Syndrom

3. Hypothalamische Läsionen
  Enzephalitis
  Tumoren (Dystrophia adiposogenitalis Fröhlich)

Übergewicht

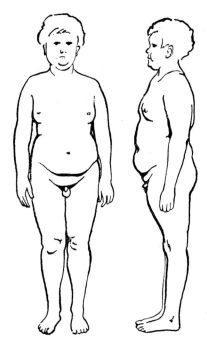

Abb. 14. Präpubertätsfettsucht

zur Fettsucht, diese zur körperlichen Trägheit und diese wiederum zur Einschränkung der Energieausgabe. Die Fettsucht isoliert das Kind von seinen Altersgenossen, aus Kummer oder Langeweile wendet es sich dem Nahrungsgenuß zu usw.

Symptomatik

Bei Kleinkindern ist der **ganze Körper** gleichmäßig adipös, bei älteren Kindern sind Hüften, Gesäß und Oberschenkel besonders betroffen, die Unterarme und Unterschenkel wirken dagegen schlank (Abb. 14). Bei rascher Gewichtszunahme können an Oberschenkeln, Hüften und Brüsten rötliche Striae distensae auftreten. Knaben wirken durch die auffälligen Fettmammae feminin, zumal die Genitalien klein erscheinen. Das liegt z. T. daran, daß der Penis von dicken Fettpolstern umgeben ist, die ihn verdecken; die Hoden haben aber eine altersgemäße Größe. Sie erscheinen nur klein im Verhältnis zur Körperfülle der Patienten. Im Gegensatz zur Dystrophia adiposogenitalis sind die Kinder aber normal oder überdurchschnittlich groß („Adiposo-Gigantismus"). Das Skelet ist meist kräftig. Als Folge des hohen Körpergewichts entwickeln sich X-Beine, Knick- und Plattfüße.

Therapie

Jede Fettsucht ist **behandlungsbedürftig,** da sie die Leistungsfähigkeit herabsetzt, das Kind in eine Außenseiterrolle drängt und bei Fortbestehen im Erwachsenenalter zu Komplikationen führt. Erfolgreich kann die Behandlung im allgemeinen nur sein, wenn es gelingt, Eitelkeit oder Einsicht des Kindes zu wecken und es damit zur aktiven Mitarbeit zu gewinnen. Eine Psychodiagnostik ist vor allem bei starker Fettsucht angezeigt; in vielen Fällen schafft erst eine differenzierte Psychotherapie die Voraussetzung für eine erfolgreiche Therapie (S. 380). Entscheidend ist nicht, welche Kost durchgeführt wird, entscheidend ist nur die **Kalorienreduktion.** Allerdings muß die Aufnahme ausreichender Mengen von Eiweiß gesichert sein: mageres Fleisch, Eier, Magerkäse, Magermilch, fettarmer Fisch. Für eine ausreichende Vitamin C-Zufuhr sorgen Rohkost, Salate und Obst (ohne Bananen). Reduziert werden vor allem aufgeschlossene Kohlenhydrate; Vollkornbrot ist zweckmäßiger als Weißbrot, da es reich an Ballaststoffen ist. Mehrere kleine Mahlzeiten sind vorteilhafter als wenige größere. Wird zum Durstlöschen ein kalorienfreies Getränk verwendet, wie z. B. Selterswasser, Mineralwasser, so braucht die Flüssigkeitszufuhr nicht beschränkt zu werden. Auf der „Ausgabenseite" ist für **reichlich Bewegung** zu sorgen. Der höchste Energieverbrauch ist beim Schwimmen zu verzeichnen, allerdings steigert es auch den Appetit. Ziel der häuslichen Behandlung sollte eine Gewichtsreduzierung von 1–2 kg/Monat sein. Bei stationärer Behandlung läßt sich meist eine stärkere Gewichtsabnahme erzielen, doch besteht die Gefahr der Wiederzunahme nach Krankenhausentlassung.

3. Genetische Schäden und vorgeburtliche Schädigungen der Leibesfrucht

W. Lenz

3.1 Genetische Schäden

3.1.1 Numerische Chromosomenaberrationen

Numerische Chromosomenaberrationen treten ganz überwiegend sporadisch auf. Trisomien nehmen mit steigendem Alter der Mutter an Häufigkeit zu.

Die wichtigsten *autosomalen Trisomien* sind
a) *Trisomie 21,* (Down-Syndrom, Mongolismus) ist gekennzeichnet durch das charakteristische Aussehen (S. 37). Die Bestimmung des Karyotyps ist wichtig, um die Fälle mit Translokation zu erkennen, die familiär gehäuft auftreten können.
b) *Trisomie 13.* Niedriges Geburtsgewicht. Lippen-Kiefer-Gaumenspalte, Iriskolobom, Mikrophthalmie, Kopfhautdefekte, Teleangiektasien an Gesicht und Kopf, Hexadaktylie an Kleinfinger- und -zehenseite, Herzmißbildungen, Hirnmißbildungen. Hohe Frühsterblichkeit.
c) *Trisomie 18.* Niedriges Geburtsgewicht. Hypoplastischer Unterkiefer, deformierte Ohren, kurzes Sternum. Flexions-Kontrakturen der Finger mit fehlenden Beugefurchen über distalen Interphalangealgelenken. Herzmißbildungen. Hohe Frühsterblichkeit.

Die wichtigsten numerischen *Aberrationen der Geschlechtschromosomen* sind:
d) *Klinefelter-Syndrom* (47, XXY): kleine Hoden, relativ langbeiniger Körperbau bei etwas überdurchschnittlicher Körperhöhe. Im Pubertätsalter Gynäkomastie. Verzögerte Sprachentwicklung, herabgesetzter Antrieb. Kontaktschwäche, manchmal reaktiv asoziales Verhalten (S. 116).
e) *XYY-Typ* (47, XYY). Überdurchschnittliche Körperhöhe. Gehäuft Frustrationsintoleranz, explosive Reaktionen.
f) *Triplo-X-Zustand* (47, XXX). Leicht verminderte Intelligenz, Kontakt- und Antriebsschwäche.
g) *Turner-Syndrom* (45, X) Ödeme an Hand- und Fußrücken, hypoplastische Nägel, Hautfalten im Nacken und bei älteren Kindern an den seitlichen Halspartien, Minderwuchs, chronische Otitiden, hypoplastische Mamillen, Cubitus valgus, etwa vom 10. Lebensjahr an zunehmend größer werdende Pigmentnaevi, aufwärts gerichteter Haarstrich im Nacken, sexueller Infantilismus. Über die Hälfte der Fälle mit der Chromosomenanomalie 45, X haben diese nur in einem Teil ihrer Körperzellen, in den übrigen 46, XX, 46, XY oder 47, XXX. Diese Mosaikfälle zeigen alle Übergänge vom normalen weiblichen oder vom normalen männlichen Phänotyp zum Turner-Syndrom, manchmal mit einseitiger Gonadendysgenesie. Der Nachweis des 45, X/46, XY-Mosaiks ist wichtig, da hier das hohe Risiko bösartiger Entartung (Dysgerminom, Gonadoblastom) eine Entfernung der Gonadenrudimente erforderlich macht. Ein Turner-Syndrom kann auch auf strukturellen Anomalien eines der beiden X-Chromosomen beruhen: X-Isochromosom, Ring-Chromosom, Deletion des kurzen Armes.

3.1.2 Deletionen (Fehlen von Chromosomenabschnitten)

Katzenschrei-Syndrom (5p-, Fehlen eines Teils des kurzen Arms von Chromosom 5, Cri du chat-Syndrom): jämmerliches, hohes, monotones Weinen im Neugeborenenalter, rundes Gesicht mit weitem Augenabstand, verminderter Kopfumfang, intrauteriner Minderwuchs. Da das Katzenschrei-Syndrom relativ häufig familiär als Folge einer nicht-balancierten Translokation auftritt, ist in jedem Fall die Untersuchung des Karyotyps der Eltern indi-

ziert, bei denen eine balancierte Translokation vorliegen kann, die auf ein erhebliches Wiederholungsrisiko hinweist (Indikation zur pränatalen Diagnose, s. unten).
Deletion des kurzen Arms von Chromosom 4 (4p-): Schwachsinn, Hirnmißbildungen, Mikrocephalie, Iriskolobom, Hypertelorismus, Ptosis, deformierte Ohrmuscheln, Mikrognathie, Gaumenspalte, Hypospadie, aufgelöste Papillarlinien.

3.1.3 Unbalancierte Translokationen

Wenn bei einem Elternteil eine balancierte Translokation vorliegt, die durch Austausch von Fragmenten zweier Chromosomen entstanden ist, so können bei der Meiose Keimzellen entstehen, in denen ein Chromosomenabschnitt fehlt, ein anderer dagegen doppelt vorhanden ist. Solche nichtbalancierten Translokationen bedingen meist intrauterinen und postnatalen Minderwuchs, Schwachsinn und zahlreiche verschiedene morphologische Anomalien des Gesichtes, der Ohren, der Gliedmaßen und der inneren Organe. Da jedes der 23 Chromosomen an verschiedenen Stellen brechen und sich mit jedem anderen gebrochenen Chromosom verbinden kann, gibt es eine unübersehbare Vielfalt möglicher nichtbalancierter Translokationen. Von diesen führen viele zu spontanem Abort.

3.1.4 Indikationen zur Chromosomen-Untersuchung

Mongolismus (Translokation?), Verdacht auf Trisomie 13 oder 18, Verdacht auf Deletion oder nichtbalancierte Translokation (intrauteriner Minderwuchs, Cerebralschäden, multiple Fehlbildungen), besonders bei vorangehenden Aborten. Turner-Syndrom (45, X/46, XY-Mosaik).

Keine Indikation zur Chromosomen-Untersuchung
Monogene Erbleiden, die meisten schweren Fehlbildungen des ZNS, des Gesichts, der Gliedmaßen. Bei Klinefelter-Syndrom, XYY-Zustand, XXX-Zustand, testikulärer Feminisierung, adrenogenitalem Syndrom genügt für die Diagnose des Karyotyps die Bestimmung des X- und Y-Chromatins.

Tabelle 6. *Häufigkeit von Autosomen-Aberrationen*

	Auf 1000 Neugeborene
47, +13	0,05
47, +18	0,18
47, +21	1,15
Deletionen	0,09
Translokationen	1,75

Tabelle 7. *Häufigkeit von Geschlechtschromosomen-Aberrationen*

	Auf 1000 neugeborene Knaben
47, XYY	1,1
47, XXY	1,1

	Auf 1000 neugeborene Mädchen
47, XXX	1,2
45, X	0,1
45, X, Mosaik	0,3
(Davon 45, X/47, XXX, 0, 15)	

3.1.5 Autosomal dominanter Erbgang

Autosomal dominante Erbleiden können entweder als sporadische Fälle durch Neumutationen auftreten, dabei besteht kein Wiederholungsrisiko für Geschwister, oder von einem der Eltern ererbt sein, wobei das Wiederholungsrisiko 50% beträgt. Bei schweren dominanten Erbleiden, die frühen Tod bedingen oder die Fortpflanzung stark herabsetzen, sind die meisten Fälle sporadisch, z. B. Myositis ossificans progressiva, Apert-Syndrom, Achondroplasie. Häufig betreffen dominante Erbleiden die Struktur der Gewebe und die Form des Körpers (Tabelle 8).

3.1.6 Autosomal rezessive Erbleiden

Autosomal rezessive Erbleiden entstehen, wenn beide Eltern dasselbe rezessive Gen an ein Kind geben. Neumutationen spielen hier keine Rolle für den Einzelfall. Gewöhnlich sind beide Eltern heterozygot, wobei das Risiko für Geschwister der Probanden 25% beträgt. Wenn beide Eltern für dasselbe rezessive Gen homozygot, also selbst krank sind, sind

Tabelle 8. *Autosomal dominante Erbleiden*

Basalzell-naevus-Syndrom	Breite Nasenwurzel, Stirnhöcker, Kieferzysten, Gabelrippen, Schwachsinn.
Hereditäre Sphärozytose	Kugelzellen-Anämie (S. 193)
Marfan-Syndrom	Arachnodaktylie, Linsenluxation (S. 318)
Medulläres Schilddrüsen-Karzinom	Extremer Schlankwuchs, Muskeldystrophie, dicke Unterlippe, Neurinome der Augen- und Mundschleimhaut, Phäochromozytome.
Neurofibromatose	Multiple Milchkaffeeflecken. Pseudarthrosen. Hochdruck. Phäochromozytome.
Tuberöse Sklerose	Schwachsinn, Epilepsie, Tumorbildungen (S. 365)

sämtliche Kinder ebenfalls homozygot und damit krank. Dies kommt besonders bei Taubstummheit vor.
Rezessiven Erbleiden liegt nicht selten der Defekt eines Enzyms oder eines anderen funktionell wichtigen Proteins (Fibrinogen, Wachstumshormon) zugrunde. Bei vielen autosomal rezessiven Erbkrankheiten ist bei den gesunden heterozygoten Anlageträgern das fehlende Genprodukt auf die Hälfte vermindert.

3.1.7 X-gekoppelte rezessive Vererbung

X-gekoppelt rezessive Erbleiden treten fast nur im männlichen Geschlecht auf, bei Frauen nur, wenn diese ausnahmsweise homozygot für das betreffende X-gekoppelte Gen sind, oder wenn sie keinen normalen weiblichen (46, XX), sondern einen männlichen (46, XY: wie bei testikulärer Feminisierung, reiner Gonadendysgenesie) oder den 45, X-Karyotyp haben. Das Wiederholungsrisiko für Brüder der Patienten (ebenso wie für Halbbrüder mit derselben Mutter) beträgt 50%. Oft sind auch Brüder der Mutter und der mütterlichen Großmutter der Probanden oder Söhne einer Schwester der Mutter betroffen.
Bei X-gekoppelt rezessivem Erbgang ist genetische Beratung besonders wichtig, weil hier oft zahlreiche gesunde weibliche Verwandte des Probanden damit rechnen müssen, daß sie heterozygot sind und daher ihre Söhne ein Krankheitsrisiko von 50% haben. Hier ist die Entdeckung des heterozygoten Zustandes ungleich wichtiger als bei autosomal rezessiven Erbleiden. Patienten mit X-gekoppelten rezessiven Erbleiden haben in der Regel nur gesunde Kinder, doch sind alle ihre Töchter heterozygot.

Tabelle 9. *Autosomal rezessive Erbleiden*

Adrenogenitales Syndrom	Nebenniereninsuffizienz, Virilisierung (S. 109)
Alpha$_1$-Antitrypsinmangel	Lebercirrhose im Neugeborenenalter, portale Hypertension, später Lungenemphysem (S. 174)
Galaktosämie	Lebervergrößerung, Ikterus, Katarakt, herabgesetzte Intelligenz (S. 73)
Homozystinurie	Linsenluxation, Osteoporose, Thrombosen und Embolien (S. 70)
Hypophosphatasie	rachitisähnliche Knochenveränderungen, Hyperkalzämie, Zahnausfall (S. 88)
Mukoviszidose	Bronchiektasen, Verdauungsinsuffizienz (S. 246)
Phenylketonurie	fortschreitende Oligophrenie (S. 66)

Tabelle 10. *X-gekoppelt-rezessive Vererbung*

Agammaglobulinämie mit Plasmazell-Mangel
Hämophilie A und B (S. 209)
Hunter-Syndrom (Mucopolysaccharidose Typ II) (S. 87)
Muskeldystrophie Typ Duchenne (S. 366)
Norrie-Syndrom (beidseitiges Pseudogliom * mit Taubheit und Oligophrenie)
Wiskott-Aldrich-Syndrom (Ekzem, Thrombozytopenie, Resistenzschwäche) (S. 176)

* Bei typischem X-gekoppelten Erbgang in der Familie braucht die Indikation zur Enukleation (die sonst im Zweifelsfall besteht) nicht gestellt zu werden.

3.1.8 X-gekoppelte dominante Vererbung

Bei X-gekoppelt dominanter Vererbung sind in der Regel betroffene Männer schwerer erkrankt als betroffene Frauen. Während betroffene Frauen das Erbleiden durchschnittlich an die Hälfte ihrer Söhne wie auch ihrer Töchter weitergeben, sind alle Söhne betroffener Väter frei, alle ihre Töchter ebenfalls betroffen. Bei einzelnen X-gekoppelt dominanten Erbleiden ist die Wirkung des Gens im männlichen Geschlecht so schwer, daß es bereits intrauterin zum Absterben führt. Die Vererbung ist also scheinbar auf die weibliche Linie beschränkt.

3.1.9 Multifaktorielle Fehlbildungen und Krankheiten

Während die Häufigkeit der meisten monogenen Erbleiden niedriger als 1 : 10 000 liegt (Ausnahme: Mukoviszidose 1 : 1000–2000), haben viele multifaktoriell bedingte Fehlbildungen Häufigkeiten über 1‰, viele multifaktorielle Krankheiten über 1%. Hier kann das Wiederholungsrisiko nicht aus dem Erbgang berechnet, sondern nur empirisch bestimmt werden (s. Tabellen 12 und 13). Es ist höher als durchschnittlich,

1. wenn in der Familie bereits mehrere Fälle vorgekommen sind,
2. bei schwerer Ausprägung der Störung,
3. wenn der Proband dem Geschlecht angehört, das seltener betroffen ist.

Einseitige Fehlbildungen haben ein deutlich niedrigeres Wiederholungsrisiko als gleichartige doppelseitige.

3.2 Embryopathien und Fetopathien durch exogene Noxen

Ursachen gestörter vorgeburtlicher Entwicklung können genetisch oder exogen sein. Bei den meisten Mißbildungen ist die Ursache nicht geklärt. Eine Minderzahl ist monogen erbbedingt. Seltener sind exogene Ursachen faßbar. Die Bedeutung von ionisierenden Strahlen, Infektionen und Medikamenten als Mißbildungsursache wird wesentlich überschätzt.

3.2.1 Strahlenembryopathie

Wenn Kinder im Uterus einer Strahlendosis von 100 r oder mehr ausgesetzt waren, so können Mikrozephalie, Katarakt, Mikrophthalmie, Wachstumshemmung und Schwachsinn die Folge sein. Wenn Mißbildungen nach we-

Tabelle 11. *X-gekoppelte dominante Erbleiden*

Alport-Syndrom (Innenohrschwerhörigkeit und Nephropathie) (S. 300)
D-resistente Rachitis (S. 97)
Incontinentia pigmenti Bloch-Sulzberger* (S. 329)
Orofaciodigitales Syndrom*

* Vorgeburtlich letal im männlichen Geschlecht.

Tabelle 12. *Wiederholungsrisiko von Mißbildungen*

Mißbildungen beim Probanden	Häufigkeit derselben Mißbildung bei Geschwistern
	%
Anencephalie	3 – 6
2 Geschwister betroffen	9
Myelomeningocele	3 – 6
2 Geschwister betroffen	9
Lippen-Kiefer-Gaumenspalte	
einseitig	2,5
doppelseitig	6
2 Geschwister betroffen	10 – 14
Hirschsprungsche Krankheit *	
Brüder	6 – 10
Schwestern	2 – 4
Hüftluxation	
Brüder	1 – 4
Schwestern	7 – 10
Hypospadie	
Brüder	10
Klumpfuß	2 – 3
Herzfehler	1 – 3
Pylorushypertrophie	
Brüder	10
Schwestern	2

* Die höhere Zahl gilt, wenn der Proband weiblich, die niedrigere, wenn er männlich ist.

Tabelle 13. *Wiederholungsrisiko bei häufigen Störungen*

	Häufigkeit in der Bevölkerung		Häufigkeit bei Geschwistern von Probanden
Asthma bronchiale	1 – 4%		7 – 9%
Diabetes im Kindesalter	0,2% (bis 19 Jahre)		6% (bis 19 Jahre)
Enuresis	10%	Brüder	32%
		Schwestern	20%
Epilepsie [1]	2%		8%
Oligophrenie (I.Q. unter 70)	2%		18%
Psoriasis	3%		16%
Strabismus	5%		25%

[1] Nur große motorische Anfälle, kumulatives Erkrankungsrisiko bis zum 40. Lebensjahr.

sentlich geringerer Strahlenexposition (unter 30 r) beobachtet werden, ist der Zusammenhang fraglich. Morphologisch wenig auffällige Störungen des ZNS entstehen vermutlich schon bei niedrigeren Strahlendosen (10 bis 30 r).

3.2.2 Thalidomid: Sensible Phasen

Die Erfahrungen mit Thalidomid haben gezeigt, daß man auch mit der Möglichkeit rechnen muß, daß Substanzen von geringer akuter und verhältnismäßig geringer chronischer Toxizität Mißbildungen erzeugen. Bei der Thalidomidembryopathie fanden sich die in Abb. 15 eingetragenen Beziehungen zwischen dem Zeitpunkt der Einnahme des Mittels und der Art der Mißbildungen.
Vergleich mit diesen sensiblen Phasen läßt erkennen, ob ein Faktor als Ursache für eine vergleichbare Mißbildung in Betracht kommt. Für die Rötelnembryopathie läßt sich kein präziser Zeitplan aufstellen, vielmehr kann Infektion mit dem Rötelnvirus zu jeder Zeit in den ersten drei Schwangerschaftsmonaten zu Schädigungen der Gefäße, der Augen und des Innenohres führen, da das Virus bis zum Ende der Gravidität im Körper bleibt und die betroffenen Organe bis zur 12. Schwangerschaftswoche (post menstruationem) empfänglich sind.

3.2.3 Neugeborene diabetischer Mütter

Neugeborene diabetischer Mütter kommen gewöhnlich in Größe und Gewicht überentwikkelt zur Welt und sind in erhöhtem Maße gefährdet. *Mißbildungen*, vor allem des Skelets, sind bei Kindern diabetischer Mütter etwas häufiger als bei anderen Kindern, besonders bei langdauerndem Diabetes mit Gefäßkomplikationen. Charakteristisch, allerdings selten, ist vor allem eine Aplasie des Os sacrum mit neurologischen Ausfällen der untersten Rückenmarkssegmente.
Die Kinder von Müttern mit Diabetes, aber auch Prädiabetes, haben ein charakteristisches *cushing*-artiges Aussehen mit reichlich entwikkeltem subkutanem Fettgewebe und gerötetem Gesicht. Attacken von Zyanose, Hypoglykämie am ersten Lebenstag. Hyperbilirubinämie und Atemnotsyndrom sind die häufigsten Krankheitszeichen. Der Inselapparat des Pankreas ist vergrößert, die Granula in den β-Zellen sind vermehrt; der Hyperinsulinismus ist die Ursache schwerer hypoglykämischer Zustände. Durch rechtzeitige intravenöse Glukoseinfusionen können lebensbedrohliche hypoglykämische Krisen verhütet werden. Orale Glukosezufuhr ist nicht ausreichend. Konsequente strenge Behandlung des Diabetes in den letzten Schwangerschaftsmonaten kann die früher sehr hohe Neugeborenensterblichkeit, das Übergewicht und die Organveränderungen der Neugeborenen verhüten.

3.2.4 Fetales Alkohol-Syndrom

Chronischer Alkoholismus während der Schwangerschaft reduziert das Wachstum von Länge, Gewicht und Kopfumfang. Dieser exogene intrauterine Minderwuchs gleicht sich in der Regel nach der Geburt nicht mehr aus, ja ausgeprägter Zwergwuchs im Kleinkindesalter kann die Folge sein. Die perinatale Sterblichkeit ist hoch, die Intelligenz herabgesetzt. Häufig finden sich Herzfehler verschiedener Art. Bei unklaren Fällen von Minderwuchs mit geistiger Retardierung und Anomalien (Epicanthus, Ptosis, Hüftluxation, Kamptodaktylie etc.), die nicht eindeutig einem andern Syndrom zugeordnet werden können, kann eine Alkoholanamnese die ätiologische Klärung bringen.

3.2.5 Hydantoin-Syndrom

Hydantoinbehandlung in der Schwangerschaft führt zu leicht vermindertem Geburtsgewicht, vielleicht auch herabgesetztem Intelligenzquotienten und herabgesetztem Kopfumfang, Hypertelorismus, kurzer Nase mit flacher Nasenwurzel und, was besonders charakteristisch, allerdings selten ist, kurzen Fingerendphalangen mit hypoplastischen oder fehlenden Nägeln. Allerdings zeigen nur 6% der exponierten Kinder schwere Schäden. Man schätzt, daß von 500 Schwangerschaften eine mit Hydantoinmedikation einhergeht. Die kindlichen Schäden sind meist so leicht, daß eine Interruptio wegen Hydantoineinnahme schwer zu rechtfertigen ist.

3.2.6 Warfarin-Embryopathie

Die Behandlung der werdenden Mutter mit Cumarin-Derivaten (Warfarin), z. B. nach Herzoperationen, kann beim Kinde zu extremer Hypoplasie der Nase, kleinfleckiger Verkalkung der Epiphysen, Blindheit durch Opticusatrophie und verzögerter intrauteriner Entwicklung führen.

3.2.7 Embryopathie als Folge mütterlicher Phenylketonurie

Wenn die werdende Mutter eine unbehandelte Phenylketonurie mit mehr als 20 mg/100 ml Phenylalanin im Blut hat, so kommt es beim Kind regelmäßig zu intrauteriner und postnataler Wachstumshemmung und Mikrozephalie. Herzfehler sind häufiger, Hüftluxation, Wirbelsäulen- und andere Skeletfehlbildungen nicht selten.

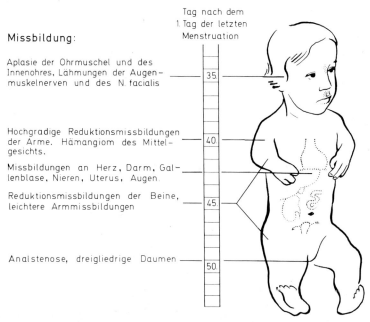

Abb. 15. Abhängigkeit des Mißbildungstyps vom Zeitpunkt der Thalidomideinnahme

3.3 Pränatale Diagnostik

Chromosomen-Aberrationen und bestimmte Enzymdefekte lassen sich in der 16. Schwangerschaftswoche p.m. an Amnionzellen nachweisen, die durch Amniozentese gewonnen werden. Das Risiko des Eingriffs ist gering. Als Indikationen gelten

1. Vorangehende Geburt eines Kindes mit einem schweren, unheilbaren Erbleiden (z. B. Tay-Sachssche amaurotische Idiotie, Lesch-Nyhan-Syndrom), dem ein in allen Zellen nachweisbarer Enzymdefekt zugrunde liegt. Enzymdefekte, die nur in bestimmten Zellen erkennbar sind (z. B. Leberzellen bei Phenylketonurie), sind an Amnionzellen nicht nachweisbar.
2. Heterozygotie der Frau für ein unheilbares X-gekoppeltes Erbleiden, wie Muskeldystrophie oder Norrie-Syndrom. Hier ist Bestimmung des Geschlechts und Unterbrechung einer Schwangerschaft mit einem männlichen Fetus möglich.
3. Vorangehende Geburt eines Kindes mit einer Trisomie (psychologische Indikation: Beruhigung. Risiko der Wiederholung gering).
4. Balancierte Translokation bei einem der Eltern.
5. Alter der Mutter über 37 Jahre.
6. Vorangehende Geburt eines Kindes mit Anencephalie oder Myelomemingocele. Bei diesen Fehlbildungen ist das Alpha-Fetoprotein in der Amnionflüssigkeit stark erhöht.

Voraussetzung einer pränatalen Diagnose ist meist, daß die Eltern wünschen, die Schwangerschaft im Falle eines therapeutisch nicht ausgleichbaren Leidens abbrechen zu lassen.

4. Geburtsabhängige Besonderheiten und spezielle Erkrankungen des Neu- und Frühgeborenen

4.1 Definition, Untersuchung des Neugeborenen

W. Schröter

Die Neugeborenenperiode umfaßt die Zeit von der Geburt bis zur Umstellung des Organismus auf die extrauterine Umgebung. Diese Umstellung ist im wesentlichen nach 4 Wochen beendet. Stoffwechseluntersuchungen zeigen jedoch, daß sich einige Organfunktionen erst im Laufe des ersten Lebensjahres voll ausbilden.

Untersuchung

Sofort nach der Geburt wird das Kind auf äußerlich erkennbare Mißbildungen, Verletzungsfolgen und auf seine Vitalität untersucht. Nach dem Vorschlag von Virginia Apgar werden fünf Kriterien zu einem Index der Vitalität zusammengefaßt (s. Tabelle 14). Jedes Kriterium wird mit 0–2 Punkten bewertet, so daß sich im günstigsten Fall 10 Punkte als Summe ergeben. Je niedriger der „Apgar-Score" ist, um so größer ist die Gefahr, und desto dringlicher sind die Therapiemaßnahmen (S. 46). Der Neugeborenen-Erstuntersuchung (U 1) folgt am 3.–10. Lebenstag die Neugeborenen-Basisuntersuchung (U 2). Gleichzeitig werden bei allen Neugeborenen *Suchtests* nach angeborenen Stoffwechselerkrankungen durchgeführt. Das sogenannte *„Neugeborenen-Screening"* ist nur sinnvoll, sofern die diagnostischen Methoden zuverlässig und die diagnostizierbaren Erkrankungen einer wirksamen Behandlung zugänglich sind. Dies trifft für die Hypothyreose (Häufigkeit 1:4000, Seite 105), die Phenylketonurie (1:7000, Seite 66), die Galaktosämie (1:50 000, Seite 73) und die Ahornsirupkrankheit (1:200 000, Seite 69) zu. Unzuverlässig ist bisher die Diagnose der Mucoviscidose mit Hilfe der Albuminbestimmung im Mekonium. Das Muskeldystrophie-Screening ist wegen fehlender Behandlungsmöglichkeiten zur Zeit nicht zu empfehlen.

Beim wachen Kind findet man hauptsächlich ungerichtete **Massenbewegungen,** vorwiegend der rumpfnahen Gelenke. Grobschlägige tremorartige Bewegungen kommen häufig vor und haben selten eine pathologische Bedeutung. Die Spontanbewegungen sind im allgemeinen seitengleich. Der Muskeltonus Neugeborener ist im Vergleich zu älteren Säuglingen erhöht, Beuger- und Adduktorentonus überwiegen. Bei der Geburt ist die **Haut** mit Vernix

Tabelle 14. *Beurteilung des Anpassungsvorganges nach dem Apgar-Schema*

	0	1	2
Kolorit	Stamm blau oder blaß	Stamm rosig Extremitäten blau	Stamm und Extremitäten rosig
Atmung	keine Spontanatmung	oberflächlich langsam	kräftig schreiend
Tonus (Traktion der Beine)	schlaff	mittel	stark
„Reflexe" (beim Absaugen oder Hautreiz)	keine Reaktion	Grimassen	Schreien
Herzfrequenz	keine	unter 100/min	über 100/min

caseosa (Käseschmiere), einer weißen, fettigen Masse, bedeckt. Die Hautfarbe wechselt je nach Aktivität des Kindes zwischen dunkelrot und rosa. Schlafende Kinder sind oft recht blaß.

Neugeborene haben oft **Ödeme** der Augenlider, der Hand- und Fußrücken und der Genitalregion. Häufige lokalisierte, spontan verschwindende Hautveränderungen sind die *Teleangiektasien* an den Augenlidern, im Nacken und auf der Stirn (Storchenbiß, Naevus flammeus). Im Gesicht finden sich weiße, stecknadelkopfgroße Talgretentionszysten (*Milien*). Bei dunkelhäutigen Kindern sieht man gelegentlich schwarzblaue, glattbegrenzte Flecken am Rücken („*Mongolenflecke*"). Sie sind bei hellhäutigen Kindern selten.

In den ersten 3–4 Lebenstagen tritt oft ein flüchtiges Exanthem unbekannter Ätiologie auf (**Exanthema allergicum**). In der Mitte der 3–5 mm großen roten Flecken schießt häufig eine Papel oder ein Bläschen auf. Einige Tage nach der Geburt kann sich die oberflächliche Epithelschicht in groben Schuppen ablösen (*Desquamatio neonatorum*).

Nach der Lage der Haut-Nabelschnurgrenze sind die 3 in Abb. 16 dargestellten **Nabeltypen** zu unterscheiden. Beim Haut- und Amnionnabel handelt es sich um Anomalien, die sich spontan zurückbilden. Der Nabelschnurstumpf mumifiziert innerhalb von 5–10 Tagen und fällt dann ab. Er hinterläßt eine granulierende Wunde, die sich innerhalb einiger Tage epithelisiert. Da die Nabelwunde eine Eingangspforte für pathogene Keime sein kann, darf das Neugeborene erst nach völliger Überhäutung der Wundfläche gebadet werden. Peinliche Sauberkeit ist notwendig. Steriler Puder und ein lockerer Verband fördern die Eintrocknung des Nabelschnurrestes. Bei länger dauerndem Nässen ist an einen Ductus omphalo-entericus oder an eine Urachus-Fistel (S. 39) zu denken.

Wenn der Nabel nach Abfall des Nabelschnurrestes näßt, ist die Ursache oft ein *Nabelgranulom*. Es besteht aus weichem Granulationsgewebe. Nach Ätzen mit Silbernitrat bildet es sich rasch zurück. Gestielte Granulome werden abgebunden.

Bei Kindern in schlechtem Allgemeinzustand oder mit Allgemeininfektionen kann sich ein **Sklerödem** entwickeln. Die prall-wachsartige Schwellung der Haut beginnt meist an der oberen Körperhälfte. Prognostisch ungünstiger ist das **Sclerema neonatorum**, eine talgähnliche Verhärtung von Haut und subkutanem Gewebe. Es tritt, beginnend an den unteren Extremitäten und am Gesäß, meist bei unreifen, lebensschwachen Kindern auf. Fußsohle und Genitale werden ausgespart. Die Mehrzahl der betroffenen Kinder ist hypotherm. Die Ursache beider Veränderungen ist nicht bekannt.

An dem bei der Geburt vorangehenden Teil des Kopfes sitzt die **Geburtsgeschwulst,** eine teigige, oft zyanotische und mit Petechien bedeckte Anschwellung. Sie geht innerhalb von 24–48 Std zurück. Erst jetzt kann man mit Sicherheit entscheiden, ob gleichzeitig ein Kephalhämatom vorlag. Häufig haben Neugeborene subkonjunktivale Blutungen, die sich im Laufe einiger Wochen zurückbilden. Nach langer oder schwerer Geburt sind die Schädelknochen übereinandergeschoben.

Kurz nach der Geburt und in den ersten Lebenstagen sind transitorische **Herzgeräusche** häufig. Organisch bedingte Geräusche dagegen treten oft erst später auf.

Die **Leber** ist gewöhnlich 2 cm unter dem Rippenbogen zu tasten. Seltener sind auch Milz und Nieren zu fühlen. Rektusdiastasen sind häufig.

Die **großen Schamlippen** bedecken beim reifen Mädchen die kleinen. Oft entleert sich etwas Schleim aus der Vagina. Beim Jungen ist das **Präputium** meist abhärent (physiologische Phimose).

In den ersten Lebenstagen halten viele Kinder die Extremitäten noch in der intrauterin eingenommenen Beuge-Adduktions-Stellung. Hakenfußähnliche Deformierungen der Füße sind meist durch die intrauterine Haltung be-

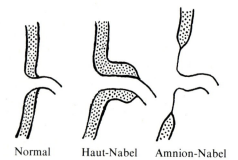

Abb. 16. Nabeltypen je nach Ansatz der Nabelschnur

Normal   Haut-Nabel   Amnion-Nabel

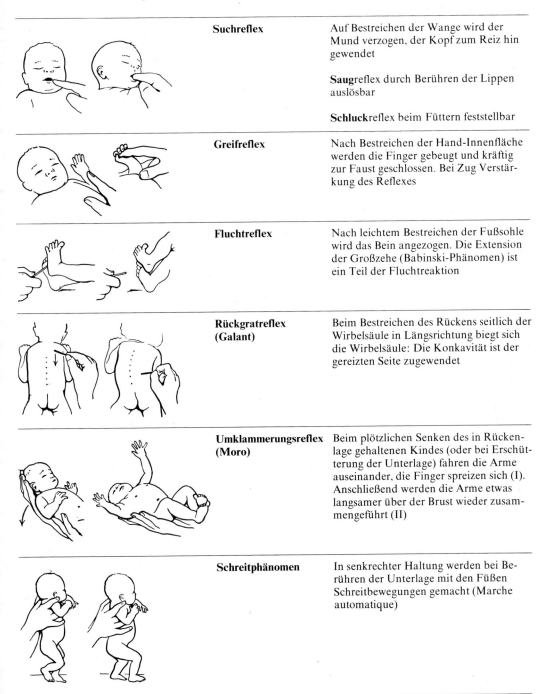

Abb. 17. Physiologische Neugeborenenreflexe

Suchreflex und Schreitphänomen sind Ende des ersten Lebensmonats nicht mehr nachweisbar, Greif-, Rückgrat- und Mororeflex verlieren sich im 4.–6. Lebensmonat. Nach diesem Zeitpunkt sind sie nur noch unter pathologischen Bedingungen nachweisbar.

dingt. Sie gleichen sich spontan oder nach manueller Redression in den ersten Lebenswochen aus.

Die **Muskeldehnungsreflexe** sind infolge der Unreife der Pyramidenbahn nur unregelmäßig auslösbar. Pyramidenbahnzeichen sind dagegen normalerweise positiv. Wichtig ist die Prüfung der physiologischen Neugeborenenreflexe, die sich im Laufe des ersten Lebensjahres verlieren. Sie sind in Abb. 17 zusammengestellt. Fehlen dieser Reflexe oder Seitenasymmetrien weisen auf eine zerebrale Störung hin. Bleiben sie wesentlich länger als angegeben während der Säuglingszeit bestehen, ist dies ebenfalls als Zeichen einer zerebralen Störung zu werten (S. 356).

Ein Neugeborenes wird als „**übertragen**" bezeichnet, wenn die Schwangerschaft länger als 42 Wochen dauerte. Die Haut übertragener Kinder ist rissig, pergamentartig, schuppend. Vernix caseosa fehlt weitgehend. Die Schädelknochen sind fester als gewöhnlich. Die Kinder wirken wacher als normale Neugeborene. Haut und Nägel können infolge der Mekoniumbeimengungen zum Fruchtwasser braungrün verfärbt sein. Die Nägel überragen Finger- und Zehenkuppen. Übertragene Kinder sind schwerer als Neugeborene am Ende der 40. Schwangerschaftswoche. Bei hochgradiger Übertragung vermindert sich ihr Gewicht aber infolge von Wasserverlust und plazentabedingter Mangelernährung. Solche Kinder wirken alt und dystroph. Nach der Geburt nehmen sie nicht oder nur gering an Gewicht ab, wenn sie ausreichend Flüssigkeit erhalten.

Kinder mit **intrauteriner Dystrophie** sind übertragenen Neugeborenen ähnlich. Sie werden jedoch nach normaler oder verkürzter Tragzeit mit einem Gewicht geboren, das in bezug auf die Tragzeit zu gering ist. Ursache der intrauterinen Dystrophie ist eine gestörte Plazentafunktion, wie sie bei Müttern mit Schwangerschaftstoxikose und bei älteren Erstgebärenden besonders häufig vorkommt. Die Plazenta ist oft klein und enthält zahlreiche Kalkinfarkte. Infolge der Mangelernährung haben Kinder mit intrauteriner Dystrophie reduzierte Glykogendepots. Sie sind daher durch Hypoglykämie besonders gefährdet. Diese Kinder sollen so früh wie möglich gefüttert werden. Zur Verhütung der Hypoglykämie soll frühzeitig Glukose und zum Ausgleich der Hämokonzentration Flüssigkeit gegeben werden. Intravenös können täglich bis zu 80 ml einer 10- bis 15%igen Glukoselösung/kg Körpergewicht infundiert werden.

Auf rund 80 Schwangerschaften entfällt eine **Zwillingsschwangerschaft.** Zwillinge werden häufig schon vor Beendigung der 40. Schwangerschaftswoche geboren. Bei monoamniotischen Zwillingen ist die Tragzeit besonders kurz. Wegen der längeren Geburtsdauer und wegen vorzeitiger Plazentalösung ist der 2. Zwilling häufiger einer Hypoxie ausgesetzt als der erste. Daher entwickelt sich ein Atemnotsyndrom häufiger beim 2. Zwilling als beim ersten.

4.2 Frühgeborenes

G.-A. VON HARNACK

4.2.1 Definition

Von „Frühgeburt" spricht man, wenn die Geburt um *mindestens vier Wochen zu früh* erfolgt. Für statistische Zwecke ist eine solche Zeitangabe wenig zweckmäßig, da sie sich auf das Erinnerungsvermögen der Betroffenen stützt und durch Täuschung verfälscht sein kann. Als objektives *Kriterium findet das Geburtsgewicht Verwendung.*

Als „*untergewichtige Neugeborene*" definierte die WHO 1961 alle Kinder, die ein Geburtsgewicht von 2500 g und darunter aufweisen. Abb. 1 auf S. 1 zeigt die Schwankungsbreite der Geburtsgewichte in Abhängigkeit von der Schwangerschaftsdauer. Der durch die 10. und 90. Perzentile begrenzte Bereich umfaßt die Neugeborenen mit einem entwicklungsgerechten Geburtsgewicht. Ein darunter liegendes Gewicht läßt bei vorzeitig und rechtzeitig Geborenen auf eine intrauterine Dystrophie schließen, ein darüber liegendes Gewicht auf ein relatives Übergewicht.

Der Anteil der „Untergewichtigen" an der Gesamtzahl der Neugeborenen schwankt in den europäischen Ländern zwischen 5 und 8%. Von diesen ist rund ⅓ nach zeitlichen Kriterien nicht zu früh geboren.

Die Abgrenzung nach dem Gewicht ist auch aus praktischen Gründen gerechtfertigt, weil alle Kinder mit einem Geburtsgewicht von 2500 g und darunter in besonderem Maße pflegebedürftig sind. Die Grenze der *Lebens-*

fähigkeit liegt bei einem Geburtsgewicht von etwa 500 g. Vereinzelt gelang es, auch Kinder mit einem noch geringeren Geburtsgewicht am Leben zu erhalten. Die allgemeine Säuglingssterblichkeit kann entscheidend gesenkt werden, wenn es gelingt, die Häufigkeit vorzeitiger Geburten einzuschränken. Ein erster therapeutischer Ansatz hierzu ist die Tokolyse.

4.2.2 Ursachen der Frühgeburt

können auf seiten der Mutter sein:
1. Schwere **Allgemeinerkrankungen** wie Herzfehler, Nierenerkrankungen, Gestosen.
2. Akute und chronische **Infektionskrankheiten** wie Lues, Tuberkulose, Listeriose oder Toxoplasmose.
3. Anomalien der **Geburtswege und des Halteapparates** der Frucht wie Placenta praevia, Uterus myomatosus, Uterus bicornis.
4. Körperliche **Überbelastung** oder seelische **Erschütterungen.**
Unverheiratete Mütter haben rund doppelt so häufig Frühgeburten wie verheiratete. Das liegt z. T. daran, daß sie unter ungünstigen Bedingungen ihr Kind erwarten. Die Zahl der Spätabtreibungen als Ursache der Frühgeburt ist kaum zu ermitteln. In vielen Fällen haben Mütter wiederholt Frühgeburten ohne erkennbare Ursache, man spricht dann von „habitueller Frühgeburt".
Von seiten des **Kindes** kommt es zur Frühgeburt
1. bei Zwillings- und sonstigen Mehrlingsgeburten,
2. bei Mißbildungen des Fetus,
3. bei Infektionskrankheiten des Fetus wie Lues oder Toxoplasmose.
Von größter Wichtigkeit zur Vermeidung von Frühgeburten ist eine gut organisierte Schwangerschaftsfürsorge.

4.2.3 Anatomische Unreife der Frühgeborenen

Frühgeborene unterscheiden sich von Reifgeborenen durch ihr geringeres Gewicht und ihre verminderte Körperlänge. Infolge des gering ausgebildeten subkutanen Fettgewebes

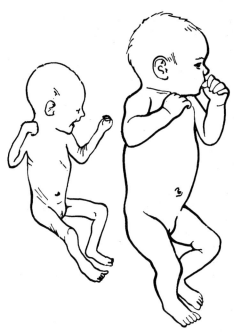

Abb. 18. Ein Neugeborenes mit einem Geburtsgewicht von 1500 g neben einem Neugeborenen mit einem Geburtsgewicht von 3300 g

sind sie auffallend mager (Abb. 18). Der Gesichtsausdruck ist unkindlich, fast greisenhaft. Die Haut ist auffallend rot, dünn und faltig, nach 1–2 Tagen oft glasig durchscheinend. Weite Partien der Körperoberfläche sind mit Lanugo bedeckt. Der Kopf ist relativ groß. Die sogenannte Pupillarmembran, ein Rest der Tunica vasculosa, erlaubt nicht, die Grenze von Iris und Pupille klar zu erkennen. Die Ohrmuscheln fühlen sich infolge der unvollständigen Knorpeleinlagerung auffallend weich und lappig an. Die Fingernägel erreichen nicht die Fingerkuppen. Der Nabel steht tief, die Genitalien sind unreif: Beim Jungen können die Hoden unvollständig deszendiert sein; beim Mädchen wirken die relativ große Clitoris und die klaffenden Labien zwittrig. Die Unreifezeichen sind mittels spezieller Tabellen quantitativ zu erfassen.
Auch nach einigen Monaten unterscheiden sich Frühgeborene in ihrem Aussehen noch von Reifgeborenen. Da die Gehirnentwicklung beim ungeschädigten Frühgeborenen rasch fortschreitet, die Kinder aber insgesamt untergewichtig sind, entsteht der Eindruck, als ob sie hydrozephal wären; es handelt sich aber

nur um einen „Megacephalus". Der Eindruck wird durch die hervortretenden Augen verstärkt.

4.2.4 Funktionelle Unreife

Anatomische Präparate lassen erkennen, wie wenig differenziert, wie unreif das Gehirn Frühgeborener ist im Vergleich zu dem Reifgeborener (Abb. 19). Dem entspricht die funktionelle Unreife. Sie macht sich vor allem auf dem Gebiet der **Atemregulation** bemerkbar. Während Herz und Kreislauf intrauterin trainiert wurden, sind Lunge und Atemzentren auf die zu frühe Aufgabe nicht vorbereitet. Die Lungenalveolen und ihr Kapillarnetz sind unvollständig entwickelt, die Atemzentren noch nicht voll funktionsfähig. Die Atmung kommt daher erschwert in Gang und bleibt lange Zeit unregelmäßig. Perioden flacher Atmung wechseln mit Serien von tiefen Atemzügen, immer wieder sind Atempausen eingeschaltet; je länger ein apnoischer Anfall dauert, desto größer ist die Gefahr der Hirnschädigung.

Wärmeregulation: Die relativ große Körperoberfläche und das dünne Fettpolster der Frühgeborenen begünstigen die Wärmeabgabe. Außerdem ist die Gefahr der Auskühlung groß, weil ungenügend Energiequellen zur Verfügung stehen. In der Pflege ist daher für Wärmezufuhr und Abkühlungsschutz zu sorgen, damit nicht Untertemperaturen auftreten. Bereits unterkühlte Frühgeborene dürfen nur langsam ansteigend erwärmt werden.

Frühgeborene sind in erhöhtem Maße **infektanfällig**. Keime, die sonst nur eine geringe pathogene Bedeutung haben, können beim Frühgeborenen zu ausgedehnten Eiterungen und Sepsis führen. Die Eigenproduktion von Immunglobulinen läuft bei ihnen langsamer an als bei Reifgeborenen.

Nahrungsaufnahme: Auch der Magendarmtrakt Frühgeborener ist auf seine Funktion infolge mangelnder Ausreifung des Enzymsystems noch nicht voll vorbereitet. Insbesondere die Fettresorption aus dem Darm ist noch unzureichend. Die Magenkapazität ist gering.

Wasserhaushalt: Frühgeborene neigen zu Ödemen, d. h. zum Flüssigkeitsaustritt ins interstitielle Gewebe. Sklerödeme, teigig verhärtete Ödeme sind Gefahrensymptome.

4.2.5 Die Pflege der Frühgeborenen

Alle Frühgeborenen, insbesondere diejenigen mit einem Geburtsgewicht von unter 2000 g, werden in den ersten Lebenswochen zweckmäßig in Frühgeborenenzentren aufgezogen. Kommt ein Frühgeborenes **zu Hause** zur Welt, so wird es ohne vorherige Hautreinigung warm angezogen, unter Umständen mit einer dünnen Watteschicht bedeckt und in einen vorgewärmten Korb gelegt. Zwei bis drei gut verschlossene und mit Windeln umwickelte Wärmflaschen von 40° werden um das Kind gelegt. Dann wird das Kind auf dem schnellsten Wege in eine Kinderklinik mit Frühgeborenenabteilung gebracht. Größere Krankenan-

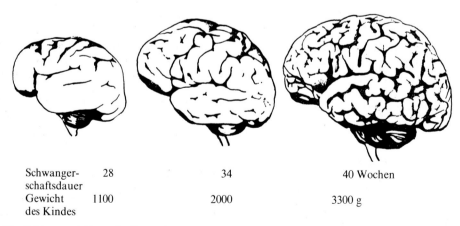

| Schwangerschaftsdauer | 28 | 34 | 40 Wochen |
| Gewicht des Kindes | 1100 | 2000 | 3300 g |

Abb. 19. Gehirnentwicklung des Fetus

Frühgeborenes

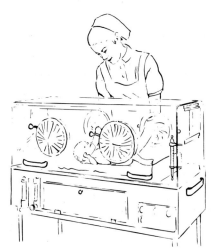

Abb. 20. Vorzüge der Inkubatorpflege

Vorrichtung:	Pflegerischer Vorteil:
Plexiglashaube:	Verhalten des unbekleideten Frühgeborenen leicht zu kontrollieren
Durchgriffsöffnungen mit Irisblenden:	Handreichungen und Pflegemaßnahmen möglich
Luftansaugung durch Bakterienfilter:	Schutz vor Infektionen
Konstante Wärmezufuhr:	Keine Temperaturlabilität
Zusätzliche Sauerstoffzufuhr:	Hypoxiebekämpfung
Einstellbare Luftfeuchtigkeit: (65 – 100%)	Keine Austrocknung der Atemwege

stalten haben vorgeheizte **Transportinkubatoren,** die jederzeit einsatzbereit sind, das Kind sicher vor Unterkühlung wie vor Überhitzung schützen und außerdem eine Sauerstoffzufuhr auf dem Transport ermöglichen.
Frühgeborene mit einem Geburtsgewicht von unter 1800 g werden zweckmäßig in einen *Inkubator* gelegt, der die Pflege erleichtert (Abb. 20). Die Kinder sind nur mit einer Windel versehen, die Atmung wird nicht durch Kleidungsstücke und Bettdecke behindert. Die Konzentration des zusätzlich eingeführten Sauerstoffs muß aufmerksam verfolgt werden, weil sonst Gefahren drohen (S. 34). Die Bestimmung des Sauerstoffdruckes im Blut der behandelten Kinder ist unerläßlich. Besonders nach einer Veränderung der Sauerstoffzufuhr sind kurzfristige Messungen nötig.
Die **Lufttemperatur** im Inkubator liegt zweckmäßig zwischen 30 und 33° und wird durch einen Thermostaten konstant gehalten. Warnvorrichtungen zeigen einen Stromausfall an und schützen das Kind vor Unterkühlung und auch vor Überwärmung.

Die **Nahrung** wird zweckmäßig mittels eines dünnen Kunststoffkatheters zweistündlich zugeführt, da der Saugreflex fehlt oder kraftlos ist, und da bei sehr unreifen Frühgeborenen sogar der Schluckreflex fehlt. Die Sonde wird durch ein Nasenloch eingeführt und kann bis zu vier Tagen liegen bleiben. Wird unmittelbar vor einer Mahlzeit noch Milch der letzten Mahlzeit aspiriert, ist die zugeführte Milchmenge zu groß.
Mit der ersten Flüssigkeitszufuhr kann sogleich begonnen werden. Ein längeres Abwarten führt zu einer übermäßigen Gewichtsabnahme und zu einem verstärkten Anstieg harnpflichtiger Substanzen im Blut. Ist die enterale Ernährung zu gefahrvoll, ist eine parenterale Zufuhr angezeigt.
Frauenmilch belastet den Organismus in den ersten Tagen am wenigsten. Es ist aber auch möglich, Frühgeborene von Anfang an mit Kuhmilchmischungen zu ernähren. Am meisten bewährt haben sich Süßmilch-Fertigpräparate (z. B. Humana 0 oder MEB der Fa. Milupa).

Nach der Zusammensetzung der Nahrungsbestandteile ist die Muttermilch ideal für das Frühgeborene: Imbalancen im Bereich der Aminosäuren treten bei Frühgeborenen, die mit Frauenmilch ernährt werden, selten auf. Auch die Molenlast ist bei Muttermilchernährung geringer als bei Verwendung von Milchmischungen, was der noch nicht ausgereiften Nierenfunktion entgegenkommt. Von besonderer Bedeutung sind für den Frühgeborenen die in der Muttermilch vorhandenen Schutzstoffe (z. B. IgA, s. S. 58).

Die *initiale Gewichtsabnahme* auch kleiner Frühgeborener sollte 10% nicht überschreiten. Da aufgrund tierexperimenteller Untersuchungen die Gefahr einer unterkalorischen Ernährung groß erscheint, ist auf eine ausreichende Kalorienzufuhr zu achten. Als Richtschnur kann gelten, daß die Nahrungsmenge Frühgeborener am 10. Lebenstag ⅙ bis ⅕ ihres Gewichtes beträgt. Zu diesem Zeitpunkt sollte das Geburtsgewicht wieder erreicht sein. Die darauffolgende Gewichtszunahme kann bei liberaler Nahrungszufuhr derjenigen eines gleichschweren Feten in utero entsprechen (S. 1), d. h. die durchschnittliche tägliche Zunahme kann rund 13 g pro kg Körpergewicht betragen.

4.2.6 Pathologische Syndrome bei Frühgeborenen

Ist die Gefahr der primären Entfaltungsstörung der Lunge gebannt, drohen sekundär Atelektasen und Pneumonien durch Aspiration von Schleim und Fruchtwasser. Das **Atemnotsyndrom** Frühgeborener ist meist durch hyaline Membranen verursacht oder mitbedingt (S. 45).

Leberunreife und verminderte Erythrozytenüberlebensdauer sind Ursache eines verstärkten und länger dauernden Ikterus: *Hyperbilirubinämie* und *Icterus prolongatus*. Die Gefahr eines Kernikterus ist um so größer, je niedriger das Geburtsgewicht ist. Eine Fototherapie ist daher häufiger als bei reifen Neugeborenen erforderlich. Vermag sie die Bilirubinkonzentration nicht ausreichend zu senken, muß eine Austauschtransfusion vorgenommen werden. Wichtige Kriterien, die bei der Indikation zur Austauschtransfusion berücksichtigt werden müssen, sind: Geburtsgewicht, Lebensalter, Azidose und Hypoxie.

Eitrige Prozesse, vor allem Meningitis und Sepsis, sind beim Frühgeborenen oft schwer zu erkennen: Fieber fehlt fast immer, eher weist Untertemperatur auf den drohenden Verfall hin. Vergrößert sich in den ersten Lebenstagen das Abdomen und treten Erbrechen und blutige Stühle hinzu, so ist an die gefürchtete *neonatale nekrotisierende Enterokolitis* zu denken, deren Ursache unbekannt ist und die häufig tödlich verläuft.

Nach Ablauf von Wochen und Monaten drohen neue Gefahren: Die *interstitielle plasmazelluläre Pneumonie* ist auf Seite 254 beschrieben. Als Folge der Unreife und der Sauerstoffbehandlung in der ersten Lebenszeit kann sich nach einigen Wochen eine *retrolentale Fibroplasie* entwickeln. Durch Störung der Vaskularisation der Retina kommt es zu Blutungen und ungeordneten Gefäßwucherungen in den Glaskörper und damit zur Bildung einer weißlichen retrolentalen Membran. Fortgeschrittene Erkrankungsstadien sind einer Behandlung nicht mehr zugänglich, die Kinder erblinden.

Untergewichtige Neu- und Frühgeborene sind in erhöhtem Maße durch *Hypoglykämien* gefährdet. Regelmäßige Blutzuckerkontrollen in den ersten vier Lebenstagen sind notwendig. Da die Kinder reifer sind, als es ihrem Geburtsgewicht entspricht, erhalten sie eine größere Nahrungsmenge als vergleichbare Frühgeborene. Bei dieser Behandlung unterschreiten sie kaum ihr Geburtsgewicht und nehmen sehr schnell zu.

Der Hämoglobingehalt Neu- und Frühgeborener erreicht meist nach 6–8 Wochen sein Minimum. Der Abfall ist durch Eisen nicht aufzuhalten. Die meist *normochrome Frühgeborenenanämie* (1. Phase) bedarf nur in Extremfällen einer Behandlung mit kleinen Bluttransfusionen. Meist zeigt eine erhöhte Retikulozytenzahl im 3. Monat eine gute Neubildung an. Im weiteren Verlauf droht eine *hypochrome Eisenmangelanämie*. Da die Eisendepots Frühgeborener begrenzt sind, empfiehlt sich eine prophylaktische Eisengabe von 5–10 mg Eisen/Tag vom dritten Monat an.

Zur Rachitisprophylaxe wird – in der dritten Lebenswoche beginnend – am besten kontinuierlich Vitamin D zugeführt: 500–1000 IE/Tag. Wegen ihres raschen Wachstums sind Frühgeborene in erhöhtem Maße **rachitis-gefährdet.** Eine Eindrückbarkeit der Parietalia ohne sonstige Symptome ist nicht als Rachitis

aufzufassen, sondern als eine einfache Verzögerung der Verknöcherung.
Leistenbrüche entwickeln sich bei Frühgeborenen häufiger als bei reifen Kindern und erfordern meist eine operative Behandlung (S. 297).

4.2.7 Prognose

Die **Überlebensrate** Frühgeborener ist in erster Linie vom Geburtsgewicht abhängig (Abb. 21). Sie konnte in den beiden letzten Jahrzehnten durch die Fortschritte auf dem Gebiet der Intensivtherapie deutlich verbessert werden. In den unteren Gewichtsklassen ist eine weitere Verbesserung möglich, wenn an allen Orten der Transport der Neugeborenen unter intensivtherapeutischen Bedingungen und ihre Behandlung in Spezialabteilungen durchgeführt wird.
In der **körperlichen Entwicklung** erreichen Frühgeborene den Altersdurchschnitt um so später, je unreifer sie bei der Geburt waren. Mit 4 bis 6 Jahren aber ist der Rückstand im allgemeinen aufgeholt, wenn nicht angeborene Schäden bestehen. Auch die statisch-motorischen Leistungen wie Sitzen, Stehen, Laufen verspäten sich je nach Grad der anfänglichen Unreife.

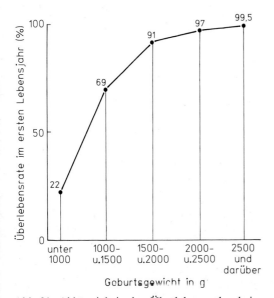

Abb. 21. Abhängigkeit der Überlebenswahrscheinlichkeit im ersten Lebensjahr vom Geburtsgewicht in der Bundesrepublik Deutschland 1981

Das gleiche gilt für die **geistige Entwicklung** z. B. für den Beginn des Sprechenlernens. Sie ist vor allem bei Frühgeborenen mit einem Geburtsgewicht von unter 1500 g oft deutlich retardiert. Dauerhafte Hirnschäden durch Hirnblutungen oder perinatale Anoxie sind bei etwa 15% dieser Kinder später feststellbar: Intelligenzdefekte, Krampfleiden, Zerebralparesen und andere neurologische Defekte werden offenbar. Die überwiegende Mehrzahl der überlebenden Frühgeborenen jedoch entwickelt sich sowohl körperlich als auch geistig zufriedenstellend.

4.3 In der Neugeborenenperiode erkennbare Mißbildungen

G.-A. VON HARNACK

Mit dem bloßen Auge erkennbare Anomalien werden als Mißbildungen bezeichnet, wenn sie erhebliche Funktionsstörungen verursachen oder als Entstellung zu werten sind. Ihre Ätiologie ist nicht einheitlich. Genetische und exogene Faktoren können einzeln oder gemeinsam beteiligt sein, oft aber ist die Genese unbekannt. Nur ein Teil der Fehlbildungen innerer Organe ist sofort nach der Geburt erkennbar, und typische äußere Kennzeichen von Mißbildungssyndromen können sich erst im Laufe des Lebens ausprägen; trotzdem vermag eine gründliche Untersuchung des Neugeborenen eine große Zahl aufzudecken. Mit welchen Leiden vor allem zu rechnen ist, soll Abb. 22 verdeutlichen. Die Häufigkeit der Mißbildungen ist von rassischen und geographischen Gegebenheiten abhängig: zeitliche Schwankungen können auf den Einfluß exogener Faktoren hinweisen. Die Dysmelie-Welle 1958–1962 war darauf zurückzuführen, daß viele Mütter in der 6. und 7. Schwangerschaftswoche (post menstruationem) Thalidomid eingenommen hatten (S. 24).

4.3.1 Hirnschädel

Gehirnmißbildungen sind häufig mit Fehlbildungen des Schädelskelets kombiniert. Nicht lebensfähig sind Neugeborene mit **Anencephalie**. Eine **Mikrocephalie** findet sich oft als Teil

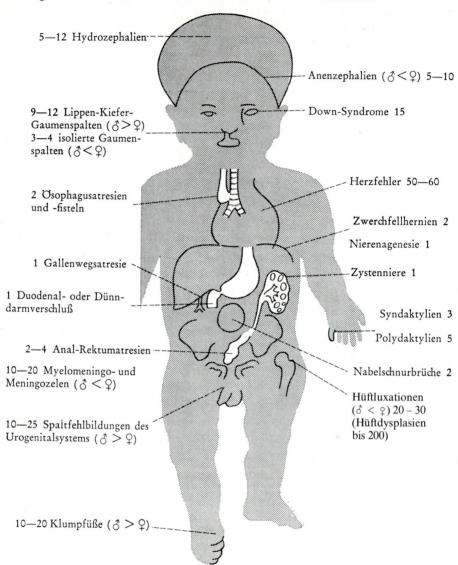

Abb. 22. In der ersten Lebenszeit erkennbare Fehlbildungen. In Mitteleuropa werden unter 10 000 Geburten schätzungsweise 150 – 250 mißbildete Kinder beobachtet; darunter finden sich:

eines Mißbildungssyndroms oder als Folge einer mangelnden Hirnentfaltung nach intrauteriner Erkrankung z. B. Toxoplasmose. Durch krankhafte Verlegung der Liquorzirkulation oder Hirnfehlbildung (z. B. Arnold-Chiari-Syndrom) kommt es zum angeborenen **Hydrocephalus**. Eine Ventrikeldrainage verhindert die weitere Zunahme des Schädelumfangs. Primäre Synostosen des Schädels sind an den wulstigen Nahtverdickungen der Schädelnähte erkennbar. Beim **Lücken-** oder **Leistenschädel** ist die Schädeldecke zwischen den wabig angeordneten Knochenspangen papierdünn tastbar; das ganze Ausmaß der Veränderungen zeigt sich erst im Röntgenbild. Im Laufe des ersten Lebensjahres verkalken auch die dünnen Kalottenbezirke, so daß sich eine Behandlung erübrigt.

4.3.2 Gesicht

Zu den Mißbildungssyndromen, welche auf Anhieb an der Gesichtsbildung abzulesen sind, gehört das **Down-Syndrom,** der „Mongolismus" (Abb. 23). Das Gesicht wirkt flach und ungestaltet, die Lidachsen sind schräggestellt (von innen unten nach außen oben), den inneren Lidwinkel bedeckt der Epikanthus, die Ohren sind mangelhaft modelliert. Die Brachycephalie ist beim Neugeborenen meist noch durch die Geburtseinwirkung verdeckt. Bei genauer Betrachtung entdeckt man auf der noch pigmentartigen Iris kleine weiße Flecken kranzförmig angeordnet, die BRUSHFIELD-Flecken (Abb. 24). Die Finger sind kurz (Brachydaktylie), die Endphalangen des fünften Fingers nach einwärts gekrümmt (Klinodaktylie), quer über die Handfläche verläuft meist die Vier-Finger-Furche. Der Abstand der zweiten von der ersten Zehe ist vergrößert („Sandalenlücke"). Die Gelenke sind überstreckbar, es besteht eine allgemeine Hypotonie.

Ein Teil der charakteristischen Stigmata bildet sich erst in der Folgezeit aus: Die lange, meist gefurchte Zunge ragt aus dem Mund heraus, die Wangen sind gerötet, die Haut ist rauh. Die Kinder bleiben im Wachstum und in der statischen Entwicklung zurück und sind meist imbezill (S. 367). Charakteristisch sind die röntgenologisch erkennbaren Becken-Hüft-Anomalien mit flachem Ileum- und Pfannendachwinkel. In etwa 40% der Fälle werden zusätzliche Fehlbildungen der inneren Organe festgestellt, vor allem des Herzens und des Duodenums.

In der überwiegenden Mehrzahl liegt eine **Trisomie 21** vor als Folge einer Oogenesestörung. Dafür spricht auch die Zunahme des Down-Syndroms mit steigendem Gebäralter der Mutter. Bei der Verbindung des überzähligen Chromosoms mit einem Chromosom der Gruppe D oder G spricht man von „Translokations-Mongolismus". Beim klinisch gesunden Anomalieträger besteht eine Translokation eines Chromosoms 21, aber keine Trisomie 21 (S. 20). Beim sog. „Mosaik" ist die Chromosomenaberration nur in einem Teil der Körperzellen nachweisbar. Die Therapie ist machtlos, die Kinder können nur innerhalb eines bescheidenen Rahmens gefördert werden.

Verschiedene **Anomalien des Gesichtsschädels** liefern Hinweise auf komplexe Entwicklungsstörungen: Man achte auf Hypertelorismus, „antimongoloide" Lidachsen (medial höher), hohen schmalen Gaumen, Makro- oder Mikrostomie. Der ophthalmologische Befund kann durch den Nachweis von Katarakten, Kolobomen, Retinaveränderungen u. a. wesentlich zur Diagnose beitragen. Eine Mikrophthalmie und Mikrozephalie findet sich neben anderen Mißbildungen bei der Trisomie 13 (S. 20), deformierte Ohren und eine Unterkieferhypoplasie neben zahlreichen anderen schweren Mißbildungen bei der Trisomie 18 (S. 20).

Die Variationsbreite der **Lippen-Kiefer-Gaumenspalten** ist groß; sie reicht von der einseitigen, kaum sichtbaren Einkerbung des Lippenrots über die vollständigen, die untere Nasenöffnung einbeziehenden ein- oder doppelseitigen Lippen-Kieferspalten bis zur vollständigen Lippen-Kiefer-Gaumenspalte. Während diese Fehlbildungen bei Knaben häufiger

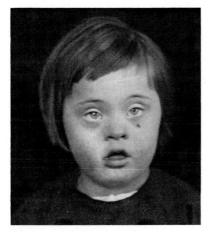

Abb. 23. Down-Syndrom

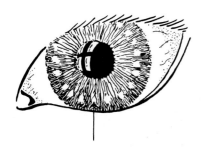

Abb. 24. Kreisförmig angeordnete Brushfield spots (↑) beim Down-Syndrom

sind, kommen die isolierten Spaltbildungen des Gaumens bei Mädchen häufiger vor. Sie können nur den weichen Gaumen oder auch den harten Gaumen betreffen und sind oft von weiteren Mißbildungen begleitet. Beim PIERRE-ROBIN-Syndrom z. B. besteht eine Mikrognathie, die eine Verlagerung der Zunge nach dorsal zur Folge hat. Die bedrohliche Dyspnoe wird durch Dauerzug am Unterkiefer verhindert. Die schweren Formen der Cheilognathopalatoschisis machen das Neugeborene saugunfähig, später steht die Infektanfälligkeit im Vordergrund. Die operative Korrektur der Lippenspalten soll im dritten Lebensmonat, später der Verschluß von Alveolarleiste und Gaumen vorgenommen werden. Die phonetische Nachbehandlung soll schon im Kleinkindalter einsetzen (Tabelle 15).

Eine Dyspnoe insbesondere bei Trinkversuchen muß den Verdacht auf eine doppelseitige **Choanalatresie** oder **-stenose** lenken. Einseitige Choanalatresien können symptomlos bleiben. Die Diagnose wird durch Einblasen von Luft in ein Nasenloch mittels Pollitzerballon gestellt oder durch Sondieren mit einem Gummikatheter. – Ein verkürztes Zungenbändchen ist immer einer harmlose Anomalie ohne funktionelle Beeinträchtigung, die Durchtrennung ist unnötig.

4.3.3 Rumpf und Hals

Beim Klippel-Feil-Syndrom besteht ein ossär bedingter **Schiefhals,** mehrere Halswirbel sind miteinander verschmolzen und unregelmäßig verbildet. – Mediane **Halszysten** sind meist Reste des Ductus thyreoglossus, seitliche Halszysten und -fisteln Reste der Kiemengänge. Wegen der lästigen Sekretion und der Infektionsgefahr ist eine Radikalexstirpation angezeigt. Ein intensiver **Stridor connatus** kann gelegentlich auf Fehlbildung des Kehlkopfes oder der großen Gefäße zurückgeführt werden.

Beim **Nabelschnurbruch** ist Bauchinhalt in die Nabelschnur hinein verlagert; durch die transparenten Deckschichten sind Darm, manchmal auch Leber und Milz sichtbar; intraabdominelle Begleitmißbildungen sind häufig. Ist der Defekt für eine operative Rückverlagerung zu groß, so kann er primär mit lyophilisierter Dura oder Plastikmaterial versorgt und später endgültig verschlossen werden. Die konserva-

Tabelle 15. *Behandlungsmaßnahmen bei angeborenen Fehlbildungen*

Diagnose	Behandlungsmaßnahme	Zeitpunkt
Meningo- und Myelomeningozelen	operative Entfernung	sofort nach Geburt
Nabelschnurbruch	operative Entfernung	sofort nach Geburt
Zwerchfellaplasie	operative Korrektur	sofort nach Diagnosestellung
Ösophagus-, Duodenal-, Dünndarm-, Analatresie	operative Korrektur	sofort nach Diagnosestellung
Pes equinovarus	Redression mit Binde, dann mit Gips	sofort nach Geburt
Pes calcaneus und Pes adductus	Redression mit Binde bzw. Gips	erste Woche
Hüftgelenksdysplasie	Spreizhose	2. Woche
Steißteratom	operative Entfernung	2. – 4. Woche
Morbus Hirschsprung	Operation	1 – 2 Monate
Analatresie mit gangbarer Fistel	Operation	1 – 2 Monate
Lippenspalte	Lippenplastik	3 Monate
Kieferspalte	Kieferplastik	6 Monate
Gaumenspalte	Gaumensegelverschluß	1 – 2 Jahre
Meningocele mit Lipom	operative Entfernung	1 – 3 Jahre
Syndaktylie	Fingerplastik	1 – 6 Jahre
Gaumenspalte	Verschluß des harten Gaumens, Sprachschule	3 – 6 Jahre

tive Behandlung nicht-rupturierter Omphalocelen mit Antibiotikapuder-Verbänden erfordert einen großen Pflegeaufwand und eine lange Behandlungsdauer. Differentialdiagnostisch ist die **Gastroschisis** abzugrenzen, die rechts vom Nabel gelegene Bauchwandspalte, die keine Verbindung zur Nabelschnur hat und meist mit sonstigen Darmfehlbildungen einhergeht.

Persistiert der Ductus omphaloentericus, so verbleibt eine **Ileumfistel.** Offenbleiben des Allantoisganges führt zur **Urachusfistel.** In beiden Fällen heilt die Nabelwunde nicht zur rechten Zeit (S. 28). Eine **Aplasie der Bauchwandmuskulatur** läßt die Bauchdecken schlaff auseinanderfließen. Anomalien der ableitenden Harnwege sind regelmäßige Begleiterscheinungen.

Eine **Blasenekstrophie** ist sofort erkennbar. Leichte Formen der Hypospadie können übersehen werden (S. 315). Eine **Analatresie** sollte nicht erst entdeckt werden, wenn sich Zeichen von Darmunwegsamkeit bemerkbar machen (S. 279). Offene oder nur durch Rückenmarkshäute gedeckte Meningozelen oder **Myelomeningozelen** müssen – wenn irgend möglich – in den ersten 24 Std operativ versorgt werden. Abwarten führt zum zusätzlichen Untergang von Nervengewebe und erhöht die Infektionsgefahr. Über dem Kreuzbein sitzende Lipome als Begleiterscheinungen von Myelomeningozelen sind manchmal schwer von Steißteratomen zu unterscheiden.

4.3.4 Innere Organe

Mißbildungen der inneren Organe werden in der ersten Lebenszeit im allgemeinen nur entdeckt, wenn sie das Gedeihen ernsthaft gefährden. **Angeborene Herzfehler** machen sich durch Dyspnoe und Zyanose bemerkbar und werden an Herzgeräuschen und Herzvergrößerung erkannt (S. 216). Allerdings können angeborene Herzfehler in den ersten Lebenstagen Geräusche vermissen lassen, recht laute Geräusche andererseits können wieder verschwinden. Zu Dyspnoe führen auch **Lungenfehlbildungen** und **Zwerchfell**hypo- und -aplasien mit meist linksseitigem Eingeweideprolaps in den Thoraxraum. Erbrechen und Dyspnoe sind die Zeichen einer **Unwegsamkeit** im Ösophagus, Erbrechen und aufgetriebener Bauch die Zeichen einer Unwegsamkeit im Dünn- oder Dickdarm (S. 274). Bei hochsitzender Atresie wird Mekonium in normaler Weise entleert, es enthält aber keine Lanugohaare. Die Entfärbung des Stuhls bei angeborener Gallengangsatresie macht sich erst nach einigen Tagen bemerkbar (S. 289).

4.3.5 Extremitäten

Eine **Hüftgelenksluxation** entwickelt sich im allgemeinen erst nach einigen Wochen bis Monaten aufgrund einer angeborenen Dysplasie der Hüftgelenkspfanne. Diese kann in der Neugeborenenperiode durch das Ortolanizeichen nachgewiesen werden. Die Hände des Untersuchers umfassen die Beine des Säuglings in der Weise, daß die Daumen an der Innenseite und die Finger an der Außenseite des Oberschenkels liegen (Abb. 25 a).

Dabei befinden sich die Kuppen des 4. und 5. Fingers im Bereich des großen Trochanters. Hüft- und Kniegelenke des Säuglings sind gebeugt, die Oberschenkel sind leicht nach innen rotiert. Nun werden die gebeugten Oberschenkel abduziert und leicht außenrotiert (Abb. 25 b). Bei Beginn der Bewegung wird in Richtung der Oberschenkelachse ein leichter Druck nach dorsal ausgeübt, bei Beendigung bewirken 4. und 5. Finger einen ventral gerichteten Druck auf das Trochantermassiv. Liegt ein pathologischer Befund vor, so macht sich während des Bewegungsablaufes ein mehr oder weniger deutliches Schnappen oder Springen bemerkbar.

Ist das Ortolanizeichen nachweisbar, wird eine Behandlung mittels Spreizwindeln eingeleitet. Auf diese Weise formt sich das Hüftgelenk um, so daß es bei der späteren Belastung des Beins nicht zur Dislokation des Hüftkopfes kommt (S. 320). Gelegentlich wird die Hüftgelenksanomalie bei der Neugeborenen-Untersuchung nicht erfaßt und die Luxation erst später diagnostiziert (ca. 7 auf 10 000 Geburten). Der Anteil der therapiebedürftigen Hüftgelenks-*dysplasien* wird mit 200 pro 10 000 Geburten geschätzt.

Deformierungen der Gliedmaßen und Mikromelie lassen an eine pathologische **Knochenbrüchigkeit** denken (Osteogenesis imperfecta congenita), differentialdiagnostisch ist eine Chondrodystrophie auszuschließen.

Bei **angeborenen Fußanomalien,** vor allem beim Klumpfuß (Pes equinovarus), muß die

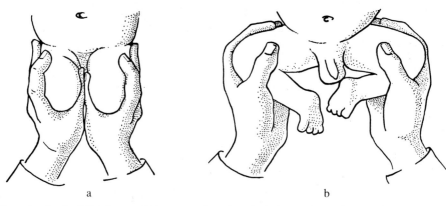

Abb. 25 a u. b. Ortolani-Zeichen zur Erkennung einer Dysplasie des Hüftgelenks. a 1. Phase, b 2. Phase

Behandlung schon in den ersten Lebenstagen einsetzen. Der Hackenfuß (Pes calcaneus), die übermäßige Dorsalflexion des Fußes, ist meist auf eine Zwangsstellung in utero zurückzuführen und bildet sich spontan zurück. Amniotische Schnürfurchen manifestieren sich als ringförmige Einziehungen an den Extremitäten und können zu Verstümmelungen von Gliedmaßen führen. Die Genese multipler Einschnürungen und Amputationen ist nicht sicher geklärt.

Finden sich an Hand- und Fußrücken derbe, polsterartige **Ödeme,** so sollte bei äußerlich weiblich erscheinenden Neugeborenen darauf geachtet werden, ob die Haargrenze im Nakken tief herunterreicht, der Hals seitlich einen Ansatz zur Flügelfellbildung zeigt, die Mamillen weit auseinanderstehen: Die Chromosomenbestimmung sichert die Diagnose Turner-Syndrom (S. 116).

4.4 Perinatale Schäden

G.-A. VON HARNACK

4.4.1 Zentralnervensystem

Hypoxische Zustände und traumatische Einwirkungen können in der Perinatalperiode zu schweren Gehirnschäden führen. Die ursächliche Bedeutung beider Faktoren ist im Einzelfall oft schwer zu ermessen.

Traumatische Schäden des Zentralnervensystems

Diese Schäden sind heute seltener als früher, da die moderne Geburtshilfe zunehmend auf eine schonende Geburtsleitung bedacht ist. Trotzdem kann es bei Vacuumextraktionen und gelegentlich bei Zangenentbindungen zu Fissuren oder Frakturen der Schädelknochen kommen. Impressionsfrakturen können die Hirnsubstanz schädigen. Häufiger ist das begleitende Hirnödem von Bedeutung – sowohl für das akute Geschehen als auch für die Spätschäden. Mit der Gabe von Dexamethason sucht man das Ödem zu beeinflussen. Zur Zerreißung von Gefäßen kann es auch bei plötzlichen Druckschwankungen kommen, wie bei Sturzgeburten oder Kaiserschnittentbindungen.

Subdurale Blutungen können durch Einrisse von Duraduplikaturen entstehen, **supratentorielle** Blutungen z. B. durch Einriß des Sinus sagittalis superior. Die Drucksteigerung ist gelegentlich an der Vorwölbung der großen Fontanelle erkennbar. **Infratentorielle** Blutungen entstehen aus Einrissen der Vena cerebri magna oder der Sinus rectus und transversus (s. Abb. 26).

Infratentorielle Blutungen werden vereinzelt nach schweren Geburten aus Beckenendlage beobachtet. Einrisse im Bereich des Tentorium cerebelli können zu infra- wie zu supratentoriellen Blutungen führen.

Epidurale Blutungen sind beim Neugeborenen eine Rarität. – Bei allen Blutungen bestimmen häufig Gerinnungsstörungen Schwere und Dauer der Blutung und der möglichen Nachblutung.

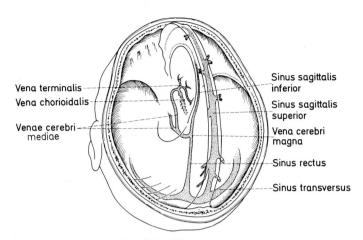

Abb. 26. Orte geburtstraumatischer intrakranieller Blutungen

Hypoxische Schädigung des Zentralnervensystems

Pränatale hypoxische Schäden können entstehen, wenn die *Mutter* an schweren Erkrankungen des Herzens, des Kreislaufs oder der Lungen leidet, wenn die Plazenta insuffizient ist oder sich vorzeitig löst, oder wenn es zu Komplikationen der *Nabelschnur* kommt: Knotenbildung, Nabelschnur-Umschlingung, -Vorfall oder -Abriß. Die Ursache kann auch eine Anämie des *Kindes* sein, die bei „Transfusion" vom Kind zur Mutter oder zum Zwillingspartner entsteht. Eine Erythroblastose oder ein fetaler Blutverlust kommen ebenfalls in Frage.

Nach dem Austritt des kindlichen Kopfes aus dem Geburtskanal kann ein hypoxischer Schaden durch eine Verlegung der Atemwege, durch Atem-, Herz- oder Kreislauf-Insuffizienz eintreten. In Abhängigkeit von der Schwere und der Dauer des Sauerstoffmangels kann es zu Übererregbarkeit, Apathie, Koma und Krämpfen kommen. Tonusveränderungen der Muskulatur treten in Form von Hypotonie oder Rigidität in Erscheinung.

Gefährdet sind vor allem *unreife Neugeborene*, bei denen hypoxische Gefäßwandschädigungen zu subarachnoidalen und intrazerebralen Blutungen führen können. **Intrazerebrale** Blutungen sind häufig die Folge von hypoxämischen Gefäßschäden im Bereich der Vena cerebri media und der Vena terminalis (Abb. 26). Blutungen unter das Wand-Ependym der Seitenventrikel können in den Ventrikel durchbrechen. Im Liquor ist dann Blut unterschiedlichen Alters zu finden, Xanthochromie und phagozytierende Mastzellen.

Subarachnoidalblutungen entstehen bei Schädigung von Leptomeninx-Venen oder durch Arachnoideaeinrisse (s. Abb. 174, S. 348). Sie können in großer Ausdehnung die Oberfläche des Gehirns bedecken. Verklebungen und großflächige Fibrinablagerungen im Subarachnoidalraum können in der Folge die Liquor-Zirkulation und -Resorption behindern, so daß sich im weiteren Verlauf ein Hydrocephalus entwickeln kann.

Das akute *klinische Bild* einer Hirnschädigung durch Trauma, Hypoxie oder Blutung ist oft uncharakteristisch, und aus den Symptomen kann nur selten auf Art und Lokalisation des Schadens geschlossen werden. Allgemeinsymptome stehen im Vordergrund wie Unruhe oder Apathie, Blässe oder Zyanose, Pulsverschlechterung oder Atemstörung sowie Störungen der Temperaturregulation. Als neurologische Symptome können sich finden: Augenverdrehen, Nystagmus, Wimmern oder schrilles Schreien, einschießende Extremitätenbewegungen oder Opisthotonus.

Die *Diagnose* einer Blutung oder eines Hirnödems kann heute ohne Beeinträchtigung des Neugeborenen mittels Ultraschall gestellt werden. Eine exakte anatomische Diagnose ist mit Hilfe der Computer-Tomographie möglich. Zur Verlaufsbeurteilung eignet sich die Sonographie besser, da sie ohne Aufwand im Bett des Säuglings durchgeführt werden kann und nicht mit einer Strahlenbelastung behaftet ist. Diagnostische Liquor- oder Fontanellenpunktionen sind heutzutage im allgemeinen entbehrlich.

Die *Behandlung* einer hypoxischen oder traumatischen zerebralen Schädigung erfordert den Einsatz der Neugeborenen-Intensivpflege, welche die Aufgabe hat, die vitalen Funktionen des Organismus aufrecht zu erhalten. Hierzu gehören die künstliche Beatmung (s. S. 46), die Aufrechterhaltung des Kreislaufs, die Überwachung des Säurebasen-Haushaltes, die Verhinderung von Hypoglykämie und Hyperbilirubinämie usw.

Alle Maßnahmen zielen darauf hin, daß nicht noch weitere Schäden hinzutreten. Die ersten klinischen Symptome sind meist noch nicht Zeichen einer irreversiblen Hirnschädigung und können, wenn sie durch Ödem oder Blutung bedingt sind, rückbildungsfähig sein.

Solange es nicht zu einem langdauernden Herz- und Atemstillstand gekommen ist, muß nicht mit einer ungünstigen *Prognose* gerechnet werden. Selbst initiale Krämpfe, zahlreiche Apnoen und neurologische Symptome können folgenlos bleiben. Bestehen aber neurologische Ausfälle über längere Zeit und zeigt das Elektroencephalogramm pathologische Abweichungen ernster Art, ist eine residuale Schädigung zu befürchten: Herdepilepsie, zerebrale Lähmungen wie Hemiplegie oder Diplegie (s. S. 354) oder Intelligenzschäden können später in Erscheinung treten.

4.4.2 Rückenmark

Blutungen im Bereich des Rückenmarks entstehen außer bei fortgeleiteten infratentoriellen Blutungen vor allem bei schwierigen Steißgeburten. Sie sind gelegentlich an Querschnittlähmungen zu erkennen. Ihre Prognose quoad sanationem ist ungünstig.

4.4.3 Periphere Nerven

Von der peripheren **Facialisparese** ist besonders der Mundast betroffen; besteht ein Lagophthalmus, muß das Auge vor Austrocknung geschützt werden. Innerhalb von 1–2 Wochen erfolgt fast immer Spontanheilung.

Schädigungen des Plexus brachialis entstehen vor allem bei Beckenendlagen, seltener bei der Entwicklung des Rumpfes aus Kopflage. Besonders der Veit-Smelliesche Handgriff gefährdet den Armplexus, meist am Erbschen Punkt zwischen Hinterrand des Musculus sternocleidomastoideus und dem Musculus scalenus medius. Die dort vereinigten Voräste der Zervikalnerven (4), 5 und 6 können durch Quetschung, Zerrung oder Hämatome geschädigt werden; Abrisse sind seltener. Dadurch entsteht eine **obere Plexuslähmung** (ERB-DUCHENNE), von der die Elevatoren des Schultergürtels und des Oberarms sowie die Unterarmbeuger und -supinatoren betroffen werden. Die Haltung der erkrankten Extremität ist charakteristisch: Die betroffene Schulter steht tiefer, der Arm hängt unbeweglich in Innenrotation und extremer Pronation nach unten, während die Finger bewegt werden können. Scheinlähmungen mit ähnlicher Haltung werden unter Umständen bei Humerusfrakturen und Muskelhämatomen beobachtet. Schmerzreaktionen bei Bewegungen des Oberarms sprechen gegen Plexuslähmung. Eine Zwerchfellähmung bei Beteiligung des 4. Zervikalnerven kann einseitig die Atmung behindern; die Röntgendurchleuchtung sichert die Diagnose. Geburtstraumatische Zwerchfellähmungen kommen auch isoliert vor.

Der gelähmte Arm wird durch einen **Schienenverband** in starker Abduktion und Außenrotation bei gebeugtem Unterarm fixiert. Dadurch wird vor allem vermieden, daß der Plexus durch den Druck des Schultergürtels und durch Dehnung der Nervenstränge weiter geschädigt wird. Sobald schmerzfreie passive Bewegungen möglich sind, beginnen Massage, passive Bewegungsübungen und elektrische Reizung der betroffenen Muskeln. Die Wiederherstellung kann Monate auf sich warten lassen und ist oft nicht vollständig.

Seltener und prognostisch wesentlich ungünstiger ist eine Schädigung der 7. und 8. Zervikalnerven, die **untere Plexuslähmung** (KLUMPKE). Gelähmt sind die langen, bei Beteiligung des 1. Thorakalnerven auch die kurzen Handmuskeln. Die Folge ist eine halboffene Fallhand bei gebeugtem Unterarm. Bei Beteiligung des Ramus communicans des Sympathicus entsteht gleichzeitig ein Hornerscher Symptomenkomplex: das oculopupilläre Syndrom mit Ptosis, Miosis und Enophthalmus. Die untere Plexuslähmung wird durch Schienung der Hand (zur Vermeidung von Fingerkontrakturen) und frühzeitig beginnende, langfristige Bewegungsübungen behandelt. Auch isolierte **Radialislähmungen** kommen vor; sie haben eine gute Prognose.

4.4.4 Weichteile

Der vorangehende Kindsteil ist durch die Umschnürung mit mütterlichen Weichteilen oft in einem scharf abgegrenzten Bereich ödematös und von Diapedeseblutungen durchsetzt. Dadurch entsteht die bläulichrot verfärbte **Geburtsgeschwulst,** beim häufigsten Sitz über der Schädelkalotte das **Caput succedaneum.** Es bildet sich immer innerhalb weniger Tage zurück. Typisch ist die ödematös-teigige Konsistenz und die Ausdehnung unabhängig von den Schädelnähten. Eine Behandlung ist überflüssig.

Im Gegensatz dazu ist das subperiostal gelegene **Kephalhämatom** durch die Schädelnähte begrenzt und fluktuierend (Abb. 27), es entsteht durch Rhexisblutung aus abgescherten Gefäßen und kann sich in den ersten Lebenstagen noch vergrößern. Die Rückbildung setzt zum Teil erst nach Monaten ein, und noch nach Jahren kann ein Knochenwall am Ort der begrenzenden Periostabhebung tastbar sein. Bleibende Schädelverformungen oder andere Folgen sind nicht zu befürchten. Trotzdem erscheint es zweckmäßig, größere Hämatome nach Ausschluß von Gerinnungsstörungen durch ein bis zwei Punktionen zu entleeren. Das subaponeurotische Kephalhämatom wird als Kopfschwartenhämatom bezeichnet. Es ist nicht durch Knochennähte begrenzt und kann große Blutmengen enthalten. Transfusion und anschließender Druckverband sind angezeigt.

Ein **Hämatom des M. sternocleidomastoideus** (meist nach Beckenendlage) wird häufig erst einige Wochen nach der Geburt als harte, kirschgroße, schmerzlose Geschwulst bemerkt, weil ein Schiefhals – mit Blickwendung nach der Gegenseite – beobachtet wird. Behandlung s. S. 321.

Eine eigentümliche umschriebene Verhärtung des Subcutanfetts, **Adiponecrosis subcutanea neonatorum,** bildet sich innerhalb der ersten Lebenstage – besonders häufig bei übergewichtigen asphyktisch geborenen Kindern – an Stellen starker geburtsmechanischer Beanspruchung. Im weiteren Verlauf entstehen daraus erst rötlich-, dann bräunlich-livide Knoten, die mit der Oberhaut verbacken sind. Sie dürfen nicht mit Abszessen oder Phlegmonen verwechselt werden. Eine Behandlung erübrigt sich, da innerhalb einiger Wochen Spontanheilung eintritt.

4.4.5 Innere Organe

Selten treten *Blutungen in die Bauchhöhle* durch Verletzungen von Leber oder Milz auf. Kennzeichnend sind Schocksymptome infolge des Blutverlusts. Therapeutisch kommt nur eine Operation nach Blutersatz in Frage. *Nebennierenblutungen* verursachen uncharakteristische Kollapssymptome; sie können unter Umständen sonographisch sichtbar gemacht werden. Manchmal werden abgelaufene Nebenniereninfarkte aber auch erst durch Kalkschatten bei unauffälligen älteren Kindern erkannt.

4.4.6 Skelet

Geburtstraumatische Skeletverletzungen zeichnen sich durch sehr starke Kallusbildung und praktisch immer durch gute und vollständige Heilung aus. Bei multiplen Frakturen ist an eine Systemerkrankung des Skelets zu denken. Besonders häufig ist die isolierte *Claviculafraktur,* die leicht übersehen wird. Eine Behandlung ist, wie bei *Rippen- und Beckenfrakturen,* überflüssig. *Oberarmfrakturen* sind bei manueller Armlösung häufig; sie werden durch Anwickeln des gebeugten Armes an den Thorax behandelt. Die *Epiphysenlösung* des Humeruskopfes und die *Schultergelenksluxation* sind in den ersten Lebenstagen auch röntgenologisch kaum von der oberen Plexuslähmung abzugrenzen. Ihre Behandlung entspricht derjenigen der Erb-Duchenne-Lähmung; ihre Prognose ist gut.

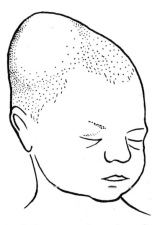

Abb. 27. Kephalhämatom des rechten Os parietale

Fast immer tödlich sind dagegen die bei schwierigen Entbindungen aus Beckenendlage entstehenden *Abrisse im Bereich der Halswirbelsäule,* meist der distalen Epiphyse des 6. Halswirbelkörpers, die massive Rückenmarksblutungen zur Folge haben. *Schädelimpressionen* entstehen vor allem bei engem Becken an Scheitel- oder Schläfenbein. Sie sind fast immer harmlos und gleichen sich in wenigen Wochen spontan aus. *Impressionsfrakturen* dagegen können zur Hirnschädigung führen (s. S. 348).

4.5 Sauerstoffmangel

W. SCHRÖTER

4.5.1 Asphyxie

Unter „Asphyxie" (wörtlich: Pulslosigkeit) versteht man Zustände von Apnoe, welche zu einer Sauerstoffverarmung (Hypoxie) und Kohlensäureüberladung (Hyperkapnie) führen und sekundär die Herz- und Kreislauffunktion beeinträchtigen.

Ein atemgestörtes Neugeborenes sieht entweder blau oder blaß aus. Bei **blauer Asphyxie** atmen die Kinder zeitweise schnappend und zeigen Abwehrbewegungen. Ein Kind mit **blasser Asphyxie** ist völlig schlaff, Abwehrbewegungen fehlen. Die blasse Asphyxie kann durch Kreislaufversagen bei akutem Blutverlust bedingt sein oder durch eine zerebrale Hypoxie entstehen; in diesem Falle kann sie aus einer blauen Asphyxie hervorgehen. Die blasse Asphyxie durch Kreislaufversagen ist an der Tachykardie zu erkennen; bei der zerebral bedingten Form ist die Herzaktion stark verlangsamt. Die Ursachen der Asphyxie sind in Tabelle 16 zusammengestellt.

Eine Unterscheidung von pulmonal und zerebral bedingter Asphyxie ist oft nicht möglich.

Ziel der **Asphyxiebehandlung** ist es, die Atmung möglichst schnell wieder in Gang zu bringen. Bei Blutverlust muß selbstverständlich das Volumendefizit sofort ausgeglichen werden. Die einzelnen, in Tabelle 17 aufgeführten Schritte sollten nicht unmittelbar aufeinanderfolgen, da jede Maßnahme allein schon zur Spontanatmung führen kann. In vielen Fällen beginnt nach Reinigung der Atemwege zunächst Schnappatmung, die nach einer Phase unregelmäßiger Atmung in die normale rhythmische Atmung übergeht.

Wenn Spezialkatheter nicht zur Verfügung stehen, muß das Kind Mund-zu-Mund beatmet werden (Abb. 28) Während dieser Maßnahmen darf das Kind nicht auskühlen. Wenn Spontanatmung einsetzt, ist die Sauerstoffkonzentration der Einatmungsluft noch so lange hoch zu halten, wie das Kind zyanotisch aussieht. Wenn die Haut rosig ist, muß jede zusätzliche Sauerstoffgabe vermieden werden.

Blasse Asphyxie bei Kreislaufversagen und Neugeborenen-Anämie. Bei akutem Blutver-

Tabelle 16. *Ursachen der Asphyxie*

pulmonal	Atemnotsyndrom (Tabelle 18)
zerebral	Narkose der Mutter (Barbiturate, Morphin) fetale und perinatale Hypoxie (Nabelschnurumschlingung und -kompression, vorzeitige Plazentalösung) lang anhaltende Uteruskontraktionen Herzfehler der Mutter intrakranielle Blutungen Mißbildungen des ZNS Hypokalzämie Hypoglykämie
kardial	schwere angeborene Herzfehler

Kreislaufversagen (stets blasse Asphyxie)	akuter Blutverlust bei
	  Placenta praevia
	  Nabelschnurriß
	  Sectio caesarea
	  vorzeitiger Plazentalösung
	  fetomaternaler Transfusion
	  fetofetaler Transfusion bei
	  Zwillingsschwangerschaft

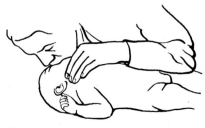

Abb. 28. Mund-zu-Mund-Beatmung

lust sehen Neugeborene leichenblaß aus. Bisweilen atmen sie noch ganz oberflächlich. Oft ist der Puls nicht mehr zu fühlen. Unmittelbar nach der Geburt erlaubt die Bestimmung der Hämoglobinkonzentration keine Aussage darüber, ob ein Kind Blut verloren hat oder nicht, denn bis zur Blutverdünnung durch die einströmende Gewebsflüssigkeit vergehen einige Stunden. Ein Blutverlust ist sehr wahrscheinlich, wenn die Herzfrequenz auf über 180/min ansteigt.

Vor und während der Geburt sind Blutungen vom fetalen in den mütterlichen Kreislauf nicht selten. Sie können durch den Nachweis einer größeren Menge Hämoglobin F-haltiger Erythrozyten im mütterlichen Blut bewiesen werden. Durch fetofetale Transfusion kann ein Zwilling stark anämisch werden.

Bei jeder blassen Asphyxie mit akutem Blutverlust müssen sofort 20–25 ml/kg Körpergewicht eines Plasmaexpanders in die Nabelvene infundiert werden, z. B. Haemaccel. Nach Bestimmung der Blutgruppe und des Rh-Faktors wird dann gruppengleiches Blut transfundiert. Wenn sich eine **Anämie** erst in den ersten Lebenstagen entwickelt, kommen als Ursache neben gesteigerter Hämolyse große Kephalhämatome, intrakranielle Blutungen, Leberrupturen und Nabelblutungen in Frage.

4.5.2 Atemnotsyndrom

Unabhängig von der Ätiologie verlaufen Atemstörungen beim Neugeborenen unter einem recht einheitlichen Bild. Die wichtigsten Symptome sind: Beschleunigung der Atemfrequenz, exspiratorisches Stöhnen, inspiratorische Einziehungen der Interkostalräume, des Sternums und der oberen und unteren Thoraxapertur, paradoxe Atmung und Zyanose. In manchen Fällen erlaubt die Röntgenuntersuchung der Thoraxorgane beim **pulmonal bedingten Atemnotsyndrom** eine ätiologische Klärung (Tabelle 18). Bei den **zerebral bedingten Formen** ist die Unterscheidung von zerebraler Hypoxie und Hämorrhagie meist nicht möglich.

Bei einem Teil der an **idiopathischem Atemnotsyndrom** erkrankten Kinder findet man in den Lungenalveolen Niederschläge einer homogenen, fibrinähnlichen Substanz, sogenannte „**hyaline Membranen**" (Abb. 29). Die Entstehung des Syndroms wird begünstigt durch das Fehlen eines oberflächenaktiven Lipoproteins bei unreifen Kindern, durch perinatalen Sauerstoffmangel und ungenügende Lungendurchblutung. Diese ist auf die Kon-

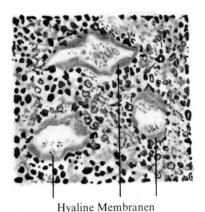

Hyaline Membranen

Abb. 29. Hyaline Membranen. Um die entfalteten Alveolen Atelektasen

Tabelle 17. *Therapeutisches Vorgehen bei Asphyxie, wenn kein Volumenmangel besteht*

Reinigung der oberen Atemwege	In Kopftieflage werden Nase, Mund, Rachen, Kehlkopfeingang und Magen mit einem weichen Gummikatheter unter Sicht bei nicht zu starkem Sog von Schleim und Fruchtwasser befreit
Intubation und Reinigung der Trachea	Nach Intubation wird durch den Tubus ein weicher Plastikkatheter zum Absaugen eingeführt
Lungenblähung	Durch kurzes Einblasen der im Mund des Arztes befindlichen Luftmenge durch den Intubationstubus wird die Lunge gebläht. Bei Anwendung eines Beatmungsgerätes darf der Druck 30 cm H_2O nicht überschreiten
Beatmung	Bei ungenügender Spontanatmung wird der Tubus an ein Beatmungsgerät, das Wechseldruckbeatmung erlaubt, angeschlossen

Tabelle 18. *Ursachen des pulmonalbedingten Atemnotsyndroms*

„Idiopathisches" Atemnotsyndrom mit und ohne hyaline Membranen
Primäre und sekundäre Atelektasen
Lungenblutungen
Aspiration von Fruchtwasser, Schleim oder Nahrung
Pneumonie
Zwerchfellhernie
Lungenzysten
Lungenemphysem
Pneumothorax, Pneumomediastinum

striktion der Lungenarterien infolge Hypoxie und Azidose zurückzuführen. Vorgeschädigte Kinder sind daher besonders gefährdet.
Bei jedem Atemnotsyndrom findet man eine mehr oder weniger stark ausgeprägte **Azidose.** Ihre Pathogenese ist in Abbildung 30 dargestellt. Infolge des perinatalen Sauerstoffmangels überwiegt der anaerobe Glukoseabbau. Es kommt durch Anhäufung von Milchsäure zur metabolischen Azidose. Sauerstoffmangel und Azidose verursachen eine Membranschädigung in der Lunge, durch die es zu Transsudation von Plasma in die Alveolen und zu einer Behinderung des Gasaustausches mit Anstieg des CO_2-Druckes kommt. Man findet daher in den meisten Fällen von Atemnotsyndrom eine kombinierte metabolisch-respiratorische Azidose. Die seltenere, rein respiratorische Azidose wird dagegen bei Störungen des pulmonalen Gasaustausches gefunden, denen keine stärkere Hypoxie vorangegangen ist (z. B. bei Pneumonien).
Es hat sich gezeigt, daß die Entwicklung von hyalinen Membranen durch frühzeitige Bekämpfung der Azidose in einem Teil der Fälle *verhindert* werden kann. Um die Azidose rechtzeitig zu erkennen, ist es notwendig, bei gefährdeten Kindern schon vor Auftreten der charakteristischen Symptome pH-Wert, pCO_2 und Standardbikarbonatkonzentration des Blutes zu bestimmen, damit der zu hyalinen Membranen führende Circulus vitiosus durch Ausgleich der Azidose unterbrochen werden kann. Charakteristisch für ein Atemnotsyndrom ist der *Anstieg der Atemfrequenz* auf über 60/min in den ersten Lebensstunden. Prognostisch ungünstiger ist ein *Absinken* unter 40/min. Es zeigt an, daß das Kind schon so schwer geschädigt ist, daß es die pulmonale Insuffizienz nicht mehr durch Hyperventilation zu kompensieren vermag. Auf dem Röntgenbild findet man eine feine retikulogranuläre Zeichnung. Bei tiefer Inspiration können über den dorsobasalen Lungenfeldern oft feinblasige Rasselgeräusche gehört werden.

Behandlung des Atemnotsyndroms:

1. Erhöhung der Sauerstoffkonzentration der Einatmungsluft, solange das Kind zyanotisch ist.

2. Ausgleich der Azidose mit Natriumbikarbonat. Die notwendige Menge errechnet sich bei metabolischer Azidose aus der Formel

$$\frac{\text{Basendefizit} \times \text{kg Körpergewicht}}{3}$$

einer 1-molaren Lösung.
Bei pH-Werten unter 7,2 sollte die Bikarbonatlösung intravenös infundiert werden. Bei leichter Azidose kann sie oral gegeben werden. Tris-Puffer darf nur intravenös gegeben werden.

3. Wegen der häufigen Begleitpneumonien ist antibiotische Behandlung mit Ampicillin oder Oxacillin notwendig.

4. Bei Asphyxie muß das Kind beatmet werden.

Atelektasen. Bei der Autopsie neugeborener, besonders frühgeborener Kinder werden häufig Atelektasen gefunden. Schwäche der Atemmuskulatur bei Frühgeborenen oder Hypoxie des Atemzentrums verhindern, daß die Lunge vollständig entfaltet wird (*primäre* Atelektasen). *Sekundäre* Atelektasen kommen bei allen pulmonalen Störungen vor – nach anfänglich guter Belüftung der betreffenden Gebiete.

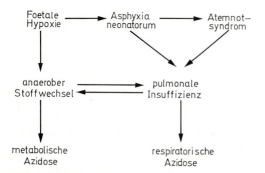

Abb. 30. Schematische Darstellung der Pathogenese der Azidose beim Atemnotsyndrom

Aspiration ist eine der häufigsten Ursachen der blauen Asphyxie. Nur bei einem Teil der Kinder mit Aspiration entwickelt sich eine röntgenologisch nachweisbare *Pneumonie*. Man findet allerdings bei 10% aller Neugeborenen, die seziert werden, bronchopneumonische Herde. Vorzeitiger Blasensprung, vorzeitige Beendigung der Geburt, fetale Hypoxie und mütterliche Infektionen disponieren zur Aspiration. Später auftretende Pneumonien werden meistens durch Infektionen von Erwachsenen auf Neugeborene übertragen. Die häufigsten Erreger sind koliforme Keime, Staphylokokken und Viren. Allgemeinsymptome der Pneumonie sind schlechtes Trinken, Apathie, Zyanose, aufgetriebener Leib und Gewichtsabnahme; Fieber kann fehlen.

Pneumothorax, Pneumomediastinum und **Lungenemphysem** können durch Überdruckbeatmung, je nach Lage der eingerissenen Alveolen, entstehen. Ein Pneumothorax wird vor allem dann gefährlich, wenn sich an der Einrißstelle ein Ventilmechanismus bildet und es zum Spannungspneumothorax kommt.

4.6 Morbus haemorrhagicus neonatorum

W. SCHRÖTER

Am 2. bis 5. Lebenstag treten infolge einer weiteren Verminderung der bei Neugeborenen schon normalerweise geringen Aktivitäten der Vitamin K-abhängigen Blutgerinnungsfaktoren Spontanblutungen in den Magen-Darm-Kanal (Haematemesis und Melaena vera), aus der Nase und aus der Nabelwunde auf. In vielen Fällen klingen sie ohne Behandlung am Ende der ersten Lebenswoche ab; sie können aber auch zu bedrohlichen Blutverlusten führen. Infolge der Unreife der Leber kommen diese Blutungen bei Frühgeborenen häufiger vor als bei ausgetragenen Neugeborenen. Blutungszeit, Thrombozytenzahl und Kapillarfragilität sind häufig normal. Zur Behandlung wird 1 mg/kg Körpergewicht eines natürlichen Vitamin K-Präparates, z. B. Konakion, injiziert. Bei Frühgeborenen und bei starkem Blutverlust müssen Frischblut oder Plasmapräparate mit hohem Gehalt an Gerinnungsfaktoren zugeführt werden. Zur Prophylaxe wird 1 mg Vitamin K am ersten Lebenstag injiziert.

Eine **zweite Gruppe** von Blutungen, vor allem Blutungen in das zentrale Nervensystem und in die Lungenalveolen, läßt sich durch Vitamin K weder verhüten noch erfolgreich behandeln. Nahezu alle betroffenen Kinder haben eine Hypoxie durchgemacht, die zu einer Schädigung der Leber- und Kapillarwandzellen führt. Im Vordergrund steht die erhöhte Kapillarpermeabilität, während die Verminderung der Gerinnungsfaktoren nur eine untergeordnete Rolle spielt. Wegen ihrer Lokalisation haben diese Blutungen eine ungünstige Prognose. Zur Verminderung der erhöhten Kapillarpermeabilität können Nebennierenrindensteroide gegeben werden.

Ursache einer am 2. und 3. Lebenstag auftretenden Haematemesis oder Melaena kann auch bei der Geburt verschlucktes **mütterliches Blut** sein. Die fehlende Alkaliresistenz des Hämoglobin A enthaltenden mütterlichen Blutes erlaubt die Unterscheidung vom Blut des Kindes, das vorwiegend aus dem alkaliresistenten Hämoglobin F besteht.

Petechien im Gesicht, auf dem Kopf und im Nacken sowie konjunktivale Blutungen und Suffusionen sind meistens die Folge einer venösen Stauung während der Geburt. Generalisiert auftretende Petechien können dagegen Ausdruck einer durch Sepsis oder durch Infektionen wie Zytomegalie oder Lues bedingten Thrombozytopenie sein. Neugeborene von Müttern mit autoantikörperbedingten Thrombozytopenien können ebenfalls an einer Thrombozytopenie erkranken. Selten kommt beim Neugeborenen auch eine Isoantikörperthrombozytopenie vor.

4.7 Morbus haemolyticus neonatorum und Hyperbilirubinämie

K. FISCHER

4.7.1 Physiologischer Neugeborenenikterus

Bei etwa der Hälfte aller Neugeborenen wird eine Gelbfärbung der Haut sichtbar. Der Ikterus beginnt am 2. oder 3. Lebenstag, erreicht am 4. bis 5. Tag den Höhepunkt und klingt in der zweiten Lebenswoche ab. Das Maximum des Bilirubinspiegels beträgt im Mittel 7 mg/dl, die Schwankungsbreite 1–14 mg/dl. 98% des Serumbilirubins Neugeborener ist unkonjugiert, da die Fähigkeit der Neugeborenenleber, Bilirubin in der Glukuronyltransferase-Reaktion an Glukuronsäure zu binden, vermindert ist. Der physiologische Neugeborenenikterus (Icterus simplex) wird *verstärkt*, wenn Bilirubin vermehrt anfällt (hämolytische Erkrankungen), wenn die Glukuronyltransferase durch Medikamente gehemmt wird oder stark vermindert ist z. B. bei Frühgeborenen (Tabelle 19).

Mit „**Hyperbilirubinämie**" (Icterus gravis) wird die pathologische Steigerung des physiologischen Neugeborenenikterus bezeichnet, wenn die Bilirubinkonzentration des Serums in der ersten Lebenswoche 14 mg/dl überschreitet. In einzelnen Fällen steigt sie unbehandelt bis auf 50 mg/dl an. Die Gefahr der Hyperbilirubinämie liegt in der Ausbildung eines Kern-

Tabelle 19. *Differentialdiagnose des Ikterus in der Neugeborenenzeit*

Ikterusform	Differentialdiagnostische Besonderheiten
1. Hämolytische Erkrankungen	
a) Rh-Erythroblastose	Mutter: Irreguläre Rh-Antikörper Kind: direkter Coombs-Test positiv
b) AB0-Erythroblastose	Konstellation meist Mutter 0, Kind A oder B, Retikulozytose, Kugelzellen, direkter Coombs-Test meist negativ
c) Kongenitale hämolytische Anämien	vor allem nichtsphärozytäre Anämien, z. T. mit nachweisbarem Enzymdefekt. Bei Sphärozytose: Untersuchung der Eltern (Retikulozyten, Serumbilirubin, Urobilinogen)
d) Hämolyse durch Medikamente und Gifte	Naphthalin, Phenacetin, Sulfonamide, synthetisches Vitamin K: Innenkörperanämie
2. Blutungen in Gewebe und Körperhöhlen	Hämatome, Petechien, Melaena. Störung der Blutgerinnung. Verminderte Thrombozytenzahl, gestörte Thrombozytenfunktion
3. Infektionen	Symptome der Leberschädigung und Hämolyse
a) Bakterien	Sepsis, konnatale Lues
b) Viren	Zytomegalie, kongenitales Rötelsyndrom, Herpes simplex, Riesenzellhepatitis
c) Protozoen	Kongenitale Toxoplasmose (KBR, Sabin-Feldman-Test, Immunfluoreszenztest)
4. Hemmung der Glukuronyltransferase	Medikamente: Chloramphenicol, Morphin, Sulfonamide, Novobiocin. Hormone: Pregnandiol, Östrogene
5. Stoffwechselstörungen	
a) Familiärer nicht hämolytischer Ikterus (Crigler-Najjar-Syndrom)	Fehlen der Glukuronyltransferasebildung. Autosomal rezessive Vererbung
b) Galaktosämie	Galaktosurie: Reduktionsproben positiv. Glukosetest negativ. Kataraktbildung
6. Transitorische, nichtantikörperbedingte Hyperbilirubinämie (gesteigerter Icterus simplex)	Störung der Glukuronidbildung besonders bei Frühgeborenen. Ausschluß anderer Ursachen
7. Mißbildungen Gallengangsatresie	Langsame Steigerung des Ikterus mit zunehmender Lebervergrößerung. Überwiegend direktes Bilirubin im Serum. Bilirubinurie

ikterus. Ein zusätzlicher Bilirubinabbau kann über die Haut durch Lichteinwirkung erreicht werden: *Fototherapie.* Bei höheren Bilirubinspiegeln ist eine Blutaustauschtransfusion erforderlich (S. 52).

Verlängerter Neugeborenenikterus (Icterus prolongatus). Wenn eine Hyperbilirubinämie in der 2. Lebenswoche nicht abklingt, muß bei Kindern, die mit Muttermilch ernährt werden, an eine Hemmung der Glukuronyltransferase durch das in der Muttermilch ausgeschiedene *Pregnandiol* gedacht werden. Änderung der Ernährung führt bei diesen Kindern zu einem raschen Absinken der Bilirubinkonzentration. Auch bei *Hypothyreose* ist der Neugeborenenikterus verlängert, ebenso bei *Virushepatitis und Galaktosämie.*

4.7.2 Morbus haemolyticus neonatorum

Beim Morbus haemolyticus neonatorum führen plazentagängige mütterliche Blutgruppen-Antikörper (= IgG-Immunglobulin) zu einem beschleunigten Abbau der kindlichen Erythrozyten. Da im peripheren Blut Erythroblasten vermehrt auftreten können, nennt man die Krankheit auch „fetale Erythroblastose" oder „Neugeborenen-Erythroblastose".
Klinisch und immunologisch unterscheidet man zwei Formen des Morbus haemolyticus:

1. Die Rh-Erythroblastose:

Häufigste Konstellation: in 15 bis 20% der Fälle Hydrops und intrauteriner Fruchttod.
Mutter: Rh-negativ (= d) Direkter Coombs-Test beim Kinde regelmäßig positiv.
Kind: Rh-positiv (= D)

2. Die AB0-Erythroblastose:

Häufigste Konstellation: Hydrops und intrauteriner Fruchttod kommen nicht vor.
Mutter: 0 Frühgeborene erkranken nur selten. Direkter Coombs-Test
Kind: A oder B beim Kinde selten, und dann nur schwach positiv.

Jede der beiden Erythroblastoseformen kam in Deutschland bei 0,6% der Neugeborenen vor. Die Anti-Rh-Gammaglobulinprophylaxe hat die Häufigkeit der Rh-Erythroblastose erheblich reduziert.

4.7.2.1 Morbus haemolyticus durch Antikörper gegen Rh-Faktoren

Der *Rh-Faktor D* wurde 1940 von LANDSTEINER und WIENER entdeckt: Das Anti-Rh-Serum von Kaninchen, die mit Rhesusaffen-Erythrozyten immunisiert worden waren, reagierte mit Erythrozyten von 85% der weißen Bevölkerung positiv, von 15% negativ. Inzwischen wurden weitere Rhesus-Faktoren gefunden (C, c, E, e usw.), die zusammen mit dem Faktor D vererbt werden können: Rh-System. Den Zusammenhang von Rh-Antikörperbildung und Neugeborenenerythroblastose fand LEVINE.

Pathogenese (Abb. 31): Von einem Rh-positiven Mann, der den Faktor Rh (= D) homozygot (Rh/Rh) oder heterozygot (Rh/rh) besitzt, kann der Rh-Faktor auf ein Kind vererbt werden, das in einer Rh-negativen (= rh) Frau heranwächst. Da Blutkreislauf von Mutter und Kind getrennt sind und größere Mengen kindlichen Blutes nur ausnahmsweise zu einem frühen Zeitpunkt der Schwangerschaft in den mütterlichen Organismus gelangen, bildet die Mutter in der ersten Schwangerschaft meist noch keine Rh-Antikörper. Daher bleibt das erste Kind meist gesund, wenn die Mutter nicht durch vorangegangene Bluttransfusionen mit Rh-positivem Blut oder durch Aborte sensibilisiert worden ist.
Häufiger treten unter der Geburt kindliche Erythrozyten auf die Mutter über. Eine Rh-

Sensibilisierung durch fetale Rh-positive Erythrozyten kann dann durch Injektion von Rh-Antikörpern unmittelbar nach der Entbindung verhütet werden. Das hepatitisfreie Anti-D-Gammaglobulin, das die Rh-positiven fetalen Erythrozyten zerstört, muß allen noch nicht sensibilisierten Rh-negativen Müttern nach Geburt eines Rh-positiven Kindes oder

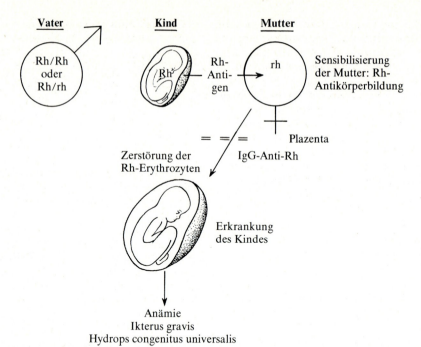

Abb. 31. Pathogenese der Rh-Erythroblastose

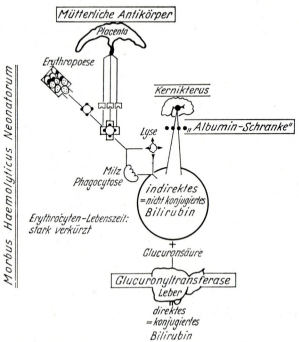

Abb. 32. Pathogenese des Kernikterus

nach einem Abort wie auch nach einer Amniozentese verabreicht werden: *Anti-Rh-Gammaglobulin-Prophylaxe.*
Wenn es durch Übertritt Rh-positiver kindlicher Erythrozyten oder durch irrtümliche Transfusion Rh-positiven Blutes bei der Mutter zu einer Rh-Antikörperbildung gekommen ist, führen diese Antikörper beim nächsten Rh-positiven Kinde zu einer Zerstörung der Erythrozyten, und es kommt zur kompensatorischen Regeneration: Vermehrung der Retikulozyten, Auftreten von Erythroblasten.

Die klinischen Symptome sind:

1. Anämie
2. Icterus gravis
3. Hydrops congenitus universalis: Wassersucht mit Anämie, Hydrämie und Hypervolämie.

Der Icterus gravis tritt erst nach der Geburt auf, da das Bilirubin vorher über die Plazenta ausgeschieden wird. Eine Vermehrung des wasserunlöslichen, nicht nierengängigen indirekten Bilirubins kann zum Kernikterus führen (S. 53).

Pathogenese des Kernikterus (Abb. 32)

Das aus Hämoglobin gebildete „indirekte" Bilirubin wird durch Kopplung an Glukuronsäure in wasserlösliches direktes Bilirubin umgewandelt und ausgeschieden.
Wenn diese Funktion der Leber insuffizient ist oder wenn unkonjugiertes Bilirubin infolge Hämolyse vermehrt auftritt, steigt das unkonjugierte Bilirubin an, ein Hautikterus erscheint. Ein in den ersten 36 Lebensstunden auftretender Ikterus (Icterus praecox) ist praktisch immer Folge eines beschleunigten Erythrozytenuntergangs. Eine Bindung des unkonjugierten Bilirubins an Albumin schützt vor einem Kernikterus, da Albumin nicht in den Liquor übertritt. Diese „Albuminschranke" wird durch folgende „Risiko-Faktoren" erniedrigt: Azidose, bilirubinverdrängende Medikamente, Hypalbuminämie, Unreife.

Diagnostik: Vor der Geburt

Bei allen, nicht nur bei Rh-negativen Schwangeren, muß auch während der *ersten* Schwangerschaft nach irregulären Antikörpern gefahndet werden. Berücksichtigung der sogenannten Rh-Untergruppen- (C, c, E, e) und der Kell-Antikörper, die ebenfalls – wenn auch seltener – zu schweren Neugeborenenerkrankungen führen können. Bei Nachweis irregulärer Antikörper des Rh- und Kell-Systems kann man durch spektrophotometrische Fruchtwasseruntersuchung nach Amniozentese ermitteln, ob die Gefahr eines intrauterinen Fruchttodes besteht. Ein hoher Bilirubin-Wert ($=\Delta_E$-Wert, gemessen bei 450 nm Wellenlänge) spricht für einen niedrigen Hämoglobin-Wert beim Kinde.

Bei der Geburt

können gelbes Fruchtwasser, Ikterus, Anämie, Milz- und Lebervergrößerung und allgemeine Wassersucht zu finden sein. Im Blutbild ist oft eine Erythroblastose nachweisbar. Die Retikulozytenzahl übersteigt bei starkem Erythrozytenuntergang am ersten Lebenstag 60‰, am zweiten 50‰.
In leichteren Fällen bilden sich Ikterus und Anämie erst nach einigen Tagen aus.

Serologie: Der direkte Coombs-Test

fällt positiv aus. Er dient hier zum Nachweis erythrozytärer, in vivo gebundener inkompletter Antikörper (=IgG-Immunglobulin). Dabei werden die gewaschenen Patientenerythrozyten mit einem Antihumanglobulin-Serum (=Coombs-Serum) vermischt, das bei Reaktion mit den erythrozytär gebundenen Antikörpern zu einer Agglutination der Erythrozyten führt: der direkte Coombs-Test fällt positiv aus. Coombs-Seren sind verdünnte Seren von Tieren, denen menschliches Gammaglobulin injiziert wurde und die gegen dieses artfremde Protein Xenoantikörper gebildet haben.

Der **indirekte Coombs-Test**

dient zum Nachweis frei im Serum vorhandener inkompletter Antikörper, z. B. im Serum der Mutter während der Schwangerschaft. Hierbei werden in einer ersten Stufe Rh-positive Testerythrozyten in vitro mit inkompletten Antikörpern des zu untersuchenden Serums beladen, während die zweite Stufe dem direkten Coombs-Test entspricht.
Komplette Antikörper, die Erythrozyten in isotonischer Kochsalzlösung direkt agglutinieren, sind meist IgM-Globuline und passieren daher die Plazenta nicht.

Therapie

1. Besteht ein *Hydrops,* muß vor allem ein Lungenödem verhütet werden. Aderlaß und

Aszitespunktion sind die Sofortmaßnahmen. Nach einer ersten Substitution mit Erythrozytenkonzentrat wird ein Blutaustausch mit Heparinblut durchgeführt. Eine Azidose gleicht man mit alkalisierenden Lösungen aus. Zusätzlich können Kortikosteroide gegeben werden.
2. In den Fällen *ohne Hydrops* wird nur die Blutaustauschtransfusion durchgeführt, und zwar mit der 2–3fachen Blutmenge des Kindes, die etwa 1/10 seines Körpergewichts beträgt. Das Spenderblut darf nicht mit den krankmachenden mütterlichen Antikörpern reagieren; meist muß es also Rh-negativ sein. Steigt das Serumbilirubin wieder an, können wiederholte Austauschtransfusionen notwendig werden.
Durch Blaulicht-Bestrahlung des Kindes über mehrere Tage im Inkubator (Fototherapie) kann der Bilirubinspiegel häufig vermindert werden, was die Zahl der Blutaustauschtransfusionen erheblich reduziert.
3. Bei hohem Bilirubinspiegel im Fruchtwasser ist eine *pränatale Therapie* mit Rh-negativem Blut indiziert, das in die fetale Bauchhöhle ab 22. Schwangerschaftswoche transfundiert wird. Nach der 34. Schwangerschaftswoche kommt eine vorzeitige Entbindung in Frage.

4.7.2.2 Morbus haemolyticus im AB0-System

Eine AB0-Erythroblastose tritt häufig schon beim ersten Kinde auf. Erst *nach* der Geburt droht infolge Bilirubinintoxikation ein Hirnschaden. Da das Kind vor der Geburt nicht gefährdet ist, erübrigen sich die bei der Rh-Erythroblastose genannten pränatalen Maßnahmen. Der relativ leichte Verlauf hat folgende Ursachen: Ein Teil der mütterlichen Antikörper wird durch extraerythrozytäre A- bzw. B-Rezeptoren abgefangen. Weiterhin ist das Antikörperbindungsvermögen des Kindes für Anti-A oder Anti-B noch nicht „ausgereift", so daß nur ein individuell verschieden großer Teil der Erythrozyten von den mütterlichen Antikörpern angegriffen werden kann. Erst mit zunehmender Reife des Kindes wird der Anteil der angreifbaren Erythrozyten größer. Daher ist eine AB0-Erythroblastose bei Frühgeborenen selten.

Diagnostik: Vor der Geburt

Eine Unterscheidung von plazentagängigen IgG-Antikörpern von den regelmäßig vorkommenden IgM-Antikörpern des AB0-Systems ist nur mit aufwendigen serologischen Methoden möglich. Die Korrelation dieser serologischen Testverfahren zum klinischen Bild ist viel geringer als bei der Rh-Erythroblastose. Gewisse Hinweise erlaubt die Hämolysinbestimmung: Läßt sich bei der Mutter kein Hämolysin gegen A oder B nachweisen, ist eine AB0-Erythroblastose nicht zu erwarten, doch beweist ein positiver Lysinnachweis noch keine AB0-Erythroblastose.

Klinik

Die Anämie ist nur leicht, Milz- und Lebervergrößerung fehlen häufig, ein Hydrops kommt nicht vor. Das wichtigste Symptom ist der pathologisch erhöhte Serumbilirubinwert. Ein Blutaustausch ist indiziert, wenn der Bilirubinspiegel bereits am 1. Lebenstag 10–15 mg/dl erreicht u./o. durch Fototherapie ein weiterer starker Anstieg nicht vermieden werden kann. Im Blutausstrich sind Kugelzellen nachweisbar, die Zahl der Retikulozyten ist erhöht.

Serologie

Der direkte Coombs-Test ist meist negativ. Speziell modifizierte Coombs-Teste erlauben den Ausschluß einer AB0-Erythroblastose. Bei positivem Test steigt aber nur bei jedem dritten bis vierten Kind der Bilirubinspiegel so stark an, daß eine Fototherapie oder auch eine Austauschtransfusion erforderlich wird.

Therapie

Bei Anti-A-Erythroblastose wird ein Blutaustausch mit A_2-Blut oder mit Anti-A-lysinarmem 0-Blut durchgeführt. Bei Anti-B-Erythroblastose verwendet man Anti-B-lysinarmes 0-Blut. In den meisten Fällen kommt man mit der Fototherapie aus.
Eine Hämolyse der Neugeborenenerythrozyten kann auch durch einen **genetischen Erythrozytendefekt** verursacht werden. Man muß an diese Möglichkeit denken, wenn ein Ikterus bereits am ersten Lebenstage bei negativem, direktem Coombs-Test und ohne AB0-Konstellation auftritt. Es handelt sich meist um nichtsphärozytäre Anämien (Tabelle 37. S. 192).

4.7.3 Die transitorische nicht-antikörperbedingte „Hyperbilirubinämie"

ist besonders bei unreifen Frühgeborenen häufig. Durch die Erhöhung des nicht konjugierten Bilirubins kann es zum Kernikterus kommen. Zeichen einer Hämolyse fehlen. Der Ikterus beginnt zur gleichen Zeit wie der physiologische Ikterus am dritten Lebenstage und erreicht seinen Höhepunkt am vierten bis fünften Lebenstag. Wahrscheinlich ist die vorübergehende Ausscheidungsschwäche der Leber für Bilirubin infolge Glukuronyltransferasemangel die Ursache der Bilirubinerhöhung. Ein **Blutaustausch** mit gruppengleichem Blut ist in den seltenen Fällen erforderlich, bei denen die Fototherapie allein nicht ausreicht. Grenzwerte des indirekten Bilirubins: reife Kinder 20 mg/dl, Frühgeborene und Kinder mit zusätzlichen Risikofaktoren (s. o.) 18 mg/dl und niedriger.

4.7.4 Kernikterus

Mit „Kernikterus" werden Ablagerungen von Bilirubin in Kernen des Gehirns, besonders des extrapyramidalen Systems, bezeichnet. Ihre Gelbfärbung ist bei der Autopsie makroskopisch sichtbar. Je höher der Bilirubinspiegel, desto häufiger tritt bei Erythroblastose ein Kernikterus auf. Besonders bei *Frühgeborenen* kann es auch ohne Blutgruppenunverträglichkeit durch Hyperbilirubinämie zum Kernikterus kommen.

Da nur das **unkonjugierte Bilirubin,** das im Serum an Albumin gebunden transportiert wird, nach Lösung der Bilirubin-Albumin-Bindung in Nervenzellen eindringt, erhöhen *verschiedene Faktoren,* welche die Bilirubin-Albumin-Bindung vermindern, die Gefahr des Kernikterus: Niedrige Albumin-Konzentration, Azidose, Medikamente wie synthetisches Vitamin K, Salizylate und Sulfonamide.

Klinische Zeichen

eines Kernikterus sind: Apathie, Trinkschwierigkeiten, kaum auslösbare oder fehlende Neugeborenenreflexe, Opisthotonus, Sonnenuntergangsphänomen beim Aufrichten, vorgewölbte Fontanelle, schrilles Schreien und Krämpfe. Zahlreiche Kinder sterben. Bei den Überlebenden treten als *Spätfolgen* auf: Choreoathetose, Ataxie, Krämpfe, Schwerhörigkeit für hohe Töne, Blicklähmung nach oben und geistige Retardierung.

4.8 Infektionen in der Neugeborenenperiode

W. Schröter

Die Resistenz Neugeborener gegen zahlreiche Infektionen ist gering. Infektionen führen leicht zur Sepsis; Kolibakterien, Streptococcus agalactiae und Staphylokokken sind die häufigsten Erreger. Daneben spielen Enterokokken, Klebsiellen, Pseudomonas, Proteus und Viren eine Rolle. Auch einige Keime, die bei älteren Kindern und bei Erwachsenen nicht pathogen sind, können bei Neugeborenen Krankheiten hervorrufen.

Die **häufigsten Infektionskrankheiten** sind Pneumonie, Harnwegsinfektionen, Paronychie, Enteritis, Meningitis, Peritonitis, Zahnkeimeiterungen, Osteomyelitis und Sepsis. Nur selten sind die von älteren Kindern bekannten typischen Symptome dieser Erkrankungen bei Neugeborenen nachzuweisen. Allgemeinsymptome wie Apathie, Gewichtsabnahme, Trinkschwäche, schlechtes Aussehen, Erbrechen, aufgetriebenes Abdomen und Atmungsstörungen stehen im Vordergrund. Leukozytopenie, Linksverschiebung und Thrombozytopenie sind wichtige Hinweise auf eine Sepsis. Fieber fehlt häufig. Ist ein Kind in schlechtem Allgemeinzustand und besteht der geringste Verdacht auf eine Meningitits, so muß unbedingt eine Lumbalpunktion vorgenommen werden – auch dann, wenn die charakteristischen Symptome einer Meningitis fehlen: gespannte Fontanelle, schrilles Schreien, Erbrechen und Krämpfe.

Häufig sind Nabelinfektionen der Ausgangspunkt schwerer Allgemeininfektionen. Eine **Omphalitis,** kenntlich an der Rötung und Schwellung der Haut in der Umgebung des Nabels, muß daher möglichst frühzeitig entsprechend der Resistenz der Erreger gezielt antibiotisch behandelt werden, sonst kommt es zur Arteriitis und Periarteriitis oder (häufiger) zum Fortschreiten der Infektion längs der

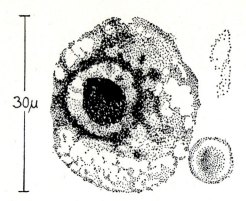

Abb. 33. Zytomegalie-Zelle im Urinsediment, im Zellkern ein Einschlußkörper (rechts ein Erythrozyt)

Hepatosplenomegalie, Ikterus, Anämie, Thrombozytopenie, Purpura, Chorioretinitis, Krämpfe und zerebrale Verkalkungen sind die wichtigsten Symptome. Eine spezifische Therapie gibt es nicht. Bei der Autopsie findet man in zahlreichen Organen vergrößerte Zellen mit im Kern und im Zytoplasma gelegenen Einschlußkörperchen. Ihr Nachweis im Urinsediment (Abb. 33) und im Liquor cerebrospinalis stützt die Diagnose beim Neugeborenen. Ein weiterer Hinweis ist der postpartal auftretende Titeranstieg spezifischer Antikörper und der Nachweis des Virus im Urin.

Nabelvene. Die Folge können Leberabszesse oder eine Sepsis sein.
Zu den spezifischen Infektionen des Nabels gehört die Nabeldiphtherie. Der Nabeltetanus ist erkennbar an Trismus, Zuckungen und Krämpfen.
Die durch Staphylokokken hervorgerufene Entzündung der Speicheldrüsen, *Sialoadenitis purulenta,* ist eine typische Erkrankung abwehrschwacher Frühgeborener. Die *Conjunctivitis gonorrhoica* ist dank der Credéschen Prophylaxe selten geworden. Häufig ist dagegen die durch die Prophylaxe hervorgerufene harmlose sterile Konjunktivitis. Eine Staphylokokkeninfektion der Haut des Neugeborenen ist das *Pemphigoid* (S. 332).
Die **Zytomegalie** beruht auf einer bereits intrauterin erworbenen Virusinfektion. Erkrankte Neugeborene sind häufig untergewichtig.

4.9 Neugeborenenkrämpfe

W. SCHRÖTER

Zerebrale Anfälle Neugeborener unterscheiden sich von den Krämpfen älterer Kinder und Erwachsener. Sie sind selten generalisiert und treten oft nur als diskrete, fokale tonisch-klonische Muskelzuckungen auf. Auch eine Apnoe oder ein Rhythmuswechsel der Atmung, plötzlich einsetzende Salivation, Nystagmus und Wechsel der Hautfarbe können Ausdruck eines zerebralen Anfalls sein. Häufig kann man nur während des Anfalls eine Erregbarkeitssteigerung im EEG nachweisen. Die Ursachen von Krämpfen beim Neugeborenen sind aus Tabelle 20 abzulesen. Geburtsbedingte **Hirnschädigungen** sind die häufigste Ursache. Wegen der ungenügenden Ausdiffe-

Tabelle 20. *Ursachen von Neugeborenenkrämpfen*

Ohne nachweisbare Stoffwechselstörung	Geburtsbedingte Hirnschädigung (Hypoxie, Blutung)
	Mißbildungen des ZNS (Hydrozephalus)
	Entzündungen (Meningitis, Toxoplasmose)
Mit Stoffwechselstörung	**Mit Hypoglykämie**
	Geburtsbedingte Schädigung der Stoffwechselzentren im Hirnstamm, Diabetes der Mutter
	Glykogenmangel oder erhöhter Glukoseverbrauch
	Angeborene Störungen des Kohlenhydrat- und Aminosäurenstoffwechsels
	Mit Hypokalzämie
	Geburtsbedingte Schädigung der Stoffwechselzentren im Hirnstamm
	Hypoparathyreoidismus
	Verschiedene
	Kernikterus, Vitamin B_6-Abhängigkeit, Urämie

renzierung des Großhirns ist die Wirkung von Hydantoinen unsicher. Am besten wirken noch Barbiturate und Chloralhydrat.

Bei den **Krämpfen mit Stoffwechselstörungen** kann man oft nicht unterscheiden, ob die Stoffwechselstörung sekundär durch eine zerebrale Störung ausgelöst wurde oder ob es sich um eine primäre Störung des Stoffwechsels handelt.

Beim reifen Neugeborenen sprechen wir bei Glukosekonzentrationen von weniger als 30 mg/dl, bei Frühgeborenen bei Glukosekonzentrationen von weniger als 20 mg/dl, von „**Hypoglykämie**". Erst bei so niedrigen Konzentrationen muß beim Neugeborenen mit neurologischen Symptomen gerechnet werden. Noch nicht geklärt ist, warum viele Kinder selbst bei Blutglukosekonzentrationen unter 20 mg/dl erscheinungsfrei sind.

Die klinischen Erscheinungen der Hypoglykämie sind uncharakteristisch. Neben Krämpfen können Tremor, zyanotische Anfälle, apnoische Anfälle, schwaches oder schrilles Schreien, Trinkschwierigkeiten und Augenrollen vorkommen. Die Behandlung besteht in intravenöser Gabe von 20%iger Glukoselösung und evtl. von ACTH.

Tetanie

Krämpfe in den ersten Lebenstagen beruhen nicht selten auf einer Hypokalzämie (S. 89). Zur Behandlung werden bei Krämpfen 3–5 ml einer 10%igen Kalziumglukonatlösung langsam intravenös injiziert. Bei intramuskulärer Injektion können Verkalkungen und Nekrosen auftreten. Nach Abklingen der Krämpfe kann Kalzium für die Dauer einer Woche oral gegeben werden (S. 90).

Kinder mit Vitamin B_6-abhängigen Krämpfen

haben einen vermutlich genetisch bedingten erhöhten Vitaminbedarf. Die Krämpfe können in den ersten Lebensstunden, aber auch erst am 4.–5. Lebenstag auftreten. Um Krampffreiheit zu erzielen, sind individuell verschiedene Dosen von 10 bis 80 mg Vitamin B_6 i.m. notwendig. Bei rechtzeitiger Behandlung entwickeln sich die Kinder normal. Allerdings müssen die hohen Vitamindosen während des ganzen Lebens gegeben werden, da 4–5 Tage nach Unterbrechung der Therapie die Krämpfe erneut auftreten.

5. Nahrungsbedarf und Ernährung

H. Ewerbeck und E. Schmidt

5.1 Empfohlene Zufuhr

5.1.1 Frauenmilch und Kuhmilch

Der Nährstoffbedarf des jungen, gesunden Säuglings wird durch Ernährung mit Frauenmilch gedeckt. Sie dient als Modell für die Herstellung künstlicher Säuglingsmilchnahrungen, deren wichtigstes Ausgangsprodukt die Kuhmilch darstellt. Eine vollständige chemische und biologische Anpassung künstlicher Säuglingsmilchnahrungen an die Frauenmilch wird nie erreichbar sein, erscheint aber auch nicht als zwingende Notwendigkeit. Tabelle 21 stellt in Form von Richtzahlen Frauenmilch und Kuhmilch gegenüber.

Bei *Frauenmilch* liefern Proteine etwa 7%, Fette etwa 53% und Kohlenhydrate etwa 40% des Brennwertes. Dieses Verhältnis der Nährstoffe zueinander wird auch bei der künstlichen Ernährung des Säuglings angestrebt.

Kuhmilch enthält mehr als dreimal soviel an Protein und Mineralien wie Frauenmilch, entsprechend der größeren Wachstumsgeschwindigkeit des Kalbes im Vergleich zum Säugling: Das Kalb verdoppelt sein Geburtsgewicht bereits nach 50, der menschliche Säugling erst nach 150 Tagen. Bei annähernd gleichem Fettgehalt und Brennwert beider Milcharten nimmt der Säugling relativ mehr Kohlenhydrate (als „Betriebsstoffe") auf. Aber nicht nur im Mengenverhältnis, sondern auch in der chemischen Zusammensetzung weichen die einzelnen Nährstoffe in beiden Milcharten erheblich voneinander ab.

5.1.2 Protein

Frauenmilch- und Kuhmilchprotein setzen sich im wesentlichen aus 2 Fraktionen zusammen: dem grobflockig ausfallenden Kasein und dem Laktalbumin der Molke. Das Verhältnis Kasein zu Laktalbumin beträgt

bei der Frauenmilch   0,7 : 1,
bei der Kuhmilch   3 : 1.

Entgegen früheren Auffassungen hat Kuhmilcheiweiß bei isokalorischer Zufuhr (etwa 7% der Gesamtkalorien) gegenüber Frauenmilcheiweiß hinsichtlich Gewichtszunahme und Wachstum sowie Stickstoff-Aufnahme und -Retention bei reifgeborenen Säuglingen keine Nachteile. Die grobflockige Gerinnung des kaseinreichen Kuhmilchproteins im Magen des Säuglings kann durch Zusätze von Schleim oder durch Homogenisieren vermieden werden.

Auch bei der gebräuchlichen Verdünnung des Kuhmilchproteins ist die ausreichende Zufuhr **essentieller Aminosäuren** gewährleistet. Jedoch ist das Aminosäurenmuster des Frauenmilchproteins auf das Enzymmuster des menschlichen Neugeborenen abgestimmt.

Auch andere Proteine pflanzlichen und tierischen Ursprungs eignen sich für die Säuglingsernährung. So kann bei Unverträglichkeit von Kuhmilcheiweiß Sojabohneneiweiß verwendet werden, das allerdings mit Methionin angereichert werden muß. Aminosäuren-Hydrolysate auf Fleischbasis werden bei der Galaktosämie oder bei Laktasemangel als Proteinquelle für galaktosefreie Nahrungen eingesetzt.

Tabelle 21. *Durchschnittliche Zusammensetzung reifer Frauenmilch und Kuhmilch (auf 100 g)*

	Protein		Fett		Kohlenhydrat		Mineralien	Kalorien
	g/100 ml	% Kal	g/100 ml	% Kal	g/100 ml	% Kal	g/100 ml	pro 100 ml
Frauenmilch	0,9	7	4	53	6,8	40	0,2	70
Kuhmilch	3,3	21	3,5	46	4,8	33	0,7	66

5.1.3 Fett

Etwa 50% des Brennwertes der Frauenmilch entstammen dem Fett: Freie Fettsäuren sind die wichtigste Energiequelle für den jungen Säugling. Die ersten Lebensmonate sind durch besonders starke Zunahme des Fettanteils an der Körpermasse gekennzeichnet. Im Tierversuch verursacht eine fettarme Ernährung in der Frühphase langanhaltende zerebrale Funktionsstörungen.

Frauenmilchfett und Kuhmilchfett weichen in ihrer Zusammensetzung erheblich voneinander ab. In Abhängigkeit von der Ernährung unterliegen beide Fette großen Schwankungen.

Kuhmilchfett besteht überwiegend aus **gesättigten** Fettsäuren (70%), Frauenmilchfett überwiegend aus **ungesättigten** Fettsäuren (53%). Beide Fette sind reich an der gesättigten Palmitinsäure (C 16:0), jedoch zeichnet sich Frauenmilchfett durch seinen hohen Gehalt an den beiden ungesättigten Fettsäuren Ölsäure (C 18:1) und Linolsäure (C 18:2) aus. Linolsäure ist für den menschlichen Säugling **essentiell.** Frauenmilchfett enthält etwa 5mal soviel Linolsäure wie Kuhmilchfett. Der Anteil der Linolsäure am Brennwert der Frauenmilch beträgt 3–5%. Langdauernder Mangel an Linolsäure verursacht Veränderungen der Haut, beeinträchtigt die humorale Abwehr und steigert im Tierversuch den Brennwertbedarf.

Butterfett wird vom Säugling schlecht ausgenutzt. Durch Zugabe polyenreicher Pflanzenöle kann die Fettresorption wesentlich verbessert werden. Obwohl es auf diese Weise gelingt, das Fettsäuremuster künstlicher Säuglingsnahrungen dem des Frauenmilchfettes anzugleichen, wird die hohe Resorptionsrate von Frauenmilchfett trotzdem nicht erreicht. Sie ist einerseits auf die Lipase der Frauenmilch, andererseits auf den besonderen Aufbau der **Triglyceride** des Frauenmilchfettes zurückzuführen. Triglyceride werden nach Abspaltung der Fettsäuren aus Position 1 und 3 als Monoglycerid mit einer Fettsäure in Position 2 resorbiert. Frauenmilchtriglyceride enthalten Palmitinsäure in Position 2, in der sie resorbiert werden kann. Im Kuhmilchtriglycerid findet sich Palmitinsäure in Stellung 1 und 3, aus der sie abgespalten wird und als Ca-Palmitat der Resorption entgeht.

5.1.4 Kohlenhydrat

Laktose ist das energieliefernde Kohlenhydrat in Frauenmilch und Kuhmilch. Nach Spaltung in der Darmwand wird Glukose je nach Erfordernis entweder glykolytisch gespalten oder zu Glykogen, Fett oder energiereichen Phosphaten synthetisiert. Galaktose kann in Glukose umgewandelt oder für den Aufbau von Glykoproteinen oder Glykolipiden herangezogen werden. Im Darm übt Laktose eine günstige Wirkung auf die Resorption von Kalzium und Magnesium aus. Lactose wird im Darm langsamer gespalten als andere Disaccharide. Deshalb gelangt sie auch in untere Abschnitte des Dünndarms, wo sie Gärungsprozesse auslöst. Sie ist mitverantwortlich für die azidophile Flora des Brustmilchkindes, welche das Wachstum fakultativ pathogener Colikeime unterdrückt.

In der künstlichen Ernährung des Säuglings werden auch *andere Disaccharide* eingesetzt. Neben Kochzucker können Stärke oder Malto-Dextrin verwendet werden, die zu Maltose und Isomaltose abgebaut und in der Darmwand in Monosaccharide gespalten werden.

20% der Kohlenhydratfraktion der Muttermilch bestehen aus stickstoffhaltigen Oligosacchariden mit einem hohen Gehalt an Neuraminsäure. Diese Substanzen kommen in Kuhmilch kaum vor. Sie dienen wahrscheinlich der unspezifischen Infektabwehr; außerdem können sie offenbar Immunglobuline der Frauenmilch vor proteolytischer Zersetzung im oberen Magendarmtrakt schützen und ermöglichen dadurch spezifische Abwehrreaktionen gegen die Invasion von E. coli und anderen pathogenen Erregern.

5.1.5 Mineralien

Der Elektrolytreichtum der Kuhmilch beruht in erster Linie auf ihrem hohen Ca- und P-Gehalt. Aber auch ihr Gehalt an Na, Cl, K und Mg ist 3–5fach höher als der Gehalt der Frauenmilch. Zink wird durch die Vermittlung eines spezifischen, resorptionsfördernden Liganden der Frauenmilch von gestillten Kindern besser resorbiert. Die als Zinkmangelerkrankung identifizierte Acrodermatitis enteropathica kommt bei gestillten Kindern nicht vor. Auch Eisen wird aus Frauenmilch besser resorbiert als aus Kuhmilch. Gestillte Kinder er-

kranken seltener an Eisenmangelanämien als künstlich ernährte.
Da der hohe Elektrolytgehalt den Bedarf des Säuglings überschreitet, den Organismus übermäßig belastet (renale Molenlast!) und zu Krankheitserscheinungen führen kann (Neugeborenentetanie!), muß er für die künstliche Ernährung des Säuglings reduziert werden. Möglicherweise kann ein überhöhtes Natrium-Angebot Spätfolgen haben (Hochdruckentwicklung?).

5.1.6 Abwehrfaktoren

Einer der klinisch bedeutsamsten Unterschiede zwischen Frauenmilch und Kuhmilch ist der *Gehalt der Frauenmilch an spezifischen Abwehrfaktoren*. Makrophagen und Lymphozyten, besonders reichlich in der Vormilch enthalten, sowie spezifische Immunglobuline (z. B. sekretorisches IgA) verleihen Schutz gegen fast alle pathogenen Erreger, mit denen die Mutter vorher konfrontiert war. Damit ist der gestillte Säugling auf den Kontakt mit den Erregern seiner häuslichen Umwelt immunologisch vorbereitet. Enteropathogene Coli-Enteritis, Salmonellen- und Shigellen-Infektion, Sepsis und bakterielle Meningitis sowie abszedierende Staphylokokken-Pneumonien sind bei gestillten Kindern selten. Kuhmilch vermittelt dagegen keinen spezifischen Schutz gegen menschenpathogene Erreger.
Spezifische Immunglobuline und Makrophagen sind in der Lage, *nutritive Allergene* von der Darmwand fernzuhalten und zu eliminieren.

5.1.7 Vitamine

Frauenmilch ist reicher an Vitamin A, C und E, Kuhmilch enthält mehr Vitamine der B-Gruppe. Der Vitamin-D-Gehalt beider Milcharten reicht nicht aus, den täglichen Bedarf des Säuglings zu decken. Das gleiche gilt von der 5. Lebenswoche an für den Vitamin-C-Bedarf.

5.1.8 Nährstoff-, Brennwert- und Flüssigkeitsbedarf im Säuglingsalter

Bedarfszahlen für einzelne Nährstoffe werden aus der Analyse von Wachstumsdaten im Verlauf von Bilanzuntersuchungen ermittelt. Berechnungen der fettfreien Körpermasse lassen Rückschlüsse auf den Bedarf für den Gewebsansatz zu. **Der Bedarf** an einem Nährstoff bezeichnet die geringste Menge, die zur Aufrechterhaltung eines optimalen Gesundheitszustandes in einer bestimmten Altersgruppe erforderlich ist. Nationale und internationale wissenschaftliche Gremien erarbeiten Richtlinien für ein **„empfohlenes Angebot"**. Es liegt zum Zweck der Sicherung des Gesundheitszustandes meist *über* dem Bedarfswert. Für eine Reihe von Nährstoffen oder ihre Bausteine ist der Bedarf im Säuglingsalter noch nicht einwandfrei geklärt.
Das anfangs hohe und dann nachlassende Tempo von Längenwachstum und Gewichtsansatz im 1. Lebensjahr bedingt rasche, altersabhängige Veränderungen vor allem des Flüssigkeits- und Brennwertbedarfs. Tabelle 22 gibt Richtzahlen wieder.

Tabelle 22. *Richtzahlen für Flüssigkeits-, Brennwert- und Nährstoffbedarf im Verlauf des 1. Lebensjahres*

	Flüssigkeitsaufnahme im Verhältnis zum Körpergewicht	ml/kg Körpergewicht	Kalorien/kg Körpergewicht	Protein g/kg Körpergewicht	Fett	Kohlenhydrate
					% der Gesamt-Kalorien	
1. Trimenon	1/5 – 1/6	165 – 200	120 – 140	2,5 – 3,0		
2. Trimenon	1/7	140	120	2,4	35 – 50	30 – 50
3. Trimenon	1/8	120	100	2,0		
4. Trimenon	1/8	120	100	1,7		

5.2 Ernährung im ersten Lebensjahr

5.2.1 Anpassung der Verdauungsfunktion in den ersten Lebensmonaten

Während der Schwangerschaft wird das Kind durch die Nabelschnur parenteral ernährt. Mit der Entbindung muß es sich auf die enterale Nahrungsaufnahme umstellen. Dieser Anpassungsvorgang stellt hohe Anforderungen. Am besten trainiert ist das Neugeborene auf dem Gebiet der **Flüssigkeitsresorption,** da am Ende der Schwangerschaft etwas mehr als 3,5 l Flüssigkeit/Std zwischen Mutter und Kind ausgetauscht werden, wobei das Fruchtwasser etwa alle 2 Std erneuert wird. Davon werden rund 40% vom Fet oral aufgenommen, während der Rest vom Amnion resorbiert wird. Der Fet hat also intrauterin reichlich Gelegenheit, Schluckakt, Peristaltik und Resorption zu üben. (Deshalb bei Hydramnion immer an Ösophagusatresie oder Duodenalstenose denken!) So kann das neugeborene Kind schon nach kurzer Zeit Flüssigkeitsmengen verarbeiten, die beim Erwachsenen (bezogen auf Körpergewicht) täglich 14 l betragen würden.

Der Salzsäureverbrauch im Magen ist abhängig von der Pufferkapazität der zugeführten **Proteine.** Der geringste Verbrauch findet sich bei Frauenmilchproteinen. Die Verdauungsleistung für Proteine ist schon bei der Geburt hinreichend, um selbst dem relativ hohen Eiweißbedarf des Frühgeborenen gerecht zu werden. Bereits am Ende der 1. Lebenswoche beträgt die Stickstoffausnutzung 80–90%. Sie läßt keine nennenswerten Unterschiede zwischen Frauenmilch- und Kuhmilchprotein erkennen. Bei Frühgeborenen und Neugeborenen in den ersten Lebenstagen können kleinste Mengen ungespaltener Proteine die Darmwand passieren; Kuhmilchproteine können so gelegentlich intestinale Sensibilisierungen hervorrufen.

Das **Kohlenhydrat** beider Milcharten, Laktose, wird durch die Laktase der Dünndarmschleimhaut gespalten. Ihre Bereitstellung steigt adaptiv mit dem Angebot an Laktose. Auch andere Disaccharide (Maltose, Isomaltose, Rohrzucker) werden durch entsprechende Disaccharidasen in den ersten Lebenstagen noch nicht hinreichend hydrolisiert. Da die Spaltung erst beim Durchtritt durch die Zelle stattfindet, gelangt ein Teil der Disaccharide in den Dickdarm, wo vor allem Laktose, deren Resorptionsgeschwindigkeit am geringsten ist, bakterielle Gärungsprozesse unterhält (S. 57). Für die Aufschließung der bei künstlicher Ernährung verwendeten Polysaccharide steht bis zum 3. Lebensmonat Amylase in Speichel und Pankreas nur begrenzt zur Verfügung.

Da Frauenmilch eine Lipase enthält, werden bei Muttermilchernährung 40–50% des **Fettes** bereits im Magen gespalten. Bei künstlicher Ernährung beginnt der überwiegende Teil der Fettspaltung erst im Dünndarm. Die Emulgierung der Fette und die Aktivierung der Lipasen sind – wegen der zunächst geringen Verfügbarkeit von Gallensäuren – eine „werdende Funktion".

Bei Frauenmilchernährung werden schon von der 4. Lebenswoche an 90–95% des Fettes ausgenutzt, bei Zufuhr von Kuhmilchfett wesentlich weniger. Bei Durchfallerkrankungen ist die Fettausnutzung am ehesten beeinträchtigt.

5.2.2 Die natürliche Ernährung des Säuglings

5.2.2.1 Die Produktion der Frauenmilch

In der zweiten Schwangerschaftshälfte vermindern sich die von der Plazenta gelieferten östrogenen Substanzen, und die Prolaktinsekretion des Hypophysenvorderlappens nimmt zu. Unter der Einwirkung dieses Hormons wird die Milchsekretion ausgelöst. Zunächst wird **Kolostralmilch** gebildet, die im Vergleich zur reifen Milch reich an Eiweiß und arm an Kohlenhydrat und Fett ist. Sie besitzt einen hohen Gehalt an Immunglobulinen, vor allem dem sekretorischen IgA. Ihr folgt die **transitorische Milch** („Übergangsmilch") und, vom 10.–15. Tag des Wochenbettes an, die **reife Frauenmilch** (s. Tabelle 21, S. 56).

In der Regel steigert sich in den ersten Tagen die Milchmenge täglich um etwa 70–80 g. Zwischen dem 2. und 5. Tag kommt es zum eigentlichen Beginn der Laktation. Das „Einschießen" der Milch kann Schmerzen in Brustdrüse und Brustwarzen verursachen. Von nun an wird die **Milchbildung** durch den Entleerungsreiz gesteuert. Über die Brustwarze kommt es nun auch zur Oxytocinsekretion des Hypophysenhinterlappens. Oxytocin führt zu schmerzhaften Kontraktionen des Uterus und beschleunigt seine Involution nach der Entbindung. Vor dem 15. Tag nach der Entbindung ist ein Urteil über die Leistungsfähigkeit der Brust nicht möglich. Bei anfänglicher Trinkschwäche des Kindes muß die Brust durch Abpumpen vollständig geleert werden. Die Diät der Mutter sollte den Verlusten durch die Milchsekretion Rechnung tragen. Weder durch Medikamente noch durch eine Erhöhung der Flüssigkeitszufuhr ist eine Steigerung der Milchsekretion zu erreichen.

5.2.2.2 Stillfähigkeit

Mindestens 90% aller Mütter sind in der Lage, ihr Kind selbst zu stillen; eine primäre Agalaktie ist extrem selten. Eine **Hypogalaktie** ist oft auf eine zögernde Einstellung der Mutter gegenüber dem Stillen oder auf falsche Stilltechnik zurückzuführen. Das Zufüttern von Flaschennahrung bei exsikkierten oder dystrophen Neugeborenen in den ersten Lebenstagen vermindert die Trinkfähigkeit des Kindes an der Brust.

Die **Stillhäufigkeit** ist in den hochzivilisierten Ländern zwischen 1940 und 1970 ständig zurückgegangen. Das hohe Maß an Sicherheit der künstlichen Säuglingsernährung bietet den Hintergrund dieser Entwicklung, deren Motive vielseitig sind. Regionale und sozial bedingte Unterschiede der Stillfrequenz sind feststellbar. In den letzten Jahren wird in den westlichen Industrieländern wieder vermehrt und länger anhaltend gestillt. Die Umorientierung der klinischen Geburtshilfe, die den frühen und ständigen Mutter-Kind-Kontakt im Wochenbett („Rooming-in") ermöglicht, hat zu dieser Entwicklung beigetragen.

5.2.2.3 Stillhindernisse und Kontraindikationen

Stillhindernisse können sowohl auf seiten der Mutter als auch auf seiten des Kindes bestehen.

Auf seiten der Mutter gelten chronisch konsumierende Krankheiten, Unterernährung, Psychosen oder Epilepsien als *abolute* Stillhindernisse. Bei Erkältungs- und Infektionskrankheiten ist Stillen meist unter entsprechenden Schutzmaßnahmen möglich.

Flach- und Hohlwarzen, Milchstauung und Rhagaden stellen *lokale* Hindernisse dar, die durch dauerndes oder zeitweiliges Abpumpen der Milch überwunden werden können. Die Milch einer mastitischen Brust muß zwar abgepumpt, darf aber wegen des hohen Staphylokokkengehaltes nicht verfüttert werden.

Auf seiten des Kindes gelten Unreife oder Erkrankungen wie Geburtstrauma, Herzfehler, Pneumonie als *allgemeine* Hindernisse, die Sondierung oder Flaschenfütterung der abgepumpten Milch notwendig machen. Dies gilt auch für *lokale* Hindernisse, wie Mikrognathie und Spaltbildungen der Mundhöhle.

Die nicht antikörperbedingte Bilirubinämie bei der in seltenen Fällen ein Progesteronabbauprodukt aus der Muttermilch, das Pregnandiol, die Aktivität der Glucuronyltransferase hemmen kann, soll höchstens eine kurzfristige Unterbrechung der Muttermilchernährung zur Folge haben und stellt somit keine echte Kontraindikation zum Stillen dar.

Der Gehalt der Muttermilch an chlorierten Kohlenwasserstoffen (z. B. DDT) liegt höher als in Säuglingsmilchpräparaten, deren Milchbasis von pestizidfreien Weiden stammt. Toxische Auswirkungen für den gestillten Säugling sind jedoch bisher nicht sicher erwiesen.

5.2.2.4 Stilltechnik und Abstillen

Wenn es das Befinden der Mutter zuläßt, soll ein gesundes Neugeborenes bereits innerhalb der ersten 30 Minuten nach der Geburt angelegt werden, da zu diesem Zeitpunkt die Intensität des Saugreflexes einen ersten Höhepunkt erreicht. Selbst wenn noch keine Milch sezerniert wird, ist ein Saugversuch von rund 5 min Dauer anregend für die Milchbildung. Zur Überbrückung der ersten Tage bis zum Einschießen der Milch genügt bei gesunden, reifen Neugeborenen eine 5%ige Glukoselösung (30–60 ml/kg). Kinder, die durch die Geburt beeinträchtigt sind oder an Atemstörungen leiden, erhalten zunächst nur Glukoselösung, um einer Aspirationspneumonie vorzubeugen. Exsikkierte oder dystrophe Neugeborene müssen jedoch schon nach der zweiten Lebensstunde mit **Milchnahrung** versorgt werden.

Bei raschem Einschießen mit Schmerzhaftigkeit der Brustwarzen kann vor dem Anlegen eine kleine Menge abgepumpt werden. Mit zunehmender Milchmenge soll das Kind zunächst jeweils eine Brust leertrinken. Sollte es nicht satt werden, kann auch die andere Seite gereicht werden. Trinkt es eine Seite jedoch nicht leer, so muß der Rest abgepumpt werden. Nach der Mahlzeit läßt man das Kind aufstoßen, damit die mitgeschluckte Luft entweichen kann. Mutter und Kind müssen eine bequeme Lage einnehmen. Abb. 34 zeigt, daß der freie Arm die Brust zurückhält, damit das Kind die Warze fassen kann und die Nasenatmung frei bleibt.

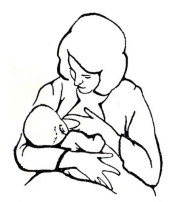

Abb. 34. Richtiges Halten beim Stillen

Zur **Brustpflege** gehört die Händedesinfektion vor dem Stillen, das Abwaschen der Warzen mit abgekochtem Wasser vor und nach dem Stillen. Zum Schutz vor Mazeration und Infektion ist das Trockenhalten der Warzen wichtig. Die Laktation kann beim Menschen über Jahre anhalten. Vom ernährungsphysiologischen Standpunkt aus ist das Stillen über den 6. Monat hinaus nicht mehr sinnvoll, da der Wachstumsbedarf an Protein und Mineralien nicht mehr hinreichend gedeckt wird (Abb. 35, S. 65). Bei ausreichender Milchproduktion kann mit dem Beginn des Zufütterns von Gemüsebrei bis zum 4.–5. Monat gewartet werden. Mit Vitamin D muß der gestillte in gleicher Weise wie der künstlich ernährte Säugling versorgt werden.

Hunger an der Brust ist ohne Waage oft schwer zu erkennen. Die Säuglinge können entweder unruhig oder aber auffallend schläfrig sein. Eine unzureichende wöchentliche Gewichtszunahme, auch das Auftreten volumenarmer, dunkel-bräunlicher „Hungerstühle" können wichtige Hinweise sein. Der Verdacht kann durch eine Stillprobe geprüft werden: Zur Vermeidung von Fehlbeurteilungen durch unterschiedlich große Einzelmahlzeiten wird zwei Tage lang vor und nach dem Stillen gewogen. Erweist sich die Brustmilchmenge als unzureichend, sollte, je nach Motivation der Mutter, ihr Säugling, um die Milchproduktion zu steigern, häufiger angelegt, oder die Zufütterung von Flaschennahrung – **Zwiemilchernährung** – begonnen werden. Dabei kann ein Defizit von 50 ml pro Mahlzeit mit Löffelfütterung nach dem Stillen kompensiert werden, um die Trinkfreudigkeit an der Brust nicht zu stören. Größere Mengen müssen durch Flaschennahrung ergänzt werden.

Als natürlicher Termin für das **Abstillen** bietet sich der Übergang von Brust zu Löffel mit 6 Monaten und endgültig der Übergang von Brust zu Tasse mit ca. 1 Jahr an. Müttern, die weniger lange stillen möchten, hilft der Hinweis, daß Brustmilchernährung ernährungsphysiologisch nach dem 6. Lebensmonat keine Vorteile mehr bietet. Ist frühes Abstillen wegen geringer mütterlicher Brustleistung indiziert, werden eine oder zwei Brustmahlzeiten durch eine Flaschenmahlzeit ersetzt. Wegen des ausbleibenden Entleerungsreizes ist allerdings ein weiterer schneller Rückgang der mütterlichen Brustleistung bis zum kompletten Abstillen meist rasch die Folge.

5.2.2.5 Vorteile des Stillens

Trotz aller hygienischen und technischen Fortschritte auf dem Gebiet der künstlichen Säuglingsernährung sind Vorteile der Frauenmilchernährung auch heute noch nachweisbar. Diese betreffen

1. die Milchqualität:
   a) Biochemische Verwandtschaft von Frauenmilch und Serumproteinen (keine intestinale Sensibilisierung durch Übertritt unveränderter Proteine aus dem Darm)
   b) Keine Hitzedenaturierung des Eiweißes und der Fermente
   c) Hoher Gehalt an unspezifischen und (lokal im Darm wirksamen) spezifischen Abwehrfaktoren (Immunglobuline)
   d) Bakterienfreiheit der Muttermilch.
2. Vorteile für die Gesundheit des Kindes:
   a) Verminderte Infektanfälligkeit gestillter Kinder
   b) Geringere Anforderungen an die Verdauungsleistung
   c) Günstigere Fett- und Vitaminversorgung.

Der **emotionale Kontakt** zwischen der stillenden Mutter und ihrem Kind ist besonders eng. Allerdings schließt die künstliche Ernährung eine enge seelische Verbundenheit zwischen Mutter und Kind nicht aus. Auch kann die zu starke Betonung der positiven psychologischen Faktoren des Stillens bei Müttern, denen der Stillerfolg versagt bleibt, Schuldgefühle gegenüber dem Kinde wecken.

5.2.2.6 Besondere Indikationen zum Stillen

Bei **allergischer Familienbelastung** mit Asthma oder Pollinosen soll der Säugling wenn möglich 6 Monate voll gestillt werden und insbesondere in den ersten Lebenstagen, wegen der hohen Sensibilisierungsgefahr, keine künstliche Säuglingsmilchnahrung erhalten. Die Manifestation allergischer Krankheiten kann so hinausgeschoben und gemildert werden. Dies gilt jedoch vermutlich nicht für das atopische Ekzem.
Frühgeborene benötigen die Milch ihrer eigenen Mutter. Sie enthält im Vergleich zur Milch von Müttern Reifgeborener bis zu 20% mehr Protein in den ersten Lebenswochen und eignet sich damit besonders für den hohen Proteinbedarf des rasch wachsenden Frühgeborenen.
Bei **Mukoviszidose** (s. S. 246) kompensiert die Lipase der Muttermilch die Verdauungsinsuffizienz und schiebt den Beginn der enteralen Symptomatik auf.

5.2.3 Die künstliche Ernährung des Säuglings

Bei der künstlichen Ernährung des Säuglings werden heute überwiegend industriell hergestellte Milch- und Beikostpräparate verwendet. Nur etwa 10% der Mütter bereiten die Nahrungsgemische noch selbst zu. Die wichtigsten Voraussetzungen für die Verträglichkeit einer Säuglingsnahrung sind:
1. Keimarmut,
2. die Anpassung der Kuhmilch an die Verdauungsfunktion des Säuglings mittels verschiedener Formen künstlicher Säuglingsmilchnahrungen.

5.2.3.1 Keimarmut

Frisch gemolkene Kuhmilch enthält bereits zwischen 2000–200 000 Keime/ml. Diese Zahl potenziert sich rasch, wenn die Milch auf dem Weg vom Erzeuger zur Molkerei nicht hinreichend gekühlt wird. Um eine Keimreduktion bzw. Keimfreiheit zu erreichen, stehen folgende Verfahren zur Verfügung:
Beim **Pasteurisieren** wird durch verschiedene Koppelung von Temperatur und Zeit z. B. 62–65° für 30 Minuten, die Keimzahl auf 0,5% des Ausgangswertes reduziert. Zur Verwendung für den Säugling muß dennoch abgekocht werden.
Beim **Pulverisieren** werden pathogene Keime und Saprophyten im Sprüh- und Perlierverfahren abgetötet. Kaseolyten und aerobe Sporenbildner können erhalten bleiben. **Uperisation** ist Erhitzung auf 130–150° für die Dauer weniger Sekunden durch Dampfinjektion. Das Eiweiß wird dabei relativ geringfügig denaturiert. Die Milch wird keimfrei und ist bei Zimmertemperatur in der Originalpackung wochenlang haltbar. Demgegenüber sind **Sterilmilch** (H-Milch) und **Kondensmilch** mit langen Erhitzungszeiten bei hohen Temperaturen wegen des höheren Denaturierungsgrades der Proteine für die Säuglingsernährung weniger geeignet.

5.2.3.2 Verschiedene Formen künstlicher Säuglingsmilchnahrungen

A. **Teiladaptierte Nahrungen:** Dieser Typ von Säuglingsmilchnahrungen wird hinsichtlich des Nährstoffbedarfs dem „empfohlenen Angebot" gerecht. Der Proteingehalt ist auf den einer ½-Milch gesenkt, und das Kaloriendefizit wird durch Kohlenhydrat- und Fettzusätze korrigiert.
Gebräuchlich ist die Zugabe eines ersten Kohlenhydrats (Mono- oder Disaccharid, meist Saccharose) und eines zweiten Kohlenhydrats (Polysaccharid). Die Einführung des zweiten Kohlenhydrats in Form von Schleimen (Reis- oder Haferschleim) oder Mehlen (z. B. Mondamin, Maizena, Gustin) erfolgte u. a., um durch ein „Schutzkolloid" die Eiweißgerinnung im Magen zu verfeinern. Auf die Schutzkolloidwirkung kann heute verzichtet werden, da feinflockige Gerinnung durch **Homogenisieren,** aber auch durch „Adaptierung" (s. u.) erreicht werden kann. Durch Zugabe von polyensäurereichen Pflanzenölen (z. B. Baumwollsaatöl oder Maiskeimöl) oder durch vollständigen Ersatz des Butterfettes durch ein

Tabelle 23. *Richtzahlen für teiladaptierte und adaptierte Säuglingsmilchnahrungen in der BRD. Fast alle Herstellerfirmen* [1]) *von Säuglingsmilchnahrungen bieten sowohl teiladaptierte als auch adaptierte Nahrungen an*

	Protein g/100 ml	Fett g/100 ml	Kohlenhydrate g/100 ml	Mineralien g/100 ml	Kalorien pro 100 ml
teiladaptierte Nahrung	höchstens 2,0	3,0 – 3,8	nicht über 50% der Gesamtkalorien	< 0,45	68 – 78
adaptierte Nahrung	1,4 – 1,9	3,3 – 4,2	6,3 – 7,9 nur Laktose	< 0,39	67 – 74

[1]) Aponti, von Heyden, Hipp, Humana, Kölln, Milupa, Nestle.

Gemisch pflanzlicher Öle und tierischer Fette wird der Fettkörper in seiner Zusammensetzung dem der Frauenmilch angenähert. Kohlenhydrat- und Fettanreicherung stellen das Prinzip vieler Fertignahrungen dar (s. Tabelle 23).
Die **Verträglichkeit** dieser Milchen ist sehr gut. Sie eignen sich auch zur Ernährung Frühgeborener und rekonvaleszenter Säuglinge. Die gute Konsistenz der Haut und des Unterhautfettgewebes wird hervorgehoben. Vergleichende Untersuchungen weisen auf eine Steigerung der Infektresistenz hin.
B. **Adaptierte Nahrungen:** Neben der quantitativen wird bei diesem Milchnahrungstyp auch eine weitmögliche qualitative Anpassung angestrebt:

a) Im niedrigen **Proteinanteil** kann durch Zusatz von Molkeneiweiß ein Kasein-: Laktalbuminverhältnis von ca. 1 : 1 erreicht werden.
b) Durch Voll- oder Teilaustausch des Butter*fettes* wird ein Verhältnis gesättigter: ungesättigter Fettsäuren von 1 : 1 hergestellt, wobei der Linolsäureanteil 3–5% der Gesamtkalorien der Nahrung entspricht.
c) Milchzucker wird als einziges Kohlenhydrat eingeführt. In fettreicher Milch wird Laktose gut toleriert. Durch geringgradige Gärung begünstigt sie die Entwicklung einer acidophilen Darmflora.
d) Die Reduktion von Elektrolyten, vor allem von Kalzium, Phosphat und Natrium.

Adaptierte Nahrungen (Tabelle 23) sind besonders für die Aufzucht von dystrophen und rekonvaleszenten sowie von Säuglingen mit niedrigem Geburtsgewicht geeignet. Eine völlige Angleichung der Resorptions- und Stoffwechselvorgänge an die Verhältnisse bei Frauenmilchernährung wird jedoch nicht erreicht.
C. **Folgemilchnahrungen:** In der Bundesrepublik sind eine Reihe von Säuglingsmilchnahrungen im Handel, welche entweder im Brennwert-, Protein-, Kohlenhydrat- oder Mineralangebot von den empfohlenen Richtwerten nach oben oder im Fettgehalt nach unten abweichen. Sie sollten nicht vor dem 4.–6. Monat in die Ernährung des Säuglings eingeführt werden.

5.2.3.3 Technik der Zubereitung

Bei Selbstzubereitung des Nahrungsgemisches kann die Tagesmenge an Verdünnungsmittel (Schleim und Zucker) zubereitet und im Kühlschrank aufbewahrt werden. Abgefüllter „Markenmilch" mit einem Fettgehalt von 3,5% ist der Vorzug zu geben. Sogen. „Vorzugsmilch", eine keimarme Rohmilch, ist wegen des schwankenden Fettgehaltes nicht zu empfehlen. Pasteurisierte Markenmilch muß abgekocht werden.
Um aus Kondensmilch ½-Milch herzustellen, muß ein Teil Kondensmilch mit drei Teilen Wasser vermischt werden. Bei jungen Säuglingen genügt die Zugabe von 5% Traubenzucker oder Kochzucker, jenseits des ersten Trimenons können neben 3% Kochzucker zur günstigen Beeinflussung der Darmperistaltik 2–3% eines Schleimpräparates beigegeben werden. 2% Maiskeimöl, mit dem Schneebesen oder einem Mixgerät eingerührt, gewährleisten eine hinreichende Zufuhr ungesättigter Fettsäuren und verhindern ein Überangebot an Kohlenhydraten.

Bei Verwendung pulverisierter, perlierter oder konzentrierter **Fertignahrung** ist lediglich Zugabe von abgekochtem Wasser erforderlich. Uperisierte, trinkfertige Nahrungen brauchen nur noch in die Flasche umgefüllt zu werden. Jede Mahlzeit sollte erst unmittelbar vor Verfütterung zubereitet werden, um bakteriellen Kontaminationen sicher vorzubeugen. Nach der Mahlzeit werden leere Flaschen erst kalt, dann unter Zusatz von Reinigungsmittel in heißem Wasser gespült und gebürstet. Einmal am Tag müssen sie ausgekocht werden, sofern sie nicht in einer Desinfektionslösung (Präparat: Milton) aufbewahrt werden. Der Sauger soll in heißem Wasser gereinigt und zwischen den Mahlzeiten in einem ausgekochten Gefäß aufbewahrt werden. Er muß täglich einmal ausgekocht und alle 2 Wochen erneuert werden.

5.2.4 Der Ernährungsplan des Säuglings

5.2.4.1 Der Trinkrhythmus

Gesunden Neugeborenen wird die erste Flasche 2–6 Std nach der Geburt gereicht. Bestehen Atemstörungen oder liegt der Verdacht auf einen Geburtsschaden vor, so bietet man nur 5%ige Glukoselösung an, um die Gefahr einer Aspirationspneumonie zu verringern und beginnt mit dem ersten Trinkversuch erst 24 Std nach der Geburt.
Als Anhaltspunkt für die tägliche **Trinkmenge** in den ersten 10 Lebenstagen bedient man sich der Formel

(Lebenstage minus 1) × 50 bis 80 ml.

In der Folge gelten die in der Tabelle 22 angegebenen Richtzahlen für die tägliche Milchmenge.
Überläßt man den Trinkrhythmus weitgehend den Kindern selbst, indem man sie nur füttert, wenn sie sich durch Hungerschreien melden, so verlangen sie am Ende der 1. Lebenswoche meist 6–8 Mahlzeiten. Auch in der Nacht melden sie sich, weil sich der **Tag-Nacht-Rhythmus** noch nicht eingespielt hat. Man sollte jeder Mutter raten, ihrem Gefühl zu folgen und sich nach den Bedürfnissen des Kindes zu richten. Bei 90% der Kinder spielt sich innerhalb des 1. Lebensmonats ein konstanter Rhythmus ein; nach 3–6, spätestens nach 12 Wochen, meldet sich das Kind nachts nicht mehr, so daß die Mutter jetzt durchschlafen kann. Verweigert sie dem Kinde in den ersten Wochen die nächtliche Mahlzeit, so kann sie den Zeitpunkt des Durchschlafens nicht vorverlegen, wie vergleichende Untersuchungen gezeigt haben. Meist kann sie sich ohnehin wegen der Nachbarn nicht erlauben, das Kind nachts längere Zeit schreien zu lassen – abgesehen davon, daß sie selbst während des Schreiens keine Ruhe findet.
Das elastische Vorgehen, die „**Fütterung nach Bedarf**" („self demand feeding") konnte früher fast ausschließlich für brustmilchernährte Säuglinge empfohlen werden, da zahlreiche künstliche Säuglingsmilchnahrungen wegen seinerzeit zu hohen Nährstoffangebotes leicht zu Über- oder Fehlernährung führen konnten. Bei Einhaltung des „empfohlenen Angebotes" bei Säuglingsfertignahrungen (s. Tabelle 23) hat sich diese Gefahr verringert.
Bei Muttermilchernährung begünstigt Fütterung nach Bedarf die Stilleistung. Da das Kind nur angelegt wird, wenn es hungrig ist, entleert es die Brust gründlich und sorgt für eine intensivere Milchproduktion. *Eine* Mahlzeit sollte allerdings zeitlich festliegen: Das Stillen um 22 Uhr. Nur so erhält die Mutter eine regelmäßige Schlafenszeit.
Nicht alle Mütter sind dazu befähigt, elastisch vorzugehen. Insbesondere übergewissenhaften Müttern wird man regelmäßige Fütterungszeiten alle 4 Std empfehlen mit festen Zeiten um

6, 10, 14, 18 und 22 Uhr.

Zwischen dem 4. und 8. Monat kann die späte Abendmahlzeit fortfallen, und um den 12. Monat kann von 4 auf 3 Mahlzeiten übergegangen werden.

5.2.4.2 Die Beikost

Bei Muttermilchernährung oder Verfütterung einer industriellen Fertignahrung ist Zufütterung von Beikost vor dem vollendeten 5. Lebensmonat überflüssig (Abb. 35). Um Ballaststoffe und Eisen anzubieten, wird im 5. Lebensmonat allmählich ein Gemüse-Fleisch-Brei eingeführt, im 6. Monat eine weitere Flasche durch Obst-Getreide-Brei mit Milch ersetzt. Nach dem 6. Monat wird ein Vollmilchbrei angeboten. Nach dem 6. Monat kann die Säuglingsmilch verlassen und durch Vollmilch (mit 5% Kochzucker und 2% Mondamin oder Grieß) ersetzt werden.

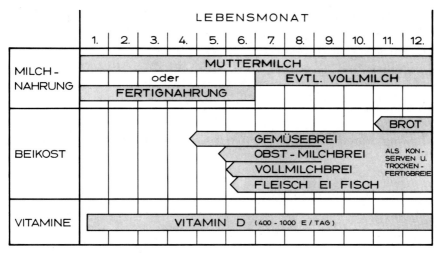

Abb. 35. Ernährungsplan im ersten Lebensjahr

Anstelle von selbst zubereiteten Breien wird heute in zunehmendem Maße industriell hergestellte **Fertigbreikost** verwendet. In der Großstadt ist der Weg vom Erzeuger bis zum Verbraucher oft weit, so daß Qualitätsminderung des Frischgemüses in Kauf genommen werden muß. Außerdem schwankt die Gemüsequalität je nach der Jahreszeit. Zur Großproduktion von Fertigbreikost wird Gemüse bzw. Obst verwendet, das zu günstiger Jahreszeit geerntet wurde und aus pestizidfreiem Anbau stammt. Keimfreiheit, konstanter Vitamingehalt und ein geringer Arbeitsaufwand bei der Zubereitung stellen weitere Vorteile dar.

Die in **portionierten Gläsern** angebotene Fertigbreikost braucht nur im Wasserbad erwärmt zu werden. Fertigbrei in **Pulverform** ist besonders preiswert. Das Anrühren des Pulvers im Schüsselchen mit heißem Wasser benötigt nur einen geringen Zeitaufwand. Das Verfahren hat sich auch in Kliniken bewährt. Da der Brei jedesmal mit Hilfe eines Heißwasserbereiters frisch hergestellt wird, kann es nicht zu einer Keimbesiedlung und -vermehrung kommen.

6. Stoffwechsel

H. BICKEL und E. HARMS

6.1 Stoffwechselanomalien

6.1.1 Aminosäurenstoffwechsel

Die erblichen Enzymdefekte im Aminosäurenstoffwechsel werden *fast alle autosomal-rezessiv* übertragen. Ausnahmen werden im folgenden besonders gekennzeichnet. Sie führen gelegentlich zu charakteristischen Krankheitsbildern, jedoch ist die Korrelation zwischen klinischer Symptomatik und biochemischem Defekt sowohl quantitativ wie qualitativ nicht bei allen Erkrankungen eindeutig geklärt. Die häufigsten organischen Schäden finden sich am zentralen Nervensystem.

Die biochemische Frühdiagnose in den ersten Lebenstagen durch sog. **Screening-Teste** ermöglicht bei einigen Anomalien eine wirksame Therapie vor dem Auftreten irreversibler Schäden. Ist eine Frühdiagnose durch Screening nicht möglich, sollte vor allem bei psychomotorischer Entwicklungsverzögerung, neurologischen Symptomen ohne erkennbare organische Ursache, persistierender metabolischer Azidose, Hepatopathien und bei Nephrolithiasis das Vorliegen einer Aminosäurenstoffwechselstörung in Betracht gezogen werden. Durch dünnschichtchromatographische Analyse von Urin und Plasma wird ein gezieltes Screening auf diese Störungen durchgeführt. Im Verdachtsfall muß eine quantitative, säulenchromatographische Analyse der Aminosäuren, bei Verdacht auf Organazidurie auch eine gaschromatographische Untersuchung des Urins auf organische Säuren durchgeführt werden. Ferner läßt sich bei verschiedenen Aminoazidopathien analog den Lipidosen (siehe diese) eine pränatale Diagnose durch **Amniozentese** in der 15.–17. Graviditätswoche und biochemisch-enzymatische Erfassung der Stoffwechselstörung in der Amnionzellkultur stellen. Gegebenenfalls kann dann die Schwangerschaft noch bis zur 23. Woche unterbrochen werden.

In der postpartalen Phase finden sich bei hohem Eiweißangebot in der Nahrung häufig *erhöhte Konzentrationen* für einzelne oder mehrere Aminosäuren (Tyrosin, Methionin, Phenylalanin, Histidin). Die Normalisierung erfolgt in den ersten Lebenswochen spontan oder unter einem verminderten Eiweiß- und erhöhten Vitamin-Angebot. Diese passageren Aminoazidämien, die Folge der postpartalen Adaptation bzw. Enzymreifung sind, müssen von den echten Aminoazidopathien differenziert werden.

Sekundäre Störungen des Aminosäurenstoffwechsels kommen bei zahlreichen Erkrankungen der Leber, der Niere und des Darmkanals, bei endokrinen Störungen sowie bei massivem Gewebszerfall vor.

Primäre Störungen des Aminosäurenstoffwechsels können entweder durch Mangel an aktivem Enzymprotein (Apoenzymdefekt) oder aber durch das Fehlen eines für die Enzymreaktion benötigten Kofaktors verursacht sein. Die Synthese der Apoenzyme kann durch mehr als ein Gen reguliert werden. Dies macht die klinische und biochemische Heterogenität der einzelnen Stoffwechseldefekte verständlich.

6.1.1.1 Störungen des Stoffwechsels aromatischer Aminosäuren

Phenylketonurie

Beim Phenylbrenztraubensäure-Schwachsinn (FÖLLING) ist durch den Defekt der Phenylalanin-Hydroxylase die Umwandlung von Phenylalanin in Tyrosin gestört. Infolgedessen staut sich Phenylalanin an. Es wird in erhöhtem Maß im Urin ausgeschieden und außerdem zu Phenylbrenztraubensäure und anderen Verbindungen abgebaut (Abb. 36).

Klinische Befunde: Nach anfänglich normaler Entwicklung zeigt sich vom 4.–6. Lebensmonat an ein fortschreitender geistiger Entwicklungsrückstand, in etwa der Hälfte der Fälle treten Krämpfe auf. Andere häufige, aber

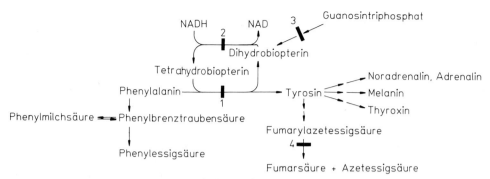

Abb. 36. Störungen des Stoffwechsels aromatischer Aminosäuren
1) Phenylalaninhydroxylase-Defekt ⎫
2) Dihydrobiopterinreduktase-Defekt ⎬ erhöhte Phenylalaninblutspiegel
3) Dihydrobiopterin-Synthesedefekte ⎭
4) Fumarylazetoazetase-Defekt
(vermutlich primärer Defekt bei Tyrosinämie Typ I)

nicht konstante Symptome sind hellblonde Haare und blaue Augenfarbe, ekzematöse Hautveränderungen sowie ein mäusekot- oder pferdestallähnlicher Uringeruch nach Phenylessigsäure. Der Hirnschaden ist bis zur Pubertät progredient, dann stationär und führt in über der Hälfte der Fälle zu schwerer Idiotie. Verlaufsformen mit nur leichter Debilität oder völligem Fehlen der Hirnschädigung sind selten. Die Krankheit befällt in der Bundesrepublik Deutschland etwa 1 von 7000 Neugeborenen.
Laborbefunde: Schon vom 4. Lebenstag an läßt sich die Phenylalaninämie in einem Blutstropfen mit dem mikrobiologischen Hemmtest nach Guthrie nachweisen (Abb. 37). Die Methode eignet sich zur Routineuntersuchung jedes Neugeborenen auf Phenylketonurie, lange bevor irreversible Hirnschäden gesetzt werden. Der Phenylalaninblutspiegel beträgt normal 1–2 mg/100 ml, bei ausgeprägtem Leiden bis über 30 mg/100 ml. Neben der „klassischen" Phenylketonurie gibt es Varianten mit leichter Hyperphenylalaninämie, deren genetische und enzymatische Differenzierung noch nicht vollständig gelungen ist. Die Phenylbrenztraubensäureausscheidung im Urin läßt sich mit der sehr einfachen Ferrichloridprobe oder dem Phenistix-Testpapier nachweisen. Die Probe ist jedoch relativ unspezifisch und wird erst bei 10–15fach erhöhtem Phenylalaninblutspiegel 3–4 Wochen nach der Geburt oder noch später positiv. Die Diagnose sollte stets durch quantitative Bestimmung des Phenylalanins im Serum bestätigt werden. Eine in vitro-Messung der Aktivität der Phenylalaninhydroxylase ist wegen des fast ausschließlichen Vorkommens in Lebergewebe nur in frischem Leberbiopsiematerial möglich. In vivo kann die Aktivität des phenylalaninhydroxylierenden Systems aus dem Anstieg von deuteriertem Tyrosin im Blut nach Gabe von Deu-

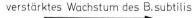
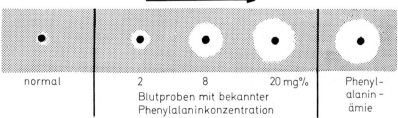

Abb. 37. Guthrie-Hemmtest zur Diagnose der Phenylketonurie: Mit Blut getränktes Scheibchen Filtrierpapier auf Agarplatte gebracht. Der durch Thienylalanin gehemmte Bacillus subtilis wächst bei Vorhandensein von Phenylalanin

terium-markiertem Phenylalanin bestimmt werden. Die Messung der Enzymaktivität erlaubt die Identifizierung heterozygoter Genträger. Eine pränatale Diagnostik ist nicht möglich, da das Enzym in Amnionzellen keine meßbare Aktivität zeigt. Gegenwärtig gibt es jedoch Bemühungen, durch Verwendung rekombinanter DNS eine pränatale Diagnose auch ohne Enzymnachweis möglich zu machen.

Therapie: Da ein pathogenetischer Zusammenhang zwischen hohen Phenylalaninplasmaspiegeln und Schwachsinn bewiesen ist, muß Ziel der diätetischen Therapie eine Normalisierung der hohen Phenylalaninspiegel sein.

Alle natürlichen Proteine enthalten ca. 5% Phenylalanin, sie müssen daher in der Nahrung weitgehend reduziert werden. Als *Eiweißquelle* werden spezielle Proteinhydrolysate oder Aminosäurengemische (z. B. Milupa PKU 1 und 2, PAM Maizena, Aponti-PKU-Diät) gereicht, die Phenylalanin nicht oder nur in Spuren enthalten. Da Phenylalanin eine essentielle Aminosäure ist, darf es nicht vollständig in der Ernährung fehlen. Eine Zufuhr im Säuglingsalter von 30–50, später 10–30 mg/kg/Tag muß gesichert sein. Dieser Bedarf wird durch die Gabe natürlichen Eiweißes gedeckt. Eine Unterdosierung der Phenylalaninzufuhr führt zu erheblichen Hunger- und Mangelschäden. Die Behandlung wird bei wiederholten Phenylalanin-Serumwerten von 10 mg% und darüber begonnen und muß durch häufige Kontrollen überwacht werden, um den **Plasmaspiegel zwischen 2 und 4 mg%** zu halten und eine Über- sowie Unterdosierung des zugeführten Phenylalanins rechtzeitig zu erkennen. Beginn der Diät in der Neugeborenenperiode vermag den Hirnschaden ganz zu verhüten, eine später im Säuglings- und Kleinkindesalter einsetzende Behandlung ergibt begrenzte Erfolge mit Besserung des IQ um 10–30 Punkte. Auch Krämpfe werden günstig beeinflußt. Die diätetische Therapie soll mindestens bis zum 12. Lebensjahr fortgeführt werden. Auch nach Absetzen der streng phenylalaninarmen Kost sollte die tägliche Eiweißaufnahme den notwendigen Bedarf nicht wesentlich überschreiten, da die völlige Unschädlichkeit hoher Phenylalaninblutspiegel in fortgeschrittenem Lebensalter bislang nicht zweifelsfrei erwiesen ist.

Ein neues Problem, das in künftigen Jahren zunehmend an Bedeutung gewinnen dürfte, ist die **maternale Phenylketonurie.** Aus Beobachtungen an Kindern hyperphenylalaninämischer Mütter, die von ihrer unbehandelten, leichteren Stoffwechselstörung oft keine Kenntnis hatten, hat man gelernt, daß es durch erhöhte Phenylalaninblutspiegel während der Schwangerschaft zu einer Embryopathie kommt, die zu Fehlgeburten, neonataler Dystrophie, Mikrocephalie mit psychointelektueller Entwicklungsverzögerung und Herzmißbildungen führt. Nach dem gegenwärtigen Wissensstand muß daher phenylketonurischen Frauen geraten werden, schon *vor* einer geplanten Schwangerschaft und *während* des gesamten Schwangerschaftsverlaufes erneut eine streng phenylalaninarme Diät mit entsprechenden Kontrollen einzuhalten (Phenylalaninblutspiegel 2–4 mg%).

Hyperphenylalaninämien durch Tetrahydrobiopterin-Mangel

Tetrahydrobiopterin ist der aktive Kofaktor der Phenylalaninhydroxylase-Reaktion (siehe Abb. 36), wird aber auch zur Synthese von Neurotransmittern benötigt (Hydroxylierung von Tyrosin und Tryptophan). Bekannt sind der Defekt der Reduktase, die Dihydrobiopterin zu Tetrahydrobiopterin reduziert und verschiedene Störungen der Biosynthese von Dihydrobiopterin. Klinisch sind diese biochemisch verschiedenen Erkrankungen nicht zu unterscheiden.

Die Patienten fallen im Screening durch erhöhte Phenylalaninblutspiegel auf. Trotz phenylalaninarmer Diät kommt es jedoch ab 2.–4. Lebensmonat zu Tonusverlust, Myoklonien, Krampfanfällen und Verlust motorischer Funktionen, ohne Behandlung schließlich zum Tod.

Diagnostisch wertvoll ist die orale Applikation von Tetrahydrobiopterin, nach der es bei normalem Phenylalaninhydroxylase-Apoenzym zu einem Abfall des Phenylalaninblutspiegels innerhalb weniger Stunden kommt. Die Therapie in diesen seltenen Fällen ist daher nicht phenylalaninarme Diät, sondern regelmäßige Verabreichung von Tetrahydrobiopterin sowie zusätzliche Gabe von Neurotransmitter-Vorstufen.

Die Tyrosinämien

Als Ursache der **Tyrosinämie Typ I** wird heute ein Defekt der Fumarylacetoacetase im Abbauweg des Tyrosins angenommen. Das Krankheitsbild ist in der klassischen Form durch eine Leberzirrhose mit renal-tubulären Symptomen geprägt. Die **akute** Form beginnt im frühen Säuglingsalter mit Hepatosplenomegalie, Blutungsbereitschaft, häufigen Infektionen, Hautpigmentierung und führt schon nach Monaten zum Tod. Im Blut findet sich eine Tyrosinämie und Methioninämie, im Urin neben einer universellen Aminoazidurie eine Vermehrung von Tyrosin und Tyrosinderivaten besonders von p-Hydroxyphenylbrenztraubensäure und -essigsäure. Der Nachweis von Succinylaceton (aus Fumarylacetoacetat stammend) in frischen Urinproben erlaubt die Unterscheidung der Tyrosinämie Typ I von sekundären Tyrosinämien, z. B. infolge von Hepatopathien. Bei den **subchronischen** und **chronischen** Verlaufsformen entwickelt sich eine Vitamin D-refraktäre Rachitis, der Tod erfolgt durch Leberzirrhose oder Hepatoblastom im späteren Kindesalter.

Daß Tyrosin selbst in hohen Konzentrationen nicht lebertoxisch ist, wird am Beispiel der seltenen **Tyrosinämie Typ II** (Richner-Hanhart-Syndrom) deutlich, bei der Tyrosinspiegel bis über 30 mg% auftreten und die wahrscheinlich durch ein Fehlen der cytosolischen Tyrosinaminotransferase verursacht wird. Typische Symptome sind palmare und plantare Hyperkeratosen, sowie eine herpetiforme Keratokonjunktivitis. Die klinischen Erscheinungen der Tyrosinämie Typ II bilden sich unter einer tyrosin- und phenylalaninarmen Kost vollständig zurück.

Alkaptonurie

Es handelt sich um eine sehr seltene Störung des Tyrosinabbaus, bei der vermehrt Homogentisinsäure im Urin ausgeschieden (dunkle Farbe in alkalischem Milieu) und in Haut, Schleimhaut und Knorpel abgelagert wird, was im Erwachsenenalter zu arthrotischen Veränderungen führt.

Albinismus

Der **totale Albinismus** (oculokutane Form) wird durch Defekte der Melanin-Bildung bei der Umwandlung von Tyrosin über DOPA und DOPA-o-Chinon verursacht (Abb. 36). Tyrosinase-positive und tyrosinase-negative Formen können durch Inkubation der Haarwurzeln in Tyrosinlösung unterschieden werden. Die Haut der Patienten ist weiß und stark sonnenempfindlich, das Haar weiß oder fahlgelb, die Iris transparent mit rotdurchscheinender Chorioidea. Es kommt zur Beeinträchtigung der Sehschärfe sowie zu zentralen Skotomen durch Überbelichtung der Makula. Die Therapie beschränkt sich auf Strahlenschutz für Haut und Augen.

Der **Piëbaldismus** (partieller Albinismus) ist durch congenitalen Mangel an Melanozyten in verschiedenen großen Hautbezirken oder im Stirnhaar charakterisiert und wird autosomal dominant vererbt. Der isolierte Albinismus der Augen wird geschlechtsgebunden rezessiv vererbt.

6.1.1.2 Störungen des Stoffwechsels verzweigtkettiger Aminosäuren

Ahorn-Sirup-Krankheit

Bei dieser Erkrankung ist der Abbau der nach Desaminierung entstehenden Ketosäuren von Leucin, Isoleucin und Valin gestört. Entsprechend diesem biochemischen Block sind Leucin, Isoleucin und Valin sowie ihre Ketosäuren in Serum und Urin erhöht.

Die **Frühdiagnose** kann durch einen mikrobiologischen Hemmtest nach Guthrie mit Nachweis des erhöhten Blutleucins erfolgen. Im Verdachtsfall allerdings muß die Diagnose durch sofortige säulenchromatographische Bestimmung der Aminosäuren im Serum gestellt werden, da das Ergebnis des Guthrietestes nicht selten zu spät vorliegt. Das Leiden verdankt seinen Namen dem charakteristischen Uringeruch nach dem Sirup einer nordamerikanischen Ahornart, er läßt sich bei uns mit dem Geruch von Maggiwürze oder Lakritze vergleichen. Gegen Ende der ersten Lebenswoche kommt es zu einer rasch zunehmenden Hirnstörung mit Rigidität, Opisthotonus, Krämpfen und asphyktischen Anfällen; ohne Behandlung erfolgt der Tod meist im Säuglingsalter.

Die **Therapie** muß in den ersten Lebenstagen einsetzen, wenn sie erfolgreich sein will. Es wird eine der Phenylketonurie-Diät ähnliche Nahrung gereicht, die arm an Leucin, Isoleucin und Valin ist und zur Deckung des täglichen Eiweißbedarfes eine Aminosäurenmischung enthält. Diese Diät muß lebenslang fortgeführt werden, da es beim Absetzen sonst erneut zu neurologischer Symptomatik kommt (Ataxie, Koma). Neben der typischen, im Neugeborenenalter beginnenden Verlaufsform sind **intermediäre** und **intermittierende** Varianten bekannt, bei denen eine Restaktivität der α-Ketosäuren-Dekarboxylase vorhanden ist. Diese gestattet den Patienten eine tägliche Eiweißaufnahme von 1–1,5 g/kg Körpergewicht; erst bei Überschreitung kommt es zu den Symptomen der Ahorn-Sirup-Krankheit. Eine pränatale Diagnose ist durch Nachweis des Defektes der α-Ketosäuren-Dekarboxylase in der Amnionzellkultur möglich.

Organazidurien

Im sehr komplexen Abbauweg der verzweigtkettigen Aminosäuren sind eine Reihe von Störungen bekannt, die zu einer Vermehrung organischer Säuren aus dem Abbau dieser Aminosäuren führen. Leitsymptom ist eine oft in periodischen Attacken auftretende metabolische Azidose, die besonders durch eiweißreiche Nahrung oder katabole Zustände bei Hunger und Infektionen ausgelöst wird. Im Blut findet sich häufig eine sekundäre Hyperglycinämie, weshalb diese Krankheit auch früher als „ketotische Hyperglycinämie" bezeichnet wurde. Die Organazidurien sollten stets differentialdiagnostisch bei unklaren, hartnäckigen Azidosen des Neugeborenen, aber auch bei rezidivierendem „azetonämischen Erbrechen" jenseits des Säuglingsalters in Erwägung gezogen werden. In diesen Fällen muß die Ausscheidung der organischen Säuren im Urin durch gaschromatographische Untersuchungen bestimmt werden. Für die nicht so seltene Methylmalonazidämie gibt es einen einfachen Harnsuchtest (Farbtest). Bei der **Methylmalonazidämie** und der **Propionazidämie** kommt es oft schon in der Neugeborenenperiode zu ersten schweren Ketoazidosen, häufig mit Thrombopenie und Neutropenie und letalem Ausgang in der ersten Lebenswoche. Die Behandlung erfolgt durch eine Diät, die arm an Valin, Isoleucin, Methionin und Threonin ist. Varianten der Methylmalonazidämie sprechen auf die alleinige Gabe von Vitamin B_{12} in hoher Dosierung an. Die pränatale Diagnose dieser Erkrankung ist möglich.
Eine weitere mit Ketoazidose, Hirnschädigung und Dystrophie akut oder chronisch verlaufende Störung im Leucinabbau ist die **Isovalerianazidämie**, bei der charakteristischerweise ein intensiver Geruch nach Schweißfüßen beobachtet wird. Bei dieser Erkrankung erfolgt die Behandlung durch eine leucinarme Diät.
Biotin wird als Kofaktor bei verschiedenen Karboxylase-Reaktionen im Abbauweg verzweigtkettiger Aminosäuren gebraucht. Bei gestörtem Einbau in das Enzym (Holokarboxylasesynthetase-Mangel) kommt es bereits in der Neugeborenenperiode zu schwerer Ketoazidose mit vermehrter Ausscheidung von 3-Methylcrotonylglyzin, 3-OH-Isovaleriansäure, Propionsäure und Lactat. Eine infantile Form mit späterem Auftreten, meist erst im zweiten Lebenshalbjahr, wird auf eine fehlerhafte Reutilisierung von Biotin aus dem Abbau der Karboxylasen zurückgeführt. Charakteristisch sind neben der metabolischen Azidose eine Muskelhypotonie, Ataxie und Alopecie. Beiden Formen des **multiplen Karboxylase-Mangels** gemeinsam ist das gute therapeutische Ansprechen auf pharmakologische Dosen von Biotin.

6.1.1.3 Störungen des Stoffwechsels schwefelhaltiger Aminosäuren

Homozystinurie

Bei dieser Erkrankung fehlt die Aktivität des Enzyms Zystathionin-Synthetase auf dem Syntheseweg des Zystins aus Methionin, so daß Zystathionin nicht aus Serin und Homozystein gebildet werden kann (Abb. 38). Infolgedessen

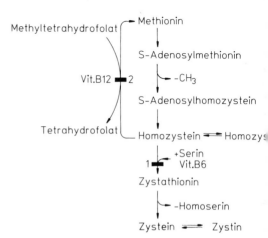

Abb. 38. Störungen des Stoffwechsels schwefelhaltiger Aminosäuren. 1) Zystathioninsynthetase-Defekt; 2) Remethylierungsdefekt

sammeln sich Homozystein und Methionin (durch Remethylierung von Homozystin) in Blut und Urin an.

Die **Trias Linsenektopie, Langgliedrigkeit** und **kardiovaskuläre Erkrankungen** könnte an das Marfan-Syndrom denken lassen, doch weisen der gelegentliche geistige Entwicklungsrückstand, thromboembolische Komplikationen und das charakteristische Aussehen der Patienten diagnostisch auf den richtigen Weg: Dünne Haare, watschelnder Gang, gelegentlich Wangenröte und Kyphoskoliose. Röntgenologisch finden sich Wirbelsäulen- und Metaphysenveränderungen: Abflachung der Wirbelkörper, Unregelmäßigkeiten der Metaphysenendplatten und eine hochgradige Osteoporose, ferner eine typische Ossifikationsverzögerung des Os lunatum.

Die **Homozystinausscheidung im Harn** ist stark erhöht und läßt sich chromatographisch darstellen. Als erster Hinweis dient der Zyanid-Nitroprussid-Test. Die Bestimmung der Zystathionin-Synthetase ist in kultivierten Fibroblasten und Amnionzellen (pränatale Diagnose) möglich. Eine Früherfassung gelingt durch Screening auf Methioninerhöhung im Blut.

Ein Teil der Patienten spricht auf pharmakologische Dosen von Vitamin B_6 an. Ist dies nicht der Fall, so ist eine methioninarme Diät mit zusätzlicher Gabe von Zystin zu verabreichen, um die lebensbedrohlichen thromboembolischen Komplikationen zu verhindern.

Klinisch und biochemisch differente, seltene Formen der Homozystinurie werden durch das Fehlen der Remethylierung von Homozystin zu Methionin verursacht (s. Abb. 38). Patienten mit einem **Mangel an Methylentetrahydrofolat-Reduktase** zeigen psychiatrische und neurologische Symptome. Diagnostisch bedeutsam ist der Nachweis einer erhöhten Homozystinausscheidung im Urin sowie Homozystin im Blut ohne Methioninerhöhung.

Zystinose

Die Häufigkeit der von ABDERHALDEN, LIGNAC und FANCONI beschriebenen Zystinspeicherkrankheit wird auf 1 : 50 000 bis 1 : 100 000 geschätzt. Als Ursache wird eine Transportstörung lysosomal kompartimentierten Zystins angenommen, der zugrunde liegende biochemische Effekt ist jedoch noch nicht bekannt. Eine Speicherung des schwer löslichen Zystins findet sich besonders in retikulo-endothelialen Zellen verschiedener Organe: Besonders betroffen sind Kornea, Konjunktiva, Leber, Milz, Lymphknoten und Knochenmark. Während die Zystinspeicherung in den genannten Organen keine wesentlichen klinischen Symptome hervorruft, kommt es in der Niere zu schweren Funktionsstörungen, zuerst am Tubulus, später auch am Glomerulum. Eine sehr seltene Variante der Zystinose ohne Nierenfunktionsstörung ist die adulte oder benigne Zystinose, die meist zufällig vom Ophthalmologen diagnostiziert wird.

Klinische Befunde: Nach den ersten symptomfreien Lebensmonaten stellen sich hartnäckige Appetitlosigkeit, Erbrechen, Gewichtsstillstand, unklares Fieber, Dystrophie, Polydipsie, Polyurie und eine Vitamin D-refraktäre Rachitis ein. Die intellektuelle Entwicklung ist ungestört, die Kinder sind oft hellblond und lichtscheu. Bei Spaltlampenuntersuchung leuchten zahlreiche Zystinkristalle in Kornea und Konjunktiva der Augen auf. Die Retina zeigt eine typische Pigmentveränderung. Dehydratation, Azidose und Hypokaliämie durch renalen Wasser- und Elektrolytverlust können besonders im Verlauf von Infekten zu schweren Stoffwechselkrisen führen, denen die Patienten oft schon im Säuglings- oder Kleinkindesalter erliegen. Die Erkrankung kann jahrelang mit relativem Wohlbefinden einhergehen, sich eventuell nur in Kleinwuchs mit oder ohne Rachitis, Durst und Polyurie äußern, bis infolge der Abnahme der glomerulären Filtration das urämische Endstadium im Schulalter mit hypocalcämischen Krämpfen beginnt.

Laborbefunde: Die Zystinspeicherung läßt sich mikroskopisch an Nativpräparaten von Knochenmark, Lymphknoten oder Konjunktiva zeigen (doppelbrechende Kristalle in polarisiertem Licht) (siehe Abb. 39). Beweisend ist der mit Mikromethoden geführte quantitative Nachweis einer intrazellulären Zystinvermehrung in den peripheren Leukozyten, in Hautfibroblasten und in Amnionzellkulturen, die beim homozygot Kranken stark, bei Heterozygoten gering ist. Dies ermöglicht eine pränatale Diagnostik Homozygoter. Die Tubulusinsuffizienz betrifft nach Art des DeToni-Debré-Fanconi-Syndroms (siehe Seite 73) bevorzugt den proximalen, dann auch den distalen Tubus: Die universelle Aminoazidurie und die Glukosurie sind renal bedingt und lassen sich chromatographisch darstellen. Die erhöhte re-

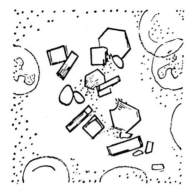
Abb. 39. Zystinkristalle im Knochenmark

nale Phosphat-Clearance geht mit einer Hypophosphatämie einher. Der Defekt in der tubulären H-Ionensekretion und die vermehrte Ausscheidung von Kalium und Natrium im Harn erklären die verminderten Bikarbonat- und Kaliumspiegel im Blut, während der Urin-pH relativ hoch ist. Eine leichte Proteinurie und starke Polyurie sind weitere Zeichen des globalen Nierenschadens. Im Spätstadium kommt es zur Hyperazotämie, Hypokalzämie und Hyperphosphatämie.
Therapie: Diese ist bisher symptomatisch, trägt jedoch wesentlich zur Lebensverlängerung in gutem Allgemeinzustand bei. Polyurie, Azidose und Hypokaliämie müssen durch ausreichende Zufuhr von Flüssigkeit, Kalium und Natriumzitrat bzw. -bikarbonat ausgeglichen werden. Die Vitamin D-refraktäre Rachitis benötigt eine gut überwachte Behandlung mit hohen Vitamin-Dosen, wodurch eine Verkrüppelung der Kinder verhütet wird. Ultima ratio im Stadium der Urämie ist die Hämodialyse und/oder Nierentransplantation.

6.1.1.4 Störungen der Harnstoffsynthese

Allen diesen Störungen gemeinsam ist die Hyperammonämie, die diagnostisch richtungsweisend ist. Beim X-chromosomal rezessiv vererbten **Ornithintranskarbamylasedefekt** (Hyperammonämie Typ II) erkranken Knaben in den ersten Lebenstagen mit Spastik, Krämpfen und Koma und sterben nach wenigen Tagen. Mädchen können abhängig von der individuellen Lyonisierung erkranken mit eingeschränkter Eiweißtoleranz, hyperammonämischen Krisen und Zeichen der Hirnatrophie. Beim selteneren **Defekt der Karbamylphosphatsynthetase** (Hyperammonämie Typ I) treten die klinischen Erscheinungen ebenfalls in der Neugeborenenperiode auf. Eine rasche Differenzierung der beiden Hyperammonämieformen ist durch die Bestimmung der Orotsäure im Urin möglich, die beim Ornithintranskarbamylasedefekt massiv vermehrt ausgeschieden wird. Die **Zitrullinämie** und die **Argininsuccinurie** werden durch Aminosäurenchromatographie diagnostiziert. Neben der neonatalen, meist letalen Form dieser beiden Erkrankungen ist eine Anzahl milderer Verlaufsformen beschrieben, die vor allem zu Krampfanfällen und Schwachsinn führen.

6.1.1.5 Weitere Enzymopathien des Aminosäurenstoffwechsels

Der Stoffwechseldefekt der **nichtketotischen Hyperglyzinämie** ist bislang unbekannt. Die Kinder fallen in den ersten Lebenstagen oder Lebenswochen durch Antriebsarmut (bis zur respiratorischen Insuffizienz), Muskelhypotonie und myoklonische Anfälle auf. Überleben sie die Neugeborenenperiode, so bleibt die psychomotorische Entwicklung fast vollständig aus. Der Glyzinspiegel im Blut und Liquor ist stark erhöht und die Ausscheidung im Urin massiv vermehrt. Eine wirksame Therapie ist nicht bekannt. Die Defekte der beiden **Oxalose-Formen**, die mit vermehrter Oxalsäureausscheidung einhergehen, rufen indirekt eine Bildung von Oxalsäure im Körper hervor, die sich in kristalliner Form in verschiedenen Organen als Calciumoxalat ablagert. Es kommt u. a. zur rezidivierenden Nierensteinbildung, Nephrocalcinose, Begleitpyelonephritis und nach Jahren zur Niereninsuffizienz. Bei der **Histidinämie** kommt es infolge Histidasemangels zu einer Anhäufung von Histidin und zu einer starken Ausscheidung von Imidazolbrenztraubensäure im Urin, die mit $FeCl_3$ eine blaue Farbe bildet (Fehldiagnose: Phenylketonurie!). Die Stoffwechselanomalie verursacht in einem noch unbekannten Prozentsatz der Fälle eine leichte Hirnschädigung mit Verzögerung der Sprachentwicklung.

6.1.1.6 Aminosäuren-Transportdefekte

Unter normalen Bedingungen werden im Urin nur geringe Mengen Aminosäuren ausgeschieden. Die Ausscheidung ist altersabhängig und nimmt von der Geburt an mit der Reifung der tubulären Funktion ab. Eine über die Norm erhöhte Aminoazidurie tritt bei erhöhten Serumwerten (overflow-Mechanismus) auf oder ist durch eine gestörte tubuläre Rückresorption bedingt. Bei den renalen Formen unterscheiden wir **partielle Defekte,** mit vermehrter Ausscheidung einzelner oder Gruppen von Aminosäuren (z. B. Zystinurie), von den universellen oder **generalisierten Aminoazidurien** mit erhöhter Ausscheidung fast aller Aminosäuren. Die generalisierten Aminoazidurien entstehen meist sekundär durch andersartige Stoffwechselstörungen (Zystinose, Galaktosämie, Tyrosinose, Schwermetallvergiftungen, Morbus Wilson) und treten häufig mit weiteren tubulären Funktionsstörungen, wie Glukosurie, Phosphaturie mit Vitamin D-refraktärer Rachitis oder Osteomalazie, renaler Azidose und Polyurie kombiniert auf. Dieses wird als **DeToni-Debré-Fanconi-Syndrom** bezeichnet. Dem sekundären Syndrom wird eine idiopathische und gelegentlich familiäre Form des DeToni-Debré-Fanconi-Syndroms ohne erkennbare Grundkrankheit gegenübergestellt, bei der ein primärer hereditärer Tubulusdefekt beim Transport der Aminosäuren, der Glukose, Phosphate, evtl. auch der H-Ionen und des Wassers vermutet wird.

Zystinurie

Diese hat mit der Zystinose weder klinisch noch pathogenetisch etwas gemein. Sie beruht auf einem **hereditären Tubulusdefekt.** Die Rückresorptionsstörung betrifft bei Homozygoten außer Zystin auch Lysin, Arginin und Ornithin, während bei Heterozygoten keine Aminosäuren oder nur Zystin und Lysin im Urin vermehrt sind. Gleichzeitig wurden bei Homozygoten Resorptionsdefekte im Darm für die genannten Aminosäuren nachgewiesen. Im Blut findet sich keine erhöhte Aminosäurenkonzentration. Die Zystinurie ist eine harmlose Stoffwechselanomalie, solange es nicht zur Steinbildung durch auskristallisierendes, sehr schlecht lösliches Zystin in den Harnwegen kommt. Bei jedem Kind mit einer Urolithiasis sollte als orientierender Schnelltest die Zyanid-Nitroprussid-Probe im Urin angestellt werden. Diagnostisch beweisend ist der chromatographische Nachweis des charakteristischen Aminosäurenmusters im Urin. Eine Steinprophylaxe gelingt durch konsequente Alkalizufuhr (erhöhte Löslichkeit von Zystin bei alkalischem pH) und reichliche Flüssigkeitsgaben sowie durch Gabe von D-Penicillinamin, das mit Zystein ein besser lösliches Disulfid bildet.

Das **okulo-cerebro-renale Syndrom von** LOWE zeigt eine dem Fanconi-Syndrom ähnliche Tubulopathie mit einer renalen universellen Aminoazidurie, Proteinurie, einer renalen Azidose und einer Phosphaturie mit Hypophosphatämie und Skeletbefall. Die Kinder sind schwachsinnig, kleinwüchsig und haben eine Muskelhypotonie. Linsenkatarakte mit Mikrophthalmie und Glaukom führen zu fast völliger Blindheit. Das klinische Bild erinnert an das der chronischen Galaktosämie, doch fehlt eine Leberzirrhose. Die langen Röhrenknochen sind verkrümmt und osteoporotisch, gewöhnlich aber ohne die Zeichen einer floriden Rachitis. Die zugrunde liegende Stoffwechselstörung ist bisher nicht bekannt. Das Leiden wird X-chromosomal rezessiv vererbt, offenbar erkranken nur Knaben. Die Therapie ist symptomatisch.

Das **Hartnup-Syndrom** (nach der ersten Patientenfamilie benannt) ist Folge eines Defektes der Aufnahme verschiedener Aminosäuren im Darm und der Rückresorption im Tubulus, darunter Tryptophan. Pellagra-ähnliche Hauterscheinungen an den belichteten Hautpartien, eine zerebellare Ataxie und manchmal Intelligenzschäden geben dem Leiden das charakteristische Gepräge. Diagnostisch entscheidend ist der Nachweis einer erhöhten Ausscheidung der neutralen Aminosäuren und von Indolkörpern im Urin. Neben Lichtschutz wird therapeutisch Nikotinsäureamid empfohlen.

6.1.2 Kohlenhydratstoffwechsel

W. SCHRÖTER

6.1.2.1 Störungen im Stoffwechsel der Monosaccharide

Galaktosämie

Bei der Galaktosämie ist durch den Mangel an Galaktose-1-phosphaturidyltransferase die Umwandlung von Galaktose-1-phosphat in Uridindiphosphogalaktose gestört. Infolgedessen staut sich Galaktose-1-phosphat an. Es wirkt toxisch und verursacht Schädigungen von Leber, Niere, Gehirn und Linse. Die Krankheit kann durch das Neugeborenen-Screening (s. S. 27) frühzeitig erkannt werden.

Symptomatik

Nach Beginn der Milchfütterung entwickelt sich beim Neugeborenen ein charakteristisches Krankheitsbild mit Erbrechen, Durchfall, Gewichtsabnahme, Ikterus, Hepatosplenomegalie und Aszites. Schon im ersten Lebensmonat kann eine Katarakt auftreten. Später kommt ein geistiger Entwicklungsrückstand hinzu. Unerkannt führt die Krankheit rasch zum Tode. Schwachformen verlaufen günstiger. Etwa 1 von 50 000 Neugeborenen ist homozygot für das rezessive Gen, das dem Enzymdefekt zugrunde liegt.

Die Reduktionsproben im Urin sind positiv. Durch Chromatographie des Urins läßt sich der ausgeschiedene Zucker als Galaktose identifizieren. Proteinurie und Aminoazidurie sind sekundäre Folgen. Die Diagnose wird durch den Nachweis der erhöhten Galaktose-1-phosphat-Konzentration und der verminderten Enzymaktivität in den Erythrozyten gesichert. Auch heterozygote Genträger können so erkannt werden.

Therapie

Durch eine frühzeitig beginnende galaktosefreie Diät (Lactopriv, Multival plus, Nutramigen) kann eine normale Entwicklung erreicht werden. Auch wenn die Krankheit erst nach einigen Monaten erkannt wird, ist durch die Diät eine Besserung zu erzielen, Katarakte können sich zurückbilden. Alle Nahrungsmittel, auch Medikamente, die Galaktose oder Laktose enthalten, müssen jahrelang vermieden werden. Im späteren Alter wird Galaktose etwas besser toleriert.

Ein weiterer Defekt im Galaktose-Stoffwechsel ist der **Galaktokinase-Mangel**. Die Symptome sind Galaktosurie und Kataraktbildung bei normaler Intelligenz.

Fruktoseintoleranz

Die Fruktoseintoleranz ist auf einen autosomal rezessiv vererbten Mangel an Fruktose-1-phosphataldolase zurückzuführen. Die ersten Symptome treten beim Säugling auf, wenn der Nahrung Saccharose oder Fruchtsäfte zugesetzt werden. Appetitlosigkeit, Erbrechen, Fruktosurie und Hypoglykämie mit Krämpfen sind die ersten Symptome. Atrophie, Hepatosplenomegalie, Albuminurie, Aminoazidurie und Ikterus folgen. Unerkannt kann die Krankheit zum Tode führen. Die Therapie besteht aus einer fruktosefreien Diät. Ältere Kinder und Erwachsene entwickeln eine Abneigung gegen fruktosehaltige Nahrungsmittel und schützen sich damit selbst vor weiteren Symptomen. Im späteren Alter treten nach Genuß von Fruktose Leibschmerzen, Übelkeit und Durchfall auf.

Die Fruktoseintoleranz ist von der harmlosen benignen **Fruktosurie** zu unterscheiden, die auf einem Mangel an Fruktokinase beruht.

Differentialdiagnostisch ist die ebenfalls harmlose, auf einen Defekt im Glukuronsäurestoffwechsel zurückzuführende **essentielle Pentosurie** abzugrenzen, bei der L-Xylose vermehrt ausgeschieden wird.

Weitere Melliturien

Normalerweise werden im Urin nur geringe Mengen an Zucker ausgeschieden. Bei Neugeborenen ist die Ausscheidung von Glukose, Fruktose, Galaktose und Laktose allerdings normalerweise etwas höher als bei älteren Kindern, so daß die Reduktionsprobe nicht selten positiv ausfällt. Eine über die Norm hinausgehende Mellliturie kommt **primär** bei den angeborenen Störungen des Monosaccharidstoffwechsels und bei einer gestörten tubulären Rückresorption der Glukose vor (S. 305). Häufiger sind die bei bestimmten Stoffwechselbelastungen auftretenden **Begleitmellliturien** (alimentär, emotional, Hunger, Infektionen, vermehrte Resorption bei Erkrankungen des Gastrointestinaltraktes, Leber- und Nierenerkrankungen, endokrine Erkrankungen, iatrogenes Cushing-Syndrom). Der ausgeschiedene Zucker kann am sichersten chromatographisch identifiziert werden.

6.1.2.2 Störungen des Glykogenstoffwechsels

Die erblichen Enzymdefekte im Glykogenstoffwechsel bewirken eine Speicherung von normalem oder anomalem Glykogen oder einen Glykogenmangel. Nach der Art des Defekts und der Beteiligung verschiedener Organe resultieren verschiedene Krankheitsbilder (Tab. 24). Belastungstests des Kohlenhydratstoffwechsels geben wichtige Hinweise für die Diagnose. Beweisend ist erst der Nachweis des Glykogens und der verminderten Enzymaktivität in den betroffenen Geweben, bei einigen Anomalien auch in Erythrozyten und in Leukozyten.

Stoffwechselanomalien

Tabelle 24. *Enzymdefekte im Glykogen-Stoffwechsel*

Enzymdefekt:	Typ:	Betroffene Organe:
Glykogen-Synthetase	–	Leber, Glykogen-Mangel
Amylo-1, 4 – 1, 6-transglukosidase (Brancher-Enzym)	IV ↑ Aufbau Glykogen- Abbau ↓	Leber- und Milz-Vergrößerung, Leberzirrhose. Abnormes Glykogen mit wenig Verzweigungen
Glukose-6-Phosphatase	I	Leber, Niere
Lysosomale α-Glukosidase	II	Generalisierte Glykogenose mit Kardiomegalie
Amylo-1, 6-Glukosidase (Debrancher-Enzym)	III	Leber, Niere. Abnormes Glykogen mit kurzen Seitenketten
Muskel-Phosphorylase	V	Muskelschwäche (bei Erwachsenen)
Leber-Phosphorylase	VI	Leber
Muskel-Phosphofruktokinase	VII	Muskelschwäche (wie Typ V)
Leber-Phosphorylasekinase	VIII	Leber (männl. Geschlecht)

Typ I Hepatorenale Glykogenspeicherung (v. GIERKE)

Der **Glukose-6-phosphatase-Mangel**

ist die klassische und am besten bekannte Glykogenose. Aufgrund des autosomal rezessiv vererbten Enzymmangels ist die Freisetzung von Glukose aus Glykogen gestört. Infolgedessen ist der Glykogengehalt von Leber, Niere und Dünndarmschleimhaut erhöht.

Das *klinische Bild* ist durch eine im ersten Lebensjahr auftretende Hepatomegalie und durch Hypoglykämien gekennzeichnet. Zeichen einer Leberzirrhose oder portalen Hypertension fehlen. Milz und Herz sind nicht vergrößert. Die Nierenvergrößerung ist meist nur röntgenologisch nachweisbar. Die Patienten bleiben im Wachstum zurück. Reichlicher Fettansatz läßt ihr Gesicht „puppenähnlich" erscheinen. Blutungsneigung, Hungerazidose und Xanthome an den Extremitäten sind weitere Symptome. Je häufiger Hypoglykämien auftreten, desto stärker ist die geistige Entwicklung beeinträchtigt.

Charakteristisch sind nach kurzen Hungerperioden auftretende *Azidose und Hypoglykämie*. Die Leberfunktionsproben sind normal. Die Aktivität der Serumtransaminasen und der LDH kann leicht erhöht sein. Im Plasma sind die Konzentrationen an Laktat, Pyruvat, freien Fettsäuren, Lipiden, Cholesterin und Ketonkörpern erhöht. Die Fettstoffwechselstörung ist sekundär. Die Glukagonbelastung bewirkt einen Anstieg der Laktat-, aber nicht der Glukosekonzentration im Blut. Es kann sich eine schwere Azidose entwickeln.

Die *Therapie* hat das Ziel, Hypoglykämien zu verhindern. Häufige Mahlzeiten, auch nachts, die als Kohlenhydrat vorwiegend Glukose oder Stärke enthalten, sind notwendig. Eine metabolische Azidose wird mit Natriumbikarbonat ausgeglichen.

Typ II Generalisierte Glykogenspeicherkrankheit (POMPE)

Hier wurde ein Mangel an saurer α-Glukosidase (Maltase) der Lysosomen in Muskel- und Leberzellen sowie in Leukozyten gefunden. Es ist noch unbekannt, welche Rolle dieses Enzym für den Glykogenabbau spielt. Das klinische Bild ist schon lange bekannt. Muskelschwäche, Kardiomegalie und Areflexie treten kurz nach der Geburt oder im ersten Lebensjahr auf. Die Zunge ist auffallend groß. Die Patienten sterben spätestens im 2. Lebensjahr an Herzinsuffizienz. Die Glykogenspeicherung kann in zahlreichen Geweben, auch im ZNS, nachgewiesen werden. Eine wirksame Therapie ist nicht bekannt.

Typ III Amylo-1,6-glukosidase-Mangel (CORI)

Dieser Enzymdefekt hat zur Folge, daß die 1,6-glykosidischen Bindungen des Glykogens nicht gespalten werden können. Man findet daher ein abnormes Glykogenmolekül mit kurzen Außenketten. Die klinischen Erscheinungen sind ähnlich wie bei Typ I, doch verläuft die Krankheit milder. Die vergrößerte

Leber wird häufig nur zufällig entdeckt. Der Enzymmangel kann in Erythrozyten und Leukozyten nachgewiesen werden. Die Patienten erreichen das Erwachsenenalter. Die geistige Entwicklung ist nicht beeinträchtigt. Zur Verhütung der Hypoglykämie muß langes Fasten vermieden werden.

Typ IV Amylo-1,4-1,6-transglukosidase-Mangel (ANDERSEN)

Der Speicherung von Glykogen liegt ein Mangel an **Amylo-1,4-1,6-transglukosidase** zugrunde. Bei dieser Störung können die 1,6-glykosidischen Verzweigungen des Glykogens nicht gebildet werden, so daß ein abnormes Glykogenmolekül gespeichert wird. Hepato- und Splenomegalie treten am Ende des 1. Lebensjahres auf. Diese seltene Form der Glykogenose ist die einzige, bei der die Milz vergrößert ist. Es entwickelt sich in kurzer Zeit eine Leberzirrhose mit portaler Stauung. Der Tod tritt im frühen Kindesalter ein.

Typ V Muskelphosphorylase-Mangel (McARDLE)
Muskuläre Glykogenspeicherung

Da die Muskelzelle nur während der Kontraktion die Energie aus Glykogen gewinnt, macht der Phosphorylase-Mangel bei Körperruhe keine Erscheinungen. Die Krankheit beginnt im 2. Lebensjahrzehnt mit leichter Ermüdbarkeit und mit Steifwerden der Muskulatur, besonders bei stärkeren Anstrengungen. Im frühen Erwachsenenalter treten Krämpfe, Schwäche und Atrophie der Muskulatur auf. Der ausbleibende Laktatanstieg im Blut bei Muskelarbeit weist auf den Enzymmangel hin. Die Lebensdauer der Patienten ist nicht verkürzt. Glukagon und Glukose verbessern die Muskelkraft.

Typ VI Leberphosphorylase-Mangel (HERS)

Bei dieser Krankheit ist die phosphorolytische Spaltung der 1,4-glykosidischen Bindungen des Glykogens gestört. Die Struktur des Glykogens ist daher normal. Im Vordergrund steht die Hepatomegalie. Der Enzymmangel läßt sich in Leukozyten nachweisen. Zur Steigerung der Glukoneogenese werden häufige proteinreiche Mahlzeiten und Glukokortikoide empfohlen.

Typ VII Phosphofructokinase-Mangel

Das klinische Bild ist identisch mit dem des Typs V. Nach Anstrengungen haben die Patienten schmerzhafte Muskelkrämpfe. Der Enzymdefekt wird autosomal rezessiv vererbt. Er wird in der Muskelbiopsie und in Erythrozyten nachgewiesen.

Typ VIII Mangel an Phosphorylase-b-Kinase der Leber

Leichte Hepatomegalie, erhöhter Glykogengehalt der Leber und leichte Hypoglykämie sind charakteristisch. Der Enzymdefekt kann in Leukozyten nachgewiesen werden. Die Erkrankung wird X-chromosomal gebunden vererbt und tritt nur beim männlichen Geschlecht voll in Erscheinung.

Glykogenmangel-Krankheit

Infolge eines Glykogensynthetase-Mangels ist die Glykogensynthese gestört. Charakteristisch sind schon im Säuglingsalter auftretende morgendliche Hypoglykämien mit Krämpfen. Glukagon erhöht nur kurz nach den Mahlzeiten die Blutglukosekonzentration. Die Hypoglykämie kann durch häufige proteinreiche Mahlzeiten weitgehend verhütet werden.

6.1.2.3 Hypoglykämie-Syndrome

Bei jedem krampfenden Kinde muß eine Hypoglykämie als mögliche Ursache ausgeschlossen werden. Häufige Hypoglykämien können zu Nekrosen des Hirngewebes führen.

Klinisches Bild

Eine Hypoglykämie kündigt sich durch Reizbarkeit, Verwirrtheit, Übelkeit, Apathie und Blässe an. Schwitzen, Tachykardie, Krämpfe und Koma sind die weiteren Symptome. Zur Behandlung wird 20–50prozentige Glukoselösung intravenös injiziert.
Zur Klärung der Ursache sind eingehende Untersuchungen des Kohlenhydratstoffwechsels notwendig (Belastungen mit Glukose, Insulin, Tolbutamid, Leuzin und Glukagon; Bestimmung der Insulinaktivität und des Wachstumshormons).

Ursachen

Eine *Hypophysenvorderlappeninsuffizienz* kann bei fehlendem Anstieg des Blutzuckers nach

Insulinbelastung vermutet werden, da die gegenregulatorische Sekretion von Wachstumshormon ausbleibt. Die *idiopathische infantile Hypoglykämie (McQuarrie)* soll auf einen Mangel an Glykogen zurückzuführen sein. Die pathologische Insulinbelastung läßt sich durch ACTH normalisieren. Therapeutisch sind Glukokortikoide nützlich. Typisch für die *leuzinsensible Hypoglykämie* ist das Auftreten nach eiweißreichen Mahlzeiten. Eine leuzinarme Diät ist therapeutisch wirksam. Die im Alter von 2–5 Jahren auftretende *ketotische Hypoglykämie* scheint dem Krankheitsbild des „azetonämischen Erbrechens" (S. 263) zuzuordnen zu sein. Die Behandlung besteht in kohlenhydratreicher Diät. Auch *akute Intoxikationen* mit Alkohol oder Salicylaten können zur Hypoglykämie führen. Seltene Ursachen sind Inselzelltumoren, die Nesidioblastose, Wilmstumoren sowie eine verminderte Katecholaminsekretion.

6.1.2.4 Zucker-Malabsorptionssyndrome

Unvollkommene Zuckerabsorption und Störungen des Kohlenhydratabbaus im Darm können die Ursache chronischer Verdauungsstörungen sein, die mit Durchfällen, aufgetriebenem Leib und Dystrophie, in schweren Fällen auch Atrophie, einhergehen.

Die angeborenen Formen beruhen auf einer erblichen Aktivitätsminderung, nicht auf einem völligen Fehlen von Disaccharidasen der Dünndarmschleimhaut oder auf einer gestörten Absorption von Glukose und Galaktose. Die ersten Symptome treten auf, wenn der Zucker, dessen Abbau oder Absorption gestört ist, zum ersten Mal mit der Nahrung zugeführt wird, beim *Laktase-Mangel* also schon kurz nach der Geburt. Bei der *Laktose-Intoleranz mit Laktosurie* scheint die in größeren Mengen absorbierte Laktose toxisch zu wirken (Proteinurie, Aminoazidurie, renale Acidose). Die chronische Diarrhoe beim *Saccharase-Isomaltase-Mangel* beginnt erst, wenn die Nahrung Saccharose, Stärke oder Glykogen enthält. Auch die gleichzeitig vorkommende Aktivitätsminderung dieser zwei Enzyme ist erblich. Beim *Monosacchard-Malabsorptionssyndrom* ist die Absorption von Glukose und Galaktose vermindert, während Fruktose normal absorbiert wird. Im Urin wird zeitweise Glukose ausgeschieden.

Erworbene Formen

Eine nach einer akuten Darmerkrankung auftretende chronische Diarrhoe ist charakteristisch für **erworbene Disaccharid-Intoleranzen**. Meist ist die Aktivität mehrerer Enzyme vermindert. Im Vordergrund steht allerdings die Laktoseintoleranz. Solche sekundären Störungen kommen auch bei Mangelernährung, Kwashiorkor, Pankreasfibrose und Zöliakie vor.

Laboruntersuchungen

Bei allen Zucker-Malabsorptionssyndromen ist das Stuhl-pH niedriger als 5,5; der Stuhl riecht säuerlich. Sein Gehalt an Milchsäure, anderen organischen Säuren und an unverdautem Zucker ist erhöht. Auch bei den angeborenen Störungen kann die Fettausscheidung im Stuhl sekundär höher sein. Die Xyloseabsorption ist häufig normal.

Diagnose

An ein Zucker-Malabsorptionssyndrom muß gedacht werden, wenn sich eine chronische Diarrhoe nach Weglassen eines bestimmten Zuckers aus der Nahrung bessert und wenn eine Verschlechterung nach Belastung mit dem gleichen Zucker eintritt. Durch orale Zuckerbelastung kann der Verdacht erhärtet werden: Nach einer Dosis von 2 g Zucker/kg Körpergewicht steigt der Blutzucker innerhalb einer Stunde normalerweise um 50 mg/dl an, bei den Malabsorptionssyndromen um weniger als 20 mg/dl. Unter der Belastung sinkt der pH-Wert des Stuhles ab. Massive Durchfälle können auftreten. Gesichert wird die Diagnose durch die Bestimmung der Enzymaktivitäten in der durch Biopsie gewonnenen Dünndarmschleimhaut. Bei sekundärer Disaccharid-Intoleranz ist die Schleimhaut auch histologisch verändert.

Die Behandlung

besteht in der Vermeidung des unverträglichen Zuckers und der Nahrungsstoffe, aus denen er gebildet werden kann. Die Diät muß jahrelang eingehalten werden. Im späteren Alter wird die Verträglichkeit etwas besser.

6.1.2.5 Diabetes mellitus

G.-A. VON HARNACK

1) Pathogenese

Erkranken Kinder an Diabetes mellitus, so handelt es sich fast immer um den Typ-I-Insulinmangel-Diabetes (Juvenile Onset Diabetes). Der Erwachsenen-Typ-II-Diabetes (Maturity Onset Diabetes) ist bei Kindern extrem selten. Der Typ-I-Diabetes muß unbedingt mit Insulin behandelt werden, während der Typ-II-Diabetes nicht insulinpflichtig ist und häufig mit oralen Antidiabetika behandelt werden kann.

Virusinfektionen spielen beim Diabetes im Kindesalter offenbar eine auslösende Rolle, wobei vor allem das Mumpsvirus und das Coxsackie B_4-Virus in Frage kommen. Sie schädigen die B-Zellen des Inselapparates und setzen offenbar einen Autoimmunprozeß in Gang; hierfür spricht insbesondere der Nachweis von spezifischen Autoantikörpern gegen B-Zell-Oberflächen. Genetische Faktoren sind dafür verantwortlich, daß eine unterschiedliche Disposition besteht, am Typ-I-Diabetes zu erkranken. Eine erhöhte Empfänglichkeit besteht, wenn der Histokompatibilitätstyp DR3 bzw. DR4 vorliegt, gekoppelt mit B8 bzw. B15. Zu klinischen Erscheinungen kommt es, wenn mehr als 90% aller B-Zellen der Pankreasinseln zerstört sind; die Glukagon produzierenden A-Zellen und die Somatostatin produzierenden D-Zellen sind zunächst noch nicht beeinträchtigt.

2) Die Krankheitszeichen

des beginnenden Diabetes sind Polydipsie und Polyurie (Nykturie), Reizbarkeit, Abgeschlagenheit und Abmagerung. Einige Kinder verspüren Heißhunger, andere sind appetitlos. In vielen Fällen treten die Symptome erstmalig nach einem akuten Virusinfekt auf oder werden durch einen Infekt verstärkt, so daß es zum Koma kommen kann, wenn die Diagnose nicht rechtzeitig gestellt wird.

Die **Diagnose** wird wahrscheinlich, wenn im Urin die spezifischen Nachweisreaktionen für Glukose positiv ausfallen (z. B. Glukotest). Außerdem findet sich in der Regel eine Azetonurie. Der Nüchternblutzucker liegt über 130 mg/dl, nach Zuckeraufnahme oder einer Mahlzeit kommt es zum Blutzuckeranstieg über 200 mg/dl. Dieser Anstieg schließt einen renalen Diabetes aus. In fraglichen Fällen und bei asymptomatischem Diabetes kann eine orale Glukosebelastung die Diagnose klären. Nach Gabe von 1,75 g Glukose/kg Soll-Gewicht liegt der Blutzuckerwert im pathologischen Fall nach 1 Stunde über 180 mg/dl, bzw. nach 2 Stunden über 120.

Der Typ-I-Diabetes manifestiert sich (im Gegensatz zum Typ-II) meist rasch und die Eigeninsulinproduktion nimmt in den ersten 1–3 Jahren schnell ab. Bei einem Drittel der Patienten erholt sich die Insulinsekretion initial vorübergehend. Bald aber wird der Stoffwechsel instabil, und es entwickelt sich eine ausgeprägte Ketoseneigung.

3) Stoffwechselentgleisungen

Das **diabetische Koma** ist der schwerste Grad der Dekompensation des Stoffwechsels. Es wird ausgelöst durch unzureichende Insulingaben, akute Infekte oder Diätfehler. Die Exsikkose durch Wasserverluste manifestiert sich in der Herabsetzung des Hautturgors und des intraokulären Druckes sowie in der Trockenheit der Haut. Auf die Azidose weist die vertiefte Atmung hin; die Atemluft riecht nach Azeton. Im Urin sind Azeton, Azetessigsäure und β-Hydroxybuttersäure nachweisbar. Kopfschmerzen, Reflexabschwächung, Somnolenz, schließlich Bewußtseinsverlust zeigen den Grad der Beeinträchtigung des Zentralnervensystems an. Erbrechen und heftige Oberbauchschmerzen können zur Fehldiagnose „akute Baucherkrankung" führen.

Während sich das diabetische Koma im allgemeinen schleichend entwickelt, kann die **hypoglykämische Reaktion** plötzlich einsetzen. Sie entsteht, wenn die Nahrung plötzlich vermindert oder die Insulindosis erhöht wurde und kommt vor allem auch nach ungewohnten Anstrengungen vor, wenn dabei nicht zusätzliche Nahrung genommen wurde. Der hypoglykämische **Schock** ist im allgemeinen vom diabetischen Koma leicht zu unterscheiden: keine Exsikkose, die Haut ist im Gegenteil feucht; keine Reflexabschwächung, eher lebhafte Reflexe; keine vertiefte Atmung, keine Kreislaufinsuffizienz. Dagegen können Krämpfe im Beginn des Bewußtseinsverlustes bestehen. In Zweifelsfällen klärt eine probatorische intravenöse Glukosegabe die Diagnose: Ist die Be-

wußtseinstrübung durch Hypoglykämie verursacht, dann hellt sich das Bewußtsein sogleich wieder auf.
Bei Verwendung von Depotinsulinen kommen eher **schleichende hypoglykämische Zustände** vor. Treten sie nachts auf, kann es zu einer sonst unerklärlichen Enuresis kommen, und die Kinder sind am Morgen unausgeschlafen. Zu diesem Zeitpunkt können infolge des Somogyi-Effekts die Blutzuckerwerte wieder hoch sein, so daß der Verdacht auf eine zu **geringe** Insulindosis aufkommt. Überinsulinierung ist die häufigste Komplikation der Diabetestherapie im Kindesalter.
Während des Tages können Antriebsarmut, Gereiztheit oder Verhaltensstörungen Folge einer schleichenden zerebralen Hypoglykämie sein. Sie können zu irreversiblen Schäden des Gehirns führen.

4) Die Komplikationen

eines Diabetes im **Frühstadium** sind im allgemeinen durch eine sorgfältige Überwachung zu vermeiden. Gehäufte Infektionen, insbesondere der Haut oder Schleimhaut, Paradentose und Katarakt, finden sich nur bei schlecht eingestellten Diabetikern im Frühstadium.
Im **Spätstadium** tritt die diabetische Angiopathie in Erscheinung. Nach zwanzigjähriger Diabetesdauer sind rund zwei Drittel aller Patienten, die als Kinder erkrankten, von vaskulären Spätschäden befallen. Bei unzureichender Stoffwechseleinstellung ist mit einem früheren Einsetzen der Komplikationen zu rechnen als bei guter Einstellung. Die diabetische **Retinopathie** ist zunächst an den sog. Mikroaneurysmen erkennbar. Exsudate, Blutungen und Glaskörpertrübungen treten hinzu. Die diabetische **Nephropathie** äußert sich zunächst in einer geringgradigen Proteinurie. Die interkapilläre Glomerulosklerose (KIMMELSTIEL-WILSON) führt schließlich zum glomerulären Nierenversagen, zum Tod durch Urämie. Neuritiden und sonstige Komplikationen sind seltener.

5) Behandlung

Zur Ersteinstellung wird der Patient in die Klinik aufgenommen. Anschließend stellt er sich alle zwei Wochen, später alle 4–6 Wochen dem Arzt vor.
Ziel der Behandlung ist ein ungestörtes Wachstum und ein Zustand „bedingter Gesundheit". Zur Behandlung sind erforderlich: 1. Insulingaben, 2. Kostregelung, 3. Muskelarbeit, 4. Tägliche Stoffwechselkontrolle.

a) Insulin

Normalinsulin (Altinsulin) wird dreimal täglich jeweils eine halbe Stunde vor dem Frühstück, dem Mittagessen und dem Abendbrot subkutan verabreicht. Meist vermindert sich die anfänglich erforderliche Insulinmenge beträchtlich, und die Stoffwechsellage gleicht sich aus, so daß man bald auf ein Insulin mit längerer Wirkungsdauer übergehen kann.

Tabelle 25. *Wirkungsdauer der Insuline*

	Stunden:
Normalinsuline	4– 8
Intermediärinsuline	10–16
Langzeitinsuline	über 24

Normalinsulin hat eine Wirkungsdauer von 4–8 Stunden. 15 (–20) Minuten nach Insulingabe sollte die betreffende Mahlzeit eingenommen werden. Präparate: Insulin Hoechst, Insulin Novo Actrapid, Optisulin Alt u. a.
Intermediärinsulin hat eine Wirkungsdauer von 10–16 Stunden. 30 (–45) Minuten nach Insulingabe sollte die betreffende Mahlzeit eingenommen werden. Präparate: Depot-Insulin Hoechst, Insulin Novo Rapitard, Optisulin Depot u. a.
Langzeitinsuline mit einer Wirkungsdauer von mehr als 24 Stunden haben sich im Kindesalter nicht bewährt.
Die **Dauereinstellung** wird i. a. mit zwei Injektionen eines Intermediärinsulins vorgenommen, wobei im Mittel zwei Drittel der Tagesdosis morgens verabfolgt werden und ein Drittel abends. Dabei kann sich die Mischung eines Alt- und eines Intermediär-Insulins empfehlen. Für die Morgen-Injektion bzw. für die Abend-Injektion sollte immer die gleiche Körperpartie benutzt werden – also der Oberschenkel, der Oberarm oder die Bauchhaut, weil das Insulin je nach Körperregion unterschiedlich rasch absorbiert wird und bei einer „Rotation" des Injektionsortes mit zusätzlichen Schwankungen der Blutzuckerregulation zu rechnen wäre. Allerdings sollte nicht immer dieselbe Stelle der betreffenden Körperregion verwendet werden, weil dies u. U. Atrophie oder Hyperplasie des Unterhautfettgewebes

begünstigen würde. Durch Hochreinigungsverfahren wurde die Gefahr solcher Lipatrophien bzw. Lipohypertrophien vermindert.
Die bisher üblichen Insuline stammen vom Rind oder vom Schwein. Schweineinsulin unterscheidet sich von menschlichem Insulin nur in einer Aminosäure. Es stehen jetzt biosynthetische oder biotechnisch hergestellte Humaninsuline zur Verfügung, z. B. Humaninsulin von Hoechst, Lilly und Novo. Insbesondere bei Neueinstellungen empfiehlt sich der Gebrauch dieser Insuline.

b) Kostregelung

Ohne eine Kostregelung ist eine gute Einstellung nicht möglich. Bei einer „freien Kost" würden Blutzucker und Harnzuckerausscheidung zu sehr schwanken. Bei der geregelten Kost richtet sich die Kalorienmenge nach dem individuellen Bedarf des Kindes. Im allgemeinen werden von Kleinkindern 60–80, von Schulkindern 40 bis 60 Kalorien/kg Körpergewicht benötigt. Davon sollten 15% auf Eiweißkalorien entfallen, 35–40% auf Fett- und 45–50% auf Kohlenhydratkalorien. Diese Angaben sind Richtzahlen, die je nach Insulingabe und körperlicher Aktivität elastisch gehandhabt werden sollen. Vor Eintönigkeit der Kost bewahrt die Benutzung von Austauschtabellen, die angeben, welche Mengen der einzelnen Nahrungsmittel einem bestimmten Kohlenhydratgehalt entsprechen (1 Broteinheit = 12 g Kohlenhydrat). Entsprechend können eiweißhaltige Nahrungsmittel gegeneinander ausgetauscht werden. Die Nahrungsmenge verteilt sich auf drei Hauptmahlzeiten, zwei bis drei Zwischenmahlzeiten und eine Spätmahlzeit (bei Intermediär- und Langzeitinsulinen), so daß sich die Blutzuckerschwankungen in mäßigen Grenzen halten und 250–300 mg/dl maximal nicht überschreiten. Auf reinen Zucker und Süßigkeiten muß das Kind verzichten.

c) Muskelarbeit

Eine regelmäßige **Muskelarbeit** im Sinne eines körperlichen Trainings ohne erschöpfende sportliche Leistungen verbessert die Stoffwechsellage. Ziel der Behandlung ist es, den Patienten so einzustellen, daß er normal heranwächst, in seiner Aktivität nicht beschränkt ist und eine selbständige, verantwortliche Haltung seinem Leiden gegenüber gewinnt. Zu diesem Zweck muß er früh lernen, die Insulininjektionen selbst vorzunehmen. Eltern und Kind sollen über alle Einzelheiten der Behandlung genau instruiert werden. Stets soll das Kind ein Stück Zucker mit sich führen, um es bei den ersten Zeichen einer Hypoglykämie einzunehmen. Zu achten ist auf plötzliches Gähnen, Schwächegefühl, Zittern, Hunger, Beklemmung und kalten Schweiß.
Trotz allen erzieherischen Geschicks sind **seelische Fehlentwicklungen** nicht immer zu vermeiden. Differenzierte Kinder haben die Empfindung der Minderwertigkeit und glauben, abseits stehen zu müssen. Sie fühlen sich eingeengt durch den Zwang zu täglichen Injektionen, durch die Kostbeschränkung und die häufigen Stoffwechselkontrollen. Spezielle Ferienlager, die vom Bund diabetischer Kinder unterhalten werden, haben sich als segensreich erwiesen.

d) Selbstkontrolle

Um den Patienten soweit wie möglich vom Arzt unabhängig zu machen, werden die Eltern aufs genaueste instruiert, in welcher Weise sie selbst die Stoffwechsellage kontrollieren können. Je älter und je vernünftiger das Kind ist, um so mehr kann es die tägliche Kontrolle selbst übernehmen. Ideales Ziel der Diabetes-Behandlung ist ein zuckerfreier Urin oder ein Urin, der jedenfalls nicht mehr als 5% der zugeführten Kohlenhydratmenge enthält, sowie ein Blutzucker, der 180 mg/dl nicht übersteigt. Wegen der Labilität des Typ-I-Diabetes sind allerdings in der Praxis gelegentlich höhere Werte in Kauf zu nehmen.
Der Harnzucker kann von Patienten semiquantitativ mittels Teststreifen bestimmt werden, anfangs im Sammelurin, später in Urin-Einzelportionen. Der „Diabur-Test 5000" (Boehringer-Mannheim) z. B. zeigt Glukosekonzentrationen von 0–5% an. Als kombinierter Teststreifen „Keto-Diabur-Test 5000" gibt er auch über den Gehalt an Ketonkörpern Auskunft.
Nüchtern-Blutzucker-Kontrollen werden i. a. in der Sprechstunde vorgenommen. In der Klinik kann auch das Blutzucker-Tagesprofil durch mehrfache Blutabnahmen ermittelt werden, wodurch ein Einblick in die tageszeitlichen Blutzucker-Schwankungen möglich ist. Ältere Kinder bestimmen gelegentlich auch ihren Blutzucker selbst. Dazu verwenden sie

z. B. „Haemo-Glukoteststreifen", die den Glukosespiegel in einem Bereich von 20–800 mg/dl anzeigen.

Alle erhobenen Daten müssen sorgfältig und fortlaufend in einem Protokollheft niedergelegt werden, damit dem konsultierten Arzt ein detaillierter Einblick in die Stoffwechsellage seit dem letzten Arztbesuch ermöglicht wird (Diabetiker-Tagebuch).

Eine **ergänzende Kontrolle** der Stoffwechselsituation des Patienten ist dem Arzt heute möglich durch die Bestimmung des glykosidierten Hämoglobins (Hb A_{1c}), das um so höher ist, je höher der Blutzuckerspiegel in den vergangenen 6–10 Wochen war (Gesunde um 5%).

Die Behandlung des diabetischen Komas

Bei Kindern handelt es sich meist um ein **ketoazidotisches Koma** mit einem hohen Basen-Defizit. Zur Rehydrierung wird sogleich ein intravenöser Dauertropf angelegt. Eine isotone Kochsalzlösung (0,9%ig) ist in den meisten Fällen angezeigt. Nur bei hyperosmolarem Koma kann eine hypotone Kochsalzlösung (0,45%ig) zweckmäßig sein. Die Menge richtet sich nach dem Alter des Kindes und nach dem Grad der Exsikkose. Außer bei Anurie kann der Flüssigkeit Kalium zugefügt werden, da es bei Besserung der Stoffwechsellage rasch zu einem Wiedereinstrom des Kaliums in die Zelle kommt.

Normalinsulin wird initial intravenös in einer Dosis von $^1/_{10}$ E/kg Kp.-Gew. injiziert und dann durch den intravenösen Dauertropf in der gleichen Dosis/Stunde zugeführt (maximal $^1/_5$ E). Durch laufende Blutzuckerkontrollen läßt sich die Dosis variieren. Sinkt der Blutzucker unter 300–250 mg/dl, muß Glukoselösung zugeführt werden. Urin wird zweckmäßig durch einen Dauerkatheter gewonnen und laufend auf seinen Zuckergehalt überprüft.

Zur Azidosebekämpfung kann unter Kontrolle von Blut-pH und Plasma-Bikarbonat eine Natriumbikarbonatlösung zugeführt werden. Sind die Kinder ausgekühlt, ist für Wärmezufuhr zu sorgen. Unruhige Kinder müssen Sedativa erhalten.

Sobald es der Zustand des Patienten erlaubt, kann mit oraler Kalorienzufuhr begonnen werden: Zunächst Tee mit Traubenzucker, sodann geschlagene Banane, geriebener Apfel oder Haferbrei.

6.1.3 Fettstoffwechsel

H. BICKEL und E. HARMS

6.1.3.1 Veränderungen der Blutlipide

Der Gehalt des Blutplasmas an Fetten (Triglyzeride, Cholesterin und Phospholipide) ist in der frühen Kindheit, insbesondere während der Neugeborenenperiode, noch vermindert und erreicht erst gegen Ende des zehnten Lebensjahres Erwachsenenwerte. Die im Blut vorkommenden Fette (Lipide) zirkulieren nicht frei, sondern sind, da sie wasserunlöslich sind, an Eiweiße (Globuline) gebunden und werden als sogenannte Lipoproteine transportiert. Grundsätzlich wird daher jede Vermehrung oder Verminderung einer oder mehrerer dieser Lipidfraktionen im Serum als Hyperlipoproteinämie (Hyperlipämie) oder Hypolipoproteinämie bezeichnet.

Normales Nüchternplasma enthält 450–750 mg/dl Lipide, davon 150–250 mg/dl Cholesterin, 150–250 mg/dl Phospholipide und 50–125 mg/dl Triglyzeride (Neutralfette). Diese Erwachsenen-Normalwerte sind für Kinder um etwa 10% niedriger. Zur Differenzierung der Hypo- und Hyperlipoproteinämien ist zudem die Kenntnis des Lipoproteinmusters erforderlich. Die Lipoproteine können durch Ultrazentrifugation in verschiedene Dichteklassen eingeordnet werden:

HDL: high density lipoproteins
LDL: low density lipoproteins
VLDL: very low density lipoproteins

Hypolipoproteinämien

Diese Erkrankungen sind selten. Bei der **Abetalipoproteinämie** (Kornzweig-Bassen-Syndrom), einer autosomal rezessiv vererbten Erkrankung, sind Triglyzeride und Cholesterin im Serum vermindert, Chylomikronen, LDL und VLDL fehlen. Die schon im Säuglingsalter beginnenden Symptome sind Fett-Malabsorption, Ataxie, Retinitis pigmentosa und Stechapfelbildung der Erythrocyten (s. S. 174). Bei der **familiären Hypobetalipoproteinämie** sind LDL und Cholesterin im Serum erniedrigt. Während bei Heterozygoten nur niedrige Serumcholesterinwerte und Akanthocytose beobachtet werden, erkranken Homozygote mit ähnlichem klinischen Bild wie bei Abetalipoproteinämie. Bei der **Tangier-Erkrankung** (familiärer HDL-Mangel) haben Heterozygote erniedrigte HDL-Spiegel ohne Krankheitserscheinungen. Bei Homozygoten mit ausgeprägtem HDL-Mangel tritt eine charakteristische Speicherung von Cholesterylestern in Tonsillen (orange bis gelb-graue, hyperplastische Tonsillen) und in den retikuloendothelialen Zellen anderer Organe auf. Die Speicherung im ZNS führt zu neuromuskulären Symptomen.

Hyperlipoproteinämien

Die Kenntnis der Lipoproteinveränderungen im Serum ermöglicht eine genauere Differentialdiagnose der besonderen Form von Hyperlipoproteinämie als es durch alleinige Triglyzerid- und Cholesterinbestimmung möglich ist. Bei weitem am häufigsten treten Hyperlipoproteinämien *sekundär* bei anderen Grunderkrankungen auf, z. B. bei schlecht eingestelltem Diabetes mellitus, nephrotischem Syndrom, Glykogenose Typ I, Cholestase, Hypothyreoidismus und idiopathischer Hyperkalzämie. Von den selteneren, erblichen *primären* Hyperlipoproteinämien lassen sich aufgrund des Lipoproteinmusters mindestens 6 Formen unterscheiden, darunter:

Hyperlipoproteinämie Typ I (BÜRGER-GRÜTZ)

Schon in der frühen Kindheit kann es unter Anstieg der Blutlipide offenbar durch Fettüberladung und Kapseldehnung von Leber und Milz zu heftigen Abdominalkoliken kommen. Xanthome, gelb- bis orangefarbene Papeln oder Knötchen mit einem roten Hof, treten vor allem an den Streckseiten der Extremitäten und am Gesäß auf.

Die charakteristische *milchweiße Farbe des Serums* kann den ersten Hinweis auf die Diagnose geben. Im Augenhintergrund ist die retinale Lipämie erkennbar. Chemisch ist eine starke Erhöhung der exogenen Triglyzeride (Chylomikronen) nachweisbar und ein geringer sekundärer Anstieg von Phospholipiden und Cholesterin. Differentialdiagnostisch ist an symptomatische Hyperlipämien bei Diabetes mellitus, Glykogenose, Hypothyreose usw. zu denken.

Die Pathogenese beruht auf einem **Mangel an Triglyceridlipase** (Lipoproteinlipase), einem Enzym, das für den Abbau der Chylomikronen verantwortlich ist und im Plasma nach Injektion von Heparin nachgewiesen werden kann. Die Behandlung besteht in einer strengen Fettkarenz, möglicherweise sind Gaben von Triglyzeriden mit mittelkettigen Fettsäuren indiziert.

Hyperlipoproteinämie Typ II (Hyperbetalipoproteinämie, Hypercholesterinämie)

Sie stellt eine relativ häufige Form unter den familiären Hyperlipoproteinämien dar. Auch Heterozygote zeigen Krankheitserscheinungen. Tendinöse oder tuberöse Xanthome, Xanthelasmen und Arcus lipoides corneae sind oft äußere Zeichen dieser Stoffwechselerkrankung. Patienten mit dieser Hyperlipoproteinämie sind durch eine frühzeitige *Arteriosklerose* gefährdet (Herzinfarkt, periphere Verschlußkrankheiten). Kinder mit der sehr seltenen homozygoten Verlaufsform entwickeln bereits sehr früh Xanthome und coronarsklerotische Veränderungen. Als Ursache wurde ein Defekt der Low-density-Lipoprotein-Rezeptoren erkannt, der zu einer unkontrollierten Cholesterin-Biosynthese führt. Im Blut findet sich daher eine Erhöhung der LDL und des Cholesterins. Als **Therapie** empfiehlt sich eine Beschränkung des mit der Nahrung zugeführten Cholesterins sowie eine Diät, die reich an mehrfach ungesättigten Fettsäuren (Linolsäure u. a.) ist. Als Pharmaka haben sich Colestyramin (z. B. Quantalan 16 g/Tag) und Nicotinsäure bzw. Nicotinylalkohol (z. B. Niconacid oder Ronicol, ungefähr 1,5 g/ Tag) bewährt.

6.1.3.2 Sphingolipidosen

Bei den Sphingolipidosen handelt es sich um Krankheiten mit Speicherung bestimmter Lipide in Ganglienzellen, Neuroglia, Markscheiden sowie im retikulohistiozytären System von Leber, Milz, Knochenmark und Lymphknoten, ferner in Nierenepithelien. Die Konzentration der gespeicherten Lipide ist im Blut gewöhnlich nicht vermehrt, die Speicherung ist in den meisten Fällen auf autosomal-rezessiv vererbte Enzymdefekte zurückzuführen (Abb. 40). Es handelt sich um *lysosomale* Enzymdefekte, d. h. die bei den einzelnen Erkrankungen fehlenden Enzyme sind vorwiegend oder ausschließlich in den Lysosomen lokalisiert, deren Funktion der intrazelluläre Abbau von Makromolekülen ist (vgl. Mukopolysaccharidosen). Eine spezifische Therapie fehlt noch, Versuche mit Enzymersatztherapie haben bisher enttäuscht.

Stoffwechselanomalien

Gangliosidosen

Die **GM$_2$-Gangliosidose (infantile amaurotische Idiotie, Tay-Sachs-Erkrankung)** beschränkt sich auf das Gehirn und die Ganglienzellen der Retina. In der *zweiten Hälfte des ersten Lebensjahres* fallen die bis dahin normal entwickelten, oft jüdischen Kinder durch Verlust bereits erworbener statischer Fähigkeiten und myoklonische Schreckbewegungen besonders bei kurzen, scharfen Geräuschen auf (Frühsymptom!). Bei einer Krankheitsvariante (SANDHOFF) unter nicht-jüdischen Kindern sind lipidchemisch auch Viszeralorgane (Niere) befallen.

Im *zweiten Lebensjahr* liegen sie in Froschschenkelstellung bewegungsarm im Bett, ihre zunehmende Muskelatrophie wird durch Vermehrung des subkutanen Fettgewebes maskiert. Feiner Fingertremor, Krämpfe, Opisthotonushaltung, Nystagmus und Erblindung stellen sich ein, bis im 2. bis 4. Lebensjahr das Finalstadium mit Kachexie und Dezerebrationsstarre erreicht ist.

Im Computer-Tomogramm finden sich zunächst Hinweise auf eine Atrophie der Hirnrinde, später bisweilen eine Volumenzunahme des Gehirns durch Gliavermehrung. Im Elektroenzephalogramm häufen sich langsame Wellengruppen und Krampfpotentiale. Der charakteristische kirschrote, *bilaterale Makulafleck* wird von der rot durchscheinenden Chorioidea gebildet, welche von lipidgefüllten Ganglienzellen weiß umrahmt ist. Er kann in den ersten Lebensmonaten noch fehlen, ist dann aber bei 90% der infantilen Fälle vorhanden.

Die im Hirn autoptisch nachweisbare Speichersubstanz besteht zu 90% aus dem **Tay-Sachs-Gangliosid** (Abb. 40), welches im normalen Hirn nur in geringer Menge vorkommt. Es unterscheidet sich von den Hauptgangliosiden des Hirns durch das Fehlen der endständigen Galaktose. Die Ganglioside sind Glykolipide, die aus Sphingosin, Fettsäuren, Glukose, Galaktose, N-Azetylgalaktosamin und N-Azetyl-Neuraminsäure aufgebaut sind. Gegenwärtig unterscheidet man 12 Ganglioside, die sich durch Unterschiede in der Struktur des Kohlenhydratanteils und der Anzahl der Neuraminsäure-Moleküle auszeichnen. Den verschiedenen **Varianten der Tay-Sachs-Erkrankung** liegt ein Defekt der Hexosaminidase A und/oder B zugrunde.

Bei der **generalisierten** oder **GM$_1$-Gangliosidose** wird eines der Hauptganglioside des Gehirns gespeichert, sie entsteht durch einen β-Galaktosidase-Mangel. Zusätzlich kommt es zu einer Vergrößerung viszeraler Organe und zur Ablagerung von Mukopolysacchariden, sodaß häufig auch klinisch eine Ähnlichkeit mit dem M. Hurler in Erscheinung tritt.

Da diese Krankheiten *prognostisch infaust* und ohne Behandlungsmöglichkeiten sind, ist es von Bedeutung, daß ihr Vorliegen bereits in utero durch *Amniozentese* in der 15.–17. Schwangerschaftswoche erkannt werden kann (s. S. 26). Die aus der Amnionflüssigkeit ge-

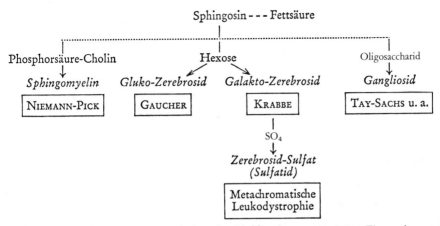

Abb. 40. Der chemische Zusammenhang zwischen den Lipiden der verschiedenen Thesaurismosen: *gespeichertes Lipid*, Erkrankung

wonnenen Amnionzellen können kultiviert, der jeweilige Enzymdefekt in der Zellkultur erfaßt und der graviden Mutter eine Schwangerschaftsunterbrechung vorgeschlagen werden. Bei der Häufigkeit der Tay-Sachs-Krankheit unter den Aschkenasi-Juden Nordamerikas von 1 : 2500 Neugeborenen (in nichtjüdischen Bevölkerungsgruppen 1 : 200 000) ist diese Möglichkeit der pränatalen Diagnostik für jüdische Eltern mit bereits einem kranken Kind bzw. für Eltern mit enzymatisch nachgewiesener Heterozygotie für den M. Tay-Sachs von großem praktischen Wert.

Die meisten Fälle von spätinfantiler und juveniler amaurotischer Idiotie gehören nicht zu den Gangliosidosen (z. B. neuronale Ceroidlipofuscinose).

Niemann-Picksche Krankheit (Sphingomyelinose)

Die autosomal rezessiv vererbte Erkrankung ist durch eine Speicherung des Phosphatids Sphingomyelin charakterisiert. Das Krankheitsbild ist uneinheitlich; von einer **akuten neuronopathischen** Form mit viszeraler Beteiligung lassen sich **chronisch viszerale** Formen ohne Beteiligung des ZNS und **chronisch neuronopathische** Formen abgrenzen. Bei der akuten neuronopathischen Form tritt bereits im *ersten Lebensjahr* eine Dystrophie auf. Der Leib ist durch eine enorme Lebervergrößerung aufgetrieben, auch die Milz ist geschwollen. Im weiteren Verlauf stellen sich Aszites und Beinödeme ein, an der Haut fallen gelblichbraune Pigmentationen auf. Lipidzellinfiltrationen der Lunge führen zu miliaren und bronchopneumonischen Herden. Weitere Symptome sind Osteoporose, Fieber und Speichelfluß bei offenstehendem Mund und großer Zunge. Die Speicherung im Nervengewebe äußert sich in zunehmender Demenz, Muskelrigidität, Tremor, Athetose, Sehstörungen, Taubheit, Krämpfen und Dezerebration. Der *kirschrote Makulafleck* ist (ein- oder beidseitig) nur bei einem Teil der Patienten nachweisbar. Die Kinder sterben meist in den ersten zwei Lebensjahren. Eine Therapie ist nicht bekannt. Der Nachweis der charakteristischen **Niemann-Pick-Zellen** im Blutausstrich, in Milz- oder Knochenmarkspunktat stützt die Diagnose. Das Zytoplasma dieser großen retikuloendothelialen Schaumzellen ist uniform von vielen kleinen Vakuolen und Partikeln angefüllt und hat eine feinkörnig-retikuläre, später grobwabig-maulbeerförmige Struktur. Bei den klassischen Verlaufsformen bestätigt der Defekt des Enzyms Sphingomyelinase die Diagnose.

Die *Wolman-Krankheit*, eine Cholesterinester- und Neutralfett-Lipidose infolge des Fehlens der sauren (lysosomalen) Lipase, ist klinisch und histologisch von der Niemann-Pickschen Erkrankung nicht zu unterscheiden. Als pathognomonisch gilt eine Verkalkung der Nebennieren. Beide Krankheiten können analog den Gangliosidosen pränatal durch Nachweis des Defekts der Sphingomyelinase – soweit im Indexfall gezeigt – bzw. der sauren Lipase in Amnionzellkulturen erkannt werden.

Gauchersche Krankheit (Glukozerebrosidose)

Die Zerebrosidspeicherung findet sich vorwiegend im retikuloendothelialen System von Milz und Leber, in Knochenmark und Lymphknoten, sowie in der Lunge in Form miliarer Infiltrationen. **Die infantile Form** (akute neuronopathische) beginnt im ersten Lebenshalbjahr mit Anorexie, Dystrophie und Fieber, gefolgt von Hepatosplenomegalie mit Überwiegen der Milzschwellung, generalisierter Lymphknotenvergrößerung, miliaren Lungeninfiltraten und progredientem Zerebralbefall mit Strabismus, Spastizität der Extremitätenmuskeln, Jaktationen und Oligophrenie. Die Kinder überleben selten das erste Lebensjahr.

Die **juvenilen und adulten Formen** gehen ohne klare Abgrenzung ineinander über und können sich über Jahrzehnte erstrecken. Bei der adulten Form (nicht neuronopathisch) ist die Funktion des ZNS nicht beeinträchtigt. Verdrängungserscheinungen von seiten des riesigen Milztumors und Knochenschmerzen mit Spontanfrakturen stehen im Vordergrund. Die Haut kann bei der adulten Form an lichtausgesetzten Stellen, aber auch an den Schleimhäuten, braungelb, bronzen oder bleiern pigmentiert sein.

Pathognomonisch ist der Nachweis von **Gaucher-Zellen** im Knochenmark und in anderen befallenen Organen. Diese Retikulumspeicherzellen zeigen eine eigentümlich retikuläre Zytoplasmastruktur, die mit zerknittertem Zellstoff oder verdrückter Seide verglichen wurde. Die Speicherung des Gluko-Zerebrosids ist auf den Enzymdefekt bei der Glukoseabspaltung vom Zerebrosidmolekül zurückzuführen (Glukozerebrosid-β-Glukosidase). Therapeutisch führt bei hochgradiger Splenomegalie eine Splenektomie zur Besserung der mechanischen Beschwerden und hämatologischen Befunde (Thrombopenie), jedoch werden dann andere Organe stärker mit Speicherzellen infiltriert. Bei der rein viszeralen Form hat die Enzymersatztherapie in Einzelfällen begrenzte Erfolge gezeigt. Der Enzymdefekt läßt sich bereits pränatal in Amnionzellkulturen nachweisen.

Metachromatische Leukodystrophie (Sulfatidose)

Die Krankheit beginnt meist *jenseits des Säuglingsalters:* Die Kinder verlieren bereits erworbene statische und geistige Fähigkeiten. Die Muskelkraft nimmt ab, oder es stellen sich spastische Lähmungen ein; Ataxie, Tremor und Nystagmus vervollständigen das Bild. In der Folge entwickelt sich eine progressive Demenz, gelegentlich auch eine Optikusatrophie mit kirschrotem Makulafleck. Unter dem Bild der Enthirnungsstarre führt eine zunehmende Bulbärparalyse mit drei bis sechs Jahren schließlich zum Tode. Auch spät-juvenile und adulte Verlaufsformen kommen vor. Eine Therapie ist nicht bekannt.
Das metachromatische Speichermaterial besteht aus **Sulfatiden,** die in einer normalen weißen Hirnsubstanz 10-25%, bei den Patienten aber 70-80% der Gesamtzerebroside ausmachen (Abb. 40). Auch das Tubulusepithel der Nieren, das Leberparenchym, die Wände der Gallenblase und die peripheren Nerven nehmen an der Sulfatidspeicherung teil (verzögerte Nervenleitgeschwindigkeit!). Als ein diagnostisches Verfahren kommt der Nachweis der charakteristischen histologischen Veränderungen im Biopsiepräparat eines peripheren Nerven (z. B. N. suralis oder Zahnpulpa) in Frage, jedoch ist das Fehlen der Arylsulfatase A in Urin, Serum, Leukozyten und Fibroblasten von entscheidender diagnostischer Bedeutung.
Bei der sog. **Globoidzell-Leukodystrophie (Galaktozerebrosidose, M. Krabbe)** treten die Symptome der neurodegenerativen Erkrankung bereits im *frühen Säuglingsalter* auf; in den typischen Globoid-Zellen kommt es zur Anreicherung von Galakto-Zerebrosiden infolge eines Defekts der Galaktozerebrosid-β-Galaktosidase.

Auch diese Leukodystrophien sind pränatal in der Amnionzellkultur durch Nachweis der zugrunde liegenden Enzymdefekte diagnostizierbar.

6.1.3.3 Heredopathia atactica polyneuritiformis (Refsum-Krankheit)

Im Gegensatz zu den Sphingolipidosen liegt bei dieser Erkrankung eine Verwertungsstörung *exogen* zugeführten Lipids vor, die zur Speicherung führt.

Klinische Befunde: Das Leiden wurde vorwiegend in den ersten zwei Lebensjahrzehnten beobachtet. Es ist durch polyneuritische Symptome mit Paresen, eine zerebellare Ataxie, Taubheit, Geruchs- und Sehstörungen (atypische Retinitis pigmentosa), Ichthyose und elektrokardiographische Veränderungen charakterisiert. Auch symmetrische Epiphysendysplasien kommen vor. Der Verlauf ist chronisch-progredient mit Remissionen. Der Krankheit liegt ein **Enzymdefekt (Phytansäure-α-Oxydase)** im Abbau des Chlorophyllbestandteils Phytol zugrunde, wobei Phytansäure vermehrt anfällt und u. a. in Leber-, Nieren-, Muskel- und Nervengewebe gespeichert wird. Im Serum ist eine Fettsäure, die Phytansäure, stark vermehrt. Im stehenden Urin bildet sich manchmal eine Fettschicht aus feinsten Neutralfett-Tröpfchen. Diätetische Beeinflussung ist durch Chlorophyll-Karenz möglich.

6.1.4 Mukopolysaccharidosen

W. SCHRÖTER

Als Mukopolysaccharidosen werden genetisch bedingte Störungen des Mukopolysaccharid-Stoffwechsels bezeichnet, die zu einer Anhäufung von Mukopolysacchariden in den Zellen des Mesenchyms, des Nervengewebes und viszeraler Organe führen. Störungen der enchondralen und periostalen Ossifikation sind die Ursache von zum Teil grotesken Skeletveränderungen (Abb. 42) und Wachstumsstörungen. Es kommt zu Hepatosplenomegalie, Gehörverlust, bei einigen Formen auch zur Trübung der Kornea und zu geistiger Retardierung. Allen Typen gemeinsam ist, daß die betroffenen Kinder als *Neugeborene unauffällig* und

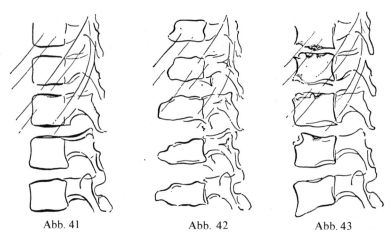

Abb. 41. Normale untere Brust- und obere Lendenwirbelsäule eines Kindes (zum Vergleich)

Abb. 42. Dysostosis multiplex (Pfaundler-Hurler): Wirbelkörper niedrig, Abschlußplatten wellig, unregelmäßig. Zugespitzte vordere Wirbelkörperkanten

Abb. 43. Scheuermannsche Krankheit: Verschmälerte Intervertebralräume, Defekte der Randleisten mit Einbrüchen der Deckplatten (S. 325)

normal groß sind. In den peripheren Leukozyten und in Retikulum- und Plasmazellen des Knochenmarks findet man regelmäßig aus sauren Mukopolysacchariden bestehende *granuläre Einschlüsse* (ALDER-Granulationen), die von großem diagnostischen Wert sind. Die Ausscheidung saurer Mukopolysaccharide im Urin ist erhöht; als Suchtest hat sich der Toluidinblau-Test sehr bewährt. Die quantitative Bestimmung der einzelnen Fraktionen erlaubt die Abgrenzung sechs verschiedener, mit Eponymen versehener, „klassischer" Typen. Einige neue Varianten können noch nicht sicher eingeordnet werden.

Als entscheidender pathogenetischer Faktor wird eine *Abbaustörung der Mukopolysaccharide* angenommen. Untersuchungen an Fibroblastenkulturen zeigten, daß bei den einzelnen Typen offenbar verschiedene für den Abbau verantwortliche Proteine mit Enzymwirkung fehlen. Eine wirksame Behandlung ist nicht bekannt.

Die Häufigkeit wird auf 1 : 25 000 geschätzt. Mit Ausnahme von Typ II, der X-chromosomal rezessiv vererbt wird, ist bei allen Formen ein autosomal rezessiver Erbgang gesichert.

Typ I (PFAUNDLER-HURLER)

Die Diagnose kann mit einiger Sicherheit am Ende des 1. Lebensjahres gestellt werden.

Großer Kopf, grobe Gesichtszüge, geistige Retardierung, Leistenbrüche, dorso-lumbale Kyphose, Gelenkkontrakturen und Hepatomegalie sind führend. Das Vollbild entwickelt sich mit 2– 3 Jahren (Abb. 44): Großer plumper Kopf mit verkürzter Schädelbasis, eingesunkene Nasenwurzel, breites Gesicht mit auf-

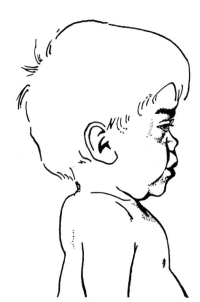

Abb. 44. Morbus Pfaundler-Hurler bei 6jähr. Jungen

geworfenen Lippen (Wasserspeier-Gesicht, Gargoylismus), Makroglossie, Trübung der Kornea, kurzer Hals, Lendenkyphose mit Deformierung der Wirbelkörper (Abb. 42), unförmiger Körper mit überlangen Armen und tatzenhaft plumpen Händen, durch Hepatosplenomegalie vorgewölbter Bauch, rezidivierende Infektionen der Luftwege und schwere Hüftgelenksveränderungen. Die Prognose ist ungünstig.

Typ II (HUNTER)

Die klinischen Erscheinungen ähneln denen des Typs I, sie sind jedoch weniger stark ausgeprägt. Die Hornhauttrübung fehlt, nur Knaben sind betroffen. Bei der juvenilen Verlaufsform führt der Entwicklungsstillstand innerhalb von 2–3 Jahren zu schwerer geistiger Retardierung. Bei der späten Verlaufsform sind die Symptome weniger stark ausgeprägt. Die Intelligenz kann normal bleiben.

Typ III (SANFILIPPO)

Charakteristisch sind eine schwere Beeinträchtigung der psychomotorischen Entwicklung und progredienter geistiger Abbau mit Hurlerähnlichem Dysmorphismus, jedoch mit nur leichten Skeletdeformitäten.

Typ IV (MORQUIO)

Die ersten Symptome fallen meistens im zweiten Lebensjahr auf. Eine bizarre Verformung der Metaphysen, Deformitäten des Brustkorbes, Verbiegung der hochgradig verkürzten Wirbelsäule und der Extremitäten, rezidivierende Infektionen der Luftwege und chronische Otitis media sind charakteristisch (Abb. 45). Hals und Rumpf sind kurz. Die untere Gesichtshälfte, geprägt von einem prominenten Kinn, ist unverhältnismäßig groß. Korneatrübungen fehlen. Die Intelligenz ist normal. Als Folge der Wirbeldeformierungen treten häufig auf eine Rückenmarkskompression zurückzuführende neurologische Symptome auf. Da die Lebenserwartung kaum verkürzt ist, sind frühzeitige orthopädische Maßnahmen zur Verhütung schwerer Gelenk- und Wirbelsäulenschäden zu ergreifen und eine mit dem Leiden vereinbare Berufsausbildung einzuleiten.

Typ V (SCHEIE)

Die Krankheit wird selten im Kindesalter diagnostiziert. Steifheit der Finger und eingeschränkte Beweglichkeit anderer Gelenke können jedoch schon in den ersten Lebensjahren auftreten. Wachstum und Intelligenz sind normal.

Typ VI (MAROTEAUX-LAMY)

Der Makrocephalus fällt bereits bei der Geburt auf. Deformierungen des Thorax, rekurrierende Infektionen, psychomotorischer Entwicklungsrückstand und eingeschränkte Beweglichkeit der Gelenke sind die wichtigsten Symptome. Bei der langsam verlaufenden Form entwickelt sich bei normaler Intelligenz ein Hurler-ähnliches Bild bis zum 6. Lebensjahr, bei der schneller verlaufenden Form bereits im 3. Lebensjahr.

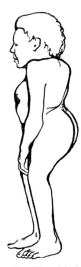

Abb. 45. Morquiosche Krankheit (Dysostosis enchondralis metaphysaria)

6.1.5 Störungen des Kalzium-, Phosphat- und Magnesium-Stoffwechsels

H. J. BREMER

6.1.5.1 Rachitis und Osteomalazie

Bei der Verkalkung der Knochen wird Kalzium, Phosphat und Magnesium in einem festen Verhältnis im Osteoid abgelagert. Eine mangelnde Verkalkung des Osteoids der Knochen, meist ohne stärkeren Metaphysenbefall, wird bei älteren Kindern und Erwachsenen als Osteomalazie, mit wesentlichen zusätzlichen Metaphysenveränderungen bei jüngeren Kindern als Rachitis bezeichnet. Wesentliche Veränderungen dieser Mineralien können eine Tetanie (erhöhte neuromuskuläre Erregbarkeit) induzieren. Eine Rachitis oder eine Osteomalazie kann unter mitteleuropäischen Lebensbedingungen bei Vitamin D-Mangel, Vitamin D-Stoffwechselstörungen und durch Phosphatmangel entstehen.

1) Rachitis bei Frühgeborenen

Werden Frühgeborene mit Frauenmilch aufgezogen, so kann es durch Phosphatmangel zu einer Rachitis kommen. Eine Verhinderung ist möglich durch Phosphat-Zusatz: 0,3 ml 1 M K_2HPO_4 werden 100 ml Frauenmilch zugefügt. – Außerdem haben Frühgeborene einen höheren Vitamin D-Bedarf als Reifgeborene. Eine Aufnahme von 1000 I.E. Vitamin D/Tag verhindert in der Regel aber auch bei Frühgeborenen die Entwicklung einer Rachitis.

2) Rachitis oder Osteomalazie bei Antikonvulsiva-Therapie

Langdauernde Zufuhr verschiedener Antikonvulsiva bei Krampfleiden führt bei einigen Kindern zu rachitischen Knochenveränderungen. Hierbei kommen als Medikamente in Frage u. a. Phenytoin, Primidon und Phenobarbital (s. S. 363). Durch die Gabe von 5000– 10 000 I.E. Vitamin D sind die Veränderungen zu heilen, durch etwas geringere Vitamin D-Mengen zu verhindern.

3) Vitamin D-resistente Rachitiden

lassen sich dadurch von den Mangelrachitiden abgrenzen, daß nach einer dreiwöchigen Gabe von täglich 5000 I.E. Vitamin D röntgenologisch keine Kalkeinlagerungen in die Metaphysen nachweisbar sind. Die häufigste Form ist

a) die klassische Vitamin D-resistente Rachitis (Phosphat-Diabetes)

eine X-chromosomal dominant vererbte Störung der tubulären Phosphat-Rückresorption. Diese führt zu einer **Hypophosphatämie** mit Erhöhung der alkalischen Serumphosphatase und mehr oder weniger ausgeprägten osteomalazischen und rachitischen Skelettveränderungen, die zur Verkrümmung der Beine und der Wirbelsäule führen können. Die Kalziumwerte im Serum und die Aminosäurenausscheidung im Urin sind normal. Die klinischen Symptome manifestieren sich nach dem ersten Lebensjahr. Die Behandlung erfolgt mit der Kombination hoher Vitamin D-Gaben und Phosphatzulagen von täglich 2,5 bis 7,5 g. Wird über den Tag verteilt Phosphat zugeführt (alle 4 Stunden), so reichen meist 40 000– 60 000 I.E. Vitamin D/Tag für die Therapie aus. Ob die Behandlung im Einzelfall über die Pubertät hinaus fortgesetzt werden muß, hängt von den klinischen Erscheinungen ab.

b) Die Pseudomangelrachitis

manifestiert sich beim jungen Säugling als schwere Rachitis gewöhnlich mit Hypokalzämie. Es liegt entweder ein Umwandlungsdefekt von 25-Hydroxycholecalciferol in 1,25-Dihydroxycholecalciferol vor oder der Rezeptor für 1,25-Dihydroxycholecalciferol fehlt. Alle Symptome entsprechen einer schweren Vitamin D-Mangelrachitis. Eine lebenslange Behandlung mit Vitamin D ist notwendig in einer auszutestenden Dosis zwischen 10 000 und 50 000 I.E./Tag.

4) Die Hypophosphatasie

beruht auf einem autosomal-rezessiv vererbten Defekt der alkalischen Phosphatase in Geweben und Blutplasma; dadurch kommt es zu einer unzureichenden Phosphatablagerung in den Knochen mit rachitischen Veränderungen. Pathognomonisch ist die starke Vermehrung von Phosphoäthanolamin im Plasma und Urin. Es gibt verschiedene Schweregrade der Krankheit, die die Prognose beeinflussen; innerhalb einer Familie tritt immer die gleiche Form auf. Ein Teil der Kinder stirbt bereits im ersten Lebensjahr, die anderen wachsen heran mit mehr oder weniger schweren Knochen- und Verkalkungsstörungen. Eine Beeinflussungsmöglichkeit besteht nicht. Vitamin D-Gaben sind kontraindiziert.

5) Eine renale Rachitis

entsteht bei chronisch-glomerulärer Insuffizienz und renaler Azidose (S. 307) durch die Kombination von Hyperparathyreoidismus und renal verursachten Verkalkungsstörungen, zum Teil auch verursacht durch eine zu hohe Phosphatzufuhr. Ein Teil der Patienten läßt sich mit Vitamin D-Metaboliten (z. B. 1,25-Dihydroxycholecalciferol oder 1-α-Hydroxycholecalciferol) behandeln, bei anderen bewirkt diese Behandlung keine Besserung.

6.1.5.2 Tetanie

Pathogenese

Als Tetanie wird eine Erhöhung der neuromuskulären Erregbarkeit durch Veränderungen der Ionenkonstellation bezeichnet. Die Einflüsse der Ionen lassen sich durch folgende „Formel" darstellen:

Erregbarkeit des Nervensystems:

$$\frac{[K^+][HCO_3^-][HPO_4^{--}]}{[Ca^{++}][Mg^{++}][H^+]}$$

Die Einzelfaktoren sind allerdings von unterschiedlichem Gewicht. Besonders gravierend ist die Hypokalzämie alleine oder potenziert in Kombination mit Hyperphosphatämie oder Alkalose. Eine Hypomagnesiämie kann ebenfalls zu einer Tetanie führen, jedoch ist dabei fast immer durch den gleichzeitig vorkommenden Hypoparathyreoidismus eine Hypokalzämie vorhanden.

1) Die Neugeborenentetanie

findet sich als **frühe neonatale Hypokalzämie** besonders bei Frühgeborenen, ist meist asymptomatisch und beruht auf der Unterbrechung mütterlicher Kalziumzufuhr in Kombination mit hohem Plasmacalcitonin. Beginnt man früh mit der Milchfütterung und fügt man Kalzium hinzu, so vermindert man die Gefahr während der ersten drei Tage nach der Geburt (S. 55).
Die **späte neonatale Hypokalzämie** tritt meistens zwischen dem 3. und 15. Lebenstag auf und ist häufig mit tetanischen Krämpfen kombiniert. Ihr liegt meistens ein transitorischer Hypoparathyreoidismus zugrunde. Prophylaktisch füttert man Frauenmilch oder eine Milch mit hohem Kalzium-Phosphat-Verhältnis und gibt frühzeitig Vitamin D.
Therapie der späten Form: Die Gabe von 1,25-Dihydroxycholecalciferol ist die beste Behandlungsform.

2) Die rachitogene Tetanie (Spasmophilie)

war früher häufig. Sie trat gewöhnlich bei rachitischen Kindern in den Monaten Januar bis April dann auf, wenn die Kinder einer Sonnenbestrahlung ausgesetzt waren. Die Ursache für den plötzlichen Abfall des Serumkalziums ist nicht völlig geklärt. Bei ausreichender Vitamin D-Gabe tritt bei rachitischen Kindern diese Tetanieform nicht auf. Ausgelöst werden kann sie jedoch durch einen banalen Infekt.

3) Der primäre oder sekundäre Hypoparathyreoidismus

ist im Kindesalter selten, kann jedoch in allen Altersstufen auftreten. Die Ursache ist in der Regel ein Autoimmunprozeß, wobei auch andere Organe befallen sein können, besonders häufig die Nebennieren. Die Symptome sind eine Hypokalzämie und Hyperphosphatämie mit Tetanie. Die Behandlung erfolgt mit hohen Gaben von Vitamin D (40 000–120 000 I.E./Tag); relativ häufig können allerdings Überdosierungserscheinungen auftreten. Daher ist es bei manchen Patienten besser, 1,25-Dihydroxycholecalciferol therapeutisch einzusetzen, da es wegen der kurzen Halbwertszeit besser steuerbar ist. Die Behandlung muß lebenslang fortgeführt werden.

4) Der Pseudohypoparathyreoidismus

beruht auf einem Rezeptordefekt für das Parathormon und kann aus diesem Grunde mit den gleichen Erscheinungen wie ein Hypoparathyreoidismus einhergehen. In der Regel findet man Skeletanomalien (Brachymetacarpie und -tarsie sowie Kleinwuchs). Das Leiden wird dominant vererbt (S. 368). Es gibt Formen mit Hypokalzämie (und Tetanie) und solche ohne Kalziumveränderungen (Pseudopseudohypoparathyreoidismus). Die Behandlung entspricht der des primären Hypoparathyreoidismus.

5) Hypomagnesiämie

findet sich transitorisch *kurzfristig* bei Neugeborenen. – Die seltene Stoffwechselkrankheit, die „primäre Hypomagnesiämie" mit einem Magnesiumresorptionsdefekt im Dünndarm *bildet sich nicht zurück.* Sie tritt gewöhnlich erst einige Wochen nach der Geburt auf und äußert sich in einer Hypomagnesiämie und Hypokalzämie sowie in schweren tetanischen

Krämpfen, die zum Tode führen. Diese Krankheit ist zu vermuten, wenn bei Säuglingen mit Hypokalzämie die tetanischen Erscheinungen nach Kalziumsubstitution bestehen bleiben.
Therapie: Gabe großer Mengen von Magnesiumsalzen oral. Dadurch ist es meistens möglich, den Magnesiumspiegel im Blut auf nahezu normale Werte anzuheben.

Klinische Erscheinungsformen der Tetanie

Eine Tetanie kann *latent* sein und sich dann nur durch den Nachweis der erhöhten elektrischen Erregbarkeit der Nerven zeigen (Erb-Phänomen): Eine Kathodenöffnungszuckung findet sich bei Werten unter 5 mAmp. Im EKG kann eine latente Tetanie Zeichen einer Hypokalzämie aufweisen: QT-Verlängerung mit langem, meist isoelektrischem Zwischenstück und nicht verbreiterter T-Welle. Diese latente Tetanie kann in eine manifeste übergehen, wenn durch Hyperventilation (schreiender Säugling!) oder andere Anlässe (z. B. Erkrankung) weitere belastende Faktoren hinzukommen.

Bei der *manifesten Tetanie* finden sich je nach Ausmaß der erhöhten elektrischen Reizbarkeit zunächst einige mechanisch auslösbare Zeichen:

Chvostek-Zeichen: blitzartiges Zucken im Bereich des Mundes und der Augen nach Beklopfen des Austrittspunktes des N. facialis.
Trousseau-Zeichen: Stauen des Oberarms mit einer Blutdruckmanschette für 3 Minuten; positiv, wenn es im Bereich der gestauten Hand zu einem Karpopedalspasmus kommt.
Peronaeus-Phänomen: rasche Abduktion des Fußes nach Beklopfen des N. fibularis superficialis.

Später können klinische Zeichen auftreten wie ein **Laryngospasmus,** der sich in einem juchzenden Ziehen beim Inspirium zeigen kann. Ein stärkerer Laryngospasmus kann jedoch auch zu hochgradiger Atemnot und zum Erstickungstod führen. Außerdem kommen tetanische **Krampfanfälle** vor, die kaum von Grand mal-Anfällen zu unterscheiden sind. Häufig besteht hohes Fieber. Bei Kleinkindern werden häufig **Karpopedalspasmen** beobachtet. Die Hände sind gebeugt und die Fingergelenke gestreckt (Geburtshelferstellung). Die Füße stehen in Equinovarushaltung mit plantarflektierten Zehen. Ein charakteristischer „Karpfenmund" entsteht durch Spasmen des M. orbicularis oris. Ein tetanischer Anfall kann durch Laryngospasmus oder Herzbeteiligung in wenigen Sekunden zum Tode führen und muß deswegen unverzüglich durchbrochen werden.

Eine Soforttherapie ist die langsame i.v.-Injektion von 3–5 ml 10%iger Kalziumglukonat-Lösung (cave: keine i.m.-Injektion). Eine Therapie der Grundkrankheit muß aber erfolgen, z. B. je nach Ursache Vitamin D (S. 98), Magnesiumsalze usw. Eventuell muß man die Zeit bis zum Wirksamwerden von Vitamin D durch Behandlung mit Kalzium überbrücken, z. B. durch eine Infusion mit Kalziumsalzen in einer Dosis, die dem Kalziumspiegel im Serum angepaßt wird: etwa 50 mg/kg/Tag in Form einer 10%igen Kalziumglukonat-Lösung; 10 ml entsprechen dabei 89 mg Kalzium. Zur Vermeidung von Gewebsnekrosen muß ein sicherer venöser Zugangsweg gewählt werden.

6.1.5.3 Hyperkalzämie

Eine Hyperkalzämie kann entstehen durch Vitamin D-Intoxikation, Hyperparathyreoidismus (bei Kindern extrem selten) und bei idiopathischer Hyperkalzämie mit überhöhter Vitamin D-Empfindlichkeit.

Die Hauptsymptome betreffen den Magendarmtrakt und die Nieren; es sind Anorexie, Obstipation, Erbrechen und Gewichtsverlust sowie Leukocyturie und Polyurie. Bei längerem Bestehen kann es zu einer zunehmenden Nierenschädigung mit Blutdruckerhöhung und Hyalinisierung der Glomerula kommen. Gewöhnlich findet sich ein positiver Sulkowitsch-Test im Urin als Indikator einer Hyperkalziurie. Im weiteren Verlauf kann eine Nephrokalzinose oder Nephrolithiasis bzw. eine Verkalkung der Arterien auftreten. Die häufigste Ursache einer Hyperkalzämie ist eine iatrogene D-Hypervitaminose durch zu große Vitamin D-Gaben. Wiederholte Vitamin D-Stöße bei nicht sicher nachgewiesener Rachitis sind fast immer als Ursache anzuschuldigen. Selten kommt es bei einer verminderten Vitamin D-Toleranz zu der **chronisch-idiopathischen Hyperkalzämie** (FANCONI-SCHLESINGER). Bei dieser Krankheit findet sich die Hyperkalzämie oft schon im frühen Säuglingsalter, ohne daß überhöhte Vitamin D-Dosen verabfolgt wurden. Gelegentlich bestehen dabei eine supravalvuläre Aortenstenose und multiple periphere Pulmonalstenosen sowie Gesichtsveränderungen im Sinne einer Vergröberung der Gesichtszüge (Williams-Beuren-Syndrom). Eine Inaktivierung durch ausgedehnte Gipsverbände nach Traumen kann ebenfalls vorübergehend eine Hyperkalzämie verursachen. Eine Hyperkalzämie kann ein lebensbedrohliches Symptom sein; eine akute Lebensgefahr besteht bei Werten über 15 mg/dl. Die Vitamin D-Zufuhr ist sofort einzustellen und die Kalziumzufuhr mit der Nahrung zu reduzieren. Während der akuten Phase läßt sich in der Regel der Kalziumspiegel nur durch Gabe von Prednison (2 mg/kg/Tag) herabsetzen. Da eine Hyperkalzämie nach einer Vitamin D-Intoxikation sehr lange anhalten kann, muß man die niedrigste Prednison-Dosis wählen, die einen Kalziumspiegel im oberen Normbereich garantiert, um nicht zu schwere Cushing-Symptome zu induzieren. Gelegentlich ist die Prednison-Behandlung monatelang notwendig.

flüssigkeit ausmachen, führt eine Störung der Bilanz, insbesondere ein Verlust, in diesem Alter schneller zur Allgemeinstörung (Abb. 46). Die Aufrechterhaltung einer positiven Wasserbilanz wird ferner belastet durch die erhöhte Wasserabgabe über die verhältnismäßig größere Körperoberfläche und die unzureichende Wasser-Konservierungsfähigkeit der Säuglingsniere.

Die Funktionen zur Aufrechterhaltung der **Homoiostase** befinden sich beim Neugeborenen in einem labilen Gleichgewicht. Die Sekretionsraten von antidiuretischem Hormon und Aldosteron, den Hormonen, die wesentlich an der Volumen-Regulierung und der Aufrechterhaltung eines konstanten osmotischen Drucks beteiligt sind, unterscheiden sich beim jungen Säugling wesentlich von den Werten des Erwachsenen.

Der **Säure-Basenstoffwechsel** ist in der frühen Säuglingszeit besonders labil. Frühgeborene und Neugeborene befinden sich bereits unter physiologischen Bedingungen in leichter Azidose.

6.2 Störungen des Wasser-, Elektrolyt- und Säurebasenhaushalts

E. W. REIMOLD und H. J. BREMER

6.2.1 Physiologische Besonderheiten

Der Wassergehalt des Organismus

ist in der Fetalperiode und frühen Säuglingszeit am größten. Junge Säuglinge bestehen zu 70% aus Wasser, Erwachsene nur noch zu 60%. Dieser Rückgang erfolgt hauptsächlich auf Kosten der Extrazellularflüssigkeit. Sie macht beim jungen Säugling 30% des Körpergewichts aus, beim Erwachsenen nur noch 18%.

Der Wasserumsatz,

der in seinem Umfang vom Gesamtstoffwechsel abhängt, ist bei Säuglingen wesentlich größer als bei Erwachsenen. Da Wasserzufuhr und Flüssigkeitsabgabe beim Säugling einen wesentlich größeren Anteil der Extrazellular-

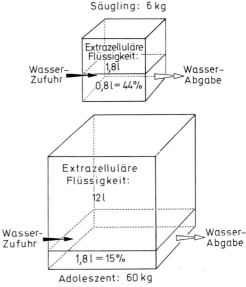

Abb. 46. Die Größe der täglichen Wasser-Austauschmenge im Vergleich zum Volumen der Extrazellularflüssigkeit (EZF). Die Werte eines Säuglings sind denen eines Adoleszenten gegenübergestellt. Der extrazelluläre Flüssigkeitsraum beträgt beim Säugling 1,8 l (=30% des Körpergewichts), beim Adoleszenten 12 l (=20% des Körpergewichts) Beim Säugling werden 44%, beim Adoleszenten 15% der Extrazellularflüssigkeit pro Tag zugeführt bzw. abgegeben

6.2.2 Störungen des Wasser- und Elektrolytstoffwechsels

Der Wasser- und Natriumgehalt des Körpers kann auf verschiedenen Wegen verändert werden: 1. durch übermäßigen Wasser- und Elektrolytverlust (Dehydratation, Salzmangel), 2. durch pathologische Retention oder unphysiologische Zufuhr von Wasser oder Salz (Ödem, Wasserintoxikation). 3. durch gesteigerte Produktion oder Fehlen der regulierenden Hormone: Aldosteron und Antidiuretisches Hormon (ADH).

Dehydratation

Ein Wasserdefizit des Organismus, eine Dehydratation, entsteht durch unzureichende Flüssigkeitszufuhr oder übermäßigen Wasserverlust im Gefolge von Durchfall, Erbrechen, Schwitzen oder Hyperventilation. Auch Störungen in den regulierenden Organen wie Nierenerkrankungen mit Funktions-Einschränkung, eine Störung der Nebennierenrindenfunktion oder eine Fehlsteuerung der Osmorezeptoren und des antidiuretischen Hormons verursachen eine Dehydratation. Im akuten Stadium betrifft der Wasserverlust hauptsächlich den Extrazellularraum. Durch Übertritt intrazellulärer Flüssigkeit wird schon nach kurzer Zeit das Defizit gemildert.
Meist sind der Wasser- und der Elektrolytverlust gleich groß (isotonische Dehydratation), seltener ist ein Salzdefizit größer als der Flüssigkeitsverlust (**hypo**tonische Dehydratation). Eine **hyper**tonische Dehydratation kann bei übermäßiger Zufuhr osmolar aktiver Substanzen bei vermehrtem Wasserverlust (z. B. Diarrhoe) sowie durch vermehrte Natriumfreisetzung aus Knochen entstehen. Sie ist wegen zerebraler und renaler Komplikationen oft lebensgefährlich.
Typische **Symptome** eines Wasser- und Natriummangels sind tiefliegende Augen, verminderter Hautturgor, trockene Schleimhäute, kühle, blasse Haut und Somnolenz. Die durch Hypovolämie verursachte Kreislaufstörung führt zum Blutdruckabfall mit Tachykardie, mangelhafter peripherer Kapillarfüllung und Oligurie. Besteht eine Hypernatriämie, herrschen Symptome des Zentralnervensystems vor wie motorische Unruhe, Delirium, Krampfanfälle.
Gewichtsverlust, Hautturgor, Hämatokrit und Serum-Gesamteiweiß geben einen Hinweis auf die Schwere des extrazellulären Wasserverlusts. Serum-Na- und -Cl-Bestimmung sind unerläßlich in der Beurteilung der Elektrolytstörung und ihrer Korrektur.
Unbehandelt führt ein fortschreitender Flüssigkeitsverlust zum hypovolämischen Schock. Sonst ist die Prognose gut.

Ödem, Hyperhydratation oder Wasserintoxikation

beobachtet man demgegenüber bei Kindern seltener. Das klinische Bild reicht von massivem generalisierten Ödem bis zu asymptomatischer Hyponatriämie. Jedem generalisierten Ödem liegt eine pathologische Wasser- und Elektrolyteinlagerung zugrunde, bei der der Extrazellularraum stark vergrößert ist. Ist diese Störung von Hypoproteinämie begleitet, wird das Ödem im interstitiellen Raum abgelagert, während das Blutvolumen verringert ist. Eine Hyperhydratation, charakterisiert durch eine Zunahme des Gesamt-Körperwassers, ist fast immer begleitet von einer übermäßigen Natriumretention. Nur selten besteht eine Wasserintoxikation, verursacht durch unphysiologisch große Wasserzufuhr mit gelegentlich gleichzeitiger Einschränkung der Nierenfunktion. Eine oft asymptomatische Form von Wasserretention begleitet die Überschußproduktion von ADH im Gefolge von Meningitis oder anderen zerebralen Erkrankungen. Bei Kindern tritt ein Ödem als Folge von Herzinsuffizienz, Leberzirrhose oder Eiweißmangelzustand auf (Kwashiorkor, Zöliakie, nephrotisches Syndrom, intestinales Eiweißverlust-Syndrom). Die Therapie von Ödem oder Wasserintoxikation hat sowohl die Wasser- als auch die Natriumretention zu berücksichtigen und muß der zugrunde liegenden Störung angepaßt werden.

Störungen im Kaliumhaushalt

entwickeln sich vielfach unbemerkt. Zum Kaliummangel kommt es bei unzureichender Kaliumzufuhr oder starkem Kaliumverlust in Verbindung mit Erbrechen, Durchfall, Infektion, Trauma, Diuretica-Behandlung oder Alkalose. Kaliummangelsymptome betreffen hauptsächlich die Muskulatur: Die Darmmotilität ist herabgesetzt, es entsteht sogar ein paralytischer Ileus. Die Skeletmuskulatur ist hypoton bis zur schlaffen Lähmung. Die Herztöne sind frequent und leise, es besteht die Ge-

fahr einer Herzinsuffizienz. Die Verminderung der Kaliumkonzentration im Serum gibt keinen Aufschluß über die Verminderung des Gesamtbestandes an Kalium (Hypokalie). Im EKG fallen abgeflachte T-Zacken, Verlängerung des QT-Intervalls und deutliche U-Wellen auf.
Eine *Hyperkaliämie* (> 6 mäq/l), die bei höheren Werten zu gefährlichem Versagen der Zellfunktion führen kann, ist vor allem bei eingeschränkter Nierenfunktion, nach Trauma oder Verbrennung zu erwarten. Im EKG sind die T-Zacken hoch und spitz, der QRS-Komplex verbreitert. Im Extremfall kommt es zum Kammerflimmern.

6.2.3 Therapie der Störungen des Wasser- und Elektrolythaushalts

Ein Flüssigkeitsverlust kann in leichten Fällen durch orale Wasser- und Salzzufuhr ausgeglichen werden. In schweren Fällen, bei Blutdruckabfall oder wenn eine Kreislaufinsuffizienz droht, muß eine intravenöse Dauertropfbehandlung durchgeführt werden.
Bei der Bestimmung der Flüssigkeitsmenge sind zu berücksichtigen:
1. Erhaltungsbedarf
2. Defizit
3. Fortlaufende ungewöhnliche Verluste.

6.2.3.1 Der Erhaltungsbedarf für Wasser

umfaßt den Wasserverbrauch im Stoffwechsel: die Abgabe durch Perspiratio insensibilis, Urin, Schweiß und Stuhl, den Wassergewinn durch Oxydation. Da das insgesamt erforderliche Wasser nach DARROW eine Funktion der umgesetzten Kalorien ist, sinkt der Wasserbedarf pro kg Körpergewicht mit zunehmendem Alter (Tabelle 26).

Tabelle 26. *Erhaltungsbedarf für Wasser*

Altersstufe	Wasserbedarf/kg Körpergewicht (ml)	davon als 0,9%ige NaCl-Lösung
Säugling	100–150	1/6
Kleinkind	70	
Schulkind	50	1/4
Erwachsener	30	1/3

Die Tabelle gibt nur Näherungswerte für den Wasserbedarf. Er erhöht sich z. B. durch starkes Schwitzen, Hyperventilation und Fieber; er vermindert sich vor allem bei Oligurie. – Bei Neugeborenen gibt man bis zum 3. Lebenstag eine Flüssigkeitsmenge von 50 bis 60 ml/kg Körpergewicht.
Der Erhaltungsbedarf für Elektrolyte bei parenteraler Therapie beträgt für K^+, Na^+, Cl^- 1–3 mäq/kg Körpergewicht/24 Std.

6.2.3.2 Defizit

Das Flüssigkeitsdefizit wird geschätzt unter Berücksichtigung von Anamnese und klinischem Befund. Eine mäßige Exsikkose entspricht einem Wasserverlust von rund 5% des Körpergewichts, eine schwere Exsikkose einem Wasserverlust von 10–12%. Danach richtet sich die zusätzliche Flüssigkeitsgabe. Ein Anhalt für das Elektrolytdefizit ergibt sich aus den Serumanalysen, wobei aber bei akuter und chronischer Niereninsuffizienz eine Hyponatriämie durch Wasserretention bedingt sein kann.
Die Therapie wird ausnahmslos intravenös durchgeführt. Man verwendet isotone Lösungen und beginnt mit einer Infusionslösung, die zu gleichen Teilen 0,9%ige NaCl-Lösung und 5%ige Glukoselösung enthält (wichtige Ausnahmen: Niereninsuffizienz, hypertone Dehydratation). Dieses Mischungsverhältnis hat sich als zweckmäßig erwiesen: In der Mehrzahl der Fälle führt es weder zu einer Salz- noch zu einer Wasserüberladung. Hiervon infundiert man zunächst 15–30 ml/kg Körpergewicht in einer Stunde. Zum vollständigen Ausgleich des Wasser- und Salzdefizits ist anschließend meist eine Infusionslösung erforderlich, die zu 1/3 bis 1/4 aus 0,9%iger Natriumchlorid-Lösung besteht.
Kalium darf der Infusionslösung nur bei ausreichender Diurese zugesetzt werden. Dann jedoch ist es zum Ausgleich von Verlusten wichtig. Die Kaliumkonzentration der Infusionslösung darf 40 mäq/l nicht überschreiten.

6.2.3.3 Ungewöhnliche Wasser- und Salzverluste

entstehen während der Behandlung durch Erbrechen, Durchfall, Nierentubulusschaden, bestimmte endokrine Störungen, Ileus oder Drainagen. Sie müssen durch Zugabe von ent-

sprechenden Salzlösungen ausgeglichen werden.
Tritt im Schockzustand nach der Erstinfusion nicht schnell eine Besserung ein, ist eine Gabe von Plasma oder Plasmaexpandern (10–15 ml/kg) indiziert.
Wird eine Azidose vermutet und kann eine genaue Analyse nicht durchgeführt werden, nimmt man ein Basendefizit von 10 mäq/l an und versucht, es mit Natriumbikarbonatlösung auszugleichen (S. 95). Jede weitere Azidose-Therapie sollte jedoch nur nach Kontrolle von Blut-pH und -Bikarbonat erfolgen.

6.2.4 Störungen im Säure-Basen-Stoffwechsel

Der Säure-Basenhaushalt wird durch Kohlensäureabgabe in der Lunge, durch Ausscheidung nichtflüchtiger Säuren oder Basen in der Niere und durch intermediäre Säureneutralisation reguliert. Das Gleichgewicht kann durch Stoffwechselentgleisung (metabolisch) oder durch Respirationsanomalien (respiratorisch) gestört werden. Aus der Bestimmung von Bikarbonat-Konzentration und pH im Serum ist ein Rückschluß auf den Grad der Azidose bzw. Alkalose möglich. Eine metabolische Azidose erkennt man am Absinken, eine metabolische Alkalose am Ansteigen des Standard-Bikarbonats; eine respiratorische Azidose ist erkennbar am Ansteigen, eine respiratorische Alkalose am Absinken des pCO_2. Azidose und Alkalose sind kompensiert, wenn dabei der Blut-pH-Bereich von 7,30 bis 7,45 nicht unter- bzw. überschritten wird (Abb. 47).

Metabolische Azidose

Die häufigste Störung ist eine metabolische Azidose. Sie entsteht einerseits durch übermäßigen Verlust an Bikarbonat, sowie meist Natrium und Kalium bei Durchfall oder Niereninsuffizienz, andererseits durch einen Überschuß an Säuren aus dem Stoffwechsel. Zu einer vermehrten Bildung von Säuren, besonders Milchsäure und/oder Ketosäuren, kommt es u. a. bei Hypoxie, Dehydratation, diabetischer Ketoazidose, Toxikose oder Hunger. Die gleiche Wirkung hat eine Retention von Säuren bei gestörter Nierenfunktion oder die übermäßige Zufuhr starker Säuren.
Charakteristische *Symptome* sind die tiefe „Kussmaulsche Atmung", Schwäche, Verwirrtheit und Koma. Bei jungen Säuglingen und insbesondere bei Frühgeborenen besteht oft keine Atemvertiefung. Daher ist eine sichere Diagnose nur durch Blutgasanalysen möglich.

	pH	Standard-Bikarbonat	pCO_2
Metabolische Azidose	⇓	⇓	normal
Respiratorische Azidose	⇓	normal	⇑
Metabolische Alkalose	⇑	⇑	normal
Respiratorische Alkalose	⇑	normal	⇓
normal	7,35—7,45 (arter.)	19—24 mäq/l	(arter.) 35—45 mm Hg

Abb. 47. Schematische Darstellung der Blut-pH, -Bikarbonat und pCO_2-Bewegungen bei dekompensierten metabolischen und respiratorischen Störungen. Kompensationsversuch mit Annäherung des Blut-pH-Wertes an den Normalwert
    bei metabolischer Azidose   durch pCO_2-Senkung,
    bei respiratorischer Azidose   durch Bikarbonat-Steigerung,
    bei metabolischer Alkalose   durch pCO_2-Steigerung,
    bei respiratorischer Alkalose   durch Bikarbonat-Senkung

Eine metabolische Azidose ist erkennbar an der Erniedrigung der Bikarbonat-Konzentration im Plasma bei zunächst noch normalem Blut-pH. Der Organismus versucht das Gleichgewicht wiederherzustellen durch CO_2-Abgabe über die Lunge, erkennbar am pCO_2-Abfall im Blut, durch vermehrte tubuläre Retention von Bikarbonat und durch Ausscheidung nichtflüchtiger Säuren über die Niere, erkennbar am Absinken des Urin-pH's.

Eine *Therapie* mit alkalischen Lösungen unterstützt diese Entwicklung. Hierzu verwendet man zweckmäßig Natriumbikarbonat in 4,2%iger Lösung (2 ml = 1 mäq). Das Defizit bezieht man auf das Extrazellularvolumen (im Mittel 30% des Körpergewichts). Besteht z. B. bei einem ½jährigen Kind (Gewicht 7,5 kg) ein Bikarbonat-Mangel von 8 mäq/l, erhält es $7,5 \times 0,30 \times 8 = 18$ mäq Bikarbonat.

Respiratorische Azidosen

Eine akute respiratorische Azidose wird im Kindesalter relativ häufig beobachtet, insbesondere im Säuglings- und Kleinkindesalter. Sie ist charakterisiert durch plötzlich auftretende CO_2-Retention, die zum Anstieg der Kohlensäure-Konzentration im Blut führt und in schweren Fällen zum Abfall des Blut-pH. Verschiedenartige Störungen kommen als Ursache in Frage:

a) kardial (Kammerflimmern, Herzstillstand),
b) Atemlähmung (partiale Gehirnschäden, Hirnverletzung),
c) Stenose der oberen Luftwege (Epiglottitis, Krupp, Fremdkörper-Aspiration),
d) Störungen der peripheren Luftwege und des Lungenparenchyms (Asthma bronchiale, Aspiration, Atemnot-Syndrom).

Die *klinischen Symptome* (akuter Lufthunger, suprasternale und epigastrische Einziehungen, Einschaltung der akzessorischen Atemmuskulatur) sind bei peripheren Atemwegsbehinderungen oft so eindrucksvoll, daß die Diagnosestellung nicht schwierig ist. Die Hautfarbe ist nicht immer verändert, in manchen Fällen jedoch graublaß oder zyanotisch. Der pCO_2 im Blut ist stets erhöht, in schweren Fällen ist das arterielle pH erniedrigt (< 7,3) und der Basen-Überschuß auf −10 (bis 15) mäq/l abgefallen.

Die *Therapie* besteht vordringlich bei Atemhindernissen in Beseitigung des Hindernisses. Künstliche oder assistierte Beatmung ist der nächste Schritt in Fällen, in denen der pCO_2-Wert über 60 mm Hg liegt. Läßt sich die Azidose auf diese Weise nicht beseitigen, kann eine langsame Korrektur mit intravenöser Alkali-Therapie begonnen werden. Das Mittel der Wahl mit Ausnahme bei Neugeborenen ist Natriumbikarbonat, das über mehrere Stunden verabreicht werden soll, bis das Blut-pH wieder normalisiert ist.

Eine chronische respiratorische Azidose ist im Kindesalter viel seltener und entwickelt sich oft unbemerkt während eines langen Zeitraums. Sie ist ebenfalls gekennzeichnet durch CO_2-Retention. Das Blut-pH ist vielfach jedoch normal, da genügend Zeit zur Einschaltung von Kompensationsmechanismen vorhanden war. Chronische Lungenerkrankungen (schweres Asthma bronchiale, Mukoviszidose) sind die häufigsten Ursachen. Die Befunde einer respiratorischen Azidose werden aber auch in Begleitung von progressiver Muskeldystrophie, Guillain-Barré-Syndrom und Polymyositis beobachtet.

Dyspnoe, periphere Zyanose und Trommelschlegelfinger können die hervorstehendsten *klinischen Symptome* sein. Die Eltern klagen darüber, daß das Kind schwierig, ständig schlechter Stimmung, zurückgezogen und depressiv, gelegentlich sogar verwirrt ist. Der pCO_2 im Blut ist immer erhöht, das pH jedoch normal oder nur leicht erniedrigt (7,35 − 7,30). Der Basen-Überschuß ist oft erheblich erhöht (bis +15 mäq/l) als Ausdruck des renalen Kompensationsmechanismus. Die Entscheidung, ob eine metabolisch kompensierte respiratorische Azidose oder eine respiratorisch kompensierte metabolische Azidose vorliegt, kann gelegentlich schwer sein und muß anhand der klinischen Situation getroffen werden.

Die *Therapie* muß auch hier die Beseitigung des Atemhindernisses anstreben. Sie ist daher in vielen Fällen wenig erfolgreich. Auf jeden Fall ist eine ausreichende Sauerstoff-Gabe wichtig. Zur Normalisierung des Blut-pH wird Natriumbikarbonat verwandt. Jedoch sind einer unbeschränkten Natriumgabe Grenzen gesetzt, wenn bereits Herz- und Kreislaufstörungen vorhanden sind. Zusätzlich besteht die Gefahr einer Hypernatriämie. Die Prognose ist in diesen Fällen schlecht.

Eine metabolische Alkalose, charakterisiert durch erhöhten Bikarbonat-Gehalt und pH-

Wert, ist zu erwarten bei Verlust von Chlor und Kalium durch Erbrechen oder Magensaftdrainage (Pylorusstenose). Charakteristische Symptome sind Muskelhypertonus und Reflexsteigerung. Die Therapie der hypochlorämischen Alkalose besteht in der Infusion chloridreicher Lösungen (NaCl). Eine Kaliumchloridlösung vermag das gleichzeitig bestehende Kaliumdefizit auszugleichen.

6.3 Hypo- und Hypervitaminosen

W. KÜBLER

Ein Vitaminmangel kann auf drei Wegen entstehen:

1. Exokarenz: Das Vitaminangebot in der Nahrung ist vermindert.
2. Enterokarenz: Die Vitaminresorption ist mangelhaft.
3. Endokarenz: Der Vitaminstoffwechsel ist gestört als Folge angeborener oder erworbener Krankheiten.

1. Die mitteleuropäischen Ernährungsgewohnheiten machen **exogene Vitaminmangelkrankheiten** mit Ausnahme der Rachitis zu ausgesprochenen Seltenheiten. Beim künstlich ernährten Säugling reicht die Vitamin A-Versorgung noch aus, um manifeste Mangelerscheinungen zu verhüten. Skorbut als Folge des niedrigen Askorbinsäuregehalts einer reinen Kuhmilchnahrung wird nur selten beobachtet. Die anderen bei Menschen bekannten Vitaminmangelkrankheiten sieht man in unseren Breiten äußerst selten: **Beri-Beri** bei Thiamindefizit (B_1), **Ariboflavinose** (B_2) und **Pellagra** bei Niazinmangelernährung; bei künstlicher Ernährung ist die Versorgung mit diesen B-Vitaminen mindestens ebenso gut wie beim gestillten Säugling.
Mangelkrankheiten sind jedoch nur die letzten Stadien länger vorherbestehender Funktionsbeeinträchtigungen (z. B. gesenkte Infektresistenz, verminderte körperliche und psychische Belastbarkeit, Wachstumshemmung). Diese „latenten" Hypovitaminosen können durch biochemische Tests und den Erfolg von Vitaminzulagen erkannt werden; ihre Bedeutung für Wohlbefinden und Gesunderhaltung wird zunehmend ernstgenommen. In der Bundesrepublik kommen Thiamin-, Vitamin B_6- und Folsäuremangel am häufigsten vor.
2. Bei **Resorptionsstörungen** – vor allem Zöliakie, chronischer Enteritis und Zustand nach Dünndarmresektion – ist die Versorgung mit den fettlöslichen Vitaminen A und D und den B-Vitaminen Thiamin, Folsäure und Cobalamin (Vitamin B_{12}) gefährdet. Fettresorptionsstörungen, z. B. bei chronischen Lebererkrankungen, beeinträchtigen die Ausnützung der fettlöslichen Vitamine. Bei der zystischen Pankreasfibrose dagegen wird nur Vitamin A schlecht resorbiert.
3. **Endokarenz** allein führt selten zum Ausbruch einer Vitaminmangelkrankheit. Eine Ausnahme hiervon bilden die vitamin B_6-abhängigen Krämpfe (S. 55) und die Pseudo-Mangelrachitis (S. 88). Ein erhöhter Vitamin A-, Riboflavin- und Askorbinsäurebedarf bei akuten Infektionskrankheiten kann allerdings bei bis dahin latenten Vitaminmangelzuständen zum Ausbruch von Mangelerkrankungen führen.
Der **Vitaminbedarf** ist (wie der Bedarf an anderen essentiellen Nährstoffen) eine individuelle Größe, die nicht leicht zu bestimmen ist. **Empfehlungen** für die Nährstoffzufuhr durch internationale und nationale Sachverständigenkommissionen geben Mengen an, die höher als der durchschnittliche Bedarf an essentiellen Nährstoffen sind; denn sie sind so berechnet, daß nahezu die gesamte Bevölkerung vor einem latenten Mangel geschützt wird.

6.3.1 Vitaminmangel-Rachitis

Die Vitamin D-Mangelkrankheit wird streng genommen durch einen Mangel an **Ultraviolettstrahlen** verursacht: Durch sie wird das in der Epidermis angereicherte, vom Körper voll synthetisierbare 7-Dehydrocholesterin durch Ringsprengung in Vitamin D_3 überführt. Die photochemisch wirksamen Wellenlängen (Dornostrahlung, Maximum 280 bis 310 µm) werden durch Wolken, Dunstschichten und Fensterglas absorbiert. In den Wintermonaten tritt daher eine deutliche Rachitishäufung auf. Der eigentliche Wirkstoff (1,25-Dihydroxycholecalciferol) wird aus Vitamin D in Leber und Niere gebildet. Zur Hydroxylierung in C_1-Stellung ist nur die Niere fähig. So wird verständ-

lich, daß manche Nierenerkrankungen zu einer vitamin D-resistenten Rachitis führen (S. 303).
Der **primäre Angriffsort** von Vitamin D im Gewebestoffwechsel ist noch unklar. Der Vitamin D-Mangel vermindert die Kalziumresorption, den Zitratgehalt von Geweben und Blutplasma und den Kalziumaustausch zwischen Blut und Skelet. Die dadurch entstehende Hypokalzämie führt zur Gegenregulation der Nebenschilddrüse. Dieser **sekundäre Hyperparathyreoidismus** hat eine verstärkte Kalkmobilisation aus dem Knochen zur Folge, im proximalen Tubulus wird die Rückresorption von Kalzium verstärkt, die von Phosphat gehemmt. Dadurch entstehen die typischen Konzentrationsverschiebungen im Harn und Plasma rachitischer Kinder (s. u.).
Der Vitamin D-Bedarf des Säuglings variiert in weiten Grenzen. Im Mittel kann man mit einem täglichen Bedarf von 10–15 µg (=400–600 IE) rechnen. In Gebieten mit spärlichem Ultravioletteinfall sollte das Vitamin D-Angebot höher sein. Die Rachitisneigung ist bei schnell wachsenden Kindern (z. B. Frühgeborenen) größer als bei langsam wachsenden; familiäre Disposition spielt ebenfalls eine wesentliche Rolle. Daß bei gestillten Kindern nur selten Rachitis gefunden wird, konnte auf den hohen Vitamin D-Gehalt der Muttermilch – überwiegend in Form wasserlöslicher Derivate – zurückgeführt werden. Neuerkrankungen nach dem Kleinkindesalter (Rachitis tarda) sind unter unseren Lebensbedingungen nicht auf Vitamin D-Mangelrachitis zurückzuführen (S. 88).

Symptomatik

Die ersten **klinischen Symptome** treten selten vor dem zweiten Lebensmonat auf. Eine Ausnahme machen nur untergewichtig geborene Kinder. Ohne Behandlung bleibt die Erkrankung bis in das zweite, gelegentlich sogar das dritte Lebensjahr hinein bestehen (perennierende Rachitis). Zunächst sind unspezifische Allgemeinstörungen zu beobachten: Unruhe, Reizbarkeit, Schlafstörungen, Kopfschweiß. Später tritt dazu eine hochgradige Muskelhypotonie, die auch die Bauchmuskulatur betrifft („Froschbauch").
Das erste Skeletsymptom ist die Kraniotabes, zunächst an umschriebenen Stellen im Bereich der Lambdanaht. Sie ist anfangs nur durch energischen Druck der Fingerspitzen nach-

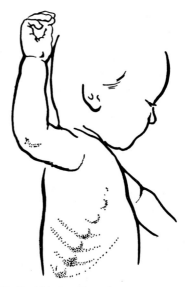

Abb. 48. Rachitischer Rosenkranz

weisbar; später nehmen handtellergroße Bezirke die Konsistenz eines Tischtennisballs oder feuchter Preßpappe an. Die elastische Eindrückbarkeit der Parietalia allein ist noch nicht für Rachitis beweisend. Bei Neuerkrankungen im zweiten Lebenshalbjahr tritt eine Kraniotabes nicht mehr auf.
Die metaphysären Wachstumszonen der Röhrenknochen sind durch Störung des Knorpelabbaus und Anlagerung nicht verkalkenden **Osteoids** aufgetrieben. Besonders an den Rippen ist dies durch den zunächst nur tastbaren, dann auch sichtbaren rachitischen Rosenkranz zu erkennen (Abb. 48). An Hand- und Fußgelenken entsteht in schweren Fällen eine Doppelkonturierung der distalen Metaphysen. Osteoidauflagerungen an den Protuberantien der Stirn- und Scheitelbeine lassen zusammen mit der durch die Kraniotabes bedingten Abplattungen des Hinterhauptes ein Caput quadratum entstehen. Die Verformbarkeit des rachitischen Skelets führt in schweren Fällen beim jungen Säugling zum Glockenthorax: Der Zwerchfellansatz markiert sich an der Thoraxtaille, wo im Inspirium ein kräftiger Zug nach innen ausgeübt wird (Harrisonsche Furche). Die Ränder der unteren Thoraxapertur werden durch die ausladenden Flanken des Froschbauchs nach außen gedrängt. Beim älteren Kind entsteht eine lumbale Sitzkyphose. Selten gewordene Folgen einer schweren Rachitis sind Hühnerbrust, Unterschenkelver-

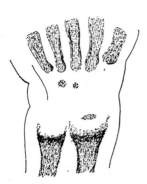
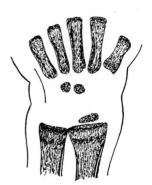

Abb. 49. Handwurzel eines Säuglings mit florider Rachitis: Allgemeine Kalkarmut des Skelets, becherförmige Metaphysengrenzen

Abb. 50. Handwurzel 14 Tage nach Vitamin D-Stoß: Kalkgehalt hat zugenommen. Aufbau einer neuen scharf gezeichneten präparatorischen Verkalkungszone, periostale Osteoidverkalkung

krümmungen und Kartenherzbecken. Die Skeletreifung beim rachitischen Säugling ist verzögert: Die Schädelnähte bleiben lange offen; die Milchzähne brechen verspätet und oft unregelmäßig durch. Am Milchgebiß wie an den bleibenden Zähnen können sich typische Schmelzdefekte bilden.

Pathognomonisch sind die **Röntgenzeichen** der Rachitis (Abb. 49): Abnahme des Kalkgehalts, verspätete Verkalkung der Knochenkerne, stark verbreiterte, verwaschene Metaphysengrenzen in Becherform an langen Röhrenknochen und Rippen. Die Diaphysen zeigen häufig schmale Begleitschatten: Subperiostale Osteoidauflagerungen (Abb. 50). An Rippen, Wadenbein oder langen Unterarmknochen entstehen oft bandförmige Aufhellungs- und Verdichtungsbezirke: Loosersche Umbauzonen. Sie führen in schweren Fällen zu pathologischen Frakturen.

Laborbefunde

Im Blutplasma ist der Phosphatgehalt vermindert, der Kalziumgehalt im unteren Normbereich, die alkalische Serumphosphatase ist stark erhöht. Dagegen ist die Phosphatclearance der Niere erhöht, die Kalziumclearance vermindert: Der Sulkowitsch-Test fällt negativ aus. Der Aminosäurengehalt des Urins ist erhöht. Der Zitratgehalt in Geweben, Blutplasma und Urin ist vermindert.

Therapie

Orale Vitamin D-Gaben – z. B. täglich ⅛ mg über 3 Wochen oder ein Vitamin D-Stoß von 2mal 5 mg – und Zulage von täglich 1 g Kalzium. Nur bei Resorptionsstörungen ist eine i. m.-Gabe indiziert (z. B. Vi-De-3-Hydrosol); sie wirkt später und weniger sicher als die orale Zufuhr. Wiederholung nur unter Kontrolle von Labor- und Röntgenbefunden. Der Serumphosphatspiegel steigt innerhalb von 2–3 Tagen deutlich an, die alkalischen Phosphatasewerte normalisieren sich nach 6–8 Wochen. Auf dem Röntgenbild sind schon nach 1–2 Wochen deutliche Kalkeinlagerungen im Bereich der metaphysären Verknöcherungszone zu erkennen; der Kalkgehalt des Skelets insgesamt hat zugenommen. Rachitische Skeletdeformitäten bleiben bestehen und müssen gelegentlich operativ korrigiert werden. Die Prognose der Rachitis wird getrübt durch die nicht selten tödlich verlaufende rachitogene Tetanie (S. 89).

Eine Rachitisprophylaxe

mit Vitamin D muß bei jedem Säugling durchgeführt werden. Den physiologischen Erfordernissen während des ersten Lebensjahres entspricht am besten die **protrahierte Gabe** von täglich 10–25 µg (400 bis 1000 IE) von der zweiten Lebenswoche an. Sie wird zweckmäßig mit der Fluor-Kariesprophylaxe kombiniert (z. B. D-Fluoretten mit tgl 0,25 mg Fluorid).

Wegen des unterschiedlichen Vitamin-D-Bedarfs und der (sehr seltenen) Fälle von verminderter Vitamin D-Toleranz (S. 224) ist eine regelmäßige ärztliche Überwachung der Säuglinge notwendig. Eine **Stoßprophylaxe** sollte nur bei Kindern unzuverlässiger Mütter angewandt werden: 5 mg Vitamin D am Ende der Neugeborenenperiode und am Ende des 2., 4.,

6. (und in den Wintermonaten 9.) Lebensmonats. Der Wert einer „stummen Prophylaxe" durch Anreicherung der Säuglingsnahrungen mit Vitamin D (10 µg = 400 IE/l) kann nur darin liegen, die schlimmsten Folgen einer Rachitis zu verhüten. Die „Milchvitaminierung" macht die beschriebene Rachitisprophylaxe unter ärztlicher Kontrolle nicht überflüssig! Unkontrollierte Vitamin D-Gaben gefährden die Kinder durch **Vitamin D-Intoxikation** (S. 90).

Unter *Dauerbehandlung mit antikonvulsiven Medikamenten* werden nicht selten Fälle von **Spätrachitis** beobachtet, die durch höhere Vitamin D-Gaben zu behandeln sind.

6.3.2 Keratomalazie

Die manifeste **Vitamin A-Mangelkrankheit** kommt in Europa nur vor bei Verwendung milchfettfreier Heilnahrungen und als Folge von Fettresorptionsstörungen. Ihre weite Verbreitung im vorderen Orient, Vorder- und Hinterindien, Teilen von Afrika und Lateinamerika macht sie zur häufigsten Vitamin-Mangelkrankheit. Je jünger die Kinder sind, desto schneller entwickelt sich das Vollbild der Erkrankung – im ersten Trimenon oft schon nach 4–6 Wochen vitamin A-freier Ernährung.

Symptomatik

Ein Frühsymptom des Vitamin A-Mangels ist die Nachtblindheit. Etwas später entsteht eine generalisierte metaplastische **Hyperkeratose der Schleimhautepithelien;** sie ist im Vaginal- und Konjunktivalabstrich nachweisbar. Wahrscheinlich ist sie die Hauptursache der hochgradigen Infektanfälligkeit. Beim Säugling beobachtet man regelmäßig Gedeihstörungen. Das Endstadium der Erkrankung wird durch die schweren **Augenveränderungen** beherrscht. Die Bindehautxerose ist am Glanzverlust im Bereich der Lidspalte erkennbar. Mattweiße Bitotsche Flecke bilden sich an der Conjunctiva bulbi. Von Xerophthalmie spricht man bei Übergreifen der Epithelveränderung auf die Hornhaut. Schließlich entsteht das Vollbild der Keratomalazie: eine schnell fortschreitende Ulzeration der Hornhaut. Sie hinterläßt bleibende Hornhautnarben, falls das Auge gerettet werden kann. Zum Verlust des Auges führt ein Durchbruch in die vordere Augenkammer, der wenige Stunden nach den ersten Hornhautläsionen erfolgen kann. Ohne Behandlung verlaufen rund 60% der Erkrankungen tödlich. Durch orale und lokale Vitamin A-Applikation wird das Fortschreiten der Erkrankung innerhalb weniger Stunden aufgehalten. Eine Prophylaxe erübrigt sich bei normaler Beikost.

Intoxikation

Durch eine überhöhte Vitamin A-Zufuhr werden akute und chronische **A-Hypervitaminosen** ausgelöst. Die **akute** Intoxikation ist gekennzeichnet durch Schwindel, Übelkeit und Kopfschmerzen; bei Säuglingen kann sich durch Liquordrucksteigerung die große Fontanelle vorwölben. Für die **chronische** Intoxikation sind Appetitlosigkeit, Mundwinkelrhagaden, periostale Anschwellungen an den langen Röhrenknochen, Milz- und Leberschwellung charakteristisch. Karotin wird nur in begrenzter Menge resorbiert, kann deshalb auch nicht zu toxischen Erscheinungen führen.

6.3.3 Säuglings-Skorbut (Möller-Barlowsche Krankheit)

Junge Säuglinge sind durch die intrauterin angesammelten **Vitamin C-Speicher** vor einem Skorbut geschützt, auch wenn sie eine vitamin C-arme künstliche Ernährung erhalten. Die Vitamin C-Mangelkrankheit tritt deshalb erst im zweiten Lebenshalbjahr auf; eine Ausnahme machen nur Frühgeborene. Im Vordergrund der **Pathogenese** stehen erhöhte Kapillarfragilität und Störung des Kollagenaufbaus. Beim Säugling und Kleinkind ist in erster Linie das Skelet, bei älteren Kindern und Erwachsenen Haut und Zahnhalteapparat betroffen.

Als unspezifische Frühzeichen

treten Appetitmangel, Anämie und Gedeihstörungen auf. Das erste charakteristische Frühsymptom ist häufig eine Mikrohämaturie. Das Vollbild des Säuglingsskorbuts manifestiert sich oft nach akut fieberhaften Erkrankungen. Hochgradige Bewegungsarmut (Pseudoparalyse), verbunden mit großer Berührungsempfindlichkeit im Bereich der am meisten betroffenen distalen Femurepiphysen, sind kennzeichnend. Später treten diffuse Schwellungen mit glänzend-livider Haut im Bereich der Knie und Unterschenkel auf. Bajonettförmige Abknickungen an den Knorpelknochengrenzen der Rippen werden häufig für einen rachitischen Rosenkranz gehalten. Petechien an Hals, Schultern und Thorax sind häufig. Gingivitis und Zahnfleischblutungen kommen erst nach dem Zahndurchbruch vor.

Die Röntgenbefunde des Skelets

sind unverwechselbar: Osteoporose mit scharf gezeichneter dünner Korticalis, später verbreiterte und verdichtete Metaphysenabschlußplatten von unregelmäßiger Struktur (Trümmerfeldzone). Darunter liegt fast immer eine Aufhellungszone infolge Kontinuitätstrennung durch Blutung. Die großen subperiostalen Hämatome werden erst im Heilungsstadium deutlich erkennbar: Unter einer Behandlung mit oralen oder intravenösen Vitamin C-Gaben kommt es oft zu riesigen periostalen Hyperostosen im Bereich der Blutungen. Mit einer vollständigen Wiederherstellung ist – auch bei Epiphysenlösung – zu rechnen.

6.3.4 B-Avitaminosen

(Beriberi, Ariboflavinose, Pellagra) sind in Mitteleuropa selten. Da sie gelegentlich wieder beobachtet werden, dürfen sie nicht in Vergessenheit geraten. Gestillte Säuglinge können schwere Avitaminosen entwickeln, wenn die Vitaminversorgung der Mütter nicht ausreicht – die Mütter zeigen dabei oft *keine* Vitaminmangelsymptome. Vitamin B_6-Mangel beim Säugling kann durch zu starke Hitzebehandlung der Milchnahrung entstehen; Leitsymptome sind therapieresistente generalisierte Krampfanfälle.

7. Erkrankungen der endokrinen Drüsen

7.1 Wirkungen

J. R. BIERICH

Stoffwechsel und Funktion des Organismus werden sowohl nerval als auch hormonal reguliert. Letztlich werden auch die nervalen Impulse durch humorale Wirkstoffe, wie Adrenalin, Noradrenalin und Azetylcholin, vermittelt. Während diese Substanzen aber **örtlich** gebildet und wirksam werden, gelangen Hormone im engeren Sinne mit der Zirkulation zu **sämtlichen** Gebieten des Körpers und entfalten, abgesehen von den glandotropen Hormonen, Wirkungen, die den gesamten Organismus betreffen.

Die peripheren endokrinen Drüsen empfangen die *Informationen,* die ihre Funktionen bestimmen, z. T. durch spezifische Plasmabestandteile: Für die Nebenschilddrüsen ist das Plasmakalzium, für das Pankreas der Blutzucker bestimmend. Bei den übrigen peripheren Hormondrüsen wird die Information über eine Kette von Zwischenstationen übermittelt. Die ersten Impulse gibt, angeregt durch Zustandsänderungen in der Peripherie, der Hypothalamus. Seine am Boden des 3. Vertrikels gelegenen Kerngebiete bringen spezifische „Releasing Hormone" hervor. Sie werden als Neurosekrete über den Portalkreislauf zum Hypophysenvorderlappen transportiert. Derartige hypothalamische Faktoren sind für das Wachstumshormon, das Thyreotropin, das ACTH und die Gonadotropine bekannt (Abb. 51); sie regen die Produktion und Abgabe der hypophysären Hormone an, die ihrerseits wieder die peripheren Hormondrüsen stimulieren. Die Hypophyse wirkt in diesem Zusammenhang als Verstärker primärer Impulse. Die Releasing Hormone und die tropen Hormone der Adenohypophyse wirken auf endokrine Organe. Dagegen greifen hypothalamische Neurosekrete wie Adiuretin und Oxytozin direkt in den Stoffwechsel ein. Das Prolaktin beeinflußt das Corpus luteum und die Milchdrü-

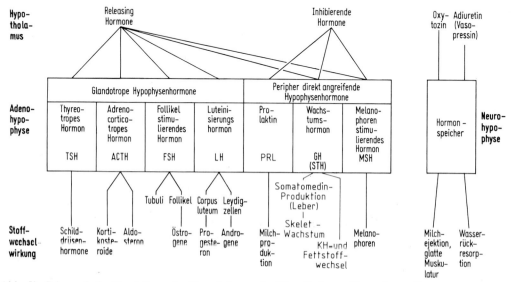

Abb. 51. Schematische Darstellung der Korrelationen des Hypothalamus-Hypophysen-Systems

se. Die allgemeinen metabolischen Wirkungen des Wachstumshormons betreffen Leber, Muskulatur und Fettgewebe; das Längenwachstum der Knochen fördert es über die Somatomedine, die in der Leber gebildet werden und den Stoffwechsel der Knorpelzellen aktivieren.

7.2 Regulation

Für die Regulation des Endokriniums sind vor allem zwei Prinzipien von Bedeutung: 1. die Regelung durch **Rückkoppelung** und 2. die davon unabhängige zentrale **Steuerung**. Als Regelkreis bezeichnet man ein in sich geschlossenes System, in welchem die Betriebsgröße, in diesem Fall der Plasmahormonspiegel, dem Regler mitgeteilt (rückgekoppelt) wird. Die Betriebsgröße wird als „Ist-Wert" mit dem „Soll-Wert" des Systems verglichen und in Übereinstimmung gebracht. Unter Steuerung versteht man dagegen aktiv programmierte Vorgänge, bei denen die Automatik des Rückkoppelungsmechanismus außer kraft gesetzt wird, weil dem System veränderte Leistungen abverlangt werden. So findet sich bei Streßsituationen ein Kortisolspiegel, der ein Mehrfaches der Norm beträgt. Die zugrunde liegende gesteigerte Kortisolsekretion ist das Ergebnis eines aktiven Steuerungsvorganges.

Krankhafte **Unterfunktionen** der endokrinen Organe beruhen auf angeborenen Dysgenesien, genetisch bedingten Synthesestörungen der Hormone und erworbenen Defekten der Drüsen. Atrophien der peripheren Hormondrüsen haben ihre Ursache in der Regel in einer Unterfunktion der Hypophyse oder des Hypothalamus. **Überfunktionen** entstehen einerseits durch benigne und maligne Tumoren, andererseits durch fehlerhafte Einstellung der übergeordneten Regelsysteme, so z. B. bei Frühreife und Morbus Cushing.

7.3 Hypophyse und Hypothalamus

7.3.1 Adenohypophyse

Die Hypophyse entsteht durch die Verschmelzung zweier Fortsätze ektodermalen Gewebes:
Die Rathkesche Ta:sche bildet die **Adenohypophyse;** aus einem kaudalwärts wachsenden Zapfen des Zwischenhirns geht die **Neurohypophyse** hervor.

Das **Wachstumshormon** steigert die Proteinsynthese und fördert die Lipolyse. Bei längerdauernder (experimenteller) Verabreichung hemmt es die Glukose-Utilisation und führt zum Diabetes mellitus. Seine wachstumsfördernde Wirkung auf den Knochen wird durch die Somatomedine (früher: Sulfation factor) vermittelt, deren Konzentration im Plasma nach Wachstumshormongaben ansteigt. Das **Thyreotropin** stimuliert die Proliferation des Schilddrüsenepithels und die synthetischen Leistungen der Drüse; das **ACTH** bewirkt das gleiche an der Nebennierenrinde. Das **follikelstimulierende Hormon** fördert bei der Frau die Entwicklung der Follikel des Eierstocks, beim Mann das Wachstum des Samenepithels des Hodens, während das **luteinisierende Hormon** bei der Frau die Transformation des Graafschen Follikels zum Gelbkörper bewirkt und im Verein mit dem follikelstimulierenden Hormon die Ovulation auslöst und beim Mann die Entwicklung und Funktion der Leydigschen Zwischenzellen stimuliert. Das **Prolaktin** fördert und unterhält die Milchproduktion der laktierenden Mamma.

Funktionsdiagnostik. Die einzelnen Funktionen der Adenohypophyse lassen sich einerseits **direkt** durch die Bestimmung der Hypophysenhormone im Blut, andererseits **indirekt** durch die Erfassung der Funktionsverhältnisse der hypophysenabhängigen peripheren Hormondrüsen beurteilen. Für die quantitative Bestimmung des *Wachstumshormons* stehen radioimmunologische Methoden zur Verfügung. Während ohne Belastung ermittelte Einzelwerte keine Aussagekraft besitzen, hat sich eine Reihe von Provokationstests gut bewährt, vor allem die Stimulation mit Arginin, Clonidin und DOPA sowie die Messung des Hormons nach Insulin-erzeugter Hypoglykämie. Auskunft über die *spontane* Sekretion des Hormons erhält man am besten durch die serielle Messung im nächtlichen Tiefschlaf.

Ein *Thyreotropinmangel* wird durch die Feststellung einer Schilddrüseninsuffizienz nachgewiesen, die durch Zufuhr von Thyreotropin behoben werden kann. *ACTH* ist radioimmunologisch bestimmbar. Der Mangel an ACTH kann außerdem durch die Feststellung einer sekundären Nebenniereninsuffizienz bewiesen werden, die durch ACTH-Gabe ausgleichbar ist. Zudem steht der Metopirontest zur Verfügung. Metopiron blockiert die Steroidsynthese der Nebennierenrinde und erhöht somit sekundär die endogene ACTH-Sekretion. Unter pathologischen Bedingungen bleibt die ACTH-Erhöhung aus. Für die Gonadotropine stehen heute zuverlässige RIA zur Verfügung. Primäre Unterfunktionen der Keimdrüsen werden von der Hypophyse mit erhöhtem FSH und LH beantwortet, niedrige Werte weisen auf eine zentrale Störung hin. Ob dahinter eine hypothalamische oder hypophysäre Insuffizienz steht, läßt sich durch die Stimulation mit dem hypothalamischen Releasing Hormon LHRH ermitteln; nur bei hypothalamischen Defekten kann man die Gonadotropine mit LHRH normalisieren.

7.3.1.1 Insuffizienz der Adenohypophyse

Eine Unterfunktion der Adenohypophyse kann das **ganze Organ** oder **einzelne Hormone** betreffen. Der isolierte Mangel an Wachstumshormon beruht meistens auf einem autosomal rezessiven Erbleiden. Eine isolierte hypophysär-bedingte Insuffizienz der Schilddrüse oder der Nebennierenrinde ist sehr selten; die Ursache bleibt meist unbekannt. Der hypogonadotrope Hypogonadismus manifestiert sich erst zu dem Zeitpunkt, an dem normalerweise die Pubertät eintritt: idiopathischer Eunuchoidismus.

Die globale Form der Hypopheninsuffizienz, der Panhypopituitarismus, tritt im Kindesalter als **hypophysärer Zwergwuchs** in Erscheinung. Die sog. **idiopathische Form** ist meist durch Geburtstraumen verursacht (Geburt in Beckenendlage). Daneben kommen Hemmungsmißbildungen der Hypophyse vor. Der **Tumorform** liegt in der Regel ein *Kraniopharyngeom* zugrunde.

Kinder mit **idiopathischem** hypophysären Zwergwuchs sind bei der Geburt normal groß und schwer. Der Wachstumsrückstand wird gewöhnlich erst im 3. oder 4. Lebensjahr bemerkt. Liegt eine stärkere kortikotrope Insuffizienz vor, können hypoglykämische Anfälle auftreten. Der Kopf dieser Kinder ist relativ groß, Hände und Füße dagegen auffällig klein. Die gleiche „Akromikrie" charakterisiert auch das Gesicht: Nase und Kinn sind klein, die Pausbacken erinnern an die von Käthe-Kruse-Puppen. Immer besteht eine mäßige Stammfettsucht. Skelet- und Gebißentwicklung ist retardiert, die Entwicklung der Intelligenz dagegen ist ungestört. Bei mehr als der Hälfte der Kinder findet man eine Unterfunktion anderer Vorderlappenhormone. Differentialdiagnostisch ist vor allem an die konstitutionelle Entwicklungsverzögerung zu denken, die ebenfalls mit retardierter Skeletentwicklung und verzögerter Pubertät einhergeht (s. S. 114). Neuere Untersuchungen haben ergeben, daß dieser Störung ebenfalls eine verminderte Wachstumshormonproduktion zugrundeliegt; charakteristisch ist vor allem die erniedrigte Spontansekretion in der Nacht. Der verspätete Pubertätsbeginn ist ein sekundäres Phänomen, bedingt durch den Minderwuchs und die retardierte Skeletentwicklung.

Für ein **Kraniopharyngeom** als Ursache einer Hypopheninsuffienz sprechen folgende Zeichen: Krankheitsbeginn nach dem 6. Lebensjahr, Visusstörungen („Scheuklappen"-Hemianopsie), hypothalamische Symptome (Diabetes insipidus und stärkere Fettsucht) und suprasselläre Verkalkungen. Die hypothalamisch bedingte Symptomentrias Kleinwuchs, sexueller Infantilismus und Fettsucht wird auch als *Dystrophia adiposo-genitalis* oder *Fröhlich-Syndrom* bezeichnet. Das Krankheitsbild ist selten und darf nicht mit der häufigen Präpubertätsfettsucht verwechselt werden (S. 18).

Für die **Therapie** der hypophysären Wachstumsstörungen ist das menschliche Wachstumshormon, das aus Leichenhypophysen gewonnen wird, das adäquate Mittel. In Zukunft werden gentechnologisch gewonnene Präparate, die gegenwärtig in klinischer Erprobung sind, in billigerer Form zur Verfügung stehen. Synthetische anabole Steroide steigern das Längenwachstum zwar ebenfalls, fördern aber im Gegensatz zum Wachstumshormon gleichzeitig die Skeletreifung, so daß der Epiphysenfugenschluß eintritt, bevor die normale Erwachsenengröße erreicht ist. Sind andere Vorderlappenhormone ausgefallen, muß mit Schilddrüsenhormon, Kortison und später mit Sexualhormonen substituiert werden. Die Kraniopharyngeome werden, wenn sie das Sehvermögen beeinträchtigen und Hirndruckerscheinungen verursachen, gewöhnlich neurochirurgisch behandelt. Aufgrund ihrer Ontogenese und Zytologie gelten sie als strahlenresistent; trotzdem können Röntgenbestrahlungen durch Veröden der Zysten und damit Verkleinerung der Tumoren Besserungen herbeiführen.

7.3.1.2 Überfunktion der Adenohypophyse

Adenome der eosinophilen Zellen führen im Kindesalter zum hypophysären **Gigantismus,** im späteren Alter zur *Akromegalie.* Der Gigantismus ist durch ein rasches Wachstum des Skelets ohne gleichzeitige Steigerung des Knochenalters gekennzeichnet. Das Offenbleiben der Epiphysenfugen ist die Voraussetzung des Riesenwuchses. Nicht selten findet sich eine Schilddrüsenvergrößerung, bisweilen verbunden mit einer mäßigen Hyperthyreose. Die vermehrte Sekretion von Wachstumshormon führt in rund einem Drittel der Fälle zu einem latenten, seltener zu einem manifesten Diabetes mellitus.

Nach Schluß der Epiphysenfugen kann eine vermehrte Sekretion von Wachstumshormon keine Steigerung der Körpergröße mehr bewirken, nur die Akren können in begrenztem Umfang weiterwachsen. Das Gesicht des **Akromegalen** ist durch die große plumpe Nase, prominente Augenbrauenwülste und Bakkenknochen und ein vorspringendes grobes Kinn charakterisiert; auch die Hände und Füße sind vergrößert. Da der pathologische Prozeß oft in der Pubertätszeit beginnt, werden nicht selten Mischbilder von Gigantismus und Akromegalie beobachtet. Pathologisch-anatomisch handelt es sich häufig um kleine Adenome, die kaum neurologische Symptome verursachen. Allmählich bringen die Tumorzellen jedoch die übrigen Vorderlappenzellen zur Atrophie, so daß es zu einer zunehmenden Hypophyseninsuffizienz und durch Kompression des Chiasma opticum zu Sehstörungen kommt.

Therapie: Die Adenome werden entweder chirurgisch entfernt oder durch Röntgenstrahlen oder implantierte Radio-Yttrium-Stäbchen zum Verschwinden gebracht.

Der **Morbus Cushing** beruht auf einer erhöhten ACTH-Sekretion der Hypophyse, welche zu einer bilateralen Nebennierenrindenhyperplasie und vermehrten Kortisolausschüttung führt. Unter **Cushing-Syndrom** dagegen versteht man jede Art von Hypercortisolismus, gleichgültig, ob er durch eine erhöhte kortikotrope Stimulation oder einen primär adrenalen Tumor verursacht ist. Die von H. CUSHING für die primäre Ursache der nach ihm benannten Krankheit gehaltenen basophilen Vorderlappenadenome sind als Sekundärveränderungen aufzufassen. Die primäre Störung besteht in einer vermehrten Ausschüttung des hypothalamischen Kortikotropin-Releasing-Hormons (S. 101), dessen Abgabe nicht in adäquater Weise durch den Kortisol-Rückkoppelungsmechanismus gehemmt wird (S. 102).

7.3.2 Erkrankungen des Hypothalamus-Neurohypophysensystems

Die Neurohypophyse enthält keine Epithelzellen, sondern marklose Nervenfasern, deren Zellkerne im Nucleus supraopticus und paraventricularis liegen. Die Ganglienzellen dieser Kerne bilden die beiden Oktapeptide Adiuretin (oder Vasopressin) und Oxytozin. Sie werden in den Neuriten zum Hinterlappen transportiert, der als Hormonspeicher dient. Das **Adiuretin** steigert durch Permeabilitätsänderungen der distalen Nierentubuli die Rückresorption von Wasser aus dem Tubuluslumen. Das **Oxytozin** bewirkt eine verstärkte Kontraktion glatt-muskulärer Organe, besonders des Uterus, und fördert die Milchejektion aus der laktierenden Mamma.

Funktionsdiagnostik. Die Intaktheit der Adiuretinausschüttung der Neurohypophyse wird indirekt an dem Konzentrationsvermögen der Niere gemessen. Im Durstversuch erreicht der Urin eines Gesunden ein spezifisches Gewicht von > 1026. Die i. v. Infusion einer 2,5%igen Kochsalzlösung und die i. v. Injektion von Nikotin werden vom Gesunden mit einer sofortigen Diuresehemmung beantwortet: Das spezifische Gewicht des Urins steigt steil an. Patienten mit Diabetes insipidus konzentrieren höchstens bis 1008.

Schädigungen des Hypothalamus-Neurohypophysensystems verlaufen unter dem Bilde des **Diabetes insipidus neurohormonalis,** der auf einen Mangel an Adiuretin zurückzuführen ist. Die **idiopathische Form** ist ursächlich noch ungeklärt. Man findet hypothalamische Läsionen, die auf die Nuclei supraoptici und paraventriculares beschränkt sind. Eine *dominant erbliche* Form manifestiert sich bereits im frühen Kindesalter.

Häufiger als diese Krankheiten sind die **symptomatischen Formen** des Diabetes insipidus; sie werden einerseits angetroffen bei Tumoren der Sellagegend (im Kindesalter vorwiegend Kraniopharyngeome), andererseits bei traumatischen Läsionen und chronischen Granulomatosen der Schädelbasis, z. B. Hand-Schüller-Christianscher Krankheit und Sarkoidose. Das führende **Krankheitszeichen** ist die Polyurie; gewöhnlich werden täglich 6 bis 10 l Urin ausgeschieden. In den ersten zwei Lebensjahren haben die Kinder noch ein unvollkommen entwickeltes Durstempfinden. Da sie außerdem keinen freien Zugang zu Trinkflüssigkeiten haben, kommt es rasch zu Dehydratation und Durstfieber. Hämatokrit, Natrium und Chlorid sind erhöht. Das spezifische Gewicht des Urins kann bis auf 1008 ansteigen, während es bei ausreichender Flüssigkeitszufuhr 1003 nicht überschreitet. Die Abgrenzung gegen den Diabetes insipidus renalis gelingt durch eine probatorische Adiuretin-Therapie (S. 306). Therapeutisch kann das synthetische Vasopressinderivat 1-Desamino-8-D-Arginin-Vasopressin intranasal zugeführt werden; bei Irritation der Nasenschleimhaut wird Pitressin i.m. gegeben. Eine orale Behandlung ist mit dem Sulfonylharnstoffderivat Chlorpropamid (Chloronase) möglich.

7.4 Schilddrüsenerkrankungen

G.-A. VON HARNACK

Wachstum und Funktion der Schilddrüse unterliegen dem steuernden Einfluß des thyreotropen Hormons (S. 101). In der Schilddrüse werden aus Jod und Tyrosin die Schilddrüsenhormone synthetisiert: das rasch und intensiv wirkende Trijodthyronin und das verzögert und weniger stark wirkende Thyroxin (Tetrajodthyronin). Diese Hormone fördern eine Vielzahl von enzymatischen Reaktionen und steigern die Sauerstoffaufnahme fast aller Gewebe; für alle Wachstums- und Reifungsprozesse sind sie unentbehrlich. Ist die Hormonproduktion gesteigert, so laufen die Verbrennungsvorgänge beschleunigt ab, der Grundumsatz ist erhöht; ist die Hormonproduktion vermindert, so sinkt der Grundumsatz ab, das Wachstum kommt zum Stillstand.

7.4.1 Angeborene Schilddrüsenunterfunktion

Fehlt bei der Geburt funktionstüchtiges Schilddrüsengewebe vollständig (**Athyreose**), so liegt entweder eine Aplasie vor, oder es muß eine Destruktion des ursprünglich angelegten Organs angenommen werden. Die Natur der intrauterinen Entwicklungsstörung bzw. der hypothetischen Noxe ist nicht bekannt. Erbfaktoren spielen eine untergeordnete Rolle. Auf 3 Mädchen mit angeborener Schilddrüsenunterfunktion kommt 1 Knabe. Von **Hypothyreose** spricht man, wenn die Menge an funktionstüchtigem Gewebe so weit reduziert ist, daß Ausfallserscheinungen resultieren. Betroffen sind häufig Schilddrüsen, deren Anlage nicht in normaler Weise vom Zungengrund bis in die vordere Halsregion deszendierten. **Dystope** hypoplastische Schilddrüsen finden sich vor allem im Bereich des Foramen caecum am Zungengrund oder auch im Verlauf des Ductus thyreoglossus. Leidet die Mutter an einer endemischen Struma (meist infolge Jodmangels), kann es beim Kinde zu einem **endemischen Kretinismus** kommen: Funktionstüchtiges Schilddrüsengewebe fehlt völlig, oder die Schilddrüse ist trotz Vergrößerung funktionell insuffizient.

Klinische Zeichen

der Schilddrüsenunterfunktion sind nur selten gleich bei der Geburt erkennbar; meist entwickeln sie sich allmählich im Verlauf der ersten Lebenswochen – bei Athyreose rascher als bei Hypothyreose. Erste Hinweiszeichen sind Trinkfaulheit und Schläfrigkeit. Ein Icterus prolongatus infolge Beeinträchtigung des Bilirubin-Stoffwechsels kann diagnostisch wegweisend sein. Die Diagnose sollte spätestens

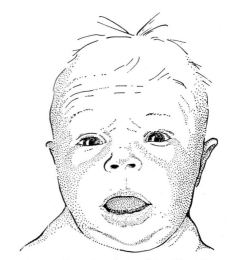

Abb. 52. Säugling mit unbehandelter Hypothyreose

gestellt werden, wenn sich eine Obstipation hinzugesellt. Das Gesicht nimmt nun den pathognomonischen stumpfen Ausdruck an (Abb. 52). Die vergrößerte und verdickte Zunge ragt aus dem Mund, die Lidspalten sind eng, die Nase breit und flach. Die große Fontanelle ist weit offen, die Schädelnähte klaffen, beiderseits des kurzen Halses finden sich teigige supraklavikuläre Polster. Der Bauch ist groß und schlaff, fast immer besteht ein Nabelbruch. Die Haut fühlt sich kühl und trocken an, der Haarwuchs ist spärlich.

Unbehandelt wächst das Kind im *weiteren Verlauf* kaum, die Körperproportionen bleiben kleinkindhaft. Statisch macht das Kind keine Fortschritte, die Zähne brechen verzögert durch. Alle Reaktionen des Kindes laufen zeitlupenartig ab, es lernt verspätet sprechen.

Diagnose

Diagnostisch ergiebig ist die Röntgenuntersuchung des Knochensystems: Die **Skeletentwicklung** des unbehandelten Säuglings ist rückständig; die bei reifen Neugeborenen vorhandene distale Femurepiphyse ist noch nicht verkalkt. Später stellen sich die Lendenwirbelkörper keilförmig deformiert dar, und es kommt zur Epiphysendysgenesie. Insbesondere die Femurkopfepiphyse verkalkt multizentrisch, wird komprimiert, u. U. seitlich verschoben. Der Befund erinnert an die Perthes-Erkrankung, doch laufen die Veränderungen beidseitig und ohne Schmerzen ab. Die Beurteilung des Handskelets ermöglicht es, das Ausmaß der Entwicklungshemmung zu bestimmen. – Grundumsatzbestimmungen bei jungen Kindern scheitern fast immer an den praktischen Schwierigkeiten.

Die Diagnose wird *gesichert* durch die Hormonbestimmung. Bei primärer Schilddrüsenunterfunktion wird eine Erniedrigung der Thyroxinkonzentration im Blut gefunden, der TSH-Spiegel ist erhöht. Bei der sekundären (hypophysär bedingten) Hypothyreose ist der TSH-Spiegel nicht meßbar und läßt sich auch durch die intravenöse Gabe von Thyroxin-Releasing-Hormon nicht steigern. – Besteht der Verdacht auf eine Zungengrundschilddrüse infolge mangelhaften Descensus der Schilddrüsenanlage, so sagt die Szintigraphie mittels Pertechnat etwas über die Lokalisation aus.

In Grenzfällen kann man versuchen, die Diagnose durch eine Probebehandlung „ex juvantibus" zu stellen. Ein solches Vorgehen ist sicher besser als ein ungerechtfertigtes Abwarten.

Durch die Einführung des **Hypothyreose-Suchtests** für alle Neugeborenen in der Bundesrepublik Deutschland wurde die wünschenswerte Frühdiagnose der konnatalen Hypothyreose ermöglicht (s. S. 27), d. h. die Krankheitserkennung, bevor sich die Zeichen der Unterfunktion manifestieren. Das Thyreoidea-stimulierende Hormon ist im Blut des Neugeborenen in allen Fällen von primärer A- und Hypothyreose erhöht.

Die Behandlung

mit Schilddrüsenhormon muß so früh wie möglich einsetzen und so konsequent wie möglich durchgeführt werden. Man verwendet zweckmäßig synthetisches L-Thyroxin. Zur Vollsubstitution beim Erwachsenen benötigt man 150–200 µg/Tag. Die voraussichtlich optimale Dosis im Kindesalter richtet sich nach der Körperoberflächenregel (S. 392). So wird im Mittel ein Kind

in den ersten Lebensmonaten	25– 30 µg
mit 2 Jahren	50 µg
mit 9 Jahren	100 µg

L-Thyroxin/Tag erhalten. L-Thyroxin „Hennig"-Tabletten sind in den Stärken 25, 50, 75, 100, 125, 150 und 200 µg erhältlich. Durch Konversion von Thyroxin in Trijodthyronin deckt der Organismus damit auch seinen Bedarf an Trijodthyronin.

Man schleicht sich mit dem Schilddrüsenhormon im Laufe von Tagen vorsichtig ein und steigert bis zur optimalen Dosis. Diese muß individuell bestimmt werden und so hoch sein, daß die körperliche und geistige Entwicklung optimal gefördert wird; sie darf aber nicht so hoch bemessen werden, daß das Skelet überstürzt reift oder Schweißneigung, Unruhe, Tachykardie und Schlaflosigkeit eine Überdosierung anzeigen. Die Kinder müssen regelmäßig kontrolliert werden, die körperlichen Daten werden zweckmäßig in ein Entwicklungsdiagramm eingetragen (Abb. 53).

Die Prognose

der angeborenen Schilddrüsenunterfunktion hängt vom Zeitpunkt des Therapiebeginns und der Zuverlässigkeit der Behandlung ab. Aber auch bei rechtzeitigem Behandlungsbe-

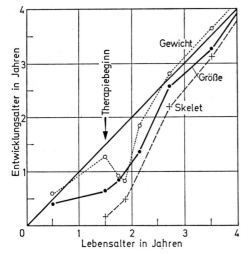

Abb. 53. Entwicklungsverlauf bei einem Mädchen mit Hypothyreose: Mit 18 Monaten entspricht das Gewicht des Mädchens dem eines 15 Monate alten Kindes, die Größe der eines 7 Monate alten Kindes und die Skeletentwicklung der eines 2 Monate alten Kindes. Befriedigender Verlauf mit körperlicher Normalisierung: keine überstürzte Skeletentwicklung

ginn ist das Ergebnis in intellektueller Hinsicht oft unbefriedigend, während sich die körperlichen Mängel voll ausgleichen lassen. Die letzten Monate des Fetallebens sind für die Gehirnentwicklung eine kritische Phase: Steht in dieser Zeit zu wenig Schilddrüsenhormon zur Verfügung, so kommt es zu irreparablen Schäden. Zwar kann die mütterliche Schilddrüse den Feten vor den schlimmsten Auswirkungen der Athyreose bewahren, doch reicht die Menge des plazentar übertretenden Hormons i. a. nicht aus, wie die verzögerte Skeletentwicklung anzeigt.

7.4.2 Sonderformen der Schilddrüsenunterfunktion

Eine **erworbene Hypothyreose** kommt im Kindesalter selten vor. Ätiologisch werden entzündliche und degenerative Prozesse diskutiert; möglicherweise spielen auch Autoimmunprozesse eine Rolle (S. 180).
Eine **sekundäre Hypothyreose** entsteht durch Ausfall des thyreotropen Hormons bei Insuffizienz des Hypophysenvorderlappens (S. 103). Bei den genetisch bedingten **Anomalien der Schilddrüsenhormon-Synthese** unterscheidet man verschiedene Formen; jeder einzelne Syntheseschritt kann gestört sein. Am häufigsten liegt eine Unfähigkeit vor, Jodid in organische Bindung zu überführen oder Mono- und Dijodtyrosin zu dejodieren; in anderen Fällen wird ein atypisches Jodthyronin gebildet. Fast immer führt der Mangel an wirksamem Schilddrüsenhormon zu einer vermehrten Thyreotropinsekretion und dadurch zum Kropf. Eine solche Struma darf nicht operativ entfernt werden, da sich die Hypothyreosezeichen verstärken würden. Der Kropf ist selten angeboren, meist entwickelt er sich im 3.–10. Lebensjahr; unter Substitutionsbehandlung bildet er sich zurück. Schilddrüsenhormon-Synthesestörungen kommen familiär gehäuft vor; Knaben erkranken ebenso oft wie Mädchen.

7.4.3 Schilddrüsenüberfunktion

Die Hyperthyreose ist im Kindesalter selten und befällt fast nur Mädchen. Das Vollbild der Erkrankung mit Exophthalmus, Struma, Tachykardie und psychomotorischer Übererregung ist nicht zu verkennen. Schwierigkeiten bietet die Abgrenzung einer leichteren Hyperthyreose von der **vegetativen Dystonie**. Meist handelt es sich um junge Mädchen, die wegen Leistungsschwäche und neurozirkulatorischer Dystonie vorgestellt werden. Besteht dann auch noch eine Pubertätsstruma, so kann die Unterscheidung erst mit Hilfe einer differenzierten Hormonuntersuchung möglich sein (Trijodthyronin, Thyroxin, TSH u. a.). Klinisch sprechen Kälteempfindlichkeit, feucht-kalte Hände und eine Tachykardie nur bei Erregung (nicht aber nachts) für vegetative Labilität und gegen Morbus Basedow.
Therapeutisch versucht man bei Hyperthyreose möglichst ohne Operation auszukommen. Thyreostatika, wie Propylthiouracil oder Methylmercaptoimidazol (Favistan), müssen mindestens zwei Jahre lang gegeben werden und dann wegen Rezidivgefahr sehr vorsichtig reduziert werden. Die Zugabe kleiner Mengen von Schilddrüsenhormon vermag die übermäßige thyreotrope Stimulation und damit das Strumawachstum zu bremsen.

7.4.4 Struma

Schilddrüsenvergrößerungen ohne faßbare Funktionsabweichungen kommen vor allem bei Mädchen in der **Präpubertät oder Pubertät** vor. Sie werden insbesondere beim Schluckakt sichtbar und können diffus oder knotig sein; stets ist der rechte Schilddrüsenlappen stärker vergrößert als der linke. Mittlere Strumen verursachen ein Druckgefühl, große auch Kompressionszeichen an Trachea oder Ösophagus. Ursächlich ist der erhöhte Hormonbedarf in der Pubertät angeschuldigt worden, doch widerspricht dieser Annahme die Tatsache, daß Knaben mit ihrer höheren Stoffwechselaktivität sehr viel seltener betroffen sind. Möglicherweise liegt eine passagere Störung der Schilddrüsenhormon-Synthese vor unter dem Einfluß der hormonellen Umstellung in der Pubertät, und die Schilddrüsenvergrößerung ist als kompensatorischer Vorgang aufzufassen. Jodmangel oder strumigene Substanzen spielen beim sporadischen Kropf offenbar keine Rolle.

Eine sporadische **Struma connata** entsteht bei angeborenen Hormonsynthesestörungen oder wenn die Mutter in der Schwangerschaft große Mengen jodhaltiger Medikamente oder Thyreostatika zu sich nahm; in anderen Fällen bleibt die Ursache unbekannt.

7.4.5 Schilddrüsenentzündung

Eine **akute Thyreoiditis** wird gelegentlich im Zusammenhang mit einer Allgemeininfektion beobachtet (z. B. Mumps). Sie hat fast immer eine gute Prognose. Unter den chronischen Formen ist die **lymphozytäre Thyreoiditis** (Hashimoto) die häufigste. Die sich progressiv vergrößernde Schilddrüse ist von fester Konsistenz; in einem Teil der Fälle kommt es schließlich zur Hypothyreose. Der häufige Nachweis von Schilddrüsenantikörpern stützt die pathogenetische Annahme einer Autoimmunerkrankung. Eine Dauerbehandlung mit Schilddrüsenhormonen wird empfohlen; man kann auch einen Versuch mit Kortikosteroiden machen.

7.4.6 Schilddrüsentumoren

Die benignen **Schilddrüsenadenome** entwickeln sich als lokale Hyperplasien des Schilddrüsengewebes unabhängig vom Hypophysenvorderlappen. Unter den malignen Tumoren ist das **papilläre Karzinom** im Kindesalter bei weitem am häufigsten. Der Verlauf ist relativ gutartig. Selbst bei zervikalem Lymphknotenbefall kann die Entwicklung noch jahrelang zum Stillstand kommen. Die Behandlung ist operativ; jodspeichernde Metastasen können mit Radiojod zerstört werden. In der Anamnese der Patienten werden häufig Röntgenbestrahlungen der vorderen Halsregion wegen Thymushyperplasie, Hämangiom oder Tonsillenhyperplasie angegeben.

7.5 Parathyreoidea

Hypoparathyreoidismus
s. Kap. 6.1.5, S. 89
Hyperparathyreoidismus
s. Kap. 6.1.5, S. 90

7.6 Nebennierenrinde

W. BLUNCK

Die physiologisch wichtigen Hormone der Nebennierenrinde sind das Glukokortikoid Kortisol und das Mineralokortikoid Aldosteron. Abgesehen von diesen hochaktiven Steroidhormonen werden noch Zwischen- und Endprodukte der Steroidsynthese sezerniert. Dazu gehören u. a. Kortikosteron und verschiedene schwach androgen wirksame Steroide (Abb. 54).

Die **Kortisolproduktion** wird durch das Zwischenhirn-Hypophysensystem über das Eiweißhormon ACTH gesteuert. Kortisol fördert die Bildung von Glukose aus Körpereiweiß (katabole Glukoneogenese); außerdem wirkt es entzündungshemmend (antiphlogistisch). Die Aldosteronproduktion wird über das Renin-Angiotensin-System gesteuert; Aldosteron bewirkt am Tubulusepithel der Niere Natriumretention und Kaliumdiurese.

7.6.1 Nebennierenrindeninsuffizienz

7.6.1.1 Chronisches Nebennierenrindenversagen (Morbus Addison)

Eine Zerstörung der hormonproduzierenden Zellen der Nebennierenrinde im Rahmen ei-

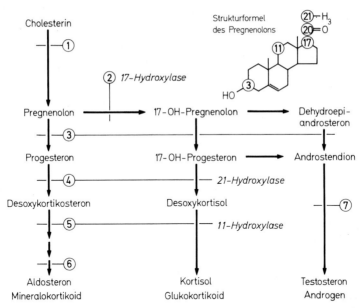

Abb. 54. Schema der Steroidsynthese: Bei Defekt der Enzyme ① — ⑤ ist die Kortisolsynthese eingeschränkt. Bei Defekt des Enzyms ④ (klassisches AGS) oder des Enzyms ⑤ (AGS mit Hypertension) kommt es durch vermehrte Androgenproduktion („Überlauf") zur Virilisierung. Der mögliche Salzverlust bei den Defekten ①, ④ und ⑥ ist durch mangelhafte Aldosteronproduktion bedingt, dagegen ist die Hypertension beim Defekt ⑤ Folge einer vermehrten Bildung von Desoxykortikosteron. Bei den Defekten ① und ③ ist die Bildung aller biologisch aktiven Steroide (auch der Sexualsteroidhormone) eingeschränkt, beim Defekt ② ist dagegen die Produktion von Mineralkortikoiden nicht behindert, eher erhöht. Defekt ⑦ (17-Reduktasedefekt) bedingt mangelhafte Androgenproduktion

ner Autoimmunerkrankung oder durch einen tuberkulösen Prozeß, führt zu einer chronischen Unterfunktion der Nebennierenrinde, dem Morbus Addison. Der Mangel an Kortisol und Aldosteron bedingt zahlreiche, zunächst uncharakteristische Symptome. Die Patienten werden zunehmend schwach und hinfällig. Appetitlosigkeit und Erbrechen führen zur Abmagerung; Obstipation oder Diarrhoen und Schmerzen im Abdomen oder in den Muskeln treten auf. Die Symptome können sich im Laufe von Jahren entwickeln, es kann aber auch ganz akut zu einer Dekompensation („Addison-Krise") kommen. Pulsfrequenz, Blutdruck und Blutzucker sinken ab. Charakteristisch sind Pigmentationen, die sich besonders an belichteten Körperteilen und Hautfalten finden. Sie sind Folge einer erhöhten Produktion des hypophysären Melanophorenhormons (MSH), das bei vermehrter ACTH-Produktion ebenfalls verstärkt gebildet wird. Kortikosteroide werden im Urin nur in geringer Menge ausgeschieden, und der Kortisol-Plasmaspiegel ist stark erniedrigt; nach exogener ACTH-Zufuhr kommt es nicht zum Anstieg der Sekretion; die endogene ACTH-Produktion ist bereits maximal gesteigert.

7.6.1.2 Das akute Nebennierenrindenversagen

Zum akuten Versagen kommt es durch traumatische Zerstörung des Organs unter der Geburt (Nebennierenapoplexie) oder durch Blutungen in die Nebennierenrinde im Rahmen einer Meningokokkensepsis. Bei der Meningokokkensepsis ist die Zerstörung der Nebennierenrinde eine Folge der intravasalen Gerinnung und Verbrauchskoagulopathie (siehe Seite 210).

7.6.2 Enzymdefekte der Steroidsynthese

Das adrenogenitale Syndrom

stellt eine Sonderform der Nebennierenrindeninsuffizienz dar. Es handelt sich um den angeborenen Mangel eines für die Steroidsynthese notwendigen Enzyms, im klassischen und häufigsten Fall um einen C 21-Hydroxylasemangel (Abb. 54, Nr. 4). Der Defekt ist aber nur partiell, das völlige Fehlen des Enzyms wäre mit dem Leben nicht vereinbar. Aufgrund der stark eingeschränkten Aktivität des Enzyms wird Kortisol vermindert produziert, der Kortisolspiegel im Blut ist stark erniedrigt. Über das Zwischenhirn-Hypophysensystem kommt es regulativ zu einer starken und andauernden ACTH-Ausschüttung und damit zur Aktivierung der gesamten Steroidsynthese mit Nebennierenrindenhypertrophie. Ein weiteres Symptom des Leidens wird durch die Steroidmetaboliten verursacht, die sich vor dem Engpaß anstauen. Durch Abspaltung der Seitenkette am C-Atom 17 entstehen Androgene (Abb. 54). Sie bedingen eine starke Virilisierung: Nebennierenrindenhypertrophie bei relativer Nebennierenrindeninsuffizienz und Virilisierung sind somit die typischen Symptome des adrenogenitalen Syndroms.

Die **Virilisierung** beginnt schon während der Fetalzeit, so daß bei Mädchen ein Pseudohermaphroditismus femininus verschiedener Ausprägung entsteht. Schon bei der Geburt ist die Klitoris penisartig vergrößert, häufig findet sich eine einzige Urogenitalöffnung, die Labia minora fehlen, die Labia majora ähneln einem gespaltenen Skrotum. Bei Knaben sind die Genitalien bei der Geburt normal. Beim unbehandelten adrenogenitalen Syndrom kommt es dann in den ersten Lebensjahren durch den anabolen Effekt der virilisierenden Steroidhormone zu einem schnellen Wachstum (Abb. 55). Bei Mädchen entwickeln sich männliche Muskulatur, Sekundärbehaarung und eine tiefe Stimme. Da die Gonadotropinsekretion durch den hohen Sexualhormonspiegel gehemmt wird, kommt es nicht zu Brustdrüsenentwicklung und Menstruation, es entsteht das Bild einer heterosexuellen Scheinfrühreife.

Bei **Knaben** bleiben die Hoden infantil: ein wichtiger Hinweis auf die – im Gegensatz zur echten Pubertas praecox – fehlende gonadotrope Stimulation. Bei ihnen handelt es sich um eine isosexuelle *Pseudo*pubertas praecox. Bei beiden Geschlechtern tritt unbehandelt nach einer Steigerung des Wachstums in den ersten Jahren etwa im 10. Lebensjahr durch den Schluß der Epiphysenfugen ein vorzeitiger Wachstumsstillstand ein, die Patienten bleiben klein. Bei schweren Infektionen sind die Pa-

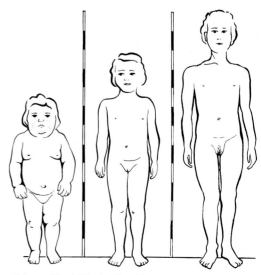

Abb. 55. Drei Kinder im Alter von 5 Jahren. Links Cushing-Syndrom, Mitte gesundes Kind, rechts adrenogenitales Syndrom. Das linke Kind hat die Größe eines 2jährigen, das rechte Kind eines 8jährigen Mädchens

tienten durch die relative Nebenniereninsuffizienz gefährdet.

Das adrenogenitale Syndrom mit Salzverlustsyndrom

Bei einem hochgradigen Defekt der 21-Hydroxylase ist auch die Aldosteronproduktion vermindert. In den ersten Lebenswochen bildet sich ein typisches Krankheitsbild aus mit Erbrechen, Durchfällen, zunehmender Exsikkose und schließlich Schocksymptomen. Der niedrige Natriumgehalt bei hohem Kaliumgehalt des Serums weist auf den Aldosteronmangel hin und erlaubt die Unterscheidung von der spastischen Pylorusstenose. Bei Mädchen ist aufgrund der Genitalveränderungen die Diagnose leichter zu stellen als bei Knaben.

Beweisend für das adrenogenitale Syndrom mit und ohne Salzverlustsyndrom ist die extrem erhöhte Plasmakonzentration des sich vor dem Enzymdefekt anschoppenden Steroids 17-Hydroxyprogesteron. 17-Hydroxyprogesteron wird radioimmunologisch bestimmt; der Hauptmetabolit dieses Steroids, Pregnantriol, wird stark vermehrt im Urin ausgeschieden. Die Konzentration der 17-Ketosteroide im Urin ist ebenfalls stark erhöht.

Die Therapie

des adrenogenitalen Syndroms und des Morbus Addison besteht in der Substitution der fehlenden Hormone. Die Glukokortikoide werden oral als Hydrokortison zugeführt, die Mineralokortikoide werden oral als 9-α-Fluorokortisol verabreicht. Die Substitution mit Hydrocortison und 9-α-Fluorokortisol ist regelmäßig zu überwachen. Ziel der Behandlung ist die altersentsprechende Entwicklung von Körperlänge und Knochenalter. Die Beurteilung der richtigen Einstellung wird durch die Überprüfung der Pregnantriol-Ausscheidung im Urin bzw. der Konzentration des 17-Hydroxyprogesterons im Plasma erleichtert. Bei Patienten mit einem Salzverlustsyndrom sollten nicht nur die Serumelektrolyte sondern auch die Reninaktivität im Plasma normalisiert sein.

7.6.3 Überfunktion der Nebennierenrinde

Ursachen einer Nebennierenrindenüberfunktion sind einmal zentrale Regulationsstörungen, die zu einer vermehrten ACTH-Produktion führen, andererseits hormonproduzierende Tumoren der Nebennierenrinde. Im Kindesalter sind Tumoren der Nebenniere häufiger als die ACTH-bedingte Überfunktion. Das Krankheitsbild ist abhängig von der Art der vermehrt gebildeten Steroidhormone. Bei überwiegender Glukokortikoidproduktion kommt es zur Ausbildung eines Cushing-Syndroms, bei überwiegender Produktion von Androgenen entspricht die Symptomatik der des adrenogenitalen Syndroms.

Bilaterale Nebennierenrindenhyperplasie

Vermehrte ACTH-Produktion bei Regulationsstörungen im Zwischenhirn-Hypophysensystem führt zur Ausbildung eines Cushing-Syndroms. Da ACTH beide Nebennieren stimuliert, bezeichnet man die Erkrankung auch als bilaterale Nebennierenrindenhyperplasie im Gegensatz zum einseitigen Tumor. In der Hypophyse der Patienten finden sich häufig ein oder mehrere kleine Adenome ACTH-produzierender Zellen. Im Einzelfall ist es schwer zu unterscheiden, ob es sich hier um autonome Neubildungen oder aber um Hyperplasien als Folge einer vermehrten Produktion des hypothalamischen Freisetzungsfaktors Korticotrophin Releasing Hormone (CRH) handelt. Eine solche vermehrte CRH-Produktion wäre als zentrale Regulationsstörung zu verstehen. Die Erkennung des ausgeprägten Krankheitsbildes ist leicht: Die Patienten sind klein, haben eine Stammfettsucht mit Büffel-Nacken und ein rotes Vollmondgesicht (Abb. 55). Eine starke Akne, rote Striae distensae und oft auch vorzeitige Schambehaarung vervollständigen das Bild. Der katabole Effekt des Kortisols bedingt eine Osteoporose. Die Erythrozytenzahl, der Blutdruck und der Blutzucker sind erhöht. Die Ausscheidung der Kortikosteroide im Harn ist vermehrt. Die Cortisol- und die ACTH-Konzentration im Plasma ist erhöht und zeigt kaum einen Tagesrhythmus. Die Therapie der Erkrankung sollte, wenn irgend möglich, in der Exstirpation der hypophysären Mikroadenome bestehen; nur wenn unabwendbar, ist die bilaterale Adrenalektomie mit dann lebenslänglicher Substitution durchzuführen.

Das Nebennierenrindenadenom und das Karzinom der Nebennierenrinde

führt meist zu einer Glucokortikoid- und Androgenüberproduktion. Die entsprechende körperliche Symptomatik kann isoliert, aber auch gemischt auftreten, es findet sich gelegentlich auch eine vermehrte Östrogenproduktion mit Brustdrüsenentwicklung. Bei überwiegender Androgenproduktion ähnelt das Krankheitsbild dem des adrenogenitalen Syndroms durch Enzymdefekt, bei überwiegender Glucokorticoidproduktion ist die Symptomatik nur schwer von derjenigen der ACTH-bedingten bilateralen Hyperplasie zu unterscheiden. Die Differentialdiagnose ist aber wichtig, da bei Adenom oder auch Karzinom nur eine einseitige Adrenalektomie erforderlich ist. Bei der bilateralen Nebennierenrindenhyperplasie geht die Ausscheidung der Kortikosteroide zurück, wenn die endogene ACTH-Produktion durch hohe Dosen des synthetischen Steroids Dexamethason unterdrückt wird. Adenome oder Karzinome dagegen sind so gut wie unabhängig vom ACTH. Der ACTH-Spiegel im Blut ist supprimiert. Der Tumor kann sonographisch, in einem Computer-Tomogramm, über eine selektive Gefäßdarstellung oder durch eine NNR-Szintigraphie dargestellt werden.

Das Conn-Syndrom

Ursache dieser Erkrankung ist eine vermehrte adrenale Aldosteronproduktion. Ursache ist eine meist adenomartige Vermehrung der Aldosteron-produzierenden Zellen der Nebennierenrinde. Leitsymptome sind Blutdruckerhöhung bei Hypernatriämie und Hypokaliämie. Der Aldosteronspiegel im Plasma ist stark erhöht, die Reninaktivität supprimiert, die sonstigen Nebennierenrindensteroide werden in normaler Menge sezerniert. Auch hier ist eine operative Behandlung notwendig.

7.7 Nebennierenmark

Im Nebennierenmark oder in anderen Zellgruppen des sympathischen Nervensystems können Neubildungen entstehen. Im Kindesalter stehen die Neuroblastome ganz im Vordergrund, das Phaeochromozytom ist sehr selten.

Die Neuroblastome

kommen vorwiegend bei Säuglingen und jungen Kleinkindern vor; nach den Leukämien und den Gliomen bilden sie die dritthäufigste maligne Erkrankung im Kindesalter. Nicht so selten findet man bei Neugeborenen, die aus anderen Gründen starben, bei der Sektion in den Nebennieren Anlagen dieses embryonalen Tumors; es muß angenommen werden, daß sich viele dieser Tumoren spontan zurückbilden. Der auch primär vom Grenzstrang ausgehende Tumor metastasiert leider recht frühzeitig, typisch sind knotige Hautmetastasen, Leberbefall und eine Protrusio bulborum durch Metastasierung in die Augenhöhlen. Im Knochenmark lassen sich rosettenartige Tumorzellnester nachweisen. Allgemeinsymptome sind neben den durch den Tumor selbst verursachten Krankheitszeichen Anämie, unklares Fieber und Knochenschmerzen. Bei etwa der Hälfte der Patienten sind röntgenologisch Verkalkungen im Tumor nachweisbar, bei etwa 9 von 10 Kindern ist die Ausscheidung von Adrenalinmetaboliten (= Katecholamine) im Urin vermehrt.

Immer sollte der Versuch unternommen werden, den Primärtumor zu lokalisieren und zu exstirpieren, eine Strahlenbehandlung sowie eine intensive cytostatische Behandlung sind erforderlich. Die Prognose ist um so günstiger, je jünger der Patient ist.

Das Phaeochromozytom

muß trotz seiner Seltenheit auch im Kindesalter als Ursache einer Hypertension differentialdiagnostisch in Erwägung gezogen werden, zumal der Hypertonus beim Phaeochromozytom des Kindes eher kontinuierlich als attackenartig in Erscheinung tritt.

7.8 Gonaden

7.8.1 Die normale Geschlechtsentwicklung

J. R. BIERICH

Im Ablauf der normalen Geschlechtsentwicklung lassen sich drei Stadien unterscheiden:
1. Der Aufbau der **primitiven Gonade**; ihre Anlage tritt in der 5. Embryonalwoche in Erscheinung.
2. **Die Geschlechtsbestimmung:** die Differenzierung der Keimdrüse in männlicher oder weiblicher Richtung erfolgt entsprechend der gegebenen genetischen Information. Vorbedingung der Differenzierung zum Testis ist das Vorhandensein eines Y-Chromosoms, der Entwicklung zum funktionsfähigen Ovar das Vorhandensein von zwei X-Chromosomen.
3. **Die geschlechtsspezifische Entwicklung der inneren und äußeren Genitalorgane** ist der Geschlechtsbestimmung der Keimdrüse zeitlich und kausal nachgeordnet. Ohne Vorhandensein von Testikeln wird das Genitale weiblich gestaltet. Da der Vorgang unabhängig von der Gegenwart von Ovarien abläuft, repräsentiert die weibliche Prägung des Genitale eigentlich eine neutrale Form. In Gegenwart endokrin aktiver Testes entwickeln sich die männlichen Gonodukte, die Wolffschen Gänge, zu Nebenhoden, Samensträngen und Samenblasen, während die weiblichen Gonodukte, die Müllerschen Gänge, der Rückbildung anheimfallen. Ferner erfolgt die Ausgestaltung der bisexuellen Anlage des äußeren Genitale in männlicher Richtung; das Tuberculum genitale wächst zum Penis aus, die Geschlechtswülste vereinigen sich zum Skrotum, die Schamspalte wird geschlossen. Während diese Vorgänge

Gonaden

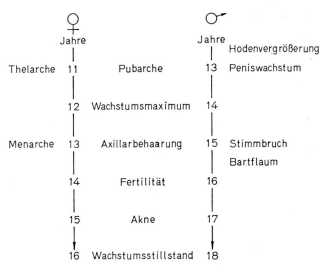

Abb. 56. Physiologische Pubertätsentwicklung

durch das Testosteron der fetalen Leydigzellen induziert werden, erfolgt die Rückbildung der Müllerschen Gänge unter der Wirkung eines zweiten, kürzlich in den Sertolizellen aufgefundenen, Hormons, des sog. Anti-Müller-Hormons.

Unter **Pubertät** verstehen wir die Zeit vom Beginn der Ausbildung der sekundären Geschlechtsmerkmale bis zum Erwerb der Fertilität. Beginn und Ablauf der sexuellen Reifung sind großen individuellen Schwankungen unterworfen. In Abb. 56 sind Mittelwerte angegeben. Die erste Menstruationsblutung (Menarche) tritt in Mitteleuropa durchschnittlich im Alter von 12½ bis 13 Jahren auf. Zwillingsuntersuchungen lassen erkennen, in welchem Maße der Termin von genetischen Gegebenheiten abhängt. Änderungen der Lebensweise, vor allem der Ernährung, haben in den meisten Ländern der Welt zu einer Vorverlegung der Menarche geführt.

Die sexuelle Reifung kommt in Gang, wenn unter dem Einfluß hypothalamischer Faktoren Gonadotropine vermehrt ausgeschüttet werden. Dies geschieht in engem Zusammenhang mit dem Erreichen bestimmter Parameter der allgemeinen körperlichen Entwicklung, unter denen vor allem das Gewicht und die Skelettreife eine Rolle spielen. Eine Reihe von Beobachtungen spricht dafür, daß in der eigentlichen Kindheit starke hormonale Einflüsse wirksam sind, die die Pubertätsentwicklung hemmen, namentlich das Melatonin der Epiphyse.

7.8.2 Störungen der Pubertät

W. BLUNCK

Pubertas praecox

Treten Pubertätszeichen 4 Jahre vor dem im Schema der Abb. 56 genannten Daten oder noch eher auf, wird von Pubertas praecox gesprochen. Man unterscheidet die echte Pubertas praecox von der Pseudopubertas praecox.

Die echte Pubertas praecox

ist durch eine zu frühe hypophysäre Gonadotropinsekretion gekennzeichnet. Die Symptomatik entspricht weitgehend derjenigen der normalen Pubertät. Häufig fällt als erstes ein beschleunigtes Wachstum der Kinder auf. Dieser vorzeitige Wachstumsschub, dessen Ursache in einer vermehrten Produktion von androgenen Sexualsteroiden liegt, geht mit einem verfrühten Epiphysenschluß einher. Die endgültige Körpergröße des ausgewachsenen Patienten ist sehr niedrig und liegt oft nur zwischen 140 und 145 cm. Die seelische Entwicklung der Kinder verläuft oft überraschend normal und eher dem chronologischen Alter entsprechend. In den meisten Fällen ist die Ursache einer verfrühten sexuellen Reifung unbekannt, man spricht von der idiopathischen Pubertas praecox. Diese Form bevorzugt das weibliche Geschlecht.

Die *Behandlung* ist mit synthetischen Gestagenen und Anti-Androgenen möglich. Sie unterdrücken die vorzeitige Gonadotropinsekretion und hemmen gleichzeitig die Wirkung der Androgene an der Zelle des Endorgans. Unter dieser Behandlung bleibt die Menstruation aus, die vorzeitige Geschlechtsentwicklung bildet sich in gewissem Umfang zurück. Ein Einfluß auf die verfrühte Knochenreifung ist weniger deutlich.

Destruierende Zerebralprozesse

wie Hirntumoren oder ein progredienter Hydrocephalus können die Zentren zerstören, welche die Pubertätsentwicklung während der Kindheit *hemmen,* und dadurch eine echte Pubertas praecox auslösen. Selten sind Tumoren des Hypothalamus (Hamartome), die gonadotropin-*freisetzende* Hormone produzieren.
Eine echte Pubertas praecox findet sich auch beim *Albright-Syndrom,* das durch eine polyostotische fibröse Dysplasie mit Neigung zu Spontanfrakturen (entsprechend der beim Jaffé-Lichtenstein-Syndrom) und großflächigen Hautpigmentationen ausgezeichnet ist (S. 326).

Bei der **Pseudopubertas praecox**

ist die Produktion von Sexualsteroidhormonen autonom, d. h. nicht von Gonadotropinen abhängig, die Gonadotropinproduktion ist sogar unterdrückt. Je nach Art des vermehrt gebildeten Steroids ist der Charakter der Entwicklungsbeschleunigung unterschiedlich.
Eine *erhöhte Androgenproduktion* verursacht beim adrenogenitalen Syndrom der Knaben, beim Nebennierenrindenkarzinom oder bei Zwischenzelltumoren des Testis eine verfrühte Schambehaarung sowie Penisvergrößerung, aber keine beidseitige Hodenvergrößerung.
Eine *erhöhte Oestrogenaktivität* mit Reifung der sekundären weiblichen Geschlechtsmerkmale findet sich ebenfalls bei Nebennierenrindenkarzinom, aber auch bei hormonproduzierenden Tumoren der Ovarien.

Eine partielle Frühreife

der Schambehaarung bzw. der Brustdrüsenentwicklung kann beim Fehlen sonstiger Abweichungen als physiologische Variante angesehen werden. Eine *praemature Pubarche,* die vorzeitige Entwicklung der Scham- und Achselbehaarung ohne sonstige Zeichen einer vorzeitigen Reifung, findet sich bevorzugt bei Mädchen. Hier handelt es sich um eine vorzeitige, leicht vermehrte Androgenproduktion, deren Ursache noch nicht bekannt ist. Ähnlich ist es bei der *praematuren Thelarche,* der vorzeitigen isolierten Brustdrüsenentwicklung beim Mädchen, die schon in den ersten Lebenstagen auftritt und vor Beginn der eigentlichen Pubertät wieder verschwindet.
Die Pubertätsgynäkomastie bei Knaben ist ein vorübergehendes Phänomen. Differentialdiagnostisch müssen das Klinefelter-Syndrom sowie oestrogenproduzierende Tumoren ausgeschlossen werden.

Pubertas tarda

Treten Pubertätszeichen zwei Jahre vor oder zwei Jahre nach den in der Tabelle der Abb. 56 genannten Daten auf, so liegt dies noch im Bereich der normalen Schwankung. Auch eine *Verzögerung von mehr als 2 Jahren* ist meist harmlos, Kinder und Eltern sind aber durch das Ausbleiben des Wachstumsschubs der Pubertät und den daraus resultierenden Minderwuchs sowie die kindliche Entwicklung beunruhigt und drängen auf eine Abklärung. Ursache der Verzögerung kann eine Störung der Gonadotropinproduktion bzw. der Gonadenfunktion sein (s. Hypogonadismus), eine verspätet ablaufende Pubertät kann aber auch familiär sein.
Bei der **konstitutionellen Entwicklungsverzögerung,** einer häufigen Entwicklungsvariante, sind Wachstum, Skeletreife und sexuelle Entwicklung in gleichen Ausmaß verzögert. Die Kinder sind kleiner als ihre Altersgenossen, erreichen später aber meist eine normale Länge, da der Epiphysenschluß später eintritt. Der Minderwuchs ist durch den verspäteten androgenbedingten Pubertätswachstumsschub bedingt. Minderwuchs und ausbleibende Entwicklung der sekundären Geschlechtsmerkmale können die Patienten erheblich belasten. Übertriebener Ehrgeiz oder auch Schulversagen sind häufig. Eine Behandlung durch Hormonsubstitution ist nur selten indiziert, eine Aufklärung der Jugendlichen über die Ursache und Prognose ihres Zustandes ist wichtig.

7.8.3 Hypogonadismus

W. BLUNCK

Verschiedene zentral oder peripher angreifende Störungen können die Geschlechtsentwicklung verzögern oder verhindern. Liegt der Angriffspunkt im Hypothalamus oder im Hypophysenvorderlappen, ist die Gonadotropinsekretion stark erniedrigt: Wir sprechen vom hypogonadotropen *sekundären* Hypogonadismus. Ein solcher Fall liegt z. B. bei der Zerstörung der Hypophyse durch ein Kraniopharyngeom oder andere Tumoren vor. Vom *primären* Hypogonadismus sprechen wir, wenn die Gonade selbst geschädigt ist. Da Sexualhormone und Gonadotropine zu einem Regelkreis geschlossen sind, eine Verminderung der Sexualhormone eine Erhöhung der Gonadotropinsekretion bewirkt, sind z. B. bei der präpuberalen Kastration Gonadotropine vermehrt im Urin nachweisbar: Es liegt ein primärer *hyper*gonadotroper Hypogonadismus vor.

Sekundärer Hypogonadismus

Bei beiden Geschlechtern ist ein *isolierter Ausfall* der Gonadotropinsekretion bekannt. Das Krankheitsbild entspricht dem der primären Keimdrüseninsuffizienz. Beim männlichen Geschlecht wird diese Erkrankung als idiopathischer Eunuchoidismus bezeichnet. Gonadotropine können im Urin nicht nachgewiesen werden. *Mehrere glandotrope Hormone* sind beim hypophysären Minderwuchs, der Insuffizienz des Hypophysenvorderlappens, vermindert bzw. ausgefallen. Passagere Formen des sekundären Hypogonadismus treten symptomatisch bei Erkrankungen wie Morbus Addison, Hypothyreose oder schlecht eingestelltem Diabetes mellitus auf. Beim weiblichen Geschlecht können zehrende Erkrankungen oder psychische Konfliktsituationen (z. B. Pubertätsmagersucht) zur Amenorrhoe führen.

Primärer Hypogonadismus beim Knaben

Entsprechend den zwei Hauptfunktionen des Hoden gibt es Schädigungen, die sowohl den Tubulusapparat als auch die Testosteronproduktion in den Leydigschen Zwischenzellen betreffen, sowie Störungen, die vorwiegend eine der Funktionen angreifen.
Eine isolierte Schädigung des **Keimepithels** führt zur Sterilität ohne sonstige Symptome, die Auswirkungen einer Schädigung der **Zwischenzellen** sind abhängig vom Zeitpunkt der Erkrankung. Tritt sie vor Beginn der Pubertät ein, so entwickelt sich das Krankheitsbild des Früheunuchoidismus. Typisch sind infantiles Genitale, fehlende Sekundärbehaarung, hohe Stimme und Hochwuchs. Da die Epiphysenfugen offen bleiben, ist das Längenwachstum der Extremitäten auffällig. Hypothalamus und Hypophyse sind funktionsfähig, so ist die Gonadotropinproduktion stark vermehrt. Testosteron wird vermindert gebildet, die Ausscheidung des Testosterons bzw. der 17-Ketosteroide ist deutlich vermindert. Tritt die Schädigung der Hoden erst während oder nach der Pubertät ein, so ist die Symptomatik weniger auffällig, jetzt stehen die Stoffwechselveränderungen durch das Fehlen des Testosterons im Vordergrund (Osteoporose).
Häufig ist der Hypogonadismus beim Klinefelter-Syndrom (1 von 800 männlichen Neugeborenen). Hier findet sich eine primäre Hodeninsuffizienz aufgrund der chromosomalen Aberration (S. 115).
Häufig manifestiert oder verstärkt sich in der Präpubertät (8.–11. Lebensjahr) die kindliche *Fettsucht*. Sie ist aber nicht durch die Pubertätsentwicklung verursacht. Die Präpubertät ist lediglich ein bevorzugtes Manifestationsalter für die kindliche Fettsucht (S. 18). Die normal entwickelten, noch infantilen Genitalien stehen im Gegensatz zur Körperfülle. Da der Penis zum Teil im Fettgewebe liegt, entsteht der *Eindruck eines Hypogenitalismus*. Wegen einer „Drüsenstörung" wird daher oft der Arzt aufgesucht. Ätiologisch spielen aber endokrine Faktoren keine primäre Rolle.

Hodenretention

Eine Hodenretention in ihren verschiedenen Graden findet sich bei etwa 4% der reifen Neugeborenen, mit einem Jahr ist der Prozentsatz unter 1% abgesunken. In wenigen Fällen liegen anatomische Hindernisse vor, die den Descensus in den letzten 2 Monaten vor der Geburt verhindern, insbesondere wenn der Hoden ektopisch liegt, d. h. außerhalb des normalen Weges durch den Leistenkanal. In vielen Fällen ist eine Ursache aber zu eruieren.
Vom **Kryptorchismus** sprechen wir, wenn der Hoden bei gründlicher Palpation nicht zu tasten ist; er liegt dann entweder im Bauchraum, oder es handelt sich um eine (seltene) Anorchie. Ein Hoden im Leistenkanal wird als **Leistenhoden** bezeichnet. Eine Behandlung der Hodenretention ist notwendig, da zur Entwicklung des Samenepithels eine niedrige

Umgebungstemperatur notwendig ist. Verbleiben die Hoden zu lange im Bauchraum bzw. Leistenkanal, kommt es zu irreversiblen Schädigungen des germinativen Epithels und damit zur Sterilität. Die Behandlung sollte nach neuen Empfehlungen bis zum vollendeten 2. Lebensjahr abgeschlossen sein, da schon in der frühen Kindheit histologisch regressive Veränderungen des Tubulusepithels nachweisbar sind. Ob nun die Fertilität durch die Frühbehandlung verbessert wird, kann heute noch nicht gesagt werden. Die Behandlung besteht in der parenteralen Gabe von Choriongonadotropinen (=HCG). Kommt es nach einer Hormontherapie nicht zum Descensus, muß operiert werden. Die Funiculo-Orchidolyse muß so schonend wie möglich durchgeführt werden, gerade bei Operationen im frühen Kindesalter sollte dieser Eingriff nur durch den erfahrenen Kinderchirurgen bzw. Kinderurologen vorgenommen werden.

Die Untersuchung bei Verdacht auf Vorliegen einer Hodenretention muß besonders sorgfältig und in Ruhe erfolgen, bei Kälte oder eiliger Untersuchung werden bei vielen Kindern die Hoden durch die Mm. cremaster aus dem Skrotum in Logen am unteren Ende des Leistenkanals gezogen. Ein derartiger „**Pendelhoden**" bedarf in der Regel keiner Therapie. Ein „**Gleithoden**" liegt vor, wenn der Hoden sich zwar in das obere Skrotum herabschieben läßt, infolge eines relativ kurzen Gefäßstrangs aber nach dem Loslassen wieder in den Leistenkanal zurückgleitet und auch in Ruhe oder in der Wärme nicht ins Skrotum absteigt. In diesen Fällen sollte zunächst eine Hormonbehandlung durchgeführt werden.

Hypogonadismus beim Mädchen

infolge primärer Ovarialinsuffizienz ist ein seltenes Ereignis. Die häufigste Ursache einer Ovarial- bzw. Keimdrüseninsuffizienz bei phänotypisch weiblichen Individuen ist das

Ullrich-Turner-Syndrom

Bei der Geburt fallen gelegentlich Ödeme an Hand- und Fußrücken auf (S. 40).
Die Kinder haben oft eine Behinderung ihrer Intelligenz, sie sind zu klein. Der kurze Hals erscheint oft sehr breit, manchmal findet sich ein „Pterygium colli", eine Hautduplikatur zwischen Mastoid und Schultern. Der Thorax ist „schildförmig" verbreitert, die Mamillen sind hypoplastisch und stehen weit auseinander. Der Haaransatz im Nacken ist typischerweise nach oben gerichtet, die oft dysplastischen Ohren sitzen relativ tief. Im Ellenbogengelenk findet sich eine oft deutliche Abwinklung der Unterarme nach außen (Cubita valga).

Charakteristische Mißbildungen der inneren Organe sind Aortenisthmusstenose und Hufeisenniere. Alle diese Symptome kommen jedoch nur bei einem Teil der Patienten vor, man nennt sie daher die fakultativen Symptome. Obligat allein sind die Gonadendysgenesie und der Minderwuchs. Anstelle der Keimdrüsen findet man bindegewebige Stränge, die kein germinatives Epithel enthalten. Uterus und Tuben sind vorhanden. Da das Erfolgsorgan der Gonadotropine fehlt, werden Sexualsteroidhormone nicht gebildet, die Gonadotropinspiegel sind schon beim Kind deutlich erhöht. Es kommt nicht zur Pubertät, es fehlt der Pubertätswachstumsschub. Ursächlich liegt dem Syndrom eine chromosomale Aberration zugrunde (siehe Seite 20).

7.8.4 Intersexualität

J. R. BIERICH

Chromosomales, gonadales und genitales Geschlecht

eines Individuums sind normalerweise einheitlich männlich oder weiblich. Als intersexuell werden Individuen bezeichnet, bei denen sexuelle Merkmale beider Geschlechter vorhanden sind. Entweder ist das Genitale rein männlich oder weiblich geprägt und steht im Widerspruch zum chromosomalen bzw. gonadalen Geschlecht, oder es enthält gleichzeitig männliche und weibliche Elemente. Von echtem Hermaphroditismus wird gesprochen, wenn die Gonaden Keimdrüsengewebe beider Geschlechter enthalten, von Pseudohermaphroditismus masculinus bzw. femininus, wenn die Gonaden einheitlich männlich oder weiblich sind, das Genitale jedoch gegengeschlechtlich oder intersexuell gestaltet ist.

Vom pathogenetischen Standpunkt aus lassen sich die verschiedenen Formen der Intersexualität einteilen 1. in Störungen der **Geschlechtsbestimmung** (Hermaphroditismus verus, Klinefelter- und Turner-Syndrom) und

2. in solche der **Differenzierung des Genitales**. Zu dieser Gruppe gehören die zahlreichen Formen des Pseudohermaphroditismus masculinus und femininus. Klinefelter- und Turner-Syndrom stellen allerdings keine Intersexformen im strengen Sinne dar; ihre Einordnung in diesen Formenkreis geht auf die Anfangszeit der Zytogenetik zurück, als man bei Klinefelter-Patienten ein „weibliches", bei Turner-Patientinnen ein „männliches" Kerngeschlecht diagnostizierte (S. 20). Allenfalls kann man den XXY-Zustand als chromosomale Intersexualität auffassen.

Hermaphroditismus verus

Der echte Hermaphroditismus, der durch das Vorhandensein von **Keimdrüsengewebe beiderlei Geschlechts** charakterisiert ist, zählt zu den seltenen Formen der Intersexualität. Das äußere Genitale ist gewöhnlich ohne weiteres als intersexuell zu erkennen. Ein deutlicher Phallus findet sich bei mehr als ⅔ der Patienten. Ein Uterus ist in fast allen Fällen vorhanden. Bei ⅔ der Zwitter treten in der Pubertät Brustentwicklung und Menstruation auf; in zahlreichen Fällen hat man Spermatozoen gefunden. – Es liegt nahe, anzunehmen, daß dem Hermaphroditismus gonosomale Aberrationen zugrunde liegen, nämlich Mosaike männlicher (XY) und weiblicher (XX) Gonosomenpaare. In der Tat sind in den letzten Jahren mehrfach derartige Aberrationen gefunden worden, z. B. XX/XY- und XX/XXY-Mosaike, bei denen sowohl testikuläres als auch ovarielles Gewebe nachgewiesen wurde – im allgemeinen allerdings in rudimentärer Form. *Bei der Mehrzahl der Hermaphroditen lautet die Formel der Gonosomen jedoch einheitlich XX oder (seltener) XY.*

Pseudohermaphroditismus

Die klassischen Formen des Pseudohermaphroditismus repräsentieren Störungen der geschlechtlichen Differenzierung der bipotenten Genitalanlage. Beim Pseudohermaphroditismus masculinus sind entweder die Hoden nicht fähig, das Genitale zu vermännlichen, oder die Genitalanlage bleibt den testikulären Faktoren gegenüber refraktär. Beim Pseudohermaphroditismus femininus wird die Genitalanlage durch endogene oder exogene Androgene in pathologischer Weise virilisiert. – Allerdings hat man aufgrund der Fortschritte der Zytogenetik in den letzten Jahren erkannt, daß zahlreiche Fälle von Intersexualität, die nach den morphologischen Befunden an den Gonaden üblicherweise als Pseudohermaphroditismus eingeordnet werden, auf Dysgenesien der Keimdrüsen infolge distinkter Gonosomenaberrationen beruhen (z. B. XO/XY, XO/XY/XXY, XO/XXY) und damit zu den Störungen der Geschlechtsbestimmung zu zählen sind. Solche rudimentären Keimdrüsen sind nicht in der Lage, eine normale geschlechtliche Prägung des Genitales zu induzieren.

Pseudohermaphroditismus masculinus

Als Ursache eines Pseudohermaphroditismus masculinus **mit intersexuellem äußeren Genitale** kommen u. a. folgende Störungen in Betracht:
1. Eine anlagebedingte **Hodeninsuffizienz**, welche u. a. durch eine Gonosomenaberration verursacht sein kann, oder eine fetal erworbene Insuffizienz der Hoden. Sie äußert sich klinisch in abnorm kleinen, undifferenzierten Testikeln und führt später zu Eunuchoidismus.
2. Eine lokale Nichtansprechbarkeit der Genitalanlage auf das Testosteron der Hoden. Als leichte Form dieser Störung kann man die Hypospadia penis auffassen; die schwerste Form stellt die **Hypospadia perineoscrotalis mit Kryptorchismus** dar. Sie ist die häufigste Form des männlichen Pseudohermaphroditismus. Die Urethra öffnet sich perineal zwischen den

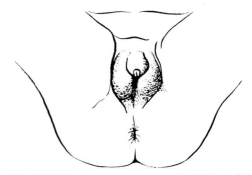

Abb. 57. Zwittriges äußeres Genitale. Differentialdiagnose: Virilisierung des weiblichen Genitale beim kongenitalen adrenogenitalen Syndrom (mit Klitorishypertrophie und Verschmelzung der skrotumartigen Labia majora) oder unvollständig ausgebildetes männliches Genitale bei Hypospadia perineoscrotalis mit Kryptorchismus?

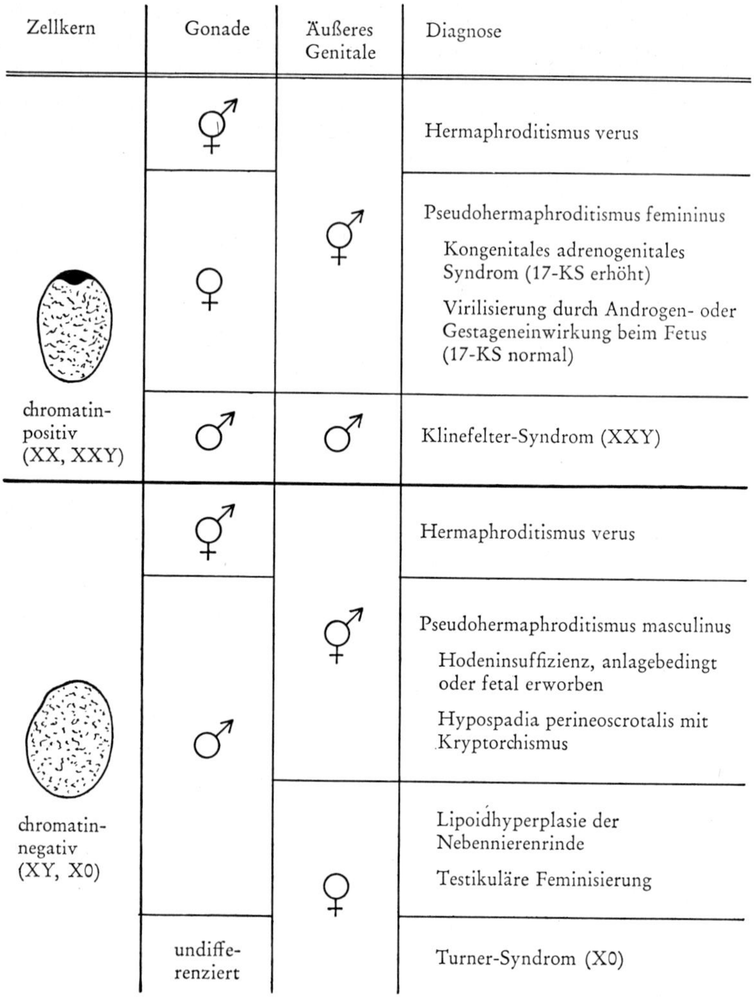

Zellkern	Gonade	Äußeres Genitale	Diagnose
chromatin-positiv (XX, XXY)	♂♀		Hermaphroditismus verus
	♀	♂	Pseudohermaphroditismus femininus Kongenitales adrenogenitales Syndrom (17-KS erhöht) Virilisierung durch Androgen- oder Gestageneinwirkung beim Fetus (17-KS normal)
	♂	♂	Klinefelter-Syndrom (XXY)
chromatin-negativ (XY, X0)	♂♀		Hermaphroditismus verus
	♂	♂♀	Pseudohermaphroditismus masculinus Hodeninsuffizienz, anlagebedingt oder fetal erworben Hypospadia perineoscrotalis mit Kryptorchismus
		♀	Lipoidhyperplasie der Nebennierenrinde Testikuläre Feminisierung
	undifferenziert		Turner-Syndrom (X0)

Abb. 58. Kernbefund, gonadales und genitales Geschlecht bei verschiedenen Formen der Intersexualität

getrennten, labienähnlich wirkenden Skrotalhälften; das nicht kanalisierte Membrum kann eine annähernd normale Länge haben, ist oft aber nur rudimentär angelegt. Häufig findet sich eine kurze Pseudovagina, die blind endigt, da Uterus und Tuben fehlen (Abb. 57).

Bei den beiden folgenden Syndromen ist das *äußere Genitale vollkommen weiblich geprägt:*

1. Die Lipoidhyperplasie der Nebennierenrinde beruht auf einem enzymatisch bedingten Ausfall der gesamten Steroidbiosynthese, welcher Nebennieren und Gonaden in gleicher Weise betrifft. In der Regel sterben die Kinder als Neugeborene an Nebenniereninsuffizienz.

2. Der „**testikulären Feminisierung**" liegt eine generalisierte Nichtansprechbarkeit der Gewebe des Organismus gegenüber den androgenen Hormonen zugrunde, die die eigenen Testikel in normaler Weise produzieren. Im Gegensatz zum weiblichen äußeren Genitale sind Hoden, Nebenhoden und Samenstränge männlich gestaltet. Der Gesamthabitus erscheint feminin, die Brustentwicklung ist gut; die Sekundärbehaarung fehlt oder ist spärlich („hairless woman").

Pseudohermaphroditismus femininus

1. Die weitaus häufigste Ursache ist das **kongenitale adrenogenitale Syndrom**. Der Grad der Vermännlichung des äußeren Genitale ist von der Schwere des adrenalen Enzymdefekts abhängig; das innere Genitale ist völlig weiblich.

2. Auch androgene Hormone aus dem mütterlichen Organismus, welche die Plazentaschranke passieren, können den weiblichen Fetus vermännlichen, z. B. bei virilisierenden Ovarialgeschwülsten der Mutter. Häufiger sind **Virilisationen bei Verabreichung** androgen wirkender Anabolika oder von **Gestagenen** an die graviden Mütter beobachtet worden.

Zur **Diagnose** müssen das chromosomale, das gonadale und das genitale Geschlecht gesondert bestimmt werden (Abb. 58). Zur Beurteilung der inneren Geschlechtsorgane bedient man sich der Rektaluntersuchung, der vaginalen Endoskopie und gegebenenfalls der röntgenologischen Kontrastdarstellung des inneren Genitale von der Vagina bzw. vom Sinus urogenitalis aus. Ist die Diagnose so nicht zu sichern, muß die gonadale Geschlechtszugehörigkeit durch Laparotomie und Keimdrüsenbiopsie bestimmt werden.

Aufgabe der **Behandlung** ist es, dem Patienten zu einer geschlechtlich eindeutigen Genitalform zu verhelfen und ihm ein Optimum an sexueller Funktion zu ermöglichen. Diesem Ziel wird am besten Rechnung getragen, wenn die Wahl der Geschlechtsrolle, in der das Kind aufwachsen soll, in erster Linie von der gegebenen Form des äußeren Genitale und erst in zweiter Linie von der Art der Keimdrüsen abhängig gemacht wird. Wie man heute weiß, wird auch die normale psychosexuelle Ausrichtung des Individuums stärker durch seine anerzogene und „erlernte" Geschlechtsrolle als durch seine Keimdrüsen bestimmt. Die erforderlichen plastischen Operationen müssen in den ersten beiden Lebensjahren vorgenommen werden, – ehe die Kinder zum Bewußtsein ihrer sexuellen Abartigkeit kommen.

Eine Umwandlung des bürgerlichen Geschlechts jenseits des zweiten Lebensjahres ist nur ausnahmsweise angezeigt, nämlich dann, wenn die Kinder selbst Ungewißheit und Zweifel bezüglich ihrer Geschlechtszugehörigkeit hegen und die äußere Form des Genitale in starkem Widerspruch zu der anerzogenen Geschlechtsrolle steht.

8. Infektionskrankheiten

Infektionskrankheiten werden durch Krankheitserreger verursacht, die in den Organismus eindringen, sich vermehren und charakteristische Reaktionen des Organismus hervorrufen.

8.1 Epidemiologie und Prophylaxe

H. STICKL

8.1.1 Verhalten der Mikroorganismen

Die Erreger können übertragen werden

1. *direkt* vom erkrankten zum gesunden Menschen (Masern, Varizellen),
2. *indirekt* durch gesunde Zwischenträger (Scharlach), durch Tiere (Gelbfieber, Malaria) oder durch Gegenstände (Tetanus).

Infektionsarten sind

1. *Tröpfchen*infektion = Inhalationsinfektion. Austrittsort und Eintrittspforte: Rachen, Lungen, Konjunktiven (Masern).
2. *Orale* Infektion. Austrittsort und Eintrittspforte: Magen-Darm-Kanal (Typhus, Ruhr)
3. *Schmier-* oder *Kontakt*infektion. Austrittsort und Eintrittspforte: Haut, Schleimhaut (Staphylokokken, Gonorrhoe).

Die Verteilung der Erreger:

1. Die Erreger bleiben am Infektionsort und vermehren sich nur hier: *lokale* Infektionen (Furunkel).
2. Die Erreger verteilen sich im Organismus und vermehren sich auch an anderen Körperstellen: *generalisierte* Infektion (Masern, Varizellen).
3. Kombination von lokaler und generalisierter Infektion: *zyklische* Infektionskrankheit (Typhus, Poliomyelitis).

Indirekte Wirkungen der Erreger durch:

1. *Exotoxine,* d. h. Stoffwechselprodukte (Diphtherie, Tetanus),
2. *Endotoxine,* d. h. Zerfallsprodukte abgestorbener Erreger (Typhus, Ruhr) oder direkt durch
3. Gewebszerstörung und Störungen des Zellstoffwechsels (Staphylokokken, Tuberkulosebakterien, Viren).

Der Verlauf einer Infektionskrankheit wird bestimmt

1. durch die *Virulenz* der Erreger: sie beruht u. a. auf ihrer Produktion von Toxinen und Allergenen sowie auf ihrer Fähigkeit, sich auf Kosten des Organismus zu vermehren,
2. durch die *Erregermenge,* die bei der Primärinfektion in den Organismus eingedrungen ist.

Tropismus der Erreger

Oft werden von bestimmten Erregern *einzelne Organe* oder Gewebe bevorzugt befallen (=Tropismus). Beispiele: Pneumokokken-Lunge, Meningokokken-Hirnhäute, Enteroviren-Magendarmkanal, Hepatitisvirus-Leber. Von *Sepsis* spricht man, wenn Erreger von einem Infektionsherd aus schubweise in das Blut gelangen und dadurch Allgemeinerscheinungen hervorrufen.

8.1.2 Verhalten des Makroorganismus

K. FISCHER und H. STICKL

Der infizierte Patient kann entweder **manifest** (=apparent) erkranken, und die Erkrankung verläuft dann leicht (abortiv), schwer oder tödlich. Oder er macht eine **inapparente Infektion** durch. Das hängt u. a. von der Disposition des Organismus ab. Diese wird u. a. von Alter, Geschlecht, Ernährungszustand und psychischen Faktoren bestimmt. Eine große Rolle spielt auch die **Resistenz:** Man versteht darunter die erbbedingte Widerstandsfähigkeit gegenüber verschiedenen Erregern. Während manche Erreger bei der Erst-Infektion in fast jedem Fall eine manifeste Erkrankung herbeiführen (Masern, Varizellen), ist das bei anderen seltener der Fall (Röteln, Tuberkulose). Ausgedrückt wird diese Tatsache im **Kontagionsindex,** der den Prozentsatz der Menschen angibt, die für eine bestimmte Infektionskrankheit empfänglich sind.

Der befallene Organismus antwortet auf die Infektion in Form von

1. Lokalreaktionen (Entzündung),
2. Allgemeinreaktionen (Fieber, Mattigkeit, allergische Erscheinungen usw.)
3. Bildung von Antikörpern (Antitoxinen) und sonstigen Abwehrstoffen.

Die inapparente Infektion wird vom Patienten nicht oder kaum wahrgenommen. Eine Reaktion des befallenen Organismus findet aber ebenfalls statt. Durch die Ausscheidung von Erregern oder durch die Bildung von Antikörpern kann festgestellt werden, daß eine Infektion durchgemacht wurde.

Erholt sich der Patient nach der Krankheit oder ist bei ihm eine inapparente Infektion abgelaufen, so kann er bei erneuter Infektion mit dem gleichen Erreger entweder wiedererkranken (z. B. bei Gonorrhoe, Rhinitis, Tonsillitis) oder verschont bleiben. In diesem Fall spricht man von **Immunität.** Sie ist immer **erworben** und setzt einen Kontakt mit dem betreffenden Erreger oder wesentlichen Teilen von ihm voraus. Sie ist **spezifisch,** d. h. nur gegen eine bestimmte Erregerart, manchmal auch gegen nahe Verwandte (**Kreuzimmunität**) gerichtet. Die Immunität kann lebenslänglich andauern oder nur vorübergehend vorhanden sein.

Beispiele für unterschiedliche Immunitätsausbildung:

1. Zuverlässige Immunität hinterlassen: Pokken, Masern, Varizellen, Röteln, Mononucleosis infectiosa, Poliomyelitis, Hepatitis epidemica, Mumps.

2. Weniger zuverlässige Immunität hinterlassen: Scharlach, Diphtherie, Keuchhusten, Typhus.
3. Unzuverlässige Immunität hinterlassen: Grippe, Rhinitis, Gonorrhoe, Lues, Staphylokokken- und Streptokokken-Infektionen, Tuberkulose.

Normalerweise geht eine Infektion nicht an, solange noch gleiche Erreger im Organismus vorhanden sind (**Infektionsimmunität**).
Die Immunität nach inapparenter Infektion wird auch als „stille Feiung" bezeichnet.
Man unterscheidet zelluläre und humorale Abwehrsysteme, deren funktionelle Leistungen entweder schon primär vorhanden sind oder erst *nach* Kontakt mit antigenen Bestandteilen des pathogenen Agens entstehen.

a) Natürlich vorhandene unspezifische Infektabwehr

Neben den Epithelien von Haut und Schleimhäuten sind hier besonders die Granulozyten des Blutes (=„Mikrophagen") zu nennen. Zu den unspezifischen humoralen Stoffen gehören das Properdin-Komplement-System, Opsonin, Leukotoxin, Lysozym und Interferon. Diese Stoffe wirken z. T. in Kombination mit der zellulären Abwehr.

b) Erworbene spezifische Infektabwehr

Viele Infektionskeime regen infolge ihrer antigenen Eigenschaften das Abwehrsystem zu Leistungen an, die sich spezifisch gegen diese Mikroorganismen richten.
Die antigenen Bestandteile der Infektionserreger oder ihrer Stoffwechselprodukte gelangen als „Substratantigen" in die phagozytierenden Zellen des retikulohistiozytären Systems („Makrophagen") und werden dort in das „**Organisatorantigen**" (=Superantigen) umgewandelt (Abb. 59). Zellen des retikulohistiozytären Systems findet man vor allem in Milz, Lymphknoten, Leber und Knochenmark. Diese **Antigenphase** wird besonders durch Glukokortikosteroide und Röntgenstrahlen gehemmt.
Das Organisatorantigen induziert in der nun folgenden **Antikörperphase** die Bildung immunologisch kompetenter kleiner Lymphozyten. Sie sind die Träger der **zellvermittelten Immunreaktion** und führen u. a. zu allergischen Reaktionen vom Spättyp (=Tuberkulintyp). Unter der Wirkung des Organisatorantigens

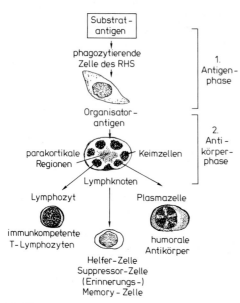

Abb. 59. Zellvermittelte Immunreaktion und humorale Antikörperbildung (modif. nach DAMASHEK u. GOOD)

treten auch vermehrt Plasmazellen auf, die **Immunglobuline** als **humorale Antikörper** sezernieren. Humorale Antikörper werden in der Allergielehre für die Sofortreaktion (Arthus-Typ) verantwortlich gemacht. Schließlich werden im Laufe einer spezifischen Immunisierung Memory-Zellen, „Erinnerungszellen", angelegt, die ebenfalls zu den kleinen langlebigen Lymphozyten gehören und die bei einem späteren erneuten Antigenkontakt, wie z. B. bei einer nochmaligen Infektion, eine sofortige Antikörperbildung bewirken (Booster-Reaktion). Die Helfer-Lymphozyten fördern die Antikörperbildung, während eine gestörte Suppressor-Lymphozytenfunktion Ursache einer Autoimmunerkrankung sein kann.

Die **Immunglobuline,** die als humorale Antikörper spezifisch mit Antigenen oder Haptenen reagieren, werden vor allem in den Plasmazellen gebildet. Von praktischer Bedeutung sind drei verschiedene Immunglobuline (Ig), die sich immunelektrophoretisch darstellen lassen (Tabelle 27).

Während des intrauterinen Lebens werden kleine Mengen IgM und oft nur Spuren von IgG und IgA vom Fetus selbst gebildet. Mit Antikörpern der **IgG-Fraktion** wird das Kind diaplazentar von der Mutter versorgt. Ein erhöhter **IgM-Spiegel** (über 30 mg%) bei der Geburt spricht daher für eine pränatale Infektion (Lues, Röteln u. a.).

Die **IgA,** die leicht aggregieren, werden über die Schleimhäute sezerniert und fangen als immunologischer Schutzfilm eindringende Erreger und Antigene ab. Sie sind z. B. beim Heuschnupfen und bei der Mucoviszidose erniedrigt; die Polio-Schluckimpfung regt ihre Bildung an. Die Immunogenese der IgA vollzieht sich langsamer als diejenige der übrigen Immunglobulinklassen: IgA erreichen erst etwa im 4. Lebensjahr die volle Höhe ihres Funktionsspiegels (daher z. B. Anfälligkeit für Infekte der oberen Luftwege im Säuglings- und Kleinkindesalter). Die **IgE** werden in höchsten Konzentrationen bei Erkrankungen des allergischen Formenkreises nachweisbar (Atopie) sowie bei Parasitenbefall. Die praktische Bedeutung der IgD ist noch nicht bekannt. In der Fetalzeit reifen die immunologisch kompetenten **kleinen Lymphozyten** unter dem Einfluß des Thymus (=T-Lymphozyten) in den parakortikalen Regionen der Lymphknoten aus (Abb. 59). Die immunglobulinbildenden **Plasmazellen** entstehen aus lymphozytären Vorstufen (=B-Lymphozyten) in den Keimzentren der Lymphknoten. Eine **gestörte unspezifische Infektabwehr,** die bei verschiedenartigen Erkrankungen auftreten kann, läßt sich am si-

Tabelle 27. Die drei wichtigsten Immunglobuline (Ig): Die Ig-Konzentrationen weisen – besonders bei jungen Kindern – eine erhebliche Altersabhängigkeit auf!

Bezeichnung	Sedimentationskonstante	Molekulargewicht	Konzentration im Serum (mg/dl)	Plazenta-Passage
IgG	7 S	160 000	1240	ja
IgA	7 S und 11 S	160 000 u. höher	280	nein
IgM	19 S	970 000	120	nein

chersten bei einer Verminderung der Granulozyten unter 1000 pro mm^3 diagnostizieren. Die klinischen Zeichen sind Stomatitis ulcerosa, bakterielle Infektionen mit Nekrosen ohne Eiterbildung, Diarrhoe, Fieber. Neben den symptomatischen Granulozytopenien kennt man auch genetisch bedingte Bildungsstörungen dieser Mikrophagen (S. 196). Die fast immer gutartige zyklische Agranulozytose wiederholt sich alle 7, 14 oder 28 Tage und tritt meist als Symptom der „Periodischen Krankheit" (Periodic Mediterranean Fever) auf. Die Immunglobulinbildung ist bei dieser Erkrankung normal oder sogar kompensatorisch vermehrt. Über die **Störungen der spezifischen Infektabwehr** siehe S. 175.

8.1.3 Erkrankungsablauf

H. STICKL

Der **zeitliche Ablauf**

einer Infektionskrankheit spielt sich meistens folgendermaßen ab: Nach dem Eindringen der Erreger in den Organismus vergeht eine mehr oder weniger lange Zeit, in der keine manifesten klinischen Symptome vorhanden sind: **Inkubationszeit** (Tab. 28). In dieser Zeit vermehren sich die Erreger, und es kommt auch schon zu unterschwelligen Gegenreaktionen im Organismus.

Am Ende der Inkubationszeit treten oft uncharakteristische Erscheinungen auf, wie Fieber, Kopfschmerzen, Erbrechen, katarrhalische Erscheinungen, Durchfall usw. Dieses von wenigen Stunden bis zu einigen Tagen anhaltende Stadium ist das **Prodromalstadium**.

Am Ende der Prodromi kommt es entweder zu kurzdauernder Besserung, oder es beginnt sofort anschließend die eigentliche **Erkrankung**. Sie wird bestimmt auf der einen Seite durch die Eintrittspforte und die Eigenart der Erreger (Art, Tropismus, Virulenz). Hierbei können die gleichen Erreger, je nach befallenem Organ, verschiedene Symptome hervorrufen, z. B. Pneumokokken eine Pneumonie oder eine Meningitis, Koli-Bakterien eine Enteritis oder eine Pyelonephritis. Auf seiten des Organismus sind außerdem seine Abwehrlage und die Heftigkeit der Reaktion auf die Infektion für Charakter und Schwere der Erkrankung bestimmend. So können auch verschiedene Erreger das gleiche Krankheitsbild erzeugen: z. B. Enteritis durch Salmonellen, Shigellen oder Viren; Meningitis durch eine große Zahl von Bakterien oder Viren.

Der **Verlauf**

einer Infektionskrankheit wird von den Eigenschaften und Leistungen sowohl des Makro- als auch Mikroorganismus bestimmt. Abweichungen vom typischen Verlauf sind durch die obenerwähnten Faktoren (Disposition auf der einen, Virulenz auf der anderen Seite) häufig. Wesentlich für die Prognose ist das Auftreten oder Fehlen von **Komplikationen**. Diese können hervorgerufen werden
1. durch Ausbreitung der Erreger vom primär befallenen Organ auf andere Organe,
2. durch toxische Nebenwirkungen z. B. auf das Herz- und Kreislaufsystem, den Wasser- und Elektrolythaushalt und das ZNS,
3. durch Sekundärinfektionen mit anderen Erregern.
4. durch sogenannte par-allergische Vorgänge. Hierbei handelt es sich um eine unspezifisch erhöhte Entzündungs-Bereitschaft, die sich an verschiedenen Organen manifestieren kann (z. B. Gelenken, Nieren, ZNS). Systemische Reaktionen treten dabei durch Freiwerden von Mediatorsubstanzen auf (z. B. Histamin, Prostaglandine, Pyrogene u. a.).

Die **Diagnose**

einer Infektionskrankheit wird aus den klinischen Symptomen und den Laborbefunden gestellt. Der *Erreger* kann aus Blut, Stuhl, Rachen-, Nasen- oder Wundabstrichen gezüchtet werden. Einen Hinweis darauf, daß der gefundene Erreger den Organismus nicht nur besiedelt, sondern tatsächlich infiziert hat, erhält man durch den Nachweis neutralisierender, komplementbindender oder hämagglutinationshemmender Antikörper. Während der Erregernachweis meist nur im Beginn einer Infektionskrankheit möglich ist, können die *serologischen Untersuchungen* erst nach dem Höhepunkt der Krankheit ein positives Ergebnis liefern. Dafür ist durch Beobachtung der Titerverläufe manchmal auch noch retrospektiv die Diagnose möglich. Weitere Hinweise können außerdem Blutbild und Blutsenkung liefern.

Pandemie, Epidemie, Endemie

Man spricht von einer **Epidemie,** *wenn eine Infektionskrankheit plötzlich zahlreiche Personen*

Tabelle 28. *Inkubationszeiten und Infektiosität von Infektionskrankheiten*

Diagnose	*Mittlere Inkubationszeit in Tagen (mit Extremvarianten)*	Beginn der Infektiosität	Dauer der Ansteckungsfähigkeit
Mittlere Inkubation weniger als 1 Woche:			
Erysipel	*1 – 4*	Ausbruch	bis zur Abheilung
Ruhr	*½ – 1 – 7 – 8*	Ausbruch	meist bis zur Stuhlnormalisierung
Diphtherie	*1 – 3 – 5 – 7*	Ausbruch	solange im Rachen Erreger vorhanden
Scharlach	*1 – 2 – 4 – 9*	Ausbruch	wenige Tage nach Beginn der Penicillinbehandlung
Exanthema subitum	*3 – 7*	?	?
Mittlere Inkubation 1 – 2 Wochen:			
Erythema infectiosum	*6 – 14*	?	?
Keuchhusten	*5 – 7 – 10 – 21*	katarrhalisches Stadium	2 Wochen hustenfrei; 6 Wochen nach Beginn des Stadium convulsivum
Mononucleosis infectiosa	*7 – 14 – 20*	Ausbruch	?
Tetanus	*4 – 7 – 14 – ?*	0	0
Masern	*8 – 9 – 12 – 18*	Prodromalstadium	1 – 2 Tage nach Exanthemausbruch
Poliomyelitis	*6 – 9 – 14 – 21*	8 Tage vor Beginn	6 Wochen und länger
Typhus abdominalis	*10 – 14 – 18 – 21*	Ausbruch	je nach Therapieerfolg
Mittlere Inkubation 2 – 3 Wochen (und länger):			
Akute infektiöse Lymphozytose	*12 – 21*	?	?
Röteln	*11 – 14 – 21 – 23*	1 – 2 Tage vor Beginn des Exanthems	bis zum Abblassen des Exanthems
Windpocken	*11 – 14 – 21 – 28*	1 Tag vor Beginn des Ausschlags	bis zum Abfall der Borken
Mumps	*12 – 16 – 20 – 26*	1 – 2 Tage vor Beginn der Drüsenschwellung	solange die Drüsenschwellung besteht
Hepatitis epidemica	*14 – 21 – 28 – 50*	präikterisches Stadium	mehrere Monate

gleichzeitig erfaßt. Wandert die Infektion über mehrere Erdteile, so wird dies als **Pandemie** *bezeichnet.*
Viele Krankheiten kommen **endemisch** vor: Ständig sind Erkrankungen in der Bevölkerung zu verzeichnen. Sie werden auch als **Zivilisationskrankheiten** bezeichnet, da sie hauptsächlich in dicht bevölkerten Gebieten mit lebhaftem Verkehr auftreten. Zu ihnen gehören praktisch alle Kinderkrankheiten: Masern, Windpocken, Keuchhusten, Scharlach, Mumps, Röteln. Die Ursachen für das bevorzugte Auftreten bei Kindern sind einerseits die große Infektiosität dieser Krankheiten und andererseits die Ausbildung einer Immunität: Die Erreger kursieren in der Bevölkerung, finden immer wieder in den heranwachsenden Kindern empfängliche Wirts-Organismen, in denen sie sich vermehren können. Sie verursachen apparente oder inapparente Infektionen, die eine Immunität hinterlassen, so daß die Krankheit nur einmal, nämlich in der Kindheit, durchgemacht wird. Je enger die Wohndichte, desto früher kommt es zur Infektion. Maßnahmen, welche die Verbreitung einer Erkrankung verhüten sollen, nützen nichts, da

die Erreger meist schon vor Auftreten der ersten Symptome vom Patienten weiterverbreitet werden.
Die *Häufigkeit* von Infektionskrankheiten schwankt im Laufe der Jahre, weil nach Ablauf einer Erkrankungswelle erst längere Zeit vergehen muß, bevor wieder genügend empfängliche Kinder vorhanden sind. Schwankungen über mehrere Jahrzehnte, ja sogar Jahrhunderte, werden ebenfalls beobachtet (Diphtherie), ohne daß bis jetzt eine Erklärung möglich ist. Man spricht vom **Genius epidemicus,** der sich wandelt. Wahrscheinlich wandeln sich nicht die Menschen in ihrer Empfänglichkeit, sondern die Erreger ändern ihre Virulenz.
Andere Infektionskrankheiten lassen sich im Gegensatz zu den Zivilisationskrankheiten durch hygienische Maßnahmen verhüten: Beseitigung von Ungeziefer läßt z. B. Fleckfieber und Pest verschwinden; Ruhr, Typhus und Cholera werden durch hygienisch einwandfreie Beseitigung von Stuhl und Urin vermieden. Bei mangelhafter *Seuchenhygiene* kann es aber immer wieder zu örtlich gehäuftem Auftreten kommen. Um die seuchenhygienischen Maßnahmen wirksam werden zu lassen, ist in praktisch allen Ländern eine gesetzliche Meldepflicht derartiger Erkrankungen eingeführt. In der Bundesrepublik Deutschland ist das Bundesseuchengesetz von 1961 gültig (S. 131).

8.1.4 Impfungen und Seuchenbekämpfung

8.1.4.1 Expositionsprophylaxe

Eine Infektion soll verhindert werden durch
a) Absonderung der Erkrankten (Isolierung),
b) Absonderung der noch nicht erkrankten, aber möglicherweise infizierten Menschen (Quarantäne),
c) Abtötung aller pathogenen Erreger, die vom Patienten verbreitet werden können (Desinfektion),
d) Erzielung absoluter Keimfreiheit von Gegenständen, die mit Gesunden in Berührung kommen (Sterilisation).

Das letztere Verfahren ist nur beschränkt anwendbar; der Mensch kann nicht keimfrei leben.

Die anderen Maßnahmen setzen voraus, daß eine Infektionskrankheit diagnostiziert oder wenigstens vermutet wird.

8.1.4.2 Dispositionsprophylaxe

Es kommt darauf an, den menschlichen Organismus auch dann zu schützen, wenn Krankheitserreger in ihn eindringen: Man versucht, seine Anfälligkeit zu vermindern oder sogar zu beseitigen. Das kann erzielt werden durch

a) **unspezifische Maßnahmen:** Ausreichende Ernährung, genügende Vitaminversorgung, gute Wohn- und Umweltbedingungen, vernünftige Bekleidung und Schutz vor Hitze und Kälte, usw.,
b) **spezifische Maßnahmen:** Immunisierungen. Sie lassen sich durchführen gegen Krankheiten, die selbst eine Immunität hervorrufen. Man nutzt die Fähigkeit des Organismus, Antikörper zu produzieren. Dabei gibt es zwei Wege: die „passive" und die „aktive" Immunisierung.

Serumprophylaxe und -therapie: Das Serum eines Spenders, der bereits Antikörper gebildet hat, kann einem noch zu schützenden Menschen injiziert werden: Diese *„passive Immunisierung",* eine Übertragung bereits gebildeter Antikörper, kann mit Seren, die vom Tier stammen (heterologe passive Immunisierung) oder mit menschlichen Seren (homologe passive Immunisierung) durchgeführt werden. *Tierische Seren* haben den Nachteil, daß sie artfremde Proteine enthalten und somit den zu schützenden Organismus durch die Injektion sensibilisieren. Wiederholte Gaben heterologer Seren können daher zu *Überempfindlichkeitsreaktionen* vom Soforttyp (anaphylaktischer Schock), zur Urtikaria und zum cutanvaskulären Syndrom (Arthus-Phänomen) führen. Bei wiederholten Gaben heterologer Antiseren ist daher der Serumspender (Pferd, Rind, Hammel, Kaninchen) jeweils zu wechseln. Grundsätzlich ist vor jeder Infektion heterologer Seren eine genaue Anamnese aufzunehmen sowie eine *biologische Vorprobe* (intrakutane Testinjektion von 0,1 ml des 1 : 100 verdünnten Serums, Ophthalmoreaktion) durchzuführen. Ferner sind zur Schockbehandlung Adrenalin (z. B. Suprarenin 1 : 1000), Kalziumgluconatlösung und ein i. v. zu injizierendes Kortison-Präparat in Griffnähe bereitzustellen. Außerdem kann es 8–14

Tage nach der Injektion heterologer (= tierischer) Seren zur sogen. *Serumkrankheit* und *Serumpolyneuritis* kommen (s. d.).

Heterologe Seren sind heute noch das antitoxische Serum gegen Diphtherie, Botulismus, Gasbrand und gegen Schlangengifte.

Homologe, vom Menschen stammende Seren mit spezifischen Immunglobulinen führen nicht zu Überempfindlichkeitsreaktionen. Diese Seren können wiederholt verabreicht werden. Homologe Antiseren sind Seren gegen Wundstarrkrampf, Masern, Röteln, Mumps, Hepatitis A und B, sowie FSME und Tollwut.

Menschliche Gammaglobuline enthalten eine Vielzahl von Antikörpern, die letztlich einen Spiegel des epidemiologischen Geschehens in unserem Biotop darstellen. Sie enthalten *Antikörper gegen zahlreiche Viruskrankheiten:* Masern, Röteln, Herpes, Mumps, Hepatitis A, Influenza-Viren, Adeno-Viren,
antitoxische Antikörper gegen Streptokokken und Staphylokokken, Koli-Bakterien u. a.,
agglutinierende Antikörper gegen Pertussis-Bakterien,
Isoagglutinine.

Eine **passive Immunprophylaxe** gegen Masern, Röteln u. a. kann daher mit Immunglobulinen des Menschen durchgeführt werden. Zur passiven Immunprophylaxe gegen Röteln, Vakzinia und Mumps werden spezielle Immunseren mit hohen spezifischen Antikörpertitern bevorzugt.

8.1.4.3 Aktive Schutzimpfungen

Aktive Schutzimpfungen sind Impfungen, bei denen sich der Organismus mit einem zugeführten Antigen selbst auseinandersetzen muß und bei dem das eigene Immunsystem zur Produktion von Antikörpern angeregt wird.

Die **Antigene der Impfstoffe** können bestehen aus:
lebenden Erregern, die in ihrer Wirkung abgeschwächt wurden: Pocken-Impfung, Polio-Schluckimpfung, BCG-Impfung gegen Tuberkulose, u. a.,
abgetöteten Erregern: Keuchhusten-Impfung, Cholera-Impfung u. a.
Toxinen und Stoffwechselprodukten von Erregern: Diphtherietoxoid, Tetanustoxoid u. a.

Der nachstehende *Impfkalender* (Tab. 29) soll Anhaltspunkte über empfehlenswerte Schutzimpfungen und ihre zeitliche Reihenfolge geben. Er entspricht der *augenblicklichen* epidemiologischen Situation und ändert sich, wenn neue oder verbesserte Impfstoffe zur Verfügung stehen oder neue Erkenntnisse vorliegen.

Impfabstände: Eine Kumulation bestimmter Impfungen ist ohne Erhöhung des Komplikationsrisikos nicht möglich. So sollte z. B. zwischen der BCG-Impfung und der Pertussis-Impfung ein Zeitabstand von vier Monaten liegen. Die kombinierte Impfung mit sogenannten Totimpfstoffen, wie z. B. dem Impfstoff gegen Diphtherie, Tetanus und Keuchhusten, ist dagegen möglich. Kombinierte Totimpfstoffe können auch simultan mit einem Lebendimpfstoff gegeben werden.

Impfdurchbrüche: Kaum eine Schutzimpfung führt zum vollkommenen Schutz des Geimpften: Die Impfung kann aber den Ablauf der Infektion beeinflussen. So schützt die BCG-Impfung zwar nicht sicher vor der tuberkulösen Infektion, doch verhindert sie bedrohliche Tuberkuloseformen wie Miliartuberkulose und Meningitis tuberculosa. Die Pertussis-Impfung schützt ca. 5 Jahre vor der Infektion; jedoch verliert der Keuchhusten für weitere 2–5 Jahre im Infektionsfall seinen quälenden Charakter. Auch nach der Röteln-Impfung sind im Fall einer Exposition Reinfektionen bekannt geworden; häufig verlaufen sie subklinisch.

1. Tuberkulose-Schutzimpfung

Indikation: In der Bundesrepublik Deutschland (s. S. 164) besitzt die BCG-Impfung bei ihrer unbestrittenen Wirksamkeit noch eine allgemeine Indikation für diejenigen Kinder, die in tuberkulosebelastetem Milieu aufwachsen.

Impfstoff: Durch langjährige Passagen auf Nährböden wurden bovine Tuberkel-Bakterien in ihrer Virulenz abgeschwächt („attenuiert" = *B.* Calmette-*G*uérin).

Applikationsart: Streng intrakutane Injektion von 0,1 ml der standardisierten Keimaufschwemmung am Oberschenkel unterhalb der Crista iliaca links.

Zeitpunkt: Neugeborenen-Periode bis einschließlich 6. Lebenswoche (Ausnahme: Neugeborene nach Austausch-Transfusion). Bei Impfungen in späteren Lebensjahren sollte mit Tuberkulin vorgetestet werden: Nur negativ-Reagenten dürfen geimpft werden.

Impfreaktion und Verträglichkeit: Die Verträglichkeit der BCG-Impfung ist sehr gut. Allgemeinreaktionen fehlen, und die Lokalreaktionen in Form eines kleinen Knötchens, das un-

Tabelle 29. *Impfplan*

Zeitpunkt	Impfung	Applikation	Bemerkungen
1. Lebenswoche	BCG-Impfung	intrakutan	Impfung beim Neugeborenen, vor allem bei erhöhtem Tb-Expositionsrisiko (z. B. famil. Belastung. Häufung von Umgebungserkrankungen, etc.)
4. Lebensmonat	1. Diphtherie-Tetanus-Impfung +	i.m.	Mit Pertussiskomponente Impfung mit DPT alle vier Wochen. Besondere Indikation für Risiko-Kinder, wie z. B. Mucoviszidose- oder Herzpatienten. Mit Pertussiskomponente [2]) (DPT) sind im ersten Lebensjahr drei Impfungen erforderlich (s. S. 128)
	1. Polio-Schluckimpfung [1])	oral	
6. Lebensmonat	2. Diphtherie-Tetanus-Impfung +	i.m.	
	2. Polio-Schluckimpfung [1])	oral	
15. Lebensmonat	Masern-Mumps-Röteln Lebend-Impfung	s.c.	
18. Lebensmonat	3. Diphtherie-Tetanus-Impfung +	i.m.	
	3. Polio-Schluckimpfung	oral	
7. Lebensjahr (vor Schulbeginn)	Diphtherie-Tetanus-Auffrischimpfung [3]) [4])	i.m.	
10. Lebensjahr	Polio-Auffrischimpfung	oral	Weitere Auffrischungsimpfungen alle 8 – 10 Jahre
ab 13. Lebensjahr	Röteln-Lebendimpfung bei Mädchen	s.c.	Evtl. Wiederholung als Wochenbettimpfung

[1]) Wenn die Schluckimpfung nicht mit der DT-Impfung kombiniert wird, ist der nächstfolgende Herbsttermin beim Gesundheitsamt wahrzunehmen.

[2]) Treten nach der Impfung Nebenwirkungen auf (s. S.125), so sollte bei den weiteren Impfungen die Pertussiskomponente fortgelassen werden.

[3]) Tetanus-Auffrischimpfungen alle 5 – 8 Jahre beim Kind, alle 10 Jahre beim Jugendlichen und Erwachsenen. Polio-Auffrischung alle 10 Jahre. Bei Verletzungen Tetanus-Auffrischung, wenn die letzte Tetanustoxoidgabe länger als 5 Jahre zurückliegt.

[4]) Mumpsimpfung für Knaben, soweit nicht bereits im 15. Lebensmonat als kombinierte Masern-Mumps-Impfung erfolgt.

ter Narbenbildung abheilt, sind gering. Gelegentlich sind Impfulzera und eine Schwellung örtlicher Lymphknoten zu registrieren. Extrem selten sind BCG-Osteomyelitiden, die eine günstige Prognose haben.

Die Tuberkulinproben werden 6–8 Wochen nach der Impfung positiv, bei Neugeborenen manchmal auch erst nach 4 Monaten.

2. Diphtherie-Schutzimpfung

Indikation: Seit 1975 wurden wieder mehrere Diphtherie-Erkrankungen gemeldet. Die Impfindikation ist somit gegeben.

Impfstoff: Das Toxin der Diphtherie-Bakterien wird mit Formalin entgiftet (Formoltoxoid).

Die Grundimmunisierung erfolgt im 4. und 6. Lebensmonat (s. Tabelle 29), Auffrischimpfungen werden nach Jahresfrist sowie bei Schuleintritt im 7. Lebensjahr durchgeführt. Sollten Auffrischimpfungen im Zuge einer Seuchenbekämpfung nach dem 8. Geburtstag notwendig werden, so ist nur der monovalente Diphtherie-Impfstoff mit 5 I.E./dosi zu verwenden.

Wirksamkeit: Das Angehen einer Infektion kann durch die Diphtherie-Impfung nicht immer verhütet werden. Dagegen kommt es nicht zur toxischen Form der Diphtherie. Die Schutzdauer der Impfung wird im Kindesalter auf etwa fünf Jahre geschätzt. Die Impfung bietet jedoch durch stille Feiung oder durch Auffrischimpfungen mit niedriger Antigendosis auch noch im Erwachsenenalter einen Diphtherieschutz.

3. Tetanus-Schutzimpfung (Tabelle 29)

Indikation: Da es auch durch Bagatellverletzungen zum Tetanus kommen kann, besteht vom Kriechalter an die Indikation für die Tetanus-Schutzimpfung. Der Impfschutz soll über das ganze Leben hindurch, anfangs alle 5, später alle 10 Jahre, aufgefrischt werden.

Impfstoff: Etwa die 50fach letale Toxindosis wird mit Formalin entgiftet (Formoltoxoid) und liefert das Antigen für eine Impfinjektion. Überstehen von Tetanus führt nicht zur Immunität; auch Tetanus-Rekonvaleszenten müssen folglich geimpft werden.

Die **Verträglichkeit** der Tetanus-Impfung ist in allen Altersstufen sehr gut. Allergische Begleitreaktionen bei zu häufigen Impfungen sind außerordentlich selten und prognostisch günstig.

Die **Wirksamkeit** der Impfung hinsichtlich Schutzhöhe und -dauer ist sehr gut. Eine Tetanusinfektion ist bei Geimpften fast ausgeschlossen. Auffrischimpfungen sind nach Abschluß des Kindesalters nur noch alle 10 Jahre notwendig.

Hat sich ein Ungeimpfter verletzt, so kann das schutzlose Intervall durch Applikation eines homologen antitoxischen Serums überbrückt werden. Die **simultane aktive Impfung** (aktiv-passiv-Impfschema) mit 3 Antigeninjektionen führt in den langwährenden aktiven Impfschutz über. Auch wenn die letzte Impfung mehr als fünf Jahre zurückliegt, empfiehlt sich eine Simultanimpfung. Vorgehen:

1.) 250 antitoxische Serumeinheiten simultan mit einer Injektion von 0,5 ml monovalentem Formoltoxoid (an entfernter Stelle);
2.) 14 Tage später Wiederholung der aktiven Tetanus-Impfung mit 0,5 ml Formoltoxoid.
3.) 6 bis 12 Monate später Auffrischimpfung mit 0,5 ml Formoltoxoid.

4. Keuchhusten-Schutzimpfung

Indikation: Da die Keuchhustenimpfung nicht vor dem 4. Lebensmonat begonnen werden sollte, der volle, belastungsfähige Impfschutz aber erst nach dem 7. Lebensmonat einsetzt, wird das Kind in der am meisten durch Keuchhusten gefährdeten Lebensspanne, dem ersten Lebenshalbjahr, durch die Impfung nicht geschützt. Daher vermindert die Impfung die Keuchhustenletalität nur unwesentlich; dafür aber mitigiert sie den Keuchhusten für mindestens fünf Jahre nach der Impfung. Die Keuchhusten-Impfung ist fast immer von leichteren, meist nur lokalen Nebenreaktionen begleitet; bleibende Impfschäden sind selten. Die Impfung ist während einer Epidemie in kinderreichen Familien berechtigt, sowie bei Kindern, die in Kinderheimen oder in schlechten sozialen Verhältnissen leben. Nach dem 24. Lebensmonat sollten keine Keuchhustenimpfungen mehr durchgeführt werden.

Der **Impfstoff** besteht aus hitzeabgetöteten, endotoxinhaltigen Keuchhustenbakterien. Ein neuer Impfstoff mit besserer Verträglichkeit ist in Vorbereitung. Er wirkt als „Immunadjuvans" – verstärkt somit die mit ihm kombinierten Komponenten des Tetanus- und Diphtherie-Impfstoffes. Die am meisten gefürchtete Komplikation ist die Impfencephalose: Offenbar kann der hohe Endotoxingehalt des Impfstoffs zu einer Gefäßschädigung führen. Die Inkubationszeit beträgt 6–72 Stunden.

Wegen der schlechten Antigenität der Keuchhustenkomponente im kombinierten Diphtherie-Tetanus-Keuchhusten-Impfstoff besteht die *Grundimmunisierung* aus drei Impfinjektionen im Abstand von jeweils 4 Wochen. Bei den geringsten Unverträglichkeitserscheinungen wie Tag-Nacht-Umkehr, Unruhe, Fieberanstieg und Lymphknotenschwellungen, schrillem Aufschreien u. a., ist die Impfserie abzubrechen. Dies gilt besonders beim Auftreten von Gelegenheitskrämpfen unmittelbar im Anschluß an die Impfung.

5. Pockenschutzimpfung

Indikation: Das weltweite Schwinden der Pocken führte zu ihrer Aufhebung.

6. Poliomyelitis-Schutzimpfung

Indikation: Durch die Einführung der Schluckimpfung konnte die Verbreitung der Kinderlähmung ganz wesentlich eingedämmt werden. Aus Europa ist die Poliomyelitis fast vollkommen verbannt. Da die Schluckimpfung das Kursieren des Wildvirus nicht völlig zu unterbinden vermag, ist die Durchführung der Polio-Schutzimpfung nach wie vor notwendig. Sichere Schutzwirkung über Jahre, gute Verträglichkeit und fast vollkommenes Fehlen von Komplikationen machen die Po-

lio-Schutzimpfung zur besten der modernen Impfungen.
Impfstoff: Durch Attenuierung über Zellkulturpassagen gelang es SABIN, COX und KOPROWSKI, ein attenuiertes Impfvirus aus allen drei Polio-Virusstämmen herzustellen. Der trivalente Kombinationsimpfstoff wird oral zugeführt und kann ab dem dritten Lebensmonat verabreicht werden. Die *Grundimmunisierung* besteht aus drei Schluckimpfungen, die im Abstand von mindestens sechs Wochen (bis zu acht Monaten) vorgenommen werden. Eine Auffrischimpfung erfolgt nach acht bis zehn Jahren. Auffrischimpfungen können im Erwachsenenalter beliebig und jederzeit (z. B. anläßlich von Tropenreisen) durchgeführt werden.
Der **Salk-Impfstoff** aus formalin-abgetöteten Polioviren wurde in der Bundesrepublik in einem weit verbreiteten Kombinationsimpfstoff verimpft. Er war unzureichend wirksam. Er findet allenfalls noch eine Indikation für die Impfung von Kindern mit angeborenen oder erworbenen Immundefekten.

7. Masern-Schutzimpfung

Indikation: Die zunehmende Spätmanifestation der Masern und das gehäufte Auftreten von cerebralen Komplikationen zwangen zur Einführung einer Schutzimpfung.
Impfstoff und Durchführung der Impfung: Das Masern-Virus wird durch multiple Zellkultur-Passagen attenuiert, so daß es seine Virulenz weitgehend einbüßt, seine Immunogenität jedoch behält. Der Impfstoff muß injiziert werden. Geimpfte Personen können das Impfvirus nicht auf Empfängliche übertragen. Bei 3–5% aller Impflinge kommt es zwischen dem 5. und 7. Tag zu einer leichten Impfreaktion mit Temperaturanstieg und einem diskreten Masernexanthem. Der *günstigste Zeitpunkt* der Masernimpfung ist der 15. Lebensmonat. Bei früherer Impfung besteht die Gefahr der Neutralisation des Impfvirus durch noch vorhandene, diaplacentar übertragene, mütterliche Antikörper. Der kombinierte Masern-Mumps-Impfstoff bzw. Masern-Mumps-Röteln-Impfstoff ist wirksam und sehr gut verträglich. Einzige **Kontraindikation** der Masern-Impfung ist die medikamentöse oder physikalische Immunsuppression. Kinder mit zerebralem Anfallsleiden, angeborenem Herzfehler, Mukoviszidose u. a. können ohne Bedenken geimpft werden.

Die **Wirksamkeit der Impfung** ist sehr gut; sie hält mindestens zehn Jahre, wenn nicht lebenslänglich an.
Der frühere Tot-Impfstoff gegen Masern (Spalt-Impfstoff) war unzureichend wirksam und wird nicht mehr hergestellt.

8. Mumps-Schutzimpfung

Indikation: Mit 1¼ Jahren sollte eine Mumpsschutzimpfung vorgenommen werden. Dadurch lassen sich die sehr häufigen Mumps-Meningoencephalitiden vermeiden; vor allem aber wird die gefürchtete Mumps-Orchitis verhindert (s. S. 145).
Impfstoff: Der Impfstoff besteht aus vermehrungsfähigen Impfviren, die über multiple Zellkultur-Passagen attenuiert wurden. Die Injektion des lyophilisierten und jeweils frisch resuspendierten Impfstoffes erfolgt subcutan. Zu leichten Lokalreaktionen in Form von vorübergehender Schwellung im Subkutangewebe kommt es nur bei der versehentlichen Impfung eines bereits Immunen.
Die **Verträglichkeit der Impfung** ist ausgezeichnet, Komplikationen wurden bisher nicht bekannt. Die Schutzdauer der Mumps-Impfung ist wahrscheinlich lebenslänglich. Inapparente Reinfektionen, kenntlich am Antikörper-Anstieg nach Exposition, kommen vor. Einzige **Kontraindikation** der Mumps-Impfung ist die medikamentöse oder physikalische Immunsuppression (z. B. auch Leukämie, u. a.).

9. Röteln-Schutzimpfung

Indikation: Zur Vermeidung der gefürchteten Röteln-Embryopathie (s. S. 137) wurde eine Impfung mit virulenz-abgeschwächten („attenuierten") Viren eingeführt. Der lyophilisierte und jeweils frisch resuspendierte Impfstoff wird einmalig subcutan injiziert. Die Verträglichkeit ist bei Kindern ausgezeichnet; im Erwachsenenalter können bei 3% der Geimpften flüchtige Gelenkbeschwerden auftreten. Bei der versehentlichen Impfung eines rötelnimmunen Kindes kann es am Injektionsort zu einer leichten Schwellung des Subkutangewebes kommen, die 2–3 Tage anhält. Das Impfvirus wird nicht von Mensch zu Mensch übertragen.
Die **Dauer des Impfschutzes** ist noch nicht bekannt. Reinfektionen schon kurze Zeit nach der Impfung (kenntlich am Antikörperanstieg) wurden beobachtet. Im Durchschnitt darf von einer Schutzdauer von mehr als 8 Jahren aus-

gegangen werden. Bei einer geimpften schwangeren Frau, die dennoch an Röteln erkrankt, kommt es nicht zur Viraemie; das Embryopathie-Risiko ist daher weitaus geringer als bei einer Ungeimpften.

Kontraindikationen: Medikamentöse oder physikalische Immunsuppression stellt eine Kontraindikation dar. Während der Schwangerschaft darf nicht gegen Röteln geimpft werden.

Eine kombinierte Masern-Mumps-Röteln-Impfung steht seit 1981 zur Verfügung und ist nach § 14 BSeuchG öffentlich im 15. Lebensmonat empfohlen. Beide Geschlechter werden geimpft. Im 10. bis 14. Lebensjahr („präpubertär") erfolgt nochmals die Röteln-Impfung nur für Mädchen. In jedem Fall ist vor oder spätestens zu Beginn einer Schwangerschaft durch den Röteln-HAHT festzustellen, ob ein wirksamer Rötelnschutz vorliegt.

Die Rötelnimpfung führt nicht zur Embryopathie; dennoch soll bei gestationsfähigen Frauen zum Zeitpunkt der Impfung eine Schwangerschaft ausgeschlossen sein.

10. Wutschutzbehandlung

Indikation: Seit mehreren Jahren nimmt die Tollwut in der Bundesrepublik zu; bei Kindern und Erwachsenen wird häufig eine Wutschutzbehandlung erforderlich. Eine Indikation ist gegeben beim Biß eines tollwütigen oder tollwutverdächtigen Tieres. Auch bei Berührung infektiösen Materials muß mit einer Infektion gerechnet werden, wenn die Hände Schrunden oder Einrisse aufwiesen. Der Verdacht verstärkt sich im Zweifelsfall, wenn es sich um ein Tollwut-Endemiegebiet handelt. In der Bundesrepublik wird der aus humanen, diploiden Zellkulturen gewonnene HDC-Impfstoff verwendet. Die Wirksamkeit ist gut, seine Anwendung risikofrei und problemlos.

11. Hepatitis-B-Schutzimpfung

Aus dem Plasma chronischer Hepatitis-B-Virusträger wird das Oberflächenantigen des Virus gewonnen, isoliert und gereinigt (HB_S-Antigen). Das inaktivierte Antigen ist Grundlage der Impfstoffherstellung. Drei (bzw. je nach Impfstoff vier) Impfinjektionen führen bei 97% der geimpften Personen zu einem belastungsfähigen Impfschutz, der alle 3 bis 5 Jahre aufgefrischt werden muß.

Neben der aktiven Immunisierung (s. o.) besteht noch die Möglichkeit der passiven Immunisierung mit einem homologen (vom Menschen stammenden), hochtitrigen (über 6000 I.E./ml) Immunglobulin, mit dessen Hilfe postexpositionell ein sofortiger Schutz gegen das Angehen der Infektion erzielt werden kann. Die größte Wirksamkeit ist vom Immunglobulin zu erwarten, wenn es innerhalb von 6 Stunden nach Exposition verabreicht wird; sind mehr als 72 (96?) Stunden nach Infektion vergangen, kann mit einer Infektionsverhütung nicht mehr gerechnet werden.

Große Bedeutung hat die Hepatitis-B-Prophylaxe für *Neugeborene* erlangt: Ca. 4000 Neugeborene sind jährlich einer Infektion durch die mit Hepatitis-B-Virus infizierte Mutter ausgesetzt; die Infektion erfolgt während der Geburt beim Durchtritt des Kindes durch die Geburtswege. Ist die Mutter als Hepatitis-B-Virus-Trägerin bekannt (HBe-Ag- und/oder HBs-Ag-positiv), so erhält das Neugeborene noch im Kreißsaal 1 ml des HBIG i. m. und simultan (an getrenntem Injektionsort) die erste aktive Immunisierung mit Hepatitis-B-Impfstoff (10 bzw. 5 Mikrogramm Antigen). Die aktive Immunisierung verleiht einen Dauerschutz, der das Kind bei persistierendem, familiären Infektionsrisiko vor Erkrankung (bei einer Letalität zw. 15–20%), Siechtum und Dauerausscheidung von Hepatitis-B-Virus schützt. – Die Hepatitis-B-Impfung ist frei von Nebenwirkungen; Kontraindikationen gibt es praktisch nicht. Bei bereits immunen Personen oder bei Virusträgern ist die Impfung (hoher Preis!) unnütz.

12. Pneumokokken-Schutzimpfung

Aus den Kapselpolysacchariden der in der nördlichen Hemisphäre am häufigsten vertreten 23 Pneumokokken-Subtypen (über 90% aller Infektionen) wird ein gut verträglicher und wirksamer Totimpfstoff hergestellt. Er findet seine spezielle Indikation bei Kindern mit Sichelzellanämie, bei Kindern nach Milzexstirpation, mit Mucoviszidose, mit Immundefekten, besonders im Immunglobulin-A-System, u. a. Nach Grundimmunisierung durch zwei Impfinjektionen im Abstand von 4 bis 6 Wochen erfolgen alle fünf Jahre Auffrisch-Impfungen.

13. Zentraleuropäische Frühsommer-Meningoencephalitis

Aktive Immunisierung. Das Flavivirus der Gruppe Togaviridae (Arbor-Virus B) wird in Zellkulturen gezüchtet und inaktiviert. Der Totimpfstoff ist wirksam und hat höchstens lokale Nebenwirkungen. Zwei Injektionen im Abstand von 4–6 Wochen sind erforderlich, Auffrischung nach Jahresfrist und dann alle 3–5 Jahre.

Andere Schutzimpfungen

Die Verabreichung anderer Schutzimpfungen ergibt sich bei Kindern in der Regel im Zusammenhang mit *Auslandsreisen* der Eltern. Die Notwendigkeit dieser Impfungen wird von der persönlichen Exposition und Belastung bestimmt, außerdem aber auch von der Weltgesundheits-Organisation (WHO) aufgrund der internationalen Gesundheitsvorschriften (IGV) als Pflicht auferlegt. Es kommen hier die Impfungen gegen Gelbfieber und Cholera in Frage. Eine zusätzliche Impfung gegen Typhus und Paratyphus A und B kann je nach Belastung und Reiseziel notwendig werden. Der parenteral zu applizierende Injektionsimpfstoff ist mit Nebenwirkungen und zahlreichen Kontraindikationen (z. B. hirnorganische Krampfleiden, chron.-entzündliche Herde, u. a.) belastet; der erzielte Schutz läßt Wünsche offen. Ein gut wirksamer Lebend-Impfstoff – allerdings nur gegen Typhus abdominalis – steht seit 1981 zur Verfügung; die Impfkapseln werden oral eingenommen (dreimaliger Impfschluck jeweils mit einem Tag Intervall). Der Schutz währt mit Sicherheit ein (wahrscheinlich drei) Jahre. Kontra-Indikationen für diese Typhus-oral-Impfung sind bisher nicht bekannt geworden. Für Länder mit niedrigerem hygienischen Standard empfiehlt sich grundsätzlich die Prophylaxe der Hepatitis A durch die intramuskuläre Injektion von Gammaglobulinen. Impfungen, die nur ausnahmsweise erforderlich sind, sind die Schutzimpfungen gegen Pest und Fleckfieber.

Die Impfung gegen *Meningokokken-Infektionen* fand in letzter Zeit besonders bei Massen-Impfaktionen in Südamerika und Afrika Anwendung. Der Impfstoff besteht aus den isolierten Polysacchariden der Streptokokken A und C. In der Bundesrepublik Deutschland ergibt sich für die Meningokokken-Impfung nur ausnahmsweise eine Indikation, vor allem, weil es bisher noch nicht gelungen ist, aus den Meningokokken Typ B einen Impfstoff herzustellen. Etwa 80% der Meningokokkenerkrankungen auf der nördlichen Hemisphäre gehen auf Meningokokken vom Typ B zurück.

8.1.4.4 Meldepflicht

Nach dem Bundesseuchengesetz von 1961 (letztmalig geändert 1979) sind u. a. die in Ta-

Tabelle 30. *Meldepflicht*

Verdacht und Erkrankung		Erkrankung und Tod	Todesfall	Ausscheider
Botulismus	Poliomyelitis	Rötelnembryopathie	Keuchhusten	Enteritis infectiosa
Cholera	Tollwut	Zytomegalie	Masern	Typhus abdominalis
Enteritis infectiosa	Pest und Tularämie	Brucellose	Virus-Grippe	Paratyphus A, B und C
Fleckfieber	Pocken	Hepatitis A, B und nonA-nonB	Scharlach	bakterielle Ruhr
Typhus abdominalis	Lepra	Diphtherie		
Paratyphus A und B	Milzbrand	Leptospirose		
Ruhr	Rückfallfieber	Listeriose		
Übertragbare Enzephalitis	virusbed. haemorrhag. Fieber	Malaria		
Ornithose		Encephalitis, Meningitis u. a.		
		Meningitis epidemica		
		Q-Fieber		
		Tetanus		
		Toxoplasmose		
		Trichinose		
		Tuberkulose		
		Syphilis		
		Gasbrand		

belle 30 genannten Infektionskrankheiten meldepflichtig. Zur Meldung ist vor allem der behandelnde Arzt verpflichtet.
Bei den gefährlichsten Infektionskrankheiten ist bereits der **Krankheitsverdacht** dem Gesundheitsamt zu melden, damit es sofort entsprechende seuchenhygienische Maßnahmen ergreifen kann. Der Aufdeckung und Abriegelung von Infektionsquellen kommt eine besondere Bedeutung zu, damit eine Weiterverbreitung vermieden wird. Weitere Infektionskrankheiten sind meldepflichtig, wenn sie in Krankenanstalten oder Gemeinschaftseinrichtungen (z. B. Internaten, Waisenhäusern) **gehäuft** auftreten: Erkrankungen an Keuchhusten, Masern, Röteln, Windpocken, Mumps und Koli-Dyspepsie.

8.2 Virus-Krankheiten

H. STICKL

Viren sind kleiner als Bakterien und bieten **biologische Besonderheiten,** die sich auch im klinischen Bild der Virus-Erkrankungen niederschlagen. So vermehren sich Viren z. B. innerhalb der Zellen eines infizierten Organismus und funktionieren den Synthese- und Energiestoffwechsel der befallenen Zelle zu ihren eigenen Gunsten um. Während dieser Zeit ist das Virus für die humoralen Antikörper nicht erreichbar. Die Integration in den Zellstoffwechsel bedingt, daß Viren bisher einer gezielten Chemotherapie weitgehend entzogen waren.
Erst in letzter Zeit zeichnen sich erste Möglichkeiten einer **gezielten Behandlung von Virus-Erkrankungen** ab. Jod-Desoxyuridin hat eine therapeutische Wirksamkeit bei der Lokalbehandlung von Herpes-simplex-Virusinfektionen; Arabinosid A wurde mit einigem Erfolg bei generalisierten Herpes-Virus-Infektionen eingesetzt; Adamantanamin soll gegen Influenza-Viren prophylaktisch wirken.
Viren vermehren sich innerhalb der Zelle, können die Zelle gegenüber den kleinen, kontrollierenden Lymphozyten „fremd" machen und somit zur Vernichtung der Zelle durch sogenannte „Killer-Lymphozyten" führen. Auch die Vernichtung eingedrungener Viren obliegt in erster Linie dem zellulären Immunapparat. So können z. B. Kinder mit partiellem Antikörpermangel-Syndrom die Infektion mit dem Masern- oder dem Vaccinia-Virus ohne besondere Krankheitszeichen überstehen, sofern der zelluläre Immunapparat intakt ist. Andererseits können Viren im Körper trotz hoher humoraler Antikörper-Titer persistieren: Die rezidivierenden Herpes-Virus-Manifestationen sind hierfür ein alltägliches Beispiel.
Dringt das Virus in bestimmte Zellen des Organismus ein, vor allem in Zellen des aktiven RES und des lymphatischen Apparates, so kann zellulär gespeichertes „**Interferon**" freigegeben und seine Neuproduktion angeregt werden. Interferon ist eine nicht einheitliche Substanz mit einem Molekulargewicht von 15 000 bis 60 000 mit hoher Eindringungsfähigkeit in Gewebe und Zellen. Es vermag den letzten Schritt der Virussynthese in der Zelle zu blockieren. Der therapeutische Einsatz von Interferon bzw. Interferon-Induktoren befindet sich noch im Versuchsstadium.
Die intrazelluläre Vermehrung von Viren im Organismus bedingt, daß der **zellulären Immunabwehr** die überwiegende Bedeutung zukommt. Alles, was diese zelluläre Immunabwehr beeinträchtigen kann wie z. B. die Verabreichung von Kortikosteroiden oder Zytostatica, vermag auch das Wachstum von Viren zu fördern. Gleiches gilt für Allgemeinerkrankungen, die das Immunsystem schwächen bzw. zerstören, wie z. B. Leukämien.

8.2.1 Viruskrankheiten mit flächenhaftem Exanthem

H. STICKL

In Tabelle 31 ist die Symptomatik der häufigsten mit einem flächenhaften Exanthem einhergehenden Infektionskrankheiten aufgeführt einschließlich einiger differentialdiagnostisch wichtiger Erkrankungen.

8.2.1.1 Masern (Morbilli)

Die Infektionskrankheit Masern ist in der ganzen Welt verbreitet. Sie wird durch Viren verursacht, geht mit einem typischen Exanthem einher und hinterläßt eine dauerhafte Immunität. Die Erreger gehören zur Gruppe der Myxo-Viren; sie sind kugelförmig mit einem Durchmesser von 120 bis 150 nm.

Tabelle 31. *Differentialdiagnose von Krankheiten mit flächenhaftem Exanthem*

Diagnose	Dauer der Prodromi	Form des Exanthems	Lokalisation und Prädilektionsstellen des Exanthems	Rachensymptome	Fieber	Leukozyten	Differential-Blutbild
Masern	3–5	großfleckig, konfluierend	Beginn hinter den Ohren, über Rumpf zu den Extremitäten absteigend	Koplіksche Flecke, Enanthem	zweigipflig	Leukopenie	Lymphopenie
Röteln	1–2	mittelfleckig	Beginn am Kopf, spärlicher am Rumpf	diskretes Enanthem	mäßig	Leukopenie	Lymphozytose, Plasmazellen
Scharlach	0	feinfleckig	blasses Munddreieck, Beginn in Achselhöhlen und Leistenbeugen	Tonsillitis, Enanthem, Himbeerzunge	plötzlicher Beginn	Leukozytose	Eosinophilie
Exanthema subitum	3–4	klein- bis mittelfleckig	hauptsächlich am Stamm	keine	3 Tage, mit Fieberabfall Exanthem	Leukopenie	hohe Lymphozytose
Erythema infectiosum	0	mittelfleckig, konfluierend	Schmetterlingsfigur im Gesicht, Girlanden an Extremitäten	keine	mäßig	uncharakteristisch	
Andere Viruskrankheiten (ECHO, Coxsackie A und B)	0–4	klein- bis mittelfleckig	Stamm	Pharyngitis, Herpangina bei Coxsackie A	hoch	Leukopenie	Lymphozytose
allergische Exantheme	0	multiform, Quaddeln	meist Extremitäten und Gesicht	keine	selten	verschieden	Eosinophilie

Die **Inkubationszeit** beträgt bis zum Beginn der ersten Symptome sehr regelmäßig neun bis zwölf Tage, bis zum Auftreten des Exanthems rund 12–15 Tage.

Epidemiologie

Masern sind sehr kontagiös, sie gehören zu den „fliegenden Infektionen". Schon ein kurzer Kontakt über eine Entfernung von rund 5 m genügt, um das Virus von Mensch zu Mensch zu übertragen. Die Zeit der höchsten Infektiosität beginnt mit dem Prodromal-Stadium und endet ein bis zwei Tage nach Exanthem-Ausbruch. Indirekte Übertragung durch Gegenstände ist dagegen nicht möglich. Eintrittspforten sind die Schleimhäute des Respirationstraktes und die Cornealhaut. Der Manifestationsindex beträgt über 90%, d. h. fast jeder infizierte Empfängliche erkrankt auch manifest. Die drei Faktoren „hoher Kontagionsindex", „hoher Manifestationsindex" und „hoher Immunitätsgrad" machen die Masern zu einer ausgesprochenen Kinderkrankheit. Erwachsene in dicht bewohnten Gegenden erkranken sehr selten. Epidemien mit einem hohen Anteil an Erwachsenen sind aber bei isolierten Bevölkerungsgruppen beobachtet worden, die mehrere Jahrzehnte keinen Kontakt mehr mit dem Masern-Virus gehabt hatten (Faröer, Grönland, Tahiti).

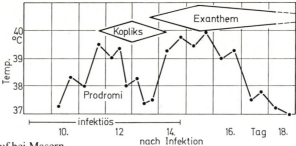

Abb. 60. Krankheitsverlauf bei Masern

Klinik

Das **Prodromal-Stadium** beginnt mit katarrhalischen Symptomen: Schnupfen, Husten, Bindehautentzündung und Fieber um 39 Grad (Abb. 60). Obwohl die Kinder mit ihrer deutlichen Lichtscheu, dem bellenden Husten und dem gedunsenen Aussehen bald ein ziemlich typisches Bild bieten, wird die Diagnose vor Exanthemausbruch meist nicht gestellt, und es kommt zu gehäuften Kontaktinfektionen. In 60 bis 70% aller Erkrankungen treten am zweiten oder dritten Tag des Prodromalstadiums die charakteristischen „Koplikschen Flecken" an der Wangenschleimhaut, in Gegend der vorderen Backenzähne, auf. In ausgeprägten Fällen kann die ganze Schleimhaut der Wangen und der Lippen, sowie manchmal auch der Konjunktiven, mit dichtstehenden weißen Fleckchen „kalkspritzerartig" bedeckt sein. Die Flecken lassen sich aber mit dem Spatel nicht abwischen. Die ganze Wangenschleimhaut ist nicht mehr spiegelglatt, sondern aufgelockert, samtartig verdickt und gerötet. Die „Kopliks" bleiben meistens bis zum zweiten Exanthemtag nachweisbar. Am weichen Gaumen und an der Uvula tritt ein Enanthem auf, bestehend aus streichholzkopf- bis linsengroßen, dunkelroten Flecken. Nach drei bis fünf Tagen geht das Prodromalstadium über in das

Exanthem-Stadium

Zuerst hinter dem Ohr, innerhalb weniger Stunden auf dem Kopf und im Gesicht, schießt ein anfangs hellroter, später dunkel werdender Ausschlag auf (Abb. 61). Die Flecken sind 3–6 mm groß und leicht erhaben. Sie neigen zum Konfluieren, bekommen vom zweiten Tag an einen Stich ins Bläuliche und breiten sich über den Körper kranio-kaudal aus. Nach dem Kopf werden der Rumpf, die Arme und zuletzt die Beine befallen. Mit der Ausbreitung des Exanthems steigt das Fieber, das gegen Ende der Prodromi abfiel, abrupt wieder an, nicht selten auf über 40 Grad. Der Allgemeinzustand der Kinder ist deutlich beeinträchtigt. Sie sind apathisch, appetitlos und weinerlich, durch Konjunktivitis, Tracheobronchitis und Laryngitis gequält. Nicht selten treten Durchfälle als Ausdruck einer Beteiligung der Darmschleimhaut auf. Die Lymphknoten des Halses sind vergrößert, manchmal ist auch eine Milzvergrößerung festzustellen. Hat das Exanthem hämorrhagischen Charakter, kann nicht unbedingt auf ei-

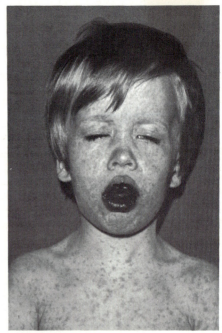

Abb. 61. Masern: Konjunktivitis, Rhinitis, großfleckiges konfluierendes Exanthem, das auch die Mundpartie befällt

nen besonders schweren Verlauf geschlossen werden. Vom dritten Tag an geht das Exanthem in derselben Reihenfolge wieder zurück, in der es gekommen ist. Dabei hinterläßt es oft bräunliche Flecke, die manchmal noch nach 10 – 14 Tagen zu sehen sind. War das Exanthem stark ausgeprägt, zeigt sich – besonders am Stamm – oft noch für einige Zeit eine kleieförmige, feine Schuppung. Gleichzeitig mit dem Abblassen des Exanthems fällt beim unkomplizierten Verlauf das Fieber ab.

Besondere Verlaufsformen

Bis zum 6.–8. Lebensmonat erkranken Säuglinge bei uns normalerweise nicht, da sie über eine diaplazentar erworbene Immunität verfügen. Nur in den extrem seltenen Fällen, in denen die Mutter noch keine Masern hatte, kann es zur Erkrankung bei jungen Säuglingen, ja sogar bei Neugeborenen kommen.
„**Mitigierte**" Masern sind abgeschwächte Verlaufsformen bei Kindern, denen vor oder kurz nach der Infektion durch Bluttransfusion oder Gamma-Globulin-Gabe Antikörper übertragen wurden (S. 126). Auch bei abklingender „Leihimmunität" können Säuglinge an mitigierten Masern erkranken. Bei **foudroyant** verlaufenden Masern scheint der Abwehrmechanismus zu versagen. Das frische Exanthem blaßt plötzlich ab, die Masern sind – wie der Volksmund sagt – „nach innen geschlagen". Unter dem Bild des Kreislauf-Kollapses mit Herzversagen kann das Kind zu Tode kommen.

Laborbefunde

Schon im Beginn des Prodromalstadiums bildet sich eine Leukopenie aus, die hauptsächlich durch Lymphopenie bedingt ist. Tiefpunkt ist der zweite Exanthem-Tag mit 3000–4000 Leukozyten, hauptsächlich Segmentkernigen mit deutlicher Linksverschiebung. Eosinophile fehlen. Im **Urin** ist oft eine geringe Albuminurie festzustellen; die Diazo-Reaktion ist nach Exanthemausbruch positiv. In etwa der Hälfte der Fälle kommt es zu pathologischen Veränderungen des **Elektroenzephalogramms**, die aber nur bei 1–2% der Kinder persistieren. Masern-Virus läßt sich in der infektiösen Phase in Blut, Rachensekret, Konjunktival-Flüssigkeit und Urin nachweisen. **Antikörper** erscheinen am ersten Exanthemtag, erreichen in den folgenden drei Wochen hohe Werte und sinken dann allmählich ab.

Differential-Diagnose

Verwechslungen mit Röteln, Scharlach oder allergischen Exanthemen sind möglich. Röteln sind aber durch einen leichteren Verlauf und ein meist schütteres Exanthem charakterisiert. Beim Scharlach erlauben der abrupte Beginn, die Tonsillitis und das viel kleinfleckigere Exanthem ohne Beteiligung des Gesichts eine deutliche Unterscheidung. Schwierig ist manchmal die Differential-Diagnose zu allergischen morbilliformen Exanthemen. Das Fehlen von Kopliks und Enanthem sowie das Blutbild geben aber Hinweise auf die richtige Diagnose. Die flüchtigen Exantheme, die bei einigen anderen Virus-Krankheiten auftreten können, werden seltener mit Masern verwechselt.

Komplikationen

Die häufigsten Komplikationen sind Bronchopneumonie und Otitis media (Abb. 62). Sie treten meistens während oder kurz nach dem Exanthemstadium auf. Weniger häufig, aber gefährlich ist der Masern-Krupp. Mit einer Masern-Enzephalitis ist bei jüngeren Kindern in 1 von etwa 15 000 Fällen, bei älteren Kindern in 1 von etwa 1000 Fällen zu rechnen.

a) Die Masernpneumonie kann entweder primär durch das Masern-Virus oder sekundär durch Superinfektion mit Bakterien entstehen. Sie manifestiert sich durch anhaltenden Husten, Lippenzyanose und Ausbleiben der Entfieberung nach Abblassen des Exanthems.

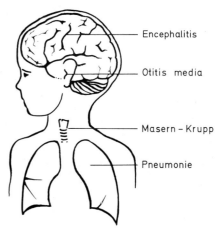

Abb. 62. Wichtigste Masernkomplikationen

b) Die Masern-Otitis ist immer durch eine bakterielle Superinfektion bedingt. Sie kommt oft beidseitig vor und führt zu anhaltendem Fieber.

c) Der Masernkrupp tritt im Beginn des Exanthemstadiums auf und beruht auf einer schweren Laryngitis mit Ulzeration an den Stimmbändern, einem Glottis-Ödem und Membranbildung. Er kann manchmal sehr rasch zur Stenosierung der Atemwege führen, so daß eine Intubation erforderlich wird.

d) Die Masern-Enzephalitis kann schon im Prodromalstadium auftreten. Meistens kommt es aber erst drei bis zehn Tage nach Exanthemausbruch zu zerebralen Erscheinungen. Unter akutem Fieberanstieg werden die Kinder somnolent bis bewußtlos, oft treten Krämpfe auf. Meistens besteht Nackensteifigkeit, die Bauchdeckenreflexe fehlen. Die Lumbalpunktion ergibt eine mäßige Pleozytose von 30–1000 Zellen, das Eiweiß im Liquor ist vermehrt. Die Bewußtlosigkeit kann im Einzelfall tage- bis wochenlang anhalten, oder es kommt schon nach wenigen Tagen zum Tode. Die Letalität beträgt rund 20%. Defektheilungen sind mit rund 30% nicht selten; auch bei scheinbar geheilten Kindern kann sich nach längerer Latenz als Restschaden noch ein Krampfleiden manifestieren. Das Elektroenzephalogramm normalisiert sich in diesen Fällen nicht.

Die Masern führen zu einer deutlichen **Verminderung der Resistenz** gegenüber vielen Infektionen. Kombinationen mit anderen bakteriellen Erkrankungen wie Diphtherie, Scharlach und Keuchhusten führen zu einer wechselseitigen Verschlimmerung. Besonders auffällig ist die veränderte Reaktion gegenüber der **Tuberkulose**. Die Tuberkulinempfindlichkeit bei zuvor Tuberkulinpositiven verschwindet fast ganz, und zwar vom Beginn des Exanthemstadiums an bis in die zweite und dritte Krankheitswoche. Gleichzeitig können alte Infektionen aktiviert werden. Miliare Aussaat, auch tuberkulöse Meningitis können die Folge sein. Günstig beeinflußt wird dagegen manchmal ein nephrotisches Syndrom, das nach einer interkurrenten Maserninfektion ausheilen kann.

Prognose

Die unkomplizierten Masern haben eine gute Prognose. Die Kinder erholen sich nach Fieberabfall erstaunlich rasch und gleichen den regelmäßig eingetretenen Gewichtsverlust durch guten Appetit schnell wieder aus. Das gilt auch für ausreichend behandelte Fälle von Masern-Pneumonie und -Otitis.

Therapie

Das Masern-Virus ist einer gezielten Behandlung nicht zugänglich. Bei unkomplizierten Fällen sollte symptomatisch mit Antipyretika, ausreichender Flüssigkeitszufuhr und hustenstillenden Medikamenten behandelt werden. Die Kinder sollen zur Pneumonie-Prophylaxe in gut gelüfteten Zimmern liegen. Sie sollten wegen der Konjunktivitis vor grellem Licht geschützt werden. Masern-Pneumonie und -Otitis müssen antibiotisch behandelt werden, ebenso der Masern-Krupp. Hier ist unbedingt klinische Behandlung erforderlich, um im Notfall sofort tracheotomieren zu können. Die Masern-Enzephalitis erfordert bei Krämpfen ausreichende Sedierung, am besten mit Chloralhydrat rectal, Luminal i.m. oder Valium i.v. Der Wert der Kortison-Therapie ist umstritten.

Prophylaxe

Die *bakteriellen Komplikationen* lassen sich durch Sulfonamide, Co-Trimoxazol und Antibiotika beherrschen.

Zur passiven Immunisierung wird Gamma-Globulin i.m. injiziert. Dadurch können Masern verhütet werden, wenn die Schutzdosis von 0,2 ml pro kg Körpergewicht rechtzeitig, d. h. bis spätestens zum vierten Inkubationstag, gegeben wird. Zwischen dem fünften und siebten Inkubationstag wird zwar keine völlige Verhinderung der Masern mehr erreicht, jedoch eine Mitigierung ohne Beeinträchtigung der Immunitätsausbildung. Die Schutzdauer beträgt rund vier Wochen. Die postexpositionelle Masern-Impfung kann die „Wildmasern" durch ihre raschere Immunogenität verhüten, sofern sie innerhalb der ersten 48 Std p.i. verabreicht wurde.

8.2.1.2 Röteln (Rubeola)

sind eine leicht verlaufende und mit einem Exanthem einhergehende Infektionskrankheit, die durch Viren verursacht wird und eine Immunität hinterläßt. Die Erreger sind rund 55 nm groß und lassen sich auf Zellkulturen züchten. Die **Inkubationszeit** beträgt meist zwei bis drei Wochen. Hauptsächlich werden ältere Kinder und jugendliche Erwachsene befallen. Kinder unter sechs Monaten erkranken sehr selten. Die Kontagiosität ist nicht sehr groß, die Übertragung erfolgt nur direkt von Mensch zu Mensch über den Nasenrachenraum. Der Manifestationsindex beträgt rund 30%; ein Teil der Infizierten macht nur eine abortive Erkrankung durch. Die Infektiosität beginnt vier Tage vor Beginn des Exanthems und endet etwa zwei Wochen danach.

Klinik

Im fieberhaften **Prodromalstadium** bestehen nur leichte katarrhalische Erscheinungen, ein bis zwei Tage später beginnt das **Exanthem** zuerst hinter den Ohren und im Gesicht, dann geht es kranio-kaudal auf Stamm und Extremitäten über. Die Effloreszenzen sind hellrot, selten größer als eine Linse, ohne Tendenz zum Konfluieren, etwas erhaben und manchmal von einem anämischen Hof umgeben. Im **Rachen** besteht nur ein mittelfleckiges Enanthem. Häufig ist die Körpertemperatur normal, nur selten erreicht das Fieber höhere Werte als 38,5°. Charakteristisch sind indolente Lymphknotenschwellungen am Hals. Besonders retroaurikulär und okzipital sind oft erbs- bis bohnengroße Schwellungen tastbar. Die Milz ist in der Hälfte der Fälle vergrößert. Typisch ist meistens auch das **Blutbild**. Es besteht eine Leukopenie mit Lymphozytose und Vermehrung der Plasmazellen. Die Eosinophilenzahl ist normal bis vermehrt. Lymphknotenschwellungen und typisches Blutbild persistieren noch einige Zeit nach Abblassen des Exanthems, das meist schon nach drei Tagen wieder verschwunden ist, Schuppung tritt nicht auf. Der **Verlauf** ist bei Kindern fast immer komplikationslos und die Prognose gut. Ganz vereinzelt treten Enzephalitiden auf, meist in unmittelbarem Anschluß an das Exanthem. Ihr Verlauf ist uncharakteristisch, Spätschäden oder Todesfälle sind sehr selten. Bei größeren Kindern und Erwachsenen kommen ab und zu Arthralgien vor, die mehrere Gelenke befallen können, sich aber ohne Therapie wieder zurückbilden.

Komplikationen

Eine Komplikation besonderer Art ist die **Röteln-Embryopathie,** die zuerst von GREGG in Australien beschrieben wurde. Es handelt sich um eine Infektion der Mutter, die auf den Em-

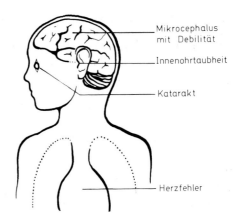

Abb. 63. Häufigste Symptome bei Rötelnembryopathie

bryo übergeht und je nach Schwangerschaftszeitpunkt verschiedene Mißbildungen oder einen Abort hervorruft. Typisch ist die Kombination von Herzfehlern mit Blindheit und Taubheit (Abb. 63). Bei den Herzfehlern handelt es sich meist um einen offenen Ductus Botalli, die Blindheit ist auf beiderseitige Katarakte zurückzuführen: Die stark abgeflachten Linsen sind beiderseits diffus getrübt. Die Taubheit beruht auf einer Innenohrschädigung. Infolge einer Hirnschädigung sind viele dieser Kinder mikrozephal und debil. Daneben können weitere Fehlbildungen bestehen wie Zahndefekte u. a. Bei der Geburt finden sich u. U. Leber- und Milzvergrößerung, Thrombozytopenie und hämolytische Anämie. An den Röhrenknochen sind lineare Aufhellungsbänder röntgenologisch nachweisbar. Ein erhöhter IgM-Gehalt im Serum beweist die intrauterine Infektion. – Die Höhe des Mißbildungsrisikos schwankt in verschiedenen Berichten: Sie ist am größten vom Ende des ersten bis zum Beginn des dritten Schwangerschaftsmonats. Bei Erkrankung nach dem dritten Monat treten nur noch selten Mißbildungen auf. Das Rötelnvirus ist manchmal bei solchen Kindern noch Monate nach der Geburt aus Rachen, Stuhl und Urin zu züchten: Die Kinder sind infektiös!
Differentialdiagnostisch macht gelegentlich die Abgrenzung gegenüber Masern, Erythema infectiosum und Exanthema subitum und besonders gegenüber allergischen Exanthemen Schwierigkeiten. Diagnostisch sind der Antikörpernachweis (KBR und HAHT) und das Blutbild hilfreich (s. Tabelle 31, S. 133).

Eine **Therapie** erübrigt sich meistens. Wegen der Gefahr einer Röteln-Embryopathie besteht dagegen ein Bedürfnis nach einer **Prophylaxe**. Die beste Vorbeugung ist die Schutzimpfung aller Mädchen im 10. bis 14. Lebensjahr (S. 129), – unabhängig davon, ob sie Röteln durchgemacht hatten oder nicht; denn die Klärung der Empfänglichkeit ist wegen der Unsicherheit der klinischen Rötelndiagnose und der hohen Laborkosten nicht generell möglich (S. 130). Bisher kommt bei Röteln-Exposition der schwangeren Frau in den ersten vier Monaten nur die i.m.-Gabe von Rötelnimmunglobulin (12–16 ml bis zum 8. Inkubationstag) in Frage. Bei Exposition vor der 8. Schwangerschaftswoche muß die Gabe von Rötelnimmunglobulin nochmals wiederholt werden. Die Immunprophylaxe mit Rötelnantiserum ist in ihrer Schutzsicherheit umstritten. Auch inapparente Infektionen der Mütter können zu Mißbildungen bei Kindern führen.

8.2.1.3 Exanthema subitum (Dreitagefieber)

Das Exanthema subitum ist eine Infektionskrankheit, die fast ausschließlich Kinder im Alter von sechs Monaten bis zu zwei Jahren befällt und die mit dem Ausbruch des Exanthems praktisch beendet ist. Sie wird durch noch nicht sicher identifizierte Viren verursacht und hinterläßt eine Immunität. Über die Epidemiologie ist wegen des niedrigen Manifestations-Indexes nichts Sicheres bekannt. Wahrscheinlich kommen inapparente Infektionen sowie Übertragungen durch gesunde Zwischenträger vor. Die **Inkubationszeit** beträgt drei bis sieben Tage. Es kommt dann zu plötzlichem und hohem Fieberanstieg, nicht selten mit Erbrechen und Krämpfen (Abb. 64). Manchmal bestehen geringe katarrhalische Erscheinungen, welche die hohe Temperatur aber nicht erklären. Bei Säuglingen ist die Fontanelle häufig gespannt und vorgewölbt, die Lumbalpunktion ergibt aber keinen pathologischen Befund.

Das Fieber bleibt meistens für drei bis vier Tage bestehen (deshalb „Dreitagefieber"). Unter mehr oder weniger plötzlichem Fieberabfall tritt dann ein Exanthem auf, das sich in Stunden über den ganzen Körper ausbreitet. Befallen ist hauptsächlich der Stamm, während Extremitäten, Gesicht und behaarte Kopfhaut eine geringere Intensität des Exanthems zeigen. Es ist meistens klein- bis mittelfleckig, am Stamm zum Teil sehr dichtstehend, blaßrot und kaum erhaben. So schnell wie es kam, verschwindet es auch wieder; oft ist es am nächsten Tag schon nicht mehr zu sehen. Im Blutbild findet sich eine Leukopenie mit hochgradiger relativer Lymphozytose.

Die **Differentialdiagnose** des Exanthema subitum ist im febrilen Stadium sehr schwierig. Leiden Kinder im ersten oder zweiten Lebensjahr an hohem Fieber, ohne Infektzeichen zu bieten, und besteht Meningismus ohne pathologischen Liquorbefund, so ergibt sich zwar der Verdacht, bestätigt wird die Diagnose aber erst durch das Auftreten des Exanthems mit der Entfieberung.

Komplikationen sind selten, Vereinzelt sind Enzephalitiden mit bleibenden Schäden beobachtet worden. Die **Prognose** der unkomplizierten Erkrankung ist sehr gut. Die **Therapie** muß sich auf symptomatische Maßnahmen beschränken.

8.2.1.4 Ringelröteln (Erythema infectiosum)

Das Erythema infectiosum ist eine seltene Infektionskrankheit des Kindesalters, die meistens in lokal begrenzten Epidemien auftritt. Es handelt sich um eine Virusinfektion, deren Erreger aber noch nicht isoliert ist.

Die **Inkubationszeit** beträgt 6–14 Tage. Die Kontagiosität scheint niedrig zu sein. Der Manifestationsindex liegt je nach Epidemielage zwischen 10 und 20%. Betroffen werden meistens Kinder im Schulalter, aber auch Erwachsene können erkranken.

Der **Ausschlag** tritt ohne Vorboten und ohne wesentliche Beeinträchtigung des Allgemeinbefindens auf. Zuerst wird das Gesicht befallen: Auf den Wangen kommt es zur Ausbildung einer intensiven Rötung mit leichter

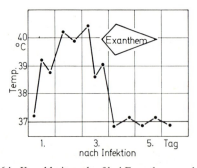

Abb. 64. Krankheitsverlauf bei Exanthema subitum

Schwellung, die durch die Nasolabialfalte und den Unterrand der Orbita begrenzt ist und das Munddreieck freiläßt. Das Exanthem hat dadurch die Gestalt eines Schmetterlings. Es fühlt sich etwas heiß an, die Haut spannt und juckt in diesem Bezirk. Nach ein bis zwei Tagen geht das Exanthem auf die Extremitäten über und befällt hier vor allem die Streckseiten und das Gesäß. Es kommt zu girlandenförmigen Figuren durch zentrales Abblassen und Fortschreiten am Rande, bis die „Ringelröteln" nach durchschnittlich acht Tagen wieder verschwinden. Das **Blutbild** ist uncharakteristisch, Komplikationen treten höchst selten auf, die Prognose ist immer günstig, eine Therapie erübrigt sich.

8.2.2 Viruskrankheiten mit bläschenförmigem Exanthem

H. Stickl

Die Tabelle 32 zeigt die Symptomatik der häufigsten Krankheiten mit bläschenförmigem Exanthem. Außer den nachfolgend beschriebenen Viruskrankheiten sind auch das Erythema exsudativum multiforme (Stevens-Johnson-Syndrom) sowie der Strophulus infantum aufgeführt, deren Ätiologie noch unklar ist. Für die Differentialdiagnose können diese Krankheitsbilder aber bedeutungsvoll werden.

Tabelle 32. *Differentialdiagnose von Krankheiten mit bläschenförmigen Exanthem*

Diagnose	Prodromi	Form des Exanthems	Lokalisation und Prädilektionsstellen	Schleimhautbeteiligung	Fieber	Leukozyten	Virus-Wachstum auf der Chorioallantoismembran
Varizellen	selten „Rash"	kleine Bläschen mit dünner Decke, ungekammert	Kopf und Stamm, weniger an Extremitäten	charakteristisch	mäßig	später Leukozytose	0
Zoster	Neuralgie	gruppiert stehende kleine Bläschen	einseitig, segmental	meist fehlend	0	uncharakteristisch	0
Variola vera	Fieber Kreuzschmerzen	Pusteln mit Delle, gekammert	vom Gesicht auf Stamm und Extremitäten übergehend	stark	sehr hoch	Leukopenie, dann Leukozytose	+
Vakzinevirus-Infektion	Fieber	Pusteln mit Delle, oft nur Knötchen	alle Körperpartien	gering	vorhanden	uncharakteristisch	+
Stomatitis aphthosa	0	einzelne umkammerte Bläschen, meist mazeriert	fast ausschließlich Mundschleimhaut und Lippen	vorwiegend	hoch	Leukozytose	+
Herpes simplex	0	dicht stehende, juckende Bläschen	perioral, perianal, perigenital, Kornea	0	0	uncharakteristisch	
Strophulus infantum	0	knötchenförmige, juckende, derbe Effloreszenzen mit zentralem Bläschen	hauptsächlich an Extremitäten, weniger am Stamm, selten im Gesicht	0	0	uncharakteristisch	0
Erythema exsudativum multiforme	Fieber	schlaffe Blasen, oft groß und leicht zerreißlich, mit rotem Hof (Kokardenform)	hauptsächlich an Extremitäten, weniger am Stamm, selten im Gesicht	stark	vorhanden	Leukozytose, Linksverschiebung	0

8.2.2.1 Windpocken (Varizellen) und Gürtelrose (Zoster)

Die Windpocken und der Zoster sind verschiedene Erscheinungsformen einer Infektion durch dasselbe Virus; beide gehen mit einem bläschenförmigen Exanthem einher. Die Erreger sind rund 150 nm groß.

1. Windpocken (Varizellen)

Die **Inkubationszeit** beträgt meist zwei bis drei Wochen, in Ausnahmefällen bis zu 28 Tagen. Die meisten Erkrankungen treten bei Kindern zwischen dem zweiten und sechsten Lebensjahr auf. Sie kommen aber auch in allen anderen Altersgruppen vor. Bei Erkrankung der Mutter in der Schwangerschaft kann es infolge intrauteriner Infektion zu „angeborenen Varizellen" kommen.
Die Krankheit wird nur durch Erkrankte, nicht durch Zwischenträger oder Gegenstände übertragen. Allerdings werden vom Virus oft weite Entfernungen überwunden: Windpocken gehören zu den „fliegenden Infektionen". Es sind Übertragungen durch Luftschächte, offene Fenster und Türen bis zu zehn Meter Entfernung beobachtet worden. Besonders infektiös sind Kinder mit Rachensymptomen. Die Infektiosität beginnt ca. einen Tag vor Auftreten des Hautausschlages und endet rund eine Woche später. Wenn man ganz sicher gehen will, sollte aber bis zum Abfall der letzten Borken gewartet werden, bevor man Infektfreiheit attestieren kann. Der Kontagionsindex liegt bei etwa 70–80%. Auch der Manifestationsindex ist hoch, Infektionen ohne Symptome sind selten. Eintrittspforten sind der Nasenrachenraum und wahrscheinlich auch die Konjunktiven. Wiederholte Varizellenerkrankungen sind extrem selten.

Das klinische Bild

der Varizellen wird durch ein ziemlich plötzliches Auftreten von Hauterscheinungen ohne wesentliche Vorboten eingeleitet. Manchmal kommt es allerdings am Ende der Inkubationszeit kurz vor Ausbruch des typischen Exanthems zu einem kleinfleckigen, scharlachartigen „Vor-Exanthem" (Rash) mit leichtem Fieber, das aber höchstens einen Tag anhält. Das eigentliche Exanthem tritt eruptionsartig an Stamm, behaartem Kopf und Gesicht auf und besteht aus oberflächlichen streichholzkopfgroßen Bläschen, die sich aus ca. 2–3 mm großen Knötchen entwickeln und manchmal heftig jucken. Sie haben einen wasserklaren Inhalt und sind von einem roten Saum umgeben. Die Bläschen sind nicht gekammert; schon ein leichter Druck bringt die Blasendecke zum Zerreißen. Größere Blasen können sich nach einiger Zeit trüben und haben manchmal eine zentrale Delle. Da sich das Exanthem in ein bis drei Tagen schubweise entwickelt, findet man nebeneinander kleine rote Knötchen, frische Bläschen und abtrocknende, mit einer Kruste bedeckte Effloreszenzen. Dieses „Bild einer Sternkarte" ist recht charakteristisch und erleichtert die Diagnose (Abb. 65). Das Exanthem ist am dichtesten am Rumpf, weniger befallen sind die Extremitäten. Im Gesicht sind fast immer Bläschen zu sehen, daneben kommt es oft zum Befall der Rachenschleimhaut, manchmal auch der Konjunktiven und der Genitalschleimhaut. Die Schleimhautbläschen mazerieren nach kurzer Zeit; es finden sich dann kleine Ulzera, die ziemlich schmerzhaft sein können, so daß die Kinder nicht essen mögen. Nach einigen Tagen trocknen alle Effloreszenzen ab, die Krusten bleiben aber noch sieben bis zehn Tage haften. Wenn sie abgefallen sind, ist oft für längere Zeit eine depigmentierte Stelle zu sehen. Ist es durch Zerkratzen zur bakteriellen Superinfektion des Bläscheninhalts gekommen, so können weiße kreisrunde oder ovale Narben zurückbleiben. Oft verlaufen die Windpocken afebril, andererseits kommen schwere Verlaufsformen mit tagelang anhaltendem Fieber vor.

Differentialdiagnostisch

kommen andere Krankheiten mit bläschenförmigen Eruptionen in Frage (Tabelle 32). Bei den echten Pocken sind die Pusteln derb, zentrifugal verteilt (Abb. 66), und daher stehen die Effloreszenzen am dichtesten im Gesicht und breiten sich von dort kranio-kaudal aus. Die virologische Methode erlaubt eine Unterscheidung gegenüber dem durch Herpes simplex-Virus verursachten *Ekzema herpeticatum* (S. 144). Wichtig ist die Anamnese, die ein schon längere Zeit bestehendes Ekzem ergibt, sowie die typische Lokalisation der Effloreszenzen. Der *Strophulus infantum*, der urtikarieller Natur ist, sieht manchmal den Varizellen sehr ähnlich; auch *Insektenstiche* können zur Verwechslung Anlaß geben. Beide Effloreszenzen sind aber mehr knötchenförmig und

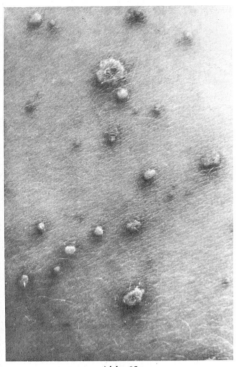 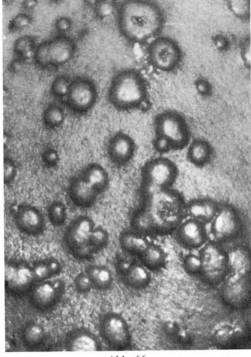

Abb. 65   Abb. 66

Abb. 65. Varizellen-Effloreszenzen in allen Stadien: Fleckchen, Knötchen, intakte und zerkratzte Bläschen mit gerötetem Hof: „Sternkarte"

Abb. 66. Pocken-Pusteln mit zentraler Delle, opak-trübe, fest und nicht verletzlich

zeigen nicht die typische Bläschenform mit leicht zerreißbarer Decke.

Komplikationen

können durch *Sekundärinfektionen* der Varizellenbläschen mit Eitererregern entstehen. Daran schließen sich manchmal Pneumonie, Otitis oder Nephritis an. Es kann außerdem drei bis zehn Tage nach der akuten Phase zum Auftreten einer *Varizellen-Enzephalitis* kommen, die zwar in der Regel eine günstige Prognose hat, aber in Einzelfällen zu Defektheilungen oder zum Tode führen kann. In letzter Zeit sind schwere Verlaufsformen, manchmal mit hämorrhagischer Komponente des Exanthems und tödlichem Ausgang unter *Kortisonbehandlung* aufgetreten. Es kommt dabei infolge Resistenzminderung zu einer massiven Virus-Ausbreitung in den viszeralen Organen, insbesondere Lunge, Leber und Milz. Kinder, die lange mit Kortison behandelt werden, müssen deshalb besonders sorgfältig gegen eine Windpocken-Infektion geschützt werden. Auch wiederholte Erkrankungen sind während einer Kortison-Therapie beobachtet worden.

2. Zoster

Beim Zoster handelt es sich um die Zweitmanifestation der Varizellen bei Menschen, die nach länger zurückliegender Varizellen-Infektion nur noch eine Teilimmunität besitzen (Abb. 67). Durch eine massive Re-Infektion oder durch Provokation von latent im Organismus verbliebenen Varizellen-Viren durch Infektionen, Traumen, Intoxikationen, Leukämie u. a., kommt es zu örtlich begrenzten Eruptionen von dichtstehenden Bläschen *(Gürtelrose)*. Im Inhalt läßt sich Varizellen-Virus nachweisen. Von diesen Patienten können empfängliche Kinder infiziert werden, die dann an Varizellen erkranken. Die eigenartige bandförmige Anordnung der Effloreszenzen im Bereich eines Dermatoms, fast immer ein-

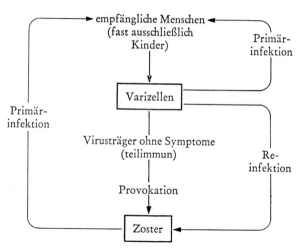

Abb. 67. Zusammenhang zwischen Varizellen und Zoster

seitig, verbunden mit Neuralgien, deutet darauf hin, daß die Erkrankung von den hinteren Nervenwurzeln oder Ganglien ausgeht. Es kann praktisch jedes Nervensegment befallen sein, am häufigsten sind es Thorax und Nacken-, Schulter-, Arm-Regionen. Es kann aber auch zum Befall von Hirnnerven kommen (Trigeminus, Zoster ophthalmicus, Zoster oticus). Seltener erfolgt eine Aussaat über den ganzen Körper (Zoster generalisatus); eine Unterscheidung von Varizellen ist dann praktisch nicht mehr möglich. Bei normalem Verlauf trocknen die Effloreszenzen nach ein bis zwei Wochen ein. Nach weiteren zwei bis drei Wochen stoßen sich die gelb-braunen Borken unter Hinterlassung von depigmentierten Narben ab. Es können aber noch lange Zeit neuralgiforme Schmerzen bestehen.

Die **Therapie** der Varizellen und des Zoster besteht in rein symptomatischen Maßnahmen: Linderung des Juckreizes bzw. der Neuralgien, Verhütung von Superinfektionen, kurze Fingernägel! Als **Prophylaxe** kann Gamma-Globulin in der Inkubationszeit versucht werden, der Erfolg ist aber zweifelhaft. Gamma-Globuline, nach Exposition verabreicht, können zuweilen die Inkubationszeit der Varizellen um das Doppelte verlängern.

8.2.2.2 Pocken (Variola vera)

Die Pocken gehören zu den Seuchen mit hoher Letalität und Kontagiosität. Sie wurden durch ein Virus verursacht, gingen mit einem pustelförmigen Ausschlag einher; sie hinterließen eine dauerhafte Immunität. Die Erreger sind 220–250 nm groß, quaderförmig und lassen sich auf der Chorioallantoismembran des bebrüteten Hühnereis züchten.

Die **Inkubationszeit** beträgt 10–14 Tage. Die Infektiosität beginnt mit dem Prodromalstadium – also 2 bis 3 Tage vor Ausbruch des Exanthems! – und endet mit dem Abfall der letzten Krusten.

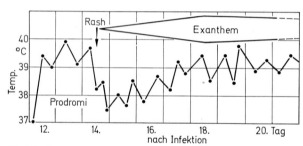

Abb. 68. Krankheitsverlauf bei Pocken

Klinisches Bild

Pocken beginnen mit plötzlichem hohem Fieber und starkem Krankheitsgefühl im Prodromalstadium (Abb. 68). Nach diesem uncharakteristischen, „grippe-ähnlichen" Initialstadium von zwei bis drei Tagen kann ein sehr flüchtiges, masernähnliches Exanthem am Stamm auftreten (Rash), das nach Stunden wieder verschwindet. Es kommt dann zu kurzdauerndem Fieberabfall und Besserung des Allgemeinzustandes.

Unter erneutem langsamem Fieberanstieg (zweigipfliger Fieberverlauf) tritt das typische **Pocken-Exanthem** auf (Abb. 66, S. 141).

In milderer Form verlaufen die echten Pocken bei **Geimpften,** falls es trotz des Impfschutzes zum Angehen einer Infektion kommt.

Seit 1977 ist die Erde frei von Pocken. Impfungen gegen Pocken werden nicht mehr vorgenommen.

8.2.2.3 Herpes simplex-Infektionen

Das Herpes simplex-Virus ist für eine Reihe von Allgemein- und Lokal-Erkrankungen verantwortlich. Das Virus ist rund 100–200 nm groß und läßt sich auf der Chorioallantois des bebrüteten Hühnereis züchten.

Die epidemiologischen Zusammenhänge der verschiedenen Erkrankungsformen sind ähnlich denen bei Varizellen und Zoster, wie Abb. 69 zeigt. Die Infektion mit dem Herpes simplex-Virus ist sehr weit verbreitet: über 60% der Bevölkerung hat bis zum 30. Lebensjahr Herpes-Antikörper. Ein großer Teil der Infektionen verläuft inapparent. Es werden Antikörper gebildet, und das Virus bleibt unter Umständen lebenslänglich im Organismus. Nach Provokation gehen aus der latenten Infektion lokale Krankheitssymptome hervor. Auslösend sind hauptsächlich hochfieberhafte Erkrankungen aller Art, besonders häufig bakterielle Pneumonien und Meningitiden (Herpes febrilis), dann aber auch physikalische Reize, wie Sonnenbestrahlung (Herpes solaris) oder einfach Änderungen der Resistenzlage, z. B. bei Darminfektionen oder Menstruation.

Allgemeininfektion

Die **Stomatitis aphthosa** beginnt bei Kindern zwischen dem ersten und dritten Lebensjahr nach einer Inkubationszeit von drei bis sieben Tagen mit hohem Fieber und der Bildung von zahlreichen Bläschen auf der gesamten Mund- und Rachenschleimhaut, die rasch mazerieren und als multiple Ulzerationen mit blutigem Blasengrund imponieren. Sie sind sehr schmerzhaft, so daß die Nahrungsaufnahme verweigert wird. Die örtlichen Lymphknoten sind schmerzhaft geschwollen. Nach fünf bis sieben Tagen reinigen sich die Schleimhautulzera, die Temperatur normalisiert sich, und die Krankheit heilt aus.

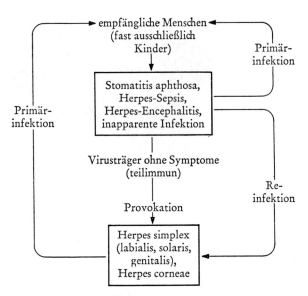

Abb. 69. Zusammenhang bei Herpesvirus-Infektionen

Nur selten kommt es zu einer **Meningoenzephalitis** als Komplikation, die dann ähnlich verläuft wie andere Virus-Enzephalitiden. Die **Herpessepsis** der Neugeborenen wird entweder intrauterin oder durch eine Infektion kurz nach der Geburt verursacht. Unter hohem Fieber, Leber- und Milzvergrößerung, Ikterus, Enteritis und Krämpfen kommt es nach rund einwöchiger Krankheitsdauer fast immer zum Tode. Bei der Autopsie findet man massenhaft stecknadelkopfgroße nekrotische Herde an allen inneren Organen. Histologisch lassen sich typische Kerneinschlüsse und Riesenzellen nachweisen.

Beim **Ekzema herpeticatum** breitet sich das Herpes-Virus auf ekzematös veränderter Haut aus und führt zu dichtstehenden bläschenförmigen Eruptionen (S. 140).

Die lokale Manifestation des Herpes simplex

beginnt mit einer juckenden Hautrötung perioral, manchmal auch perianal oder perigenital. Rasch entwickeln sich dichtstehende kleine Bläschen mit klarem Inhalt, die nach zwei bis drei Tagen eintrocknen, verschorfen und ohne Narbenbildung abheilen. Manche Menschen leiden ihr ganzes Leben lang an immer wiederkehrenden Erscheinungen, die sich bei geringstem Anlaß einstellen.

Die **Kerato-Conjunktivitis herpetica** ist eine langwierige Krankheit, die sich hauptsächlich in der gefäßlosen Kornea abspielt und nicht selten zu Hornhauttrübungen mit Visusverminderung führt. Hier sind durch die Einführung des Jod-Desoxyuridins (sowie in begrenztem Umfange durch Interferon-α-Augentropfen) erstmals therapeutische Erfolge erzielt worden. Neuerdings kann die Herpes-Enzephalitis auch chemotherapeutisch mit Arabinosid-A-Diphosphat behandelt werden (i.v.-Dauertropf). Die übrigen Manifestationen des Herpes-simplex-Virus (HSV) finden nach wie vor nur symptomatische, meist lokale Behandlung.

8.2.3 Viruskrankheiten ohne obligates Exanthem

H. STICKL

8.2.3.1 Mumps (Parotitis epidemica)

Mumps ist eine in der ganzen Welt verbreitete Viruskrankheit, die hauptsächlich die Ohrspeicheldrüsen befällt und eine dauerhafte Immunität hinterläßt. Der Erreger gehört zur Gruppe der Myxo-Viren, ist 80–120 nm groß und läßt sich im bebrüteten Hühnerei züchten.

Epidemiologie

Die Inkubationszeit beträgt zwei bis vier Wochen, meistens 16–20 Tage. Die Patienten sind bereits wenige Tage vor Auftreten der Drüsenschwellung bis zur endgültigen Abschwellung infektiös. Das Virus wird in den Speichel ausgeschieden und durch Tröpfchen verbreitet. Eintrittspforte ist die Mundschleimhaut. Befallen werden hauptsächlich Kinder zwischen dem vierten und zehnten Lebensjahr. Der Kontagionsindex ist hoch, der Manifestationsindex dagegen relativ niedrig: Etwa 50% aller Mumps-Infektionen verlaufen inapparent oder mit einer flüchtigen, kaum erkennbaren einseitigen Parotisschwellung, hinterlassen aber trotzdem Immunität. In zivilisierten Ländern ist die Krankheit endemisch.

Die **Klinik**

des Mumps ist in der Mehrzahl der Fälle charakterisiert durch die entzündliche Schwellung der Ohrspeicheldrüsen (Abb. 70). Nach einem uncharakteristischen ein- bis zweitägigen Prodromalstadium, aber auch ohne Vorboten, kommt es zur Anschwellung einer Drüse. Dabei klagen die Kinder oft über Schmerzen

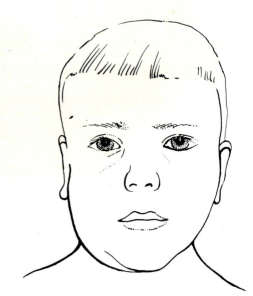

Abb. 70. Rechtsseitige Parotisschwellung bei Mumps

beim Kauen, in den Ohren oder beim Bewegen des Kopfes. In drei Viertel der Fälle folgt ein bis zwei Tage später die Schwellung der anderen Seite. Das Gesicht der Patienten bietet dann einen charakteristischen Anblick: Die Ohrläppchen stehen ab, über der teigigen Schwellung der Drüsen ist die Haut ödematös und gespannt. Die Einmündung des Ductus parotidicus in der Wangenschleimhaut ist oft gerötet und geschwollen. Die submaxillaren und sublingualen Speicheldrüsen können mitbetroffen, gelegentlich auch isoliert befallen sein. Die Kinder fiebern um 38 Grad, nicht selten verläuft die Krankheit aber afebril. Nach einigen Tagen geht die Schwellung zurück, und die Krankheit heilt folgenlos ab.

An **Laborbefunden** kann häufig eine Vermehrung der Blut-Amylasewerte infolge Pankreasbeteiligung gefunden werden. Serologisch läßt sich oft retrospektiv die Diagnose bestätigen.

Differentialdiagnostisch kommen eitrige Parotitiden oder Sekretstauungen durch Speichelsteine in Frage. Die toxische Diphtherie mit periglandulären Ödemen (Caesarenhals) kann nur bei oberflächlicher Untersuchung zur Verwechslung Anlaß geben.

Die häufigste Komplikation

im Kindesalter ist eine blande verlaufende *seröse* Meningitis mit Zellvermehrung im Liquor bis zu 3000 mononukleären Zellen. Es können aber auch Meningo-Enzephalitiden auftreten mit Benommenheit, Erbrechen und vorübergehenden neurologischen Ausfällen. Dabei kann es zur Beteiligung des Nervus statoacusticus mit nachfolgender Taubheit kommen. Etwa die Hälfte der Mumps-Patienten weist Liquorveränderungen auf, auch wenn klinisch keine Meningitis vorliegt. Auf der anderen Seite wird ein großer Teil der ätiologisch unklaren Fälle von seröser Meningitis durch eine sonst inapparent verlaufende Mumpsinfektion hervorgerufen. Das Mumps-Virus kann außerdem andere drüsige Organe befallen, z. B. Pankreas, Thymus, Thyreoidea oder Tränendrüsen. Die von der Pubertät an nicht seltene Orchitis mit Epididymitis ist gekennzeichnet durch eine ein- oder doppelseitige schmerzhafte Hodenschwellung, u. U. mit nachfolgender Sterilität. Differentialdiagnostisch ist hierbei an eine Hodentorsion zu denken. *Mumps-Immunglobulin* (oder Gammaglobulin 0,2 ml/kg KG) kann Mumps nicht sicher verhüten. Die **Prognose** des Mumps ist auch in komplizierten Fällen meistens gut.

Therapeutisch kommen nur symptomatische Maßnahmen, wie milde lokale Wärme und Analgetika in Frage. Bei ausgeprägter enzephalitischer Komponente und vor allem bei Orchitis ist eine Kortikosteroid-Behandlung indiziert.

Prophylaxe des Mumps s. S. 129.

8.2.3.2 Mononucleosis infectiosa (Pfeiffersches Drüsenfieber)

Die infektiöse Mononukleose ist eine akute Erkrankung des lymphatischen Systems mit typischem Blutbild. Der Erreger ist das zu den Herpes-Viren zählende E. B.-Virus (=Epstein-Barr-Virus), das in bestimmten Gegenden Afrikas zusammen mit anderen Noxen bösartige Lymphome bei Kindern (Burkitt-Tumor) hervorrufen kann.

Epidemiologie

Die Inkubationszeit beträgt ein bis zwei Wochen.

Befallen werden Kinder und Erwachsene. Die Erkrankung hinterläßt eine Immunität, über deren Dauer nichts Sicheres bekannt ist. Auffällig ist eine Häufigkeitszunahme seit dem zweiten Weltkrieg, zeitlich zusammenfallend mit der Abnahme der Diphtherie. Wie allen Viren der Herpes-Gruppe kommt auch dem E. B.-Virus die Eigenschaft der Persistenz im Gewebe, vor allem in lymphatischen Zellen zu. Die Übertragung erfolgt über die Schleimhäute. Die Durchseuchung der Bevölkerung erreicht bis zum 30. Lebensjahr 50–60%.

Das klinische Bild

der infektiösen Mononukleose ist außerordentlich vielfältig. Bei Kindern wird meistens der Symptomenkomplex Fieber, Tonsillitis, generalisierte Lymphknotenhyperplasie und Milzvergrößerung beobachtet. Das **Fieber** kann anfangs ohne Symptome auftreten und dann auch nach Ausbildung der typischen Symptomatik remittierend oder intermittierend tage- oder sogar wochenlang anhalten. Die **Tonsillitis** kann vielgestaltig sein: Oft bestehen flächenhafte, schmutzig-graue oder gelbliche Beläge, manchmal sieht man aber nur eine katarrhalische Rötung der Tonsillen oder einzelne Stippchen. Oft findet sich das ty-

pische haemorrhagische Enanthem aus stecknadelkopfgroßen Petechien an weichem Gaumen und Uvula. Häufig besteht Foetor ex ore.
Die **Lymphknotenschwellungen** finden sich vorzugsweise am Hals, aber auch in den Achselhöhlen, den Leistenbeugen und nicht selten auch intrathorakal, wo sie röntgenologisch als Vergrößerung der Hilusfigur nachweisbar sind. Findet sich ein periglanduläres Ödem, so können die einzelnen Lymphknoten schwer gegeneinander abgrenzbar sein. Die Milz ist in den meisten Fällen als indolente, ziemlich derbe Schwellung tastbar.
Das **Blutbild** klärt häufig die Diagnose: Die Leukozytenzahl kann erhöht sein, im Ausstrich findet sich ein starkes Überwiegen der Lymphozyten, Monozyten und Plasmazellen, 5–20% der mononukleären Zellen sind „Drüsenfieberzellen". Sie werden als monozytoide bzw. lymphozytoide Zellen bezeichnet, da sie eine Art Intermediärstadium zwischen den beiden Reihen darstellen, das sonst nicht im Blut vorkommt. Diese Zellen sind bei der üblichen Färbung relativ groß und haben einen exzentrischen gelappten Kern in einem dunkelgrau-blauen Plasma mit Vakuolenbildung.
An *sonstigen Symptomen* werden uncharakteristische, polymorphe Exantheme, Lidödeme und katarrhalische Erscheinungen mit Husten und Schnupfen beobachtet. Die Kinder machen anfangs einen deutlich kranken Eindruck und erholen sich relativ langsam, manchmal erst nach zwei bis drei Wochen.

Laborbefunde

Hinweisend für die Diagnose ist bei Erwachsenen der positive Ausfall der Sero-Reaktion von Hanganatziu-Deicher (=Reaktion nach Paul-Bunnell), die in einer Agglutination von Hammel-Blutkörperchen besteht. Bei jungen Kindern ist diese Reaktion oft negativ. Auch bei gesicherten Erkrankungen Erwachsener fällt sie nur zu ⅔ positiv aus. Die Reaktion ist nicht streng spezifisch; sie kann auch nach Injektion von artfremdem Serum positiv ausfallen. Spezifisch ist Serologie mit E. B.-Virus als Antigen, sowie der Immunofluoreszenztest (Nachweis des E. B.-Virus im Blutausstrich).

Differentialdiagnose

Schwierig ist manchmal die Abgrenzung gegen eine Diphtherie, die bis auf Blutbild und Milzvergrößerung ein ganz ähnliches Bild bieten kann. Im Zweifelsfall muß eine intensive bakteriologische Diagnostik betrieben werden. Auch banale Tonsillitiden infolge von Strepto- oder Staphylokokken-Infektionen können ähnliche Bilder hervorrufen, zeigen aber nicht das typische Blutbild. Wegen des Begleitexanthems wird manchmal auch ein Scharlach diagnostiziert.
Als **Komplikationen** werden Myokarditis, Meningismus und Polyneuritis beobachtet, sie sind im Kindesalter aber selten. Allerdings findet man auch bei Kindern manchmal pathologische Leberfunktionstests; aber nur ausnahmsweise kommt es zu einer Hepatitis mit Ikterus.
Die **Prognose** bei Kindern ist gut. Die **Therapie** sollte bei gesicherter Diagnose nur symptomatisch sein (Antipyretika); wegen Verdachts auf Superinfektion der Tonsillen werden aber oft Antibiotika angewandt; die Grundkrankheit läßt sich dadurch nicht beeinflussen. Die Gabe von Ampicillin bei M. i. führt mit großer Häufigkeit zum Arzneimittelexanthem und ist daher kontraindiziert. Bei bedrohlicher Verlegung des Rachenraums durch stark angeschwollene Tonsillen kann die Tonsillektomie lebensrettend sein. Allerdings ist die Blutungsgefahr (auch bei normaler Thrombozytenzahl) zu beachten, da bei der infektiösen Mononukleose mit einer gesteigerten Fibrinolyse zu rechnen ist.

8.2.3.3 Akute infektiöse Lymphozytose

Unter dieser Bezeichnung wird eine seltene fieberhafte, mit Mattigkeit, Kopfschmerzen, Übelkeit und Leibschmerzen sowie leichten katarrhalischen Symptomen des Respirationstraktes einhergehende Infektionskrankheit verstanden, die vermutlich durch ein Virus verursacht wird und durch ein typisches Blutbild charakterisiert ist.
Die **Inkubationszeit** beträgt 12–21 Tage, und die Erkrankung hinterläßt wahrscheinlich eine dauerhafte Immunität. Die Krankheit wird oft in lokaler Häufung beobachtet, befallen sind hauptsächlich zwei- bis sechsjährige Kinder, aber auch Säuglinge können erkranken.
Gelegentlich werden kleinfleckige Exantheme, Milz- und Leberschwellung und leichter Meningismus beobachtet; Rachenerscheinungen fehlen. Charakteristisch ist die Lymphozytose im Blut: Die Leukozytose kann bis zu 100 000

Zellen/mm³ ansteigen. Dabei besteht eine Lymphozytose von 80–95% und eine mäßige Eosinophilie. Die Lymphozyten zeigen keine Besonderheiten. Oft dauert es ein bis zwei Wochen, bis sich das Blutbild normalisiert. Differentialdiagnostisch wird immer wieder eine Leukämie in Betracht gezogen, Anämie und Blutungsbereitschaft fehlen aber, und durch die Knochenmarkspunktion läßt sich die Entscheidung herbeiführen. Komplikationen kommen praktisch nicht vor, die Prognose ist gut.

8.2.3.4 Virusinfektionen der Luftwege

Im Kindesalter spielen sich die meisten Infektionen an den Luftwegen ab. Im Durchschnitt macht jedes Kind jährlich mehrere derartige „Infekte" durch. Im ersten Lebenshalbjahr sind die Erkrankungen noch relativ selten. Ein gewisser Höhepunkt ist gewöhnlich im dritten bis vierten Lebensjahr erreicht; die Zahl der jährlichen Erkrankungen fällt dann allmählich ab; im Schulalter ereignen sich noch etwa ein bis zwei pro Jahr. Bevorzugt sind die Herbst- und Wintermonate.

Die Ansicht ist weit verbreitet, daß eine „Erkältung" als auslösendes Moment anzusehen sei. Offensichtlich muß aber zur niedrigen Außentemperatur noch eine Infektion hinzutreten. Die „katarrhalischen" Erkrankungen sind zwar in wärmeren Gegenden seltener als in kälteren und im Sommer seltener als im Winter, doch sind sie in Populationen mit geringen Kontaktmöglichkeiten, so bei Eskimos und Lappen, trotz der dort herrschenden Kälte seltener als bei Bevölkerungen mit großer Wohndichte in wärmerem Klima. Offensichtlich fördert der engere Lebensraum in der kalten Jahreszeit die Infektionsmöglichkeiten. Wie weit außerdem eine Resistenzminderung durch Kälteeinflüsse eine Rolle spielt, muß vorläufig offenbleiben.

Durch die Fortschritte der Virologie konnte eine **große Zahl von Erregern** identifiziert werden, die für diese Krankheitsgruppe verantwortlich zu machen sind. Die vielfältigen Erkrankungen wie Rhinitis, Pharyngitis, Laryngitis, Tracheitis und Bronchitis werden als „grippale Infekte", „Nasen-Rachen-Infekte" oder einfach „Virusinfekte" zusammengefaßt. Die Tabelle 33 soll eine Vorstellung darüber vermitteln, wie vielfältig die Erregertypen und wie mannigfaltig die Reaktionsmöglichkeiten des Makroorganismus sind.

Gemeinsam ist fast allen Gruppen eine **Inkubationszeit** zwischen zwei und sieben Tagen und eine hohe Infektiosität, wobei die Eintritts- und Austrittspforte meist der Respirationstrakt ist. Einige Viren hinterlassen eine relativ beständige Immunität (Influenza?), andere eine nur kurzdauernde, so daß wiederholte Infektionen mit kurzem Abstand möglich sind. Möglicherweise ist die Immunitätsdauer allgemein groß, und nur die Vielzahl der verschiedenen Typen mit ihrer mangelnden Kreuzimmunität täuscht Wiederinfektionen vor.

Grippe durch Influenzavirus

Die Virusstämme A, A_1, und A_2 sind die Erreger von Grippeepidemien, die z. T. ein weltweites Ausmaß annahmen (Pandemien). Grippevirus B ist für umschriebene Ausbrüche verantwortlich. Typ C ruft nur lokale Nasenerkrankungen hervor.

Klinik der Grippe

Das Fieber steigt unter Schüttelfrost überfallsartig an, die Patienten leiden unter Kopf-, Rücken-, Kreuz- und Gliederschmerzen und liegen schwer darnieder. Zum Gefühl des „Wundseins" im Hals und den Schmerzen hinter dem Brustbein kommt ein quälender, hartnäckiger trockener Husten.
Komplikationen entstehen vor allem durch Superinfektion u. a. mit Haemophilus influenzae, Pneumokokken und Staphylokokken. Sie führen zur stenosierenden Laryngotracheitis (Grippe-Krupp), zur nekrotisierenden Tracheobronchitis und zur Grippepneumonie. Die **Letalität** war vor allem bei der Pandemie von 1918 erschreckend hoch, die „Asiatische Grippe" von 1957, hervorgerufen durch einen A_2-Stamm, verlief weniger schwer.

Parainfluenza-Erkrankungen

sind in Deutschland endemisch und führen zu weniger dramatischen Ausbrüchen. Klinisch beobachtet man fieberhafte Pharyngitiden, Bronchitiden und Pneumonien. Typ 1 und 2 sind für etwa die Hälfte der Krupp-Erkrankungen bei Kindern verantwortlich.

RS-Virus-Erkrankungen

Die Bezeichnung leitet sich von „Respiratory Syncytial" her: Der zytopathogene Effekt des

Tabelle 33. *Virusarten, die über den Respirationstrakt verbreitet werden*

Virus-gruppe	Wichtige Typen	Symptome		
		Mundhöhle, Luftwege und Lunge	Zentralnervensystem	Sonstige Organe
Myxoviren				
Influenza	A, A_1, A_2, B, C	epidemische und endemische Grippe, Pneumonie	Enzephalitis	–
Parainfluenza	1 – 4	Rhinopharyngitis, Tracheo-Bronchitis, Pneumonie, Croup	Enzephalitis	–
RS-Viren		Rhinopharyngitis, Bronchiolitis, Pneumonie	–	–
Rhino-Viren	1 – 30	Rhinopharyngitis, Tracheobronchitis, Pneumonie	–	Konjunktivitis
Adeno-Viren (31 Typen)	1, 2, 5, 6	*Endemisch:* Pharyngitis, Lymphadenitis, Infektionen von Gaumen- und Rachenmandeln	–	–
	3, 4, 7, 7a, 14, 21	*Epidemisch:* Rhinopharyngitis, Pneumonie		Pharyngokonjunktival-Fieber, Enteritis, Exantheme
Reo-Viren	1 – 3	Rhinopharyngitis	–	Otitis, Enteritis
Entero-Viren				
Echo-Viren	1 – 31	Rhinopharyngitis	Meningitis	Enteritis, Exantheme
Coxsackie A	1 – 24	Rhinopharyngitis „Herpangina"	Meningitis	Exantheme
Coxsackie B	1 – 6	–	–	Epidemische Myalgie (Pleurodynie), Myokarditis
Polio-Viren	1 – 3	Rhinopharyngitis	Myelo-Meningo-Enzephalitis	–

Virus bedingt die Bildung von großen synzytialen Verbänden. Vor allem Epidemien von Bronchiolitis (S. 244) können dem RS-Virus zur Last gelegt werden. Pneumonien entstehen durch zusätzliche Bakterieninvasion.

Adenovirus-Erkrankungen

Die wichtigste Quelle zur Isolierung von Adenovirus ist adenoides Gewebe beim Menschen. Von den 31 Typen sind sehr viele ohne pathogene Bedeutung. Von den mehr epidemisch auftretenden Typen rufen einige Konjunktividen hervor (Tabelle 33).
Die durch die verschiedenartigen Viren an Luftwegen und Lungen hervorgerufenen Erkrankungen sind S. 234 bis 244 beschrieben. Primär atypische Pneumonien können durch die zur Mykoplasmagruppe gehörenden PPLO (pleuro-pneumonia-like-organisms) verursacht werden, Erreger, die auf toten Nährböden züchtbar, also nicht Viren im engeren Sinne sind (Eaton agent).

8.2.4 Viruskrankheiten mit bevorzugter Beteiligung des Zentralnervensystems

F. Hansen

8.2.4.1 Poliomyelitis

Die Poliomyelitis ist eine akute Infektionskrankheit, bei der es durch Befall des Zentralnervensystems zu schlaffen Lähmungen kommen kann. Der Erreger gehört zur Gruppe der Enteroviren; er ist kugelig und hat einen Durchmesser von etwa 27 nm.
Die **Inkubationszeit** ist nicht normiert und beträgt im allgemeinen 1–2 Wochen.

Epidemiologie

Die Poliomyelitis wird meist durch Schmierinfektion von Mensch zu Mensch übertragen. Im Nasenrachenraum findet sich das Virus nur in der ersten Krankheitsphase, im Stuhl ist es noch nach mehreren Wochen nachweisbar. Zur Infektion kommt es gewöhnlich nur bei engem Kontakt. In Gegenden mit geringem zivilisatorischem Standard werden die Kinder frühzeitig durchseucht („Kinderlähmung"), die Erkrankung verläuft dabei meist inapparent. Je besser die hygienischen Verhältnisse, desto mehr verschiebt sich das Erkrankungsalter zu den höheren Altersstufen, und desto schwerer können die Erkrankungen sein.
In unseren Breiten liegt der Morbiditätsgipfel im Spätsommer und Frühherbst. In früheren Jahren wurden 2000–4000 Fälle pro Jahr gemeldet, seit Einführung der Impfung mit lebendem Virus (S. 128) sank die Zahl praktisch auf Null ab.

Ätiologie

Drei serologisch unterscheidbare Typen sind bekannt: Typ 1 wurde ganz überwiegend bei größeren Epidemien und schweren Erkrankungen gefunden; vorübergehend kam Typ 3 häufiger vor.

Pathogenese

Nach der Infektion vermehrt sich das Virus im Epithel und im lymphoretikulären Gewebe des Pharynx und des Darmkanals. Meist sistiert die Virusvermehrung durch örtlich stimulierte Antikörperbildung: Die Erkrankung bleibt inapparent, hinterläßt aber eine typenspezifische Immunität. In anderen Fällen kommt es zur Virämie ohne Organbefall (abortive Erkrankung). Bei einigen Kranken gelangt Virus durch die Blutliquorschranke ins Zentralnervensystem. Der Befall der grauen Substanz (polios = grau) gab der Erkrankung den Namen, doch werden auch die weiße Substanz und die Hirnhäute befallen. Das Schwergewicht der Erkrankung liegt im allgemeinen in den motorischen Vorderhornzellen des Rückenmarks. Mit dem Auftreten titrierbarer Antikörper im Serum endet die Virämie.

Klinische Befunde

Beim voll entwickelten Krankheitsbild lassen sich folgende Phasen unterscheiden (Abb. 71).
1. Die Initialphase dauert 2–3 Tage und entspricht der Virämie. Die Patienten leiden unter Katarrhsymptomen der oberen Luftwege oder auch an Durchfall, sind abgeschlagen und klagen über Kopf- oder Gliederschmerzen.
2. Im Latenzstadium von 1–3 Tagen Dauer sind die Patienten fieberfrei, sie scheinen wie-

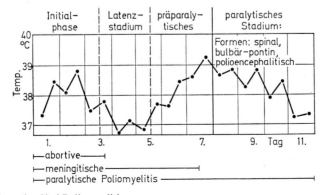

Abb. 71. Krankheitsverlauf bei Poliomyelitis

der gesund zu sein. Die Erkrankung kann aber auch ohne Fieberabfall ins präparalytische Stadium übergehen.
3. **Das präparalytische Stadium** ist durch meningitische Symptome gekennzeichnet. Die Patienten sind nackensteif und stützen sich beim Sitzen ab (Dreifußzeichen). Versuchen sie bei gebeugten Beinen die Knie mit dem Mund zu berühren, klagen sie über Nackenschmerzen (Knieküßphänomen); hinzu kommen Kopfschmerzen und eine allgemeine Hyperästhesie. Die Reflexe sind gesteigert.
4. Nur etwa jede 100. bis 200. Infektion im Rahmen einer Epidemie führt zu Lähmungen, d. h. der Patient gelangt ins **paralytische Stadium**. Nach der dominierenden Lokalisation unterscheidet man drei Formen:

a) Bei der **spinalen Form**

stellen sich Lähmungen zögernd in einem begrenzten Bezirk ein oder befallen plötzlich ausgedehnte Muskelgebiete. Die stammnahen Muskeln werden bevorzugt. Außer bei einer Tetraplegie sind die Lähmungen rechts und links verschieden stark ausgeprägt. Am häufigsten sind die Beine betroffen, es folgen die Arme und dann erst die Rumpfmuskulatur. Bei Versagen der Interkostalmuskeln entsteht eine periphere Atemlähmung. Wird auch das Zwerchfell ergriffen, sind die Patienten verloren, wenn nicht sofort eine künstliche Beatmung eingeleitet wird.

b) **Die bulbär-pontine Form**

ist die gefährlichste Erkrankungsart. Sie beginnt meist stürmisch mit hohem Fieber und Kopfschmerzen. Bei einer Fazialislähmung sind wegen des Befalls des peripheren Neurons meist alle drei Äste einer Seite betroffen. Die zentrale Atemlähmung ist wegen der massiven Sekretbildung in den Luftwegen und der ständigen Aspirationsgefahr prognostisch ungünstig.

c) **Die polioenzephalitische Form**

kann mit Krämpfen beginnen und zu hohem Fieber, Wahnideen und Bewußtlosigkeit führen. Ebenso rasch wie sich der bedrohliche Zustand entwickelt, kann er auch wieder schwinden; Dauerschäden kommen nicht vor.

Laborbefunde

Im Liquor findet sich eine Pleozytose von 10 bis zu einigen 100 Zellen, dabei dominieren anfangs die polynukleären Zellen. Die Eiweißvermehrung ist zu Beginn gering. Später nimmt die Zellzahl ab, und der Eiweißgehalt steigt an. Der Zuckergehalt des Liquors ist normal oder sogar erhöht – im Gegensatz zur Meningitis tuberculosa, bei der eine etwa gleichstarke Pleocytose und immer eine starke Zuckerverminderung gefunden werden.

Das Virus kann aus Rachenspülwasser oder Stuhl isoliert werden; ein Anstieg der neutralisierenden und komplementbindenden Antikörper innerhalb von 14 Tagen stützt die Diagnose.

Prognose

Etwa in jedem zweiten Fall von paralytischer Poliomyelitis bleiben Restlähmungen bestehen, deren Rückbildung sich ein Jahr und länger hinziehen kann.

Differentialdiagnose

Polioähnliche Erkrankungen werden durch mehrere Typen der Coxsackie- und ECHO-Viren hervorgerufen. Meningitische Krankheitsbilder kommen bei zahlreichen Infektionen vor. Bei einer plötzlich auftretenden schmerzhaften Bewegungsbehinderung ist vor allem an Osteomyelitis, rheumatisches Fieber und Infektarthritis zu denken. Lähmungen nach Diphtherie und bei Polyradiculoneuritis sind meist symmetrisch.

Therapie

Eine spezifische Therapie gibt es nicht. Durch häufiges Umlagern müssen Dekubitalgeschwüre vermieden werden. Bei zentraler Atemlähmung können die Atemwege nur nach einer Tracheotomie freigehalten werden. Sobald Fieber und Berührungsempfindlichkeit geschwunden sind, beginnt man mit vorsichtiger Streichmassage und passiven Bewegungsübungen. Die langfristige Nachbehandlung sollte in speziellen Kurkliniken durchgeführt werden. Nach Ausschöpfung aller konservativen Behandlungsmöglichkeiten müssen Stützapparate verordnet und orthopädisch-chirurgische Eingriffe durchgeführt werden.

8.2.4.2 Coxsackievirus-Erkrankungen

Coxsackie-A-Viren gehören zur Gruppe der Enteroviren (Tabelle 33, S. 148). Von den 24 serologisch unterscheidbaren Typen kommen zehn als Erreger der **Herpangina** in Frage. Nach einer Inkubationszeit von zwei bis sechs Tagen bilden sich bevorzugt auf der Schleimhaut des weichen Gaumens fünf bis zehn, manchmal auch mehr, 1–2 mm große papulovesiculöse Effloreszenzen, die von einem roten Hof umgeben sind. Fieber und Schluckbeschwerden sind die Regel, ernstere Allgemeinreaktionen selten. Die Erkrankung ist meist in einer Woche überstanden. Differentialdiagnostisch ist vor allem die Stomatitis aphthosa abzugrenzen, deren Effloreszenzen viel schmerzhafter und bevorzugt an Wangen, Lippen und Interdentalschleimhaut lokalisiert sind. Wahrscheinlich verlaufen die meisten Coxsakkie-A-Infektionen ohne Herpangina; sie sind ein Hauptgrund für die zahlreichen Infekte im Kindesalter, die als **Sommergrippe** bezeichnet werden; gelegentlich kommen dabei rötelnähnliche Exantheme vor. Coxsackie-A- und B-Viren werden auch als Erreger einer *Meningitis serosa* identifiziert; ausnahmsweise können sie sogar *polioähnliche Erkrankungen* mit meist leichten Paresen oder auch ein Guillain-Barré-Syndrom auslösen.

Die sechs serologisch unterscheidbaren Typen der Coxsackie-B-Viren sind die Ursache der im Sommer epidemisch auftretenden **Myalgia epidemica** oder **Bornholmer Krankheit.** Typisch ist der urplötzliche Beginn mit heftigsten, stechenden Schmerzen, vorwiegend in den Muskeln von Brust und Bauch („Teufelsgriff"). Fieber ist fast immer, Katarrhsymptome sind fast nie vorhanden. Die betroffenen Muskeln sind sehr druckempfindlich. Manchmal besteht eine trockene Pleuritis oder Peritonitis. Differentialdiagnostisch sind in erster Linie akute Entzündungen oder Perforationen im Bauchraum auszuschließen. Die häufigste Fehldiagnose ist Appendizitis.

Im Verlauf von Coxsackie-B-Virusinfektionen sind bei Neugeborenen und Säuglingen tödliche **Myokarditiden** und **Enzephalitiden** vorgekommen. Die gleiche Ursache haben sicher manche **Durchfallserkrankungen** der Säuglinge sowie **Myo- und Perikarditiden** bei älteren Kindern und Erwachsenen.

8.2.4.3 ECHO-Viruserkrankungen

Ebenfalls zur Gruppe der Enteroviren gehören die ECHO-Viren (Enteric Cytopathogenic Human Orphan-virus) mit 31 serologisch unterscheidbaren Typen (Tabelle 33, S. 148). Diese Viren wurden von Patienten mit seröser Meningitis (ECHO 9), fieberhaften Erkrankungen mit rötelnähnlichem Exanthem, Durchfällen und Infekten der Luftwege isoliert; vereinzelt wurden polioähnliche Erkrankungen mit leichten Paresen beschrieben.

8.3 Bakterielle Infektionskrankheiten

F. Hansen

8.3.1 Akute bakterielle Infektionskrankheiten

8.3.1.1 Diphtherie

Die Diphtherie ist eine akute übertragbare Infektionskrankheit, die vor allem im Rachen zu Entzündung und Bildung fibrinhaltiger Beläge führt. Dazu treten durch Toxinwirkung des Corynebacterium diphtheriae Symptome an verschiedenen Organsystemen.

Epidemiologie

Die Diphtherie kommt endemisch und epidemisch in allen Ländern vor; sie bevorzugt gemäßigtes Klima. In den letzten Jahren sind bei uns nur kleinere, lokale Häufungen vorgekommen. Der Säugling ist in den ersten Lebensmonaten durch diaplazentar übertragene Antikörper geschützt.

Die **Hauptinfektionsquelle** ist der kranke Mensch, dann aber auch Bakterienträger. Die meisten Infektionen bleiben inapparent; man rechnet mit einem Manifestationsindex von 10–20%. Die Inkubation dauert meistens 3–5 Tage.

Erreger

Typ I Gravis, Typ II Mitis und Typ III Intermedius bilden dasselbe Exotoxin in variabler Menge. Pathogenetisch sind außer dem klassichen Toxin A ein Spreading-factor sowie eine epithelnekrotisierende Komponente von Bedeutung.

Klinischer Befund

I. Lokalisierte Diphtherien
(Abb. 72).

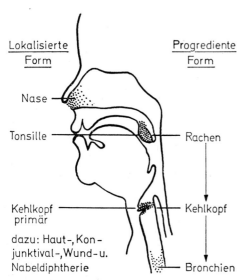

Abb. 72. Erscheinungsformen der lokalisierten und der progredienten Diphtherie

Tonsillendiphtherie

Nach uncharakteristischem Krankheitsbeginn bilden sich ein- oder beiderseitig speckige, grau-weiße, manchmal gelbliche Beläge. Einzelne, inselartige Auflagerungen konfluieren und bilden die charakteristischen Pseudomembranen. Beim Versuch, den Belag abzustreifen, blutet es. Die Lymphknoten am Kieferwinkel sind mäßig vergrößert und etwas berührungsempfindlich. Oft bemerkt man einen charakteristischen süßlich-faden Geruch.

Die Nasendiphtherie

kommt überwiegend bei Säuglingen und Kleinkindern vor. Das Allgemeinbefinden ist oft wenig gestört. Der ein- oder beidseitige, blutig-seröse oder eitrige Schnupfen behindert das Saugen. An Naseneingängen und Oberlippe bilden sich oft Exkoriationen und Krusten. Die **Diphtherie der Haut** bevorzugt intertriginöse Stellen hinter dem Ohr, am Hals oder in der Inguinalgegend. Die **Wunddiphtherie** kennzeichnet ein torpider Verlauf, die **Nabeldiphtherie** führt zu starkem Ödem der Bauchwand, die **Konjunktivaldiphtherie** ist an der sehr starken Lidschwellung und den Belägen erkennbar.

Die gefährlichste Form einer lokalisierten Diphtherie ist die **primäre Kehlkopfdiphtherie,** erkennbar an inspiratorischer Dyspnoe. Durch die membranösen Auflagerungen auf den Stimmbändern wird die Stimme heiser oder tonlos. Sofortige Hilfe durch Intubation oder Tracheotomie ist geboten. Häufiger als der primäre ist der **sekundäre Krupp;** er entsteht im Verlauf einer:

II. Progredienten Diphtherie

Von Anfang an sind mehrere Stellen mit Belägen bedeckt, die sich rasch vergrößern, zusammenfließen und den Nasopharynx ganz auskleiden oder durch Kehlkopf und Trachea deszendieren. Gelegentlich werden die Bronchien und Bronchiolen von Belägen verstopft. In diesen Fällen kann die Tracheotomie keine Hilfe bringen. Als Folge der verstärkten Toxinresorption sind die primären Foci, ihre Nachbarschaft und die regionären Lymphknoten ödematös durchtränkt, der Puls wird dünn und schnell, die Haut kühl; die Patienten sind matt und ängstlich unruhig.

III. Die toxische oder maligne Diphtherie

kann sich aus einer unbehandelten lokalisierten oder progredienten Diphtherie entwickeln; häufiger entsteht sie akut mit hohem Fieber, Erbrechen und stark beeinträchtigtem Allgemeinbefinden. Anfangs sind Tonsillen, Gaumenbögen und Zäpfchen nur glasig geschwollen; dann erscheinen zarte, schleierartige Beläge, die sich rasch verdichten, und die sich durch Blutaustritte bräunlich-schwärzlich verfärben. Auch in der Nase bilden sich Beläge, eine weiche Verschwellung des Halses (Caesarenhals) setzt sich bis auf den Nacken und die obere Brustgegend fort. Die Prognose ist sehr ernst.

Begleiterscheinungen und Komplikationen

Vom Ende der 1. Krankheitswoche an kann sich die diphtherische *Myokarditis* manifestieren.

Schäden am ZNS machen sich durch Lähmungen bemerkbar. Frühlähmungen treten vom Ende der 1. bis zum Beginn der 3. Krankheitswoche auf und betreffen vorwiegend das Gaumensegel und die Schlundmuskulatur: Augenmuskellähmungen treten meistens in der 5.–7. Krankheitswoche auf. Eine Lähmung des *Zwerchfells* und der *Interkostalmuskulatur* verlangt den Einsatz moderner Beatmungsgeräte.

Diagnose

Zum Nachweis des Erregers entnimmt man mit einer Platinöse Material nicht *auf,* sondern *unter* einem Belag. Diphtherieverdächtig ist jeder Belag auf den Mandeln (Angina lacunaris, infektiöse Mononukleose).

Therapie

Bei jedem Diphtherieverdacht ist ohne Verzug Serum zu geben. Das eingespritzte Antitoxin kann nur im Blut zirkulierendes Toxin unschädlich machen, gewebegebundenes Toxin ist therapeutisch nicht mehr erreichbar. Man gibt bei Di I 250 IE/kg, bei Di II 500 IE/kg und bei Di III 1000 IE/kg i.m. Vor jeder Fremdseruminjektion ist festzustellen, ob der Patient schon einmal tierisches Serum erhielt. Eine hierdurch erzeugte anaphylaktische Reaktionsbereitschaft kann durch den **Ophthalmotest** erkannt werden. In diesen Fällen muß statt des Pferdeserums Rinder- oder Hammelserum zur Behandlung genommen werden.
Zur **antibakteriellen Behandlung** eignen sich Penicillin und Erythromycin; ihr therapeutischer Wert ist fraglich, aber wegen der raschen Keimvernichtung kann die Isolierung abgekürzt werden.
Sehr wichtig ist bei der Behandlung aller Diphtheriekranken die **Beruhigung;** jede plötzliche Erregung kann einen Sekundenherztod zur Folge haben. Sobald Zeichen einer Myokarditis auftreten, ist eine Digitalisierung angezeigt.
Wenn bei einem Kruppkranken nach Serumgabe, Sedierung und O_2-Zufuhr die Zyanose nicht schwindet oder die Pulszahl steigt, ist die **Intubation** oder Tracheotomie geboten. **Nichtgeimpfte** Kontaktpersonen kann man sofort für etwa 2 Wochen mit 10 000 IE schützen. Es ist ratsam, diese passive Immunisierung mit einer Toxoidinjektion an anderer Körperstelle zu kombinieren. Bei **geimpften** Kontaktpersonen gibt man eine Toxoidinjektion als Auffrischimpfung.

8.3.1.2 Keuchhusten (Pertussis)

Der Keuchhusten ist eine akute, übertragbare Infektionskrankheit, die ihren Sitz in den Atemwegen hat, durch anfallsweise auftretende Hustenattacken charakterisiert ist und Immunität hinterläßt.

Epidemiologie

In dichtbesiedelten Ländern ist der Keuchhusten endemisch. Kein Lebensalter ist unempfänglich für Keuchhusten. Da das **Neugeborene** keine passagere passive Immunität durch diaplazentar übertragene mütterliche Schutzstoffe erwirbt, können schon die Jüngsten infiziert werden. 90% der Todesfälle betreffen das Säuglingsalter. Als einzige Infektionskrankheit zieht der Keuchhusten das weibliche Geschlecht stärker in Mitleidenschaft als das männliche.
Um 1900 wurden im Deutschen Reich noch jährlich rund 20 000 Keuchhusten-Todesfälle gemeldet, 1980 waren es in der Bundesrepublik nur 8. Die Letalität des Keuchhustens liegt unter 0,05%. Nach dem Bundesseuchengesetz von 1961 ist nur noch der Tod an Keuchhusten meldepflichtig.

Ätiologie

Bordetella pertussis (früher: Haemophilus pertussis) ist ein gramnegatives, unbewegliches, aerobes, ovoides Kurzstäbchen; sein Nachweis gelingt entweder kulturell (Hustenplatte, Ausstrich von Nasen-Rachenschleim) oder rascher mit Hilfe fluoreszeinmarkierter Antikörper. Bei frisch isolierten Stämmen lassen sich 3 verschiedene Phasen serologisch unterscheiden.
Der Keuchhusten wird so gut wie ausschließlich durch das Einatmen keimhaltiger Hustentröpfchen **übertragen.** Wegen der Empfindlichkeit der Erreger für Wärme, Austrocknung und Licht kommt eine indirekte Übertragung durch kontaminierte Finger oder Gegenstände praktisch nicht vor.
Die Inkubation beträgt im allgemeinen 7–14, im Extremfall 5–21 Tage.

Pathogenese

Die Keime vermehren sich vorzugsweise im Flimmerepithel der Bronchien und Bronchiolen. Durch Diffusion und Resorption gelangen bakteriotoxische Substanzen in das peribronchiale Gewebe: Um Bronchien, Bronchiolen und benachbarte Gefäße bildet sich ein dichter Wall lymphoider Zellen. Die langsame Zu- und Abnahme der Lungenveränderungen erklärt den langen Bestand des Hustens, nicht aber seinen Anfallscharakter; dieser entsteht durch Einwirkung resorbierter Erregersubstanzen auf das Gehirn, so daß der Husten den Charakter eines zerebralen Anfalls erhält.

Klinischer Befund

Inapparente Infektionen sind selten; *abortive* Verläufe betreffen vorzugsweise ältere Kinder und Erwachsene, sie machen ungefähr ein Drittel aller Keuchhusteninfektionen aus. Bei einem *voll ausgeprägten* Keuchhusten lassen sich drei Stadien unterscheiden (Tabelle 34).

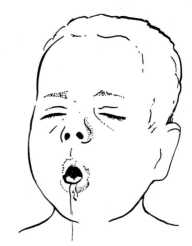

Abb. 73. Keuchhustenanfall

1. **Im Stadium catarrhale** besteht ein leichter, therapieresistenter Husten ohne nennenswerte Störung des Allgemeinbefindens bei meist subfebrilen Temperaturen. Nach und nach bekommt der Husten immer mehr Züge eines ununterdrückbaren Anfalls, der sich oft zum ersten Male nachts einstellt.
2. **Im Stadium convulsivum** folgt auf eine Serie kurzer, harter stakkatoartiger Hustenstöße eine mühsame Inspiration, wobei die Luft mit lautem „Hi" durch die verkrampfte Stimmritze eingezogen wird. Eine oder mehrere erneute Hustenstoß-Serien können sich anschließen. Während des Anfalls rötet sich das Gesicht, in schweren Fällen wird es zyanotisch. Nach dem Anfall wird glasiges oder schleimig-eitriges Sekret hochgewürgt; Speichel und Tränen fließen (Abb. 73). Oft endet der Anfall mit Erbrechen. Kräftige Kinder erholen sich schnell und erscheinen zwischen den Anfällen gesund. Einige Patienten haben nur wenige Anfälle ohne Zyanose, die meisten haben auf dem Höhepunkt 15–20 Anfälle, wenige 50 und mehr pro Tag. Die Anfälle sind höchstens am Ende des Stadium catarrhale nachts etwas häufiger als tagsüber. Ein unkompliziertes Stadium convulsivum verläuft gewöhnlich ohne Fieber.
3. **Im Stadium decrementi** werden die Anfälle seltener und leichter. Empfindsame, verzärtelte oder eigensinnige Kinder können viele Wochen lang Hustenanfälle wie einen Tic beibehalten.

Besondere Anfallsformen

Selten kommt es bei jungen Kindern statt des Hustens zu *Niesanfällen*. Statt der juchzenden Inspiration hört man bei Frühgeborenen und schwächlichen Säuglingen oft nur ein klägliches Fiepen. Am gefährlichsten sind die *primär apnoischen Anfälle:* Nach kaum hörbarem Hüsteln kommt es zu einem exspiratorischen Atemstillstand mit zunehmender Zyanose. Er erfordert eine sofortige künstliche Beatmung.

Tabelle 34. *Durchschnittlicher Keuchhustenverlauf*

	Inkubation	1. Stadium catarrhale	2. Stadium convulsivum	3. Stadium decrementi	Gesamtdauer
Dauer in Wochen	1–2	1–2	3–6	2–4	6–12
Symptome	–	uncharakteristischer Husten	Stakkatohusten mit juchzendem Inspirium	Zahl und Schwere der Anfälle nimmt ab	
Infektiosität	–	am höchsten	nimmt ab	gering	

Begleiterscheinungen

Durch das gewaltsame Vorstrecken der Zunge kann ein speckig belegtes *Geschwürchen am Zungenband* entstehen. Die Gefäßwandschädigung durch B. pertussis-Endotoxin in Verbindung mit der durch den Preßhusten erzeugten venösen Einflußstauung begünstigt Gehirn-, Konjunktival- und Nasen*blutungen* sowie manchmal sehr dicht stehende Petechien an der oberen Körperhälfte. Bei abgemagerten Säuglingen kommt es gelegentlich zu Nabel- oder Leisten*brüchen*, selten zu Mastdarmvorfällen.

Im **Blutbild** erscheint mit zunehmendem Husten eine Leukozytose mit Lymphozytose von über 50%. Bei etwa einem Drittel der Patienten bleibt das Blutbild uncharakteristisch.

Begleiterkrankungen

Bei gleichzeitiger Rachitis verläuft ein Keuchhusten oft schwerer und führt häufig zu einer Pneumonie.

Ein *zerebrales Anfallsleiden* kann *aktiviert* werden. Manchmal kommt es zu einer vorübergehenden *Tuberkulinanergie*. Durch den Keuchhusten können sich erstmals *Bronchiektasen* manifestieren.

Komplikationen

In der *Keuchhustenlunge* mit ihren geblähten und atelektatischen Bezirken, mit ihrer Blut- und Sekretfülle sind immer einige kleine *lobulär-pneumonische Herde* zu finden. Größere *pneumonische Infiltrate* verraten sich durch einen konstanten Auskultationsbefund, Fieber, Reizhusten, Zyanose und Nasenflügelatmung. Segmentale Verschattungen entstehen bei Keuchhusten aus lobulären *Atelektasen* und atelektatischen Pneumonien. In den ersten Wochen des Stadium convulsivum entsteht öfter eine *Otitis media*. Keuchhustenrezidive können durch banale Infekte ausgelöst werden.

Die schwerste Komplikation ist die **Enzephalopathie,** die sich in Krämpfen, Bewußtlosigkeit und Lähmungen äußert. Sie entsteht durch Zusammenwirken von toxischen Gefäßwandschäden und Hypoxie, von Ödem und Blutstase. Das anatomische Substrat ist uneinheitlich. Massenhafte kleine Hämorrhagien oder Ödemnekrosen des weißen Marklagers sowie Ganglienzellschäden kommen vor. Die Gewebeveränderungen sind vorwiegend degenerativer und nicht entzündlicher Natur.

Diagnose

Ein vollausgebildeter Husten mit Reprise und Refraktärphase ist unverkennbar. Keuchhustenverdächtig sind alle hustenden Frühgeborenen, jeder Säugling, der beim Husten Sputum hervorbringt und jedes Kind mit Husten, der den Schlaf durchbricht. Bei Kindern mit uncharakteristischem Husten kann der Versuch einer Provokation gemacht werden durch Spateldruck auf den Zungengrund oder durch Druck auf den Kehlkopf.

Differentialdiagnose

Eine Pharyngo-Tracheo-Bronchitis bei Infekten der Luftwege ist von einem beginnenden Keuchhusten kaum zu unterscheiden. Verschiedene Adenovirustypen können einen Keuchhusten imitieren. Bei chronischen Entzündungen der Nasennebenhöhlen sind Hustenanfälle nach dem Aufstehen und manchmal sogar nachts charakteristisch. Bei jedem pertussiformen Husten ist an Mukoviszidose zu denken. Große Schwierigkeiten macht die Abgrenzung einer Keuchhustenerkrankung durch *Bordetella parapertussis*. Diese Erkrankung verläuft gewöhnlich leicht und komplikationslos. Der Erreger ist kulturell, serologisch und fluoreszenzmikroskopisch von B. pertussis zu unterscheiden; beide Keime bewirken eine spezifische, nicht gekreuzte Immunität.

Therapie

Bei der Behandlung des unkomplizierten Keuchhustens von Kindern jenseits des Säuglingsalters kann man in der Regel auf Antibiotika verzichten. Am wichtigsten sind sorgsame Pflege, eine auf das u. U. häufige Erbrechen eingestellte konzentrierte Kost mit häufigeren, kleinen Mahlzeiten und viel frische Luft. Eine allgemeine Sedierung mit Atosil oder Luminaletten ist ratsam, hustendämpfende oder sekretverflüssigende Präparate haben erst im Stadium decrementi einen begrenzten Wert. Die Führung eines keuchhustenkranken Kindes erfordert Geduld und Energie: tröstender Zuspruch, zweckbewußte Vernachlässigung und energische Anrede sind vor allem im Stadium decrementi wichtiger als pharmazeutische Präparate. Ganz verfehlt ist die Injektion von Keuchhustenimpfstoff nach Ausbruch des Hustens: hierdurch wird die Komplikationsgefahr vergrößert. Säuglinge sollten zur Besserung der Pertussis und Verhütung von Lungen-Komplikationen Erythromycin oder Ampicillin für 10 Tage erhalten. Der therapeutische Wert von Pertussishyperimmunglobulin (je 0,1 ml/kg an 2 aufeinanderfolgenden Tagen) wird z. T. günstig beurteilt.

Prophylaxe

Stets gilt die Faustregel: Jeder Husten ist ansteckend. Hustende Patienten sind vor allem von Neugeborenen und Säuglingen fernzuhalten. Die aktive Schutzimpfung wird wegen ihrer Risiken nur noch bei besonders gefährdeten Kindern empfohlen (S. 128). Einen sofort wirksamen Schutz verleiht – in der ersten Inkubationswoche angewandt – die Antibiotikaprophylaxe: Man verordnet für 5 Tage Erythromycin. Die zusätzliche einmalige Gabe von 0,2 ml/kg Pertussishyperimmunglobulin ist nützlich.

8.3.1.3 Scharlach (Scarlatina)

Als Scharlach bezeichnet man eine akute epi- und endemisch auftretende Infektionskrankheit; sie wird durch mehrere Typen β-hämolysierender Streptokokken, zu 95% der Gruppe A angehörig, hervorgerufen. In typischen Fällen beginnt die Krankheit mit einer fieberhaften Tonsillitis oder Nasopharyngitis; kurz danach entsteht ein feinfleckiges Exanthem. Nach einer erscheinungsfreien Phase kann ein zweites Kranksein folgen.

Epidemiologie

1966–1970 wurden in der Bundesrepublik Deutschland im Jahresdurchschnitt 34 000 Erkrankungen sowie fünf Todesfälle an Scharlach gemeldet; er ist schon seit vielen Jahren die häufigste akute Infektionskrankheit, die vor allem Vorschul- und Schulkinder in den kühlen Jahreszeiten befällt.

Ätiologie und Pathogenese

Die Erreger wirken durch verschiedene toxische und antigene Substanzen und vor allem durch das typenspezifische M-Protein und das erythrogene Toxin (Dick-Toxin). Das Bild der akuten Krankheit wird offenbar nicht nur durch die Erregerwirkung, sondern zugleich durch hyperergische Reaktionen des Erkrankten bestimmt. Säuglinge bis zum sechsten Lebensmonat erkranken nicht an exanthematischem Scharlach.

Übertragungsweise

Der Scharlach wird vorwiegend durch gesunde Bakterienausscheider oder durch exanthemfreie Kranke mit Streptokokkenangina übertragen. Die indirekte Infektion durch kontaminierte Gegenstände oder durch die abgeschuppte Haut von Kranken spielt nur eine untergeordnete Rolle. Die nicht normierte Inkubationszeit dauert meist zwei bis vier Tage.

Klinischer Befund

Die Krankheit beginnt plötzlich mit rasch ansteigendem Fieber, Kopfschmerz und oft mit Erbrechen. Schluckbeschwerden sind die Folgen einer anfangs katarrhalischen, später follikulären, lakunären oder pseudomembranösen *Tonsillitis*. Stets findet man außerdem eine eitrige Nasopharyngitis. Die Schleimhaut der Gaumenbögen, des weichen Gaumens und des Zäpfchens ist stark gerötet: *Enanthem*. Die oft streifige Rötung kann auf die Mundschleimhaut übergreifen. Die Zunge ist anfangs dick weißlich belegt; vom Ende des 2. Krankheitstages an stößt sich der Belag von den Rändern her ab. Wegen der frischroten Farbe und wegen der deutlich hervortretenden Papillen spricht man jetzt von einer *Erdbeer-* oder *Himbeer*zunge (Abb. 74). Die regionären Lymphknoten am Kieferwinkel schwellen immer an; die übrigen Lymphknoten können sich ebenfalls vergrößern.

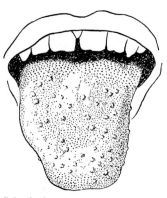

Abb. 74. Scharlachzunge

Das **Scharlachexanthem** beginnt an der oberen Brustapertur und überzieht den Stamm und die Extremitäten. An den Streckseiten ist es meist besonders deutlich, am dichtesten wird es in den Leistenbeugen. Die einzelnen Exanthemflecke sind etwa stecknadelkopfgroß; sie stehen sehr dicht auf einer subikterischen Haut mit vergrößerten Follikeln. Das Gesicht ist im allgemeinen exanthemfrei; gegen die fiebergeröteten Wangen sticht die blaß bleibende Gegend um den Mund und das Kinn ab. Gelegentlich schießen zahllose, dichtstehende, dünnhäutige Bläschen auf, die anfangs mit wäßriger, später mit milchiger Flüssigkeit gefüllt sind und leicht platzen (Scarlatina miliaris). Bald nach dem Abblassen des Exanthems beginnt in typischen Fällen die **Abschuppung der Haut;** die ersten Schüppchen um die Nägel herum und am Bauch sind kleinlamellös; an den Händen und Füßen löst sich manchmal die ganze, stark verhornte Epidermis in großen Fetzen ab (Abb. 75). Wäh-

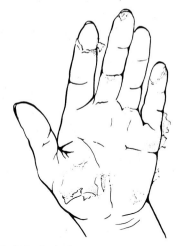

Abb. 75. Scharlachschuppung

rend der Schuppung ist intensive Hautpflege notwendig, um eitrige Sekundärinfektionen der Haut und das Schuppungserythem zu verhüten. Mädchen haben in dieser Zeit leicht einen geringen Fluor albus.

Laborbefunde

Die **Leukozytenzahl** ist erhöht, die Stabkernigen sind vermehrt. Im Plasma der Granulozyten findet man basichromatische Döhle-Körperchen. Die Zahl der Eosinophilen ist normal oder erhöht. Eine geringe febrile **Albuminurie** kommt oft vor. Als Folge der toxischen Schädigung der Erythrozyten und der Leber wird die **Urobilinogenprobe** in der Kälte positiv.

Besondere Verlaufsformen

Der Scharlach zeichnet sich durch seinen Variantenreichtum aus; charakteristische Akzente entstehen durch ausgeprägte Toxinwirkung (toxischer Scharlach) oder durch multilokuläre Absiedlung der Erreger (septischer Scharlach). Der **toxische Scharlach** beginnt abrupt mit sehr hohem Fieber. Die Kranken werden rasch benommen und zeigen große motorische Unruhe; oft treten Krämpfe auf. Der fadenförmige, frequente Puls, heftiges Erbrechen und profuse Durchfälle sind Zeichen der schweren Intoxikation. Das Exanthem ist an der schlecht durchbluteten, schweißbedeckten Haut schwer erkennbar, oder es ist livide oder totenfleckenähnlich. Der **septische Scharlach** ist durch eine sehr heftige, oft ulzerierende Tonsillitis gekennzeichnet. Eitrige Entzündungen der Nasennebenhöhlen oder der Warzenfortsätze, Hirnsinusthrombose oder eitrige Meningitis bestimmen das klinische Bild.

Begleiterscheinungen

Bei jeder Scharlacherkrankung entsteht eine erhöhte Blutungsbereitschaft; sie verrät sich in spontanen Petechien in der Mundhöhle oder in den Hautfalten. Sie wird erkannt, wenn man die Haut kneift, oder wenn nach Anlegen einer Blutdruckmanschette distal vom Stau *Petechien* aufschießen (Rumpel-Leedesches Zeichen). Hin und wieder treten gegen Ende der ersten Krankheitswoche flüchtige Schmerzen in den Hand- oder Fußgelenken auf, die als Ausdruck einer *symptomatischen Arthritis* aufgefaßt werden.

Komplikationen

Aus der initialen, mäßigen Vergrößerung der angulären Lymphknoten kann sich eine mächtige, bretthartige Schwellung entwickeln. Diese *Lymphadenitis* besteht mit Fieber manchmal wochenlang und kann mit oder ohne Einschmelzung ausheilen (Abb. 76). Wachsamkeit ist bei jeder *Otitis* eines Scharlachkranken geboten; sie neigt zu Progredienz, greift dann auf Mastoid und Vena jugularis über und führt nicht selten zu der gefürchteten *Sinusthrom-*

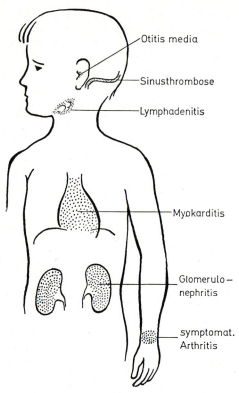

Abb. 76. Die wichtigsten Scharlachkomplikationen

Diagnose und Differentialdiagnose

Schwierig ist die Diagnose bei schütterem Exanthem mit geringem Fieber und kaum ausgeprägtem Krankheitsgefühl. Der *Nachweis von Streptokokken* im Nasen-Rachen-Sekret mißlingt bei anbehandelten Patienten oft; ihr Vorhandensein beweist allein nichts, weil in jeder Bevölkerung Streptokokkendauerausscheider vorkommen. Ein *steigender Antistreptolysintiter* kann ein Ausdruck des spezifischen Reaktionskontaktes von Mikro- und Makroorganismus sein. Jedoch sind auch unspezifische Titeranstiege als „anamnestische Reaktion" möglich. Das *Blutbild* kann klärende Hinweise geben.

Therapie

Das souveräne Mittel ist Penicillin; man gibt dem isolierten Kranken an sieben Tagen 60 000 E/kg/Tag oral. Danach kann der Patient nach Abbaden und Wäschewechsel auf die offene Station verlegt werden, oder er wird in leichten Fällen entlassen. Bei Behandlung im Privathaus sollen alle zum Haushalt gehörenden Personen ebenso lange wie der Patient Penicillin erhalten; am Schluß ist die Wohnung zu desinfizieren. In unkomplizierten Fällen können die Kinder nach Ablauf von zwei Wochen wieder zur Schule gehen.

Prophylaxe

Durch frühzeitige Penicillinbehandlung der Kontaktpersonen wird die Ausbreitung des Scharlach verhindert. Eine aktive Immunisierung ist problematisch und bei der jetzigen Milde des Scharlachs nicht angezeigt.

8.3.1.4 Erysipel

Das Erysipel oder die Wundrose beruht auf einer Infektion mit Streptokokken, vornehmlich der Gruppe A. Die Erreger dringen durch Hautläsionen ein und verbreiten sich in den Saftspalten der Haut. Die Krankheit hinterläßt keine Immunität, sondern eher eine erhöhte Anfälligkeit.
Ein schlechter Allgemeinzustand erhöht die **Empfänglichkeit.** Junge Säuglinge und ältere Menschen werden häufiger befallen. Die für das Eindringen der Erreger notwendige Kontinuitätstrennung der Haut kann durch Verletzungen, Ekzeme, Mykosen, Rhagaden usw.

bose; hinweisend kann ein Ödem über dem Warzenfortsatz sein. Am bekanntesten ist die *Glomerulonephritis* der Scharlachkranken, die man durch regelmäßige Harnkontrollen entdeckt; sie ist in letzter Zeit sehr selten geworden, ebenso wie die *Myokarditis;* flüchtige, klinisch meist belanglose EKG-Veränderungen findet man dagegen oft.

Alle Komplikationen können schon während der akuten Phase beginnen; sie können aber auch nach einer mehr oder weniger langen, fieberfreien Periode einzeln oder kombiniert auftreten. Dieses sogenannte *„zweite Kranksein"* fällt meist in die dritte oder vierte Krankheitswoche; dabei kann sich der ganze Initialkomplex einschließlich Exanthem wiederholen. Die Ursache solcher *Rezidive* ist in Re- oder Superinfektionen zu sehen; später als sechs Wochen nach der Primärerkrankung erneut auftretenden Scharlach bezeichnet man als *Zweiterkrankung.*

entstehen. Demnach ist das Erysipel bei Säuglingen vornehmlich an Nabel, Kopf und Inguinalgegend lokalisiert, bei älteren Menschen mehr an Nase, Ohr und Extremitäten.

Nach einer **Inkubationszeit** von einigen Stunden bis zu mehreren Tagen bildet sich unter Temperaturanstieg ein **Erythem**. Unter Jucken und Brennen breitet sich die Entzündung von ihrem Ausgangsort aus. Eine unregelmäßig gebuchtete Grenzlinie scheidet scharf die gesunde von der entzündeten Haut, auf der gelegentlich Blasen entstehen. Im weiteren Fortgang der Entzündung blaßt das Zentrum ab. Dies unterscheidet ein Erysipel von einer Phlegmone, bei der die Entzündungsintensität vom Zentrum zur Peripherie hin abnimmt.

Durch **Penicillingaben** wird die Krankheit sehr rasch beherrscht. Wegen der großen Ansteckungsgefahr ist bei der Pflege Vorsicht geboten (Gummihandschuhe!).

8.3.1.5 Tetanus

Der Wundstarrkrampf ist eine nichtkontagiöse Infektionskrankheit. Nach Infektion von Wunden, in denen sich das giftbildende, anaerobe Clostridium tetani vermehren kann, entwickeln sich erhöhte Reflexerregbarkeit, lokale Muskelsteifigkeit und, in schweren Fällen, schmerzhafte, generalisierte tonisch-klonische Krampfanfälle.

Vorkommen

Lockere Sandböden sind im allgemeinen keimärmer als humus- und naturdüngerhaltige Kulturböden; dennoch ist es zweckmäßig, immer mit der Gegenwart von Clostridium tetani zu rechnen. In Entwicklungsländern betreffen die meisten Todesfälle Neugeborene, die nicht in einer Klinik geboren wurden. Wunden mit gequetschtem, totem Gewebe oder mit eingeschlossenen Fremdkörpern oder Blutkoagula begünstigen die Keimvermehrung.

Ätiologie und Pathogenese

Das grampositive Clostridium tetani ist ein obligater Anaerobier mit endständigen Sporen, die außerordentlich hitzeresistent und jahrelang infektionstüchtig sind. Sein wichtigster Bestandteil ist das Tetanospasmin, ein starkes, krampferzeugendes Gift. Der millionste Teil eines Milligramms genügt, um eine Maus in 96 Stunden zu töten. Das in der Wunde gebildete Toxin wird sehr wahrscheinlich über den Lymph- und Blutstrom resorbiert und rasch im ZNS gebunden. Je günstiger die anaeroben Wundverhältnisse sind und je rascher daher Gift gebildet wird, desto schneller ist die tödliche Toxindosis gebunden. Meist dauert die Inkubation ein bis zwei Wochen, selten weniger als vier oder mehr als 28 Tage; bei Tetanus neonatorum ist sie eher kurz. Die Tetanuserkrankung hinterläßt keine Immunität, da die resorbierte Giftmenge für eine Immunisierung nicht ausreicht.

Klinischer Befund

Neben Kopfschmerzen, Schwitzen, Gereiztheit und gesteigerter Reflexerregbarkeit ist eine zunehmende Steifigkeit der Kaumuskeln sehr oft das erste hinweisende Symptom: *Trismus*. Neugeborene haben eine „Schnäuzchen"-Stellung des Mundes und können nicht mehr saugen. Nach und nach werden die Muskeln des Stammes und der Extremitäten ergriffen. Bei gestreckten Beinen werden Kopf und Rücken nach hinten gekrümmt: *Opisthotonus*. Durch Kontraktion der mimischen Muskeln werden die Mundwinkel nach außen und unten gezogen: *Risus sardonicus*. Im Beginn sind aber auch Lähmungen im Fazialisbereich möglich. Alle Muskeln, mit Ausnahme des Herzmuskels, können von der tetanischen Starre ergriffen werden. Im weiteren Verlauf können *Krämpfe* auftreten, die durch äußere oder innere Reize ausgelöst werden oder spontan auftreten; dabei bleibt das Bewußtsein erhalten. Schon die tonische Steifheit der Muskeln macht Schmerzen, die Krampfstöße bereiten marternde Qualen. Äußere Reize, wie plötzlicher Lichteinfall, Geräusche, Berührung müssen daher auf ein Minimum beschränkt werden.

Komplikationen

entstehen am häufigsten durch Aspiration, die Pneumonien und Atelektasen zur Folge haben kann. Der außergewöhnlich starke Muskelzug während der Krämpfe kann zu Luxationen und Frakturen, z. B. von Wirbelkörpern führen.

Prognose

Kurze Inkubationszeiten kündigen meist einen schweren Tetanus an, lange schließen ihn nicht aus. Wichtiger als die Länge der Inkubation ist die Anlaufzeit: Wenn vom Auftreten des ersten Symptoms bis zum ersten Krampfanfall nur ein bis zwei Tage vergehen, sind die Patienten auch bei längerer Inkubationszeit fast sicher verloren. Die Letalität liegt im allgemeinen bei 30–50%, bei Tetanus neonatorum beträgt sie 80–90%.

Diagnose

Trismus und Krämpfe nach einer Verletzung werden meist richtig gedeutet. Zu denken ist differentialdiagnostisch an Krämpfe bei rachitogener Tetanie oder Meningo-Enzephalitis, an Lyssa und vor allem an extrapyramidale Hyperkinesen bei Überdosierung von Phenothiazinderivaten z. B. Omca oder Psyquil.

Therapie

Die lebensbedrohlichen Krämpfe müssen durch Narkotika, Gangliopegika oder Muskelrelaxantien verhütet werden, die Atemwege werden durch ein Tracheostoma freigehalten. In schweren Fällen muß der Patient künstlich beatmet werden. Die wochenlange Pflege stellt außerordentliche Anforderungen an das Personal.
Noch nicht gebundenes Tetanospasmin kann durch eine i. m. Injektion von 2000 bis 6000 IE humanen Tetanushyperimmunglobulins entgiftet werden. Die körpereigene Antikörperbildung wird mit einer Toxoidinjektion angeregt. Die Toxoidgabe soll nach 14 Tagen und nach 9 Monaten wiederholt werden. Sicherheitshalber wird man eine Wundexzision vornehmen, um die giftbildenden Keime zu beseitigen, obwohl der Wert dieser Maßnahme nach Ausbruch eines Tetanus umstritten ist.

8.3.1.6 Salmonellen-Infektionen

1. Typhus abdominalis

Typhus abdominalis (Bauchtyphus) ist eine Allgemeininfektion mit primärem Befall der lymphatischen Apparate des unteren Dünndarms. Infektionen mit Paratyphus A-, B- oder C-Bakterien können ebenfalls typhusähnliche Symptome hervorrufen.

Epidemiologie

In zivilisierten Ländern mit guten hygienischen Verhältnissen sind großräumige Epidemien durch verunreinigtes Trinkwasser kaum möglich. Kleinere Krankheitsherde kommen vorwiegend im Sommer durch Kontamination von Nahrungsmitteln (Milch, Fleisch) durch Bakteriendauerausscheider zustande. Direktinfektionen durch Kranke sind selten. Schulkinder sind besonders oft betroffen. Die Infektion kann auch inapparent bleiben oder als „Magendarmkatarrh" nur geringe lokale Reizerscheinungen auslösen.

Ätiologie und Pathogenese

Der Erreger, Salmonella typhi, ist ein gramnegatives, peritrich begeißeltes Stäbchen; es enthält ein thermostabiles O-Antigen sowie die thermolabilen H- und Vi-Antigene. Meistens gelangen die Keime nach Durchdringung der Darmwand in die mesenterialen Lymphknoten und von dort hämatogen in andere Organe, vor allem in die Peyerschen Plaques des Dünndarms. Hier entsteht die typische Organläsion mit markiger Schwellung, Nekrose, Ulzeration und vereinzelt auch mit Gefäßarrosion. Bei jungen Kindern sind die Veränderungen am Darm nur gering ausgeprägt.
Die **Inkubationszeit** beträgt ein bis drei Wochen; bei massiver Infektion kann sie sehr kurz sein.

Klinischer Befund

Das vom Typhus der Erwachsenen in der vorantibiotischen Ära bekannte, langanhaltende Fieber mit Stadium incrementi, Continua und amphiboler Phase ist bei Kindern um so weniger zu erwarten, je jünger sie sind. Der Typhus beginnt beim Kind mit Kopfschmerzen, Appetitlosigkeit und Spiellust sowie mit meist *langsam steigendem Fieber,* Verstopfung ist anfangs häufiger als Durchfall; erbsbreiähnliche Stühle fehlen fast immer. Charakteristisch ist in diesem Stadium Fieber ohne faßbaren Organbefund. Bald bildet sich ein dicker, weißlicher oder grau-bräunlicher *Belag auf der Zunge,* die beim Herausstrecken einen feinschlägigen Tremor zeigt. Ein Status typhosus mit ausgeprägter Benommenheit ist bei Kindern ungewöhnlich. In der zweiten Krankheitswoche findet man oft eine *vergrößerte Milz* und vor allem die charakteristischen Roseolen: Bakterienagglutinate in der Haut, besonders an den seitlichen Brust- und Bauchpartien, führen zu etwa linsengroßen, hyperämischen Fleckchen, die auf Druck verschwinden und danach wieder aufblühen. Der Puls ist anfangs oft beschleunigt; auch später kommt es nicht zu ausgeprägter Bradykardie. Nach dem Fieberabfall bessert sich das Allgemeinbefinden rasch. Bei *Säuglingen* verläuft eine typhöse Erkrankung meist als fieberhafte Infektion ohne charakteristische Symptomatik oder als Brechdurchfall. Häufiger als in anderen Altersklassen kommt es infolge septischer Metastasen zu Meningitis, Otitis oder Osteomyelitis.

Komplikationen

Darmblutung und Darmperforation sind bei Kindern sehr selten; hier ist sofortige chirurgische Intervention angezeigt. Bei Schwerkranken entsteht manchmal eine eitrige Bronchitis, Pneumonie oder Parotitis. Die Quote der Bakteriendauerausscheider ist erheblich geringer als bei Erwachsenen. **Die Prognose** hängt von möglichst frühzeitigem Behandlungsbeginn ab. Die Letalität fiel durch die Therapie mit Antibiotika von 10 auf etwa 1%.

Laborbefunde

Im Urin kann die Diazoreaktion positiv ausfallen. Im Blutbild geht die initiale Leukozytose bald in eine mehr oder weniger deutliche *Leukopenie* über; dabei besteht anfangs eine relative Granulozytose mit Linksverschiebung. Etwa von der 3. Krankheitswoche an entwickelt sich eine relative Lymphozytose. Die *Eosinophilen* sind vermindert oder fehlen ganz.

Diagnose

Zum frühzeitigen *Nachweis der Erreger* ist in den ersten zwei Krankheitswochen die Kultur aus Blut oder Knochenmark in gallehaltigen Nährböden am ergiebigsten, später ist die Stuhl- und Harnuntersuchung wichtiger. Der Antikörpernachweis mit der Agglutinationsreaktion nach *Gruber und Widal* gelingt in der Regel von der 2. Krankheitswoche an; Titer von 1 : 100 sind krankheitsverdächtig.

Therapie

Neben kalorisch ausreichender Ernährung ist Cotrimoxazol das Mittel der Wahl.

Prophylaxe

Typhuskranke müssen gemäß dem Bundesseuchengesetz stets in Anstalten isoliert werden. Bakteriendauerausscheider sind durch die Gesundheitsämter zu überwachen; diesen obliegt auch die Kontrolle des Trinkwassers und der Lebensmittel.

2. Paratyphus und andere Salmonellosen

Von den über 1000 serologisch unterscheidbaren Salmonellenarten kommen verschiedene Arten der menschenpathogenen Gruppen A, B und C als Erreger paratyphöser Erkrankungen in Frage; hierzulande werden fast nur Paratyphus B-Keime isoliert. Eine große Zahl anderer tier- und menschenpathogener Salmonellen wird als Erreger infektiöser Enteritiden gefunden. Zahlreiche uncharakteristische Erkrankungen und folgende Krankheitsbilder sind abzugrenzen:

1) Die typhusähnliche Verlaufsform, die in ihrer altersgebundenen Symptomatik weitgehend einer leichten typhösen Erkrankung ähnelt.

2) Allgemeininfektion mit und ohne lokalisierte Entzündungen in verschiedenen Organen. Bei Säuglingen und vorgeschädigten Kindern kann es zu Entzündungsherden in verschiedenen Organen kommen. Oft tödlich ist die Salmonellenmeningitis bei Frühgeborenen und jungen Säuglingen. Weiter sind zu nennen: Otitis media und Mastoiditis, Zystopyelitis, abszedierende Pneumonie und Osteomyelitis.

3) Die Salmonellen-Gastroenteritis, deren häufigste Erreger die S. typhi-murium (S. Breslau) und die S. enteritidis Gaertner sind. Die Infektion kommt vorwiegend durch Aufnahme kontaminierter Nahrungsmittel zustande. Der Verlauf ist fast immer gutartig.
Die Diagnose wird durch den möglichst raschen Erregernachweis gesichert. Rektumabstriche vor einer Antibiotikabehandlung sind am ergiebigsten. Gruppenerkrankungen sind immer verdächtig.
Therapie: Die Behandlung ist in erster Linie diätetisch; durch Zugabe von Antibiotika wird die klinische Heilung und die Vernichtung der pathogenen Keime kaum gefördert. Zur Behandlung der **Bakteriendauerausscheider** ist Chloramphenicol nicht geeignet; am ehesten scheint die Trimethoprim-Sulfamethoxazol-Kombination (Bactrim, Eusaprim) zu wirken.

4) Lebensmittelvergiftung. Als besondere Erkrankungsform ist die sogenannte „*Lebensmittelvergiftung*" abzutrennen. Durch die massenhafte Vermehrung der Erreger entstehen reichlich bakterielle Endotoxine und toxische Abbauprodukte der Nahrungsmittel, die auch durch Kochen nicht zerstört werden. Die Inkubationszeit beträgt wenige Stunden bis Tage. Bei plötzlich ansteigendem Fieber kommt es zu heftigem Erbrechen und zu ruhrähnlichen Durchfällen. Säuglinge geraten durch den starken Wasser- und Elektrolytverlust rasch in eine Exsikkose mit nachfolgender Toxikose. Roseolen gehören nicht zum Bilde eines Brechdurchfalls.

Ähnliche Krankheitsbilder können auch durch Nahrungsmittel entstehen, in denen andere Keime wuchsen, z. B. *enterotoxinbildende Staphylokokken.* Auf eine Nahrungsmittelvergiftung durch *Cl. botulinum* weisen Hirnnervenlähmungen, allgemeine Muskelschwäche und profuse Speichelbildung hin; hier ist die sofortige Anwendung von antitoxischem Serum geboten.

8.3.1.7 Dysenterie

Epidemiologie

Die meisten Dysenterieinfektionen (Bakterielle Ruhr) fallen in die Sommermonate. Kriegs- und Notzeiten begünstigen die Übertragung der Erreger. In erster Linie kommt die Infektion durch eine Schmutz- und Schmierinfektion, aber auch durch Fliegen und kontaminierte Nahrungsmittel zustande.

Ätiologie und Pathogenese

Etwa 85% der Erkrankungen werden bei uns durch Gruppe D (Sonne-Ruhr), die übrigen meist durch Gruppe B hervorgerufen (Flexner-Ruhr). Gruppe A und C kommen äußerst selten vor. Shigellen sind gramnegative unbewegliche Stäbchen, die sich fast ausschließlich in der Dickdarmschleimhaut vermehren und massenhaft mit dem Stuhl ausgeschieden werden. Die anatomischen Veränderungen reichen vom einfachen Schleimhautkatarrh bis zur schweren ulzerierenden Kolitis. Die Krankheit hinterläßt keine zuverlässige Immunität.

Die **Inkubationszeit** beträgt in Abhängigkeit von der Keimart und der Infektionsdosis 12 Stunden bis sieben Tage, meist zwei bis drei Tage.

Klinischer Befund

Nach akutem Beginn mit meist mäßigem Fieber, Leibschmerzen, Stuhldrang und manchmal Erbrechen stellen sich bald gehäufte, blutig-schleimige Stühle ein. Die Stühle werden immer substanzärmer und riechen fade. Der Kranke leidet unter schmerzhaften Tenesmen und großem Durst.

Bei Säuglingen kann sich rasch eine lebensbedrohliche Exsikkose-Toxikose entwickeln.

Komplikationen entstehen bei Säuglingen meist in den Atemwegen oder als Otitis media.

Diagnose

Die bakteriologische Diagnose gelingt am besten durch Rektalabstriche und möglichst schnelle Anlage einer Kultur; die serologischen Methoden sind oft unergiebig.

Wesentlichste Maßnahmen der **Behandlung** sind Bettruhe, Wärme und Diät; Ampicillin 100 mg/kg/Tag, 5 Tage lang gegeben, ist von begrenztem Nutzen. Belladonnapräparate lindern die Tenesmen. Als Diät gibt man jungen Säuglingen Karottensuppe oder Arobon; auch rohe, reife, frischgeriebene Äpfel sind geeignet.

8.3.1.8 Escherichia coli-Enteritis

Gewisse, **serologisch typisierbare Koli-Stämme** kommen als Erreger einer infektiösen Enteritis bei Säuglingen vor allem in Heimen oder Kliniken in Frage. Bei den kranken, aber auch bei gesunden Kindern in der Umgebung, findet man dieselben Kolitypen, z. B. O 111 oder O 55. Die klinischen Symptome entsprechen einem akuten Brechdurchfall, oder sie ähneln wegen der Blutbeimischung im Stuhl einer Ruhr. Zur Behandlung ist in erster Linie Colistin geeignet; die antibiotische Therapie ist durch Diät und gegebenenfalls Infusionen zu ergänzen.

Manche Durchfallserkrankungen entstehen infolge der Behandlung mit **Antibiotika** durch Verdrängung der Normalflora im Darm und massenhafte Vermehrung von Staphylokokken, Pseudomonas oder Candida albicans. Die Behandlung fußt auf dem bakteriologischen Befund und dem Antibiogramm.

8.3.1.9 Sepsis

Bei einer **Sepsis** gelangen Keime dauernd oder schubweise aus einem Herd ins Blut; die Fol-

gen der Herdbildung bestimmen daher das Krankheitsbild, nicht der örtliche Prozeß selbst. Der Sepsisherd bildet sich nur selten an der Eintrittspforte, häufiger entsteht er als Metastase infolge einer Bakteriämie. Zu den Symptomen der Erregeransiedlung in den Organen treten noch Begleiterscheinungen durch Exo- oder Endotoxinwirkung der Erreger.
Ein für eine bestimmte Erregerart typisches Sepsisbild gibt es nicht. Das **Fieber** kann kontinuierlich, remittierend oder intermittierend sein; es kann fehlen bei jungen und schwachen Säuglingen, die häufiger betroffen werden als ältere Kinder. Ein typisches Sepsiszeichen sind wiederholte *Schüttelfröste*. Haut- und Schleimhaut*blutungen* sowie *Erytheme* und *Exantheme* kommen vor.
Zu einer sicheren Diagnose gehört eine möglichst mehrmals positive **Blutkultur**. Als Erreger werden weitaus am häufigsten Staphylokokken gefunden, dann Streptokokken und erheblich seltener Pneumokokken, Meningokokken, Kolibakterien, Salmonellen und Pyozyaneusbakterien. Es gibt praktisch keinen Keim (einschließlich der normalerweise apathogenen Saprophyten), der nicht auch einmal eine Sepsis oder eine **Endokarditis** verursachen könnte.
Die **Therapie** fußt auf dem Antibiogramm des gezüchteten Erregers. Bei Schocksymptomen kann man Kortikosteroide geben. Zur Hebung der unspezifischen Resistenz sind Bluttransfusionen sowie Gaben von Gammaglobulin angezeigt. Die Letalität ist immer noch hoch.

8.3.2 Tuberkulose

Die Tuberkulose ist eine chronische Infektionskrankheit, die durch das Mycobacterium tuberculosis hervorgerufen wird. Nach der Infektion, für die jeder Mensch empfänglich ist, können in allen Organen vielgestaltige Krankheitsbilder entstehen. Unabhängig davon, ob sich typische Tuberkel mit Epitheloid- und Riesenzellen bilden, werden alle durch Tuberkulosebakterien verursachten Veränderungen als tuberkulös bezeichnet.

8.3.2.1 Ätiologie

Der bei weitem am häufigsten gefundene Erreger ist das Mycobacterium tuberculosis (=Typus humanus). Mit der Ausmerzung der Rindertuberkulose verschwand auch das Mycobacterium bovis (Typus bovinus) fast ganz. Vereinzelt isolierte man von Tuberkulosekranken aviäre Mykobakterien (Typus gallinaceus) und andere „atypische" Mykobakterien, die sich eindeutig von den beiden Säugetier-Tuberkulosebakterien-Arten unterschieden. Die Tuberkulosebakterien sind unbewegliche, dünne Stäbchen. Im Gegensatz zu fast allen anderen Bakterienarten sind sie säurefest. Diese Eigenschaft wird durch die Färbung nach ZIEHL-NEELSEN erkennbar.
Bei der *Züchtung* teilen sich die Mykobakterien nur langsam; daher ist das Kulturergebnis nicht vor 8 Wochen abzulesen.
Der *Tierversuch* ist im Vergleich zur Kultur empfindlicher; hier steht das Ergebnis nicht vor 10 Wochen zur Verfügung. Generalisierende, letale Infektionen verursacht Typus humanus beim Meerschweinchen, Typus bovinus bei Meerschweinchen und Kaninchen. Die Bestimmung der Chemosensibilität gibt Auskunft über die Ansprechbarkeit auf Tuberkulostatika. Die Mykobakterien sind gegenüber den meisten Desinfektionsmitteln unempfindlich; dagegen werden sie rasch durch Hitze oder Licht inaktiviert. Deshalb spielen die in den Zimmerstaub gelangten Keime für die Verbreitung der Tuberkulose praktisch keine Rolle.

Übertragungsweise

Die Hauptinfektionsquelle für Kinder sind lungentuberkulosekranke Erwachsene; ihre Ausatmungsluft enthält vor allem beim Niesen und Husten in feinsten *Wassertröpfchen* suspendierte Tuberkulosebakterien.
Ebenso gefährlich wie die *Tröpfcheninfektion* mit Typus humanus ist die *Fütterungstuberkulose* durch Typus bovinus. Der Primärherd bildet sich hierbei in der Mundhöhle oder im Darm.

8.3.2.2 Epidemiologie

Im 19. Jahrhundert war die Tuberkulose in den jungen Industriestaaten eine Volksseuche. Die unhygienischen Massenunterkünfte in den rasch entstehenden Großstädten hatten zur Folge, daß praktisch jeder Schulentlassene tuberkulös infiziert war. Durch die Verbesserung der allgemeinen hygienischen Verhältnisse und der Krankheitserkennung, -vorbeugung und -behandlung ist die Durchseuchung stän-

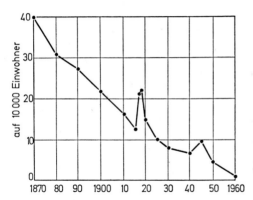

Abb. 77. Tuberkulosesterblichkeit im Deutschen Reich bzw. in der Bundesrepublik von 1870 bis 1960, bezogen auf 10 000 Einwohner. Der Rückgang wird durch die beiden Weltkriege nur vorübergehend unterbrochen

dig zurückgegangen; sie ist heute im Kindesalter gering, nimmt bei den Schulentlassenen und jungen Erwachsenen deutlich zu und erreicht in den hohen Alterklassen ca. 70–80%.

8.3.2.3 Disposition, Immunität und Allergie

Die Infektion mit Mycobacterium tuberculosis ist nur eine, allerdings unerläßliche, Vorbedingung für eine tuberkulöse Erkrankung. Ob aus der Infektion eine Erkrankung wird, hängt von zahlreichen Faktoren ab. Die unspezifische **natürliche Resistenz** ist im Säuglingsalter äußerst gering im Vergleich zum Schulalter; sie ist bei einigen Rassen (Indianer, Neger) deutlich schwächer ausgebildet als bei anderen. In Kriegs- und Hungerzeiten, nach körperlicher oder geistiger Überbeanspruchung und nach Krankheiten (Masern) steigt die Tuberkulosemorbidität (Abb. 77).

Immunität

Nach einer tuberkulösen Infektion entsteht keine durch humorale Antikörper bedingte Immunität; dennoch besteht ein gewisser Schutz vor erneuter Infektion (**Superinfektionsschutz**), der an das Vorhandensein eines tuberkulösen Herdes mit noch vermehrungsfähigen Tuberkulosebakterien gebunden ist. Dieser Schutz kann aber von massiven Infektionen durchbrochen werden; er erlischt, wenn die tuberkulöse Erkrankung vollständig ausgeheilt ist und damit auch alle Erreger eliminiert sind. Wenn dann eine erneute Ansteckung zu-

stande kommt, kann sie genau wie eine Erstinfektion verlaufen.

Allergie

Nach einer Infektion werden sehr bald Mykobakterien phagozytiert. Bei dieser intrazellulären Verdauung fallen Kohlenhydrate, Proteine und Lipoide an. Die Proteinfraktion leitet die Sensibilisierung ein und unterhält die Allergie. Beim Menschen nimmt die Sensibilisierung 3–6, selten 12 und mehr Wochen in Anspruch. Nach Ablauf dieser Frist werden die diagnostischen Tuberkulinproben positiv.

Tuberkulinproben

Der Wert der Tuberkulinproben beruht darauf, daß der tuberkulös Infizierte nach Applikation von Tuberkulin mit einer lokalen Entzündung vom verzögerten Typ (Tuberkulintyp) reagiert, die nach 48–72 Stunden ihren Höhepunkt erreicht und die beweist, daß der Betreffende mit Mykobakterien infiziert ist. Ein Rückschluß auf die Dauer und Aktivität der Infektion ist im allgemeinen nicht möglich.

Am gebräuchlichsten ist der *Tine-Test*. Salben- und Pflaster-Proben werden heute kaum mehr verwandt. Ein Plastikhalter trägt eine kleine Stahlscheibe mit 4 spitzen, 2 mm langen Zähnchen (tines), an denen angetrocknetes Alt-Tuberkulin haftet. Man drückt den Testkörper 2 Sekunden lang auf eine Stelle der entfetteten und gespannten Haut an der Volarseite des Unterarmes. Bei dieser Technik werden etwa 5 Tuberkulineinheiten wirksam. Der Test ist positiv, wenn nach 72 Stunden wenigstens 1 Knötchen von 2 mm Durchmesser entstand. Beim technisch ähnlichen Tubergen-Test wird gereinigtes Tuberkulin verwendet.

Die Intrakutanprobe nach Mendel-Mantoux ist die verläßlichste aller Tuberkulinproben, bei der eine genau bemessene Tuberkulinmenge in 0,1 ml Lösungsmittel streng intrakutan gespritzt wird. Eine positive Reaktion muß nach 72 Stunden ein fühlbares Infiltrat haben. Eine negative Tuberkulinreaktion mit 100 TE beweist in der Regel, daß keine tuberkulöse Infektion vorliegt.

Die intrakutane Tuberkulinreaktion ist hochgradig spezifisch; mit **fälschlich positiven** Reaktionen braucht man in Deutschland nicht zu rechnen. Dagegen kann die Tuberkulinreaktion negativ ausfallen, obwohl der Proband tuberkulös infiziert ist, und zwar

1. in der präallergischen Phase (Inkubationszeit),
2. nach manchen Infektionskrankheiten (Masern, Keuchhusten) für 1–8 Wochen, gelegentlich auch nach der Masernlebendimpfung,
3. bei allgemeiner Kachexie,
4. bei schwerer Lungen- oder Bauchtuberkulose,
5. unter zytostatischer oder Kortikosteroidtherapie.

Einige Jahre nach vollständiger Ausheilung einer Tuberkulose wird die Tuberkulinreaktion wieder negativ.

8.3.2.4 Die Klinik der Tuberkulose

Die inapparente Tuberkulose

Nach Ablauf der präallergischen Phase kann ein uncharakteristisches Fieber ohne sonstige Organsymptome auftreten. Da die Ausheilung eines Primärkomplexes 1 Jahr und mehr in Anspruch nimmt, muß man bei einem nicht BCG-geimpften, tuberkulinpositiven Kleinkind bis zum dritten Lebensjahr immer eine aktive Tuberkulose annehmen.

Zur **Feststellung der Aktivität einer Tuberkulose** ist die *Blutkörperchensenkungsgeschwindigkeit* geeignet. Sie kann aber gelegentlich selbst bei ernsten tuberkulösen Erkrankungen normal sein. Ein für Tuberkulose charakteristisches *Fieber* gibt es nicht; es kann oft fehlen. Tuberkulose-bedingte subfebrile Temperaturen müssen gegenüber einer „habituellen Hyperthermie" abgegrenzt werden. Recht verdächtig auf eine frische tuberkulöse Infektion ist das Auftreten eines *Erythema nodosum* oder einer *Conjunctivitis phlyctaenulosa*. Sehr bedeutungsvoll ist der *Nachweis von Tuberkulosebakterien* im Magenspülwasser und die *Röntgenuntersuchung*.

Die Primärtuberkulose der Lunge

1. Der unkomplizierte Primärkomplex

Die überwiegende Mehrzahl der Primärinfektionen betrifft die Lunge. Nach dem Eindringen der Tuberkulosebakterien entsteht eine umschriebene, exsudative Alveolitis. Über die Lymphwege gelangen Bakterien und Zellabbauprodukte in die regionalen Lymphknoten. Hier bildet sich eine Abflußmetastase, die durchweg größer ist als der Lungenherd. *Lungenherd* und *Abflußmetastase* bilden zusammen den *Primärkomplex;* er ist meist weder klinisch noch röntgenologisch nachweisbar. Das Zentrum der Entzündung verkäst und wird durch einen Zellwall aus Epitheloid- und Langhansschen Riesenzellen sowie Lymphozyten vom gesunden Gewebe abgeriegelt. Nach ½–2 Jahren lagern sich in die Nekrosen Kalksalze ein. Eine Ausheilung ist auch ohne Verkalkung durch bindegewebige Vernarbung möglich.

2. Die Primärinfiltrierung

Durch stärkere perifokale Entzündung entstehen röntgenologisch unscharf begrenzte Verschattungen. Das hantelförmige Bild des sogenannten *bipolaren Stadiums* entsteht durch die deutlich erkennbare Verbindung des Primärherdes mit den Lymphknoten durch das Band der perifokalen Lymphangitis (Abb. 78).

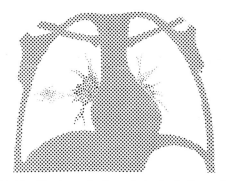

Abb. 78. Bipolares Stadium bei tuberkulösem Primärkomplex der Lunge

3. Die tumorige Bronchiallymphknotentuberkulose

Die Lymphknoten beider Seiten sind durch Lymphgefäße miteinander verbunden. Daher kann die tuberkulöse Abflußmetastase auf benachbarte Lymphknoten übergreifen. Dadurch entstehen oft geschwulstartig vergrößerte, miteinander verbackene Lymphknoten am Lungenhilus, die im Röntgenbild rundlich, scharf begrenzt sind. Exazerbationen in der Nachbarschaft der alten Herde sind möglich, da sich lebende Tuberkulosebakterien noch lange halten können.

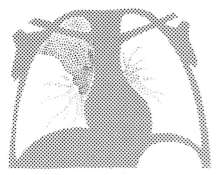

Abb. 79. Atelektase des rechten Oberlappens infolge Lymphknotentuberkulose des rechten Hilus mit Einbruch in den rechten Hauptbronchus

Die Bronchiallymphknotenperforation und ihre Folgen

Durch den Druck vergrößerter Lymphknoten und durch das Übergreifen der Entzündung kann die Bronchialwand zerstört werden. Viele Einbrüche bleiben klinisch symptomlos; es kann aber auch zu heftigem Reizhusten oder exspiratorischem Keuchen kommen.
Selten wird das eingebrochene Material ausgehustet. Meist entsteht im betroffenen Bronchus mit dem zugehörigen Lungensegment zunächst eine Resorptionsatelektase, in der sich spezifische und unspezifische pneumonische Prozesse, Verkäsung und Fibrose entwickeln.
Nur ausnahmsweise kommt es zur **Einschmelzung des Primärherdes,** zur fortschreitenden Primärtuberkulose; sie ist bei Säuglingen und Erwachsenen häufiger als bei Kindern. Bei Kindern mit geringer Tuberkuloseresistenz können unter hohem Fieber und Husten große, konfluierende Lungenherde entstehen (käsige Bronchopneumonie). Ist der Bronchus durch tuberkulöses Material verlegt, entsteht in dem von ihm versorgten Lungenabschnitt eine **Atelektase** (Abb. 79). Eine **Bronchusstenose** wirkt wegen der größeren Inspirationskraft wie ein exspiratorisch hemmendes *Ventil.* Die Folge ist eine starke Überblähung der Lunge distal von der Stenose *(Ventilemphysem).*

Veränderungen an den Bronchien

Nach der Perforation eines Lymphknotens oder nach dem käsigen Zerfall eines Lungenherdes kann sich eine **Bronchustuberkulose** entwickeln. Die Heilungsaussichten werden schlecht, wenn nach Zerstörung des Knorpelgerüstes die Bronchialwand kollabiert. Hierdurch entstehen häufig im Verein mit den vorherigen Bronchialwandschäden Bronchiektasen.

8.3.2.5 Generalisierte Formen der Tuberkulose

Beim erstinfizierten Menschen gelangen laufend Keime über den Ductus thoracicus ins Blut. Erst bei besonderer Allergielage können plötzlich Miliartuberkel aufschießen. Auslösende Ursache kann ein Einbruch großer Bakterienmengen, eine massive Superinfektion oder eine sonstige Infektion sein.

Miliartuberkulose

Insbesondere bei Säuglingen und schwergeschädigten Patienten kann es zur meist akuten und hochfieberhaften *Miliartuberkulose* kommen. Beim **pulmonalen Typ** der Miliartuberkulose besteht eine Tachypnoe mit leichter Zyanose. Der physikalische Lungenbefund ist unergiebig. Bei der Röntgen*durchleuchtung* sind die kleinen Herdchen nicht zu erkennen. Etwa 3–4 Wochen nach Beginn sind auf der Röntgen*aufnahme* dichtstehende, hirsekorn (milium)-große Fleckschatten zu sehen (Abb. 80). Während die vollausgebildete akute Miliartuberkulose unbehandelt in 6–10 Wochen zum Tode führt, haben die nicht seltenen *begrenzten miliaren Streuungen* eine gute Prognose. Einzelne dieser Absiedlungen in den Lungenspitzen bleiben klinisch unbemerkt. Sie neigen zur Verkalkung (Simonsche Spitzenherde).
Mit den miliaren Lungenherden können sich an der Haut gleichartige Veränderungen ent-

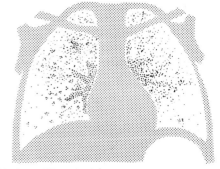

Abb. 80. Miliartuberkulose

wickeln: kleinpapulöse oder papulonekrotische *Tuberkulide*. Tuberkel der *Chorioidea* sind für die Diagnose einer Meningitis tuberculosa beweisend.

Die Meningitis tuberculosa

betrifft vorwiegend Kleinkinder im Laufe des ersten Jahres nach der tuberkulösen Erstinfektion. Die ersten *Symptome* sind Wesensänderung, Spielunlust, Kopfschmerzen und Fieber. Darauf folgen Zeichen meningealer Reizung sowie erhöhter Erregbarkeit: Erbrechen, Berührungsempfindlichkeit, schrilles Schreien und Zähneknirschen. Dieses **Reizstadium** geht bald in das **Lähmungsstadium** über: Das Bewußtsein schwindet, die Atmung wird unregelmäßig, Hirnnervenlähmungen treten hinzu. Da der therapeutische Erfolg wesentlich von der möglichst frühzeitigen Behandlung abhängt, ist bei fiebernden Kindern mit Anzeichen einer Wesensänderung stets sorgfältig nach meningitischen Zeichen zu fahnden. Der Liquor erscheint klar, der Eiweißgehalt ist mäßig erhöht, der Liquorzucker vermindert. Die Zellzahl kann einige Hundert betragen, anfangs überwiegen die Granulozyten. Sehr verdächtig für eine tuberkulöse Meningitis ist die Bildung eines Spinngewebgerinnsels, aus dem immer der Bakteriennachweis versucht werden soll. Der Ausgang der Krankheit hängt davon ab, ob es gelingt, durch die Behandlung größere Schäden am Hirnparenchym und Liquorzirkulationsstörungen zu verhindern. Von den Überlebenden trägt etwa ein Fünftel ernstere Dauerschäden davon. Leichtere Störungen des Konzentrationsvermögens und der sozialen Anpassung findet man öfter.

Pleuritis tuberculosa

Bei pleuranahem Sitz eines tuberkulösen Herdes wird die Pleura leicht in Mitleidenschaft gezogen. Die für das Schulalter typische **Pleuritis exsudativa serofibrinosa** stellt sich fast stets in den ersten 3–6 Monaten nach der Primärinfektion ein mit Fieber, Reizhusten und stechenden Schmerzen beim Atmen. Punktionen sind nur zur Diagnose und zur Entlastung nötig, wenn Atmung und Kreislauf stark behindert werden. Tuberkulosebakterien sind im Exsudat nicht immer nachweisbar, weil die Affektion eine rein hyperergische Reaktion sein kann.
Selten kommt es zu einer **Perikarditis serosa**, die bei der Ausheilung zu einer Verklebung und Verkalkung des Herzbeutels führen kann. Die Therapie besteht in der chirurgischen Kardiolyse.

8.3.2.6 Die Lungentuberkulose vom Erwachsenentyp im Pubertätsalter

Eine kavernöse Lungenphthise kommt vor dem 10. Lebensjahr nur ausnahmsweise vor; im Pubertätsalter erreicht sie ein erstes Häufigkeitsmaximum. Die apiko-kaudal fortschreitende Lungentuberkulose geht entweder von Simonschen Spitzenherden oder von spät erworbenen Primärherden aus. Als charakteristisch werden angesehen: Husten, Auswurf, Nachtschweiß, leichte Ermüdbarkeit und Gewichtsabnahme. Im Röntgenbild sieht man meist einen infraklavikulären, weichen Schatten, der als Rundherd oder Frühinfiltrat bezeichnet wird (Abb. 81). Nach raschem Zerfall

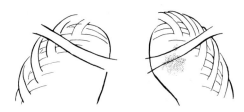

Abb. 81. Infraklavikuläres Frühinfiltrat links

dieser Herde kommt es durch bronchogene Streuung zur Bildung weiterer Kavernen, zu Bindegewebswucherung und Schrumpfung. Wenn dieser Vorgang beide Lungen betrifft, spricht man von Lungenschwindsucht = Phthise.

8.3.2.7 Extrapulmonale Organtuberkulosen

Tuberkulose der Halslymphknoten

Jede länger als drei Wochen anhaltende Schwellung der Lymphknoten am Kieferwinkel ist tuberkuloseverdächtig. Die Lymphknoten können infolge eines oft nicht mehr nachweisbaren tuberkulösen **Primärherdes** an den Tonsillen oder neben einem kariösen Zahn einseitig erkranken, oder sie können postprimär **hämatogen** infiziert werden (meist beidseitig). Die Knoten sitzen meist vor dem Kopfnicker, sind wenig schmerzhaft, neigen aber zur Einschmelzung und Fistelbildung.

Abdominaltuberkulose

Bei der **primären Bauchtuberkulose** bildet sich der Primärherd meist vor der Valvula ileocoecalis; er heilt rasch ab und ist deshalb sehr oft nicht aufzufinden. Gelegentliche Leibschmerzen lassen an Appendizitis denken; bei unverdächtigem Operationsbefund an der Appendix empfiehlt sich die Exstirpation eines Lymphknotens zur bakteriologischen Untersuchung. Die **postprimäre, hämatogene** Bauchtuberkulose befällt vorwiegend das Peritoneum. Gelegentlich bilden sich bei Organtuberkulose der Lungen durch verschlucktes Sputum **tuberkulöse Geschwüre im Darm,** besonders im unteren Ileum und Coecum; hierbei sind die Lymphknoten nur wenig beteiligt.

Urogenitaltuberkulose

Jede langdauernde, therapieresistente und symptomarme Pyurie ist verdächtig auf eine *Nierentuberkulose.* Typisch ist eine wechselnd starke Pyurie und Erythrozyturie bei saurer Harnreaktion. Bei Miterkrankung der *Ureteren* entstehen am häufigsten Stenosen in der Nähe der *Blase,* die ebenfalls tuberkulös erkranken kann.
Die Tuberkulose der *Nebennieren* verursacht das Bild eines Morbus Addison.

Die Tuberkulose der Knochen und Gelenke

Die Skelettuberkulose entsteht immer hämatogen. Im Röntgenbild sind die Knochenveränderungen in den ersten 2–3 Monaten noch nicht zu erkennen. Eine häufige Form der Skelettuberkulose im Kindesalter ist die **Spondylitis tuberculosa.** Sie befällt meist die unteren Brust- und die oberen Lendenwirbel (Abb. 82). Der Prozeß bleibt selten auf einen Wirbel beschränkt. Oft kommt es zu Senkungsabszessen (Psoasabszeß). Das erste und wichtigste objektive Symptom ist die Verschmälerung der Zwischenwirbelscheibe im Röntgenbild. Nach dem Zusammenbruch eines oder mehrerer Wirbel bildet sich eine spitzwinklige Kyphose aus: Pottscher Gibbus.
Von der **Coxitis tuberculosa** werden vor allem Klein- und Schulkinder befallen. Die Schmerzen in der Hüfte strahlen oft in das Knie aus.
Schmerzgefühl und leichte Ermüdbarkeit in einem Bein und eine langsam zunehmende Schwellung eines Knies weisen auf eine **Gonitis tuberculosa** hin.

8.3.2.8 Therapie der Tuberkulose

Durch das Bundessozialhilfegesetz von 1961 ist sichergestellt, daß auch Tuberkulosekranke behandelt werden können, die nicht durch ein Versicherungsverhältnis geschützt sind. Von Ausnahmen abgesehen, wird ein tuberkulosekrankes Kind am zweckmäßigsten in einer **speziell ausgerüsteten Kinderstation** versorgt. Zur Ausnützung klimatischer Faktoren sind längerdauernde Kuren in Heilstätten geeignet. Für fiebernde Kranke ist strenge Bettruhe geboten; sie wird mit fortschreitender Heilung nach und nach gelockert. Hierbei ist dem natürlichen Bewegungs- und Beschäftigungsdrang der Kinder Rechnung zu tragen. Von großem Nutzen ist die spielerische Tätigkeit unter Leitung von Kindergärtnerinnen für die jüngeren und stundenweiser Schulunterricht für die älteren Kinder. Die Ernährung soll abwechslungsreich sein. Mastkuren mit großem Kohlenhydratangebot sind fehl am Platz.

Die Arzneimittelbehandlung (Tuberkulostatika)

jeder frischen tuberkulösen Entzündung erfordert eine Kombination von Isonikotinsäurehydrazid (INH) 5–10 mg/kg/Tag mit Ethambutol 25, später 15 mg/kg/Tag und Rifamipicin 10 mg/kg/Tag. In der Konsolidierungsphase kombiniert man zwei Medikamente; zur Nachbehandlung und zur präventiven Therapie wird INH bevorzugt. Bei Kranken, die häufig erbrechen, bei Patienten mit Meningitis tuberkulosa oder Miliartuberkulose ist Streptomycin 20–30 mg/kg/Tag i.m. indiziert; wegen

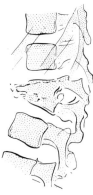

Abb. 82. Zusammenbruch von zwei Lendenwirbelkörpern mit Kyphose bei tuberkulöser Spondylitis

möglicher Schädigung des VIII. Hirnnerven soll die Tagesdosis 1 g nicht überschritten und das Medikament nicht länger als 8-10 Wochen gegeben werden.

Chirurgische Therapie

Chronische Primärtuberkulosen, starrwandige Kavernen und Bronchiektasen machen nach Versagen der Chemotherapie und der Kollapsbehandlung eine Segment- oder Lappenresektion erforderlich. Einschmelzende Lymphknoten am Kieferwinkel werden nach 3monatiger erfolgloser Tuberkulostatika-Behandlung exstirpiert. Erreichbare tuberkulöse Knochenherde sollen möglichst früh ausgeräumt und mit Dauerinstillation tuberkulostatikahaltiger Lösungen behandelt werden.
Bei überschießenden, akuten exsudativen Reaktionen (Pleuritis, frische Lymphadenitis, akute Miliartuberkulose mit Dyspnoe) können **Kortikosteroide** sehr nützlich sein.

8.3.2.9 Prophylaxe der Tuberkulose

Das Hauptziel der **Expositionsprophylaxe** ist die Aufdeckung bisher unerkannter Tuberkuloseerkrankungen. Bei jeder Neuerkrankung ist eine eingehende Umgebungsuntersuchung angezeigt.
Die **Dispositionsprophylaxe** hat eine Hebung der Widerstandskraft zum Ziel. Einen spezifischen Schutz vermittelt die BCG-Impfung (S. 126).

8.3.3 Lues connata

G.-A. VON HARNACK

Infektion

Ohne ausreichende Behandlung führt eine Lues der Mutter in der Regel zu einer Lues der Frucht, da das Treponema pallidum vom fünften Schwangerschaftsmonat an die Plazenta zu durchwandern vermag. Die Schwere der Erkrankung des Kindes ist davon abhängig, wann sich die Mutter infizierte.
Eine Neuinfektion der Mutter in den *ersten Schwangerschaftmonaten* führt zum Fruchttod oder zur Geburt eines schwergeschädigten Frühgeborenen.
Wurde die Mutter anbehandelt oder infizierte sie sich erst in den *letzten Schwangerschaftsmonaten,* kann das ausgetragene Neugeborene zunächst noch gesund erscheinen und erst nach einigen Wochen Krankheitszeichen bieten.
Infizierte sich die Mutter erst in den *letzten sechs Schwangerschaftswochen,* so kann sie ein gesundes Kind zur Welt bringen.

Klinisches Bild

Hauterscheinungen. Die Lues connata manifestiert sich in vielfacher Weise an der Haut. Das syphilitische *Pemphigoid* des Neugeborenen findet sich an Handtellern und Fußsohlen, die infiltriert sind und lackartig glänzen. Linsen- bis kirschgroße Blasen können platzen und massenhaft Treponemen freisetzen. Die Haut insgesamt hat einen milchkaffeefarbenen Ton. Im weiteren Verlauf können sich *diffuse Syphilide* bilden, derbe Hautinfiltrationen vor allem im Mund- und Analbereich. Durch den Elastizitätsverlust entstehen radiär angeordnete Rhagaden (Abb. 83), die charakteristische

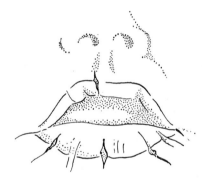

Abb. 83. Diffuses Hautsyphilid mit Bildung von Rhagaden, die das Lippenrot überschreiten

Narben hinterlassen. *Umschriebene Syphilide,* makulöse, makulopapulöse, seltener pustulöse Effloreszenzen, heilen schuppend ab und hinterlassen rötlichbraune Flecken. Die *Paronychie* an den Nagelfalzen kann zu Störungen des Nagelwachstums führen. Den Ausfall von Kopfhaaren, Wimpern und Augenbrauen bezeichnet man als luische *Alopezie.* Auch die Schleimhäute können befallen sein: Das erste Symptom eines jungen Säuglings kann ein hartnäckiges trockenes Schniefen sein, die syphilitische *Coryza,* deren Sekret eitrig und blutig werden kann. Als Folge droht eine Zerstörung des Nasengerüsts, die zum bleibenden Stigma, der Sattelnase, führen kann.

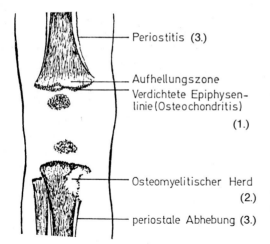

Abb. 84. Knochenveränderungen am rechten Bein bei Lues connata

Skeleterscheinungen

Knochenveränderungen der angeborenen Lues entstehen bereits intrauterin (Abb. 84).
1. Als luische *Osteochondritis* bezeichnet man Störungen der Ossifikation im Metaphysenbereich. Die Epiphysenlinien sind verbreitert, verdichtet und unregelmäßig begrenzt; von der Spongiosa trennt sie eine Aufhellungszone. Die langen Röhrenknochen und die großen Fußwurzelknochen sind am häufigsten befallen. Schwellung und Rötung der bedeckenden Weichteile können hinzukommen, und eine Schmerzlähmung kann sich einstellen (Bednar-Parrotsche-Pseudoparalyse).
2. Die luische *Osteomyelitis* kommt vor allem an den Metaphysen von Tibia, Ulna und Radius vor, seltener an Schädelkalotte oder Phalangen.
3. Begleitende *Periostreaktionen* werden vor allem im Ausheilungsstadium der Knochenerkrankung an Femur- und Tibia-Diaphysen erkennbar. Die Periostitis der platten Schädelknochen führt zu charakteristischen Schädeldeformierungen: Olympierstirn, Caput natiforme.

Sonstige Krankheitszeichen

Leber- und Milzvergrößerung beim Neugeborenen sind Zeichen der visceralen Lues, der luischen Erkrankung aller inneren Organe infolge der hämatogenen Infektion über die Nabelvene. Seltener sind Erkrankungen der Lungen, der Nieren oder eine interstitielle Myokarditis. Im Liquor findet sich häufig Pleozytose und Eiweißvermehrung, auch wenn klinische Zeichen einer Meningitis fehlen. Hydrocephalus internus, zerebrale Herdläsionen und Intelligenzdefekte sind nicht selten die Folge einer Lues connata. Am Augenhintergrund bleibt als Rest einer Chorioretinitis des Säuglingsalters ein „Pfeffer- und Salzfundus" lebenslang nachweisbar.

Bei der hypochromen *Anämie* sind im peripheren Blut Erythroblasten anzutreffen. Besteht beim Neugeborenen außerdem eine *Hyperbilirubinämie*, so muß eine Blutgruppeninkompatibilität differentialdiagnostisch ausgeschlossen werden. Haut- und Schleimhautblutungen sind durch Leber- und Gefäßschädigungen, wie durch Thrombozytopenie verursacht.

Späterscheinungen der Lues connata

In der Regel manifestiert sich eine Lues connata innerhalb der ersten zehn Lebenswochen, Rezidive und – sehr selten – Erstmanifestationen können aber auch noch im Schulalter auftreten. Die *Lues tarda* entspricht der tertiären Lues des Erwachsenen. Gummen können tiefe Gewebsdefekte hinterlassen. Die hyperplastische Periostitis der vorderen Schienbeinkanten läßt die charakteristischen Säbelscheidentibien entstehen. Chronisch ankylosierende Arthritiden betreffen häufig die Knie. Zur sog. *Hutchinson-Trias* gehören die Keratitis parenchymatosa, die Labyrinthtaubheit und die Hutchinson-Zähne (Abb. 85).

Diagnose

Beim Neugeborenen kann die Diagnose durch den *direkten Nachweis* der Treponemen im Inhalt von Hautblasen oder im Nasensekret gesichert werden.

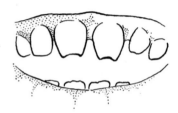

Abb. 85. Hutchinson-Zähne: Obere mittlere Schneidezähne des bleibenden Gebisses verschmälern sich gegen die Schneide zu. Halbmondförmige Einbuchtung der Schneide

In der *serologischen Diagnostik* hat sich als Suchreaktion bei Mutter wie Kind der Treponema-pallidum-Hämagglutinations-Test (TPHA-Test) bewährt, der zwei Wochen nach Infektion positiv wird. Fällt er negativ aus, so kann eine Syphilis ausgeschlossen werden. Fällt er positiv aus oder ist sein Resultat zweifelhaft, wird der Fluoreszenz-Treponema-pallidum-Antikörper-Absorptions-Test (FTA-ABS-Test) zur Befundabsicherung angestellt. Fällt diese „Bestätigungsreaktion" positiv aus, so besteht ein dringender Verdacht auf das Vorliegen einer behandlungsbedürftigen Lues. Allerdings kann die Lues auch schon ausgeheilt sein, weil die beiden Teste auch nach wirksamer Behandlung noch jahrelang positiv bleiben können.

Über die *Behandlungsbedürftigkeit* bei positivem TPHA-Test und positivem FTA-ABS-Test können die Cardiolipin-Reaktionen Auskunft geben. Der Cardiolipin-Mikroflockungstest (CMT) und die Cardiolipin-Komplementbindungs-Reaktion (KBR) fallen bei aktiver Syphilis deutlich positiv aus. Ein signifikanter Titerabfall ist Ausdruck einer wirksamen Behandlung, ein Anstieg kann Zeichen eines Rezidivs sein.

Da die luesspezifischen Antikörper *transplazentar* von der Mutter auf das Kind übergehen können, beweist ein positiver Ausfall beim Neugeborenen zunächst nicht, daß das Kind selbst luisch infiziert wurde. Nur der Nachweis von treponemenspezifischen Ig-M-Antikörpern (IgM-FTA-19s-Test) im Blut des Kindes zeigt an, daß bei ihm eine behandlungsbedürftige Lues connata vorliegt, da diese Antikörper nur vom Kinde selbst stammen können.

Therapie

Penicillin ist für die Behandlung der Lues aller Stadien das Mittel der Wahl. Bei der Lues connata erhält der Säugling 14 Tage lang 40 000 E Penicillin G/kg Körpergewicht/Tag intramuskulär. Ist, wie in der Klinik, eine regelmäßige Einnahme garantiert, zieht man die schonendere orale Zufuhr vor: 80 000 E/kg Körpergewicht/Tag für 14 Tage. Bei der Pflege luischer Kinder mit Haut- und Schleimhaut-Effloreszenzen sollten Schwestern Einmalhandschuhe tragen, um sich nicht über Hautverletzungen zu infizieren.

Die syphilitischen Symptome bilden sich i. a. rasch zurück. Der Therapieerfolg muß drei Jahre lang serologisch überwacht werden. Bei manifester Lues kann es zur Hyperthermie kommen, der *Jarisch-Herxheimerschen Reaktion*, einer Schockreaktion des Organismus auf frei werdende Toxine aus dem Massenzerfall der Treponemen. Wenn ausgedehnte klinische Erscheinungen bestehen, leitet man die Behandlung daher vorsichtig ein (100–500 E Penicillin G in dreistündigem Abstand) und steigert die Dosen dann langsam bis zur erforderlichen Höhe.

Besonderes Gewicht ist auf die **Prophylaxe** der Lues connata zu legen. Bei allen Graviden muß im 4. und 7. Schwangerschaftsmonat eine luesserologische Diagnostik vorgenommen werden. Hatte die Mutter früher eine Lues, müssen mindestens zwei vollständige Penicillinkuren von je 12 Millionen E Procain-Penicillin i.m. durchgeführt werden: die erste vor der 16. Schwangerschaftswoche, die zweite im letzten Schwangerschaftsdrittel. Bei nicht vorbehandelten Syphilitikerinnen müssen während der Schwangerschaft drei Penicillinkuren durchgeführt werden. Ausreichende *antenatale Prophylaxe* schützt das Kind nahezu sicher; serologische und klinische Kontrollen sind trotzdem erforderlich. In Zweifelsfällen wird als *postnatale Präventivbehandlung* eine Penicillinkur beim Neugeborenen durchgeführt.

8.4 Sonstige Infektionskrankheiten

F. Hansen

8.4.1 Toxoplasmose

Toxoplasma gondii ist ein bis 7 μ langes, gebogenes Protozoon (Toxon = Bogen, Abb. 86), das nicht nur den Menschen, sondern auch alle Säugetiere und Vögel befallen kann. Es vermehrt sich nur in lebenden Zellen. Toxoplasmazysten, vor allem im Gehirn und in den Muskeln, bleiben jahrelang lebensfähig. Wegen der weiten Verbreitung des Erregers wird die Bevölkerung bis zum Beginn des 3. Lebensjahrzehnts zu 50–90% infiziert. Infektionsquellen sind Katzenkot sowie der Genuß rohen Fleisches.

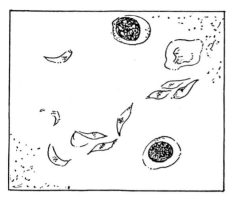

Abb. 86. Freie Toxoplasmen aus dem Aszites intraperitoneal infizierter Mäuse

Die postnatale Infektion

bleibt überwiegend inapparent. Apparente Infektionen verlaufen meist mit sehr starker Abgeschlagenheit als Lymphadenitis, die nie abszediert, oder als leichte Hepatitis, viel seltener als granulomatöse Chorioretinitis und nur ausnahmsweise als Enzephalitis, die nie zu intrazerebralen Verkalkungen führt. Exantheme, myalgische oder enteritische Prodromi sowie Myokarditis kommen vor.

Stets entwickelt sich nach der Infektion zunächst eine **Parasitämie,** die nach ein bis zwei Wochen durch die körpereigene Abwehr beendet wird. Mit der jetzt einsetzenden Enzystierung der Toxoplasmen beginnt die latente Phase der Infektion. Durch Platzen einer Zyste freiwerdende Erreger werden sofort vernichtet. Eine Parasitämie kann also nur einmal, nämlich bei der Erstinfektion, eintreten; daher ist auch nur die Leibesfrucht *einer* Gravidität durch eine Toxoplasmainfektion gefährdet.

Pränatale Infektion

Die Erreger können nur in der zweiten Hälfte der Schwangerschaft den Fetus infizieren. Diese **pränatale Infektion** verursacht häufig eine Frühgeburt und fast stets schwere Körperschäden. Sie entstehen durch herdförmige, nekrotisierende Entzündungen mit vorwiegend lymphozytärer Infiltration. Im Gehirn zerstören die Toxoplasmen das Ependym und führen zu Gefäßverschlüssen, die ausgedehnte Nekrosen zur Folge haben können. Oft ist der Sitz der Läsion später an *intrazerebralen Verkalkungen* zu erkennen. Am Augenhintergrund können dunkel pigmentierte *chorioretinitische Herde* entstehen.

Eine frische Infektion kann zu schwerem Ikterus, Anämie und Hepatosplenomegalie führen und so einen Morbus haemolyticus neonatorum täuschend imitieren. Die schnelle diagnostische Klärung, vor allem der Fälle mit aktiver Enzephalitis ist wichtig, weil bei ihnen therapeutische Erfolge noch möglich sind. Der xanthochrome Liquor ist stark eiweißhaltig, enthält aber nur wenige Zellen. Ist die Erkrankung in der Neugeborenenperiode nicht erkennbar, können psychomotorische Retardierung, Hydrozephalus und Krämpfe erst im Zuge der weiteren Entwicklung auf einen Hirnschaden hinweisen. Klinisch ist die Diagnose in keinem Fall mit Sicherheit möglich.

Die wichtigsten diagnostischen Methoden

sind der Erreger- und der Antikörpernachweis. Zum *Erregernachweis* injiziert man am besten weißen Mäusen toxoplasmahaltiges Material (z. B. Liquor) intraperitoneal. Am wichtigsten ist der *Antikörpernachweis* mit Sabin-Feldman-Test und Komplementbindungsreaktion. Dabei ist zu beachten, daß im letzten Drittel der Schwangerschaft Antikörper aus dem Blut der Mutter auf den Fetus übergehen; sie verschwinden erst nach 3–6 Monaten aus dem Serum des Kindes. Steigende oder hochbleibende Sabin-Feldman-Titer und eine später positiv werdende Komplementbindungsreaktion sprechen für eine Infektion des Kindes.

Zur **Therapie** frischer Stadien der Toxoplasmose eignet sich am besten Daraprim oder Spiramycin in Verbindung mit einem Sulfonamid. Beide Medikamente werden unter Kontrolle des Blutbildes gegeben. Narbenstadien der Toxoplasmose sind therapeutisch nicht mehr zu beeinflussen.

8.4.2 Listeriose

Das grampositive Corynebakterium Listeria monocytogenes ist für zahlreiche Tierarten pathogen. Durch Kontakt mit Tieren oder durch kontaminierte Nahrungsmittel kann auch der Mensch infiziert werden; besonders gefährdet sind **Schwangere.** Hinweisend sind mäßiges Fieber und ein zystopyelitischer Harnbefund in der zweiten Schwangerschaftshälfte. Die In-

fektion greift oft vom Uterus auf die Leibesfrucht über. Hierdurch kann es zu einer Frühgeburt kommen, oder das Neugeborene ist lebensgefährlich infiziert: Bis zu 2% der perinatalen Sterblichkeit gehen zu Lasten einer **intrauterin erworbenen Listeriose.**
Miliare Granulome in der Haut und in den inneren Organen (**Granulomatosis infantiseptica**) oder enzephalomeningitische Veränderungen haben Krämpfe, Störungen der Atmung, des Kreislaufs und der Temperaturregulation oder früh einsetzenden Ikterus zur Folge. Das Schicksal dieser Neugeborenen hängt von der frühzeitigen Diagnose und Therapie ab. Bei jeder gestörten Schwangerschaft sollte bei der Mutter mit serologischen und bakteriologischen Mitteln der Nachweis der Infektion versucht werden. Normalerweise ist das Mekonium steril; bei listeriainfizierten Neugeborenen sind in ihm oft massenhaft Listerien zu finden. Beim geringsten Verdacht auf eine Meningitis ist eine Lumbalpunktion angezeigt. Zur **Therapie** eignet sich vor allem Ampicillin. Hierdurch kann bei etwa einem Drittel der Patienten der sonst fast sichere Tod abgewendet werden.

9. Immunologie, Immunpathologie, rheumatische Erkrankungen

9.1 Immunmangelkrankheiten und Veränderungen der Serumeiweißkörper

H. Bickel und W. E. Brandeis

Es gibt eine große Zahl klar differenzierter Plasmaproteine, die sich u. a. in der spezifischen Struktur ihrer Polypeptidketten unterscheiden. Von den über 80 bisher nachgewiesenen Proteinfraktionen werden hier nur diejenigen berücksichtigt, welche sich papier- oder immunelektrophoretisch erfassen lassen und deren Veränderungen zu Funktionsstörungen und Krankheitserscheinungen führen.
Von Bedeutung sind die **Hypoproteinämien** infolge ungenügender Eiweißzufuhr oder vermehrten Eiweißverlustes durch den Darm, die Nieren und die Haut, bzw. bei verminderter Proteinsynthese in der erkrankten Leber; ferner die **Defektproteinämien,** bei denen ein meist hereditärer Synthesedefekt einer Serumeiweißfraktion vorliegt. **Paraproteinämien** wie das multiple Myelom sind durch das Vorkommen abnorm strukturierter Proteine aus der Gruppe der Immunproteine charakterisiert; sie kommen im Kindesalter extrem selten vor.
Unter **Dysproteinämien** werden die häufigen und relativ unspezifischen Verschiebungen des Serumeiweißspektrums verstanden, welche sich symptomatisch bei akuten und chronischen Entzündungen, bei Leber- und Nierenkrankheiten finden.
Die **A-Betalipoproteinämie** ist klinisch durch eine Akanthozytose der Erythrozyten, eine zöliakieähnliche Verdauungsstörung, eine Retinitis pigmentosa und durch zentralnervöse Spätsymptome charakterisiert. Diese bestehen in Ataxie, Tremor, Koordinationsstörungen und athetoiden Bewegungen. Das Blutserum ist fast wasserklar, das Gesamtcholesterin beträgt nur 19–25 mg/100 ml. Das Betalipoprotein im Serum fehlt völlig, das Alphalipoprotein ist vermindert. Eine fettarme Diät vermag die Verdauungsinsuffizienz zu bessern (S. 81).
Ein **angeborener Alpha-1-Antitrypsinmangel** führt häufig schon beim Neugeborenen zu einer Cholestase, die bald in eine Leberzirrhose übergeht. Der erst im frühen Erwachsenenalter manifest werdende Alpha-1-Antitrypsinmangel geht mit der Ausbildung eines Lungenemphysems einher.
Die **Serumeiweißkörper des Säuglings** entsprechen quantitativ und qualitativ noch nicht denen späterer Altersgruppen. Das neugeborene Kind hat im Vergleich zum älteren Kind einen wesentlich niedrigeren Alpha 2- und Betaglobulinspiegel. Die immunelektrophoretische Differenzierung des Gammaglobulins des Neugeborenen ergibt, daß es fast ausschließ-

Tabelle 35. *Einteilung der wichtigsten Immundefekte*

Immundefekt	Art des Immundefektes	
	humoral	zellulär
Infantile X-chromosomale Hypogammaglobulinämie (Bruton)	+	
Selektiver IgA-Mangel	+	
Kongenitale Thymusaplasie (DiGeorge-Syndrom)		+
Chronisch mucocutane Candidiasis (CMC)		+
Schwerer kombinierter Immundefekt (SCID)	+	+
Ataxia Teleangiektatica (Louis Barr-Syndrom)	+	+
Wiskott-Aldrich-Syndrom	+	+

lich aus IgG besteht, welches die Plazenta zu durchwandern vermag. Die Immunglobuline IgA und IgM sind nicht plazentadurchgängig und im Neugeborenenserum nur in Spuren vorhanden (Tabelle 27, S. 122). IgA ist das Hauptimmunglobulin in Milch und Kolostrum, doch treten wahrscheinlich nur unwesentliche IgA-Mengen mit der Muttermilch durch den Darm in das Serum über.

9.1.1 Die Antikörpermangelsyndrome

Physiologischerweise entsteht gegen Ende des ersten Trimenons durch den Abbau des von der Mutter stammenden IgG ein Antikörpermangel, wobei der Gammaglobulinspiegel von 19% bei der Geburt bis auf etwa 9% abfallen kann. Erst die durch Antigenkontakt in Gang kommende Eigenproduktion des Säuglings an Gammaglobulin gleicht diesen Mangel im ersten Lebensjahr allmählich wieder aus. Bei **Frühgeborenen** ist der Abfall noch stärker und kann zu einer gesteigerten Infektgefährdung führen.

Das frühkindliche transitorische Antikörpermangelsyndrom

Gelegentlich wird bei Säuglingen eine abnorme Reifungsverzögerung der Antikörperbildung beobachtet, die besonders die Antikörper der IgA- und IgM-Klasse betrifft. Histologisch treten dabei, vermutlich durch mangelnde Antigenreize, die Keimzentren in den Lymphfollikeln verspätet auf.

Die infantile X-chromosomal vererbte Hypogammaglobulinämie (Bruton)

Das **hereditäre Antikörpermangelsyndrom** (Hypogammaglobulinämie), ein rezessiv vererbter Serumproteindefekt, wird fast ausnahmslos bei Jungen beobachtet. Die Synthese der Immunglobuline IgA, IgG und IgM ist ganz oder weitgehend aufgehoben, so daß es nach Abbau des mütterlichen Gammaglobulins zu einer anhaltenden Hypogammaglobulinämie mit ständig rezidivierenden bakteriellen Infektionen kommt. Die Krankheit beginnt gewöhnlich im Säuglings- oder Kleinkindesalter mit gehäuften Infektionen der oberen Luftwege: Sinusitis, Otitis, Bronchitis und Pneumonie. Auch Mikroorganismen, die sonst apathogen sind, können bei Hypogammaglobulinämie zu Erkrankungen führen. Tastbare Lymphknoten fehlen, der lymphatische Rachenring ist atrophisch. Akute und chronische Gastroenteritiden und Enterokolitiden verursachen Elektrolyt-, Vitamin- und Proteinverluste mit sekundärer Hypoproteinämie, Ödemen und Dystrophie. Auch an der Haut treten hartnäckige bakterielle Infektionen auf. In der Regel kommt es zu septischen Komplikationen wie Osteomyelitiden, Meningitiden, Bronchiektasen und Empyemen. Im Spätstadium sind die Patienten kachektisch und gehen an pulmonaler oder kardialer Insuffizienz zugrunde. Die Abwehr gegenüber Viruskrankheiten und Tuberkulose ist normal.

Die Anti-A- und Anti-B-Isoagglutinine sowie der Antistreptolysintiter sind stark vermindert. Nach Impfung mit Diphtherie-, Tetanus- und anderen Antigenen wird eine ungenügende Bildung homologer Antikörper beobachtet. Der Schicktest fällt nach vorangegangener Diphtherieimpfung positiv aus. Im peripheren Blut, im Knochenmark und in der Darmbiopsie fehlen die Plasmazellen, die Hauptbildungsstellen der Antikörper; in den hypoplastischen Lymphknoten fehlen die Keimzentren.

Die **Therapie** des Brutonschen Typs der Hypogammaglobulinämie besteht in der Behandlung akuter Infektionen mit Antibiotika sowie in der regelmäßigen prophylaktischen Zufuhr von großen Gammaglobulindosen (0,5–1 ml/kg) intramuskulär oder intravenös alle 3–4 Wochen. Die Anwendung von Lebendimpfstoffen ist kontraindiziert.

Der **selektive IgA-Mangel** ist eine Sonderform des Antikörpermangelsyndroms, bei dem in der Regel die IgA-produzierenden Plasmazellen der Lamina propria des Darms und der Bronchialschleimhaut fehlen. Die zelluläre Immunität ist intakt, die übrigen Immunglobuline sind in normaler Menge vorhanden. Kinder mit selektivem IgA-Mangel neigen zu rezidivierenden Sinubronchitiden; gelegentlich werden zöliakieähnliche gastrointestinale Störungen und rheumatische Beschwerden beobachtet. Im späteren Leben treten Autoaggressionskrankheiten überdurchschnittlich häufig auf. Eine Therapie mit IgA-Konzentraten ist gefährlich, da es durch Sensibilisierung zu anaphylaktoiden Reaktionen kommen kann. Zudem ist dieser Therapieversuch wir-

kungslos, da IgA nicht in ausreichender Menge an den Wirkungsort, die sekretorischen Drüsen, gelangt.
Das **symptomatische erworbene** Antikörpermangelsyndrom wird bei generalisierten Erkrankungen des Retikuloendothels angetroffen, z. B. bei Strahlenschäden oder Leukosen. Die sogenannte „erworbene" **idiopathische Hypogammaglobulinämie** des späteren Kindes- bzw. Erwachsenenalters entsteht ohne erkennbare Grundkrankheit und befällt beide Geschlechter. Bei einem Teil dieser Fälle wird eine späte Manifestation eines rezessiv autosomal vererbten Defektes diskutiert.

9.1.2 Zelluläre Defektimmunopathien

Bei der **kongenitalen Thymusaplasie (Di George-Syndrom)** liegt eine Störung der T-Lymphozyten vor. Im peripheren Blut zeigt sich wegen der fehlenden T-Zellen eine Lymphopenie, die Stimulationsversuche mit Mitogenen bleiben negativ. Kinder mit dem Di George-Syndrom weisen bereits unmittelbar nach der Geburt Krankheitszeichen auf: abnormales Gesicht mit fischförmigem Mund, niedrigem Ohransatz, Hypertelorismus, Mikrognathie, antimongoloide Lidachsenstellung, Hypoparathyreoidismus (Hypokalzämie), Herzfehler und gehäufte Infektionen. Eine Transplantation von fetalem Thymus führt zu einer bleibenden Rekonstitution der T-Zellfunktion. Bei Transfusionen dürfen nur bestrahlte Blutkonserven verwendet werden, um eine graft versus host-Reaktion (GVH) zu vermeiden.
Die **chronisch mucocutane Candidiasis (CMC)** wird durch einen therapieresistenten Soorbefall der Haut, Schleimhaut, Nägel und Vagina diagnostiziert. Ein Hypoparathyreoidismus, eine Nebennierenrindeninsuffizienz sowie ein Diabetes mellitus können hinzutreten. Während mit topischen Antimykotika nur ein geringer Erfolg gegen die Candida-Infektion zu erreichen ist, hat sich Ketoconazol bei vielen Fällen bewährt, die auch auf Amphotericin B resistent waren.

9.1.3 Kombinierte Immundefekte

Bei dem **schweren kombinierten Immundefekt (SCID)** ist neben der humoralen auch die zellgebundene Infektabwehr gestört. Im hypoplastischen Thymus sind Lymphoidzellen und Hassallsche Körperchen nicht nachweisbar. Im Blutbild ist die Lymphopenie pathognomonisch, die tiefen Rindenanteile der Lymphknoten sind frei von lymphozytären Zellen. Nach dem ersten Trimenon stellen sich unbeeinflußbare Pneumonien, Diarrhoen, Mykosen und Ulzerationen der Schleimhäute ein. Nach BCG-Impfung kann es zu fatalen Verläufen, nach Frischbluttransfusionen zur graft versus host-Reaktion kommen. Der Hauttest mit Candida-Antigen bleibt trotz bestehender Candida-Infektion negativ. Die Kinder sterben unbehandelt noch im Säuglingsalter. Allein der frühzeitige Versuch einer Knochenmarktransplantation bietet eine Überlebenschance für das betroffene Kind.
Die **Ataxia teleangiektatica** tritt autosomal-rezessiv auf und besteht aus Teleangiektasien vor allem der Skleren, Ataxie ab dem 1. Lebensjahr, rezidivierenden sinu-pulmonalen Infektionen und einer Störung der T- und B-Lymphozyten. Da die Pathogenese dieser Erkrankung nicht geklärt ist, muß eine symptomatische Therapie durchgeführt werden.
Beim **Wiskott-Aldrich-Syndrom,** einer X-chromosomalen Erkrankung, liegt bei Geburt eine Thrombozytopenie vor. Bakterielle Infektionen in Form von Otitis media, Pneumonien, Meningitis und Sepsis können ab dem 6. Monat hinzutreten; ab dem ersten Lebensjahr finden sich zudem Ekzeme. Neben der T-Zellstörung besteht eine Dysproteinämie mit vermindertem IgM und erhöhtem IgA und IgE, IgG ist normal. Die kleinen Thrombozyten und die immunologischen Auffälligkeiten schließen eine idiopathische Thrombozytopenie differentialdiagnostisch aus.

9.2 Allergische Reaktionen, Atopie

K. FISCHER

9.2.1 Allgemeine Grundlagen

Ein wiederholter Kontakt mit den verschiedensten exogenen und endogenen Stoffen kann die Reaktionsweise des Organismus ver-

ändern. Handelt es sich um antigene Stoffe, die die Bildung spezifischer Antikörper induzieren, so treten bei wiederholter Zufuhr Immunreaktionen auf, die entweder schutzbringend – *Immunität* – oder krankmachend – *Allergie* – sein können.
Stoffe, die zu einer allergischen Reaktion führen, nennt man **Allergene**. Viele Allergene – z. B. Penicillin – sind **Halbantigene** (= *Haptene*), die erst durch Verbindung mit körpereigenem Eiweiß zu Vollantigenen komplettiert werden. Die Allergene lassen sich folgendermaßen einteilen: Inhalationsallergene (Pollen, Staub), Nahrungsmittelallergene (Kuhmilch, Hühnerei), medikamentöse Allergene (Kalomel), kutane Allergene (Bestandteile von Textilien), parasitäre Allergene (Insekten), mikrobielle Allergene, Autoallergene (körpereigene Stoffe).
Der Begriff „Allergie" wurde 1905 von v. PIRQUET geprägt, der darunter nur eine in quantitativer, qualitativer und zeitlicher Hinsicht veränderte Reaktionsfähigkeit des Organismus verstand. Heute spricht man nur dann von einer „allergischen Krankheit" oder „Allergose", wenn die Symptomatik auf eine Antigen-Antikörperreaktion zurückzuführen ist. Allergie und Immunität gehen oft ineinander über. In beiden Fällen treten humorale Antikörper und zellvermittelte Immunreaktionen auf (S. 121).
Die erstmalige Allergenzufuhr führt zu einer **Sensibilisierung,** woraufhin eine erneute Allergenapplikation eine immunologische Reaktion auslöst. Nach ihrem zeitlichen Auftreten unterscheidet man eine *Früh- oder Sofortreaktion (Arthus-Typ)* von einer *Spätreaktion („dellayed hypersensitivity", Tuberkulintyp)*.
Neben der lymphozytären Spätreaktion (= Reaktionstyp IV) kann man 3 weitere Reaktionen unterscheiden, die durch humorale Antikörper hervorgerufen werden: I. Anaphylaktische Reaktion (IgE, IgG4, Mastzellendegranulierung mit Freisetzung von Mediatorstoffen), II. Zytotoxische Reaktion (IgG, IgM, Zellmembranantigene binden Antikörper und Komplement). III. Immunkomplex-Reaktion (Arthus-Phänomen): Unspezifische Bindung von Antigen-Antikörperkomplexen (IgG, IgM) und Komplement.
Sofortreaktion. Diese allergische Reaktion tritt meist schon wenige Minuten nach der Allergenverabreichung auf mit folgenden Symptomen: *Anaphylaktischer Schock* mit Kreislaufversagen (besonders nach intravenöser Allergengabe), schwere lokale Entzündungsreaktion nach subkutaner Allergenapplikation (Arthus-Phänomen). Klinisch kann sich die Sofortreaktion weiterhin als *Heufieber, Urtikaria, angioneurotisches Ödem* (Quincke-Ödem), polymorphe Hautexantheme (rubeoliform, skarlatiniform u. a.) zeigen. Auch ein antikörperbedingter vermehrter Untergang von Zellelementen des Blutes gehört hierher: *Hämolytischer Bluttransfusionszwischenfall, Morbus haemolyticus neonatorum.*
Allergische Reaktionen vom Soforttyp werden durch humorale Antikörper hervorgerufen, weshalb man diese allergische Reaktionsform mit dem Plasma oder Serum des Patienten – z. B. bei Bluttransfusionen – übertragen kann. Die hierbei auftretenden Antikörper können folgendermaßen reagieren:

1) Präzipitierende oder agglutinierende Antikörper oder beide gemeinsam verursachen den anaphylaktischen Schock oder die lokale Anaphylaxie. Sie gehören zu den IgM-, auch IgG-Immunglobulinen.

2) Reagine (IgE) binden sich unspezifisch vor allem an Mastzellen, die nach spezifischer Reaktion dieser Immunglobuline mit dem Allergen (z. B. Pollen) verschiedenartige Mediatorstoffe – wie z. B. Histamin – freisetzen: Entzündungsreaktion, Kontraktion der glatten Muskulatur des „Schockorgans".

3) Blockierende Antikörper entstehen nach Verabreichung des Allergens in zunehmenden Mengen bei der Hyposensibilisierung. Diese IgG-Antikörper blockieren die Bindung krankmachender Antikörper an das Allergen und verhindern somit eine allergische Reaktion.

Nachweismethoden. Bei dem in-vivo-Nachweis werden Provokationsversuche durch Verabreichung kleiner Allergenmengen über die Haut (perkutan, intrakutan) oder Schleimhaut (Allergeninhalation) durchgeführt.
Neben diesen in vivo-Reaktionen gibt es eine große Zahl von in vitro-Methoden zum Nachweis humoraler Antikörper: Agglutination allergenhaltiger Partikel, Präzipitationsreaktionen, Komplementbindungsreaktion u. a. Von zunehmender Bedeutung ist der Nachweis spezifisch reagierender IgE-Antikörper mit dem Radioallergosorbent-Test (RAST): Fixiertes Allergen (= Festphase) bindet den IgE-An-

tikörper aus dem Patientenserum, der dann mit radioisotopen-markiertem Anti-IgE nachgewiesen wird. Der Nachweis dieser Antikörper beweist allerdings in vielen Fällen ihre pathogene Wirkung ebensowenig, wie ein fehlender Antikörpernachweis eine allergische Reaktion ausschließt.

Spätreaktion. Die allergische Reaktion tritt erst 12–48 Stunden – manchmal noch später – nach wiederholter Allergenverabreichung auf. Die Tuberkulinreaktion ist ein typisches Beispiel für diese Allergieform, die man als „Infektionsallergie" (Tuberkulose, Lues u. a.) und beim allergischen Kontaktekzem findet. Auch die Abstoßung transplantierter Organe erfolgt auf diese Weise (Transplantationsallergie). Eine Übertragung dieser Allergie ist nicht mit Serum möglich. Immunologisch kompetente Lymphocyten verursachen die Allergie vom Spätreaktionstyp, die auch bei fehlender humoraler Antikörperbildung (Agammaglobulinämie) auftreten kann. Bei der intrakutanen Allergenapplikation kommt es in der Regel zu papulösen, bei der epikutanen Allergenapplikation zu ekzematösen Hautveränderungen.

Enzymatische Vorgänge bei allergischen Reaktionen. Die Antigen-Antikörperreaktion allein führt nicht zu einer allergischen Manifestation. Die allergischen Erscheinungen treten erst nach Ablauf einer Kette enzymatischer Reaktionen auf: Aktivierung von Proteasen und Komplementfaktoren, Freisetzung von Histamin, 5-Hydroxytryptamin und Heparin aus den Mastzellen; Bildung von Kininen und der „slow reacting substance". Außer durch Antigen-Antikörperreaktionen können diese enzymatischen Vorgänge auch durch „anaphylaktoide Substanzen" und unspezifische Reize induziert werden, was zu gleichen klinischen Symptomen führt. Es gibt somit keine morphologischen Veränderungen, die für eine antikörperinduzierte Reaktion spezifisch sind.

9.2.2 Allergische Diathese – Atopie

Asthma bronchiale, Heufieber oder Heuschnupfen, Ekzema infantum und Neurodermitis kommen familiär gehäuft vor. Man spricht in diesen Fällen von „allergischer Diathese" oder „Atopie" (Coca). Ihre Häufigkeit wird mit 2–5% angegeben. Bei diesen Patienten treten schwere Reaktionen nach erstmaliger Gabe artfremder Seren besonders häufig auf, wobei eine Sensibilisierung durch kreuzreagierende Umweltantigene angenommen wird.

Die Ursache für die besondere Reaktionsweise von Patienten mit allergischer Diathese ist nicht sicher bekannt; Bluteosinophilie und therapeutische Ansprechbarkeit (Kortikosteroide, Hyposensibilisierung) haben sie mit den Allergie-Patienten ohne Atopie gemeinsam. Der IgE-Spiegel ist hierbei häufig erhöht.

9.2.3 Anaphylaktoide Erscheinungen

Die „**Parallergie**" (MORO u. KELLER), ist „eine von der spezifischen Allergie induzierte Reaktionsveränderung des Organismus gegenüber unspezifischen, d. h. vom primären Allergen verschiedenen Reizstoffen belebter und unbelebter Natur". So kann eine vorangegangene allergische Reaktion zu einer erhöhten oder verminderten Entzündungsbereitschaft führen.

Bei dem **Sanarelli-Shwartzman-Phänomen** findet man eine Thrombosierung der kleinen Gefäße mit hämorrhagischer Nekrosebildung (Nierenrindennekrose) und einem Zusammenbruch des Gerinnungspotentials (Verbrauchskoagulopathie) mit verstärkter Fibrinolyse. Diese Symptome lassen sich tierexperimentell durch zweimalige Injektion von Bakterientoxin im Abstand von 6–32 Stunden erzeugen. Es handelt sich nicht um eine allergische Reaktion, da die Zeit zwischen den Injektionen für eine Antikörperbildung nicht ausreicht. Patienten mit Antikörperbildungsstörungen erkranken gehäuft.

Klinische Ausdrucksformen eines Sanarelli-Shwartzman-Phänomens sind: Waterhouse-Friderichsen-Syndrom, Purpura fulminans, thrombotische Mikroangiopathie, hämolytisch-urämisches Syndrom, akutes Defibrinogenierungssyndrom bei Aborten und metastasierenden Karzinomen.

Schock und Zentralisation werden durch Infusionen, anfangs auch bei laufender Antikoagulantientherapie mit Heparin bekämpft. Kortikosteroide sind bei fortgeschrittenem Verlauf kontraindiziert, wobei eine Fibrinolyse-Therapie vorgeschlagen wird.

9.2.4 Diagnostische und therapeutische Maßnahmen bei allergischen Krankheiten

Die Unterscheidung einer allergischen Reaktion von einer direkten Toxinwirkung ist nicht immer möglich: Allergische Reaktionen treten erst nach einer Latenzzeit von mindestens 5 Tagen nach der ersten Allergengabe auf. Im Gegensatz zur toxischen Reaktion, bei der es auf die Menge des Toxins ankommt, werden die Allergenmengen, die zu einer allergischen Manifestation führen, mit zunehmender Sensibilisierung immer geringer.

Von großer Bedeutung ist die **Anamnese**: Sind andere allergische Manifestationen beim gleichen Patienten bekannt? Familiäre Belastung (Atopie)? Ein nicht obligates Symptom ist die Eosinophilie in Blut und Sekreten. Weitere Hinweise können Hautteste und serologische Reaktionen geben. Diagnostisch entscheidend sind der Entzug eines als Allergen verdächtigen Stoffes (Karenzprobe) und der Provokationstest, der allerdings nicht immer durchführbar ist.

Bei **Bluttransfusionszwischenfällen** entnimmt man Zitratblut und gewinnt das Plasma durch Zentrifugieren: Eine Rotfärbung spricht für eine hämolytische Transfusionsreaktion, während eine fehlende Rotfärbung diese besonders schwere Form des Transfusionszwischenfalles ausschließt.

Die *therapeutischen Sofortmaßnahmen* richten sich gegen den anaphylaktischen Schock, gegen akute Haut- und Schleimhauterscheinungen (Erstickungsgefahr) und gegen den Asthmaanfall. Unter Kontrolle von Blutdruck, Puls und Atmung werden Adrenalin oder Noradrenalin, Prednisolon, Antihistaminika und Infusionen verabreicht. Bei hämolytischen Transfusionszwischenfällen ist nach der Schockbekämpfung und der serologischen Klärung der Ursache die Transfusion oder in schwereren Fällen die Austauschtransfusion mit verträglichem Blut zur Prophylaxe einer Nierensperre angezeigt. Bei eingetretener Nierensperre sind die Vorbereitungen zur Hämodialyse rechtzeitig zu treffen.

Eine **Hyposensibilisierung** durch Verabreichung zunehmend großer Allergenmengen ist besonders dann indiziert, wenn ein Entzug des Allergens nicht möglich ist. – Besonders bei Atopien empfiehlt sich eine antibakterielle Therapie zur Eliminierung bakterieller Allergene. In besonders therapieresistenten Fällen und bei Patienten, die eine Kortikosteroid-Dauermedikation benötigen, kann man immunsuppressive Medikamente wie z. B. Azathioprin verabreichen.

9.2.5 Erkrankungen durch Allergene – Serumkrankheit

Bei einzelnen Kindern, die erstmals mit artfremdem Serum (z. B. tierischem Diphtherieantitoxin) behandelt werden, tritt nach 6–13 Tagen eine Reaktion neugebildeter Xenoantikörper mit noch im Körper vorhandenem Fremdeiweiß auf, die Serumkrankheit: Urtikarielles Exanthem, Fieber, Ödeme, Lymphknotenschwellung und Gelenkschmerzen.

Eine Intrakutantestung oder ein Ophthalmotest (S. 153) mit kleinen Serummengen geben nur dann einen diagnostischen Hinweis auf eine zu erwartende Sofortreaktion, wenn eine Sensibilisierung durch eine bekannte oder unbekannte vorangegangene Antigenzufuhr erfolgte.

Die zunehmende Verwendung *menschlicher* Immunglobulinpräparate vermeidet solche Fremdeiweißreaktionen. – Die Serumkrankheit behandelt man mit Kortikosteroiden, Antihistaminika und intravenösen Kalziuminjektionen.

Die Nahrungsmittelallergie

Bei akuten und chronischen Darmaffektionen muß man an eine Allergie denken. Diese kann unter den Symptomen der akuten Dyspepsie, des habituellen Erbrechens oder als chronische Gedeihstörung mit Erbrechen verlaufen. Besonders gegen folgende Nahrungsmittel wurden Antikörper nachgewiesen: artfremde Milch, Hafer, Gerste, Soja, Mandeln, Bananen, Eier. Allerdings war ihre pathogenetische Bedeutung im Einzelfall nicht immer zu beweisen. Diagnostik und Therapie ergeben sich aus der Karenzprobe und dem Provokationstest.

Allergische Reaktionen auf Quecksilber

Bei Kleinkindern wird nach Wurmkuren mit kalomelhaltigen Medikamenten eine Erkrankung mit folgenden Symptomen beobachtet: Nach etwa einer Woche Latenzzeit Müdigkeit, Erbrechen, Lymphknotenschwellung, Fieber, polymorphe, später konfluierende Exantheme.

Nach Absetzen des Kalomel verschwinden alle Krankheitszeichen.

Eine subakute Form der Quecksilberallergie ist das Akrodynie-Syndrom (Feersche Krankheit) (S. 346).

Die Sulfonamidkrankheit

Besonders Sulfathiazol kann – begünstigt durch die Grundkrankheit – folgende Symptome hervorrufen: Fieber, Exantheme verschiedener Art, pluriorificielle Ektodermose, Anämie und Knochenmarkshemmung; nach Absetzen des Medikaments klingen die Erscheinungen schnell ab. Schockzustände nach wiederholter Sulfonamidgabe sind selten.

Allergische Reaktionen werden von sehr vielen Medikamenten hervorgerufen, vor allem wenn sie über lange Zeit gegeben werden müssen (Penicillin, Insulin). Da bei einer Langzeittherapie auch ein viszeraler Lupus erythematodes (S. 381) induziert werden kann, sollte von Zeit zu Zeit auf antinukleäre Faktoren (sog. LE-Antikörper) untersucht werden.

9.3 Autoaggressionskrankheiten (Autoimmunkrankheiten)

O. HÖVELS und K. FISCHER

9.3.1 Pathogenese von Autoaggressionskrankheiten

Eine Autoantikörperbildung mit entsprechenden Krankheitssymptomen erfolgt normalerweise nicht, da das Autoantigen entweder von dem Immunsystem nicht erreichbar ist oder eine *Immuntoleranz* vor allem durch pränatalen Kontakt induziert hat. Diese immunologischen Schutzmechanismen können jedoch versagen:

1. Körpereigene Zellen oder ihre Bestandteile werden durch eine Noxe aus ihrem *Gewebsverband herausgerissen* und gelangen zum immunologisch kompetenten Gewebe, wo sie eine Autoantikörperbildung hervorrufen. Beispiel: Autoantikörper gegen Herzmuskelzellen nach entzündlichen Herzaffektionen oder Herzoperationen.

2. *Exogene Einflüsse* verändern die Antigenstruktur. Beispiel: der Rheumafaktor – ein Antikörper gegen denaturiertes IgG.

3. *Versagen der Immuntoleranz-Induktion* oder Immuntoleranzbruch mit Auftreten von unkontrolliert wachsenden und mit Autoantigen reagierenden immunologisch kompetenten Zellen. Beispiel: die mit Thymushyperplasie einhergehende Myasthenia gravis mit Nachweis von humoralen Antikörpern gegen quergestreifte Muskulatur und Acetylcholinrezeptoren.

4. *Komplizierte Regulationsstörungen der Immunreaktion*, von denen, wie z. B. beim viszeralen Lupus erythematodes, viele potentielle Mediatoren der Immunantwort betroffen sein können (T-, B-Lymphozyten, Makrophagen, Mastzellen, Immunglobuline, Komplementproteine).

Autoantikörper können durch exogene Ursachen, wie z. B. Medikamente und Virusinfektionen im Zusammenwirken mit polygen vererbten genetischen Faktoren entstehen. Ein Hinweis auf letztere ist das in seiner Bedeutung für die Pathogenese noch unklare gemeinsame Vorkommen bestimmter HLA-Typen und gewisser Krankheiten (z. B. Lupus erythematodes viszeralis, Dermatomyositis). Beim Lupus erythematodes ist die Bedeutung exo- und endogener Faktoren prinzipiell erwiesen, ihr jeweiliger Anteil im Einzelfall bleibt unklar.

Bei verschiedenen Krankheiten entstehen **Autoantikörper als „Epiphänomen"**; dort erfüllen sie möglicherweise eine schutzbringende Abräumfunktion untergegangenen Gewebes. Man sollte daher nur dann von einer Autoimmunkrankheit sprechen, wenn die pathogene Wirkung der Antikörper nachgewiesen werden kann. Sicher gelungen ist ein solcher Nachweis bisher nur bei Autoantikörpern, die gegen zirkulierende Zellelemente des Blutes und gegen Schilddrüsengewebe gerichtet sind. Humorale Autoantikörper scheinen im Gewebsverband fixierte Zellen nicht angreifen zu können, wenn nicht gleichzeitig zellvermittelte Immunreaktionen (Lymphozyten) erfolgen (Beispiel: Immunthyreoiditis, Lupus erythematodes visceralis).

Neben den oft nur schwer nachweisbaren krankmachenden Autoantikörpern weisen folgende unspezifische Immunphänomene auf eine Autoimmunkrankheit hin: **Kernantikörper** (vor allem Anti-DNS), **Rheumafaktoren**, erniedrigter Komplementspiegel, **Mitochondrienantikörper**. Ein Nachweis von Einzel- und Doppelstrang-DNS-Antikörpern (DNS_{ss}, DNS_{ds}) spricht bei klinischen Symptomen für einen viszeralen Lupus erythematodes, ein fehlender Nachweis *beider* Antikörper schließt einen LE in hohem Maße aus.

Nach Ausschaltung einer exogenen Noxe (Medikamente u. a.) stehen für die **Behandlung** von Autoimmunkrankheiten Kortikosteroide und immunosuppressive Zytostatika zur Verfügung.

Wegen ihrer noch nicht übersehbaren Nebenwirkungen muß die Anwendung der Antimetabolite im Kindesalter besonders streng indiziert erfolgen. In manchen Fällen ist die Splenektomie (Autoantikörperanämie, -thrombozytopenie, -leukopenie), Thymektomie (Myasthenie, Autoantikörperanämie) oder auch die operative Entfernung von Dermoidzysten (Autoantikörperanämie) von therapeutischem Nutzen.

9.3.2 Lupus erythematodes disseminatus actus (L. e. visceralis)

1) Definition und pathologisch-anatomische Befunde

In den Wänden zahlreicher kleiner Arterien der Haut, der Gelenke und der meisten parenchymatösen Organe finden sich fibrinoide Ablagerungen. In den von der progressiven Erkrankung betroffenen Geweben fallen degenerierte Zellkerne auf.

2) Ätiologie und Pathogenese

Die Ätiologie der seltenen Erkrankung ist unklar (s. S. 180). Mädchen sind häufiger befallen als Jungen. Pathogenetisch bedeutsam sind DNS-anti-DNS-Komplexe, welche u. a. Faktoren für die vaskuläre und die Gewebsschädigung verantwortlich gemacht werden.

3) Klinisches Bild und Verlauf

Das Krankheitsbild tritt selten akut auf; häufig nach einer uncharakteristischen Phase, die Wochen bis Monate dauert und mit Fieber, Unlust und unklaren Gelenkbeschwerden einhergeht. Kennzeichnend ist die folgende Kombination von Symptomen: schmetterlingsförmig um die Nase herum lokalisiertes Erythem, das blasig und sekundär infiziert werden kann. Dazu können außer Fieber arthritische Gelenkbeschwerden vorwiegend an den großen Gelenken kommen, außerdem Polyserositis, Endokarditis verrucosa, chronische Glomerulonephritis mit Hypertonie und fortschreitender Niereninsuffizienz, generalisierte Lymphknotenschwellung sowie Schwellung von Milz und Leber. Eine Beteiligung des zentralen und peripheren Nervensystems kann vorkommen. Temporäre Remissionen werden mit und ohne Therapie beobachtet.

4) Laboratoriumsbefunde

Fast immer sind eine hohe Blutkörperchensenkung und eine Hypergammaglobulinämie zu finden. Mit empfindlichen immunologischen Methoden (Immunfluoreszenztest, Radioimmunoessay) lassen sich *antinukleäre Antikörper* nachweisen, wobei denen vom IgG-Anti-DNS-Typ (besonders Antikörper gegen Doppelstrang-DNS) Bedeutung zukommt. Eine Verminderung des Komplementfaktors C 3 (Bindung an Immunkomplexe!) ist ebenso wie der Verlauf der Doppelstrang-DNS-Antikörper ein Maß für die Aktivität der Erkrankung. – Eine mäßige Leukopenie findet sich häufig, eine Anämie oder Thrombozytopenie seltener.

5) Behandlung, Prognose

Eine langdauernde *antiphlogistische* Behandlung (Glukokortikoide) u. U. kombiniert mit einer immunsuppressiven Therapie verbessert die Lebenserwartung der Patienten, die ohne Behandlung der Erkrankung in wenigen Jahren erliegen. Allerdings stellen die z. T. erheblichen Nebenwirkungen ein nennenswertes Risiko dar.

9.3.3 Periarteriitis nodosa

1) Definition, pathologisch-anatomische Befunde, Ätiologie und Häufigkeit

Es handelt sich um eine die verschiedensten Gefäßbezirke (insbesondere Haut, Niere, Mesenterial- und Hirngefäße) betreffende Mesarteriitis, die wahrscheinlich allergisch oder durch Autoantikörper ausgelöst wird. Als allergische Ursachen können Überempfindlichkeit gegen Medikamente und durchgemachte Infektionen (z. B. Hepatitis B) in Frage kommen. Die Krankheit kann durch u. U. wiederholte Muskelbiopsie nachgewiesen werden. Die Erkrankung ist außerordentlich selten.

2) Klinisches Bild und Verlauf

Allgemeine Zeichen sind Fieber, Unlust, Übelkeit und Schwäche, Myalgien und Arthralgien. Spezielle Krankheitszeichen sind Hauterscheinungen (makulöse, urticarielle Exantheme, Hautblutungen), abdominale Zeichen (schwere kolikartige Leibschmerzen), renale Symptome (Hypertonie, chronische Glomerulonephritis, Niereninsuffizienz), periphere und zentralnervöse Symptome (schlaffe und spastische Lähmungen, Krämpfe, Zeichen akuten und chronischen Hirndrucks infolge Blutung). Die Krankheit verläuft in Schüben und endet nach Jahren tödlich.

3) Therapie

Eine *kombinierte antiphlogistische* (Glukokortikoide) und *immunosuppressive* (Azathioprin, Cyclophosphamid) *Therapie* wird empfohlen.

9.3.4 Dermatomyositis

1) Definition, pathologisch-anatomische Befunde, Häufigkeit und Ätiologie

Es handelt sich um eine mit erythematösen, indurativen und atrophischen Hautveränderungen einhergehende, nichteitrige Entzündung der Muskulatur. Die Erkrankung ist sehr selten, ihre Ätiologie unbekannt.

2) Klinisches Bild, Verlauf und Prognose

Nach häufig uncharakteristischem selten akutem Beginn fallen mit meist leichtem Fieber gleichzeitig Schwäche und Schmerzhaftigkeit der Muskulatur und bläulich-rote Erytheme im Gesicht, über den Fingerknöcheln, Ellenbogen und Knien auf, deren Lokalisation typisch ist.
Die Muskelerkrankung kann durch Anstieg der „Muskelenzyme" im Serum (CPK, Aldolase, GOT, GPT und LDH), sowie durch pathologische EMG-Befunde sehr wahrscheinlich gemacht werden. Befall der Atemmuskulatur kann über Atemwegsinfekte zum Tode führen.
Bei vielen Patienten kommt die Erkrankung nach Jahren, bei den meisten Patienten ohne wesentliche Residuen, zum Stillstand. Einige bleiben infolge Gelenkversteifung und Weichteilverkalkungen schwer behindert.

3) Behandlung

Eine über längere Zeit verabfolgte Glukokortikoidtherapie scheint am besten zu wirken. Bei Therapieresistenz wird zusätzlich eine immunsuppressive Therapie mit Methotrexat empfohlen.

9.4 Rheumatische Erkrankungen

O. HÖVELS

9.4.1 Rheumatisches Fieber

9.4.1.1 Definition und pathologisch-anatomische Befunde

Das rheumatische Fieber entsteht durch eine spezifische Entzündungsreaktion des Mesenchyms. Diese geht mit einer fibrinoiden Verquellung der kollagenen Fibrillen und mit der Ausbildung Aschoffscher Knötchen am Myokard einher. Sie spielt sich am Gefäßbindegewebe in der Umgebung insbesondere der großen Gelenke *(Polyarthritis)* sowie am Endo-, Myo- und Perikard ab *(Karditis).* Die Pleura, Subkutis, Kutis und bestimmte Regionen der Stammganglien (Striatum: *Chorea minor*) werden selten betroffen. Da der Gelenkknorpel nicht in Mitleidenschaft gezogen wird, hinterläßt das rheumatische Fieber keine bleibenden Gelenkveränderungen.

9.4.1.2 Ätiologie, Pathogenese, Disposition und Häufigkeit

Die Infektion mit beta-hämolysierenden Streptokokken bestimmter Serotypen der Gruppe A ist eine Voraussetzung für die Entstehung des rheumatischen Fiebers nach einer meist 2–4 Wochen dauernden Latenzperiode. Offenbar bilden Patienten mit rheumatischem Fieber gegen Leibessubstanzen der Streptokokken oder gegen deren Reaktionsprodukte mit körpereigenem Gewebe Antikörper.

Die **Disposition** wird durch das Alter (6–10 Jährige erkranken am häufigsten), Klima, genetische und soziale Faktoren bestimmt. In den beiden letzten Jahren hat die Häufigkeit erheblich abgenommen. Daran sind verbesserte Hygiene, häufige Penicillintherapie akuter Tonsillitiden, möglicherweise auch unbekannte Faktoren beteiligt.

9.4.1.3 Klinisches Bild

An uncharakteristischen Beschwerden sind Kopfschmerzen, Bauchschmerzen, Erbrechen, Neigung zu Schweißen und Blässe zu beobachten.

1) Polyarthritis

Für die bei rund 75% der Patienten beobachtete Polyarthritis ist ein *wechselnder Befall der großen Gelenke* charakteristisch: Knie, Hand, Fuß, Ellbogen, Schulter. Sie können geschwollen sein und fühlen sich heißer an als die Umgebung. Nicht selten ist die Haut über den Gelenken gerötet. Schon in Ruhe, besonders aber bei aktiven und passiven Bewegungen, können heftige Schmerzen oder Bewegungseinschränkungen auftreten. Es kann hohes Fieber bestehen. Das Wohlbefinden ist gestört. Die Erscheinungen klingen schon nach wenigen Tagen bis längstens 4 Wochen ab, rezidivieren jedoch häufig, wenn nicht behandelt wird.

Abortive Verlaufsformen

werden jetzt häufiger als die Polyarthritis beobachtet: flüchtige, unter Umständen nur auf ein Gelenk beschränkte Schmerzen ohne sichtbare Gelenkveränderungen, Fieber, weitere, unten geschilderte Symptome und schwer zu objektivierende Störungen des Wohlbefindens.

2) Die Karditis

befällt, abhängig von der Häufigkeit rheumatischer Schübe, 40 bis 80% der Patienten. Sie manifestiert sich meist als *Endo- oder Myokarditis*, selten als *Pankarditis*. Nur in ausgeprägten Fällen weisen Präkordialschmerzen, Tachykardie und Herzrhythmusstörungen auf das erkrankte Organ hin. Zur Dekompensation kommt es meist nicht. Bei diesen Patienten sind die objektiven Befunde eindeutig: *Auskultation:* Pathologische diastolische und systolische Geräusche; ggf. Perikardreiben; Ruhetachykardie; Herzrhythmusstörungen.

Perkussion und Palpation: Verbreiterung der absoluten und relativen Herzdämpfung nur bei erheblichen Vergrößerungen; Verlagerung des Spitzenstoßes nach lateral und kaudal. *EKG:* Störungen der Überleitung, verlängertes P-Q-Intervall, ST-Senkung. *Röntgen:* Herzverbreiterung; selten Zeichen des Herzbeutelergusses.

Meist sind die Zeichen der Karditis nicht offensichtlich: Pathologische Nebengeräusche und EKG-Veränderungen können gering ausgeprägt und nur zeitweilig nachweisbar sein. Sie fehlen selten vollkommen. Röntgenologisch läßt sich die anfängliche Herzverbreiterung oft erst retrospektiv anhand einer Kontrollserie objektivieren. Bei diesen Patienten prägen allgemeine Zeichen wie Fieber, Schwäche und Leistungsabfall das Krankheitsbild. Die Karditis führt bei 50% der Patienten zu Klappenfehlern, die vornehmlich an Mitralis und Aorta auftreten. Häufig handelt es sich auf die Dauer um Kombinationen von Stenose und Insuffizienz. Myokardschäden sind weniger häufig.

Eine Karditis muß diagnostiziert werden, wenn bei floridem rheumatischen Prozeß von den folgenden Zeichen eines vorhanden ist: Herzinsuffizienz, Herzvergrößerung, Perikarditis oder diastolisches Geräusch. Treffen mehrere der anderen aufgeführten Zeichen zusammen, ist der Verdacht auf eine Karditis gegeben.

3) Chorea minor (Syn. Veitstanz)

Wochen bis Monate nach einer Streptokokkeninfektion treten allmählich nach uncharakteristischem Beginn die Zeichen der *choreatischen Bewegungsstörung an Arm-, Bein-, Rumpf- und Gesichtsmuskulatur* auf. Sie machen geordnete motorische Leistungen unmöglich. Auch bei leichterem Verlauf ist die *Feinmotorik* (z. B. Essen, Schreiben, Malen, Kleiderzuknöpfen) erheblich gestört. Der häufige Befall der Gesichtsmuskulatur ist für groteskes Grimassieren, eine Einbeziehung der Zungen-, Kau- und Schluckmuskulatur, für Sprach- und Schluckstörungen verantwortlich. Eine **Muskelhypotonie** ist in der Regel sehr ausgeprägt. Es fällt immer eine erhebliche **psychische Labilität** auf. Selten komplizieren Psychosen das Krankheitsbild. Unbehandelt kann die Bewegungsstörung Wochen bis Monate anhalten; sie heilt aber fast immer ohne Folgen aus.

4) Erythema marginatum (anulare)

Es handelt sich um ein diagnostisch wichtiges, aber nicht pathognomonisches, sehr diskretes, flüchtiges rezidivierend auftretendes, ringförmiges Erythem, das namentlich am Stamm lokalisiert ist. Seine Farbe ist blaß-rosa. Schmerz und Juckreiz bestehen nicht.

5) Noduli rheumatici

sind hirsekorn- bis erbsgroße, derbe, schmerzlose Knötchen. Sie sind an den Sehnen des Fuß-, Knie und Ellbogengelenkes lokalisiert. Sie können auch an der Galea, an der Patella und den Dornfortsätzen der Wirbel getastet werden.

Die Symptome 1-5 sind Hauptkriterien für die Diagnose des rheumatischen Fiebers. Polyarthritis und Karditis kommen häufig gemeinsam vor und sind ungleich häufiger als 3-5, von denen die Chorea minor außerordentlich selten geworden ist.

Laboratoriumsbefunde,

die für das rheumatische Fieber pathognomonisch sind, gibt es nicht. Das weiße Blutbild zeigt typischerweise eine *Leukozytose* mit Linksverschiebung, die Elektrophorese eine *Erhöhung der Gamma-Globulin-Fraktion*. Nicht selten findet sich eine *Anämie*. Die *BKS* ist in der Regel erheblich *beschleunigt*. Das mit C-Polysacchariden der Pneumokokken reagierende *C-reaktive Protein* (CRP) ist wie bei vielen anderen akuten Erkrankungen stark vermehrt. Im Rachenabstrich können sich anfangs *Streptokokken* finden. Der *Antistreptolysintiter* ist häufig erhöht. Die Erhöhung besagt lediglich, daß der Patient eine Streptokokkeninfektion überstanden hat.

Folgende Regeln geben einen gewissen Anhalt für die **Diagnose des rheumatischen Fiebers: Ein rheumatisches Fieber muß diagnostiziert werden,** wenn von den 5 Hauptkriterien wenigstens 2 vorhanden sind. **Ein rheumatisches Fieber ist wahrscheinlich,** wenn ein Hauptkriterium und zusätzlich zwei der folgenden Kriterien vorhanden sind: Fieber, Gelenkschmerzen, EKG-Veränderungen, wie sie bei rheumatischem Fieber vorkommen; beschleunigte BKS, Leukozytose, Vorhandensein von CRP, Nachweis vorausgegangener Streptokokkeninfektionen; Anhalt für bereits bestehende Folgen einer rheumatischen Karditis, anamnestischer Hinweis auf früher überstandenes rheumatisches Fieber.

Die **Differentialdiagnose** muß einerseits Erkrankungen berücksichtigen, welche mehr oder weniger akute, mit Fieber einhergehende Arthralgien verursachen: symptomatische Arthritiden bei verschiedenen Infektionskrankheiten (z. B. Hepatitis, Salmonellosen, Yersinia-Infektionen), bakterielle Arthritis, bakterielle subakute Endokarditis; juvenile rheumatoide Arthritis (s. S. 185) Purpura Schönlein-Henoch; Serum- oder Arzneimittelkrankheit; Erythema exsudativum multiforme; Erythema nodosum. Die Unterscheidung ist in ausgeprägten Fällen nicht schwer.

Bei Endo- und Myocarditis ohne Gelenksymptome sind in erster Linie Infektionen auszuschließen (s. S. 226). Eine sichere **Aktivitätsdiagnose** ist im Einzelfall schwer zu stellen. Mit Einschränkungen gilt folgende Regel: Alle Anzeichen der akuten Erkrankung müssen ebenso wie das CRP verschwunden, die BKS muß zumindest eindeutig rückläufig sein, wenn ein Prozeß nicht mehr als aktiv bezeichnet werden soll.

9.4.1.4 Therapie

1) Allgemeinbehandlung

Man läßt die Patienten *Bettruhe* einhalten, solange Fieber und Gelenkschmerzen bestehen. Ein Patient mit Endokarditis muß das Bett hüten, solange der Prozeß floride ist. Eine spezielle Diät braucht nicht eingehalten zu werden.

2) Medikamentöse Behandlung

Zwei Ziele werden angestrebt: einmal die *Beseitigung der Streptokokkeninfektion* durch eine orale oder intramuskuläre *Penicillin-Behandlung* von 10 Tagen mit anschließender Penicillinprophylaxe (s. u.). Bei Penicillinallergie wird Erythromycin empfohlen. Zum anderen die *Unterdrückung der rheumatischen Entzündungsbereitschaft*. Dazu werden *Glukokortikoide* und *Azetylsalizylsäure* (Aspirin) angewandt. Als Indikation zur Anwendung von Prednison wird die rheumatische Karditis angesehen. Glukokortikoide, deren Wirksamkeit nicht eindeutig erwiesen ist, werden meist als Prednison für die Dauer von 4-6 Wochen gegeben.

Azetylsalizylsäure wird in ausreichender, am Blutspiegel orientierter Dosis etwa 6–8 Wochen gegeben. Damit kann man selbst dann sofort beginnen, wenn gleichzeitig Prednison gegeben wird. Die Behandlung der Herzinsuffizienz s. S. 228.

3) Behandlungsmethoden bei Chorea minor

Penicillintherapie und -prophylaxe sind indiziert. Die antiphlogistische Behandlung ist wirkungslos. Isolierung im Einzelzimmer, weitgehende Ausschaltung von Außenreizen, medikamentöse Sedierung. Gabe von Sedativa (z. B. Barbiturate), Tranquilizern (z. B. Benzodiazepine) und gegebenenfalls von Neuroleptika (z. B. Phenothiazine) in der akuten Phase.

4) Nachbeobachtung

Patienten ohne Karditis können nach einer Rekonvaleszenz von 2–6 Wochen, mit Karditis ohne Vitium nach 3–6 Monaten normal belastet werden. Bei Patienten mit einem Vitium oder einer Myokardschädigung ist für 6 bis 12 Monate körperliche Schonung angezeigt. Die anschließende Belastung richtet sich nach dem Ausmaß der Läsion und ihrer Bedeutung für die Hämodynamik. Kontrollierte Belastung ist auch in diesen Fällen besser als übervorsichtige Schonung.

9.4.1.5 Prophylaxe

1) Prophylaxe der Erstmanifestation

des rheumatischen Fiebers ist bei den meisten Patienten durch *konsequente Penicillinbehandlung* aller Streptokokkeninfektionen möglich.

2) Medikamentöse Rezidivprophylaxe

Da Reinfektionen mit Streptokokken Rezidive mit einem hohen Prozentsatz von Karditis auslösen können, müssen sie durch regelmäßige Penicillin-Applikation verhindert werden. 5 Jahre werden als Mindestdauer angesehen, aber selten eingehalten. Die Fortführung bis zum 18. Lebensjahr wird empfohlen.

3) Herdsanierung

soll unter Penicillinschutz nur in den Fällen ausgeführt werden, in denen begründeter Verdacht auf eine chronische Infektion der Rachen-, Gaumenmandeln, Kieferhöhlen oder des Mittelohres besteht. Allein reicht sie keinesfalls zur Rezidivprophylaxe aus.

9.4.1.6 Prognose

Ohne medikamentöse Prophylaxe kann die Rezidivquote bis zu 50% betragen; mit Prophylaxe wird sie um 5% geschätzt. Die Spätprognose hängt von der Häufigkeit und Schwere der kardialen Restschäden ab. Diese werden ihrerseits von der Art des Herzbefalls im ersten Schub bestimmt. Früher betrug die Letalität 20 Jahre nach dem ersten rheumatischen Schub rund 30%. Die Spätletalität hat nun ganz erheblich abgenommen.

9.4.2 Juvenile chronische Arthritis (rheumatoide Arthritis)

9.4.2.1 Definition, Ätiologie, Häufigkeit und Disposition

Charakteristisch für die rheumatoide Arthritis ist eine *Synovitis der großen und kleinen Gelenke*, die mit periartikulärer Schwellung, Hydrops und Zerstörung des Gelenkknorpels einhergehen kann. Versteifung der Gelenke und knöcherne Ankylose sind häufige Spätfolgen. Für das *Kindesalter* typisch sind die mit Fieber einhergehenden systemischen Reaktionen, der häufig monoartikuläre Beginn und das Auftreten einer Iridocyclitis.

Die *Ätiologie* ist unklar und kaum einheitlich. Viele Gesichtspunkte sprechen dafür, daß Immunreaktionen beteiligt sind. Sicher ist, daß keine enge Beziehung zu Streptokokkeninfektionen – wie beim rheumatischen Fieber – besteht. Die Erkrankung ist bei Kindern seltener als bei Erwachsenen, kommt aber im Kindesalter heutzutage wesentlich häufiger vor als das rheumatische Fieber.

Stärker als beim rheumatischen Fieber wird die *Disposition* durch genetische Faktoren bestimmt. Bei einigen Verlaufsformen bestehen Beziehungen zu HLA-Faktoren: DR 4 bei der Rheumafaktor-positiven, im Schulkindesalter beginnenden rheumatoiden Polyarthritis, DR 5 und B 27 bei bestimmten Formen der rheumatoiden Oligoarthritis (s. u.). *Mädchen erkranken häufiger als Knaben;* dies gilt allerdings nicht für die Erkrankungsform mit starker Allgemeinreaktion und für die oligoarthritische Verlaufsform mit Übergang in ankylosierende Spondylitis. Die Krankheit tritt gehäuft im *späten Kleinkindesalter* auf, kann aber ausnahmsweise schon im Säuglings- oder im Schulalter in Erscheinung treten.

9.4.2.2 Klinisches Bild Verlaufsformen, Prognose

Die *unterschiedlichen Verlaufsformen* der Erkrankung, welche innerhalb des ersten halben Jahres der Krankheit erkennbar werden, sind durch das Ausmaß der Allgemeinreaktion, durch Art und Zahl der von der Arthritis befallenen Gelenke, sowie durch die Komplikation mit Iridocyclitis charakterisiert. Sie fassen jedoch keine einheitlichen Krankheitsformen zusammen.

1) Die rheumatoide Polyarthritis

befällt – meist symmetrisch – *multiple Gelenke* (mehr als 4): Insbesondere sind Fuß-, Knie-, Ellbogen- und Handgelenke betroffen; auch Hüft- und Fingergelenke werden ergriffen. Der Befall der Kiefer- und Wirbelgelenke kann leicht übersehen und erst an den Ankylosen erkannt werden. Diese Patienten können leichtes Fieber haben und eine Anämie, geringe Schwellungen von Lymphknoten, Leber und Milz bekommen. Perikarditis und Iridocyclitis treten selten, *Noduli rheumatici* häufiger auf. Das Allgemeinbefinden ist auch abgesehen von den Gelenkschmerzen während der akuten Schübe der Erkrankung erheblich gestört.

2) Die rheumatoide Oligoarthritis

ist im Kindesalter die häufigste Form. Sie befällt *wenige (1–4), in der Regel große Gelenke*, insbesondere Knie-, Fuß- und Ellenbogengelenke. Die Erkrankung kann in Schüben verlaufen, die mit Fieber, Anämie und Unwohlsein einhergehen können. Relativ häufig tritt, insbesondere im Kleinkindesalter, bei diesen Patienten eine *Iridocyclitis* auf. Die Frühdiagnose des Augenbefalls durch regelmäßige Untersuchungen mit der Spaltlampe ist wichtig, weil die Iridocyclitis zu erheblicher Sehbehinderung, ja zur Erblindung führen kann.

3) Systemische Form der juvenilen chronischen Arthritis

Bei der Rheumatoiden Arthritis mit starker Allgemeinreaktion (Syn. Still-Syndrom) ist das Allgemeinbefinden der blassen, verdrießlichen und ängstlichen Kinder erheblich gestört. Neben schmerzhaften *Gelenkschwellungen der großen und kleinen Gelenke* prägen Wochen bis Monate dauerndes charakteristisches intermittierendes Fieber, flüchtige, rezidivierende, polymorphe (makulöse, urtikarielle) *Exantheme, Lymphknoten-, Milz- und Leberschwellung* das Krankheitsbild. Pleuritis, Perikarditis und Myokarditis werden beobachtet. Die interstitielle *Myokarditis* führt meist nur zu EKG-Veränderungen, selten zu Beeinträchtigung der Herzleistung. Meist besteht eine Leukozytose, häufig eine Anämie.

Die Allgemeinerscheinungen können der Arthritis, welche auch die Wirbelgelenke befallen und dadurch einen Meningismus vortäuschen kann, um Wochen bis Monate vorausgehen. Lediglich Arthralgien und Myalgien können auf den Bewegungsapparat als Sitz der Erkrankung hinweisen. Das Krankheitsbild entspricht dann dem der *Sub-* oder *Pseudosepsis allergica* (WISSLER).

Serologische Diagnostik

Seroreaktionen, welche für die rheumatoide Arthritis pathognomonisch sind, gibt es nicht. Die Rheumafaktoren (Anti-Gammaglobuline vom IgM-Typ) sowie antinukleäre Antikörper können mit den üblichen Methoden bei Kindern wesentlich seltener als bei Erwachsenen nachgewiesen werden; insbesondere werden sie bei rheumatoider Arthritis mit starker Allgemeinreaktion vermißt. Bei Patienten mit *Oligoarthritis und Iridocyclitis* kommen antinukleäre Antikörper häufig vor. Bei *älteren* Kindern mit rheumatoider Polyarthritis, die relativ bald zu *Gelenkdeformitäten* führt, sind die Rheumafaktoren positiv. Vermutlich handelt es sich bei dieser Verlaufsform um eine Frühmanifestation der chronischen Polyarthritis des Erwachsenenalters.

Röntgenbefunde

Es gibt keinen pathognomonischen Befund für die rheumatoide Arthritis. Anfangs ist der Gelenkspalt als Folge von Ergüssen eher weit. In fortgeschrittenen Stadien zeigen sich Osteoporose, Verschmälerung der Gelenkspalten, destruierende Veränderungen und u. U. Ankylose.

Differentialdiagnose

Bei uncharakteristischem Beginn kann die Diagnose unmöglich sein. Bei akutem Beginn kann die Abgrenzung zum rheumatischen Fieber, bei starker Allgemeinreaktion der Ausschluß einer Sepsis, bei monoartikulärer Lokalisation die Unterscheidung einer tuberkulösen oder luischen Arthritis Schwierigkeiten bereiten.
Fehlende Weichteilschwellung, eine *Dauer von weniger als 6 Wochen* und *nicht vorhandene schmerzbedingte Bewegungseinschränkung der Gelenke* sprechen gegen eine Arthritis. Deswegen weisen wiederholt auftretende gelenknah lokalisierte Schmerzen bei unauffälligem Gelenkbefund in erster Linie auf den *funktionellen Charakter* der Beschwerden hin. Sie stellen meist eine *psychosomatische Reaktion* dar und werden gerne mit der Verlegenheitsdiagnose „Wachstumsschmerzen" belegt, da sie bei Schulkindern gehäuft auftreten. Statomotorische Fehlbelastungen sind bei rezidivierenden Schmerzen, physische Überbeanspruchungen bei akut auftretenden Schmerzen in Betracht zu ziehen. Wenn das Allgemeinbefinden beeinträchtigt ist, was bei funktionellen Beschwerden nicht der Fall ist, sollte bei gelenknahen Beschwerden ohne Beeinträchtigung der Gelenkfunktion an eine *akute lymphoblastische Leukose* gedacht werden. Liegen arthritische Beschwerden vor, ist auch an eine *Colitis ulcerosa* oder an eine *Enteritis regionalis* (CROHN) zu denken.

9.4.2.3 Therapie

Die **Therapie** hat folgende Aufgaben: Heilung oder Milderung der Entzündung, Erhaltung der Beweglichkeit in den betroffenen Gelenken, Vorbeugung von Deformitäten, nachhaltige Förderung der psychischen und körperlichen Entwicklung trotz der Behinderung durch die Krankheit.

Allgemeinbehandlung

Bettruhe ist vorsichtig zu verordnen. Sie ist nicht zu umgehen, solange namentlich an den Beinen floride Gelenkentzündungen bestehen. Ihre Gefahren sind Muskelatrophie und die dann sehr leicht auftretenden Kontrakturen, wenn auf die richtige Lagerung und regelmäßige Bewegung der Gelenke nicht geachtet wird. Die *Physiotherapie* ist von großer Bedeutung: Schon früh einsetzende Bewegungsübungen, Anwendungen heißer Packungen, Bandagen, Schienen, warme Bäder und Muskelmassage sollen versuchen, im gegebenen Rahmen das beste zu erreichen. Schwimmen im warmen Bad, Radfahren oder Holländer- und Dreiradfahren können die Bewegungstherapie sinnvoll unterstützen. Bei aller Notwendigkeit, die aktive Bewegung so weit wie möglich zu fördern, muß auf regelmäßige Ruhepausen ebenso geachtet werden, wie auf eine Vermeidung mechanischer Überbeanspruchung der betroffenen Gelenke.

Die **psychische Betreuung** von Kind und Eltern, die vom Arzt außer psychologischen Kenntnissen Zeit und persönlichen Einsatz erfordert, ist bedeutsam für den Erfolg der Therapie. Ein Resignieren von Eltern und Patient kann ebenso wie Verhätschelung aus fehlgeleitetem Mitleid schwerem Krüppeltum Vorschub leisten.

Die medikamentöse Behandlung

ist symptomatisch.
Eine systemische Anwendung von *Glucokortikoiden* ist nur bei *progredienter Iridocyclitis* und sehr schwerem Verlauf eines *Still-Syndroms* indiziert. Eine relative Indikation kann bei schwerer Allgemeinreaktion oder bei Kachexie gegeben sein. In allen anderen Fällen ist das *Risiko einer längeren Glucokortikoidbehandlung größer als die mögliche Wirkung*. Lokal können Glucokortikoide bei der Iridocyclitis und als intraartikuläre Injektionen angewandt werden.
Im übrigen sind *Salicylate Medikamente der ersten Wahl* für die antiphlogistische Therapie. Ibuprofen, Naproxen oder Indometacin kommen bei Salicylsäureunverträglichkeit in Betracht. Indometacin soll bei schwerer Polyarthritis Gutes leisten. Eine Basistherapie mit Gold oder D-Penicillamin kommt dann in Betracht, wenn bei Patienten mit positivem Rheumafaktor bald Gelenkdeformitäten drohen (s. S. 186). Sie ist auch dann angezeigt, wenn bei Seronegativität die Krankheit trotz sachgerechter Behandlung monatelang weiterbesteht. Ihr Einsatz ist ebenso wie die Anwendung von Chloroquin wegen der vielfältigen und gefährlichen Nebenwirkungen problematisch. Eine Synovektomie kommt nur in Ausnahmefällen in Betracht. Operationen, welche die Deformitäten korrigieren, können Nutzen bringen.

9.4.2.4 Prognose

Bei der rheumatoiden Polyarthritis mit und ohne Allgemeinreaktion sind Todesfälle in der akuten Phase der Erkrankung sehr selten. Namentlich beim *Still-Syndrom* kommen Spättodesfälle infolge *Amyloidose* vor. Bei etwa einem Viertel der Kinder kommt es zu erheblichen Bewegungsbehinderungen mit Muskelatrophie und Weichteilschrumpfung, u. U. zu Minderwuchs und isolierten Wachstumsstörungen (z. B. Kiefer). Einen solchen Verlauf haben häufig zu befürchten Patienten, bei denen die Arthritis eine systemische Reaktion überdauert, Patienten mit Frühmanifestation des Erwachsenentyps der chronischen Arthritis (s. S. 186) sowie Patienten, bei denen eine oligoarthritische Verlaufsform durch eine ankylosierende Spondylitis kompliziert wird. Etwa ein Viertel trägt Schäden davon, die bei Anpassung ein einigermaßen aktives Leben erlauben. Knapp die Hälfte der Patienten bleibt ohne stärkere Behinderung. Die Aussichten sind für die rheumatoide Oligoarthritis trotz u. U. jahrelanger Krankheit wesentlich besser, so daß insgesamt bei etwa drei Viertel der Patienten ein günstiger Ausgang erwartet werden kann.

10. Erkrankungen des Blutes und der blutbildenden Organe, bösartige Tumoren

Die physiologische Blutbildung, Untersuchungsmethoden

K. FISCHER

Im zweiten Fetalmonat übernimmt die **Leber** die Aufgabe der Blutbildung. Sie behält diese Funktion bis zur Geburt bei, vom fünften Schwangerschaftsmonat an tritt aber das **Knochenmark** zunehmend in Funktion. Während des intrauterinen Lebens nehmen die Zahl der Erythrozyten/mm³ und die Hämoglobinkonzentration ständig zu, die Größe der Einzelerythrozyten und ihre Beladung mit Hämoglobin dagegen nehmen ab. Auch die Zahl der kernhaltigen roten Zellen und der Retikulozyten nimmt ab.

Diese Entwicklung ist zur Zeit der **Geburt** noch nicht abgeschlossen: In der ersten Lebenswoche findet man noch 3–10 Erythroblasten auf 100 kernhaltige Zellen, bei Frühgeborenen sogar 10–20. Auch die Zahl der Retikulozyten ist höher als im späteren Leben (Tabelle 36). Der Erythrozytendurchmesser variiert erheblich, der Durchschnittswert beträgt 8–9 μ, nach 8 Monaten ist der Erwachsenenwert von 7,2–7,4 μm erreicht.

Eine Besonderheit der fetalen Erythrozyten ist ihr Gehalt an **fetalem Hämoglobin** (HbF); bei der Geburt macht es 50–85%, mit 4 Monaten nur noch 10% des Gesamthämoglobins aus. Da das fetale Hämoglobin gegenüber Laugen und Säuren resistenter ist als Erwachsenenhämoglobin (HbA), kann man diese beiden Hämoglobinarten mit der Alkali-Denaturierungsmethode oder der Säureelutionstechnik unterscheiden, die am Blutausstrich anwendbar ist (S. 47). Die Differenzierung ist von praktischer Bedeutung, wenn bei Blutungen aus dem Magendarmtrakt Neugeborener festgestellt werden soll, ob es sich um verschlucktes mütterliches Blut handelt, oder wenn durch Untersuchung des mütterlichen Blutes ein feto-maternaler Blutübertritt bewiesen werden soll.

Während die Rh-Blutgruppeneigenschaft bei der Geburt schon voll ausgeprägt ist, sind die **Blutgruppeneigenschaften des AB0-Systems** noch nicht voll entwickelt: Neugeborenen-Erythrozyten reagieren mit Antikörpern des AB0-Blutgruppensystems schwächer als Erwachsenen-Erythrozyten. Die Alloantikörper Anti-A und Anti-B werden frühestens nach drei Monaten gebildet. Trotzdem ist schon bei

Tabelle 36. *Die wichtigsten Blutwerte im Kindesalter (Mittelwerte)*

	Geburt	24 Std.	10 Tage	3 Monate	1 Jahr	10 Jahre
Hämoglobin (g/dl)	17,6	19,9	16,2	11,3	11,8	13,5
Erythrozyten (Mill./μl)	4,8	5,4	4,8	3,9	4,5	4,7
Hämoglobin pro Erythrozyt (MCH) (Hb/E in μg)	37	37	34	29	26	29
Hämatokrit (%)	53	59	48	35	36	40
Retikulozyten (‰)	45	45	10	10	10	10
Leukozyten (in 1000/μl)	15	22	12	12	10	8
Neutrophile Granulozyten (%)	50	60	45	35	40	60
Lymphozyten (%)	40	30	40	55	50	30
Serumeisen (μg/dl)	160	50	110	60	60	100

ganz jungen Kindern eine zuverlässige Blutgruppenbestimmung möglich als Voraussetzung für eine erforderliche Bluttransfusion.

Das **Blutvolumen des Neugeborenen** ist um so größer, je mehr Blut während der Geburt von der Plazenta auf das Kind übertritt. Bei später Abnabelung kann die zusätzliche Blutmenge z. T. mehr als 100 ml betragen. Das durchschnittliche Blutvolumen Frühgeborener kann den Wert von 100 ml/kg Körpergewicht übersteigen, bei reifen Neugeborenen liegt der Wert bei 85 ml/kg, im Alter von zwei Monaten wird der Erwachsenenwert erreicht: 75–80 ml/kg Körpergewicht.

Während der **ersten Lebenswoche** verschieben sich die Blutwerte erheblich: Durch die Verminderung des Plasmavolumens erhöht sich in den ersten Lebensstunden die Konzentration des Hämoglobins im Venenblut. Erythrozytenzahl und Hämatokrit steigen ebenfalls an (Tabelle 36), auch der Plasma-Eiweißgehalt nimmt zu. Die Retikulozytenzahlen fallen im Laufe der ersten Lebenswoche ab. Durch den Geburts-„Streß" kommt es in den ersten Lebenstagen zu einem Anstieg der Leukozyten, die anschließend wieder abfallen.

Die **Verweildauer der Neugeborenen-Erythrozyten** im peripheren Blut ist gegenüber dem späteren Leben leicht verkürzt und beträgt im Mittel 90 Tage. Nur die hämoglobinreichen makrozytären Zellen werden offenbar in den ersten 10 Tagen schneller abgebaut. Das vermehrt anfallende Hämoglobin führt zum Neugeborenenikterus infolge der transitorischen Insuffizienz der Leber zur Bilirubinausscheidung (S. 48). In den ersten zwei bis drei Monaten kommt es zu einer physiologischen normochromen Anämie, da das Tempo der Blutneubildung nachläßt. Das Eisen aus dem anfänglich großen Hämoglobinbestand wird vor allem von der Leber aufgenommen und dient als Vorrat für die ersten Lebensmonate.

Die anfangs hohen **Leukozytenzahlen** betragen vom vierten Lebensjahr an 8000 bis 10 000/mm³. In der ersten Lebenszeit überwiegen im Differentialblutbild die Granulozyten, in der Säuglings- und Kleinkindzeit die Lymphozyten und dann wieder die Granulozyten.

Die Zahl der Thrombozyten/mm³ ist in allen Altersstufen annähernd gleich.

10.1 Erkrankungen des roten Systems

K. FISCHER

Eine Verminderung des Hämoglobins und der Erythrozytenzahl kann auf drei Ursachen zurückgeführt werden:
1. hyporegeneratorische Anämie: ungenügende Regeneration des Knochenmarks,
2. hämolytische Anämie: vermehrter Untergang der Erythrozyten im Körper,
3. Blutungsanämie: Blutverlust nach außen.
Oft bestehen mehrere dieser Ursachen nebeneinander.

10.1.1 Überwiegend hypo- und aregeneratorische Anämien

sind ausgezeichnet durch eine Verminderung der erythropoetischen Aktivität des Knochenmarks und eine niedrige Retikulozytenzahl im peripheren Blut. Der Eisenspiegel ist in der Regel erhöht, wenn nicht ein Eisenmangel die Ursache der verminderten Regeneration ist.

Die Anämie kann bei Ausfall der gesamten Hämopoese mit Ausnahme der Lymphozytopoese auftreten: Panmyelopathie (= aplastische Anämie, Panmyelophthise). Davon zu unterscheiden sind die Regenerationsstörungen, die nur das rote System betreffen.

1) Panmyelopathien

Bei der Hälfte dieser Erkrankungen ist die Ursache nicht zu ermitteln („idiopathisch"). Als Ursachen kommen in Frage: physikalische Noxen (Ionisierende Strahlen), chemische Noxen (Zytostatica, Benzol. u. a.), Medikamente (z. B. Chloramphenicol), Infektionen (vor allem Hepatitis), maligne Prozesse (Leukämie, Tumoren), Marmorknochenkrankheit, genetische Störungen (Fanconi-Anämie).
Nekrotisierende Schleimhauteffektionen in Mund und Nasenrachenraum sind auf die Leukopenie, Hämorrhagien auf die Thrombozytopenie zu beziehen. Die ursächliche Noxe ist nach Möglichkeit auszuschalten. Infektionen werden mit Antibiotika – auch mit Granulozytentransfusionen – bekämpft. Zur Unterstützung der Behandlung gibt man Kortiko-

steroide, anabole Steroide und Vitamine, vor allem B_{12}, Folsäure und B_6.
Der Wert dieser Therapie ist bei dieser heterogenen Krankheitsgruppe schwer zu beurteilen. Etwa 10% zeigen in einem Zeitraum von 2 Monaten eine Vollremission. Da für die anderen Patienten als einzige wirksame Therapie die Knochenmarkstransplantation zu erwägen ist, sollten bereits bei Diagnosestellung folgende zusätzliche Untersuchungen veranlaßt werden: vollständige Blutgruppenbestimmung (mit Untergruppen) und Bestimmung der Histikompatibilitätsantigene (HLA) – auch bei Eltern und Geschwistern (potentielle Knochenmarkspender).

2) Konstitutionelle Panmyelopathie mit multiplen Abartungen (Fanconi-Anämie)

Die autosomal-rezessive Erkrankung beginnt meist mit einer Thrombozytopenie. Später kommt ein Versagen der Granulozytopoese hinzu und – meist zuletzt – eine Anämie. Die Bluterkrankung entwickelt sich im 4. bis 7. Lebensjahr, während die körperlichen Anomalien schon bei der Geburt erkennbar sind. Skeletfehlbildungen vor allem an Daumen und Unterarm. Augenmißbildungen und Herzfehler. Die Kinder bleiben körperlich und geistig in der Entwicklung zurück. Die Krankheit führt nach Monaten oder Jahren zum Tode. Anabole Steroide – u. U. mit Kortikosteroiden kombiniert – wirken lebensverlängernd. Knochenmarkstransplantation!

3) Kongenitale hypoplastische Anämie (Blackfan-Diamond)

Im zweiten bis vierten Lebensquartal kommt es zu einer isolierten Aplasie des roten Markes. Die Ursache ist ungeklärt. In vielen Fällen macht eine früh einsetzende Langzeittherapie mit Kortikosteroiden Bluttransfusionen unnötig, die auf die Dauer zu einer Transfusionshämosiderose führen. Spontanremissionen kommen vor.

4) Akute Erythroblastopenie

Verschiedene Noxen, u. a. Infektionskrankheiten, können einen Erythropoesestop herbeiführen, der meist nur 1–2 Wochen nach Diagnosestellung anhält.

5) Megaloblasten-Anämien

sind vor allem auf Vitamin B_{12}- und Folsäuremangel zurückzuführen. Die hyper- bis normochromen Anämien gehen mit Anisozytose und Poikilozytose einher. Im Mark findet man Megaloblasten, im peripheren Blut eine Verminderung der Retikulozyten und eine Übersegmentierung der Granulozyten.
Die echte perniziöse Anämie (Morbus BIERMER-ADDISON) ist bei Kindern extrem selten: meist liegt eine perniziosiforme Anämie vor, die viele Ursachen haben kann: Befall mit Botriocephalus latus, Störungen der Resorption von Vitamin B_{12} und Folsäure (z. B. bei Zöliakie) oder Mangelernährung (Ziegenmilch-Anämie). Die Therapie besteht in der Behandlung der Grundkrankheit und in der Gabe von Vitamin B_{12} und Folsäure: Ein starker Anstieg der Retikulozyten zeigt den Behandlungserfolg an.

6) Erworbene Eisenmangelanämie

Die Ursachen eines exogenen Eisenmangels sind unzweckmäßige Ernährung (Kuhmilchanämie, Mehlanämie), Blutverluste und Infekte. Im Blut sind Hypochromie, Mikrozytose und Anisozytose zu finden. Therapeutisch sind Eisengaben angezeigt.

7) Infektanämien

Seit Einführung der Antibiotika ist diese Anämieform seltener geworden. Sie wird vor allem bei langdauernden Infekten beobachtet und kann normo- und hypochrom sein. Die Zahl der Retikulozyten schwankt. Die Ursache ist vielfältig: 1. Infolge toxischer Markschädigung ist die Erythrozytenbildung vermindert. 2. Der Einbau des Eisens ins Hämoglobin ist gestört (sideroachrestische Anämie). 3. Die Lebensdauer der Erythrozyten ist verkürzt. 4. Durch Abwanderung des Eisens in das retikulo-histiozytäre System entsteht ein Eisenmangel. Die Behandlung besteht in der Bekämpfung des Grundleidens. Nur bei starken Anämien werden Bluttransfusionen erforderlich, und nur bei ausgeprägter Hypochromie ist Eisen indiziert. Sonderform: *Neuraminidaseinduzierte Immunhämolyse.* Hierbei werden die T-Kryptantigene der Erythrozytenmembran durch mikrobielle Neuraminidase (Pneumokokken, Influenzavirus u. a.) freigelegt, die nun mit dem im Serum vorhandenen Anti-T reagieren. Gefahr des hämolytisch-urämischen Syndroms! Rechtzeitige Heparintherapie!

8) Frühgeborenenanämie

Erste Phase mit Normochromie: Im Alter von 2–3 Monaten kommt es vor allem bei sehr unreifen Frühgeborenen zu einem noch stärkeren Abfall des Hämoglobins als bei Reifgeborenen. Nur in Einzelfällen sind Bluttransfusionen erforderlich, wenn der Hämoglobinwert deutlich unter 8 g/dl absinkt.

Zweite Phase mit Hypochromie: Im zweiten bis vierten Lebensquartal reicht der Eisenvorrat nicht aus, die wieder vermehrt gebildeten Erythrozyten ausreichend mit Hämoglobin zu beladen: Es kommt zu einer hypochromen Eisenmangelanämie, die auf Eisengaben gut anspricht. Daher sollten alle Frühgeborenen von der 5. Lebenswoche an prophylaktisch Eisen erhalten. Bei reifen Säuglingen sind Eisengaben vom 6. Lebensmonat an zweckmäßig, da zu diesem Zeitpunkt häufig ein Eisenmangel zu finden ist.

9) Hypersplenismus

Bei einer Milzvergrößerung kann man gelegentlich Anämie, Leukopenie oder Thrombozytopenie, manchmal auch eine Panzytopenie finden. Das Knochenmark ist in diesen Fällen zellreich. Wahrscheinlich führt eine Abflußbehinderung der Milz zur Abgabe eines hormonartigen Wirkstoffes, der die Zellausschwemmung des Knochenmarks blockiert. Außerdem gehen die Zellen in der vergrößerten Milz auch beschleunigt zugrunde. Nach Splenektomie bilden sich die Symptome zurück.

10.1.2 Überwiegend hämolytische Anämien

Eine hämolytische Anämie ist gekennzeichnet durch einen beschleunigten Erythrozytenabbau. Der Vorgang spielt sich entweder intravasal ab, oder die Erythrozyten werden intrazellulär im retikulohistiozytären System phagozytiert; beide Mechanismen können sich kombinieren. Auf den beschleunigten Untergang der Erythrozyten weisen hin: gesteigerte Retikulozytenzahl, erhöhte Serumkonzentration des ungekoppelten (indirekten) Bilirubins, Sterkobilinogen im Urin, Verminderung des Haptoglobins. Eine Bilirubinurie besteht nicht. Zur Hämoglobinurie kommt es nur bei akutem Untergang größerer Blutmengen und einem Serumhämoglobinspiegel über 100 mg/dl; kleinere Hämoglobinmengen werden vollständig an das Plasmaeiweiß Haptoglobin gebunden. Bei länger bestehender hämolytischer Anämie mit stark beschleunigtem Erythrozytenuntergang kann ein Folsäuremangel auftreten. Die Retikulozyten vermindern sich, und im Knochenmark erscheinen Megaloblasten. Am sichersten läßt sich eine hämolytische Anämie diagnostizieren, wenn man die Regeneration im Knochenmark, die Verweildauer im peripheren Blut und den Abbauort der Erythrozyten nach Markierung mit Radioeisen (Spenderblut und peripheres Blut auch mit Radiochrom) ermittelt. Im Knochenmark findet man eine verstärkte Blutneubildung.

Ätiologisch lassen sich die hämolytischen Anämien in **kongenitale** und **erworbene Formen** einteilen (Tabelle 37).

Tabelle 37. *Einteilung der überwiegend hämolytischen Anämien*

A. Kongenitale hämolytische Anämien
1. Kongenitale sphärozytäre Anämie (Kugelzellen-Krankheit)
2. Kongenitale Elliptozytose
3. Kongenitale nichtsphärozytäre hämolytische Anämien
    3.1. Hämolyse durch Fermentdefekte ohne exogene Auslösung
    3.2. Hämolyse durch Fermentdefekte mit exogener Auslösung
    3.3. Hämolyse durch exogene Auslösung bei relativer Fermentinsuffizienz
4. Hämoglobinopathien
5. Thalassämie (major- und minor-Form)

B. Erworbene hämolytische Anämien
1. Immunologisch bedingte hämolytische Anämien
    1.1. Akute hämolytische Anämie
    1.2. Chronisch rezidivierende Wärmeautoantikörper-Anämie
2. Toxisch-hämolytische Anämien

10.1.2.1 Kongenitale hämolytische Anämien

1) Kongenitale sphärozytäre Anämie (Kugelzellen-Krankheit)

Die mit hämolytischen Krisen einhergehende Anämie zeichnet sich durch das Auftreten von Kugelzellen mit verminderter osmotischer Resistenz aus. Die verstärkte Autohämolyse bei in-vitro-Inkubation wird durch Glukose vermindert bzw. normalisiert.

Die Krankheit beruht auf einer dominant vererbten Minderwertigkeit der Erythrozyten, die schnell Kugelgestalt annehmen und in der Milz beschleunigt abgebaut werden.

Die klinischen Symptome treten in den ersten 3 Jahrzehnten zum Teil schon im Säuglingsalter, doch selten im Neugeborenenalter auf: normochrome bis hyperchrome Anämie mit Retikulozytose, Ikterus, Milzvergrößerung – manchmal mit Oberbauchschmerzen –, rotbrauner Urin und dunkle Stühle durch vermehrte Sterkobilinogen- bzw. Sterkobilinausscheidung. Der Schädel hat infolge der Verdickung der Stirn- und Scheitelbeinhöcker, der Verbreiterung der Nasenwurzel und der Jochbeine ein charakteristisches Aussehen. In manchen Fällen ist auch die Leber infolge extramedullärer Erythropoese vergrößert. Hämolytische Krisen werden meist durch Infekte ausgelöst. Die Zahl der Kugelzellen nimmt dabei zugunsten der makrozytären Retikulozyten ab: Die Price-Jones-Kurve wird zweigipflig. Die hämolytischen Krisen und der ständig erhöhte Blutumsatz können zu Störungen der körperlichen und geistigen Entwicklung wie auch zur Gallensteinbildung führen. Oft ist die Anämie weitgehend kompensiert, ein Ikterus nicht festzustellen; Retikulozytose, Milztumor und Kugelzellen sind jedoch auch dann konstante Symptome.

Therapie: Eine Splenektomie beseitigt die klinischen Erscheinungen. Obwohl die Kugelzellform bestehen bleibt, normalisiert sich die Erythrozytenüberlebenszeit fast vollständig. Jolly-Körperchen zeigen die fehlende Milzfunktion an, die besonders bei sehr jungen Kindern zu schweren Infekten führen kann. Infektionsprophylaxe u. a. durch aktive Schutzimpfung gegen Pneumokokkeninfektion (vor Splenektomie!).

2) Kongenitale Elliptozytose

Bei der dominant vererbten Erythrozytenanomalie reicht eine geringe Steigerung des Blutumsatzes bereits aus, die Hämolyse zu kompensieren; eine Anämie oder ein Ikterus treten nur selten auf.

3) Kongenitale nichtsphärozytäre hämolytische Anämien

werden meist autosomal-rezessiv vererbt. Schon Neugeborene können erkranken, der beschleunigte Erythrozytenuntergang geht ohne Kugelzellbildung einher, die Splenektomie ist nur in einigen Fällen erfolgreich.

a) Hämolyse durch Fermentdefekte ohne exogene Auslösung: chronische nichtsphärozytäre hämolytische Anämien. Die Erkrankung beruht auf einem Mangel an: Hexokinase, Triosephosphatisomerase, Glukosephosphatisomerase, Pyruvatkinase, Phosphoglyzeratkinase, Glutathionreduktase, 2,3-Diphosphoglyzeratmutase u. a. Die osmotische Resistenz der Erythrozyten ist normal, der Erythrozytenabbau erfolgt überwiegend in der Leber. Die therapeutischen Möglichkeiten sind nur gering: Bei schwerer Anämie sind Bluttransfusionen indiziert. Manchmal läßt sich die Überlebenszeit der Erythrozyten mit Glukokortikosteroiden verlängern. Eine Splenektomie kann von Nutzen sein und ist vor allem indiziert, wenn der Radiochromtest die Milz als Abbauort erkennen läßt.

b) Hämolyse durch Fermentdefekte mit exogener Auslösung: Glukose-6-Phosphatdehydrogenase-Mangel. Im Laufe der Erythrozytenentwicklung fällt die Aktivität der Glukose-6-Phosphatdehydrogenase schnell ab. Zu einer akuten Hämolyse kommt es, wenn bestimmte Stoffe verabreicht werden: z. B. Chinin, Primaquine, Sulfonamide, Phenacetin und manche Leguminosen (FAVA-BOHNE: „Favismus"). Der Fermentdefekt erhöht die Resistenz gegenüber Malaria. Prophylaxe und Therapie bestehen in der Vermeidung der auslösenden Substanzen. Auch bei Glutathionreduktasemangel ist eine Hämolyse durch oxydativ wirkende Noxen auslösbar.

c) Hämolyse durch exogene Auslösung bei jungen Säuglingen. Die Erythrozyten Neugeborener sind empfindlicher gegen methämoglobinbildende Oxydationsmittel wie Phenacetin, Nitrit und Anilinfarben. Deshalb können Spinat, dessen Nitratgehalt bei längerer Aufbewahrung in Nitrit umgewandelt wird, anilin-

haltige Wäschetinte und Stempelfarbe zu schweren Methämoglobinämien führen. Therapeutisch sind intravenöse Gaben von Vitamin C oder Methylenblau angezeigt zur Reduktion des Methämoglobins.
Weiterhin sind die Erythrozyten Neugeborener, aus noch unbekannter Ursache, empfindlicher gegen Heinzkörper-bildende und Hämolyse-auslösende Noxen: synthetisches Vitamin K, Sulfonamide, Naphthalin (Mottenpulver) und teerhaltige Präparate.

4) Hämoglobinopathien

Bei diesen in Europa seltenen, genetisch bedingten hämolytischen Anämien mit abnormem Blutfarbstoff lassen sich strukturelle Änderungen im Aufbau der Polypeptidketten des Hämoglobinmoleküls nachweisen. Zahlreiche Formen sind bekannt (Hämoglobin C-Krankheit u. a.).
Bei der **Sichelzellenanämie** der Neger findet man HbS; die Erythrozyten nehmen unter Sauerstoffabschluß Sichelform an. Klinische Bedeutung haben nur die homozygoten Formen. Heterozygote Merkmalsträger sind nicht krank; gegenüber Malariaplasmodien sind sie resistenter als die übrige Bevölkerung. Bei Hämoglobinopathien mit HbM-Bildung tritt eine Methämoglobinämie auf.

5) Thalassämie (Mittelmeeranämie, Cooley-Anämie)

Diese dominant vererbte hämolytische Anämie ist keine Hämoglobinopathie, es handelt sich lediglich um eine Persistenz des auch physiologisch vorkommenden HbF.
Bei der homozygoten **Thalassaemia major** treten schon im frühen Kindesalter folgende Krankheitszeichen auf: schwere hypochrome Anämie mit Erythroblastose und hohem Serumbilirubinspiegel. Milz- und Lebertumor und Turmschädel infolge Erweiterung der Markräume, röntgenologisch als „Bürstenschädel" erkennbar. In den schießscheibenartigen Erythrozyten läßt sich 10–90% HbF nachweisen. Ein Teil der Kinder kommt schon in den ersten zwei Lebensjahren ad exitum.
Die *Therapie* besteht vor allem in der Erythrozytensubstitution durch Bluttransfusion. Die Splenektomie bessert das Leiden nicht wesentlich.
Die heterozygote **Thalassaemia minor** ist wesentlich gutartiger. Sie beginnt meist erst zwischen dem 3. und 10. Lebensjahr mit Milztumor und Lebervergrößerung. Man findet keine Erythroblastose im peripheren Blut und nur eine geringe Vermehrung der HbF. Diagnostisch entscheidend für einen heterozygoten Merkmalsträger ist die Erhöhung des auch normal vorkommenden HbA_2 über 3%. Schießscheibenzellen und Hypochromie sind ebenso wie bei der Thalassaemia major zu finden, eine Therapie erübrigt sich meist.

10.1.2.2 Erworbene hämolytische Anämien

Der beschleunigte Erythrozytenuntergang wird bei erworbenen hämolytischen Anämien vor allem durch Immunreaktionen oder durch direkte Einwirkung verschiedener Gifte hervorgerufen.

1) Immunologisch bedingte hämolytische Anämien

Die auf eine Antigen-Antikörperreaktion zurückzuführenden hämolytischen Anämien lassen sich folgendermaßen einteilen:
Alloantikörperanämien: Der schädigende Antikörper wird in einem anderen Organismus der gleichen Art gebildet, bevor er mit dem Erythrozytenantigen reagiert: Morbus haemolyticus neonatorum. Hämolytischer Bluttransfusionszwischenfall.
Autoantikörperanämien: Erythrozytenantigen und Antikörper entstehen und reagieren in demselben Organismus.
Allergische Anämien: Ein von außen kommendes Allergen (z. B. Phenacetin) verursacht die Bildung von Antikörpern, die bei erneuter Allergenzufuhr auf der Erythrozytenoberflächen in Reaktion treten.
In der Kinderheilkunde sind besonders zwei Formen von Autoantikörperanämien von Bedeutung: die hochakute hämolytische Anämie und die mehr schubweise verlaufende chronische Wärme-Autoantikörper-Anämie.

a) Akute hämolytische Anämie. Die Genese des Syndroms ist uneinheitlich. Es ist durch folgende Symptome gekennzeichnet: akute Hämolyse mit Fieber, Erbrechen, hyperregeneratorische normochrome Anämie und Leukozytose. Der direkte Coombs-Test fällt infolge erythrozytär gebundener Komplementfaktoren (C3b, C3d) häufiger positiv aus. Diese Komplementfaktoren werden durch Infektionserreger direkt (alternativer Weg) ohne

Einwirkung von Autoantikörpern auf der Erythrozytenmembran aktiviert. Besonders bei diesem Befund ist mit einer Heilung nach spätestens drei Monaten zu rechnen.

b) Chronisch rezidivierende Wärmeautoantikörper-Anämie. Nach meist schleichendem, mitunter aber auch akutem Beginn bleibt ein beschleunigter Erythrozytenabbau bestehen. Dabei sind Milz- und auch Lebertumor, Retikulozytose, Bilirubinerhöhung und Sterkobilinogenurie nachzuweisen. Im weiteren Verlauf können – oft im Zusammenhang mit Infekten – hämolytische Schübe mit starker Anämisierung auftreten. Ein *positiver direkter Coombs-Test* zeigt an, daß *inkomplette Autoantikörper – meist vom IgG-Typ –* an die roten Blutzellen gebunden wurden. Ein Teil dieser Autoantikörper reagiert spezifisch mit Rezeptoren des Rhesussystems. Therapie: Kortikosteroide vermindern vor allem den intrazellulären Erythrozytenabbau durch „Lähmung" der phagozytierenden Zellen des retikulohistiozytären Systems. Nach längerer Steroidmedikation können die Autoantikörper völlig verschwinden. Auch Spontanheilungen kommen vor. Bei einer hämolytischen Krise kann man Heparin geben. Dadurch wird u. a. die Bindung von Serumkomplement an die antikörperbesetzten Erythrozyten gehemmt. Eine Splenektomie ist indiziert, wenn nach erfolgloser längerer Steroidbehandlung ein bevorzugter Abbau der antikörperbesetzten Erythrozyten in der Milz zu ermitteln ist. Dies ist bei etwa 50% der Patienten der Fall. Da eine Autoantikörperanämie erstes Symptom eines viszeralen Lupus erythematodes sein kann, muß auch nach antinukleären Faktoren gefahndet werden.
Bei therapieresistenten Fällen besteht die Möglichkeit, durch zytostatisch-immunosuppressive Behandlung (Azathioprin) die Autoantikörperbildung zu vermindern. Bluttransfusionen können durch Übertragung von Komplementfaktoren die Hämolyse verstärken und die Autoantikörperbildung begünstigen. Erythrozytensubstitutionen sollten daher – bei strenger Indikation – nur mit gewaschenem Blut vorgenommen werden.

2) Toxisch-hämolytische Anämien

Eine große Zahl exogener Gifte führt zu einem beschleunigten Erythrozytenuntergang: Phenylhydrazin, Phenol, Resorcin oder Benzin. Auch endogene Gifte können zur Hämolyse führen: Toxine bei schweren Verbrennungen, Urämie oder Infektionskrankheiten. Eine Sonderform ist die Bleianämie.

10.1.3 Blutungsanämien

Bei Blutverlusten tritt zunächst eine Hypovolämie, später nach Plasmaeinstrom eine normochrome Anämie auf. Erst wenn sich nach Neubildung von Erythrozyten ein Eisenmangel entwickelt, kommt es zu einer hypochromen Anämie mit niedrigem Serumeisenspiegel und hoher Eisenbindungskapazität.
Blutungsanämien kommen schon intrauterin vor:
Bei der **fetomaternalen Transfusion** gelangt das kindliche Blut durch einen Plazentadefekt in den mütterlichen Kreislauf. Bei länger bestehender Blutung wird das Kind mit Milz- und Lebertumor geboren (extramedulläre Erythropoese), und die Erythroblasten sind vermehrt wie beim Morbus haemolyticus neonatorum. Zum intrauterinen Blutverlust kommt es auch bei **blutender Placenta praevia.** Bei einer **Gefäßanastomose in der gemeinsamen Plazenta** eineiiger Zwillinge kann die Blutversorgung so unterschiedlich sein, daß der eine Zwilling mit einer blassen Asphyxie (S. 44) zur Welt kommt und der andere eine Plethora hat.
Diagnostische Schwierigkeiten treten oft bei **okkulten Blutungen** auf: Ösophagusblutung bei Milzvenenstenose und Zwerchfellhiatushernie, Darmblutungen bei Ulcus duodeni, Meckelschem Divertikel, Peitschenwurm oder Polyposis. Die Therapie besteht in der Behandlung der Ursache und in der Substitution des verlorengegangenen Eisens. Seltener werden zusätzlich Bluttransfusionen erforderlich.

Polyglobulie, Polyzythämie

Bei einer Exsikkose besteht eine **erhöhte Konzentration** von Erythrozyten und Hämoglobin bei vermindertem Blutvolumen. Bei einer Polyglobulie und bei der idiopathischen Polyzythämie vera, die bei Kindern sehr selten vorkommt, ist das **Blutvolumen erhöht.**
Eine **Polyglobulie** wird verursacht z. B. durch kongenitale Herzfehler, pulmonale Hypoxämie oder hochdosierte Glukokortikoide („Pseudo-Cushing"). Intrauterin erworbene Polyglobulie findet man bei maternofetaler

Transfusion und Zwillingsschwangerschaft; die krebsrote Farbe der Neugeborenen ist pathognomonisch. Die Größe des sofortigen Aderlasses bzw. des partiellen Austausches mit Plasma richtet sich nach dem Venendruck: Auf diese Weise sind Lungenödem und Herzversagen zu verhüten.

10.2 Erkrankungen des weißen Systems

G. LANDBECK

10.2.1 Hereditäre und angeborene Störungen

Erbliche Anomalien neutrophiler Granulozyten sind selten. Bei der autosomal-dominant vererbten PELGER-HUËT-Kernanomalie, einer harmlosen Fehlbildung Neutrophiler, ist die Segmentierung der Kerne unvollständig. Zellen mit stabförmigen Kernen und solche mit zwei Segmenten überwiegen. Eine Funktionsstörung der Granulozyten ist weder bei dieser noch bei der gleichfalls harmlosen, autosomal-rezessiv vererbten ALDER-REILLYschen Granulationsanomalie nachweisbar. Sie ist an einer groben basophilen Granulierung der Neutrophilen in Blut und Knochenmark zu erkennen und wird gehäuft bei Dysostosis multiplex (Gargoylismus) gefunden.

Die autosomal-rezessive **konstitutionelle Riesengranulation** CHEDIAK-STEINBRINCK-HIGASHI ist durch partiellen okkulokutanen Albinismus und grobfleckige Plasmagranula der Granulozyten des Blutes sowie anderer granulierter Körperzellen gekennzeichnet. Die Granulations-(Lysosomen-)Anomalie der Neutrophilen hat eine unzureichende Abtötung phagozytierter Bakterien durch verminderte Freisetzung lysosomaler Enzyme zur Folge. Die Infektionsabwehr der Kinder ist erheblich gestört. Eitrige Infektionen mit Milz-, Leber-, Lymphknotenschwellung und fortschreitender Panzytopenie beherrschen den Krankheitsverlauf. Antibiotika und Milzexstirpation bei Panzytopenie sind nur begrenzt wirksam. Die Kinder erreichen selten das 10. Lebensjahr.

Der **progressiven septischen Granulomatose** liegt ein in der Mehrzahl der Fälle X-chromosomal-rezessiv vererbter, schwerer Funktionsdefekt neutrophiler Granulozyten zugrunde, die darüber hinaus aber keine morphologischen Auffälligkeiten zeigen. Häufig findet sich eine Leukozytose. Mikroorganismen werden regelrecht phagozytiert. Die Neutrophilen sind hingegen nicht imstande, phagozytierte Katalase- positive Bakterien (Staph. aureus, E. coli, Klebsiellen, Pseudomonas, Proteus, Salmonellen) sowie Pilze abzutöten. Es werden daher lebende Keime in verschiedenste Körperregionen verschleppt und beim Zugrundegehen der Granulozyten wieder frei. Der Körper versucht, sich gegen den Keimbefall durch Bildung von Granulationsgewebe (Granulomen) zu wehren, ein Vorgang, der sich jedoch als unzureichend erweist. Die Funktionsstörung der Neutrophilen ist auf einen *Enzymdefekt*, den weitgehenden Mangel einer NADH-abhängigen Oxydase, zurückzuführen, deren Aktivität mit dem *Nitroblue-Tetrazolium (NBT)- Test* erfaßt werden kann. Der Krankheitsverlauf ist durch rezidivierende Infektionen, besonders der Haut und Lungen mit Lymphadenitis, Hepatosplenomegalie und septischen Fieberschüben gekennzeichnet. Antibiotika erweisen sich vorübergehend als hilfreich. Abszesse müssen chirurgisch versorgt werden. Die mittlere Lebenserwartung beträgt 5–7 Jahre.

Die **zyklische Neutropenie** ist eine angeborene, z. T. familiäre periodische Produktionsstörung neutrophiler Granulozyten, die sich schon in den ersten Lebenswochen manifestieren kann. Nach durchschnittlich 3wöchigen Intervallen völlig normaler Blutzellbildung kommt es regelmäßig zu einer 4–10 Tage anhaltenden hochgradigen Neutropenie bei normaler oder verminderter Gesamtleukozytenzahl. In diesen neutropenischen Phasen werden im Knochenmark keine Jugendlichen, Stab- und Segmentkernigen, jedoch noch Myeloblasten, Promyelozyten und Myelozyten gefunden. Die rhythmische, im Einzelfall streng normierte Bildungsstörung Neutrophiler wird auf einen *Stammzellendefekt* bezogen. Der Krankheitsverlauf ist durch schubweise Abgeschlagenheit, Fieber, ulzerierende Stomatitis und bakterielle, nicht selten septische Infektionen charakterisiert. Sorgfältiger Infektionsschutz während der neutropenischen Phasen, gezielter Einsatz von Antibiotika und ggf. Übertragung von Leukozyten-Konzentraten sind oft erfolgreich. Die Prognose ist relativ günstig.

Weitere sehr seltene **hereditäre bzw. angeborene Störungen** neutrophiler Granulozyten sind bekannt.

10.2.2 Reaktive Veränderungen

Die Gesamtzahl der Leukozyten und der Anteil an Neutrophilen, Lymphozyten und Monozyten im peripheren Blut zeigen besonders in den ersten 4 Lebensjahren entwicklungsphysiologische Besonderheiten (Tabelle 36, S. 189). Normabweichungen können nur unter Berücksichtigung dieses altersabhängigen Verhaltens gewertet werden. Eine erhöhte Gesamtleukozytenzahl (**Leukozytose**) durch vermehrtes Auftreten neutrophiler Granulozyten (**Neutrophilie**) wird bei bakteriellen Infektionen, vielen Infektionskrankheiten, bei Blutverlust und Hämolyse, bei zentralnervösen Störungen (zerebraler Anfall, Hirnblutung), bei komatösen und azidotischen Zuständen, nach Operationen und Verbrennungen sowie oft auch bei der Behandlung mit Kortikosteroiden beobachtet. Im Verteilungsblutbild ist dabei häufig eine relative Zunahme stabkerniger und jugendlicher neutrophiler Granulozyten nachzuweisen („*Linksverschiebung*"). Eine **toxische Granulation** der Neutrophilen weist auf eine toxische Schädigung des Knochenmarks hin (z. B. Sepsis).

Extreme Leukozytosen mit 30 000–80 000 und mehr Zellen/µl (**Hyperleukozytose**) können bei schweren bakteriellen Infektionen, besonders bei Sepsis, Meningitis und generalisierter Tuberkulose vorkommen. Oft erscheinen dabei Myelozyten, Promyelozyten und Myeloblasten im peripheren Blut („*pathologische Linksverschiebung*"). Diese **leukämoide Reaktion** kann bei jüngeren Kindern besonders stark ausgeprägt sein und im Säuglingsalter auch zum Auftreten von Erythroblasten im Blut führen. Differentialdiagnostisch muß die chronische myeloische Leukämie (S. 201) ausgeschlossen werden. **Lymphozytäre Leukozytosen** sind bei Keuchhusten und in besonderem Maße bei der akuten infektiösen Lymphozytose als Leitsymptom vorhanden. Eine **eosinophile Leukozytose** („eosinophiles Leukämoid") kommt vor allem bei Parasitenbefall und allergischen Reaktionen vor.

Als **Leukozytopenie** bezeichnet man eine Verminderung der Gesamtleukozytenzahl auf weniger als 4000 Zellen/µl. Sie ist mit wenigen Ausnahmen auf eine Neutropenie zurückzuführen und kann durch infektiös-toxische oder chemisch-toxische Einwirkungen auf das Knochenmark sowie durch Krankheiten, die mit einer Milzvergrößerung einhergehen, hervorgerufen werden. Weiterhin ist sie bei vielen bakteriellen und viralen Infektionskrankheiten ein charakteristisches Symptom, dem jedoch keine Knochenmarksinsuffizienz unterliegt (S. 133, Tabelle 31).

10.2.3 Agranulozytosen

Als Agranulozytose wird ein isolierter, hochgradiger bis vollständiger Mangel neutrophiler Granulozyten im peripheren Blut bezeichnet. Dieser kann durch *Produktionsstörung* oder *erhöhten peripheren Untergang Neutrophiler* bedingt sein, dem die Neubildung nicht mehr schritthalten kann. Angeborene Formen sind äußerst selten.

Produktionsstörungen werden durch toxische Einwirkungen von Medikamenten, Chemikalien oder ionisierenden Strahlen verursacht (**toxische Agranulozytose**). Die Gesamtleukozytenzahl ist erniedrigt, im Knochenmark fehlen die granulozytären Vorstufen weitgehend. Toxische Agranulozytosen sind vor allem als Folge von Chemotherapie und Strahlenbehandlung maligner Tumoren und Leukämien sowie bei immunsuppressiver Therapie von Autoaggressionskrankheiten bekannt.

Ein erhöhter peripherer Untergang Neutrophiler wird durch Überempfindlichkeit gegenüber bestimmten Medikamenten und chemischen Stoffen hervorgerufen, wobei die Neutrophilen mit Antigen-Antikörper-Komplexen beladen und in der Milz eliminiert werden (**allergische Agranulozytose**). Die Leukozytenzahl kann anfänglich noch im Normbereich liegen. Das Knochenmark zeigt eine völlige Entleerung von Myelozyten, Jugendlichen, Stab- und Segmentkernigen (Reifungspool) bei erhöhter Zahl an Myeloblasten und Promyelozyten (Proliferationspool). Zu den Arzneimitteln, die gelegentlich eine allergische Agranulozytose auslösen, zählen Analgetika (z. B. Pyramidon), Antibiotika, Tuberkulostatika, Antidiabetika, Sedativa, Psychopharmaka, Thyreostatika, Antihistaminika und Diuretika. Eine Abhängigkeit von der Arzneimitteldosis ist nicht gegeben.

Klinisches Bild

Bei beiden Formen beginnt die Krankheit plötzlich mit Fieber, Schüttelfrost, Kopfschmerzen, Übelkeit, Gelenk- und Gliederschmerzen. Geschwürsbildungen und Nekrosen in der Mundhöhle, im Rachen, an Lippen, Konjunktiven, Vulva und Anus weisen auf die zusammengebrochene granulozytäre Infektabwehr hin. Die regionären Lymphknoten sind geschwollen. Milz und Leber können vergrößert sein. Auch kann im Rahmen einer Sepsis ein Ikterus auftreten.

Die wichtigste **Differentialdiagnose** ist eine beginnende Panmyelophthise („aplastische Anämie") und die akute Leukämie, die auch mit einer Leukozytopenie einhergehen kann, sich aber durch den Knochenmarksbefund und weitere hämatologische Befunde abgrenzen läßt.

Die früher sehr ernste **Prognose** ist durch die antibiotische und antimykotische Therapie wesentlich gebessert worden. Gelingt es, Infektionen zu beherrschen, kann mit einer Heilung gerechnet werden.

Die Behandlung

muß alle bisher gebrauchten Medikamente ausschließen. Auch sind weitere Mittel, die eine Agranulozytose auslösen können, streng zu vermeiden. Die Infektionsbekämpfung durch Antibiotika muß sich gegen gram-positive wie auch gram-negative Erreger richten. Gammaglobulin unterstützt die humorale Infektabwehr. In schweren Fällen sind Bluttransfusionen und Leukozytenkonzentrat-Infusionen angezeigt.

10.2.4 Leukämien

Leukämien sind bösartige Erkrankungen, die durch autonome, irreversible Wucherungen leukozytärer Zellen gekennzeichnet sind. Die pathologischen Zellen können in großer Menge in die Blutbahn ausgeschwemmt werden (Leukämie = Weißblütigkeit), die Gesamtzahl weißer Blutkörperchen kann aber auch im Normbereich liegen („aleukämische" Leukämie). Die Krankheit ist als maligner Tumor des blutbildenden Gewebes aufzufassen. Im Verlauf der Krankheit werden Milz, Leber, Lymphknoten und auch andere Organe von Leukämiezellen befallen. Im Serum werden

Tabelle 38. *Formen und Häufigkeitsverteilung der Leukämien im Kindesalter*

1. **akute Leukämien**
   a) Akute lymphoblastische Leukämien (ALL) ~ 85%
   (immunzytologische Klassifizierung: B-Zelltyp ~1 – 2%, T-Zelltyp ~15 – 20%, „common" bzw. cALL-Zelltyp 60 – 70%, unklassifizierbarer Zelltyp 15 – 20%)
   b) Akute myeloische Leukämie (AML) ~ 13%
   (zytomorphologische und zytochemische Klassifizierung: myeloblastische, promyelozytäre, myelomonozytäre, monoblastische Leukämie)
2. **chronische myeloische Leukämien (CML)** ~ 2%
   a) adulte Form, Ph^1 +
   b) juvenile Form, Ph^1 –
3. **seltene Formen** < 1%
   (Erythroleukämie, Eosinophilen-Leukämie u.a.)

erhöhte LDH- und Harnsäure-Werte gefunden.

Die Ätiologie

der Leukämien ist unbekannt. Auslösend können Benzol und hohe Dosen ionisierender Strahlen wirken. Im Tierreich können Viren eine Leukämie auslösen. Eine erhöhte Leukämierate ist beim Down-Syndrom u. a. kongenitalen Chromosomenanomalien bekannt.

Die **Unterteilung** der Leukämien geht aus Tabelle 38 hervor. Die chronische lymphatische Leukämie ist im Kindesalter unbekannt.

10.2.4.1 Akute Leukämien

a) Akute lymphoblastische Leukämie (ALL)

nehmen von bestimmten Vorstufen der Lymphozyten-Differenzierung ihren Ausgang (Tab. 38). Der Häufigkeitsgipfel liegt im Kleinkindesalter.

Die **ersten Krankheitszeichen** sind meist uncharakteristisch und ziehen sich über mehrere Wochen hin. Die Kinder werden blaß, matt, appetitlos und nehmen an Gewicht ab. Es folgen Temperaturerhöhungen und Neigung zu Infekten. Schließlich treten Haut- und Schleimhautblutungen und vereinzelt auch Schmerzen in Knochen und Gelenken auf.

Erkrankungen des weißen Systems

Im Mittelpunkt des **Krankheitsbildes** (Abb. 87) stehen eine hochgradige Anämie und Fieber. In der Mehrzahl der Fälle ist eine deutliche Leber- und Milzvergrößerung festzustellen. Petechiale Haut- und Schleimhautblutungen neben münzengroßen Hämatomen weisen auf die Thrombozytopenie hin. Die Lymphknoten sind oft geschwollen, nicht druckempfindlich und von normaler Haut bedeckt. Seltener werden leukämische Hautinfiltrate, Hodeninfiltrationen wie auch Protrusio bulbi und Schwellungen von Tränen- und Speicheldrüsen gefunden (MICULICZ-Syndrom). Knochenschmerzen sind oft auf röntgenologisch nachweisbaren Knochenbefall zu beziehen.

Im **peripheren Blut** sind Leukämiezellen nachweisbar, die alle Zeichen der Unreife aufweisen: Das Plasma ist stark basophil, der Plasmasaum schmal, Plasmagranula sind nicht vorhanden. Der Zellkern ist z. T. gebuchtet und enthält Nukleolen. Im Plasma können Vakuolen auftreten. Die Gesamtzahl der Leukozyten liegt oft im Normbereich, die normalen Leukozyten sind meist vermindert. Die Anämie ist normochrom, gelegentlich leicht hypochrom. Als Zeichen extramedullärer Blutbildung erscheinen vereinzelt Erythroblasten. Die Zahl der Thrombozyten ist gewöhnlich vermindert.

Das **Knochenmark** zeigt durch Überwuchern pathologischer Zellen ein nahezu uniformes Bild und beweist die Diagnose. Neben den unreifen Zellen sind oft nur wenige normale segmentkernige Granulozyten vorhanden, so daß der Eindruck einer Entwicklungslücke in der Granulozytenreihe entsteht (Hiatus leucaemicus). Die immunzytologische Methodik erlaubt eine weitere, prognostisch relevante Unterteilung der akuten lymphoblastischen Leukämie (Tabelle 38).

Ein **Befall des Zentralnervensystems** kann initial, häufiger jedoch im späteren Krankheitsverlauf auftreten, da die zytostatisch wirksamen Medikamente die Blut-Hirn-Schranke nicht ausreichend passieren können. Kopfschmerzen, Erbrechen, Sehstörungen und Hirnnervenparesen sind hinweisende Symptome. Im Liquor sind Zellzahl und Eiweißgehalt erhöht, der Zuckerwert ist erniedrigt; im Sediment sind Leukämiezellen zu finden.

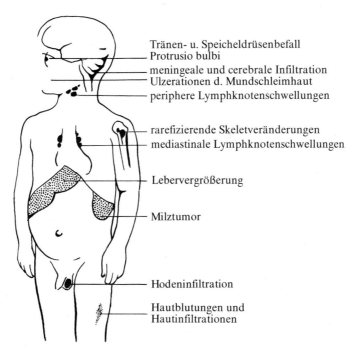

Abb. 87. Manifestationsorte der akuten Leukämien

Differentialdiagnostisch ist die *infektiöse Mononukleose* abzugrenzen, die zu Fieber, Lymphknotenschwellungen, Milz- und Lebervergrößerung führt und leukämische Blutbildveränderungen vortäuschen kann. Die *infektiöse Lymphozytose* ist durch eine Leukozytose mit einem hohen Anteil normaler kleiner Lymphozyten charakterisiert. Ein metastasierendes *Neuroblastoma sympathicum* kann zu Lymphknoten-, Leber- und Milzschwellung führen; nicht selten werden Tumorzellen im Knochenmark gefunden. Bei Knochen- und Gelenkschmerzen ist eine Abgrenzung gegenüber einer Osteomyelitis bzw. rheumatischen Krankheit bisweilen schwierig. Leukämische Transformation bei malignen Non-Hodgkin-Lymphomen s. S. 202.

Die Behandlung

ist auf die Vernichtung der leukämischen Zellpopulation durch planvollen Einsatz von Zytostatika, Strahlentherapie und symptomatischen Maßnahmen gerichtet. Verlief die Krankheit früher innerhalb von 2–4 Monaten tödlich, so wird heute bei ca. 60% der Kinder ein 6 Jahre rezidivfreies Überleben erreicht. Das entspricht einer endgültigen Heilung. Ein Versagen der Therapie hat neben leukämischen Organ-Infiltrationen schwere Infektionen und kaum beherrschbare innere und äußere Blutungen zur Folge, denen der Patient erliegt.

Die Behandlung ist auf Heilung ausgerichtet. Nach den initial erkennbaren Risikofaktoren (Höhe der Leukozytenzahl, Größe von Leber und Milz, immunologischer Leukämie-Zelltyp, Lebensalter) werden Patientengruppen mit niedrigem, mittlerem und hohem Krankheitsrisiko unterschieden. Sie werden nach Therapieplänen mit entsprechend abgestufter Therapieintensität behandelt. Grundsätzlich wird in den ersten 2–4 Monaten eine äußerst aggressive Therapie zur weitgehenden Vernichtung der Leukämie-Zellmasse durchgeführt (Intensivtherapie), um dann in den nachfolgenden 20–22 Monaten einen Krankheitsrückfall mit einer weniger intensiven, kontinuierlichen zytostatischen Behandlung verhüten zu können (Dauertherapie).

Die **Intensivtherapie** der *Induktionsphase* verfolgt zunächst das Ziel, mit einer Polychemotherapie (Prednison, Vincristin, Daunoblastin, Crasnitin) innerhalb von 4 Wochen einen vollständigen Rückgang der Krankheitssymptome zu erreichen (Induktion einer sog. kompletten Remission). Das gelingt in über 90% der Fälle.

In den folgenden vier Wochen (*Konsolidierungsphase*) soll eine Konsolidierung der kompletten Remission in einer nach Krankheitsrisiko abgestuften Behandlung erreicht werden durch systemische Polychemotherapie mit weiteren Mitteln (Alexan, Puri-Nethol, Endoxan). Die lokale Therapie des Zentralnervensystems dient der Verhütung einer Ausbreitung des leukämischen Befalls in diesem Bereich: Strahlentherapie des Hirnschädels mit 1800–2400 rad oder Methotrexat in hoher Dosierung, jeweils zusammen mit intrathekalen Methotrexat-Injektionen.

Bei hohem Krankheitsrisiko wird eine deutliche Erfolgsverbesserung durch anschließende Wiederholung der Induktionstherapie (*Reinduktionsphase*) mit zusätzlichen Zytostatika (Alexan, VM 26) erzielt.

Die rückfallverhütende **Dauertherapie** besteht in oraler Verabfolgung von Puri-Nethol (tgl.) und Methotrexat (1 × wchtl.), deren Dosierung nach der Leukozytenzahl gesteuert wird. Sie soll zwischen 2000 und 3500 μl liegen.

Die **symptomatische Behandlung** ist primär auf Folgen der Krankheit (Anämie, Infektionen u. a.) und dann im wesentlichen auf die Steuerung unvermeidbarer, bedrohlicher Nebenwir-

Tabelle 39. *Zytostatica zur Leukämiebehandlung*

Zystostatikum	Handelsname	Zufuhr
Adriamycin	Adriblastin	i.v.
Amethopterin	Methotrexat	per os, i.v. i.th.
L-Asparaginase	Crasnitin	i.v., i.m.
Busulphan	Myleran	per os
Cyclophosphamid	Endoxan	i.v.
Cytosin-Arabinosid	Alexan	i.v., s.c., i.m. i.th.
Daunomycin	Daunoblastin	i.v.
6-Mercaptopurin	Puri-Nethol	per os
Prednison		per os
6-Thioguanin	Thioguanin	per os
Vincristinsulfat	Vincristin	i.v.
VM 26	VM 26	i.v.

kungen der Behandlung gerichtet. Jedes Zytostatikum hat spezielle organschädigende Wirkungen, alle aber führen zu Myelosuppression und Immunsuppression.
Eine gezielte Verabfolgung von Blutzellkonzentraten, Antibiotika, Antimykotika, Virostatika und ggf. Hyperimmunglobulinpräparaten ist unerläßlich.

b) Das Krankheitsbild der akuten myeloischen Leukämie (AML)

gleicht in vielem der ALL. Meist sind Leukozytose, Milztumor und Blutungsneigung stärker ausgeprägt, während Lymphome seltener gefunden werden. Die Leukämiezellen enthalten Plasmagranula. Auer-Stäbchen sind Granulationsanomalien und für die Diagnose beweisend. Eine sichere Abgrenzung gegenüber der ALL gelingt mit zytochemischen und immunzytologischen Methoden.
Die **Behandlung** konnte erst in jüngster Zeit durch erfolgreichere Chemotherapiepläne deutlich verbessert werden. Derzeitig erreichen fast 80% der Kinder eine komplette Remission. Über 50% dürften einem langjährigen rückfallfreien Überleben und wahrscheinlich einer Heilung entgegengehen.
Das *therapeutische Konzept* enthält ähnlich der ALL eine 8–10 wöchige intensive Anfangsbehandlung. In der *Induktionsphase* werden gegeben: Prednison, Vincristin, Alexan, Thioguanin, Adriblastin; in der *Konsolidierungsphase* Alexan, Thioguanin, Adriblastin, Endoxan mit Lokalbehandlung des Zentralnervensystems. Eine rückfallverhütende Dauerbehandlung schließt sich an: Thioguanin tgl. oral, Alexan- und Adriblastin-Injektionen 4- bzw. 8-wöchentlich. Die Behandlung endet nach einer Behandlungszeit von insgesamt 2 Jahren. Zur Steuerung der Behandlung und symptomatischen Therapie siehe ALL.

10.2.4.2 Chronische myeloische Leukämie (CML)

Die chronische myeloische Leukämie erreicht ihren Häufigkeitsgipfel im 5. Lebensjahrzehnt. Sie kommt beim Kinde nur selten vor, und dann meist bei 8- bis 15jährigen. Die Krankheit beginnt schleichend. Ein großer Milztumor ist häufig das führende Symptom. Die Leber ist nicht regelmäßig vergrößert, Lymphknotenschwellungen und Blutungsneigung fehlen.

Eine Anämie bildet sich erst allmählich aus. Die Leukozytenzahl ist erhöht und kann Werte von mehr als 100 000 µl erreichen. Im Blutausstrich finden sich **alle Entwicklungsstufen der myeloischen Reihe** von Myeloblasten über Myelozyten, Jugendliche bis zu den segmentkernigen Granulozyten („pathologische Linksverschiebung"). Im Knochenmark sind die Granulozytenvorstufen vermehrt. Final kann ein Lymphoblastenschub das Bild beherrschen. Die Erythrozytopoese und die Thrombozytopoese können anfänglich sogar gesteigert sein. In den Blutzellen wird eine Aberration des Chromosoms 22 (Philadelphia-Chromosom, Ph[1]) gefunden.
Eine leukämoide Reaktion muß differentialdiagnostisch abgegrenzt werden. Die Aktivität der alkalischen Phosphatase in den reifen Granulozyten ist bei leukämoiden Reaktionen in der Regel erhöht, bei der chronischen Myelose stets vermindert.
In der **Behandlung** ist Myleran das Mittel der Wahl. Beim Versagen dieser Therapie kann eine Röntgenbestrahlung der Milz zum Erfolg führen. Die mittlere Krankheitsdauer beträgt etwa 4 Jahre.

Die juvenile Form

der chronischen Myelose kommt in den ersten Lebensjahren vor. Typisch ist ein ausgeprägter Organbefall und eine früh manifeste Blutungsneigung. Das Philadelphia-Chromosom ist nicht nachweisbar, fetales Hämoglobin findet sich in erhöhter Menge. Die zytostatische Therapie ist begrenzt wirksam. Dennoch sind lange Krankheitsverläufe bekannt.

10.2.4.3 Seltene Leukämieformen

Die **eosinophile Leukämie** geht mit Milz- und Lebertumor einher, sie muß vom gutartigen eosinophilen Leukämoid abgegrenzt werden, das reaktiv bei Parasitenbefall u. ä. auftritt.
Die **Erythroleukämie** stellt eine leukämische Wucherung im erythropoetischen und granulopoetischen System dar.

10.3 Erkrankungen des lymphatischen und retikulohistiozytären Systems

G. LANDBECK

10.3.1 Maligne Non-Hodgkin-Lymphome (NHL)

Die Non-Hodgkin-Lymphome des Kindesalters zählen ausschließlich zu den hochgradig malignen Lymphomen. Sie neigen zu rascher Progredienz, leukämischer Transformation und Befall des ZNS. Die Anamnese ist entsprechend kurz, die Tumorausbreitung bei Diagnose oft fortgeschritten und die Abgrenzung gegenüber der akuten lymphoblastischen Leukämie (S. 198) bisweilen schwierig. Nach histologischen und immunologischen Kriterien sowie Zellfunktionen werden prognostisch unterschiedlich zu wertende Typen klassifiziert (Tab. 40).

Der **BURKITT-Typ** ähnelt histologisch dem nur in Zentralafrika und Neuguinea vorkommenden BURKITT-Tumor, doch fehlt der für letzteren charakteristische Epstein-Barr-Virus-Nachweis. BURKITT-Typ und **Immunoblastische Lymphome** nehmen überwiegend von retroperitonealen oder intraabdominalen Lymphknoten ihren Ausgang und zeigen geringe Tendenz zur systemischen Ausbreitung.

Die Bezeichnung „**Convoluted-Cell**"-Typ beschreibt die gyriforme Kernveränderung dieser malignen T-Zellen. Der Primärtumor liegt im oberen Mediastinum (Thymus). Eine frühe leukämische Transformation ist fast regelhaft.

Die *nicht-klassifizierbaren Formen* gehen überwiegend von peripheren Lymphknoten aus oder sind extranodalen Ursprungs.

Das sehr seltene **Histiozytische Retikulosarkom** weist keine bevorzugte Lokalisation auf.

Die **Behandlung** folgt den Regeln der Therapie akuter lymphoblastischer Leukämien und schließt eine Bestrahlung des primären Manifestationsortes ein.

10.3.2 Die Lymphogranulomatose (Morbus Hodgkin)

ist eine bösartig verlaufende Erkrankung des lymphatischen Gewebes. Sie ist bei Kindern selten und kommt in den ersten 2 Lebensjahren nicht vor. Knaben erkranken häufiger als Mädchen.

Klinisches Bild

Oft ist zunächst nur eine **Lymphknotengruppe** des Halses, seltener der Achselhöhlen oder des Mediastinums betroffen. Die Lymphknoten sind vergrößert, derb, mit einander verbacken und wenig schmerzempfindlich. Im weiteren Verlauf werden systemartig immer mehr Lymphknotengruppen, Milz, Leber und später auch andere Organe befallen. **Allgemeinsymptome** können im Frühstadium der Erkrankung gering sein. Sie treten mit zunehmender Ausbreitung häufiger auf und bestehen in Fieber, Müdigkeit, Gewichtsabnahme, Hautjukken und Nachtschweiß. Bisweilen wird ein wellenförmiger Fieberverlauf beobachtet (Pel-Ebstein-Typ).

Häufig ist eine hypochrome **Anämie** vorhanden. Die Leukozytenzahl ist leicht erhöht, im Blutausstrich kann eine Lymphozytopenie, seltener auch eine Eosinophilie vorkommen.

Tabelle 40. *Klassifikation der hochgradig malignen Non-Hodgkin-Lymphome des Kindes*

	Immunologischer Zelltyp	Lokalisation (überwiegend)
a. Lymphoblastische Lymphome		
– BURKITT-Typ	B-Zelltyp	abdominal
– „Convoluted Cell"-Typ	T-Zelltyp	mediastinal
– nicht klassifiziert	0-Zelltyp	peripher-nodal; extranodal
b. Immunoblastische Lymphome	B-Zelltyp	abdominal
c. Histiozytisches Retikulosarkom		

Das **Knochenmark** wird nicht selten befallen. Die BSG ist beschleunigt. Im Serum werden α_2-Globulin-Fraktion und Kupfer-Werte erhöht gefunden. Die Tuberkulin-Empfindlichkeit ist herabgesetzt.

Die Diagnose

muß durch den zytologischen oder histologischen Nachweis typischer einkerniger Granulom(Hodgkin)-Zellen und mehrkerniger Riesen(Sternberg)-Zellen in den befallenen Lymphknoten gesichert werden. Die Ausbreitung des Prozesses ist mit Hilfe der Lymphographie oder Computer-Tomographie zu erkennen. **Differentialdiagnostisch** müssen Tuberkulose (S. 163 bis 169), Morbus Boeck, infektiöse Mononukleose (S. 145), Katzenkratz-Krankheit, Non-Hodgkin-Lymphome (S. 202) sowie akute Leukämien (S. 198) ausgeschlossen werden.
Die Prognose ist vom initialen Ausbreitungsstadium und damit auch vom frühzeitigen Therapiebeginn abhängig. Heilungen werden in einem hohen Anteil der Fälle erreicht. Auch die histologische Klassifizierung läßt eine prognostische Aussage zu. So ist der gutartigste Verlauf bei lymphozytenreichen, der bösartigste bei lymphozytenarmen Formen zu erwarten.
Zur **sicheren Stadienzuordnung** wird eine Splenektomie, Leberbiopsie und Exstirpation auffälliger Lymphknoten vorgenommen (ANN-ARBOR-Klassifikation).
Zur **Behandlung** hat sich eine kombinierte Anwendung von 2-wöchigen Polychemotherapie-Zyklen (Prednison, Vincristin, Natulan sowie Adriblastin oder Endoxan) und Strahlentherapie durchgesetzt. Letztere ist auf befallene Lymphknotenregionen und deren Nachbarregionen gerichtet. Die Anzahl der Chemotherapie-Zyklen orientiert sich am initalen Ausbreitungs-Stadium und damit am individuellen Risiko der Krankheit.

10.3.3 Histiocytosis X

Die Abt-Letterer Siwe-Krankheit, die Hand-Schüller-Christian-Krankheit und das Eosinophile Granulom sind durch eine lokalisierte oder disseminierte Infiltration normaler oder auch bösartig proliferierender Histiozyten charakterisiert. Sie werden unter dem Dachbegriff „Histiocytosis X" zusammengefaßt. Ätiologie und Pathogenese dieser *granulomatösen Erkrankungen* sind noch nicht geklärt.

Die Abt-Letterer-Siwe-Krankheit

tritt in den ersten 2 Lebensjahren auf und kann in wenigen Wochen bis Monaten zum Tode führen. Sie ist durch ekzemartige hämorrhagische *Hautinfiltrate* am Stamm und Kopf, *Milz-, Leber- und Lymphknotenvergrößerung*, zystische *Knochendefekte*, diffuse kleinfleckige *Lungenveränderungen* und *Fieber* gekennzeichnet. Im Blutbild ist eine Anämie, oft auch eine Thrombozytopenie vorhanden. Die Leukozytenzahl kann vermindert, normal oder erhöht sein. Histologisch findet man in den befallenen Organen diffuse Infiltrationen von Histiozyten (Langerhans-Zellen), vielkernigen Riesenzellen und Eosinophilen.
Die **Behandlung** erfolgt mit Kortikosteroiden und Zytostatika (z. B. Velbe, Puri-Nethol, Endoxan), mit denen der Krankheitsverlauf günstig beeinflußt werden kann.

Die Hand-Schüller-Christian-Krankheit

nimmt einen chronischeren Verlauf. Sie kommt bevorzugt bei 2–4 Jährigen vor und ist durch umschriebene Knochendefekte, Exophthalmus und Diabetes insipidus charakterisiert. Die Knochenherde treten vor allem am Schädeldach auf („Landkartenschädel"), können aber auch Gesichtsschädel, Becken, Rippen und Schulterblatt befallen. Durch histiozytäre Infiltrationen der Hypophysenregion kann ein Diabetes insipidus entstehen. Herde der Orbita führen zum Exophthalmus. Viszerale Veränderungen, ähnlich der Abt-Letterer-Siwe- Krankheit, sind selten.
Der histologische Nachweis speichernder Histiozyten (Schaumzellen) sichert die **Diagnose**. Die Prognose ist zweifelhaft, besonders bei jungen Kindern. **Therapeutisch** werden Zytostatika (z. B. Velbe, Endoxan, Puri-Nethol) mit Erfolg verabreicht.

Das Eosinophile Granulom

ist eine gutartige Krankheit. Sie kommt im Schulkindesalter und bei Jugendlichen vor und befällt den knöchernen Hirnschädel, seltener Becken, Rippen und Wirbelkörper. Oft ist nur ein einzelner unscharf begrenzter Knochendefekt vorhanden. Histologisch ist neben Histiozyten eine starke Eosinophilie zu finden.

Eine Bluteosinophilie wird nicht gefunden. Die **Behandlung** besteht in chirurgischer Ausräumung des Herdes. Eine Heilung kann auch durch Strahlentherapie ggf. Zytostatika (z. B. Velbe) erzielt werden.

10.3.4 Mukokutanes Lymphknotensyndrom

Die Hauptsymptome des nach KAWASAKI benannten Syndroms sind hohes und lang anhaltendes Fieber, das durch Antibiotika nicht zu beeinflussen ist, Schwellungen der Halslymphknoten, polymorphe Exantheme, Palmar- und Plantarerytheme, Entzündungen der Konjunktiven und der Mundschleimhaut (Himbeerzunge). Weitere Symptome können hinzukommen wie Ikterus, Arthralgie, Meningitis u. a. Eine für das frühe Kindesalter ganz ungewöhnliche Komplikation ist die Bildung von Aneurysmen, Stenosen oder Thrombosen der Herzkranzgefäße in einzelnen Fällen.
Die **Ursache** der Erkrankung ist unbekannt. Therapeutisch werden Salizylate eingesetzt.

10.4 Störungen der Hämostase

G. LANDBECK

Unter hämorrhagischer Diathese versteht man eine Bereitschaft zu Spontanblutungen oder abnorm verlängerten und verstärkten Verletzungsblutungen. Sie kann als selbständige Krankheit oder als Symptom einer anderen Erkrankung auftreten. An der Blutstillung sind Thrombozyten, Blutgerinnungsfaktoren und Blutgefäße beteiligt. Dementsprechend werden Thrombozytopathien, Koagulopathien und Vasopathien unterschieden (Tabelle 41).

10.4.1 Physiologie der Blutstillung

Durchtrennte Kapillaren werden durch Verkleben der Endothelzellen verschlossen. An verletzten Arteriolen und Venolen verläuft die Blutstillung in zwei Phasen (Abb. 88, Tabelle 42).

I. Phase: primäre Blutstillung

durch Bildung eines Thrombozytenpfropfs. Wenn Thrombozyten mit kollagenen Fasern der Gefäßwunde in Berührung kommen, so bleiben sie haften (Adhäsion) und geben neben anderen Inhaltsstoffen Adenosindiphosphat frei, das zusammen mit einem Plasmafaktor (v. Willebrand-Faktor) eine reversible Aggregation der Plättchen auslöst. So bildet sich ein noch blutdurchlässiger Thrombozytenpfropf, der dann durch Einwirken von Thrombin impermeabel wird. Thrombin entsteht aus den Faktoren „Gewebefaktor", Faktor IV, V, VII und X (Gewebsthrombokinase, „extrinsic system").

II. Phase: endgültige Blutstillung

durch Fibrinbildung (Blutgerinnung), Gerinnselretraktion und Gefäßkonstriktion. **Fibrinbil-**

Tabelle 41. *Einteilung der hämorrhagischen Diathesen*

11.4.3. Thrombozytopathien
    1. Thrombozytopenien
        1.1. durch verminderte Bildung (amegakaryozytäre angeborene und erworbene Formen)
        1.2 durch erhöhten Umsatz (megakaryozytäre erworbene Formen)
    2. Thrombozytosen und Thrombozythämien
    3. Thrombozytenfunktionsstörungen

11.4.4. Koagulopathien
    1. durch verminderte Gerinnungsfaktorenbildung (angeborene und erworbene Defektkoagulopathien)
    2. durch erhöhten Gerinnungsfaktorenumsatz (erworbene Verbrauchskoagulopathien)

11.4.5. Vasopathien
    1. angeborene Formen
    2. erworbene Formen

Störungen der Hämostase

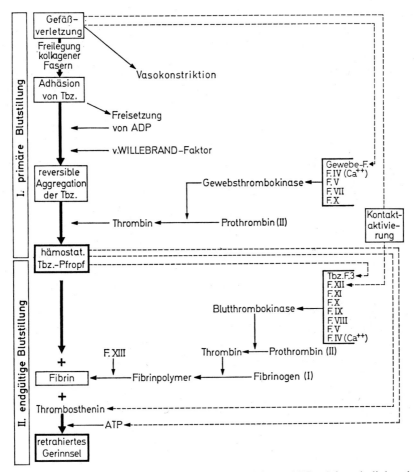

Abb. 88. Schema der Blutstillung. Tbz. = Thrombozyten, F. = Faktor, ADP = Adenosindiphosphat, ATP = Adenosintriphosphat

Tabelle 42. *Gerinnungsfaktoren des Plasmas, Halbwertzeiten und angeborene Defektkoagulopathien*

Plasma-Faktor	Name	Halbwertzeit (Std.)	angeborene Koagulopathie
Faktor I	Fibrinogen	120	Afibrinogenämie
Faktor II	Prothrombin	40 – 80	Hypoprothrombinämie
Faktor III	Thrombokinase	–	–
Faktor IV	Kalziumionen		
Faktor V	Proakzelerin	12 – 15	Parahämophilie
Faktor VII	Prokonvertin	2 – 6	Hypoprokonvertinämie
Faktor VIII	Antihämophiles Globulin A	4 – 12	Hämophilie A
Faktor IX	Antihämophiles Globulin B	12 – 24	Hämophilie B
Faktor X	Stuart-Prower-Faktor	20 – 40	Stuart-Prower-Mangel
Faktor XI	Plasma Thromboplastin Antecedent (PTA)	10 – 20	PTA-Mangel
Faktor XII	Hageman-Faktor	50 – 70	„Hageman trait"
Faktor XIII	fibrinstabilisierender Faktor (FSF)	100 – 120	FSF-Mangel

dung: Nach Kontaktaktivierung des Plasmafaktors XII am verletzten Endothel und Freisetzung des Thrombozytenfaktors 3 kommt es unter Mitwirkung der Plasmafaktoren IV, V, VIII, IX, X und XI zur Bildung der Blutthrombokinase („intrinsic system"), die eine Aktivierung größerer Thrombinmengen im Blutungsbezirk bewirkt. Thrombin spaltet Fibrinogen in Peptide und Fibrinmonomere, die sich zum Fibrinpolymer zusammenlagern. Dieses wird durch den Faktor XIII zum festen Fibringerinnsel umgewandelt, das den Wundverschluß konsolidiert. Die *Retraktion* des Gerinnsels setzt mit der Fibrinbildung ein. Sie ist eine Funktion der Thrombozyten. Aus den Plättchen freigesetztes Adenosintriphosphat verursacht eine Kontraktion des gleichfalls den Thrombozyten entstammenden Proteins „Thrombosthenin", wobei das Maschenwerk des Fibringerinnsels zusammengezogen und Serum ausgepreßt wird.

Die **Gefäßkonstriktion** im Blutungsbezirk ist von den Thrombozyten abhängig und wird dem Plättchen-Serotonin zugeschrieben. Sie vermindert die Durchblutung der betroffenen Gefäßabschnitte.

Zum Schutz vor intravasalen Gerinnungsabläufen (Thrombose, Embolie) sind neben gerinnungsfördernden Plasmafaktoren **Gerinnungsinhibitoren** im Blut vorhanden (Antithrombine, Antithrombokinasen). Auch kann gebildetes Fibrin wieder aufgelöst werden (Fibrinolyse). Dieser Vorgang wird durch die Aktivierung des fibrinspaltenden Plasmaenzyms Plasmin aus seiner Vorstufe Plasminogen bewirkt. Plasmin vermag darüber hinaus auch die Faktoren Fibrinogen V und VIII abzubauen. Dieser Wirkung kommt bei pathologisch gesteigerter Fibrinolyse (Hyperfibrinolyse) eine besondere Bedeutung zu.

10.4.2 Diagnostische Methoden

Mit der **Blutungszeit** wird die Zeitspanne bis zur primären Blutstillung gemessen. Sie ist im wesentlichen von der Zahl und Funktion der Thrombozyten abhängig. Nach Einstich in die Fingerbeere und Eintauchen des Fingers in ein wassergefülltes Kölbchen wird unter erhöhtem Gefäßinnendruck (Staubinde am Oberarm mit 40 mm Hg Druck) geprüft, wie lange Blut aus der Wunde herausfließt. Normalwert 2–4 min.

Die **Thrombozytenzahl** wird in der Zählkammer (Normalwert 150 000–300 000/μl) bestimmt.

Die **Gerinnungszeit** ist bei schweren Fibrinbildungsstörungen verlängert. Mittelschwere bis leichte Formen werden nicht erfaßt. Etwa 1 ml Venenblut wird in einem Röhrchen aufgefangen und die Zeit bis zum Gerinnungseintritt gemessen. Normalwert 4–10 min. Kapillarblut ist ungeeignet.

Die **Rekalzifizierungszeit** des Natriumzitratplasmas ist zum Nachweis mittelschwerer bis leichter Gerinnungsstörungen geeignet.

Mit dem **Quick-Test** wird im dekalzifizierten Plasma nach Zugabe von Gewebefaktor und Kalzium die Aktivität des Prothrombins und der an der Gewebsthrombokinase-Bildung beteiligten Faktoren V, VII und X summarisch geprüft.

Der **PTT (Partial-Thromboplastin-Time)-Test** erfaßt auch leichte Mangelzustände der plasmatischen Faktoren der Blutthrombokinase. Es wird die Gerinnungszeit des Zitratplasmas nach Zugabe von Thrombozytenfaktor 3, Kaolin (beide als PTT-Reagens im Handel) und Kalzium bestimmt.

Mit dem **Blutthrombokinase-Bildungstest** gelingt eine Differenzierung der Blutthrombokinase-Bildungsstörungen. **Quantitative Aktivitätsbestimmungen der Einzelfaktoren** sind durch spezielle Nachweisverfahren möglich.

Das **Thrombelastogramm** erlaubt durch photokymographische Registrierung eine Differenzierung in thrombozytäre und plasmatische Gerinnungsstörungen und erfaßt auch die Fibrinolyse.

Der **Äthanoltest** vermag einen wichtigen Hinweis für eine disseminierte intravasale Gerinnung durch Nachweis zirkulierender Fibrinmonomer-Komplexe im Plasma zu geben. **Fibrin(ogen)-Spaltprodukte** werden hauptsächlich mit immunologischen Methoden nachgewiesen.

Die **Retraktionszeit** wird im Vollblut geprüft. Es wird die Zeit gemessen, die bis zur Auspressung des ersten Serumtropfens verstreicht. Das Ergebnis ist von der Zahl und Funktion der Thrombozyten wie auch von der Fibrinbildung abhängig. Bei Prüfung der **Retraktionsaktivität der Plättchen** wird die Retraktion im Plasma nach Zusatz von Thrombin gemessen. Über die Gefäßfunktion ist mit dem **Rumpel-Leede-Test** eine Aussage zu gewinnen. Nach 5 min Staudruck von mittlerer Blutdruckamplitude am Oberarm wird die Zahl der petechialen Blutungen in der Ellenbeuge bestimmt. Sie soll in einem Quadrat von 2 cm Kantenlänge nicht mehr als 12 betragen.

10.4.3 Thrombozytopathien

Thrombozytär bedingte Blutungen können bei verminderter Plättchenzahl, bei Plättchenfunktionsstörungen wie auch bei erhöhter Plättchenzahl auftreten. Ihnen gemeinsam ist der charakteristische Blutungstyp (*Purpura*) mit punktförmigen spontanen Blutungen (*Petechien*) an Haut, Schleimhäuten, serösen Häuten, Hirnhäuten und in inneren Organen. Die Haut der unteren Extremitäten wird bevorzugt befallen. Auch sind neben Petechien münzengroße traumatische *Hämatome* und bisweilen flächenhafte Blutungen zu finden. Nasenbluten und Bluterbrechen sind häufig. Die Blutungszeit ist verlängert, die Retraktion vermindert, der Rumpel-Leede-Test und das Thrombelastogramm fallen pathologisch aus.

10.4.3.1 Thrombozytopenien

Sie entstehen durch verminderte Thrombozytenbildung oder durch erhöhten Plättchenuntergang in der Milz. Im Knochenmark sind bei Bildungsstörungen keine Megakaryozyten zu finden (amegakaryozytäre Formen), bei erhöhtem Umsatz ist ihre Zahl erhöht, wobei unreife Megakaryozyten mit mangelhafter Plättchenbildung überwiegen (megakaryozytäre Formen). Blutungen sind bei verminderter Thrombozytenbildung unterhalb einer Plättchenzahl von 20 000–30 000/µl zu erwarten, bei vermehrtem Untergang bereits bei 60 000–80 000/µl, da hier zusätzlich Plättchenfunktionsstörungen auftreten.

1) Amegakaryozytäre (symptomatische) Thrombozytopenien

Eine **angeborene** isolierte Verminderung der Megakaryozyten ist selten und kommt mit anderen Fehlbildungen zusammen vor (Herzfehler, Nieren- und Skelettmißbildungen), wobei vor allem die erbliche *Radiusaplasie mit Thrombozytopenie* zu nennen ist. Bei der *Fanconi-Anämie* sind alle drei Zelltypen betroffen, doch kann die Thrombozytopenie das erste faßbare Symptom sein. Dem rezessiv- X-chromosomal vererbten WISKOTT-ALDRICH-Syndrom liegt neben einer Neigung zu Ekzemen und bakteriellen Infektionen infolge Störung der immunologischen Abwehr eine Thrombozyten-Bildungsstörung zugrunde. **Erworbene** Störungen der Thrombozytopoese sind häufig nur Symptom einer Panzytopenie infolge Verdrängung (Leukämien, Tumoren), toxischer Schädigung (Lues, Sepsis u. a.) oder Versagens des Knochenmarks (ionisierende Strahlen, Zytostatika, idiopathische Panmyelopthise).

2) Megakaryozytäre Thrombozytopenien

a) Idiopathische thrombozytopenische Purpura („ITP")

(essentielle Thrombopenie, Werlhofsche Krankheit). Nach Vorgeschichte, Verlauf und immunhämatologischen Befunden sind zwei Formen zu unterscheiden:
Die akute ITP ist die häufigste Blutungskrankheit im Kindesalter. Sie tritt oft 10–14 Tage nach viralen Infektionskrankheiten auf (*postinfektiöse Thrombozytopenie*). Es wird angenommen, daß gegen Viren gerichtete Antikörper zu einer Antigen-Antikörper-Reaktion auf der Thrombozytenoberfläche führen. Die beladenen Plättchen werden in der Milz eliminiert. *Arzneimittel-Thrombozytopenien* liegt gleichfalls eine allergische Reaktion zugrunde. Die Krankheit beginnt plötzlich mit Purpura und Schleimhautblutungen. Das Allgemeinbefinden ist wenig gestört, die Milz nicht vergrößert. Eine Anämie entwickelt sich nur selten. Die anfänglich stark verminderte Plättchenzahl steigt meist innerhalb von 3–6 Wochen wieder auf Normalwerte an.
Die chronische ITP kommt sehr viel seltener vor. Sie beginnt ebenfalls plötzlich und ist klinisch nicht von der akuten Form zu unterscheiden. Die Milz ist selten vergrößert. Blutungsanämien werden häufiger beobachtet. In vielen Fällen konnten gegen die Plättchen gerichtete Autoantikörper nachgewiesen werden, so daß die chronische ITP den Autoaggressionskrankheiten zuzurechnen ist. Der Krankheitsverlauf ist durch Schübe gekennzeichnet.
Differentialdiagnostisch sind bei der ITP vor allem die amegakaryozytären, meist panzytopenischen Formen auszuschließen. Das gelingt in der Regel bereits durch den Knochenmarksbefund.

b) Thrombozytopenien im Neugeborenenalter

können analog der Erythroblastosis fetalis auf einer Inkompatibilität zwischen mütterlichen und kindlichen Thrombozyten beruhen (*Isoantikörper-Thrombozytopenie*) oder selten auch einmal auf dem Übertritt von Plättchen-*Autoantikörpern* auf das Kind bei chronischer ITP der Mutter.

Therapie der Thrombozytopenien

Zur Bekämpfung der Blutungsneigung sind Kortikosteroide bei allen Krankheitsgruppen angezeigt. Thrombozytenkonzentrate sind nur bei amegakaryozytären Formen von großem Nutzen. Bei der chronischen ITP kann die Splenektomie zur klinischen Heilung führen.

10.4.3.2 Thrombozytosen und Thrombozythämien

Vorübergehende **Thrombozytosen** bis zu 1 000 000 Thrombozyten/µl können mit Thrombenbildungen oder auch mit einer Blutungsneigung vom Purpura-Typ einhergehen. Letztere ist auf einen qualitativen Plättchendefekt zurückzuführen. Sie werden bei Polyzythämie, bei chronischer myeloischer Leukämie und nach Splenektomie gefunden. Die **Behandlung** richtet sich nach der Grundkrankheit. Die Splenektomie-Thrombozytose klingt meist in wenigen Tagen ab. **Thrombozythämien,** d. h. konstante Erhöhungen der Thrombozytenzahl über 1 000 000/µl sind im Kindesalter selten. Familiäres Auftreten ist beschrieben worden.

10.4.3.3 Thrombozytenfunktionsstörungen

1) Die hereditäre Thrombasthenie Glanzmann-Naegeli

ist durch verminderte Aggregationsfähigkeit der Plättchen und aufgehobene Gerinnselretraktion gekennzeichnet. In einem Teil dieser seltenen Fälle konnte eine ATP-Synthesestörung in den Plättchen nachgewiesen werden. Die Blutungszeit ist verlängert, Gerinnungstests fallen normal aus. Es besteht eine Neigung zu Hämatomen und petechialen Blutungen. Der Erbgang ist autosomal-rezessiv.

2) v. Willebrand-Jürgens-Syndrom

(konstitutionelle Thrombopathie, Pseudohämophilie, Angiohämophilie, v. Willebrandsche Krankheit).

Bei dieser häufigen, autosomal-dominant vererbten Blutungskrankheit werden sekundäre Plättchenfunktionsstörungen (verlängerte Blutungszeit, verminderte Adhäsivität und Aggregation) sowie eine mangelhafte Faktor-VIII-Aktivität gefunden. Beide sind auf Defekte im „Faktor VIII-Komplex" zurückzuführen, der aus 2 Anteilen mit unterschiedlichen biologischen Funktionen besteht. Der niedermolekulare Anteil ist für die Faktor VIII-Gerinnungsaktivität (F. VIII : C), der hochmolekulare Teil für die Blutungszeit, Adhäsivität und Ristocetin-induzierte Aggregation der Plättchen verbindlich (v. WILLEBRAND-Faktor; F. VIII R : vWF). Letzterer kann auch mit heterologen Antiseren nachgewiesen werden (Faktor VIII- assoziiertes Antigen; F. VIII R : AG). Das Syndrom tritt in verschiedenen Schweregraden auf. Eine Typisierung von Subentitäten wird nach Ausfall der Laborbefunde versucht.

Neben einer Neigung zu blauen Flecken und Hämatomen stehen Schleimhautblutungen und Menorrhagien im Vordergrund der Blutungssymptomatik. Petechiale Blutungen, Muskel- und Gelenkblutungen sind seltener. Operationen und schwere Verletzungen können zu bedrohlichen Blutverlusten führen. Differentialdiagnostisch ist beim männlichen Geschlecht die Hämophilie abzugrenzen, die mit einer normalen Blutungszeit einhergeht und rezessiv-X-chromosomal vererbt wird. Bei Menorrhagien sind gynäkologische Ursachen auszuschließen.

Die Blutungsneigung geht im 3. Lebensjahrzehnt deutlich zurück, doch können sich Menorrhagien bis zur Menopause hinziehen. Während einer Schwangerschaft kommt es vorübergehend zur Normalisierung der Blutungszeit und der Gerinnungsbefunde. Die Prognose des Leidens ist günstig.

Zur **Substitutionstherapie** sind Plasmapräparate, Kryopräzipitat und Cohn-Fraktion I geeignet. Menorrhagien können durch Antifibrinolytika oder Kortikosteoride beherrscht werden. (Lokale Blutstillung siehe Hämophilie.)

3) Erworbene Plättchenfunktionsstörungen

sind bei der Makroglobulinämie Waldenström, bei Urämie, angeborenen Herzfehlern, Verbrauchskoagulopathien, Leberzirrhose u.a. bekannt.

10.4.4 Koagulopathien

Koagulopathien können durch mangelhafte Bildung (Defektkoagulopathien) oder durch gesteigerten Verbrauch (Verbrauchskoagulopathien) plasmatischer Gerinnungsfaktoren entstehen. Die primäre Blutstillung verläuft bei reinen Koagulopathien ungestört (Blutungszeit normal), doch besteht die Tendenz zum Nach- bzw. Rezidivbluten. Traumatische flächenhafte Blutungen und Hämatome der Haut kennzeichnen den Blutungstyp. Die Gerinnungszeit und Rekalzifizierungszeit fallen pathologisch aus (vgl. S. 206). Die Differenzierung in Gewebsthrombokinase- oder Blutthrombokinase-Bildungsstörungen gelingt mit dem Quick-Test und PTT-Test. Letztere werden mit dem Thrombokinase-Bildungstest weiter aufgegliedert. Über die Restaktivität der Plasmafaktoren geben quantitative Einzelfaktoren- Bestimmungen Auskunft.

10.4.4.1 Defektkoagulopathien

1) Angeborene Koagulopathien

sind im Gegensatz zu den erworbenen fast stets auf die mangelhafte Bildung eines einzelnen Gerinnungsfaktors zurückzuführen. Bei allen Plasmafaktoren sind angeborene Defektzustände bekannt, doch stellen sie mit Ausnahme der Hämophilie Raritäten dar.

Hämophilie (Bluterkrankheit)

Sie kommt in einer Häufigkeit von 1 auf 10 000 der Bevölkerung vor. Nach dem Gerinnungsdefekt sind 2 Formen zu unterscheiden: Die **Hämophilie A** (Faktor VIII:C-Mangel) ist fünfmal häufiger als die **Hämophilie B** (Faktor IX-Mangel). Beide werden rezessiv-X-chromosomal vererbt, so daß nur Knaben manifest erkranken und phänotypisch gesunde Frauen (Konduktorinnen) die Krankheit übertragen. Etwa 40% der Fälle sind auf neue Mutationen zurückzuführen. Der Grad der Faktor VIII:C oder IX-Verminderung ist in den einzelnen Blutersippen konstant und prägt das klinische Bild.

Die schwere Hämophilie

(Faktor VIII:C bzw. IX unter 1% der Norm) manifestiert sich im ersten Lebensjahr. Die Neugeborenenzeit verläuft unauffällig, sofern kein operativer Eingriff (z. B. Zirkumzision) erfolgt. Zunächst fällt nur die Neigung zu mikrotraumatischen Hämatomen und Suffusionen auf. Ab 3.–5. Lebensjahr kommen Muskelhämatome, Bißwundenblutungen in der Mundhöhle, Nasenbluten und die ersten charakteristischen Gelenkblutungen hinzu. Im Schulkindesalter folgen Zahnwechselblutungen und Hämaturien. Von den Gelenken werden bevorzugt Knie-, Fuß- und Ellenbogengelenke befallen. Die Gelenke sind stark geschwollen und sehr schmerzhaft. Es besteht Fieber, die BSG ist beschleunigt. Die Blutungen führen zur Zerstörung des Gelenkknorpels und zu Knochenveränderungen im Epiphysenbereich (Hämarthrose). Hirnblutungen, Magendarmbluten und Blutungen in die Mundbodenmuskulatur kommen seltener vor. Bei der **mittelschweren Hämophilie** (Faktor VIII:C bzw. IX 1–5% der Norm) ist die Häufigkeit und Intensität der Blutungen bereits geringer. Die **leichte Hämophilie** (Faktor VIII:C bzw. IX über 5% der Norm) wird oft erst im mittleren Lebensalter bei Operationen oder schweren Verletzungen erkannt.

Differentialdiagnostisch ist die Abgrenzung von den thrombozytopenischen und vaskulären Blutungszuständen durch den Erbgang und die klinische Symptomatik möglich. Die anderen Blutungskrankheiten können nur durch die Gerinnungsanalyse ausgeschlossen werden. Das oft nicht leicht abzutrennende v. Willebrand-Jürgens-Syndrom ist durch eine verlängerte Blutungszeit gekennzeichnet.

Die Prognose

ist vom Schweregrad der Krankheit abhängig. Ab 3. Lebensjahrzehnt nimmt die Häufigkeit der Blutungen ab bei gleichbleibendem Gerinnungsdefekt. Die moderne Therapie hat selbst bei schweren Formen zu einer Normalisierung der Lebenserwartung geführt.

Zur Substitutionstherapie

der Hämophilie A stehen konzentrierte Faktor VIII:C-Präparate zur Verfügung. Der therapeutisch notwendige Faktor VIII-Spiegel beim Patienten richtet sich nach Ort und Umfang der Verletzung. Die kurze Halbwertszeit des Faktors VIII:C erfordert eine Wiederholung der Infusionen in 4- bis 8stündigen Intervallen bis zum Blutungsstillstand bzw. zur Wundheilung. Bei der Hämophilie B werden Faktor-IX-Konzentrate verwendet. Die Substitution ist wegen der längeren Halbwertszeit des Faktors IX in nur 12stündigen Abständen nötig. Die Verhütung körperbehindernder Blutungsfolgen ist das wichtigste Behandlungsziel. Die **lokale Blutstillung** wird durch Thrombin zusammen mit Fibrinschaum als Druckverband erreicht.

2) Erworbene Defektkoagulopathien

können bei Leberunreife (Neugeborene), bei Leberparenchymschädigung (Hepatitis, Zirrhose) und bei Vitamin K-Resorptionsstörungen (chronische Durchfallserkrankungen) auftreten. Sie verursachen eine mangelhafte Synthese der in der Leber mit Hilfe des Vitamin K gebildeten Gerinnungsfaktoren Prothrombin, VII, IX und X. Bei Zirrhosen kann eine Faktor-I und -V-Verminderung hinzukommen. Nur selten ist der Faktorenmangel so ausgeprägt, daß eine Blutungsneigung entsteht. Der Quick-Test zeigt verlängerte Gerinnungszeiten. Therapeutisch sind Gaben von Vitamin K_1, bei Blutungen Plasmainfusionen bzw. Faktorenkonzentrate angezeigt.

10.4.4.2 Verbrauchskoagulopathien

1) Akut auftretende Verbrauchskoagulopathien

sind Folge einer **disseminierten intravasalen Gerinnung** in der Endstrombahn der Organe (Arteriolen, Kapillaren, Venolen), wobei die Neubildung dem hohen Umsatz an Gerinnungsfaktoren *und* Thrombozyten nicht mehr nachkommt. Der Mangel an Gerinnungsfaktoren kann durch eine sekundär auftretende Hyperfibrinolyse erheblich verstärkt werden. Die Blutungsneigung ist vom gemischten plasmatischen und thrombozytären Typ.
Eine disseminierte intravasale Gerinnung ist ein besonderes und lebensbedrohliches Verlaufsereignis bekannter klinischer Krankheitsbilder. Betroffen werden Haut, Nieren, Nebennieren, Lunge, Leber, Gehirn (Plexus chorioideus) und andere Organe. Die intravasale Gerinnung in der terminalen Strombahn führt zur Mikrothrombenbildung und Mikrozirkulationsstörung. Blutungen treten bevorzugt in infarziertem Gewebe auf. Es kann sich ein irreversibel werdender Schock entwickeln.
Die Aktivierung des Gerinnungssystems ist auf eine örtliche Gefäßwandschädigung (Hypoxie, Azidose, Wirkung von Bakterientoxinen) oder auch auf Einschwemmung thrombokinase-aktivierenden Materials zurückzuführen (Zellzerfall, Tumoreinbruch). Eine wichtige Voraussetzung ist die erschöpfte Beladungskapazität bzw. mangelhafte Klärfunktion des RES für Toxine sowie Endprodukte des Stoffwechsels und Gerinnungsvorganges.
Eine disseminierte intravasale Gerinnung mit mehr oder minder ausgeprägter Verbrauchskoagulopathie wird im fortgeschrittenen Stadium aller Formen des **Schocks** (S. 228) beobachtet und kann beim **Atemnotsyndrom** (S. 44), im Initialstadium **akuter myeloischer Leukämien** (S. 201), bei **bösartigen Tumoren** und analog zum tierexperimentellen generalisierten Sanarelli-Shwartzman-Phänomen (S. 178) als Verlaufsereignis bakterieller wie auch viraler Infektionen auftreten. Zu letzteren zählen die Syndrome **Waterhouse-Friderichsen-Syndrom** (S. 342) und **Purpura fulminans**. Als prädisponierender Faktor hat sich das Vorliegen eines **Antikörpermangelsyndroms** (S. 175) erwiesen.

Das klinische Bild

ist durch das meist plötzliche Auftreten petechialer Hautblutungen und grobfleckig-scharfbegrenzter, zunächst blaßgrauer Hautbezirke (sog. Totenflecke), in die es z. T. unter Blasenbildung hineinblutet, gekennzeichnet. Gleichzeitig entwickelt sich ein Schockzustand mit zunehmend irreversibel werdendem Blutdruckabfall. Die Geschwindigkeit des Ablaufes ist unterschiedlich und im Einzelfall nicht vorauszusehen.

Die Diagnose

ergibt sich aus den klinischen und gerinnungsanalytischen Befunden sowie aus dem Krankheitsverlauf. Eine frühzeitige Diagnose ist oft schwierig, die **Prognose** entsprechend ungünstig.

Die Therapie

umfaßt Schock- und Azidose-Bekämpfung sowie Verhütung weiterer Thrombenbildungen in der Endstrombahn durch fortlaufende Heparin-Infusionen. Nur eine frühe (oder prophylaktische) Heparinisierung vermag einen bedrohlichen Verlauf zu verhindern. In fortgeschrittenen Stadien ist der Versuch einer Wiederauflösung der Mikrothromben durch Streptokinase-Infusionen (therapeutische Fibrinoly-

Störungen der Hämostase

se) angezeigt. Ein Ersatz des Gerinnungsfaktorenmangels ist erst nach voll wirksamer Heparin-Therapie vorzunehmen. Unterstützend können Kortikosteroide gegeben werden.

2) Mehr chronisch verlaufende Verbrauchskoagulopathien

werden bei schwerer Leberschädigung (Zirrhose), angeborenen Herzfehlern und beim

Riesenhämangiom-Thrombozytopenie-Syndrom

(Kasabach-Merritt) gefunden. Hierbei kommt es zu einem abnormen Thrombozytenverbrauch und gesteigerten Umsatz von Gerinnungsfaktoren in den pathologisch strukturierten Hämangiomgefäßen. Nach Röntgenbestrahlung oder operativer Entfernung des Hämangioms bildet sich die Umsatzsteigerung vollständig zurück.

10.4.5 Vasopathien

Vaskuläre Blutungskrankheiten können durch angeborene, meist umschriebene Gefäßmißbildungen oder durch eine erworbene, diffuse Gefäßwandschädigung entstehen. Veränderungen der Blutgerinnung und der Thrombozyten werden selten gefunden. Auch ist die Blutungszeit in der Regel im Normbereich. Bei den erworbenen Störungen kann der Rumpel-Leede-Test pathologisch ausfallen.

10.4.5.1 Angeborene Vasopathien

Die hereditäre hämorrhagische Teleangiektasie

(Morbus Rendu-Osler-Weber) wird autosomal-dominant vererbt und manifestiert sich selten bereits im Kindesalter. An der Haut und Schleimhaut sind punkt- und sternförmige, rötliche Gefäßektasien zu finden. Sie können zu Nasenbluten, Blutungen aus der Mundhöhle, Hämaturie und Magendarmbluten führen. In seltenen Fällen sind auch die Lungen befallen.

Das Ehlers-Danlos-Syndrom

ist eine dominant vererbte Anlagestörung des Bindegewebes, die sich in einer Hyperelastizität und leichten Verletzlichkeit der Haut sowie Überstreckbarkeit der Gelenke äußert. Daneben ist eine abnorme Gefäßzerreißbarkeit mit Neigung zu Hämatomen und Blutungen vorhanden.

10.4.5.2 Erworbene Vasopathien

Bei der **Möller-Barlowschen Krankheit** führen Gefäßveränderungen zu petechialen und subperiostalen Blutungen (S. 99).

Das Schönlein-Henoch-Syndrom

(anaphylaktoide Purpura, Peliosis rheumatica, Purpura abdominalis) kommt bevorzugt im Kleinkindesalter vor und tritt oft 1–2 Wochen nach akuten Infektionskrankheiten auf. Ihm liegt eine allergische Spätreaktion auf Bakterientoxine oder andere Antigene zugrunde, die zur perivaskulären Entzündung der kleinen Gefäße in den befallenen Organen führt.

Das charakteristische Symptom ist ein streng symmetrisch angeordnetes **hämorrhagisches Exanthem**, das die Streckseiten der Extremitäten und das Gesäß befällt. Zunächst können makulopapulöse und urtikarielle Effloreszenzen mit zentraler Hämorrhagie vorhanden sein. Wenig später, wenn nicht von vornherein, beherrscht eine grobfleckige Purpura das Bild. Gleichzeitig können schmerzhafte lokalisierte Ödeme an Hand- und Fußrücken sowie periartikuläre Ödeme und Ergüsse in kleinen und großen Gelenken auftreten. Anfallsartige Bauchkoliken mit blutig-schleimigen Stühlen weisen auf die Mitbeteiligung der Darmwand hin. In der 2. bis 3. Krankheitswoche kann eine hämorrhagische Nephritis hinzukommen.

Differentialdiagnostisch ist die Abgrenzung gegenüber thrombozytopenischen Krankheiten durch Bestimmung der Plättchenzahl und Beachtung des unterschiedlichen Purpuratyps leicht möglich. Die Erkrankung neigt zu Rezidiven, die Nephritis kann einen chronischen Verlauf nehmen.

Eine spezifische **Therapie** gibt es nicht. Es werden Antibiotika verabfolgt. Kortikosteroide sind im Stadium der Ödemneigung und bei intestinalen Störungen angezeigt. Auf den Verlauf der Krankheit haben sie keinen Einfluß.

10.5 Bösartige Tumoren

G. LANDBECK

Nächst den Unfällen (S. 387) sind bösartige Tumoren und Leukämien bei Kindern jenseits des 3. Trimenons die häufigste Todesursache. Die *Mortalitätsrate* liegt bei 6–8, die *Morbiditätsrate* bei 10–12/100 000 Kinder und Jahr. Die im Kindesalter vorkommenden malignen Tumorkrankheiten lassen sich in 5 Gruppen zusammenfassen, deren Häufigkeitsverteilung gegenüber Erwachsenen erhebliche Unterschiede aufweist (Tabelle 43). Während bei Erwachsenen *epitheliale Geschwülste (Karzinome)* des Verdauungstraktes, der Atmungsorgane, des Genitale, der Brustdrüse, Prostata, Haut u. a. bei weitem überwiegen, handelt es sich bei Kindern fast ausschließlich um **nichtepitheliale Tumoren**. Die insgesamt wesentlich besseren Behandlungserfolge der pädiatrischen Onkologie sind nicht zuletzt auf diesen Unterschied zurückzuführen.

1) In der Gruppe der **Leukämien und malignen Lymphome** überwiegt die bei Erwachsenen seltener vorkommende akute lymphoblastische Leukämie (S. 198). Zu den hochgradig malignen Lymphomen zählen der Mb. Hodgkin (S. 202) und die Non-Hodgkin-Lymphome (S. 202).

2) **Embryonale Tumoren**

entstehen aus embryonalem, d. h. unreifem Gewebe verschiedener Organe. Eine bösartige Transformation unreifer Zellen ist grundsätzlich solange möglich, wie noch Zelldifferenzierungen vorkommen. Diese Tumoren können sich daher sowohl in der embryonalen und foetalen Entwicklungsperiode, wie auch noch in der ersten Lebenszeit entwickeln. Sie manifestieren sich hauptsächlich im Säuglings- und Kleinkindesalter. Zu ihnen gehören das *Nephroblastom*, das *Neuroblastom* (S. 112), *Retinoblastom*, *Rhabdomyosarkom* und *Hepatoblastom*.

Wilmstumor: Hierunter versteht man embryonale Mischgeschwülste mit epithelialen und bindegewebigen Anteilen (Nephroblastome). Sie sind meist einseitig und wachsen zunächst nur verdrängend. Oft werden sie nur zufällig entdeckt oder bei der Palpation eines *großen Abdomens*. Langdauerndes *Fieber* kann bestehen, eine *Anämie* und (seltener) eine *Hämaturie und Albuminurie*. Das intravenöse Pyelogramm zeigt die Verdrängung des Nierenbeckens. Bei der Operation müssen Tumor und Niere so vollständig wie möglich entfernt werden. Vor- und Nachbehandlung mit Röntgenbestrahlungen und Zytostatika verbesserten die Prognose, so daß Heilungen in ⅔ der Fälle möglich sind. Metastasen sind entweder lokal oder vor allem auch in der Lunge zu erwarten.

Beim **Retinoblastom** sind hohe Heilungsraten zu erzielen, sofern nicht beide Augen befallen sind (in 25–30% der Fälle). **Hepatoblastome** entspringen einem der beiden Leberlappen. Sie weisen oft einen hohen Malignitätsgrad auf und metastasieren dann frühzeitig in die Lunge, in das Skelet und andere Organe. **Rhabdomyosarkome** kommen hauptsächlich im Kopf-Hals-Bereich, Urogenitalsystem und an den Extremitäten vor. Sie werden oft erst spät erkannt. Im Lumen der Harnblase oder der Vagina können sie als traubenförmige Tumoren erscheinen (Sarcoma botryoides).

In gewisser Weise zählen auch **Teratome** zu den embryonalen Tumoren. In ihnen finden sich Zellelemente aller drei Keimblätter. Die Mehrzahl ist gutartig. Befallen werden vor allem Ovarien und Hoden. Hodenteratome sind überwiegend bösartiger Natur. Teratome finden sich ferner im Mediastinum, im retroperitonealen, präsakralen und sakrokokzygealen Bereich. Selten werden auch intrakranielle Lokalisationen beobachtet.

Insgesamt werden in der Gruppe der embryonalen Tumoren durch Operation, Nachbestrahlung des Tumorbettes, Rezidiv- und Me-

Tabelle 43. *Maligne Tumoren im Kindesalter. Verteilung der Tumorformen im Kindes- und Erwachsenenalter*

	Kinder (1–15 J.) %	Erwachsene %
1. Leukämien und maligne Lymphome	38	6
2. Embryonale Tumoren	23	1
3. ZNS-Tumoren	20	2
4. Tumoren des Binde- und Stützgewebes	8	2
5. epitheliale Tumoren	4	85
6. sonstige	7	4

tastasenprophylaxe mit Zytostatika derzeitig *Heilungsraten* zwischen 35 und 70% erreicht. Für die Annahme einer Heilung genügt hier ein zweijähriges rückfallfreies Überleben.
Die drittgrößte Gruppe sind **Hirntumoren,** unter denen vor allem *Astrozytome, Ependymome* und *Medulloblastome* zu nennen sind (S. 351). Letztere sind streng genommen embryonale Tumoren. Operationen, intensive Strahlenbehandlung und intrathekale wie systemische Anwendung von Zytostatika konnten auch bei diesen Malignomen die Überlebenschancen verbessern. Eine Heilung kann in der Mehrzahl der Fälle jedoch erst nach etwa zehnjähriger Rezidivfreiheit angenommen werden.
4.) Unter den **Tumoren des Stütz- und Bindegewebes** sind besonders das *Ewing-Sarkom* und das *Osteosarkom* hervorzuheben, von denen sich letzteres hauptsächlich im Pubertätsalter, d. h. zur Zeit stärksten Knochenwachstums manifestiert. Konnten die Heilungsaussichten beim Osteosarkom durch Amputation und kontinuierliche kombinierte Zytostatika-Therapie in den letzten Jahren erheblich verbessert werden, so gelang dieses auch beim Ewing-Sarkom durch intensive Strahlenbehandlung des befallenen Knochens und kombinierte Zytostatika-Anwendung.

Karzinome sind auch heute noch weitgehend therapieresistent, sofern es nicht gelingt, den Tumor frühzeitig und radikal zu entfernen. Derzeitig mögliche **Therapieerfolge** in der pädiatrischen Onkologie sind nur durch *enge Zusammenarbeit* aller beteiligten Fachdisziplinen, wie *Pädiatrie, Kinderchirurgie, Strahlentherapie* und *Pathologie* zu erreichen. Dabei fällt dem Chirurgen über die Geschwulstentfernung hinaus die Aufgabe zu, das Ausbreitungsstadium des Tumors festzustellen, das Tumorgebiet und damit das Strahlenfeld durch Clips zu markieren und die Radikalität des Eingriffes durch Gewebs- und Lymphknoten-Entnahmen aus der Nachbarschaft für histologische Untersuchungen zu sichern. Die Aufgaben des Pathologen beziehen sich auf Tumordiagnose, histologische Bestimmung des Malignitätsgrades der Geschwulst und sorgfältige Überprüfung der Radikalität der Operation. Eine weitere Voraussetzung für den Behandlungserfolg ist die *frühzeitige Diagnose*. So sollte jeder Tumor bis zur histologischen Klärung als maligne Geschwulst gelten. Die *psychische Führung* des kranken Kindes und seiner Angehörigen stellen an den Arzt große Anforderungen.

11. Herz- und Kreislauferkrankungen

E. W. KECK

11.1 Methoden kardiologischer Diagnostik

Bei Säuglingen sind die Zeichen einer beginnenden **Herzinsuffizienz** wenig spezifisch. Die Kinder unterbrechen das Trinken, schwitzen, atmen beschleunigt und gedeihen schlecht. Gehäufte Infekte der Luftwege kommen vor allem bei Herzfehlern mit einem Links-rechts-Kurzschluß vor (Shunt). Ein Rechts-links-Shunt führt zu einer **zentralen Zyanose**, bei der dem arteriellen Blut venöses zugemischt wird. Eine **periphere Zyanose** durch erhöhte Sauerstoffausschöpfung des Blutes kann das Zeichen einer Herzinsuffizienz sein. Deutlicher „Herzbuckel" und körperliche Unterentwicklung weisen auf einen großen Links-rechts-Shunt hin, bei dem der Druck in der Pulmonalarterie erhöht ist.

Der **Blutdruck** kann bei Säuglingen, bei denen die akustischen Phänomene noch nicht verwertbar sind, mit der Flush-Methode (Rötungsmethode) gemessen werden. Dabei wird der arterielle Blutdruck optisch registriert (Ischämie durch Bandage und reaktive Hyperämie bei nachlassendem Manschettendruck). Ein erhöhter **Venendruck** zeigt sich im Sitzen als sichtbare Jugularvenenfüllung oberhalb der Clavicula.

Das Standard- und Brustwand-**Elektrokardiogramm** erlaubt Rückschlüsse auf die Position der elektrischen Herzachse, auf Belastung bzw. Hypertrophie eines oder beider Ventrikel oder Vorhöfe (Abb. 89). Sogenannte Hypertrophieschädigungen sind – ebenso wie Myokard- und Perikarderkrankungen – vor allem an Veränderungen der Erregungsrückbildung erkennbar. Außerdem können alle Rhythmusstörungen und einige Elektrolyt-Verschiebungen mit dem EKG erfaßt werden.

Im **Phonokardiogramm** werden die Geräuschphänomene sichtbar gemacht (Abb. 90). Die zeitliche Einordnung von Tönen, Extratönen und Geräuschen ist insbesondere bei Tachykardie oft besser möglich als durch Auskultation. Außerdem können Geräuschqualität und -intensität objektiviert werden.

Die **Röntgenuntersuchung** ermöglicht eine Beurteilung von Größe, Form und Lage des Herzens und der großen Gefäße. Die Hilusdurchblutung ist an der Stärke der Hiluszeichnung

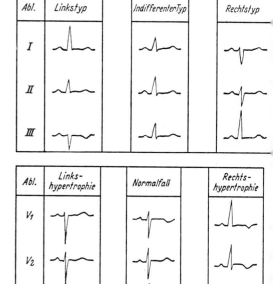

Abb. 89. Schematische Darstellung der Typen im Standard-EKG (oben) und der Hypertrophieformen in den Brustwandableitungen (unten)

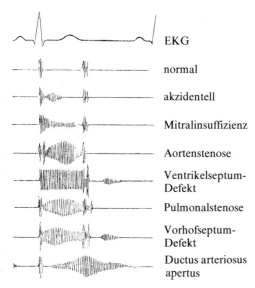

Abb. 90. Einige typische Geräuschbefunde im Phonokardiogramm

ablesbar, die Lungendurchblutung an der Gefäßzeichnung in der Peripherie.
Zwei Methoden geben entscheidende Hinweise für die Diagnose: Herzsondierung und Angiokardiographie. Beide Methoden bedürfen einer klaren Indikation, da sie für den Patienten ein Risiko in sich bergen. Bei der **Herzsondierung** wird der Katheter nach Sedierung und lokaler Anästhesie in eine Vene (meist die Saphena oder die Femoralvene) eingeführt und in die verschiedenen Abschnitte des kleinen Kreislaufs vorgeschoben. Das linke Herz kann durch transseptale Punktion und Sondierung vom rechten zum linken Vorhof erreicht werden, oder man gelangt, von einer Arterie ausgehend, entgegen dem Blutstrom durch die Aortenklappe in den linken Ventrikel. Die Herzsondierung ermöglicht folgende Maßnahmen:

1. Klärung der **Katheterlage** mittels Röntgendurchleuchtung: Man kann durch die abnorme Lage der Sonde einige Anomalien aufdecken, z. B. offenen Ductus Botalli, Septumdefekte, fehleinmündende Lungenvenen, fehlerhaften Ursprung der großen Gefäße.
2. Messung der intravasalen und intrakardialen **Drucke** (Abb. 91). Registrierung von Druckkurven: Unterschiede im Druck vor und hinter einer Klappe lassen u. a. den Grad einer Stenose erkennen.

3. Entnahme von Blutproben zur Bestimmung des **Sauerstoff**gehaltes bzw. der Sauerstoffsättigung: Kurzschlußverbindungen lassen sich aufdecken, wenn nachgewiesen werden kann, daß arterialisiertes Blut in den kleinen Kreislauf einströmt bzw. venöses Blut dem großen Kreislauf beigemischt wird. Die Shunt-Blutmenge läßt sich berechnen, der Ort des Übertritts festlegen.

Bei manchen angeborenen Herzfehlern ist die Klärung anatomischer Einzelheiten durch die Injektion von Röntgenkontrastmitteln, durch die **Angiokardiographie,** erforderlich. Das Kontrastmittel wird möglichst in denjenigen Kreislaufabschnitt injiziert, der direkt vor der fraglichen Anomalie liegt. Rasch aufeinander folgende Röntgenaufnahmen in zwei Ebenen lassen den Weg erkennen, den das mit Kontrastmittel sichtbar gemachte Blut nimmt. Die Struktur der Herzklappen, Form und Innenrelief der Herzkammern, Form und Weite der Gefäße sind exakt zu erfassen.

Das Ultraschall-Echocardiogramm kann gelegentlich diese diagnostischen Eingriffe ersetzen. Als eine nicht-invasive Methode ist das Verfahren beim Neugeborenen mit angeborenem Herzfehler geeignet, die Indikation zur

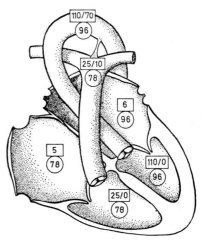

Abb. 91. Halbschematische Darstellung der Herzhöhlen und der großen Gefäße. □: Druckwerte in mm Hg, systolisch und diastolisch, bei den Vorhöfen Mitteldruck. ○: Sauerstoffsättigung des Blutes in Prozent. Charakteristische Werte bei der Sondierung eines normalgebildeten kindlichen Herzens zum Vergleich für die folgenden pathologischen Werte bei angeborenen Herzfehlern

Herzsondierung zu straffen. Die Präsenz und die Lage der 4 Herzhöhlen, der 4 Herzklappen und der beiden großen Arterien ist mit dem Echocardiogramm unter anderem untersuchbar.

11.2 Angeborene Herz- und Gefäßmißbildungen

Eine Übersicht über die häufigsten Mißbildungen gibt Tabelle 44.
Die Fehler sind nach klinischen und hämodynamischen Gesichtspunkten geordnet.

11.2.1 Vitien mit vorwiegendem Links-rechts-Shunt

11.2.1.1 Shunt zwischen den großen Gefäßen

Offener Ductus Botalli

Der Ductus Botalli dient der Umgehung des Lungenkreislaufes vor der Geburt: Das Blut fließt vom rechten Ventrikel über den Stamm der Pulmonalarterie durch den Ductus in den Aortenbogen und vorwiegend in die absteigende Aorta zur Plazenta (Abb. 11, S. 12). Bleibt der Ductus nach der Geburt offen, so fließt in umgekehrter Richtung Blut aus der Aorta über die Pulmonalarterie in den Lungenkreislauf, sobald durch Entfaltung der Lunge der Strömungswiderstand im kleinen Kreislauf abgesunken ist. Die Größe dieses Links-rechts-Shunts wird durch das Kaliber des offenen Ductus mitbestimmt. Meist ist auch während der Diastole der Druck in der Aorta höher als in der Pulmonalis: Das kontinuierliche Geräusch weist auf den kontinuierlichen Shunt hin. Der Windkessel der Aorta hat ein „Leck", durch welches das Blut schnell die Aorta verläßt und in das Niederdruckgebiet des kleinen Kreislaufs strömt. Die Blutdruckamplitude ist groß, der linke Ventrikel wird überlastet.
Ein großer Shunt kann schon im **Säuglingsalter** zu Dyspnoe, verstärktem Schwitzen, gehäuften pulmonalen Infekten und Gedeihstörungen führen. Bei kleinerem Shunt fehlen im Kindesalter Krankheitszeichen; gelegentlich bestehen Dyspnoe, Herzklopfen, schnelle Ermüdbarkeit.

Nahezu pathognomonisch ist das kontinuierliche systolisch-diastolische „**Maschinengeräusch**" (Abb. 90). Ein Schwirren im ersten und zweiten Interkostalraum links ist oft zu fühlen und kann zum Jugulum fortgeleitet sein. Der zweite Herzton ist bisweilen vom Geräusch verdeckt; ist er laut, liegt meist ein pulmonaler Hochdruck vor. Beim Säugling hört man manchmal nur ein systolisches Geräusch. Der Pulsus celer et altus ist als differenzierendes Zeichen gegenüber dem Ventrikelseptumdefekt verwertbar. Bei längerem Bestehen des Shunts können sich die Lungengefäße verändern, und der Strömungswiderstand im Lungenkreislauf steigt an; es kann zu einer „Shunt-Umkehr", einem Rechts-links-Shunt, kommen.
Im **Röntgenbild** springt der stark erweiterte Pulmonalbogen vor, das Herz kann durch die Erweiterung des linken Ventrikels vergrößert sein. Die Hiluszeichnung ist infolge der vermehrten Lungendurchblutung verstärkt, bei der Durchleuchtung ist häufig Hiluspulsation sichtbar. Das Ösophagogramm läßt die Vorwölbung des linken Vorhofs nach dorsal erkennen. Bei der **Herzkatheterisierung** kann der Ductus direkt nachgewiesen werden, wenn es gelingt, den Katheter von der Pulmonalarterie in die Aorta vorzuschieben. Die O_2-Sättigung im Blut der Arteria pulmonalis ist höher als in dem des rechten Ventrikels (Abb. 92).

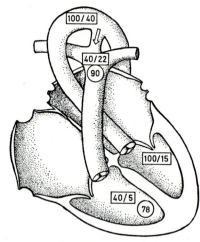

Abb. 92. Ductus arteriosus Botalli apertus: Charakteristische pathologische Abweichungen (vgl. Abb. 91). Große Druckamplitude in der Aorta. Druckerhöhung im rechten Ventrikel und in der Pulmonalarterie, die arterielles Blut aus der Aorta erhält und daher eine erhöhte Sauerstoffsättigung aufweist

Tabelle 44. *Einteilung der angeborenen Herz- und Gefäßmißbildungen*

Häufigkeit der einzelnen Vitien im pädiatrisch-kardiologischen Krankengut	Häufigkeit (%)
1. Vitien mit vorwiegendem Links-rechts-Shunt	
a) Shunt zwischen den großen Gefäßen	
Offener Ductus Botalli	12
Sonstige Querverbindungen zwischen den großen Gefäßen	< 1
b) Shunt auf Vorhofebene	
Septum secundum-Defekt	11
Septum primum-Defekt	2
Fehleinmündende Lungenvenen	1
c) Shunt auf Ventrikelebene	
Ventrikel-Septum-Defekt	25
2. Vitien mit Zyanose (vorwiegender Rechts-links-Shunt)	
a) mit verminderter Lungendurchblutung	
Fallotsche Tetrade	9
Tricuspidalatresie	2
b) mit vermehrter Lungendurchblutung	
Transposition der großen Arterien	5
Truncus arteriosus communis	< 1
Fehleinmündung aller Lungenvenen	1
sonstige zyanotische Vitien mit vermehrter Lungendurchblutung	2
3. Vitien ohne Shunt	
a) Angeborene Stenosen der Herzklappen	
Pulmonalstenose	7
Aortenstenose	6
b) Anomalien der Aorta	
Aortenisthmusstenose	6
Anomalien des Aortenbogens	1
4. Übrige Vitien	8

Im Aortogramm füllen sich Ductus und Arteria pulmonalis von der Aorta aus.
Die operative **Unterbindung und Durchtrennung des Ductus** ist die Behandlung der Wahl. Da stets die Gefahr einer Endokarditis besteht, wird auch bei kleinem Shunt operiert. Manchmal ist die Operation schon bei Neugeborenen notwendig. Nur Ductus-Fälle mit schwerem pulmonalen Hochdruck und überwiegendem Rechts-links-Shunt gelten als inoperabel.
Der **medikamentöse Verschluß des Ductus Botalli** durch Gabe von Indomethacin oder Acetyl-Salizylsäure ist bei einigen Früh- und Neugeborenen möglich. Diese Prostaglandinhemmer sind nur in einem kurzen frühen Zeitraum nach der Geburt wirksam. Ein Behandlungsversuch ist immer angezeigt bei Säuglingen mit Atemnotsyndrom und anderen Lungenerkrankungen, bei denen der Ductus offen bleibt und die Symptomatik verstärkt.
Ist der offene Ductus dagegen für die Lungendurchblutung erforderlich (bei Pulmonal-Atresie), kann die Infusion von Prostaglandin (PG_{E1}) seinen **Spontanverschluß verhindern** oder verzögern. Das gilt auch für Herzfehler, bei denen die Durchblutung des Systemkreislaufes vom Offenbleiben des Ductus abhängig ist: Aorten-Atresie und Coarctatio aortae.
Sonstige Querverbindungen zwischen Aorta und kleinem Kreislauf sind insgesamt viel seltener als der offene Ductus Botalli: Über ein aorto-pulmonales Fenster, die Perforation einer Aortenklappentasche in den rechten Ventrikel und Anomalien der Koronararterien kann ebenfalls ein Links-rechts-Shunt entstehen.

11.2.1.2 Shunt auf Vorhofebene

Pathogenese der Defekte des Vorhofseptums (ASD)

Die erste Trennung des gemeinsamen Atriums in zwei Vorhöfe entsteht durch das Septum primum, das vom Sulcus interatriale in kaudaler Richtung wächst. Hat es die atrio-ventrikuläre Klappenebene noch nicht erreicht, besteht eine freie interatriale Verbindung: das Ostium primum (Abb. 93). Eine Entwicklungshemmung in diesem Stadium führt zum Septum primum-Defekt.

Während das Septum primum kaudalwärts wächst, entsteht durch Atrophie in seinem kranialen Anteil eine zweite Öffnung: das Ostium secundum. Gleichzeitig entwickelt sich von kranial her das Septum secundum (Abb. 94). Dieses verdeckt das Ostium secundum klappenartig, so daß nur ein Schlitz offen bleibt: das Foramen ovale. Eine Entwicklungshemmung des Septum secundum hat einen Septum secundum-Defekt zur Folge, da der Verschluß des Ostium secundum ausbleibt.

Septum secundum-Defekt

Durch die freie Verbindung zwischen den Vorhöfen fließt arterielles Blut vom linken in den

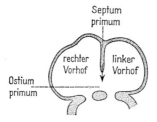

Abb. 93. Die Entwicklung des Septum primum (5. Schwangerschaftswoche)

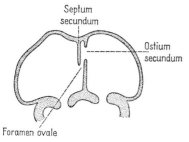

Abb. 94. Die Entwicklung des Septum secundum (6. Schwangerschaftswoche)

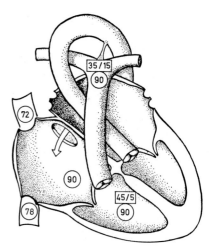

Abb. 95. Vorhofseptum-Defekt (Sekundum-Defekt): charakteristische pathologische Abweichungen (vgl. Abb. 91). Erhöhte Sauerstoffsättigung im rechten Herzen. Drucksprung von 10 mm Hg an der Pulmonalklappe. Großer Li-re-Shunt, ca. 70% des pulmonalen Stromvolumens

rechten Vorhof. Bei größeren Defekten fließt auch eine kleinere Menge vom rechten in den linken Vorhof. Im rechten Ventrikel und in der Pulmonalarterie kommt es zu einer Vergrößerung des Strömungsvolumens (Abb. 95). Das Pulmonalostium setzt dem vermehrten Blutstrom Widerstand entgegen. Daraus resultieren ein Druckgradient (10-20 mm Hg) und ein systolisches Geräusch. Dyspnoe bei Anstrengungen und Anfälligkeit für Infekte der Atmungsorgane können sich bei größerem Shunt einstellen. Das systolische Geräusch hat sein Punctum maximum über dem zweiten Interkostalraum links. Der zweite Ton ist weit gespalten. Das EKG zeigt einen „Rechtstyp" und als Zeichen der Volumenbelastung des rechten Ventrikels eine rechtsventrikuläre Leitungsverzögerung. Die Vergrößerung insbesondere des rechten Ventrikels und der Arteria pulmonalis ist röntgenologisch bei größerem Shunt nachweisbar. Hilus- und periphere Lungengefäße haben ein weites Kaliber. Bei der **Herzkatheterisierung** wird im rechten Vorhof eine höhere Sauerstoffsättigung gefunden als in den Venae cavae. Die direkte Einführung des Katheters über den rechten Vorhof in den linken ist allein noch nicht beweisend. Bei Links-rechts-Shunt größer als 30% des pulmonalen Stromvolumens und Beschwerden ist der **operative Verschluß** erforderlich.

Septum primum-Defekt

Dieser seltenere Defekt befindet sich weiter kaudal im Vorhofseptum und reicht bis an die AV-Klappenebenen; Trikuspidal- und Mitralklappe sind meist durch Schlitzbildungen zusätzlich beeinträchtigt. **EKG:** Im Gegensatz zum Secundum-Defekt zeigt die frontale elektrische Achse eine überdrehte **Links**stellung. Das operative Risiko ist größer wegen der engen Nachbarschaft zur Klappenebene.

Geht ein tiefsitzender Vorhofseptumdefekt kontinuierlich in einen Ventrikelseptum-Defekt über, spricht man von einem **persistierenden Atrio-Ventrikular-Kanal.** Kinder mit diesem Fehler sind oft zyanotisch.

Fehleinmündung von Lungenvenen

Einzelne fehleinmündende Lungenvenen kommen beim Vorhofseptumdefekt vor, die Diagnose wird oft bei der Herzsondierung gestellt. Die **totale Fehleinmündung** aller Lungenvenen ist ein eigenes Krankheitsbild. Bei dieser Fehlbildung sammeln sich meistens sämtliche Venen beider Lungen in einem gemeinsamen Sinus mit Anschluß an die obere Hohlvene; es besteht eine Mischungs-Zyanose. Nur durch den Defekt im Vorhofseptum sind die Kinder lebensfähig. Auch dieser Fehler ist operativ korrigierbar.

11.2.1.3 Shunt auf Ventrikelebene

Ventrikelseptum-Defekt (VSD)

Meist gelangt beim Ventrikelseptum-Defekt arterielles Blut vom linken in den rechten Ventrikel. Handelt es sich um eine kleine Öffnung, so ist der Defekt funktionell unbedeutend; je weiter die Öffnung, desto größer ist die Beeinträchtigung, weil die drucktrennende Wirkung des Septums fehlt. Dadurch steigt der Druck im rechten Ventrikel und in der Pulmonalarterie (Abb. 96). Die Schwere des Krankheitsbildes hängt dann davon ab, wie hoch der **Strömungswiderstand im kleinen Kreislauf** ist. Ist er niedrig, so fließt ein großes Volumen unbehindert durch die Lungenstrombahn: Der Links-rechts-Shunt ist groß. Ist der Strömungswiderstand im kleinen Kreislauf hoch, so ist das Shuntvolumen klein. Dementsprechend unterscheidet man drei Schweregrade des Ventrikelseptum-Defekts:

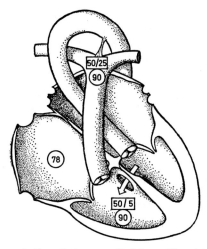

Abb. 96. Ventrikelseptum-Defekt: Charakteristische pathologische Abweichungen (vgl. Abb. 91). Erhöhter Druck und erhöhte Sauerstoffsättigung in rechtem Ventrikel und Pulmonalarterie. Der Druck in der Arteria pulmonalis beträgt 50% des Aortendrucks. Der Li-re-Shunt beträgt 65% des Lungen-Stromvolumens

Gruppe I

Der Defekt ist klein. Der **Pulmonaldruck ist nicht erhöht** und der Links-rechts-Shunt klein. Ein lautes systolisches Geräusch ist im 3.–4. Interkostalraum links zu hören. Der zweite Pulmonalton ist nicht oder nur mäßig akzentuiert. Röntgenologisch und elektrokardiographisch findet sich kein pathologischer Befund, eine Operation ist nicht erforderlich.

Ein Teil dieser Defekte verschließt sich spontan (15–25%). Dann verschwindet das Geräusch. Jenseits der ersten 5 Lebensjahre sind Spontanverschlüsse seltener, kommen aber vor. – Durch Defektverkleinerung ist ein Übertritt von Gruppe II zu Gruppe I möglich. Diese günstigen Verlaufsformen sind häufig.

Gruppe II

Der Links-rechts-Shunt ist groß, und der **Pulmonaldruck ist erhöht;** der zweite Ton über der Pulmonalis ist laut, der Pulmonalklappenschluß oft fühlbar; das systolische Geräusch dagegen ist nur mittellaut, ein diastolisches Mitral-Strömungsgeräusch ist meist vorhanden. Im EKG finden sich Zeichen der Rechts- und Linkshypertrophie, röntgenologisch ist das Herz vergrößert, die Hilus- und Lungengefäßzeichnung ist verstärkt. Schon im Säuglingsalter bestehen erhebliche Beschwerden: Die Kinder sind dyspnoisch, schwitzen stark und gedeihen nicht. Man behandelt zunächst konservativ mit Digitalis, Sondenernährung, Hochlagerung des Oberkörpers und Sauerstoffzufuhr und verschließt den Defekt möglichst erst im zweiten Lebensjahr.

Gruppe III a)

Der Links-rechts-Shunt ist groß und der **Pulmonaldruck ist so stark erhöht,** daß es zum Druckausgleich kommen kann: Im rechten Ventrikel herrscht der gleiche Druck wie im linken. Der 2. Pulmonalton ist extrem laut. Im Säuglingsalter steht die Insuffizienz des linken Ventrikels im Vordergrund: Neigung zum Lungenödem, Tachypnoe. Der hohe Druck im rechten Ventrikel kann zusätzlich eine Rechtsinsuffizienz verursachen: Hepatomegalie, periphere Ödeme. Gelingt es nicht, Dyspnoe und Gedeihstörung zu beheben, muß die Frühoperation durchgeführt werden. Sie erfordert große Erfahrung des Chirurgen und eine intensive postoperative Betreuung. Der Verschluß des Septumdefekts ist oft nur mit Einsetzen von Perikard oder Kunststoff möglich.

Gruppe III b)

Steigt der Widerstand im kleinen Kreislauf durch obliterierende Gefäßveränderungen stark an, so wird der Links-rechts-Shunt kleiner, ein Rechts-links-Shunt entwickelt sich und kann schließlich überwiegen. Venöses Blut gelangt in zunehmendem Maße in den großen Kreislauf, eine Zyanose wird sichtbar (**„Eisenmenger-Syndrom"**). Eine Operation kann nur erfolgreich sein, solange der Links-rechts-Shunt größer ist als der Rechts-links-Shunt. Im umgekehrten Fall ist die Operation kontraindiziert: Der Widerstand im Lungenstrombett ist fixiert; der Verschluß des Defekts würde dem rechten Ventrikel sein Druckventil nehmen, eine tödliche Rechtsinsuffizienz wäre die Folge.

11.2.2 Angeborene Herzfehler mit Zyanose

Beim Übertritt von venösem Blut in den großen Kreislauf kommt es zu einer „Untersättigung" des arteriellen Blutes. Sind mindestens 3 g Hämoglobin/100 ml Blut *nicht mit Sauerstoff beladen* (reduzierte Form), so entsteht eine sichtbare Zyanose von Haut und Schleimhäuten.

Die Beurteilung der Hilus- und Lungengefäßzeichnung im *Röntgenbild* läßt meistens eine Zuordnung zur Gruppe mit vermehrter oder verminderter Lungendurchblutung zu.

11.2.2.1 Mit verminderter Lungendurchblutung

Fallotsche Tetrade

Beim Morbus Fallot kombinieren sich vier anatomische Abweichungen:

1. Die *Pulmonalstenose* ist valvulär, oder/und infundibulär,
2. der *Ventrikelseptumdefekt* sitzt dicht unterhalb der Aortenklappe,
3. die Aortenwurzel ist dextroponiert, es kommt zum „*Überreiten der Aorta*" über dem Ventrikelseptumdefekt,
4. es besteht eine *Hypertrophie des rechten Ventrikels.*

Ein **Rechts-links-Shunt** kommt zustande, da der Strömungswiderstand in der Ausflußbahn des rechten Ventrikels höher als im großen Kreislauf ist. Dann fließt venöses Blut aus dem rechten Ventrikel über den Septumdefekt in die Aorta, das Kreislaufvolumen im großen Kreislauf wird größer als im Lungenkreislauf, die Kinder sind zyanotisch. Während die Aorta weit ist, sind die Pulmonalarterie und ihre Äste hypoplastisch.

Je nach der Ausprägung der einzelnen Komponenten resultiert ein unterschiedlich schweres Krankheitsbild. Typisch für den **Verlauf** ist ein allmählicher Beginn der Symptome in der Säuglingszeit. Zyanose, Dyspnoe, rasche Ermüdbarkeit und Gedeihstörung werden bemerkt, wenn das Kind Sitzen, Stehen und Gehen erlernt. Zunächst tritt die Dyspnoe nur nach Belastung, dann auch in Ruhe auf. Weinen und Schreien verstärken die Zyanose. **Hypoxämische Zustände** treten hinzu: Anfälle von Bewußtseinsverlust und Krämpfe können die Folge einer zerebralen Hypoxie sein. Offenbar ist im Anfall durch Kontraktur der Muskulatur in der Ausflußbahn des rechten Ventrikels die Lungendurchblutung stark vermindert. Im Laufalter beginnen die Kinder oft zu *hocken*. Viele verharren lange in dieser Stellung und nehmen sie z. B. nach kurzen Gehstrecken immer wieder ein. Während des Hokkens nimmt die arterielle Sauerstoffsättigung zu. Eine extreme Hockstellung kann man nachahmen, indem man die Knie des Kindes gegen seine Brust preßt als Sofortmaßnahme beim hypoxämischen Zustand der Säuglinge. Ist das **Vollbild der Erkrankung** ausgebildet, sind die Kinder auch in Ruhe tachypnoisch, die Venen sind vermehrt gefüllt, die Konjunktivalgefäße injiziert. Trommelschlegelfinger und -zehen, Uhrglasnägel, Gingivahyperplasie sind charakteristisch. Das laute systolische Geräusch ist im 4. Interkostalraum zu hören (Ventrikelseptumdefekt), u. U. ist ein helleres, leiseres Pulmonalstenose-Geräusch im 2. Interkostalraum links hörbar. Oft fühlt man den zweiten Ton (Aortenklappenschluß). Im EKG ist die Rechtsstellung der elektrischen Achse typisch. Ein hohes P. dextrocardiale zeigt sich in Ableitung II und V_1. Im Brustwand-EKG ist eine ausgeprägte Rechtshypertrophie nachweisbar. Im Röntgenbild erscheinen die Lungenfelder „hell", transparent und die Herzspitze infolge der Rechtshypertrophie gerundet und gehoben. Der Pulmonalisbogen erscheint flach oder sogar konkav. In einigen Fällen ist eine Rechtslage des Aortenbogens erkennbar.

Bei der **Herzsondierung** findet man den Druck im rechten Vorhof erhöht. Der Druck des rechten Ventrikels ist dem des linken angeglichen (Abb. 97). Gelingt es, die Arteria pulmonalis zu sondieren, so findet man jenseits der Stenose einen sehr niedrigen Druck. Registriert man nun den Blutdruck kontinuierlich beim Zurückziehen des Katheters aus der Pulmonalis in den rechten Ventrikel, so gewinnt man eine „Rückzugskurve". Sie läßt erkennen, ob es sich um eine valvuläre, infundibuläre oder kombinierte Stenose der Pulmonalis handelt. Läßt sich die Aorta vom rechten Ventrikel aus mit dem Katheter erreichen, so findet sich dort eine verminderte Sauerstoffsättigung. Sie wird zur Größenberechnung des Rechtslinks-Shunts herangezogen.

In der **Angiokardiographie** werden die anatomischen Details sichtbar, die der Operateur kennen muß. Der Verbesserung der Lungendurchblutung dienen die *Anastomosenoperationen*, z. B. die Blalock-Taussig-Operation, bei der eine Arteria subclavia mit einem Pulmonalarterienast End-zu-Seit verbunden wird. Die medikamentöse Behandlung mit einem Betarezeptorenblocker (Propanolol [Dociton]) kann durch Erweiterung der Ausflußbahn des

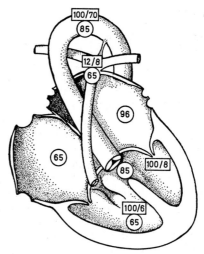

Abb. 97. Fallotsche Tetrade: Verminderter Sauerstoffgehalt des venösen Blutes, erhöhter Druck im rechten Ventrikel. Die überreitende Aorta erhält arteriell-venöses Mischblut. Niedriger Druck in der Pulmonalarterie. Der Rechts-links-Shunt beträgt 35% des Körperkreislauf-Stromvolumens

rechten Ventrikels die Lungendurchblutung steigern und dadurch die arterielle Sauerstoffsättigung verbessern. Die i.v.-Gabe im hypoxämischen Anfall und die orale Dauerbehandlung können bei Säuglingen und Kleinkindern erfolgreich sein, wenn es sich nicht um eine vorwiegend fibrotische Einengung der Ausflußbahn handelt. So kann ein günstiges Alter für die Palliativ- oder Totalkorrektur erreicht werden. Erst vom 3. Lebensjahr an kommt die *Totalkorrektur* in Frage, bei der man die Stenosen beseitigt und den Defekt verschließt – eine sehr wirksame, aber mit einem höheren Operationsrisiko verbundene Maßnahme. Nur wenige Chirurgen operieren jüngere Kinder mit gutem Erfolg.

Vom „**Pseudotruncus**" spricht man, wenn zwar beide Gefäße angelegt sind, eins aber atretisch ist. Ist nur die Aorta durchgängig, dann erhalten die Lungen lediglich über Kollateralen Blut, meist über Bronchialarterien. Röntgenologisch ist die Lungenzeichnung vermindert, das Herz ähnlich dem der Fallotschen Tetralogie geformt. Der Pulmonalbogen fehlt, der Aortenschatten ist stark verbreitert; die Prognose ist schlecht, die Operation riskant.

Trikuspidalatresie

Im Gegensatz zur Fallotschen Tetrade sind im EKG *Links*typ und Zeichen der *Links*hypertrophie zu finden. Über einen Defekt im Vorhofseptum fließt das Venenblut des großen Kreislaufs vom rechten in den linken Vorhof. Der rechte Ventrikel ist hypoplastisch, der linke muß eine erhebliche Mehrarbeit leisten. Ist ein offener Ductus Botalli vorhanden, so ist die Lungendurchblutung meist ausreichend; ist sie stark vermindert, ist eine Palliativoperation angezeigt: Durch einen künstlichen Shunt wird die Lugendurchblutung verstärkt.

Sind die Kinder älter (5 bis 12 Jahre), so ist es möglich, den rechten Vorhof mit der Pulmonal-Arterie zu verbinden und die Lücke im Vorhofseptum zu schließen (Fontan-Operation), so daß die Zyanose verschwindet.

11.2.2.2 Zyanotische Vitien mit vermehrter Lungendurchblutung

Transposition der großen Arterien

Die Aorta entspringt bei diesem Herzfehler aus dem *rechten*, die Pulmonalarterie aus dem *linken* Ventrikel. Nur wenn zusätzliche Mißbildungen des Herzens bestehen, die zu einer Querverbindung der beiden in sich geschlossenen Kreisläufe führen, ist die Transposition mit dem Leben vereinbar (Abb. 98). Ein Geräusch kann fehlen. Typisch ist das Röntgenbild: Das Gefäßband ist verschmälert, da die Aorta nicht *neben*, sondern *vor* der Pulmonalarterie verläuft, das Herz ist stark vergrößert, die Lungen sind kräftig durchblutet. Die Zyanose ist deutlich; die Lebensdauer beträgt meist nur einige Monate. Als lebensrettende Palliativmaßnahme kommt die Schaffung eines großen Vorhofseptumdefekts in Frage, z. B. durch Ballon-Atrioseptostomie (ohne Thorakotomie). Die Totalkorrektur ist möglich und meist erfolgreich.

Auch bei der **korrigierten Transposition** (bei der keine Zyanose vorzuliegen braucht) liegen die beiden großen Arterien transponiert. Die Aorta entspringt aus dem arteriellen Ventrikel, der wie ein rechter Ventrikel gebaut ist, aber links und dorsal liegt. Die Pulmonalis entspringt aus dem venösen, der wie ein linker Ventrikel geformt ist, aber vorn und rechts liegt. Dies nennt man: Inversion der Ventrikel. Ihre klinische Bedeutung erhält diese Transposition durch zusätzliche Mißbildungen, z. B. Ventrikelseptumdefekt und Pulmonalstenose, die eine Zyanose bedingen können.

Truncus arteriosus communis

Beim *echten* Truncus arteriosus communis entspringt aus beiden Ventrikeln ein einziges gemeinsames großes Gefäß, das über einem hohen Septumdefekt reitet. Die Aufteilung des ursprünglichen Truncus arteriosus in zwei Gefäße durch das Septum aortopulmonale ist während der Organogenese ausgeblieben. Der zweite Herzton ist verstärkt und nie gespalten. Die Prognose ist sehr ungünstig, da die weite Verbindung zwischen System- und Lungen-Kreislauf immer zur Pulmonalsklerose führt. Bei Vorliegen von Pulmonalstenosen ist der Verlauf günstiger. Totaloperationen sind beschrieben und in Händen einiger Herzchirurgen sehr erfolgreich.

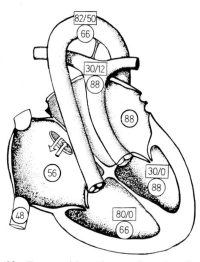

Abb. 98. Transposition der großen Arterien mit Vorhofseptumdefekt: Verminderter Sauerstoffgehalt im rechten Vorhof, arteriell-venöses Mischblut im linken Vorhof und in der Pulmonalarterie, die ihr Blut aus dem linken Ventrikel erhält. Druckerhöhung im rechten Ventrikel, verminderte Sauerstoffsättigung in der Aorta

11.2.3 Vitien ohne Shunt

11.2.3.1 Angeborene Stenosen der Herzklappen

Die Pulmonalstenose

kommt in allen Schweregraden vor: von geringfügiger Einengung mit minimalem Druckunterschied zwischen rechtem Ventrikel und Pulmonalarterie bis zu fast atretischen Klappen, die zum Tod in den ersten Lebenstagen führen, wenn nicht die lebensrettende Frühoperation gelingt. Bei schwerer Stenose treten im Kleinkindesalter rasche Ermüdbarkeit und Kurzatmigkeit auf. In leichten Fällen wird erst bei einer Routineuntersuchung das Herzgeräusch entdeckt. Eine Zyanose fehlt bei reiner Pulmonalstenose, weil das in den großen Kreislauf gelangende Blut voll arterialisiert ist. Durch eine normale Pulmonalklappe fließt die gleiche Blutmenge wie durch die Aortenklappe. Öffnet sich die Klappe nur unvollkommen, kommt es zur **Druckerhöhung in der rechten Kammer:** in leichten Fällen bis 50 mm Hg, in schweren über 100 mm Hg. Der rechte Ventrikel hypertrophiert, insbesondere auch in der Ausflußbahn, die sich verengt. Jenseits der Klappe ist der Pulmonalisstamm meist stark erweitert.

Im 2. Interkostalraum links fühlt man ein deutliches **systolisches Schwirren,** das manchmal ins Jugulum und die Karotiden fortgeleitet sein kann. Das systolische Preßstrahlgeräusch strahlt in die linke Axilla aus. Der zweite Herzton ist gespalten, die Spaltung ist um so weiter, je hochgradiger die Stenose ist. Der Pulmonalklappenschluß-Ton ist leise. Röntgenologisch kann das Herz vergrößert sein, der Pulmonalbogen springt beim größeren Kinde vor, die Hiluszeichnung ist zart. Das EKG zeigt eine Rechtshypertrophie. Senkung der ST-Strecken und biphasisches oder negatives T in V_1 bis V_5 sprechen für eine Hypertrophieschädigung.

Die Diagnose

wird gesichert durch die **Herzsondierung:** erhöhter Druck im rechten Vorhof und im rechten Ventrikel. Die Rückzugskurve von der Pulmonalarterie in den rechten Ventrikel gibt Auskunft darüber, wie hoch der Druckgradient ist. Außerdem läßt sich feststellen, ob die Stenose valvulär und/oder infundibulär gelegen ist.

Die operative Beseitigung der Stenose

ist angezeigt, wenn der Gradient an der Klappe mehr als 50 mm Hg in Ruhe beträgt. Klappenstenosen werden vom Stamm der Arteria pulmonalis aus korrigiert, Infundibulumstenosen nach Ventrikulotomie.

Ein zusätzlicher Vorhofseptumdefekt oder ein offenes Foramen ovale führen bei erhöhtem Druck im rechten Vorhof zu einem Rechtslinks-Shunt, d. h. zu einer Zyanose. Ist der Shunt groß, so fehlt dem rechten Ventrikel das notwendige Blutvolumen, und sein Cavum ist klein bei starker Wandhypertrophie. Diese Anomalie hat ein erhöhtes Operationsrisiko.

Aortenstenosen

Man unterscheidet verschiedene Formen (Abb. 99). Stenosierte Aortenklappen haben oft nur zwei Taschen (bicuspidal). Während der Systole öffnen sich die konnatal verwachsenen Taschen der Aortenklappe nur unvollkommen, der Strömungswiderstand ist erhöht, der systolische Druck in der linken Kammer steigt an. Während körperlicher Anstrengung ist das Herzminutenvolumen reduziert. Die Hypertrophie des linken Ventrikels vermag bei Kindern die Einengung im Klappenbereich meist voll zu kompensieren. Häufig fehlen Beschwerden, gelegentlich können Anstrengungsdyspnoe, Zustände plötzlicher Blässe oder stenokardische Beschwerden zum Arzt führen.

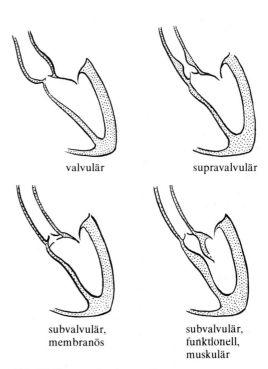

Abb. 99. Formen der Aorten-Stenose

Der Herzspitzenstoß ist verstärkt, manchmal verbreitert und nach außen unten verlagert. Der periphere Puls dagegen ist eher klein. Typisch ist das systolische Schwirren im Jugulum mit Fortleitung in die Karotiden – meist deutlicher rechts als links. Das Maximum des systolischen Geräusches findet sich im zweiten Interkostalraum, meist rechts. Dem ersten Ton folgt oft ein lauter systolischer Extraton, ein „Klick", welcher der Aortenklappen-Öffnung entspricht. Der Aortenklappenschluß ist leise. Der systolische Blutdruck kann leicht erniedrigt sein bei verkleinerter Amplitude. Im EKG finden sich in ausgeprägten Fällen Zeichen der Linkshypertrophie. ST-Senkungen in V_5 und V_6 (mit oder ohne negativem T) deuten auf eine Linkshypertrophie-Schädigung. Im Röntgenbild ist die Hypertrophie meist nicht erkennbar, erst spät kommt es zu einer Verlängerung der Herzachse. Die aszendierende Aorta kann durch poststenotische Dilatation rechts-kranial eine Vorwölbung des Mittelschattens verursachen.

Eine fortlaufende Druckschreibung während des Zurückziehens des **Herzkatheters** vom linken Ventrikel in die Aorta erlaubt eine Aussage über den Sitz der Stenose. Nicht immer gelingt aber das Passieren der Klappe entgegen dem Blutstrom. Eine *Angiokardiographie* ist angezeigt, sie ist unumgänglich, wenn extravalvuläre Stenosen erwogen werden müssen. Injektion in den linken Ventrikel nach transseptaler Punktion (s. o.).

Eine **Operation** ist erforderlich, wenn der in Ruhe gemessene Druckgradient mehr als 60 mm Hg beträgt. Bestehen Synkopen oder Zeichen der Hypertrophie-Schädigung im EKG, die meistens erst unter ergometrischer Belastung auftreten, muß man auch bei geringerer Druckdifferenz operieren. Gelegentlich genügt die Trennung der verwachsenen Taschen, die Kommissurotomie; bikuspidale Klappen sind schwer zu korrigieren. Manchmal ist eine mäßige Aorteninsuffizienz die Folge.

Zu den extra-valvulären Aortenstenosen gehört die supra- und die sub-valvuläre Stenose. Unter der **supravalvulären Aortenstenose** versteht man umschriebene Einengungen oberhalb der Aortenklappe oder längere hypoplastische Strecken der Aorta ascendens. Gelegentlich sind mehrere Glieder einer Familie Träger dieser Vitien. Die Stenosen können Teil eines Syndroms sein, das sich durch eine charakteristische Gesichtsdysplasie und Oligophrenie auszeichnet. Zusammenhänge mit idiopathischer Hyperkalzämie und Vitamin D-Überdosierung werden vermutet (S. 90).

Umschriebene **subvalvuläre Aortenstenosen** bestehen meist aus Membranen oder bindegewebigen Leisten, seltener aus hypertrophierten Muskelpartien im Ausflußtrakt der linken Kammer. Die durch Linkshypertrophie bedingte funktionelle Ausflußbahnstenose kann bei körperlicher Belastung, bei Gabe inotrop positiver Medikamente wie Digitalis oder Katecholamine, erhebliche Druckgradienten aufweisen. Synkopen, Angina pectoris, Mors subita werden beobachtet. Behandlung mit Beta-Blockern, Anti-Arrhythmica oder operativ.

11.2.3.2 Anomalien der Aorta

Aortenisthmusstenose

Die Coarctatio der Aorta kommt in zwei Formen vor. Bei der **präduktalen Isthmusstenose** liegt die Einengung *vor* der Einmündung des offen gebliebenen Ductus Botalli (Abb. 100). Die untere Körperhälfte erhält über die Pulmonalarterie und den Ductus arteriosus nur venöses Blut, wenn nicht ein zusätzlicher Vorhof- oder Ventrikelseptumdefekt für eine erhöhte Sauerstoffsättigung im Blut der Pulmonalarterie sorgt. Der Puls der Femoralarterie ist fühlbar, solange der Ductus Botalli offen ist. Bei seinem Verschluß verschwinden die Femoralpulse und die Symptome der Herzinsuffizienz nehmen zu (vgl. S. 228). Diese Kin-

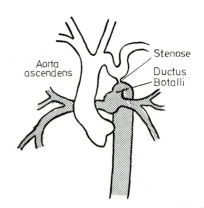

Abb. 100. *Präduktale* Isthmusstenose. Die Einengung der Aorta liegt *vor* der Einmündung des offen gebliebenen Ductus Botalli, so daß die Aorta descendens über die Pulmonalarterie vorwiegend venöses Blut erhält (Zeichnung: E. Richter)

der leben meist nur kurze Zeit, man bezeichnet daher diesen Stenosetyp als infantile Form. Die Frühoperation ist dringend indiziert.

Bei der „**postduktalen Form**" (Abb. 101) ist der Ductus Botalli geschlossen, die Einengung liegt **distal** des Ligamentum Botalli. Die Blutversorgung der unteren Körperhälfte ist eingeschränkt, der Blutdruck ist daher prästenotisch kompensatorisch erhöht, die *Femoralispulse* sind dagegen nur schwach oder *überhaupt nicht zu fühlen*. Die Durchblutung der unteren Körperhälfte erfolgt über Kollateralen: Über die erweiterte Arteria mammaria interna und die Interkostalarterien fließt das Blut zur Aorta thoracica. Die Kinder äußern selten Beschwerden. Kopfschmerzen, gehäuftes Nasenbluten, Ohrensausen, kalte Füße oder Wadenschmerzen bei längerem Gehen werden meist nur auf gezielte Fragen angegeben. Diese Patienten erleben meistens das 3. bis 4. Lebensjahrzehnt, daher die Bezeichnung „Erwachsenen-Form" der Isthmusstenose. Das systolische Geräusch ist häufig im Rücken am lautesten zu hören; der zweite Herzton ist laut (Aortenklappenschluß).

Im **Röntgenbild** können typische Arrosionen der unteren Rippenränder auf die Erweiterung der Interkostalarterien durch den Kollateralkreislauf hinweisen; diese Usuren finden sich meist erst jenseits der Pubertät. Im EKG finden sich Zeichen der Linkshypertrophie, die im Röntgenbild nicht so deutlich ist.

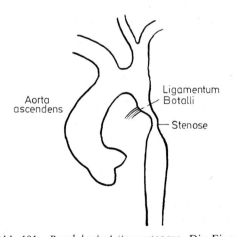

Abb. 101. *Postduktale* Isthmusstenose. Die Einengung der Aorta liegt *hinter* dem Ansatz des geschlossenen Ductus Botalli. Die Blutversorgung der unteren Körperhälfte ist eingeschränkt

Die **operative Beseitigung** ist in jedem Fall angezeigt, da Apoplexie, Niereninsuffizienz, Linksherzinsuffizienz und bakterielle Endokarditis drohen und die durchschnittliche Lebenserwartung ohne Operation nur 35 Jahre beträgt. Man ist gezwungen, schon im Kleinkindesalter oder im frühen Schulalter zu operieren, wenn eindeutige Beschwerden bestehen, der Blutdruck deutlich erhöht ist und im EKG ausgeprägte Zeichen der Linkshypertrophie nachweisbar sind. Die Operation der Aortenisthmusstenose hat im Neugeborenenalter ein erhöhtes Risiko. Re.-Stenosierungen kommen vor.

Anomalien des Aortenbogens

Entwicklungsstörungen des Aortenbogens können zur Kompression von Ösophagus und Trachea führen und Schluck- und Atemstörungen hervorrufen. Beim **doppelten Aortenbogen** umfaßt ein Gefäßring Speiseröhre und Luftröhre. Bei starkem Stridor im Säuglingsalter muß an diese Möglichkeit gedacht werden. Ähnliche Erscheinungen können ein Arcus aortae dexter und eine fehlverlaufende Arteria subclavia dextra machen („arteria lusoria").

11.2.4 Das Neugeborene mit kritischer Herzerkrankung

Einige angeborene Herzfehler bewirken in den ersten Stunden nach der Geburt schwere Krankheitssymptome, die eine sofortige Klärung der Diagnose und – wenn möglich – einen therapeutischen Eingriff erfordern. Es sind dies:
Transposition der großen Arterien,
Aortenisthmusstenose,
hochgradige Aortenstenose,
hochgradige Pulmonalstenose,
Tricuspidal-Atresie.

Da diese Vitien **im Fetalkreislauf** bei offenem Foramen ovale und offenem Ductus Botalli und „ausgeschaltetem" Lungenkreislauf keine Behinderung des Körper- und des Placentakreislaufes bedingen, kann sich das Kind bis zur Geburt gut entwickeln. Solange die beiden fetalen Querverbindungen nach der Geburt noch durchgängig sind, wird die Symptomatik gemildert oder maskiert, z. B.: ein offener Ductus Botalli kann die praeductale Aortenisthmusstenose verdecken; oder: gute Blutmi-

schung auf Vorhofebene mildert die Zyanose bei der Transposition der großen Arterien.
Aber mit dem **Verschluß der fetalen Blutwege** und dem Absinken des Gefäßwiderstandes in der Lunge entwickeln sich die Symptome schnell: die Femoralispulse bei der Aortenisthmusstenose verschwinden, alle arteriellen Pulse bei hochgradiger Aortenstenose werden schwer tastbar, die Zyanose bei Transposition der großen Arterien wird deutlich, die Zeichen der Herzinsuffizienz (z. B. Dyspnoe, Hepatomegalie) nehmen zu. Nun werden genaueste Untersuchungen einschl. Röntgen, EKG, Echocardiographie und Blutgasanalyse dringend. Oft müssen Herzkatheter-Untersuchung mit Angiokardiographie und chirurgischer Eingriff innerhalb von Stunden durchgeführt werden, wenn das Kind überleben soll. Alle Untersuchungen werden von medikamentöser Behandlung der Herzinsuffizienz, oft auch von Intubation und Beatmung begleitet.

11.2.5 Fibroelastose des Endokards

Das Wesen dieser intrauterin erworbenen Erkrankung besteht in einer Verdickung und Verhärtung des Endokards. Am häufigsten sind der linke Ventrikel, der linke Vorhof sowie die Mitralklappe und ihre Sehnenfäden betroffen. Die verminderte Elastizität und die erhöhte Rigidität des Endokards führen zu einer Hypertrophie des Myokards. Sowohl die systolische Entleerung als auch die diastolische Füllung der betroffenen Kammer sind behindert.

Klinisches Bild

Herzinsuffizienz, Kardiomegalie im Röntgenbild, Linkshypertrophiezeichen im EKG und das Fehlen von eindeutigen Herzgeräuschen lenken zur klinischen Verdachtsdiagnose. Herzsondierung und Angiokardiographie können zur Erhärtung dieser Diagnose beitragen. Manchmal ist der Verlauf **fulminant** und führt bei den erkrankten Säuglingen in wenigen Tagen zum Tode. Häufig ist er **akut,** dann liegen mehrere Wochen zwischen den ersten Symptomen und dem Tode. Selten dagegen ist eine **chronische** Verlaufsform, bei der die Kinder erst im späteren Schulalter sterben.
Ebenso unsicher wie die Ätiologie ist die **Behandlung.** Eine frühzeitig beginnende und strikt durchgeführte Voll-Digitalisierung mit hoher Erhaltungsdosis erscheint am wirksamsten. Der Wert einer Langzeitbehandlung mit Kortikosteroiden ist zweifelhaft.

11.3 Erworbene Herz- und Gefäßerkrankungen

11.3.1 Endokarderkrankungen

Die **akute bakterielle Endokarditis** kann durch eine Vielzahl von Erregern hervorgerufen werden. Die häufigste Ursache der **subakuten** Form ist der Streptokokkus viridans (Endocarditis lenta). Er siedelt sich mit Vorliebe auf rheumatisch veränderten Klappen an oder bei Patienten mit angeborenen Herzfehlern. Die Krankheit beginnt meist schleichend, die ersten Symptome sind uncharakteristisch: Fieber, Mattigkeit, Appetitlosigkeit. Diagnostisch wegweisend können kleine embolische Blutungen an Haut und Schleimhaut sein. Die Milz ist fast immer angeschwollen, im Urin finden sich Spuren von Eiweiß und Erythrozyten, es besteht eine Leukozytose. Mit wiederholten Blutkulturen gelingt es meist, die Diagnose zu sichern. Die Einführung von hochdosierten Antibiotikagaben hat die Prognose verbessert.
Aorten- und/oder Mitralklappenbefall sind am häufigsten. Die Zerstörung der Klappentaschen, als Insuffizienz erkennbar, ist die Folge eines oder mehrerer endokarditischer Schübe.

11.3.2 Rheumatische Herzklappenfehler

Die **rheumatische Karditis** ist unter den Manifestationen des rheumatischen Fiebers (S. 182) die folgenschwerste, da sie ein Organ befällt, dessen Funktionsstörung im akuten Stadium zum Tode führen kann, und da die Erkrankung von Herzklappen eine Dauerstörung des Herzens bedingen kann. Das rheumatische Fieber befällt auch das Myo- und Perikard, charakteristisch sind jedoch die Endokardläsionen, welche die Herzklappen zerstören.
Im Kindes- und Jugendalter ist die **Mitralinsuffizienz** der häufigste rheumatische Klappenfehler. An zweiter Stelle steht die **Aortenin-**

suffizienz. Klappenstenosen entstehen erst nach Jahren, meist im frühen Erwachsenenalter.

Die Mitralinsuffizienz

führt zur Belastung des linken Ventrikels und zur Vergrößerung des linken Vorhofes. Das weiche holosystolische Geräusch, das meist bis in die mittlere Axillarlinie hörbar ist, führt zur klinische Diagnose. Das Röntgenbild läßt die vergrößerten linken Herzhöhlen erkennen.

Eine ausgeprägte Aortenklappen-Insuffizienz

läßt sich in der Kreislaufperipherie diagnostizieren: schnellender, arterieller Puls mit vergrößerter Amplitude („Wasserhammer-Puls") und sichtbarer Kapillarpuls. In der Diastole strömt Blut in den linken Ventrikel zurück; das Pendelblut erfordert eine vermehrte Arbeit des linken Ventrikels: Er dilatiert und hypertrophiert; Röntgenbild und EKG zeigen diese Veränderungen an. Die Palpation der Herzgegend erlaubt die Abschätzung der Vergrößerung des linken Ventrikels: Der Spitzenstoß ist nach unten und außen verlagert und verbreitert. Das typische Geräusch ist ein diastolisches Decrescendo, das sich an den Aortenklappenschlußton anschließt. Man hört es im 3. und 4. ICR links vom Sternum – am lautesten am vorgebeugt sitzenden Patienten im Exspirium. Fast immer hört man außerdem das systolische Geräusch der begleitenden **Aortenstenose,** am deutlichsten im zweiten Interkostalraum rechts und fortgeleitet in den Karotiden.

Die Stenose der Mitralklappe

bewirkt eine Druckerhöhung im linken Vorhof und in den Lungenvenen. Hypertrophie und Vergrößerung des linken Atriums sind die im EKG und im Röntgenbild erkennbaren Zeichen des Abflußhindernisses an der verengten Klappe. Der Auskultationsbefund ist typisch und eindeutig bei der reinen Stenose: lauter erster Herzton, Mitralöffnungston deutlich nach dem zweiten Herzton, spät-diastolisches Geräusch, das an Lautstärke zum ersten Ton hin zunimmt.

Über die Druckerhöhung in den Lungenvenen kann eine Zunahme des Strömungswiderstandes im Gefäßbett der Lunge entstehen. Eine Druckzunahme im rechten Ventrikel resultiert.

Der eindeutig linksseitige Herzfehler kann also zu einer Beteiligung des rechten Herzens führen: manchmal mit Tricuspidalinsuffizienz durch Dilatation des rechten Ventrikels.

Die gezielte, wirksamste **Behandlung** besteht in operativer Beseitigung der Stenose. Sie sollte erst durchgeführt werden, wenn der meist rezidivierende entzündliche Prozeß an der Klappe zur Ruhe gekommen ist.

11.3.3 Myokarderkrankungen

Die akuten und chronischen Erkrankungen des Myokards haben eines gemeinsam: Sie stören die Funktion des Herzmuskels und können so zu einer manifesten Insuffizienz führen. Leitsymptome sind: Tachykardie, Tachypnoe, Kardiomegalie, Venendruckerhöhung, Hepatomegalie und Ödeme. So lange noch ausreichend funktionstüchtige Arbeitsmuskulatur vorhanden ist, kann die Behandlung zu einer Besserung der Herzleistung führen.

Eine **Myokarditis** kann durch Viren, Bakterien oder Rickettsien hervorgerufen werden; sie kann auch im Rahmen eines rheumatischen Fiebers auftreten. Die Behandlung richtet sich gegen die Ursache der Erkrankung und gegen die Symptome der Herzinsuffizienz.

Das **EKG,** das verschiedene Störungen des Rhythmus, der Zeitintervalle, des QRS-Komplexes, der ST-Strecke und der T-Welle zeigen kann, ist sowohl für die Diagnose als auch für die Beurteilung des Verlaufes und der Heilung von Bedeutung.

Zu den meist **chronisch** verlaufenden Herzmuskelerkrankungen zählt die Hypertrophe Cardiomyopathie (HCM), deren Ursache ungeklärt ist. Gelegentlich wird sie bei mehreren Mitgliedern einer Familie angetroffen. Sie kann zu Stenosenbildung in den Kammerausflußbahnen führen, also wie eine subvalvuläre Aortenstenose (seltener Pulmonalstenose) wirken. Glykogen-Speicherkrankheit, progressive Muskeldystrophie mit Herzbeteiligung, Friedreichsche Ataxie mit Herzbeteiligung und interstitielle Myokarditis (Fiedler) sind weitere seltene Myokard-Erkrankungen.

11.3.4 Perikarditis

Nach der **Ätiologie** unterscheiden sich rheumatische, bakterielle, tuberkulöse und idiopathische Perikarditiden. Perikardreiben und gelegentlich Schmerzen zeichnen die trockene Perikarditis aus. Die exsudative Form ist gekennzeichnet durch Vergrößerung des Mittelschattens, leise Herztöne und Einflußstauung. Hebung und Formveränderung der ST-Strecke im EKG unterstützen die Diagnose. Bei größerem Erguß werden die Amplituden der Ausschläge klein (Niedervoltage). Das Echocardiogramm ist zur Differenzierung eines großen Mittelschattens bei der Ergußdiagnostik dem EKG weit überlegen. Die mikroskopische, bakterielle oder kulturelle Untersuchung des Punktates kann die Ursache klären und wird damit zur Grundlage einer gezielten Behandlung.

Die entlastende **Punktion** kann die stark verminderte Herzleistung, die vorwiegend durch Einschränkung der diastolischen Füllung bedingt ist, wieder bessern.

Das Panzerherz, die **konstriktive Perikarditis,** ist eine Spätfolge der Entzündung. Es ist im Kindesalter selten so ausgeprägt, daß Symptome auftreten und dadurch die operative Entfernung des schwieligen, z. T. verkalkten Herzbeutels notwendig wird.

11.4 Herz- und Kreislaufinsuffizienz

11.4.1 Behandlung der Herzinsuffizienz

Reine Rechts- oder Linksherzinsuffizienzen sind bei den angeborenen Fehlern im Säuglings- und Kleinkindesalter selten. Die fehlerhaften Querverbindungen zwischen rechten und linken Herz- oder Gefäßabschnitten und die stark vermehrte *fließende* Blutmenge in den Lungengefäßen bei einem Großteil der Vitien führen zu Mischbildern von Rechts- und Linksinsuffizienz: Der Venendruck ist erhöht, die Leber vergrößert; es bestehen Ödeme, Tachypnoe, feinblasige Rasselgeräusche, Tachykardie, Blässe und periphere Zyanose.

Behandlung

1) Herzglykoside

Digoxin-Vollsättigung in 24 bis 48 Stunden, 1 mg pro m² Körperoberfläche parenteral oder 1,5 mg pro m² Körperoberfläche in Tropfen oder Tabletten oral. Die parenterale Gabe ist bei den schweren Rechtsinsuffizienzen mit Resorptionsstörung vorzuziehen. – Die tägliche Erhaltungsdosis beträgt ⅕ der Vollsättigungsdosis.

2) Lagerung

Bei Dyspnoe ist eine Schräglagerung von rund 20° angezeigt. Ist die Leber deutlich vergrößert, so ist eine sitzende Haltung zu vermeiden, da die Atmung infolge des hochgepreßten Zwerchfells erschwert wird: daher Schräglage des *gestreckten* Körpers.

3) Sedierung

Rastlose, unruhige Kinder leiden unter ihrer Tachypnoe und haben einen erhöhten Sauerstoffbedarf. Eine Rectiole Chloralhydrat, Atosiltropfen oder Luminaletten führen meist zur Ruhigstellung.

4) Sondierung

Für den herzinsuffizienten Säugling ist Trinken aus der Flasche Schwerarbeit. Angezeigt sind kleine, häufige Mahlzeiten durch die Magensonde.

5) Sauerstoff

wird in eine Haube geleitet oder durch Nasensonde zugeführt.

6) Diuretika

Gabe von Saluretika ist erst angezeigt, wenn Bettruhe und Digitalisierung nicht zur Besserung führten. Im akuten Lungenödem (Linksinsuffizienz) dagegen ist ein schnell-wirksames Mittel wie Furosemid sofort i.v. zu geben.

11.4.2 Schock

Im Schock besteht eine dekompensierte Insuffizienz des peripheren Kreislaufs und damit eine kapilläre Minderdurchblutung des Organismus; die Bezeichnung „Kollaps" wird synonym verwandt.

Das klinische Bild ist durch die Blässe des Patienten gekennzeichnet: Die Haut ist kühl und feucht, der beschleunigte Puls läßt sich leicht unterdrücken; der Blutdruck ist erniedrigt, die

Amplitude klein. Das Bewußtsein kann getrübt sein.
Der Schockzustand kann schnell vorübergehen, wenn die peripheren Gefäße unter normalem Druck wieder ausreichend mit Blut versorgt werden. So führt beim orthostatischen Kollaps Flachlagerung zur Wiedereröffnung des peripheren Kreislaufs. Wirkt die Schocknoxe längere Zeit ein, so entwickelt sich ein **irreversibler Schock,** weil die Gewebe an Sauerstoff verarmen und Kohlensäure und toxische Stoffwechselprodukte sich anreichern (Abb. 102). Durch Flüssigkeitsverlust und Aggregation von Zellelementen in den kleinen Arterien und Kapillaren kommt es zum Erliegen der Mikrozirkulation.
Durch **Zentralisation** des Kreislaufs wird die lebenswichtige Versorgung von Herz, Lunge, Abdominalorganen und Gehirn zunächst noch aufrechterhalten, während der periphere Kreislauf durch Vasokonstriktion und Gefäßverlegung unterbrochen ist. Das Erliegen der Nierentätigkeit ist an einer Anurie erkennbar.

Behandlung

Unabhängig von der Ätiologie sind in jedem Fall zunächst folgende **therapeutische Maßnahmen** zu ergreifen: Ist der Patient bewußtlos, so wird er in „stabile Seitenlage" gebracht, d. h. Linkslage mit Anwinkelung des rechten Beines. Die Atemwege werden durch Dorsalflexion des Kopfes offengehalten. Der Kopf wird tief gelagert, die Beine über Herzniveau gehoben. Anschließend wird eine Tropfinfusion angelegt: bei noch erkennbaren Venen mittels Punktion, sonst durch rasche und schmerzlose Venae sectio. Gleichzeitig wird – wenn möglich – ein EKG abgeleitet. Das weitere Vorgehen richtet sich nach Art und Ursache des Schocks.

1. Die Auffüllung der Strombahn ist die entscheidende Maßnahme beim Schock. Der hämorrhagische Schock durch Blutung nach außen oder nach innen wird durch **Bluttransfusion** behandelt. **Plasmaexpander** (z. B. Haemaccel) sind angezeigt, wenn es durch Erbrechen und Durchfall zum hypovolämischen Schock kam. Auch der Verbrennungsschock ist überwiegend durch Flüssigkeitsverlust mit Oligämie bedingt. Man infundiert bis zu 20 ml Plasmaexpander/kg Körpergewicht in 24 Stunden und läßt anschließend eine Elektrolytlösung einlaufen. Zur Kontrolle der Behandlung wird der zentrale Venendruck gemessen, der nur bis zu 15 cm Wassersäule ansteigen darf.

2. Beim **kardiogenen Schock** ist die Infusion kontraindiziert, weil eine Erhöhung des Blutvolumens eine Herzinsuffizienz verschlechtern würde. Die Behandlung richtet sich nach der Ursache des Herzversagens: Bei Herzinsuffizienz wird Digitalis injiziert, bei Rhythmusstörungen das entsprechende Medikament verabreicht. Eine Perikardtamponade macht eine sofortige Punktion notwendig, bei Herzstillstand wird die extrathorakale Herzmassage angewandt.

3. Gefäßverengende und blutdrucksteigernde Substanzen dürfen nur gegeben werden, wenn das Stadium der Zentralisation noch nicht erreicht ist. Beim **anaphylaktischen Schock** führt eine generalisierte Gefäßläsion zur Vasodilatation und damit zur Verminderung der zirkulierenden Blutmenge. Die sofortige intravenöse Gabe einer Suprareninlösung 1 : 1000 ist angezeigt, die im Notfall auch intrakardial gegeben werden kann. Bei schweren Infektionskrankheiten können Exo- und Endotoxine über eine Gefäßwandschädigung zur Vasodilatation führen. Als Hypertensivum hat sich Dopamin bewährt: 4–6 µg/min/kg als Infusion (Anfangsdosis). Die Dosis richtet sich nach der Kreislaufsituation.

4. Bei **Zentralisation des Kreislaufs** (früher Spannungskollaps genannt) muß die periphe-

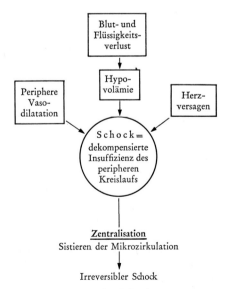

Abb. 102. Entstehung des Schocks

re Strombahn geöffnet werden. Hierzu kann man Hydergin verwenden. Die intravasalen Blutaggregate müssen durch Heparin bzw. Fibrinolyse gelöst werden.

Die Aufhebung der Zentralisation wird erkennbar an der Erwärmung der Akren; die Venenzeichnung und die Nagelbettdurchblutung werden sichtbar, die Blutdruckamplitude nimmt zu. Die Vergrößerung der Urinmenge zeigt das Ingangkommen der Nierenfunktion an.

5. Beim Schock sind meist mehrere pathogenetische Mechanismen beteiligt; die Behandlung richtet sich nach der Ursache (**traumatischer Schock** bei stumpfen Bauchtraumen, Frakturen oder schweren Operationen). Beim Sanarelli-Shwartzman-Phänomen im Rahmen schwerer Infektionskrankheiten steht pathogenetisch die Verlegung der Strombahn durch Mikroaggregate im Vordergrund. Infektionen durch gram-negative Keime zählen zu den häufigsten Ursachen. Neben Heparingaben kann ein wäßriges Prednisonpräparat i.v. gegeben werden, ebenso bei allergischem Schock. Bei Säuglingstoxikosen lassen die Blutgasuntersuchungen meist eine Azidose erkennen, welche die Zufuhr von Pufferlösungen wie z. B. Natriumbikarbonat erfordern kann.

11.5 Funktionelle Herz- und Kreislaufstörungen

11.5.1 Rhythmus- und Frequenzstörungen

Die meisten Störungen des Herzrhythmus können nur mit Hilfe des Elektrokardiogramms klar erkannt werden. Da die Behandlung nicht einheitlich ist, sondern sich nach Art und Ursprung der Störung richtet, sollte immer ein EKG abgeleitet werden.

1) Die anfallsweisen Tachykardien

Je nach Ursprungsort der Reizbildung unterscheidet man supraventrikuläre (Sinus, Atrium oder Knoten) und ventrikuläre paroxysmale Tachykardien. Meistens sind Beginn und Ende des Anfalls scharf begrenzt. Hochgradige Tachykardien (um 200 und mehr Systolen pro Min.), die länger anhalten, können zu deutlichen Symptomen der **Herzinsuffizienz** führen: Tachypnoe, Minderdurchblutung der Peripherie, Hypotonie, Vergrößerung der Leber und des Herzens. Nach Wiederherstellung von normalem Rhythmus und Frequenz gehen alle Symptome in kurzer Frist zurück.

Die **Behandlung** der supraventrikulären Tachykardien besteht in Bettruhe, Sedierung, Reizung des Vagus: Bulbusdruck, Karotissinusdruck, kalte kohlensäurehaltige Getränke, Digitalis und Isoptin (Verapamil). Bei ventrikulären paroxysmalen Tachykardien verwendet man Isoptin (oder Xylocain). Die meisten wirksamen Pharmaka können aber auch gefährliche Rhythmusstörungen, wie Kammerflattern und -flimmern hervorrufen und sind daher unter fortlaufender EKG-Kontrolle und ärztlicher Aufsicht anzuwenden.

2) Kammerflimmern und -flattern,

extreme Tachykardien oder Bradykardien, die präautomative Phase beim kompletten AV-Block und der plötzliche Herzstillstand führen zum Sistieren des Kreislaufes. Äußere Herzmassage, Mund-zu-Mund-Beatmung, intrakardiale Injektion von Adrenalin oder Alupent und elektrische Defibrillierung können hier – wenn sie sofort eingesetzt werden – lebensrettend sein.

3) Ventrikuläre Extrasystolen

sind relativ häufig, sie sind meist harmlos und belästigen den Patienten nicht. Wenn sie nach körperlicher Belastung an Häufigkeit zunehmen oder wenn sie in ihrer Form **stark variieren** (der Reizursprung also aus verschiedenen Orten des Herzens stammt), ist es wahrscheinlich, daß sie auf organischer, also meist entzündlicher Ursache beruhen. Man muß nach auslösenden chronischen Infektionen suchen; antibiotische Behandlung ist zu empfehlen.

Bei den **monotopen Extrasystolen,** die meist nach körperlicher Belastung verschwinden, ist oft keine Therapie notwendig. Gelegentlich ist eine milde Sedierung angezeigt, z. B. mit Bellergal. In hartnäckigen Fällen werden Beta-Rezeptoren-Blocker mit Erfolg gegeben.

11.5.2 Orthostatische Dysregulation

äußert sich in Kollapsneigung oder morgendlichen Schwindelzuständen, in Inappetenz oder

Brechneigung, Kopfschmerzen, gesteigerter Ermüdbarkeit und verminderter Konzentrationsfähigkeit. Dieser auch unter dem Begriff „vegetative Dystonie" zusammengefaßte Symptomenkomplex ist für das ältere Schulkind bzw. das Präpubertäts- und Pubertätsalter charakteristisch. Seine Entwicklung wird begünstigt durch eine unphysiologische Lebensführung mit einseitiger schulischer Beanspruchung ohne hinreichenden Ausgleich durch körperliche Bewegung und Spiel. Schulkonflikte und chronische seelische Belastung können die Symptome verstärken.

Morgendliche Gymnastik, warme und kalte Duschbäder im Wechsel, Frottieren und Bürsten der Haut, Laufen und Schwimmen sind medikamentösen Behandlungsversuchen vorzuziehen.

12. Erkrankungen der Atmungsorgane

W. Kosenow

12.1 Differentialdiagnostische Symptomatologie

Die Luftwege sind im Säuglingsalter nicht nur enger und kürzer, sondern auch unterschiedlich im histologischen Aufbau der Bronchialwand. Die funktionellen Größen wandeln sich: Die **Atemfrequenz** beträgt beim Neugeborenen 40–50/Min., mit einem Vierteljahr 35–40/Min., mit einem Jahr 30–35/Min. und beim Sechsjährigen 25/Min. Die relative Hyperventilation des Säuglings ist notwendig, weil er infolge der mehr horizontalen Stellung der Rippen zunächst nur die Möglichkeit zur Zwerchfellatmung hat. Erst im Kleinkindesalter herrscht dann eine **thorako-abdominale** Atmung vor, der später der **thorakale** Erwachsenentypus folgt.

Der kindliche Organismus ist infektionsanfälliger als der des Erwachsenen. Ein Infekt der Luftwege beschränkt sich daher häufig nicht auf einen Abschnitt, sondern befällt – zumeist deszendierend – den gesamten Respirationstrakt. Klinisch gleiche Erscheinungsbilder können durch verschiedene Erreger hervorgerufen werden; Viren sind die weitaus häufigste Ursache (S. 148). Ein Erregernachweis ist jedoch angesichts der zeitraubenden und komplizierten Methoden in der Regel nicht durchführbar. Man spricht dann allgemein von **grippalem** oder **Luftwegs-Infekt** bzw. laienhaft von „Erkältung" oder „Verkühlung".

Luftwegsinfekte dieser Definition gehören zu den häufigsten Erkrankungen des Kindesalters überhaupt. Es ist „normal", wenn Kleinkinder 3 bis 6mal jährlich oder noch häufiger daran erkranken. Hierbei spielt vor allem die erhöhte Exposition (Wintermonate) eine auslösende Rolle. Primär gesunde Kinder erholen sich von diesen Infekten völlig. Schwere Komplikationen sind selten.

Unter den Krankheitssymptomen der Atmungsorgane spielt der *Husten* eine wichtige Rolle, da die Art des Hustens differentialdiagnostische Rückschlüsse zuläßt. Trockener Husten geht ohne, feuchter Husten mit Schleimbewegung einher. Pharyngealer Husten äußert sich als anstoßendes Hüsteln oder Räuspern und kann u. a. durch adenoide Wucherungen hervorgerufen werden. Krampfhusten kann auf Keuchhusten hinweisen; ein pertussiformer Husten ist für die zystische Fibrose charakteristisch.

Krupphusten, laut bellender Husten, kann mit freier oder mit heiserer Stimme einhergehen (S. 241). Ein bitonaler Husten setzt sich aus zwei Klangkomponenten zusammen; er kommt zustande, wenn die Luftröhre komprimiert wird. Bei jedem Husten ist schließlich auch an eine Fremdkörperaspiration zu denken.

Dyspnoe und *Ateminsuffizienz* sind entweder auf eine Einschränkung der Atemfläche (Pneumonie, Lungenödem usw.) oder auf eine Behinderung der Atemwege zu beziehen. Die vorwiegend *inspiratorische* Dyspnoe weist auf ein extrathorakales Hindernis hin (z. B. Kompression der Trachea durch Struma oder stenosierende Laryngitis); der vorwiegend *exspiratorischen* Dyspnoe liegt eine Behinderung der intrathorakalen Luftwege zugrunde wie z. B. beim asthmatischen Syndrom oder bei der Bronchiolitis.

Geht die Atembehinderung mit einem hörbaren Stenosegeräusch einher, so bezeichnet man dies als *Stridor*. Dieser kann entweder auf einer funktionellen Beeinträchtigung beruhen (z. B. Stridor connatus) oder auf eine organisch bedingte Stenosierung hinweisen.

12.2 Angeborene Fehlbildungen

12.2.1 Angeborene Fehlbildungen bzw. Verformungen der Ohrmuschel

Angeborene Fehlbildungen der Ohrmuscheln sind nicht selten. Sie betreffen verschiedene

Formveränderungen, z. B. abstehende Ohren, Makrotie, Verbildung eines Ohrmuschelteiles, Anotie, Fisteln sowie präaurikuläre oder aurikuläre Anhänge, die manchmal mit einer Gehörgangsatresie oder mit einer Dysplasie des Gehörorgans kombiniert sein können. Die Behandlung ist operativ.

Abstehende Ohren sollten bei stärkerer Ausprägung wegen der starken psychischen Beeinträchtigung des Kindes vor Schulbeginn korrigiert werden. Man darf die Operation jedoch nicht vor dem 5.–6. Lebensjahr durchführen, da dadurch das Wachstum der Ohrmuschel beeinträchtigt werden könnte. Ein leichtes, durch Fehllagerung bedingtes Abstehen der Ohren läßt sich nur im Säuglingsalter durch fixierende Verbände erfolgreich behandeln.

12.2.2 Angeborene Fehlbildungen des Kehlkopfes

muß der Arzt bei schwerer inspiratorischer Atembehinderung junger Säuglinge vermuten. Verhältnismäßig häufig ist der **Stridor connatus,** der auf einer angeborenen Weichheit der Epiglottis und des Kehlkopfknorpels beruht. Außerhalb des Kehlkopfes gelegene Ursachen sind seltener. Die Säuglinge lassen ein ziehendes „juchzendes" oder schnarchendes Nebengeräusch bei der Einatmung hören, das mit Einziehungen im Jugulum und im Epigastrium einhergeht und nachts meist schwächer wird oder ganz verschwindet. So sehr die Eltern diese laute Atembehinderung beunruhigt, so wenig ist im allgemeinen eine besondere Behandlung erforderlich, da sich die Weichheit des Knorpels allmählich von selbst verliert. Die Symptome können sich allerdings auch akut und bedrohlich verschlimmern, wenn das Kind an einem Infekt der oberen Luftwege erkrankt und die Schleimhaut stärker anschwillt. Differentialdiagnostisch muß im Neugeborenenalter an eine konnatale Struma oder eine geburtstraumatische Rekurrenslähmung gedacht werden.

Kongenitale Diaphragmen, eine Art Segelbildung zwischen den Stimmlippen oder in sehr seltenen Fällen zwischen den Taschenbändern, und **kongenitale Zysten** des Larynx können Atembehinderungen und Heiserkeit verursachen, die eine operative Therapie erfordern.

12.2.3 Angeborene Fehlbildungen von Luftröhre und Bronchien

Angeborene **Stenosen** durch Druck von außen sind oft auf Fehlbildungen der Aorta (doppelter Aortenbogen), der Arteria subclavia dextra (Fehlabgang) oder der Pulmonalarterie (abnormer Abgang und Verlauf der linken Pulmonalarterie) zurückzuführen. Die Diagnose wird im Röntgenbild mit Kontrastfüllung des Ösophagus oder durch eine Angiographie gestellt. Auf diesem Wege lassen sich auch angeborene **ösophagotracheale Fisteln** nachweisen, die in der Regel mit einer Atresie der Speiseröhre vergesellschaftet sind, aber auch isoliert bei intaktem Ösophagus vorkommen. Hustenattacken, Erstickungsanfälle beim Trinken und rezidivierende Lungenentzündungen lenken auf diese Veränderung hin.

Eine konnatale Weichheit der Trachealwand **(Tracheomalazie)** kann – ähnlich wie bei der entsprechenden Veränderung des Kehlkopfes – bereits in den ersten Lebenswochen zu Stenoseerscheinungen mit Atembehinderung und in- bzw. exspiratorischem Stridor führen. Außer einer Behandlung sekundärer Infekte ist hier keine besondere Therapie erforderlich, die Trachealwand festigt sich im Laufe des ersten Lebensjahres von selbst.

12.2.4 Angeborene Fehlbildungen der Lunge

Lungenhypo- und -aplasie

Einseitiger partieller oder totaler Lungenmangel **(Lungenaplasie)** ist mit dem Leben vereinbar, jedoch stirbt ein Großteil der Patienten bereits im Kindesalter an sekundären Entzün-

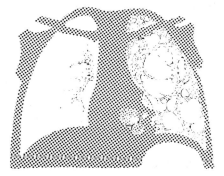

Abb. 103. Wabenlunge links: Multiple Zysten unterschiedlicher Größe

dungen. Zunächst wird das Fehlen einer Lunge jedoch nicht bemerkt. Partielle Bildungsfehler der Lunge (**Lungenhypoplasie**) und Anomalien der Lappung kommen häufiger vor und sind klinisch fast immer ohne Bedeutung.

Wabenlunge, Zystenlunge

Solitäre und multiple Zysten der Lunge sind Fehlbildungen des Bronchialbaums, bei denen die Endoknospenbildung gestört ist. Klinisch treten bei der **Wabenlunge** infolge mangelhafter Belüftung und häufiger Entzündungen schon frühzeitig Krankheitserscheinungen auf. Die Diagnose dieser auch **zystisch-adenomatöse Malformation** genannten Fehlbildung einer Lunge oder eines Lungenlappens wird röntgenologisch gestellt (Abb. 103). **Solitäre Zysten** mit oder meist ohne Flüssigkeitsspiegel entstehen nach heutiger Ansicht überwiegend sekundär auf entzündlicher Basis. Durch einen Ventilmechanismus kommt es hierbei zu einer Aufblähung des mit Epithel ausgekleideten Hohlraumes (sog. Pneumatozele, postpneumonische Pseudozyste, Pneumopathia bullosa). Auch hier wird die Diagnose nur im Röntgenbild gestellt. Eine Therapie erübrigt sich in der Regel, da auch große Spannungszysten spontan zurückgehen können.

Kongenitales lobäres Emphysem

Ein *kongenitales lobäres Emphysem* ist nur röntgenologisch zu erkennen. Klinisch besteht schon im frühen Säuglingsalter eine Dyspnoe, gelegentlich unter dem Bilde einer „spastischen Bronchitis". Im Falle eines hinzutretenden Infekts kann das Emphysem bedrohliche Ausmaße annehmen. Histologisch findet man eine starke Überblähung der Alveolen; die Pathogenese ist nicht geklärt. Bei ausgeprägten Fällen sind die Kinder nur durch eine *Lobektomie* am Leben zu erhalten.

12.3 Erkrankungen von Ohren, Nase und Rachen

12.3.1 Entzündungen der äußeren Nase, Nasenbluten, Fremdkörper

Nasenfurunkel

können auch im Kindesalter durch Komplikationen (Venen- und Sinusthrombose) gefährlich werden. Ausdrück- und Inzisions-Versuche sind daher zu unterlassen! Rechtzeitig Antibiotika geben!

Nasenbluten (Epistaxis)

ist bei Kindern ein häufiges Ereignis, das spontan, durch leichte Traumen oder als Begleiterscheinung fieberhafter Erkrankungen vorkommt. Oft sind Gefäßektasien am Locus Kiesselbachii die Ursache. Stets muß man an allgemeine Blutungsursachen denken und eine Gerinnungsstörung ausschließen! **Therapie:** Feuchte Kompressen auf den Nasenrücken und den Nacken. Tampon mit Druck auf die Nasenwand, lokal wirksame Hämostyptika. Ätzung mit Trichloressigsäure oder Elektrokoagulation bleiben dem Hals-Nasen-Ohrenarzt vorbehalten.

Fremdkörper

gelangen beim spielenden Kleinkind sehr leicht in einen Nasengang und können hier längere Zeit unbemerkt liegenbleiben. Einseitige fötide Nasensekretion ist verdächtig auf Fremdkörper! Ihre Entfernung muß oft dem Facharzt überlassen bleiben.

12.3.2 Entzündungen der Nase, des Rachens und der Nebenhöhlen

Akute Rhinopharyngitis

Behinderung der Nasenatmung („Schnorcheln"), vermehrte Nasensekretion und Trinkschwierigkeiten führen rasch zur Diagnose eines Schnupfens (**Rhinitis**). Da die katarrhalische Entzündung aber höchst selten auf die Nasenschleimhaut beschränkt bleibt, ist fast immer eine **Rhinopharyngitis** vorhanden, die sich – zumindest bei Säuglingen – rasch auf die Schleimhäute der übrigen Luftwege und des Ohres fortsetzen kann. So verdient in dieser Altersstufe jeder **Infekt der oberen Luftwege** sorgfältige Beachtung.

Für die **Diagnose** sind Allgemeinerscheinungen wie Fieber, Spielunlust, Mattigkeit, Appetitmangel und Schlafstörungen wichtige Hinweise. Im Säuglingsalter kommen oft Erbrechen und Durchfälle hinzu. Bei der **Racheninspektion** sieht man eine Rötung und Granulierung der Rachenhinterwand, oft auch eine Schwellung der Seitenstränge und eine Schleimstraße.

Als **Ursache** der Rhinopharyngitis kommen in erster Linie **Viren** in Frage. Sie können aber durch Schleimhautveränderungen auch **Bakterien** den Weg bahnen, so daß es zur eitrigen Rhinopharyngitis kommt, u. a. durch Pneumokokken, Streptokokken und Staphylokokken. Nur bei erkennbarer eitriger Komplikation und bei Fortschreiten des Katarrhs auf die tiefen Luftwege werden Sulfonamide (z. B. Co-Trimoxazol) und Antibiotika eingesetzt. Empfehlenswert sind abschwellende Nasentropfen (z. B. Otriven), die den Sekretabfluß aus den Nasennebenhöhlen fördern sollen, vor allem bei starker Schleimhautreaktion mit Trinkschwierigkeiten. Vor zu häufigem Gebrauch der Tropfen ist jedoch zu warnen (Schleimhautreizung, Dauergebrauch beinhaltet Gefahr der Ozaena!). Gegen Hauteinreibungen mit Wirkstoffen ätherischer Öle in Salbenform ist nichts einzuwenden – besonders beim Übergang des Katarrhs auf Luftröhre und Bronchien. Temperatursteigerungen über 39° hinaus sollten mit antipyretischen Zäpfchen bekämpft werden.

Wichtig ist die **Prophylaxe!** Alle Kinder mit Luftwegskatarrhen sind als infektiös zu betrachten. Eine der wichtigsten Maßnahmen ist eine vorübergehende Kindergartenkarenz!

Chronische Rhinopharyngitis

Rasch aufeinanderfolgende Infektionen und eine entsprechende Disposition können zu einem chronischen Nasen-Rachen-Katarrh mit ständiger, schleimig-eitriger Sekretion führen. Aber auch eine **Rachenmandelhyperplasie** und eine **chronische Tonsillitis** spielen ursächlich eine Rolle. Infektionsprophylaxe (z. B. zeitweiliges Fernbleiben vom Kindergarten!), Förderung der Abwehrkräfte und Adenotomie bzw. Adeno-Tonsillektomie leisten hier in der Behandlung Gutes.

Bei chronischer **Rhinopharyngitis** im Säuglingsalter – vor allem mit Blutbeimengungen im Nasensekret – sollte stets an *Diphtherie* und *Lues connata* gedacht werden.

Eine chronische Rhinopharyngitis auf *allergischer* Basis zeichnet sich aus durch anfallsartig auftretende Schleimhautschwellung, seröse Sekretion, Rachenreiz, Konjunktivitis und u. U. jahreszeitlich gebundenes Auftreten. Als Ursache kommen verschiedene Allergene der häuslichen Umgebung (Hausstaubmilben) oder Pollen von Bäumen, Sträuchern, Gräsern und Kräutern („Heuschnupfen") in Frage.

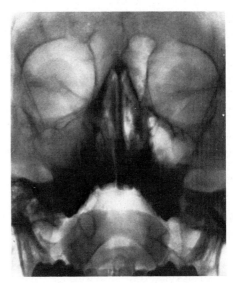

Abb. 104. Sinusitis maxillaris: Die rechte Kieferhöhle ist homogen getrübt (12jähriges Kind)

Therapie: Antiallergische Maßnahmen: Cromoglycinsäure nasal (Lomupren), Antihistaminika, evtl. Kortikosteroide, Hyposensibilisierung.

Sinusitis

Bei allen Infekten der oberen Luftwege ist mit einer Beteiligung der Nasennebenhöhlen zu rechnen. In den meisten Fällen erübrigt sich jedoch eine besondere Behandlung, und es ist daher auch nicht erforderlich, die Diagnose einer solchen katarrhalischen Sinusitis mit Hilfe einer Röntgenuntersuchung oder einer Sonographie zu sichern. Der Einsatz dieser Maßnahmen richtet sich vielmehr nach bestimmten klinischen Kriterien.

Wir unterscheiden dabei eine *akute* und eine *chronische* Sinusitis. Der bei weitem überwiegende Teil der **akuten Formen** verläuft **katarrhalisch** im Rahmen eines allgemeinen Luftwegsinfekts. Bei alleiniger Berücksichtigung der klinischen Symptome (Fieber, Schnupfen, der auch eitrig aussehen kann, Schleimstraße an der Rachenhinterwand, Husten, Kopfschmerzen) bleibt es hier gewöhnlich bei dieser Diagnose. Wird zusätzlich eine Röntgenuntersuchung der Nasennebenhöhlen und der Lungen vorgenommen, spricht man angesichts einer Trübung der Sinus und einer entsprechenden Hilusreaktion bzw. einer vermehrten peribronchialen Zeichnung von einer **Sinobronchitis** bzw. einem sinobronchialen Syndrom.

Therapie: Eine spezielle Behandlung der Nasennebenhöhlen ist nicht erforderlich. Gelegentlich werden abschwellende Nasentropfen und Wärmeanwendung (Rotlicht, Mikrowellen) empfohlen. Die klinischen und röntgenologischen Zeichen klingen dabei im allgemeinen innerhalb von zwei bis drei Wochen spontan ab.

Anders verhält es sich mit der seltener vorkommenden **akuten eitrigen Sinusitis.** Im Kleinkindesalter sind meistens die Sinus ethmoidales, bei älteren Kindern dagegen die Sinus maxillares oder alle Nebenhöhlen gemeinsam betroffen. Dies ist ein bedrohliches Krankheitsbild, das klinisch mit einer Schwellung der Wange, des Nasenrückens und der Periorbitalregion sowie hohen, gelegentlich septischen Temperaturen einhergeht. Hier liegt eine bakterielle Entzündung der Sinus durch Streptokokken, Staphylokokken oder Anaerobier vor, die einer sofortigen Antibiotikabehandlung, zunächst möglichst i.v. appliziert, bedarf (z. B. Amoxycillin, Oxacillin, Acidocillin). Meist wird zusätzlich auch eine Kieferhöhlendrainage mit -spülungen erforderlich. Die gefürchteten Komplikationen (Periorbitalabszeß, subdurales Empyem, Hirnabszeß) lassen sich hierdurch in der Regel verhindern.

Beim Säugling ist die **akute eitrige Siebbeinzellenentzündung** mit Rötung und Schwellung des inneren Lidwinkels von einer Dakryocystitis, einer Orbitalphlegmone und einer Oberkieferosteomyelitis abzugrenzen. Therapie: Antibiotika.

Bei der **chronischen Sinusitis** sollte man unterscheiden zwischen der chronisch-rezidivierenden Form im Rahmen rezidivierender Infekte der oberen Luftwege und der **echten chronischen Sinusitis,** die zumeist auf einer anders gearteten Grundkrankheit beruht. Hier müssen u. a. die **Mukoviszidose** und die **primäre Ciliendyskinesie** berücksichtigt und ausgeschlossen werden.

Das *„Syndrom der immobilen Zilien",* zuerst beim Kartagener-Syndrom, dann aber auch ohne Situs inversus beschrieben und jetzt **„primäre Ciliendyskinesie"** genannt, wurde erst in den letzten Jahren als Ursache einer chronischen Sinusitis (mit chronischer Bronchitis, Otitis und Bronchiektasen) erkannt. Die hierbei vorliegende Mißbildung der Zilien, die mit einer meßbaren Herabsetzung der Motilität verbunden ist, kann schon in den ersten Lebenstagen zu bronchialer Obstruktion und zu Bronchopneumonien führen.

Retropharyngealabszeß

Der Retropharyngealabszeß ist ein akutes, oft schwer zu erkennendes Krankheitsbild, das nur bei Säuglingen und Kleinkindern vorkommt und von retropharyngealen Lymphknoten ausgeht. Die Krankheit beginnt plötzlich, häufig im Anschluß an eine Rhinopharyngitis bzw. eine Entzündung der Rachenmandel (Angina retronasalis) mit Schluckstörungen, hohem Fieber und Atembehinderung (Rasseln, „Schnorcheln"). Die mehr seitliche Vorwölbung der Rachenhinterwand ist oft nur mit dem Finger zu palpieren. Der Abszeß wird punktiert bzw. inzidiert, zusätzlich werden Antibiotika gegeben.

Bienen- und Wespenstiche

Bienen- und Wespenstiche kommen bei Kindern nicht selten vor und können in kürzester Zeit zu bedrohlicher Atemnot durch Anschwellung im Zungen- und Rachengebiet führen. Rasches Handeln ist notwendig: Herunterdrücken der Zunge bzw. Einführung eines Güdel-Tubus und Injektion von 20– 100 mg Prednisolon oder Methylprednisolon (je nach Alter des Kindes). Danach sofortige Klinikeinweisung. Bei Schwellung auch des Kehlkopfeinganges muß hier (unter Fortsetzung der Kortison-Injektion) evtl. intubiert werden. – Ähnliche Erscheinungen können auch im Rahmen eines angioneurotischen Ödems (Quincke-Ödem) auftreten.

Durch wiederholte Bienen-, Wespen- und Hornissenstiche können lebensgefährliche allergische Reaktionen ausgelöst werden.

Therapie: Bei akuter Symptomatik ist eine Schockbehandlung erforderlich. Danach sollte eine Hyposensibilisierung mit entsprechenden Extrakten durchgeführt werden.

Verätzungen und Verbrühungen

Ist eine Verätzung oder Verbrühung des Rachengebietes nachgewiesen, wird ebenfalls eine abschwellende Behandlung mit Prednison oder Prednisolon (s. oben) eingeleitet. Ist die Umgebung des Kehlkopfes von der Verletzung mit erfaßt, kann es auch – selbst nach mehrstündigem Intervall – zu Atemnot kommen.

12.3.3 Erkrankungen der Rachenmandel

Die Rachenmandel wird im Volksmund „Polypen" oder „Wucherung" genannt. Sie besteht aus „adenoidem" Gewebe und liegt an der oberen Epipharynxbegrenzung. Als lymphatisches Organ beteiligt sie sich an der Infektionsabwehr. Sie wird daher von allen Entzündungen des Nasen-Rachen-Raumes, besonders im Säuglingsalter, mit betroffen. In der Regel bildet sie sich im Laufe des späteren Kindesalters spontan zurück.

Die akute Entzündung der Rachenmandel, die **Angina retronasalis,** ist klinisch oft nur zu vermuten. Diagnostische Hinweise bieten Mundatmung, nasale Sprache, eine Schleimeiterstraße an der Rachenhinterwand und vergrößerte, schmerzhafte Nackenlymphknoten. Die Anschwellung der Rachenmandel selbst ist im akuten Stadium nur durch eine Rachenspiegelung sichtbar zu machen.

Wiederholte Entzündungen führen zu einer bleibenden Vergrößerung, zur **Rachenmandelhyperplasie,** deren Entstehung durch konstitutionelle Faktoren begünstigt wird. Sie ist häufig mit einer Hyperplasie der Gaumenmandeln gekoppelt und verursacht charakteristische klinische Erscheinungen. Im Vordergrund steht eine Behinderung der Nasenatmung, in deren Gefolge sich Entzündungen des Rachens, Dauerschnupfen mit Sinusitis, Tubenkatarrh, Otitiden und Bronchitiden einstellen. Die Kinder schnarchen nachts, haben eine näselnde Sprache und mit ihrem geöffneten Mund einen typischen Gesichtsausdruck (*Facies adenoidea*). Der durch die Atembehinderung gestörte Nachtschlaf und die ständigen Infekte lösen eine Reihe von Allgemeinerscheinungen aus wie Konzentrationsschwäche, schnelle Ermüdbarkeit, Eßunlust und nachlassende Schulleistungen. Diese Erscheinungen bilden sich nach Beseitigung des Passagehindernisses wieder zurück.

Die Diagnose wird durch eine Spiegelung und zuweilen auch durch eine Röntgenaufnahme erhärtet (Abb. 105). Konservative Behandlungsmaßnahmen haben nur selten Erfolg; die Methode der Wahl ist eine operative Entfernung des Rachenmandelpolsters, die **Adenoto-**

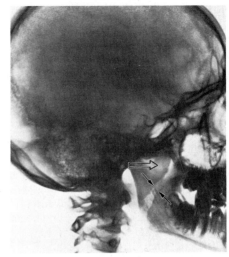

Abb. 105. Rachenmandelhyperplasie (⇒): Der Epipharynx ist durch polsterartige adenoide Wucherungen eingeengt (↘ ↖)

mie. Dieser Eingriff kann in dringenden Fällen auch schon bei Säuglingen und Kleinkindern durchgeführt werden, wird aber in der Regel erst nach dem 2. Lebensjahr angewandt. Sind auch die Gaumenmandeln hypertrophiert und chronisch entzündlich verändert, so kann deren gleichzeitige Entfernung notwendig werden.

12.3.4 Entzündungen der Gaumenmandeln (Angina tonsillaris)

Entzündungen der Gaumenmandeln sind im Kindesalter sehr häufig Teilerscheinungen von Infektionen der oberen Luftwege mit Befall des gesamten lymphatischen Rachenrings, sie können aber auch als örtlich begrenzte Krankheit auftreten.

12.3.4.1 Akute Entzündungen

Tonsillitis catarrhalis

Die einfache katarrhalische Angina geht mit Rötung und Schwellung der Tonsillen, aber ohne Stippchen-Bildung, einher und ist zumeist mit einer Pharyngitis kombiniert. Viren sind die häufigsten Erreger. Je jünger das Kind ist, desto seltener klagt es über Halsweh. Eine Racheninspektion mit dem Mundspatel ist daher bei jedem akut fieberhaft Erkrankten unerläßlich! Eine fleckige, intensive Rötung des weichen Gaumens ist verdächtig auf eine Streptokokken-Angina!

Angina follicularis sive lacunaris

Die eitrige Angina beginnt in der Regel mit einem katarrhalischen Vorstadium, das allerdings sehr kurz sein kann. Die geröteten und geschwollenen Tonsillen sind auf dem Höhepunkt der Erkrankung mit eitrigen Stippchen bzw. Pfröpfen oder größeren Belägen bedeckt. Gleichzeitig schwellen unter hohem Fieber auch die Kieferwinkel-Lymphknoten an. Nicht selten sind Erbrechen und Bauchschmerzen. Bei Säuglingen sieht man gelegentlich auf den Tonsillen winzige weiße Stippchen (*Angina punctata*), die oft mehrere Tage bestehen bleiben. Eine akute eitrige Angina heilt in der Regel, vor allem bei antibiotischer Behandlung, in einigen Tagen komplikationslos ab. Gelegentliche Folgekrankheiten unbehandelter Tonsillitiden sind Nephritis, rheumatisches Fieber, Sepsis und Peritonsillarabszeß, kenntlich an hochgradigen Schluckbeschwerden, Kieferklemme, Speichelfluß und Vorwölbung des weichen Gaumens. Jede eitrige Angina sollte, da meist eine Streptokokkeninfektion vorliegt, mit Antibiotika (Penicillin) behandelt werden! Bettruhe ist erforderlich. Örtliche Maßnahmen wie Halswickel oder bei älteren Kindern Mundspülungen sind hilfreich, aber von untergeordneter Bedeutung. Bei jeder follikulären bzw. lakunären Angina muß an die heute häufiger vorkommende *infektiöse Mononucleose* (s. S. 145) gedacht werden. Seltener als früher ist dagegen in solchen Fällen mit einer *Rachendiphtherie* zu rechnen.

Angina ulcero-membranacea (Plaut-Vincent)

Diese seltenere, bei älteren Kindern vorkommende Angina-Form verläuft mit leichteren Allgemeinerscheinungen und einseitiger Ulcusbildung der Tonsille. Sie verursacht stärkere Schluckbeschwerden und foetiden Mundgeruch. Die Prognose ist günstig. Therapeutisch empfehlen sich Mundspülungen, Pinselungen und Tetracykline (nach dem 6. Lebensjahr).

Seitenstrangangina

Die lymphatischen Seitenstränge der Rachenhinterwand erkranken im Rahmen einer Pharyngitis mit. Diese Reaktion tritt stärker hervor, wenn es sich um Patienten handelt, bei denen die Gaumenmandeln entfernt wurden.

Herpangina

Die Herpangina wird durch eine Coxsackie-A-Virus-Infektion hervorgerufen. Sie betrifft die gesamte Mundschleimhaut, vor allem aber die Gaumenbögen und gelegentlich die Tonsillen, auf denen sich charakteristische Bläschen bzw. flache Ulzera mit dunkelrotem Hof ausbilden. Fieber und Abgeschlagenheit sind die Regel. Die Krankheit dauert jedoch nur wenige Tage und verläuft komplikationslos. Ein Nachweis des Virus im Stuhl oder von Antikörpern im Serum erübrigt sich angesichts der charakteristischen klinischen Zeichen. Die Therapie ist symptomatisch.

12.3.4.2 Chronische Entzündungen

Immer wiederkehrende Anginen prägen das Bild der chronischen Entzündung der Gaumenmandeln, der *rezidivierenden Tonsillitis*. Sie führt in der Regel zu einer Hypertrophie der Tonsillen. Deren Größe allein berechtigt jedoch nicht zur Diagnose „chronische Tonsillitis". Bedeutsamer sind die derbe Konsistenz der Mandeln, ihr zerklüftetes Aussehen, das Erscheinen von flüssigem Eiter beim Auspressen und die schmerzhafte Schwellung der Kieferwinkellymphknoten. Kinder mit einer *Tonsillitis chronica* haben häufiger banale Infekte, gelegentlich Temperatursteigerungen und Störungen des Allgemeinbefindens. Da in diesen Fällen auch mit Fernwirkungen des tonsillären Herdes zu rechnen ist, erscheint in der Regel eine Tonsill**ektomie** angezeigt. Die früher übliche Tonsillo**tomie,** die Kappung der Mandeln, wird heute allgemein abgelehnt, weil die oberflächlich vernarbten Resttonsillen häufig zu Komplikationen führen. Der operative Eingriff ist selten vor dem 5. bis 7. Lebensjahr vonnöten. Eine Tonsillektomie kann auch indiziert sein, wenn hyperplastische Gaumenmandeln Atmung, Nahrungsaufnahme oder Sprechen behindern.

12.3.5 Krankheiten des äußeren Ohres

Fremdkörper

Beim Kleinkind können alle möglichen Fremdkörper in den Gehörgang gelangen und dort eine Zeitlang symptomlos festsitzen. Auch ein verhärteter *Ceruminalpfropf* kann als Fremdkörper imponieren.

Entzündungen

Die Gehörgangsentzündung, die **Otitis externa,** ist entweder ein sekundäres Ereignis bei der eitrigen Otitis media oder eine Teilerscheinung bei Dermatitis seborrhoides oder endogenem Ekzem. Im Säuglingsalter kann bei stärkerer Absonderung die Differentialdiagnose gegenüber der Otitis media schwierig sein. Sekretausspülung, lokale Pinselungen oder Salbenbehandlung kommen therapeutisch in Betracht.

12.3.6 Krankheiten des Mittelohres

12.3.6.1 Otitis media acuta

Die akute Entzündung des Mittelohrs ist – besonders im Säuglingsalter – eine der häufigsten Krankheiten überhaupt. Sie entsteht durch Fortleitung einer Entzündung vom Nasenrachenraum aus und wird in der Regel im Anschluß an eine Virusinfektion durch Pneumokokken, Streptokokken, Haemophilus influenzae, aber auch durch andere Keime hervorgerufen. Sie beginnt bei älteren Kindern oft als **Tubenkatarrh** mit Verlegung der Ohrtrompete. Die katarrhalische Entzündung (**Otitis media catarrhalis**) kann mehr oder weniger schnell in die eitrige Form (**Otitis media purulenta**) übergehen. Diese wird hauptsächlich durch Pneumokokken, bei Kleinkindern und Säuglingen häufig aber auch durch Haemophilus influenzae, hervorgerufen. Oft finden sich klinische Allgemeinerscheinungen wie Fieber, Unruhe, Schlafstörungen, Erbrechen und Enteritis. Berührungsempfindlichkeit und meningeale Symptome können sich hinzugesellen. Gelegentlich wird der Arzt aber auch durch plötzliche Eitersekretion aus dem Gehörgang („Ohrlaufen") nach relativ geringen Krankheitssymptomen überrascht. Für die Diagnose ist besonders im Säuglingsalter die Schmerzhaftigkeit bei Druck auf den Tragus ein wichtiger Hinweis. Sie wird gesichert durch den Trommelfellbefund bei der Otoskopie: Rötung, Blasenbildung und Vorwölbung.

Behandlung

Bei unkomplizierter akuter Otitis media werden schmerzstillende Ohrentropfen, die das Trommelfellbild nicht verändern dürfen (z. B. Otalgan, Oto-Flexiole) oder Rotlichtbestrahlung angewandt, gelegentlich ist bei entsprechender Indikation eine Parazentese vonnöten, z. B. bei vorgewölbtem Trommelfell, Ausbleiben der Spontanperforation, Komplikationen wie Facialislähmung u. a. zu Beginn der Erkrankung. Bei stärkeren Allgemeinerscheinungen und klinisch erkannter Otitis media purulenta muß entsprechend den erfahrungsgemäß verantwortlichen Erregern mit Erythromycin und bei Kindern unter 4 Jahren mit Amoxycillin oder Cephalosporinen behandelt werden.

Länger anhaltendes Fieber und ein verzögerter Krankheitsverlauf sind verdächtig auf eine Komplikation, in erster Linie auf eine **Mastoiditis.** Das Übergreifen der Entzündung auf das Antrum und den Warzenfortsatz verrät sich zumeist durch lokale Symptome: Verdrängung der Ohrmuschel, ödematöse Schwellung und Druckempfindlichkeit über dem Warzenfortsatz. Therapeutisch kommt eine Antrotomie in Frage.

Bei Säuglingen zieht die Mittelohrentzündung mitunter eine parenterale Dyspepsie nach sich. Eine blande verlaufende Warzenfortsatzentzündung bezeichnet man als **okkulte Mastoiditis.** Sie tritt bei Säuglingen gelegentlich als Ursache schwerer Gedeihstörungen mit Durchfall in Erscheinung.

Glücklicherweise seltene Komplikationen sind die *otogene Meningitis purulenta* bzw. der *otogene Hirnabszeß* und die septische *Sinusthrombose.* Beide erfordern eine sofortige operative Behandlung.

Bei *rezidivierenden* Otitiden kann eine Rachenmandelhyperplasie als begünstigender Faktor im Spiel sein. In diesem Fall ist eine Adenotomie hilfreich.

12.3.6.2 Otitis media chronica

ist als selbständiges Krankheitsbild anzusehen. Während bei der akuten Otitis media Schleimhauteiterungen im Vordergrund stehen, ist der Verlauf der chronischen Otitis media durch knochenzerstörende Prozesse bestimmt (*Cholesteatom*). Die Trommelfellperforation ist bei der akuten Form in der Regel zentral, bei der chronischen randständig gelegen.

Eine Schwerhörigkeit durch Schalleitungsstörung im Gefolge einer Mittelohrentzündung sollte möglichst auch schon in der pädiatrischen Praxis durch den RINNE-Versuch (s. unten) oder mit Hilfe einfacher audiometrischer Untersuchungen (Screening-Audiometer) getestet werden.

12.3.6.3 Seromukotympanon

(Synonym: *Seromuköse Mittelohrentzündung, Paukenerguß*)
Rasch auftretende Schwerhörigkeit ist auch das *Leitsymptom* einer seit 20 Jahren hierzulande zunehmend häufiger beobachteten Form der chronischen Otitis exsudativa, das sog. Seromukotympanon. Hiervon werden am häufigsten 4- bis 8jährige Kinder betroffen.
Anamnese: Die Eltern klagen häufig über eine zunehmende Unaufmerksamkeit oder einen schulischen Leistungsabfall ihres Kindes, das oft auf Fragen (oder Geräusche) nicht reagiert. Der kleine Patient empfindet dabei keine Schmerzen und äußert daher selbst auch keine Beschwerden.
Pathogenetisch kommt es offenbar durch Belüftungsstörungen (Adenoide, Tubeninsuffizienz) in der Paukenhöhle zur Absonderung eines sterilen Ergusses von gallertig-muköser Konsistenz, der Eiweiß, Cholesterin und Mukopolysaccharide enthält.
Diagnose: Da der Trommelfellbefund bei Seromukotympanon völlig uncharakteristisch ist, kann der Kinderarzt zu seiner Erkennung nur durch die Feststellung einer *Schalleitungsschwerhörigkeit* beitragen. Dies geschieht am einfachsten mit dem Stimmgabelversuch nach RINNE. Während das gesunde Ohr die Stimmgabelschwingungen bei Luftleitung lauter wahrnimmt (RINNE positiv), ist dies bei Vorliegen einer Schalleitungsschwerhörigkeit nicht der Fall, und der Patient empfindet das Aufsetzen der Stimmgabel auf dem Knochen als lauter (RINNE negativ). Bei dem letztgenannten Befund ist eine Überweisung an den HNO-Arzt erforderlich, der weitere audiometrische Untersuchungen durchführen kann (Impedanzaudiometrie, Tympanometrie) und vor allem bei genügendem Verdacht eine *probatorische Parazentese* mit Sekretabsaugung vornehmen muß. Dies ist die sicherste Methode zur Erkennung eines Seromukotympanon und leitet bereits zur allein möglichen *Therapie* über. Diese besteht, falls sich der Paukenhöhlenerguß als mukös erweisen sollte, neben einer Adenotomie in der Einführung eines Kunststoff-Paukenröhrchens in das Trommelfell, das mehrere Wochen liegen bleiben muß. Diese Maßnahme normalisiert das Hörvermögen (RINNE-Versuch positiv) und führt zur Abheilung der exsudativen Schleimhautentzündung. Diese Therapie sollte nicht unterlassen werden, da sonst als Komplikation eine bindegewebige Organisation des Mittelohrergusses mit narbigen, adhäsiven Prozessen zu befürchten ist.

12.3.7 Krankheiten des Innenohres

Erkrankungen des Hör- und Gleichgewichtsorgans treten bei Kindern als angeborene und erworbene Störungen in Erscheinung. Schwere angeborene Hörschäden sind entweder erbbedingt oder praenatal exogen entstanden (z. B. Rötelnembryopathie [S. 137]). **Postnatal erworbene Schwerhörigkeit bzw. Taubheit** kann durch zerebrale Erkrankungen (Meningitis, Enzephalitis), toxische Schäden (Streptomycin), Mumps oder chronische Otitis media verursacht sein. Für die Diagnose von **Vestibularisschäden** mit Gleichgewichtsstörungen ist u. a. die Untersuchung auf Spontannystagmus wichtig.

12.4 Erkrankungen von Kehlkopf, Trachea und Bronchien

12.4.1 Tumoren des Kehlkopfes

Gutartige **Papillome** an den Stimmbändern sind bei Kindern selten, häufiger die sogenannten **Sänger- bzw. Schreiknötchen**, fibromatöse Gebilde am Stimmbandrand. Sie bilden sich bei Stimmschonung meist von selbst zurück.

12.4.2 Entzündungen des Kehlkopfes

Laryngitis acuta

Die Entzündung des Kehlkopfes tritt praktisch nur in der akuten Form auf und schließt sich dann zumeist an eine Rhinopharyngitis an. Bellhusten, Heiserkeit und inspiratorischer Stridor sind die Hauptsymptome. Treten diese bei einem Kind schlagartig – fast immer in der Nacht – auf und führen zu hochgradiger Atemnot mit starken Einziehungen im Jugulum und im Epigastrium, dann handelt es sich um die gefürchtete Sonderform der akuten Laryngitis, den **Kehlkopf-Krupp** – früher wurde er als „Pseudokrupp" bezeichnet, da die Bezeichnung „echter Krupp" dem „Diphtherie-Krupp" vorbehalten war. Heute hat sich *Krupp* als Oberbegriff eingebürgert (Tabelle 45). Am häufigsten ist bei uns jetzt die von verschiedenen Viren hervorgerufene akute **stenosierende Laryngitis** („*subglottische Laryngitis*"). Da die Entzündung oft nicht auf den Kehlkopf beschränkt bleibt, wird das Krankheitsbild auch **akute Laryngo-Tracheo-Bronchitis** genannt.

Meist werden ältere Säuglinge und Kleinkinder bis zu 3 Jahren betroffen, Knaben häufiger als Mädchen, dicke Kinder häufiger als schlanke. Die Erkrankung neigt zu Rezidiven und kommt gehäuft in den Wintermonaten vor. Einleitende klinische Symptome sind Schnupfen, Heiserkeit, Anhusten und Fieber. Zuweilen tritt aber „aus heiterem Himmel" der charakteristische bellende Krupp-Husten auf, gefolgt von mehr oder weniger starker Atemnot. Zunächst ist der Stridor rein inspiratorisch, im weiteren Verlauf – bei Übergriff der Entzündung auf die Bronchien – gesellt sich eine exspiratorische Komponente dazu. Nach kurzem, bedrohlichen Atemnotfall kann die Krankheit aber auch ebenso rasch wieder abklingen. In anderen Fällen dagegen wiederholen sich derartige Zustände und gehen in ein lebensgefährliches Erstickungsbild mit Tachykardie, graublasser Hautfarbe und Apathie über. Unter starker Unruhe, ängstlichem Blick und zunehmender Pulsbeschleunigung führt die Erkrankung zum Tode, wenn es nicht rechtzeitig gelingt, die stenosierende Schleimhautschwellung zu beseitigen oder das Atemhindernis durch eine nasotracheale Intubation mit einem PVC-Tubus oder durch eine Tracheotomie zu umgehen.

Differentialdiagnose: **Maligne Laryngotracheobronchitis** siehe Seite 244. – Bei der **Kehlkopfdiphtherie** entwickelt sich die Larynx-Stenose langsamer. Akute Atemnot mit inspiratorischem Stridor wird auch durch einen hochsitzenden **Fremdkörper** oder durch ein **Glottisödem** hervorgerufen, das wiederum durch eine

Tabelle 45. *Krupp-Syndrom = bellender Husten, inspiratorischer Stridor und Dyspnoe*

Diagnose	Nicht-diphtherische Laryngitis stenosans			Kehlkopf-Diphtherie
	akute stenosierende Laryngitis	akute Laryngo-tracheobronchitis	akute Epiglottitis (supraepiglottische Laryngitis)	
Erreger	Viren, insbesondere Parainfluenza-Virus Typ 1, 2 und 3		Haemophilus influenzae Typ B	Corynebacterium diphtheriae
Beginn	plötzlich	plötzlich	plötzlich	allmählich
Heiserkeit	+/+++	+++	+/Ø Schluckschmerzen, kloßige Sprache	+/aphonisch
Lebensalter	½ – 8 Jahre	Kleinkinder	Kleinkinder	jedes Alter
Pathologie	hauptsächlich subglottische Schwellung	bis in den Bronchialbaum reichend	kirschrote Epiglottisschwellung	Pseudomembranen auf und unterhalb der Stimmbänder
Kreislauf	gut	zunehmende Verschlechterung mit toxischer Blässe und kleinem Puls		
Leukozyten	normal	normal oder vermehrt	stark vermehrt (15 000 – 20 000 u.m.)	mäßig vermehrt
Therapie	Sedieren, Kaltluftverdampfung, Kortikosteroide, Antibiotika, Gammaglobulin, evtl. Intubation, Freihalten der Atemwege, O$_2$-Masken-Druckbeatmung.		Antibiotika, Kortikosteroide, Gammaglobulin, fast immer Intubation oder Tracheotomie	Diphtherieserum, Antibiotika, Intubation bzw. Tracheotomie

Tabelle 46. *Stadieneinteilung der stenosierenden Laryngitis (modifiziert nach Windorfer)*

Phase I	Phase II	Phase III	Phase IV
bellender Husten oder Schluckbeschwerden	Stridor	Stridor	Stridor
	Einziehungen im Jugulum, Epigastrium	zusätzliche Einziehungen der seitlichen Thoraxpartien Atemnot Tachykardie Hautblässe Unruhe, Angst	maximale inspirator. Einziehungen höchste Atemnot Puls klein, frequent Cyanose Sopor

eitrige Entzündung der Umgebung (z. B. Zungengrund), durch Einatmen ätzender Dämpfe, durch Verbrühung, durch Insektenstich oder durch Intubation bei Inhalationsnarkose bedingt sein kann. Ferner ist an einen **Laryngospasmus** bei rachitogener Tetanie zu denken. — Jeder Krupp sollte möglichst stationär in einer Kinderklinik behandelt werden.

Die konservative Therapie

richtet sich nach dem Stadium der Krankheit (s. Tabelle 46) und besteht in einer sofortigen Kortikosteroid-Gabe (initial 50–100 mg Solu-Decortin i.v.), medikamentöser Beruhigung des Patienten, Kalzium i.v. (langsam injizieren! Cave Herzstillstand!), Antibiotika, Gabe von Kreislaufmitteln und Inhalation von Feuchtluft (Dampfbett, besser: Kaltnebel-Zelt). Tritt hierdurch keine Besserung ein und nimmt die Atemnot laufend zu, soll die tracheale Intubation mit einem PVC-Tubus nicht zu lange hinausgezögert werden. Der Eingriff wirkt lebensrettend, ist aber mit Komplikationen belastet (sekundäre Stenosenbildung, Schwierigkeiten bei der Extubation bzw. beim Decanulement). Einzelne Kliniken empfehlen heute statt dessen bei schwerer Laryngotracheitis eine maschinelle O_2-Maskenüberdruck-Beatmung mit Micronefrin. (Epinephrinhydrochlorid).

Akute phlegmonöse Epiglottitis

(Synonym: *Epiglottitis phlegmonosa oedematiens acutissima, supraglottische Laryngitis, Haemophilus-Typ-B-Laryngitis*). Die akute Epiglottitis ist ein schweres Krankheitsbild, das als seltene Sonderform des Krupp-Syndroms gelten kann und durch Haemophilus influenzae Typ B hervorgerufen wird. Sie kommt zu jeder Jahreszeit vor und betrifft in erster Linie Kleinkinder von 2–5 Jahren, die meist plötzlich aus voller Gesundheit oder nach einem banalen Infekt mit kloßiger Sprache und Schluckschmerzen erkranken. Das klinische Bild verschlechtert sich rasch, oft vergehen von den ersten Symptomen bis zur Atemnot nur wenige Stunden. Nach einem inspiratorischen Stridor (schnarchende Einatmung) mit oder ohne Heiserkeit findet sich fast immer auch ein exspiratorisches Röcheln (Karcheln). Anders als bei der akuten Laryngitis ist kein bellender Husten vorhanden, vielmehr werden Schmerzen beim Schlucken (auch in die Ohren ausstrahlend) angegeben oder ständige Schluckbewegungen beobachtet. Auch eine schmerzhafte Schwellung der Hyoidgegend und Kieferwinkelödeme mit Lymphknotenschwellung können vorhanden sein. Die Körpertemperatur bewegt sich zwischen 38 und 40 Grad, und im Blutbild besteht fast immer eine ausgeprägte Leukozytose (15 000–20 000 oder mehr), die in differentialdiagnostischer Hinsicht von Bedeutung ist (s. Tabelle 45).

Pathologisch-anatomisch

liegt der akuten Epiglottitis ein starkes supraglottisches Ödem mit leukozytärer Infiltration zugrunde, das auch auf den Retropharynx übergehen und teilweise abszedieren kann. Die Epiglottisschwellung ist gelegentlich bei der Racheninspektion zu sehen und imponiert bei der Laryngoskopie als eine pralle, hochrote Kugel, die einer Kirsche ähnlich sieht. Die Racheninspektion darf nur in Tracheotomie-Bereitschaft vorgenommen werden. Einfacher ist eine seitliche Röntgenaufnahme des Halses bei gestrecktem Kopf, die gleichfalls die geschwollene Epiglottis sichtbar macht. Ein Rachenabstrich bringt gelegentlich Klärung, häufiger sind die Haemophilus influenzae-Bakterien jedoch im Blut nachweisbar.

Therapie

Angesichts des septischen Bildes und der bakteriellen Genese ist eine sofortige Antibiotika-Behandlung notwendig: Ampicillin i.v., bei Verdacht auf Ampicillin-resistente Haemophilus influenzae-Erreger Chloramphenicol. Außerdem muß das Kind sediert werden. Fast immer ist eine nasotracheale Intubation, seltener eine Tracheotomie, erforderlich. Man wählt dabei einen Nasotrachealtubus aus, dessen Größe eine Nummer unter der altersgemäßen Durchschnittsgröße liegen sollte. Nach der Intubation sind Feuchtluftvernebelung (Ultraschall) und tracheales Absaugen sowie anhaltende Sedierung vordringlich.

12.4.3 Fremdkörper der Luftwege

Fremdkörperaspirationen in die Luftwege sind bei Kleinkindern nicht selten. Meist sind es kleinere Gebilde, die die Glottis passieren: Münzen, Nägel oder Fruchtpartikel, vor allem zerkaute Nüsse. Die Eltern werden auf das Ereignis in der Regel durch einen starken Hustenanfall aufmerksam, dem dann in Abständen weitere, keuchhustenähnliche Attacken folgen.
Bei der klinischen Untersuchung findet man auf der betroffenen Seite fast immer einen hypersonoren Klopfschall, da ein größerer Bronchialfremdkörper zunächst eine **Ventilstenose** hervorruft. Stets ist eine Röntgenaufnahme angezeigt. Hier findet sich zunächst eine Blähung (Aufhellung) auf der betroffenen Seite. Bei der Inspiration verlagert sich das Mediastinum zur kranken, bei der Exspiration zur gesunden Seite (Abb. 109, S. 253). Bei längerer Dauer entwickelt sich eine totale Atelektase. Kleinere Fremdkörper verursachen weniger ausgedehnte **Atelektasen** (Abb. 110, S. 254). Gelegentlich bleiben Aspirationen längere Zeit unbemerkt oder werden fehlbeurteilt und führen zu chronischen, abszedierenden Pneumonien. Fremdkörper müssen mit Hilfe der Bronchoskopie extrahiert werden.

12.4.4 Akute Entzündungen des Tracheobronchialbaums

Akute Tracheobronchitis, akute Bronchitis

Die akute Tracheobronchitis ist eine sehr häufige Kinderkrankheit, die nicht primär entsteht, sondern an eine Rhinopharyngitis anschließt. Wenn die Symptome der Pharyngo-Tracheitis abgeklungen sind, bleibt die Bronchitis – auch bei unkompliziertem Verlauf – noch einige Tage bestehen. Der zunächst trockene, vor allem nächtliche Husten wird allmählich lockerer und fördert – jedenfalls bei älteren Kindern – schleimiges bis eitriges Sekret zutage.
Bei der **Auskultation** sind über den Lungen Rhonchi sonori oder auch mittelblasige Rasselgeräusche zu hören. Das Allgemeinbefinden der Kinder ist gestört, ihre Temperatur jedoch oft nur anfangs erhöht. Nach höchstens zwei Wochen sind im allgemeinen die Symptome verschwunden. Bei Fieber und Beeinträchtigung des Allgemeinbefindens sind Bettruhe, feuchtwarme Brustwickel, sekretverdünnende Hustensäfte oder Inhalationen angezeigt, bei stärkerem Reizhusten jenseits des Säuglingsalters Codein. Bei schwerer erscheinenden (hochfieberhaften) und länger dauernden Erkrankungen sind Sulfonamide (Co-Trimoxazol) oder Antibiotika empfehlenswert.

Obstruktive Bronchitis (Syn. *asthmatische Bronchitis, spastische Bronchitis*)

Bei zahlreichen Säuglingen und Kleinkindern ist die akute Bronchitis durch Bronchospasmen kompliziert. Es entsteht ein asthmaähnliches Bild, eine **asthmatiforme Bronchitis:** Die Ausatmung ist keuchend und verlängert, über den Lungen hört man ein giemendes Exspirium oder – bei stärkerer Lungenblähung – kaum ein Atemgeräusch. Bei einzelnen dieser Patienten entwickelt sich später ein echtes Bronchialasthma. Die Diagnose „*Spastische Bronchitis*" ist irreführend. Sie darf nur gestellt werden, wenn die Krankheitserscheinungen auf eine spasmolytische Behandlung (Beta-Sympathikomimetika bzw. Theophyllin-Präparate) ansprechen. Bei Säuglingen und im frühen Kleinkindesalter kommt die Obstruktion überwiegend durch entzündliche Schleimhautschwellung und -sekretion zustande. Sie muß daher antiphlogistisch (Antibiotika, Kortikosteroide) und mit Sekretolytika behandelt werden.

Bronchiolitis (Bronchitis capillaris)

Die Bronchiolitis kann als schwerste Form der akuten obstruktiven Bronchitis bezeichnet werden. Sie ruft bei Säuglingen und jüngeren Kleinkindern ein bedrohliches Krankheitsbild hervor, das durch die ausgedehnte Entzündung der Bronchiolen als Pneumonie imponiert und jederzeit in eine solche übergehen kann. Auslösende Ursachen sind *Viren* (S. 148) und sekundär vermutlich Bakterien: Haemophilus influenzae wird häufig im Nasen-Rachen-Schleim der Patienten nachgewiesen. Im klinischen Bild stehen hohes Fieber, schwere exspiratorische Dyspnoe, Nasenflügeln und blaß-zyanotisches Hautkolorit im Vordergrund. Bei der Auskultation hört man ein feinblasiges Rasseln, kein Giemen wie bei der obstruktiven Bronchitis. Auf dem Röntgenbild ist die Hiluszeichnung verstärkt, die Lungenperipherie gebläht. – Wenn auch einzelne Symptome denen der spastischen Bronchitis ähneln, so verläuft doch die Bronchiolitis im allgemeinen wesentlich schwerer. Die exspiratorische Atembehinderung wird nicht durch einen Spasmus, sondern durch die stenosierende Schleimhautentzündung der Bronchiolen hervorgerufen. Spasmolytika sind daher in der Therapie wirkungslos. Diese hat sich nach den Grundsätzen der Pneumoniebehandlung zu richten. Notwendig sind in jedem Falle Antibiotika, am besten Erythromycin, möglichst auch Sauerstoffzufuhr und Digitalis.

Maligne, stenosierende Laryngo-Tracheo-Bronchitis

Dieses desolate Krankheitsbild betrifft nur Kleinkinder und wird vermutlich durch Viren in Kombination mit Haemophilus influenzae B und Streptokokken ausgelöst. Man könnte es auch als schwere progrediente Form des Kehlkopf-Krupps bezeichnen: Schwellung, Sekret- und Membranbildung greifen rasch auf die Bronchien über; damit tritt die exspiratorische Komponente des Stridors mehr in den Vordergrund. Die Tracheotomie bringt hier nicht sofort Linderung, erlaubt aber doch ein besseres Absaugen des tiefersitzenden zähen Sekrets. Auch hier muß sofort die intravenöse (oder intramuskuläre) Injektion eines Kortisonderivats vorgenommen werden. Der praktische Arzt sollte bereits vor der Einweisung in die Klinik eine Dosis mindestens intramuskulär spritzen. Antibiotika (Ampicillin) unterstützen die Behandlung.

12.4.5 Chronische Entzündungen des Tracheobronchialbaums (Bronchitisches Syndrom)

Chronische Bronchitis

Eine chronische Bronchitis ist bei Kindern im allgemeinen ein chronisch-**rezidivierender** Bronchialkatarrh. Sinobronchitis, Bronchiektasen, Fremdkörper etc. müssen ursächlich ausgeschlossen werden. Oft ist eine Schädigung der Bronchialwand, etwa durch Keuchhusten, vorangegangen, die das Angehen sekundärer Entzündungen begünstigt. Fraglos gibt es daneben aber auch eine familiäre Organdisposition: Einzelne Kinder erkranken – ohne faßbare Vorschädigung – im Anschluß an „banale" Infekte immer wieder an einer Bronchitis.

Sinobronchitis

Bei diesem Krankheitsbild sind Nasennebenhöhlen und Luftwege gemeinsam befallen. Es wird vermutet, daß die Sinusitis durch die abfließenden Sekrete direkt oder indirekt auf haematogenem Wege den Bronchialkatarrh unterhält, so daß ein chronisch-rezidivierendes Leiden entsteht. Obwohl sie zur Zeit in manchen Gegenden bei Kindern eine der häufigsten Krankheiten ist, wird sie von vielen Ärzten noch nicht genug beachtet. Husten, vor allem attackenweise in der Nacht, längerdauernder Schnupfen, Kopfschmerzen, Druckempfindlichkeit der Oberkiefer (Sinusitis maxillaris) weisen diagnostisch den Weg. Bei allen Kindern mit anhaltendem Schnupfen oder behinderter Nasenatmung und chronischem Bronchialkatarrh sollte man an eine Sinobronchitis denken.
Die **Diagnose** wird gesichert durch die Röntgenbefunde: Verschattungen der Nebenhöhlen und ein „Katarrhhilus". Bei rechtzeitiger Diagnose und Behandlung ist die Prognose gut. Spontane Abheilung ist möglich. In der Regel wird eine Besserung jedoch erst nach Beseitigung der Sinusitis erzielt (S. 235). Eine Klimakur kann günstig sein.

Bronchiektasen

Bronchiektasen kommen bei Kindern als **angeborene** Fehlbildung oder erworben nach

verschiedenen Krankheiten vor, z. B. nach Keuchhusten, Masern, Tuberkulose, chronisch-rezidivierender Bronchitis, Fremdkörperaspiration. Aber auch in diesen Fällen wird eine angeborene Wandschwäche als Basis der chronisch-entzündlichen Bronchialerweiterung vermutet. Chronischer Husten mit morgendlicher Entleerung von reichlichem, meist eitrigem Sputum ist bei älteren Kindern charakteristisch. Jüngere Kinder dagegen verschlucken den Auswurf meistens. Auskultatorisch finden sich ständig Rasselgeräusche an umschriebenen Stellen, z. B. über den Unterfeldern. Gelegentlich treten Fieber und pneumonische Schübe auf. Die Kinder magern ab und bekommen schließlich eine Akrozyanose mit Uhrglasnägeln und Trommelschlegelfingern.
Röntgenologisch sind wechselnde Verdichtungen und eine ausgesprochen wabige Struktur in den Unterfeldern verdächtige, aber nicht beweisende Befunde. Diese werden erst durch die **Bronchographie** geliefert, die bei Kindern allerdings nur in Zusammenarbeit mit einem Anästhesisten vorgenommen werden sollte. Man findet zylindrische oder sackförmige Ektasien (Abb. 106).
Therapeutisch von großer Wichtigkeit sind Freiluft- und Klimakuren, Sekretverflüssigung, z. B. durch N-Acetyl-Cystein, Tacholiquin, „Bronchialtoilette" (Abhustenlassen in Quinckescher Hängelage) und konsequente Antibiotika-Anwendung nach bakteriologischer Diagnostik und Resistogramm. Eine partielle Lungenresektion kommt nur bei nicht beeinflußbaren, lokalisierten Prozessen, nicht aber bei generalisierten Bronchiektasen in Frage.

Katarrhhilus, Infekthilus

Der Begriff „Katarrhhilus" verkörpert keine Krankheitseinheit. Er wird jedoch in der klinischen Praxis so häufig als röntgenologische Befundaussage verwandt, daß eine gesonderte Besprechung notwendig erscheint. Kennzeichnend ist der verbreiterte, fleckig verdichtete und zur Peripherie hin grobstreifig aufgefaserte Hilusschatten (Abb. 107). Ist auch die peri-

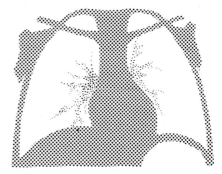

Abb. 107. Katarrh- bzw. Infekthilus: Beide Hili sind vergrößert und verdichtet, grobe Streifenschatten ziehen in die Lungenfelder

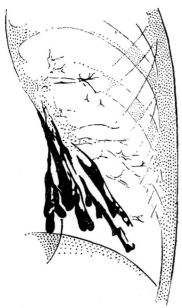

Abb. 106. Bronchiektasen des linken Unterlappens (Kontrastfüllung)

phere Lungenzeichnung vergröbert, spricht man von „Katarrhlunge".
Die anatomischen Grundlagen dieser Veränderungen sind in vermehrter Hyperämie, Bronchialwandverdickungen, peribronchitischen Zellinfiltraten und Lymphknotenschwellungen zu suchen. Dem entspricht auch das klinische Bild: „Katarrh- bzw. Infekthili" werden sowohl von akuten als auch von chronischen Entzündungen der Luftwege hervorgerufen. Sie sind kein für eine bestimmte Krankheit spezifischer Befund, oft aber ein wichtiges diagnostisches Kriterium.

12.4.6 Zystische Fibrose (Mukoviszidose)

Bei der Mukoviszidose oder zystischen Fibrose liegt ein autosomal-rezessives Erbleiden vor, bei dem es infolge einer abnormen Zusammensetzung der Sekrete exokriner Drüsen zur Obstruktion der Drüsenausführungsgänge mit zystisch-fibröser Umwandlung der befallenen Organe kommt. Die unterschiedliche Ausprägung dieser Veränderungen hat ein variables klinisches Bild zur Folge. Bei der ursprünglichen Definition der Krankheit, die von GUIDO FANCONI (1936) und DOROTHY ANDERSON (1938) erstmalig abgegrenzt wurde, standen die Beteiligung des Pankreas und die dadurch bedingte chronische Verdauungsinsuffizienz im Vordergrund (zystische Pankreasfibrose). Inzwischen weiß man, daß die bronchopulmonalen Symptome demgegenüber weit häufiger anzutreffen sind und im Hinblick auf Therapie und Prognose auch als schwerwiegender beurteilt werden müssen. Die Mukoviszidose gilt daher heute nicht nur als die häufigste angeborene Stoffwechselkrankheit (etwa 1:2–3000), sondern auch als die häufigste chronische Atemwegserkrankung des Kindesalters.

Pathogenese

Die zugrundeliegende Störung besteht in einer abnormen Zusammensetzung der Sekrete von Pankreas, Bronchialdrüsen, Drüsen des Verdauungstraktes und anderer mukösen Drüsen, mit der obligat auch eine krankhafte Steigerung des Natrium- und Chlorgehalts im Schweiß einhergeht. Die Viskosität der Sekrete ist erhöht, so daß es zur Gerinnung und Präzipitation in den Acini und Ausführungsgängen kommt. Die Dünndarmschleimhaut ist ebenfalls von einem zähviskösen Sekret überzogen. Die mit Sekretpräzipitaten ausgefüllten Drüsengänge der exokrinen Drüsen weiten sich aus und obstruieren schließlich durch fibröse Umwandlung. Gleichzeitig kommt es zur Atrophie der Acini mit diffuser Fibrose und leukozytärer Infiltration. Im Pankreas bleiben die Inselzellen zunächst intakt.
Die Produktion eines zähen Sekrets zieht vor allem in der Lunge schwerwiegende anatomische Veränderungen nach sich. Diese beginnen mit einer Verstopfung der kleinen Bronchien. Danach kommt es zu einem obstruktiven Emphysem, zu lobulären und segmentalen Atelektasen, zu lobulären Pneumonien, zu eitriger Bronchitis, zu Peribronchitis und zu Bronchiektasen. Die Atemfunktion wird zunehmend gestört, und schließlich resultiert daraus eine Ateminsuffizienz mit pulmonaler Hypertonie und Rechtsherzdekompensation.

Klinisches Bild

In 5–10% aller Fälle von Mukoviszidose setzen die Erscheinungen sogleich nach der Geburt ein: Beim **Mekoniumileus** ist das Mekonium durch die abnorme Zusammensetzung der Drüsensekrete von zäher und kittartiger Konsistenz. Es haftet fest an der Darmwand z. B. des unteren Ileums vor der Bauhinschen Klappe. Beim Kontrasteinlauf erkennt man, daß der Dickdarm nicht entfaltet ist. Die Therapie besteht in konservativen Maßnahmen, z. B. rektalen Einläufen mit einer verdünnten Mukolyticum-Lösung, oder in der operativen Beseitigung des eingedickten Mekoniums.
Nach den ersten Lebenswochen werden bei der zystischen Fibrose hauptsächlich zwei verschiedene Erscheinungsformen beobachtet, die mehr oder weniger miteinander kombiniert sind (Abb. 108).
1. Die vorwiegend intestinale Verlaufsform entsteht durch Verminderung der Verdauungsfermente, vor allem des Pankreas, infolge Verlegung der Ausführungsgänge und fibröser Umwandlung des Drüsenparenchyms und führt zu einer **chronischen Verdauungsinsuffizienz**. Alle Nahrungsbestandteile, insbes. aber Fette, werden nur ungenügend in ihre resorbierbaren Bestandteile gespalten. Durchfälle mit massigen, übelriechenden und fettglänzenden Stühlen treten auf infolge osmotischer Wirksamkeit und bakterieller Zersetzung der in den Dickdarm gelangenden, nicht verdauten Nahrungsreste. Die Folgen der chronischen Verdauungsinsuffizienz sind vorgewölbtes Abdomen, Abmagerung und Minderwuchs. Ein Rektumprolaps wird bei Kindern mit unbehandelter Pankreasinsuffizienz häufiger beobachtet. Der Appetit ist im Gegensatz zur Zöliakie auffallend gut.
2. Die vorwiegend pulmonale Verlaufsform ist zumeist kombiniert mit intestinalen Erscheinungen. Es gibt aber auch Mukoviszidose-Kranke, bei denen die broncho-pulmonalen Symptome allein ausgebildet sind. Charakteristisch für diese Form ist das Nebeneinander

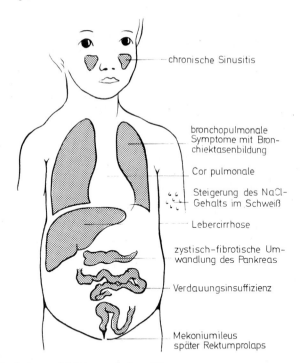

Abb. 108. Klinisches Erscheinungsbild der zystischen Fibrose

verschiedenartiger anatomischer Veränderungen (s. oben), die sich im Gefolge der Bronchialobstruktion und sekundärer, zumeist infektbedingter Entzündungen einstellen und bei deutlicher Ausprägung (nicht dagegen in den Anfangsstadien) ein typisches Röntgenbild mit Emphysem und disseminierten bronchopneumonischen bzw. atelektatischen Herden hervorrufen. Neben dem Schweißtest (s. unten) und einer Lungenfunktionsprüfung ist daher das Röntgenverfahren die wichtigste diagnostische Maßnahme.

Im *klinischen Bild* ist ein wertvolles Frühsymptom ein quälender Husten, der so an Pertussis erinnert, daß immer wieder Kinder mit zystischer Fibrose unter der Diagnose eines hartnäckigen Keuchhustens in die Klinik kommen. In späteren Krankheitsstadien weisen Faßform des Thorax, Uhrglasnägel, Trommelschlegelfinger, gelegentliche Zyanose, Dyspnoe und (bei der Auskultation hörbare) Atemnebengeräusche auf den fortschreitenden bronchopulmonalen Prozeß hin. Dieser Vorgang wird einmal durch sekundäre Luftwegsinfekte gefördert, zum anderen aber auch durch die Tatsache, daß das zähvisköse Bronchialsekret die Entstehung von bakteriellen Infektionen, vor allem durch Staphylococcus aureus haemolyticus und Pseudomonas aeruginosa (Pyocyaneus), begünstigt. Nach längerer Antibiotikabehandlung können sich auch Mykosen ausbreiten. Infolge der Beteiligung der Schleimhäute der oberen Luftwege besteht häufig (über 80%) eine chronische Sinusitis.

Komplikationen

Bei hohen Außentemperaturen oder hohem Fieber kann es zum Kreislaufkollaps kommen, da mit dem Schweiß große Mengen von Kochsalz und Kalium verloren gehen. – Als Folge einer mangelhaften Resorption des fettlöslichen Vitamin A entwickeln sich bei der vorwiegend intestinalen Verlaufsform unter Umständen Xerophthalmie und Keratomalazie. Bei gleichzeitigem Befall der Schleimdrüsen intrahepatischer Gallengänge kann es vor allem im 2. Lebensjahrzehnt zur biliären Leberzirrhose und zu Blutungen aus Ösophagusvarizen kommen. – Die wichtigsten pulmonalen Komplikationen wurden bereits erwähnt. Sie führen zu einer pulmonalen Insuffizienz und aufgrund der damit verbundenen chronischen Hypoxie sowie eines erhöhten pulmonalen

Drucks zu sekundären Herzveränderungen (Cor pulmonale), die als hauptsächliche Todesursache anzusehen sind.

Atypische Verläufe

Als atypisch müssen Krankheitsbilder gelten, die entweder unter rein intestinalen oder unter rein pulmonalen Erscheinungen verlaufen bzw. erst später manifest werden. Vor allem in der erstgenannten Gruppe scheinen gutartige Formen vorzukommen. Andererseits gibt es Mukoviszidose-Erkrankungen, die von vornherein einen malignen Verlauf nehmen und zu rascher Progredienz neigen. Es ist möglich, daß eine verbesserte Diagnostik auch zur Entdeckung von Formes frustes führt. In seltenen Fällen kann eine Mukoviszidose schon im Kindesalter mit einem Diabetes mellitus vergesellschaftet sein. In höherem Alter der Patienten wird diese Komplikation etwas häufiger angetroffen.

Diagnose

Das Vollbild der Mukoviszidose mit gleichzeitigem Vorhandensein intestinaler und pulmonaler Symptome ist leicht zu erkennen. Pertussiformer Husten, rezidivierende Enteritiden und die Kombination zwischen anhaltendem Husten und schlechten Stühlen sollten stets den Verdacht auf eine zystische Fibrose lenken. Beweisend für die Diagnose ist der Nachweis eines erhöhten Kochsalzgehalts im Schweiß, der am schonendsten mit Hilfe der Pilokarpiniontophorese gewonnen werden kann. Der **Schweißtest**, der möglichst 2–3mal angestellt werden sollte, ist zur Zeit die zuverlässigste Methode zur Erkennung einer zystischen Fibrose und kann inzwischen mit vereinfachten Geräten, die nach dem Prinzip der Leitfähigkeitsmessung arbeiten, durchgeführt werden. Werte über 60 mval Natrium oder Chlor pro Liter Schweiß gelten als beweisend für eine Mukoviszidose. Dabei ist zu berücksichtigen, daß die Höhe der festgestellten Elektrolytwerte mit der Schwere der Erkrankung nicht parallel geht und daß Grenzwerte auf jeden Fall kontrolliert werden müssen. In den ersten zwei Lebenstagen und nach der Pubertät sind außerdem die Kochsalzkonzentrationen im Schweiß auch bei Gesunden erhöht. Erst Werte über 90 mval/l sind dann beweisend für die Diagnose. In 80–90% der Fälle wird ferner eine pathologisch herabgesetzte Aktivität der Verdauungsfermente im Duodenalsaft gefunden. Im Gegensatz zur Zöliakie fällt bei der Mukoviszidose der Xylose-Test fast immer normal aus.

Entscheidend für eine erfolgreiche Behandlung der zystischen Fibrose ist gegenwärtig die **Frühdiagnose,** die möglichst schon bei Neugeborenen und jungen Säuglingen erfolgen sollte. Sie gelingt im allgemeinen leicht, wenn ein Mekonium-Ileus beobachtet wurde oder wenn es sich um zunächst noch gesund erscheinende Geschwister von bekannten Mukoviszidose-Patienten handelt. Wesentliche Verbesserungen sind hier jedoch erst von genügend einfachen Suchtests zu erwarten, die sich – etwa wie der Guthrie-Test bei der Phenylketonurie – in größerem Umfang im Neugeborenenalter durchführen lassen. Eine solche Methode ist der sog. **Albumin-Test** (BM-Test Meconium), der auf dem Nachweis eines erhöhten Proteingehalts im Mekonium beruht und der in der Bundesrepublik Deutschland seit dem 1.1.1977 Bestandteil der Vorsorgeuntersuchung U 2 wurde. Wichtig ist, daß die Prüfung an der ersten (!) abgehenden Mekoniummenge vorgenommen wird. Aber auch unter diesen Bedingungen muß man mit mindestens 0,5% falsch positiven und 15% falsch negativen Resultaten rechnen (Stephan). Dennoch ist die Möglichkeit, 85% der Kranken mit zystischer Fibrose innerhalb der ersten Lebenswoche zu erkennen, von unschätzbarem Vorteil für die Frühdiagnose und die Einleitung präventiver Maßnahmen. Eine Verfälschung der Ergebnisse des Albumintests durch Hautpflegemittel (Creme) ist zu beachten. Bei jedem positiven Resultat des BM-Tests und bei vorangegangenen Geschwistererkrankungen muß in jedem Falle nach etwa sechs Wochen eine Schweißelektrolytbestimmung angeschlossen werden.

Therapie

Eine kausale Therapie der Mukoviszidose gibt es vorerst nicht, da der primäre, genetisch verankerte Enzymdefekt noch nicht bekannt ist. Die derzeitige Behandlung richtet sich gegen die einzelnen Symptome, sollte aber frühzeitig, möglichst schon vor der Ausbildung klinischer Krankheitszeichen, einsetzen.

Bei **intestinalen** Erscheinungen sind häufigere Mahlzeiten mit relativ hoher Kalorienzufuhr angezeigt. Vor allem ist eine erhöhte Zufuhr von Eiweiß und Kohlenhydraten sowie fettlöslichen Vitaminen erforderlich. Es hat sich bewährt, das Fett zu reduzieren und mittelkettige Triglyzeride zuzusetzen. Da ihre Resorption auch ohne vollständige Spaltung erfolgen kann, ist die Ausnutzung gerade bei der Mukoviszidose günstiger als bei den üblichen Fettsorten. In hoher Dosis ist außerdem bis zur Stuhlnormalisierung eine Substitution mit Pankreasfermenten erforderlich, die den Kindern während der Mahlzeiten verabfolgt werden.

Die Behandlung der vorwiegend **pulmonalen** Verlaufsform gestaltet sich am schwierigsten. Sie bezweckt, 1. die Viskosität des Bronchialsekrets herabzusetzen, 2. vorhandene Sekretstauungen zu beseitigen (Bronchialtoilette), 3. hinzutretende lokale und allgemeine Infektionen zu bekämpfen und 4. die Abwehrkraft des Körpers zu stärken. Im einzelnen haben sich hierbei folgende Verfahren bewährt:

1) Die Nebelzelttherapie

versucht, eine Sekretverdünnung durch Zufuhr von Wasser mit Hilfe eines Ultraschallverneblers zu erreichen. Vernebelt werden während der Nachtzeit etwa 2 l destilliertes Wasser, das abgekocht sein muß und keine Zusätze enthalten darf. Eine regelmäßige Desinfektion des Gerätes (z. B. mit 7,5%iger Wasserstoffsuperoxydlösung) ist erforderlich. Die Erfolge der etwas aufwendigen Nebelzelt-Therapie werden in letzter Zeit zurückhaltender beurteilt. Sie eignet sich offenbar nur für Einzelfälle.

2) Eine Mukolyse

läßt sich auch durch chemische Substanzen herbeiführen. Hierzu empfehlen sich intermittierende Inhalationen mit Kochsalzlösung (0,5- bis 3%ig) oder mit einem Broncholyticum, z. B. N-Acetyl-Cystein (= Mukolyticum Lappe, Konzentration je nach Verträglichkeit, in der Regel 20%ige Lösung 1 : 1 verdünnt, Fluimucetin 10%ige Lösung, Mistabronco), die 2–3mal täglich mit einem Kompressionsvernebler vorgenommen werden sollten. In Form des Fluimucils steht N-Acetyl-Cystein auch für eine perorale Anwendung zur Verfügung (Granulat Typ 100 mg, ab 13 Jahren 200 mg). Kalium jodatum kann kurzzeitig verwendet werden.

3) Physiotherapie

Von größter Bedeutung ist die *Physiotherapie* mit Lagerungsdrainage, Thoraxklopf- und Vibrationsmassage sowie Atemgymnastik und genügend Bewegung im Freien. Die sehr wichtige Thoraxklopfmassage muß auch von den Eltern erlernt und täglich nach der ersten Mukolytikum-Inhalation durchgeführt werden. Hierbei ist auf verschiedene Lagerungspositionen des Patienten zu achten, die jeweils mindestens 2 min lang beibehalten werden sollten.

4) Antibiotika

werden bei der lokalen und allgemeinen Infektionsbekämpfung eingesetzt. Lokal erfolgt dies nach der Bronchialtoilette durch eine Inhalation von Neomycin oder Gentamycin, die aber nicht gemeinsam mit dem Mukolyticum vernebelt werden dürfen. Die Empfindlichkeit der Erreger sollte möglichst durch eine bakteriologische Sputum-Untersuchung getestet werden. Jede antibiotische Allgemein-Behandlung sollte genügend hoch dosiert und ausreichend lange durchgeführt werden. Sie kann auf verschiedenen Wegen erfolgen: 1. als prophylaktische Maßnahme (lebenslängliche Gaben an manchen Stellen empfohlen), 2. als intermittierende Therapie (bei jeder Verschlechterung des Allgemeinbefindens, anhaltenden Temperatursteigerungen, sog. banalen Infekten; Dauer: mindestens drei Wochen) und 3. als kontinuierliche Therapie (bei Kindern in fortgeschrittenen Krankheitsstadien). In erster Linie werden dabei Co-Trimoxazol und penicillasestabile Penicilline sowie Cephalexin angewandt. Pseudomonas-Infektionen, die in fortgeschrittenen Stadien auftreten, erfordern speziell wirksame Medikamente: Azlocillin, Tobramycin oder Cefsulodin.

5) Infektionsprophylaxe

Bei der roborierenden Allgemeinbehandlung der Mukoviszidose-Kinder darf nicht vergessen werden, daß hier auch eine *Infektionsprophylaxe* durch aktive Schutzimpfungen (gegen Tbc, Pertussis, Masern und Grippe) von besonderem Wert ist. In warmen Ländern und bei hochfieberhaften Erkrankungen muß außerdem auf eine Substitution des Kochsalzverlustes geachtet werden. Eisen- und Vitaminmangel infolge von Resorptionsstörungen müssen durch orale Medikamentgaben ausgeglichen werden.

6) Digitalisierung

Patienten mit zystischer Fibrose und pulmonalen Komplikationen sollen schon frühzeitig Digitalispräparate erhalten. Diese Behandlung kann bereits bei Fehlen klinischer Zeichen einer Rechtsherzinsuffizienz und normalen EKG-Befunden notwendig werden.
Im fortgeschrittenen Stadium empfehlen sich langzeitige O_2-Gaben (z. B. während der Nacht) zur Senkung des pulmonalen Hochdrucks und damit zur kardialen Entlastung.

7) Alle Behandlungsmaßnahmen setzen eine enge **Zusammenarbeit** zwischen Klinik, Hausarzt und Eltern voraus. Dies wird besonders durch die Deutsche Gesellschaft zur Bekämpfung der Mukoviszidose e.V. gefördert.

Die **Prognose** des Leidens hängt davon ab, wie früh die Krankheit diagnostiziert wird und ob bereits irreversible Lungenveränderungen zum Zeitpunkt der Diagnosestellung vorhanden sind. Gelingt es, die Diagnose schon vor den ersten bronchopulmonalen Symptomen zu ermitteln und werden alle Maßnahmen zur Verhütung solcher Lungenveränderungen konsequent durchgeführt, so können sicher viele dieser Patienten das Erwachsenenalter erreichen. Ein großer Teil der an Mukoviszidose erkrankten Kinder stirbt aber auch heute noch vor der Pubertät, weil die Diagnose häufig zu spät gestellt wird.

12.4.7 Asthma bronchiale

Das **Asthma bronchiale** tritt in mehr als der Hälfte aller Erkrankungen bereits im Kindesalter auf, in einem Viertel der Fälle sogar innerhalb der ersten fünf Lebensjahre! Knaben erkranken etwa doppelt so häufig wie Mädchen.
Die Prognose des Asthma bronchiale ist ernst: Nur ein Drittel der asthmatischen Kinder ist als Erwachsene asthmafrei.

Ätiologie

Die asthmatische Reaktion kommt aufgrund einer erblich bedingten Disposition und einer Exposition gegenüber Allergenen zustande. Die **Allergenzufuhr** ist als der **direkt auslösende Faktor** anzusehen. Das allergische Bronchialasthma gehört mit Heuschnupfen, Ekzema infantum und Neurodermitis zur Gruppe der sog. atopischen Krankheiten. In all diesen Fällen spielen genetische Faktoren eine wesentliche Rolle. Demzufolge findet man auch in den Familien vieler Asthmatiker weitere Atopien (Heufieber und Ekzem). Die Allergie läßt sich durch eine sorgfältige Anamnese, aber auch durch die Feststellung eines erhöhten IgE-Antikörpergehalts im Serum mittels radioimmunologischer Untersuchungen (Radio-Allergo-Sorbent-Test – RAST –) sowie durch Sofortreaktionen im Hauttest vermuten und durch den nasalen oder inhalativen Provokationstest beweisen. Die wichtigsten Allergene sind Milcheiweiß, Gräser und Roggenpollen, Hausstaub, Hausstaubmilbe und Schimmelpilze.

Ein Asthmaanfall kann auch durch **indirekte Faktoren** ausgelöst werden wie Infektionen, körperliche Belastung, klimatische, hormonale und psychische Einflüsse. **Infektionen** begünstigen wahrscheinlich das Eindringen von Allergenen oder vermögen eine latente Allergie in eine manifeste zu überführen. Die Ausbildung einer Allergie auf Bakterien, die eine Infektion hervorrufen, ist umstritten. **Körperliche Belastung,** wie z. B. längeres Laufen, kann zu einem Asthmaanfall führen. **Klimawechsel** (feucht, neblig, kalt usw.) verursacht unmittelbar Atemnotbeschwerden oder wirkt über eine Minderung der Resistenz gegenüber Infektionen anfallsauslösend. Auch eine Beeinflussung über die Tonusänderung des vegetativen Nervensystems ist denkbar. **Hormonale Faktoren** vermögen ebenfalls – z. B. bei manchen Mädchen während der Menstruation – eine Verschlechterung des Asthmas zu bewirken. Daneben können **psychische Einflüsse** im Laufe der Zeit so an Gewicht gewinnen, daß sie schließlich die führende Rolle bei der Anfallsauslösung spielen. Unbewußte Angst, Konflikte und Spannungen verschiedener Art, die häufige Hemmung aggressiver Triebbedürfnisse unterhalten die erhöhte Anfallsbereitschaft. Die Folge ist, daß bereits geringfügige emotionale Belastungen einen Anfall auslösen können. Da andererseits jeder Anfall erhöhte Angst vor einem weiteren erzeugt und die Umgebung des Kindes unter der Furcht vor einem neuen Anfall steht, steigern in einem Circulus vitiosus Erwartungsangst, innere Spannung und Anfallsbereitschaft einander. Ferner sind Aggressions- und Expansionsbedürfnisse asthmatischer Kinder häufig durch übertriebene Vorsichtsmaßregeln drastisch eingeschränkt. Die dadurch erzeugte Einengung erhöht wiederum den inneren Spannungsdruck.

Pathogenese

Das Asthma bronchiale ist gekennzeichnet durch eine anfallsartig auftretende exspiratorische Dyspnoe. Sie wird bedingt durch eine Erhöhung des Strömungswiderstandes im Bronchialsystem. Pathologisch-anatomisch finden sich Spasmen der glatten Muskulatur, vorwiegend der kleinen Bronchien, Schwellung der Bronchialschleimhaut und vermehrt zähflüssiges Sekret.

Klinisches Bild

Die Kinder sitzen mit maximal geblähtem Thorax aufrecht im Bett und ringen mit ängstlichem Blick nach Luft. Daneben bestehen ein kraftloser Reizhusten und eine blasse bis zyanotische Verfärbung der Haut. Die Diagnose wird unterstützt durch den physikalischen Untersuchungsbefund: Hypersonorer Klopfschall über den Lungen, tiefstehende Lungengrenzen, abgeschwächtes Atemgeräusch mit verlängertem, giemenden Exspirium. Das Röntgenbild ergibt eine maximale Lungenblähung, Tiefstand der Zwerchfellgrenzen, kleine Herzfigur und Katarrh-Hili mit Zeichen der Peribronchitis besonders in den Unterfeldern. Es kommt vor, daß ein Patient im Status asthmaticus stirbt. – Zwischen den einzelnen Anfällen können die Kinder ganz unauffällig sein; im fortgeschrittenen Stadium bleiben dagegen Thoraxverformung und erhöhtes Residualvolumen auch im Intervall bestehen. Wenn irreversible Schäden vorliegen, ist die Prognose wenig günstig.

Diagnose

Spezielle allergologische Fragebögen geben Auskunft über Beschwerde-Ort, -Zeit und -Anlässe. Bei Verdacht auf bestimmte Allergene werden gezielte **Expositionsprüfungen** an der Haut vorgenommen (**Prick-Test**). Sehr viel spezifischer, aber auch gefährlicher, sind inhalative, nasale oder orale **Provokationsteste**. Mit dem **RAST** (**R**adio-**A**llergo-**S**orbent-**T**est) können IgE-spezifische Antikörper erfaßt werden.
Zur Diagnose sollten möglichst auch **Lungenfunktionsprüfungen** herangezogen werden:

1. Die relevante 1-sec.-Kapazität (Tiffenau-Wert): Das Volumen, das nach maximaler Inspiration und tiefster Exspiration zustande kommt, wird auf die Vitalkapazität bezogen.
2. Das forcierte Ausatmungsvolumen (FEV_1).
3. Die Vitalkapazität oder noch einfacher: die maximale exspiratorische Flußrate (*peak flow*).

Therapie

Die Behandlung des Asthma bronchiale hat dessen multifaktorielle Genese zu berücksichtigen und sowohl die Beseitigung des akuten Anfalls als auch die Verhinderung seiner Wiederkehr zum Ziel. Bei der Bekämpfung des schweren **Asthma bronchiale-Anfalls** sollte folgendermaßen vorgegangen werden:

1. Bronchialdilatation kann durch Inhalieren von Salbutamol (Sultanol-Dosieraerosol) oder durch langsame i.v.-Gabe von Theophyllin-Aethylendiamin (Euphyllin) erreicht werden. Anhand der Reaktion auf die Bronchospasmolyse kann die Schwere des Asthmaanfalles abgeschätzt werden. Läßt die Atemnot nach Bronchospasmolyse dauerhaft nach, so handelt es sich um einen leichteren Anfall. Ein Bronchospasmolytikum kann im Abstand von 4–6 Stunden verabfolgt werden. Wird innerhalb von 15 min keine Besserung der Atembeschwerden erzielt, so handelt es sich um einen schweren Asthmaanfall. Der Bronchodilatator sollte dann nicht verwandt und ein erneuter Therapieversuch erst am nachfolgenden Krankheitstag wiederholt werden. Die Behandlung stützt sich im wesentlichen auf Kortikosteroide und Sekretolyse.
2. Lagerung in sitzender Position.
3. Kortikosteroide werden in hoher Dosis initial i.v., dann oral zugeführt.
4. Zur Sekretolyse wird Kalium jodatum oder Bisolvon oral verabfolgt und in Abständen 0,9%ige NaCl-Lösung, der evtl. ein Sekretolytikum zugegeben wird, mittels Ultraschallvernebler inhaliert.
5. Flüssigkeit reichlich zuführen mittels heißen Tees oder i.v.-Dauertropf, dem bei Azidose Natriumbikarbonat zugefügt wird.
6. Sauerstoffzufuhr in angefeuchteter Form über einen Vernebler oder durch Maskenbeatmung.
7. Antibiotika sind vor allem bei Fieber angezeigt, da pneumonische Infiltrate vorhanden sein können.

8. Leichtes **Sedieren,** z. B. mit Diazepam (Valium) i.v. oder Chloralhydrat rektal.
9. Zur **Digitalisierung** wird eine Schnellsättigung, z. B. mit Digoxin, vorgenommen.

Während der akute Asthmaanfall sich mit diesen Maßnahmen in der Regel gut beseitigen läßt, kann beim Status asthmaticus gelegentlich trotz konsequenter Behandlung eine Atemdekompensation eintreten. Sie kündigt sich an, wenn sich neben der arteriellen Hypoxämie und der metabolischen Azidose zusätzlich eine respiratorische Azidose entwickelt. Die Atemdekompensation macht eine Intubation, das Absaugen des Schleims aus den tiefen Bronchialwegen und eine maschinelle Beatmung erforderlich.

Im Gegensatz zur Behandlung des akuten Zustands gestalten sich die Verhinderung weiterer Anfälle und die Therapie des chronischen Asthma bronchiale schwieriger.

Therapie des chronischen Asthma bronchiale

Liegt eine Allergie vor, so müssen alle krankmachenden Allergene aus der Umgebung des Patienten entfernt werden **(Allergenkarenz).** Eine **Hyposensibilisierung** ist angezeigt, wenn Allergene ubiquitär vorhanden sind. Bei Kindern werden Allergenextrakte in Form der Semidepotpräparate verwendet. Sie werden in ansteigender Dosierung streng subcutan an der Streckseite des Oberarmes injiziert. Die neueren, durch Formaldehyd denaturierten „Allergoide" haben weniger Nebenwirkungen. Bei Kleinkindern hat sich die **orale Hyposensibilisierung** mit wäßrigen Allergenextrakten bewährt. Sie werden in steigenden Dosen in Tropfenform eingenommen.

Bei Fieber und eitrigem Sputum ist ein **Antibiotikum** erforderlich. An **Herdsanierung** (Kieferhöhlen, Adenoide, Tonsillen) ist zu denken. Klimakuren im Hochgebirge oder an der See, Bindegewebsmassage und Atemübungen sollen versucht werden.

Dyspnoe nach körperlicher Belastung kann verhindert werden, wenn die Kinder vor der Belastung ein Medikament inhalieren. Am wirkungsvollsten ist ein sympathikomimetisch wirkendes Bronchospasmolytikum in Dosieraerosolform. Kindern gibt man diese Dosieraerosole ungern in die Hand, da sie das Medikament häufiger als erlaubt gebrauchen. Bevorzugt wird deshalb das Dinatrium cromoglicicum (Intal). Es wird mit einem Inhalator (Spinhaler) 4mal täglich eingeatmet. Das Medikament dient nur zur Anfallsprophylaxe. Es soll eine Degranulation der Mastzellen in der Bronchialwand und damit die Freisetzung bronchokonstriktorischer Stoffe verhindern. Das Medikament schützt auch vor allergisch bedingten Asthmaanfällen.

Treten asthmatische Beschwerden nachts auf, so können die Eltern ein **Bronchospasmolytikum** verabreichen. Hartnäckige Dyspnoezustände in der Nacht sind erfahrungsgemäß nur durch ein **Kortikosteroid** zu beheben. Das Kortikosteroid wird tagsüber inhaliert (3 × 2 Hübe Beclometasondipropionat-Sanasthmyl, Viarox), oder es wird abends einmalig eine Dosis von 2,5–5 mg Prednisolon eingenommen. Allgemein gilt, daß Kortikosteroide nur eingesetzt werden, wenn der Patient durch andere Medikamente nicht anfallsfrei zu halten ist.

Wichtig ist schließlich die **Psychotherapie,** die beim Asthma bronchiale nach dem oben Gesagten vor allem drei Gesichtspunkte berücksichtigen sollte: Die Einengung des Kindes muß so weit wie möglich aufgehoben werden. Die Eltern müssen wissen, wie weit Vorsichtsmaßnahmen notwendig sind und wann sie übertrieben und schädlich werden. Der erhöhte Spannungsdruck des Kindes muß durch enthemmende Behandlungsmethoden beseitigt werden (s. S. 378). Schließlich soll durch übende Verfahren erreicht werden, daß sich das Kind vollständig zu entspannen lernt.

12.4.8 Die allergische Alveolitis (Typ III-Allergie)

spielt in der Differentialdiagnose des Asthma bronchiale eine wichtige Rolle, da sich die klinischen Symptome beider Erkrankungen gleichen können.

Pathophysiologisch handelt es sich um granulomatöse bis fibröse Veränderungen der Bronchialschleimhaut bzw. des Lungenparenchyms, die durch eingeatmete Allergene ausgelöst werden und verzögert – im Gegensatz zum Soforttyp I bei Asthma bronchiale – in Erscheinung treten (Typ III-Allergie). Ursache sind Schimmelpilze sowie Proteine aus dem Serum von Tauben, Wellensittichen, Hühnern und anderen Vögeln.

Im **klinischen Bild** ist die akute Form mit asthmoider Atemnot, Husten und gelegentlichem Fieber, die etwa 6–8 Stunden nach der Allergen-Inhalation auftreten, von der chronischen Form zu unterscheiden. Hier sind im späteren Verlauf die Symptome weniger charakteristisch, gehen aber immer mit Reizhusten und Dyspnoe einher.

Zur **Diagnose** werden herangezogen: das Röntgenbild (von fein- bis grobgranulierter Zeichnungsvermehrung im Anschluß an die verdichteten Hili bis zur sog. Honigwabenlunge reichend), Lungenfunktionsprüfungen, Hauttests (positive Reaktion nach 6–8 Stunden), Bestimmung der präzipitierenden Antikörper vom IgG-Typ und eine histologische Untersuchung nach Lungenbiopsie.

Therapie: Im akuten Stadium Prednison 1 bis 2 mg/kg/Tag, zwei bis drei Wochen lang. Danach evtl. für längere Zeit 0,2 mg/kg jeden zweiten Tag. Die besten Erfolge bringt, sofern dies möglich ist, eine Expositionsprophylaxe.

12.5 Erkrankungen von Lunge, Pleura und Mediastinum

12.5.1 Emphysem und Atelektase

Eine vermehrte Luftfülle (Emphysem) und ein verminderter Luftgehalt (Atelektase) sind in der Regel Begleiterscheinungen anderer Lungenkrankheiten. – So entsteht ein Emphysem entweder **kompensatorisch,** wenn andere Lungenteile weniger lufthaltig sind, oder im Gefolge eines Asthmas bronchiale oder obstruktiv bei vorübergehenden Ventilverschlüssen von Bronchien durch Fremdkörper oder Tumoren (Abb. 109). Auch die Ursachen der **Atelekta-** sen sind zahlreich. Durch Entzündungen, Fremdkörper oder Tumoren werden entweder eine ganze Lungenhälfte, einzelne Lappen, Segmente oder noch kleinere Teile der Lunge betroffen (Abb. 110).

12.5.2 Lungenentzündungen

Eine allgemein befriedigende Einteilung der kindlichen Pneumonien gibt es nicht, da sich nicht alle wichtigen Gesichtspunkte, wie Anatomie, Ätiologie, Klinik und Röntgenmorphologie, in einer Systematik vereinen lassen. Eine **ätiologische** Gliederung nach den Erregertypen wäre am sinnvollsten, sie scheitert jedoch daran, daß es vorläufig nur in einem Bruchteil der Fälle gelingt, den Erreger nachzuweisen. Auch kann der Organismus auf verschiedene Ursachen gleichartig reagieren. Hinzu kommt, daß bei Kindern – anders als bei Erwachsenen – in starkem Maße **altersspezifische** Faktoren wirksam sind, die den einzelnen Pneumonieformen ein bestimmtes Gepräge geben. Für das Verständnis der **Pneumonie-Diagnostik** ist es wichtig zu wissen, daß die Lungen anatomisch nicht nur in Lappen, sondern auch in **Segmente** unterteilbar sind, die getrennt von Bronchien und Gefäßen versorgt und gegeneinander durch lockeres Bindegewebe abgegrenzt werden (Abb. 111). Entzündliche Lungenprozesse halten sich oft an diese Grenzen, so daß mit Hilfe der Röntgenuntersuchung eine lokalisatorische Diagnose möglich ist.

12.5.2.1 Neugeborenen-Pneumonie, dystelektatische Pneumonie

Beim Neugeborenen kann eine Pneumonie bereits konnatal durch aszendierende (Amnionitis) oder transplazentare Infektion (Listeriose, Röteln und – besonders gefürchtet – haemolysierende Streptokokken der Gruppe 3) entstanden sein, oder sie wird durch aerogene und hämatogene Infektionen bzw. durch **Aspiration** von Fruchtwasser oder Erbrochenem hervorgerufen. Sie ist klinisch nicht leicht zu diagnostizieren, da die faßbaren **Symptome** wie Atemnot oder Zyanose in gleicher Weise auch von anderen Lungenerkrankungen oder Herzfehlern hervorgerufen werden können; Fieber, Husten und Nasenflügelatmen fehlen. Für die Diagnose ist daher die Röntgenaufnahme von großer Wichtigkeit. Diffuse, bei-

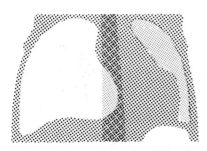

Abb. 109. Ventilstenose des rechten Hauptbronchus mit Überblähung der rechten Lunge. Die Mediastinalorgane werden im Exspirium nach links verdrängt, im Inspirium nach rechts gezogen („Mediastinalwandern")

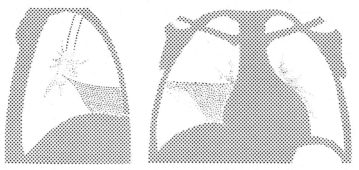

Abb. 110. Atelektase des rechten Mittellappens durch Verschluß des Mittellappenbronchus (transversaler und sagittaler Strahlengang)

derseits ausgebildete Trübungen können auf eine sog. **Fluid-lung** hinweisen. Diese sind nur ein bis zwei Tage vorhanden, bilden sich von selbst zurück und bedürfen daher keiner Behandlung.

Bei stärkerer Aspiration findet man dagegen großflächige Atelektasen – oft des rechten Oberlappens – oder das Bild der sog. **dystelektatischen Pneumonie.**

Dies ist eine für den jungen Säugling charakteristische pulmonale Reaktionsform. Sie besteht in einem Nebeneinander von luftleeren und überblähten Bezirken, die vorwiegend paravertebral angeordnet sind. Erforderlich sind Lagerung mit erhöhtem Oberkörper, Sauerstoffzufuhr, Antibiotikagaben und jenseits der ersten drei Lebenswochen Freiluft.

12.5.2.2 Die interstitielle, plasmazelluläre Pneumonie (Pneumozystispneumonie)

kam früher fast nur bei Säuglingen des ersten Lebenshalbjahres, vor allem bei Frühgeborenen, vor und war wegen ihrer hohen Kontagiosität und ihres bösartigen Verlaufs sehr gefürchtet. Die Krankheit beginnt meist schlei-

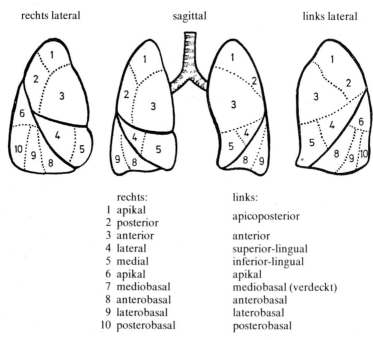

Abb. 111. Die den Hauptverzweigungen des Bronchialbaumes entsprechenden Lungensegmente

chend und verrät sich zunächst nur durch eine Beschleunigung der Atemfrequenz, von 40/Min. ansteigend bis über 120/Min. Um Frühfälle zu erkennen, muß daher auf gefährdeten Säuglingsabteilungen täglich die Zahl der Atemzüge/Min. registriert werden. Dann stellen sich Trinkunlust ein, Gewichtsstillstand, Husten und periorale Zyanose – übergehend in allgemeine Hautblässe und -zyanose; Fieber besteht meistens nicht. Auskultatorisch ist zunächst über den Lungen ein normales Atemgeräusch zu hören, später kommt feinblasiges Rasseln hinzu. Sehr charakteristisch ist das **Röntgenbild,** das durch eine Blähung der Unterfelder und eine beidseitige, symmetrisch angeordnete Fleck- und Streifenzeichnung gekennzeichnet ist infolge von interstitiellen Infiltrationen, Alveolarexsudation und kleinen Atelektasen.

Als beweisend für die **Diagnose** gilt heute der positive Ausfall der Komplementbindungsreaktion (Antigen-Extrakt aus Lungengewebe verstorbener Patienten). Mit Sicherheit liegt eine Infektion vor; wahrscheinlich ist der spezifische Erreger das Protozoon Pneumocystis carinii. Die Inkubationszeit beträgt mehrere Wochen. Pathologisch-anatomisch findet sich ein verbreitertes, mit mononukleären Zellen angereichertes Interstitium. Die Alveolen sind mit schaumigem Material angefüllt, in dem die Pneumozysten regelmäßig zu finden sind.

Eine spezifische **Behandlung** ist nicht bekannt. Absolute Ruhigstellung und schonende Pflege stehen im Vordergrund; dazu Sauerstoff, Antibiotika, Sedativa, Digitalis. Neuerdings wird Pentamidin, 4 mg/kg, 1mal tägl. i.m., 10–12 Tage lang, empfohlen. Die Patienten müssen – entfernt von Frühgeborenen- und Säuglingsstationen – streng isoliert werden. Mit inapparenten Krankheitsfällen und Zwischenträgern muß gerechnet werden. Zur Zeit kommen Pneumozystispneumonien vorwiegend bei älteren Kindern vor, und zwar bei Patienten mit bösartigen Tumoren (Leukämie!), die langdauernd mit Kortikosteroiden oder Immunosuppressiva behandelt werden müssen. Der Krankheitsverlauf ist ähnlich wie im Säuglingsalter und erfordert die gleiche Therapie. Zur Prophylaxe (und Behandlung) wird hier auch Co-Trimoxazol empfohlen. Die Diagnose läßt sich anhand des Röntgenbildes vermuten und sollte durch Erregernachweis (Trachealsekret, Lungenpunktion) und Komplementbindungsreaktion gesichert werden.

12.5.2.3 Staphylokokken-Pneumonie (primär abszedierende Pneumonie)

Die Infektion der Luftwege mit dem Staphylococcus aureus haemolyticus (Phagentyp 80/81) kommt sowohl **bronchogen** als auch **haematogen** zustande. Betroffen werden ganz überwiegend Säuglinge vor allem während der ersten 6 Lebenswochen. Zwei Formen gibt es: Eine foudroyant-septische Verlaufsform mit sehr schlechter Prognose und einen etwas günstigeren Verlaufstyp, bei dem es zur Ausbildung von Abszessen und pyämischen Metastasen kommt.

Die Krankheit beginnt in der Regel stürmisch mit hohem Fieber, grau-zyanotischer Hautfarbe, geblähtem Abdomen, Husten und beschleunigter Atmung, dazu Nasenflügeln und Flankeneinziehungen. Während der physikalische Untersuchungsbefund noch uncharakteristisch ist, sieht man **röntgenologisch** bereits auf der betroffenen Seite eine schleierige oder mehr streifig-fleckige Trübung der Lunge mit lateralem Pleurarandstreifen als Ausdruck der Rippenfellbeteiligung. Der Ausbildung kleiner Abszesse folgt häufig unmittelbar ein Einbruch in die Pleurahöhle mit Entstehung eines **Empyems** oder eines **Pyopneumothorax** (Abb. 112). Zumeist handelt es sich dann um einen Ventil- oder Spannungspneumothorax, der durch die Mediastinalverlagerung äußerst bedrohliche Atemnot und Herzbehinderung hervorrufen kann.

Therapeutisch werden einzeln oder kombiniert penicillinasefeste Penicilline (Oxacillin, Methicillin, Dicloxacillin), Erythromycin, Cephalosporine oder Chloramphenicol eingesetzt. Die symptomatische Behandlung besteht

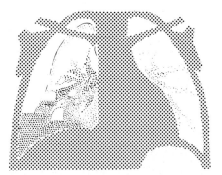

Abb. 112. Pyopneumothorax bei abszedierender Staphylokokkenpneumonie. Das Herz ist nach links verdrängt

in Freiluft, angefeuchtetem Sauerstoff, Herz- und Kreislaufbehandlung. Der Oberkörper wird erhöht gelagert mit etwas nach hinten geneigtem Kopf. Die Nahrung soll mit nasaler Magensonde in mindestens 10 einzelnen Mahlzeiten zugeführt werden. Brüskes Sondieren ist zu vermeiden; eine größere Magenfüllung verstärkt die Dyspnoe.

12.5.2.4 Bronchopneumonien

Bronchopneumonien kommen in allen Altersklassen vor, bilden aber das Hauptkontingent der Lungenentzündungen im Säuglings- und Kleinkindesalter. In seltenen Fällen entstehen sie primär haematogen, in der Mehrzahl dagegen bronchogen im Anschluß an einen Infekt der oberen Luftwege. Ätiologisch geht offenbar auch bei der Bronchopneumonie der Bakterienbesiedlung oft eine Virusinfektion voraus (S. 148). Katarrhzeichen der oberen Luftwege erscheinen vor oder zugleich mit den pneumonischen Symptomen: Beschleunigung der Atmung, inspiratorisches Nasenflügeln, periorale Zyanose. Die starke Beeinträchtigung des Allgemeinbefindens wird von verschiedenen Mitreaktionen des Körpers geprägt: Meningismus, Meteorismus, Leberschwellung, Enteritis, Herz- und Kreislaufschwäche.

Bei der physikalischen Untersuchung hört man teils ein normales Atemgeräusch, teils bronchitische Nebengeräusche, oft aber feinblasige Rasselgeräusche (Knisterrasseln). Das **Röntgenbild** ist vielgestaltig; je jünger das Kind, desto vielherdiger, multizentrischer verläuft die Bronchopneumonie. Am häufigsten ist bei Säuglingen die sog. **hilifugale Pneumonie,** bei der sich – oft beidseitig – vom verdichteten Hilus ausgehend entlang dem Gefäß-Bronchialbaum konfluierende Fleck- und Streifenschatten ausbilden. Seltener ist demgegenüber eine multilokulär über beide Lungen ausgebreitete Bronchopneumonie, die sog. **miliare Bronchopneumonie,** die durch ein mittel- bis feinfleckiges Lungenbild gekennzeichnet ist (Abb. 113). Die einzelnen Flecken sind unregelmäßiger und weicher als bei Miliartuberkulose. Summieren sich die Schatten von entzündlich verdichteten Bronchialwänden, peribronchialen Infiltrationen und kleinen Atelektasen, so können röntgenologisch auch schon bei Säuglingen **herdförmige** Bilder entstehen. In der Regel tritt eine solche **fokale Bronchopneumonie** jedoch erst im Kleinkindesalter auf.

Breitbandantibiotika wie Amoxycillin, Cephalosporine, Chloramphenicol, Erythromycin oder Tetrazykline erfassen sowohl die bakteriellen Erreger als auch Mycoplasma pneumoniae, nicht aber Viren. Da die Erregernatur in der Regel zu Beginn der Behandlung nicht feststeht, ist eine initiale Breitspektrum-Antibiotika-Behandlung in jedem Falle indiziert. Bei schwersten Erkrankungen mit Schocksymptomen können außerdem Kortikosteroide, Gammaglobulin und Digitalis eingesetzt werden.

12.5.2.5 Lobäre und teillobäre Pneumonie (kruppöse Pneumonie)

Lappen- und *Segmentpneumonien* sind Ausdruck einer „reifen" Reaktion des Organismus. Sie kommen daher vorwiegend im Kleinkindes- und Schulalter vor. Als Erreger kommen überwiegend Pneumokokken der Typen I, II und X in Frage. Die Häufigkeit dieser Pneumonie-Form hat in den letzten Jahren abgenommen. Auch wird seltener als früher der Befall eines ganzen Lappens beobachtet. Im Vordergrund stehen jetzt segmental begrenzte Infiltrationen.

Die Krankheit beginnt schlagartig mit hohem Fieber, Hustenreiz, Schmerzen auf einer Brustseite, gelegentlichem Herpes labialis, Meningismus. Das Fieber nahm früher ohne antibiotische Behandlung einen charakteristischen Verlauf: steiler Anstieg, Kontinua, kritische Entfieberung. Der **physikalische Befund** ist bei ausgedehntem Lappenbefall typisch pneumonisch: Schallverkürzung, Knisterrasseln, Bronchophonie. Im **Röntgenbild** sieht man bei geringer Hilusreaktion flächenhafte

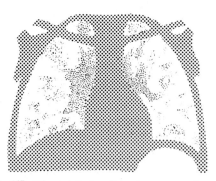

Abb. 113. Disseminierte Bronchopneumonie mit miliarer Herdbildung

Verschattungen, denen anatomisch eine Exsudation in die Alveolen (Hepatisation) entspricht. Die Lappen- oder Segmentgrenzen werden meist eingehalten (Abb. 114). Pleurarandstreifen als Ausdruck einer entzündlichen Rippenfellbeteiligung sind häufig. Eine Penicillin-Behandlung ist sofort einzuleiten; Pneumokokken sind auch heute noch meist penicillinempfindlich.

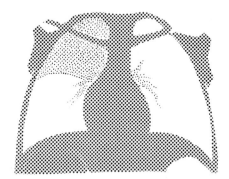

Abb. 114. Kruppöse Pneumonie des rechten Oberlappens (Differentialdiagnose: Atelektase)

12.5.2.6 „Pyozyaneuspneumonie"

(Erreger: Pseudomonas aeruginosa). Die Pyozyaneuspneumonie ist im Rahmen des infektiösen Hospitalismus häufiger geworden. Sie kommt primär bei abwehrgeschwächten Kindern und sekundär bei bereits antibiotisch behandelten Kindern mit Luftwegs- und Lungenentzündungen vor. Das Röntgenbild ist uncharakteristisch, die Diagnose läßt sich u. U. aus dem Rachen- oder besser dem Trachealabstrich stellen. Wirksam sind vor allem Azlocillin, Cefsulodin und Aminoglykoside.

12.5.2.7 Atypische Pneumonien (infektiöse, nicht bakterielle Pneumonien)

Die *atypischen Pneumonien* („atypisch" im Vergleich zu Lobär-Pneumonie) sind vermutlich im Kindesalter am meisten verbreitet. Dabei ist noch strittig, wie weit man auch einige durch Viren hervorgerufene Bronchopneumonien des Säuglings hierzu rechnen muß. Vorläufig werden unter dem Oberbegriff *„atypische Pneumonien"* folgende ätiologisch abzutrennende Krankheitsformen zusammengefaßt:

1. Chlamydia-Pneumonie: Entweder durch Chlamydia psittaci (Ornithose) oder durch Chlamydia trachomatis, insbesondere bei Säuglingen im Alter von 3–12 Wochen, die in der Regel durch die Mutter infiziert werden: Konjunktivitis, Tachypnoe und Husten. Röntgenologisch interstitielle Infiltrate und Überblähung. Therapie: Erythromycin.

2. Q-Fieber-Pneumonie (Erreger: Coxiella burneti).

3. Mykoplasma-Pneumonie. (Erreger: Mycoplasma pneumoniae).

4. Die eigentlichen Viruspneumonien, hervorgerufen durch folgende Erreger: Grippevirus A, B, C, Adenovirus, Parainfluenza-Virus 1, 2, 3, Respiratory-syncytial-Virus, REO-Virus 1, 2, 3, gelegentlich Masern- und Varicellen-Virus.

5. Bakterielle Pneumonien, deren Erreger gewöhnlich Lobärpneumonien verursachen, aber auch bei atypischen Pneumonien zu finden sind (Diplococcus pneumoniae, Staph. aureus, Haemophilus influenzae, Klebsiella pneumoniae u. a.).

Für die Diagnose „atypische Pneumonie" sprechen folgende Symptome: Fieber, Reizhusten, geringer physikalischer Befund über der Lunge, Leukopenie mit relativer Lymphocytose und Kopfschmerzen. Das **Röntgenbild** ist nicht charakteristisch, deckt aber oft im Vergleich zu dem geringen perkutorischen und auskultatorischen Befund ausgedehnte Veränderungen auf. Es finden sich – vor allem in den Unterfeldern – eine vermehrte peribronchiale, retikuläre Zeichnung, verdichtete und verbreiterte Hili, Segmentatelektasen oder flächenhaft flaue bzw. milchige Verdichtungen. In der Praxis ist eine ätiologische Unterteilung dieser Pneumonieformen vorerst nicht oder allenfalls bei epidemischer Häufung möglich. Da man aber heutzutage weiß, daß die überwiegende Mehrzahl durch Mykoplasma pneumoniae hervorgerufen wird (Häufigkeitsangaben schwanken zwischen 20 und 50%, überwiegend in den Altersklassen zwischen 5 und 15 Jahren), sollte deren Diagnose angestrebt werden. Hilfreich sind hierbei die Komplementbindungsreaktion (Titer von 1 : 40 oder besser: vierfacher Titeranstieg innerhalb von zwei Wochen während des Erkrankungsablaufs) und der Nachweis von Kälteagglutininen (Titer in 50–75% über 1 : 256, jedoch nicht spezifisch). Außerdem ist die Inkubationszeit der Mykoplasmapneumonie im Vergleich zu den Viruserkrankungen relativ lang (2–4 Wochen).

Therapie

Atypische Pneumonien sind penicillin- und sulfonamidresistent! Nur die unter 1–3 und 5 genannten Formen sprechen auf Breitspektrum-Antibiotika an. Bei der Mykoplasma-Pneumonie ist Erythromycin indiziert. Es kürzt den Krankheitsverlauf deutlich ab. Vermutlich heilt die Mehrzahl der Mykoplasma-Pneumonien aber auch ohne antibiotische Hilfe ab. Wenn man nicht weiß, welcher Erregertyp vorliegt und mit sekundärer bakterieller Beteiligung zu rechnen ist, sollte jedoch immer mit einer Breitband-Antibiotika-Therapie begonnen werden.

12.5.2.8 Sonstige Formen

Seit Einführung der Antibiotika und der Polychemotherapie maligner Tumoren ist auch bei Kindern mit **mykotischen Pneumonien** zu rechnen (z. B. Candidiasis, Aspergillose, Histoplasmose, Aktinomykose). Man sollte hieran denken, wenn sich Pneumonien unter antibiotischer Therapie länger hinziehen und eher verschlechtern. Durch versehentliches Trinken von **Benzin** oder **benzol**haltigen Flüssigkeiten kommt es gelegentlich infolge Ausscheidung dieser Substanzen in die Lunge zu flüchtigen pneumonischen Infiltrationen. Bei älteren Kindern findet man schleppend verlaufende Pneumonien zuweilen nach **Aspiration** von Fremdkörpern oder von Fett (paraffinhaltige Nasentropfen o. ä.).

12.5.3 Stauungslunge, Stauungsbronchitis

Die enge Verflechtung von Herz- und Lungenfunktion bringt es mit sich, daß einerseits Behinderungen im kleinen Kreislauf durch entzündliche Lungenprozesse das Herz in Mitleidenschaft ziehen, andererseits aber auch erworbene und vor allem **angeborene Herzfehler** sekundär pulmonale Veränderungen zur Folge haben. Ein vermehrter Lungendurchfluß geht mit **röntgenologischen Befunden** einher, die an einen Katarrhhilus oder eine hilifugale, perivasobronchiale Bronchopneumonie erinnern. Einer kardialen Lungengefäßstauung pfropft sich zudem auch noch leicht als sekundäre Entzündung eine Bronchitis oder Pneumonie auf.

12.5.4 Lungenabszeß, Lungengangrän

Eitrige Einschmelzungen entstehen durch bakterielle Infektion von Lungennekrosen. Eine Besiedlung mit Anaerobiern führt zu **Lungengangrän.** Fremdkörperaspirationen, Bronchiektasen oder metastatische Absiedlungen bei septischen Erkrankungen sind geläufige Ursachen. Dementsprechend treten die Abszesse **solitär** oder **multipel** auf.

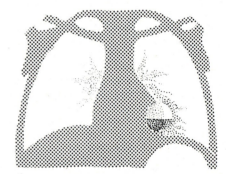

Abb. 115. Lungenabszeß im linken Unterlappen mit Flüssigkeitsspiegel

Die **klinischen Symptome** sind vielgestaltig. Regelmäßig vorhanden sind hartnäckiges Fieber und Hustenreiz. Gelegentlich kann man auch bei jüngeren Kindern das Aushusten bzw. Erbrechen des eitrigen Inhalts eines Abszesses bemerken. Die **Diagnose** wird röntgenologisch gestellt. Solitärabszesse verursachen zunächst kompakte Rundherde. Nach Durchbruch in einen Bronchus sieht man Hohlraumfiguren mit horizontalem Flüssigkeitsspiegel (Abb. 115). Differentialdiagnostisch müssen postpneumonische Pneumatozelen (sog. Pneumopathia bullosa) abgegrenzt werden, die keinen Flüssigkeitsspiegel aufweisen.
Therapeutisch werden Antibiotika eingesetzt. In der Regel erfolgt spontan eine Drainage des Abszesses durch einen Bronchus. Bei Durchbruch in den Pleuraraum entsteht ein Pyopneumothorax.

12.5.5 Eosinophiles Lungeninfiltrat (LÖFFLER)

Selten werden zufällig bei einer Röntgenuntersuchung flüchtige Infiltrationen entdeckt, die als allergische Reaktion auf Askaridenlarven aufzufassen sind und mit leichten, uncharakteristischen klinischen Erscheinungen einhergehen. Wurmeier sind erst 8–12 Wochen später im Stuhl zu finden (S. 296).

12.5.6 Lungenfibrosen

sind Erkrankungen des Lungengerüstes. Sie treten **sekundär** im Verlauf von Speicherkrankheiten und Kollagenosen oder – noch seltener – als **eigenständige Krankheitsbilder** in Erscheinung. Hierher gehören die **idiopathische Lungenhaemosiderose** mit periodischem Fieber, Atemnot, Husten, Haemoptoe, die **idiopathische progressive Lungenfibrose** (HAMMAN-RICH-Syndrom), die mit Husten, Dyspnoe und Zyanose einhergeht und ausgeprägte Verdichtungen im Röntgenbild hervorruft, und das **WILSON-MIKITY-Syndrom** bei Frühgeborenen (pulmonale Dysmaturität).
Hiervon wird vorläufig noch die **bronchopulmonale Dysplasie** abgegrenzt, die sog. Beatmungs- oder Respirator-Lunge, die röntgenologisch zunächst dem Bild des Atemnotsyndroms gleichen kann, aber überwiegend bei Neugeborenen auftritt, die über mehrere Tage hinaus mit erhöhten Sauerstoffgaben und unter hohem Druck beatmet wurden. Das *klinische Bild* ist gekennzeichnet durch Dyspnoe und Zyanose. Die *Prognose* ist günstig, wenn es gelingt, das Kind über längere Zeit künstlich zu beatmen und hierbei die allfälligen Komplikationen (Pneumothorax, Infektionen) zu vermeiden.

12.5.7 Lungentumoren

Primär in der Lunge entstandene, von Bronchuswand oder Alveolarepithel ausgehende, gutartige oder bösartige Tumoren sind selten. **Metastasen** von malignen Knochen-, Nieren- und Nebennierengeschwülsten kommen häufiger vor. Nicht nur Rundherde, sondern auch andere, länger bestehende, ungeklärte Verschattungen des Röntgenbilds sind hierauf verdächtig.

12.5.8 Erkrankungen der Pleura

Die Pleura ist vor allem bei entzündlichen Lungenerkrankungen häufig mitbefallen und kann Veränderungen hervorrufen, die im Vordergrund der klinischen Erscheinungen stehen.

12.5.8.1 Entzündungen

Pleuritis sicca

Eine trockene, fibrinöse Begleitpleuritis mit charakteristischem Auskultationsbefund (Pleuraknarren) ist gelegentlich bei einer kruppösen Pneumonie älterer Kinder festzustellen. Röntgenologisch sichtbare Randstreifen sind nur bei stärkerer fibrinöser Auflagerung vorhanden.

Pleuritis exsudativa

Eine seröse, nichteitrige Pleuritis mit *geringer* Exsudatbildung kommt bei Pneumonien aller Altersklassen und verschiedener Genese vor (Abb. 116). Sie wird in erster Linie röntgenologisch erkannt, besonders wenn sie nich kostal, sondern interlobär lokalisiert ist (Abb. 117). *Größere seröse Pleuraexsudate* sind dagegen auch bei der physikalischen Untersuchung gut nachzuweisen durch Klopfschalldämpfung, Aufhebung oder starke Abschwächung des Atemgeräuschs und Fehlen des Stimmfremitus. Das Röntgenbild zeigt ausgedehnte Verschattungen, unter Umständen mit Verdrängung des Mediastinums. Derartig ausgedehnte serofibrinöse Pleuritiden sind auch bei Kindern fast immer *tuberkulösen Ursprungs*. Die **Therapie** muß daher eine antituberkulöse

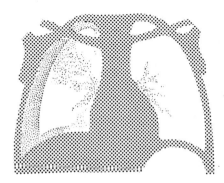

Abb. 116. Begleitpleuritis bei Pneumonie im rechten Oberfeld

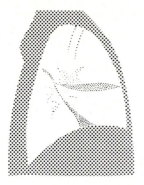

Abb. 117. Interlobärpleuritis: Exsudat zwischen Ober- und Mittellappen sowie zwischen Mittel- und Unterlappen

sein (S. 168). Laufende Entlastungspunktionen sollen nur bei stärkeren Verdrängungserscheinungen vorgenommen werden. Oft setzt bereits eine **Probepunktion,** die aus diagnostischen Gründen stets erforderlich ist, einen stärkeren resorptiven Reiz!

Pleuritis purulenta (Pleuraempyem)

Die Mehrzahl der im Gefolge von Pneumonien auftretenden Pleuritiden ist bakteriell bedingt. Das Probepunktat ist oft zunächst trübserös und nicht sofort eitrig. Früher herrschten als Erreger *Pneumokokken* vor, heute sind es *Staphylokokken*. Dementsprechend hat sich auch das **klinische Bild** gewandelt. Das *Pneumokokken-Empyem* folgt der Pneumonie, das *Staphylokokken-Empyem* dagegen ist oft schon sofort bei den ersten pneumonischen Erscheinungen vorhanden. Bei ihm entwickelt sich auch häufig – infolge Durchbruchs einer subpleuralen Abszedierung oder artefiziell bei einer Pleurapunktion – ein **Pyopneumothorax,** der bei Fehlen von pleuralen Verwachsungen schnell in einen bedrohlichen Spannungspneumothorax übergehen kann.

Die **Chemotherapie** richtet sich nach der Grundkrankheit. Man versucht zunächst, mit wiederholten Pleurapunktionen und intrapleuralen Instillationen von Antibiotika auszukommen. Bei größeren Empyemen und beim Spannungspneumothorax muß eine Buelau-Saugdrainage angelegt werden.

12.5.8.2 Hydrothorax

Beim entzündlichen Erguß beträgt das spezifische Gewicht über 1014, und die Rivalta-Probe fällt *positiv* aus: Die Essigsäure-Lösung trübt sich milchig durch den Exsudat-Tropfen. Beim Transsudat dagegen fällt diese Reaktion negativ aus, das spezifische Gewicht liegt unter 1007. Nichtentzündliche Ergüsse in die Pleurahöhle entstehen bei Kindern aus kardialer Ursache, bei schweren Hypoproteinämien mit allgemeiner Ödemneigung, bei Nephrose und bei pleuralen Tumormetastasen, in diesem Falle häufig mit Blutbeimengung. – Sehr selten entsteht ein **Chylothorax** durch Stauung oder Verletzung des Ductus thoracicus oder des Ductus lymph. dexter.

12.5.8.3 Pneumothorax

Eine Luftansammlung innerhalb der Pleurablätter kommt stets durch einen Einriß des Lungenfells zustande. Sie kann sowohl beim Neugeborenen als auch im späteren Kindesalter auftreten. Geläufige Ursachen sind Beatmungsfolgen beim Atemnotsyndrom, abszedierende Pneumonien (s. Staphylokokkenpneumonie S. 255) und therapeutische Eingriffe (z. B. Lungenpunktion, Tracheotomie, Subclavia-Katheter).

Aber auch ein sogenannter idiopathischer Spontanpneumothorax kommt – wie beim Erwachsenen – bei älteren Kindern vor. Klinisch bedeutungsvoll wird die intrapleurale Luftansammlung durch die Größe und die dadurch bedingten Verdrängungserscheinungen; beim **Spannungspneumothorax** können sie eine äußerst bedrohliche Dyspnoe hervorrufen. Der Pleuradefekt wirkt hier wie ein Ventil: Nur Inspirationsluft strömt in den Pleuraraum nach und erhöht weiter dessen Druck. Eine sofortige Entlastungspunktion ist erforderlich.

Eine Dyspnoe beim Neugeborenen wird gelegentlich durch einen perinatal entstandenen „Spontan"-Pneumothorax verursacht. Hieran

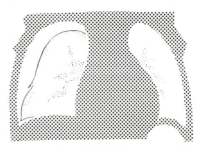

Abb. 118. Spontanpneumothorax rechts beim Neugeborenen

muß vor allem auch im Rahmen der perinatalen Intensivtherapie gedacht werden, wo die künstliche Beatmung zu einem Spannungspneumothorax führen kann. Ohne Röntgenaufnahme (Abb. 118) ist hier die Diagnose nicht zu stellen. Entlastungspunktionen oder eine Buelau-Heberdrainage können notwendig werden.

12.5.9 Erkrankungen des Mediastinums

12.5.9.1 Entzündungen

Eine **akute Mediastinitis** ist eine bedrohliche Erkrankung. Sie entsteht meist durch Fortleitung einer Entzündung aus der Umgebung oder nach Verletzung des Mittelfells, etwa durch Ösophagusperforation nach Fremdkörpereinklemmung oder Verätzung.

12.5.9.2 Tumoren

Im Säuglingsalter ist am häufigsten die gutartige **Thymushyperplasie** (Abb. 119). Sie verursacht nur bei konzentrischer Einengung der Luftröhre eine Atembehinderung und bedarf lediglich in diesem Falle einer Behandlung: Eine kurzfristige Kortison-Therapie führt in der Regel zur (vorübergehenden) Verkleinerung des Organs. Keinesfalls darf eine Röntgenbestrahlung durchgeführt werden, weil sonst später ein Schilddrüsenkarzinom entstehen kann. Der Thymushyperplasie kommt in der Röntgendiagnostik des Thorax besondere Bedeutung zu: Die von ihr verursachten vielgestaltigen Mittelschatten-Dekonfigurationen müssen bei der Beurteilung von Herzgröße und Hilusbild stets mit berücksichtigt werden.

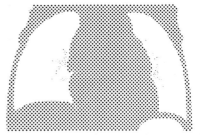

Abb. 119. Thymushyperplasie mit Verbreiterung des Mittelschattens bei einem drei Monate alten Säugling

Vom Mediastinum können verschiedenartige Tumoren ausgehen und Verdrängungserscheinungen hervorrufen: Enterogene Zysten, Dermoidzysten, Teratome, Thymolipome, Neuroblastome und bösartige Tumoren der Lymphknoten wie Leukämie, Lymphosarkom oder Lymphogranulomatose. Auch Herztumoren (z. B. Teratome, Fibrome) kommen vor.

12.5.9.3 Pneumomediastinum

Ein Mediastinalemphysem (seltener ein Pneumopericard) entsteht entweder **spontan** aus den gleichen Ursachen wie der Spontan-Pneumothorax bei Neugeborenen oder als **Komplikation** beim Asthma bronchiale und bei liegender Trachealkanüle nach Tracheotomie. Die Luft dringt hier ebenfalls durch eine Verletzung von den Atemwegen her – vermutlich entlang den Gefäßscheiden – in das Mediastinum vor. Zum Teil besteht gleichzeitig ein Pneumothorax oder ein Hautemphysem – besonders am Hals und an den seitlichen Thoraxpartien.

13. Erkrankungen des Verdauungstraktes

13.1 Methoden gastroenterologischer Diagnostik

M. A. Lassrich

Bei der **klinischen Untersuchung** soll die Palpation des Abdomens behutsam (warme Finger!) vorgenommen werden. Nur so vermeidet man Gegenwehr und reflektorisch gespannte Bauchdecken. Bei bequemer Rücken- oder Seitenlage gelingt es leichter, die Leber- und Milzgröße zu bestimmen, Schmerz- und Druckpunkte aufzudecken und Tumoren in ihrer Größe, Form und Konsistenz, ihrer Lage und Verschieblichkeit zu diagnostizieren. Eine digitale rektale Untersuchung ist erforderlich, wenn Verdacht auf eine Appendizitis oder Tumoren besteht, oder die Ursache von rektalen Blutungen und einer Obstipation zu klären sind.

Die **Röntgenuntersuchung** ist bei vielen Erkrankungen des Verdauungstraktes unumgänglich und oft diagnostisch entscheidend. Mit Hilfe der Übersichtsaufnahme kann man die Größe und Lage wichtiger Organe bestimmen, Luftgehalt und Luftverteilung erkennen, einen Ileus, eine Perforation, Verkalkungen und schattengebende Fremdkörper diagnostizieren. Die Kontrastmethoden (Magen-Darmpassage, Kolonkontrasteinlauf) sind von großer Bedeutung bei Veränderungen des Innenreliefs (Entzündungen, Neoplasmen), bei Passagebehinderungen (Stenosen), bei Verlagerungen (Tumoren) und funktionellen Störungen. Für besondere Fragestellungen sind Spezialmethoden entwickelt worden (Doppelkontrastmethode, Angiographie usw.). Alle Röntgenuntersuchungen der Abdominalorgane erfordern aus Gründen der Strahlenbelastung des Kindes eine klare Indikation, eine adäquate Untersuchung durch einen erfahrenen Radiologen und die Verwendung strahlensparender Methoden und Geräte. Mit Hilfe der **Sonographie,** einem nichtinvasiven, schmerzfreien und unschädlichen Untersuchungsverfahren lassen sich wichtige Organe des Bauchraumes, vor allem die Leber und das Gallensystem, das Pankreas und die Milz untersuchen. Man kann deren Größe und Lage beurteilen, ferner raumfordernde Prozesse gut lokalisieren und ihren zystischen oder soliden Charakter erkennen (Zysten, Abszesse, Tumoren, Hämatome etc.). Zudem gelingt deren Größenbestimmung und die Organzuordnung.

Heutzutage kann die **endoskopische Untersuchung** in Verbindung mit **Biopsien** bei Erkrankungen von Speiseröhre, Magen, Duodenum sowie des Dickdarmes die Röntgendiagnostik sinnvoll ergänzen. Geeignete Instrumente und speziell geschultes Personal sind Voraussetzung.

13.2 Leitsymptome

M. A. Lassrich

13.2.1 Erbrechen

Das Erbrochene ist daraufhin zu untersuchen, ob es Speisereste aus dem Ösophagus oder Magen enthält und ob Duodenalsaft, Darminhalt, frisches Blut oder Hämatin beigemengt sind. Die Brechneigung ist bei Säuglingen und Kleinkindern am größten. Während akuter und heftiger Brechattacken kommt es schnell zu Störungen des Wasser- und Elektrolythaushaltes, bei chronischem Erbrechen resultiert eine Dystrophie.

Formen

Bei *atonischem Erbrechen* (z. B. bei schwerkranken Säuglingen, in der Agonie) rinnt Mageninhalt aus dem Munde. *Explosionsartiges Erbrechen* in hohem Bogen („im Strahl", oft über den Bettrand hinaus) ist charakteristisch für eine hypertrophische Pylorusstenose. Zwischen diesen beiden Formen gibt es alle Übergänge.

Ursachen

Bei Neugeborenen und jungen Säuglingen muß man zuerst an bedrohliche, vor allem obstruktive Anomalien des Magendarmtraktes denken, z. B. Ösophagusmißbildungen, Hiatus- und Zwerchfellhernien, die hypertrophische Pylorusstenose, Duodenalverschlüsse, Dünndarmatresien und anorektale Anomalien. Erbrechen tritt initial auch bei vielen Infektionskrankheiten auf, ferner während infektiöser Erkrankungen der Meningen und des Gehirns, bei Hirntumoren und Migräne. Erbrechen ist ein Begleitsymptom vieler Erkrankungen der Leber, der Gallenwege, des Harntraktes und akuter Stoffwechselstörungen. Auch die Aerophagie, ein überladener Magen oder Trotzreaktionen können Erbrechen bewirken. Zur Klärung der Ursachen ist häufig eine Röntgenuntersuchung erforderlich. Die Therapie richtet sich nach der Ursache.

Unter **habituellem Erbrechen** versteht man eine über das übliche Maß hinausgehende Brechneigung einiger junger Säuglinge. Die Diagnose läßt sich erst nach Ausschluß faßbarer Ursachen (Chalasie, kleine Hiatushernie, leichte Formen der hypertrophischen Pylorusstenose) exakt stellen. Beim „Speien" oder „Spucken" junger Säuglinge wird nur eine geringe Nahrungsmenge hochgewürgt, das Gedeihen aber nicht beeinträchtigt. *Therapie:* Breivorfütterung, Eindicken der Nahrung, häufige kleine Mahlzeiten, ruhige Pflegebedingungen, evtl. leichte Sedativa.

Rumination

Charakteristisch ist, daß die Nahrung kurz nach der Mahlzeit absichtlich hochgewürgt, erneut gekaut und wieder verschluckt, teilweise auch ausgespuckt wird. Betroffen werden vor allem vernachlässigte oder psychisch abnorme Säuglinge und Kleinkinder.

Als **azetonämisches Erbrechen** werden Brechattacken bezeichnet, die bei psychisch und vegetativ labilen Kleinkindern und jungen Schulkindern wiederholt auftreten können. Fieberhafte Infektionen, Diätfehler oder erregende Erlebnisse wirken auslösend. Das Erbrechen wiederholt sich in rascher Folge, und die Kinder werden schnell apathisch und kraftlos. Schon von weitem läßt sich der charakteristische Azetongeruch wahrnehmen. Die Atmung ist infolge einer Azidose meist vertieft. Ohne sofortige Behandlung kann sich rasch eine bedrohliche Exsikkose entwickeln, so daß einige Kinder ins Koma geraten.

Die *Symptome* beruhen auf einer Störung des Fettstoffwechsels. Sie entwickelt sich schnell, wenn für den Stoffwechsel nicht ausreichend Kohlenhydrate zur Verfügung stehen. *Differentialdiagnostisch* muß man Brechattacken abgrenzen, die durch ernste Grundkrankheiten ausgelöst werden und erst infolge des Hungerzustandes zur Ketonämie führen. Zu solchen Ursachen gehören u. a. akute abdominelle Erkrankungen und Infektionskrankheiten.

Als *Behandlung* genügt in leichteren Fällen die Zufuhr einer Zuckerlösung (z. B. löffelweise gesüßter Tee, gesüßter Fruchtsaft), der eine Prise Salz zugefügt wird. Zweckmäßig ist die Verabreichung von Oralpädon-Tabletten, die alle erforderlichen Bestandteile enthalten und nur in warmem Wasser aufgelöst werden müssen. Die Kinder sollen Bettruhe einhalten und durch Sedativa beruhigt werden. Läßt das Erbrechen nicht nach, so muß man eine Tropfinfusion mit 5%iger Traubenzuckerlösung und isotonischer Kochsalzlösung anlegen.

13.2.2 Leibschmerzen

Rezidivierende, kolikartige Leibschmerzen treten bei Kindern im Spielalter und Schulalter häufig auf. Da sich hinter jeder dieser Schmerzattacken eine akute abdominelle Erkrankung verbergen kann, muß sich der Arzt rasch ein Urteil über die Gefährlichkeit der Symptome bilden und vor allem entscheiden, ob ein chirurgischer Eingriff erforderlich ist. Die von MORO als **„rezidivierende Nabelkoliken"** bezeichneten Schmerzen treten plötzlich aus vollem Wohlbefinden auf und sind oft so heftig, daß sich die Kinder krümmen, blaß werden und gelegentlich auch erbrechen. Leibschmerzen können durch vielerlei Ursachen entstehen, also nicht nur durch Erkrankungen der Bauchorgane selbst, sondern auch durch infektiöse Erkrankungen (grippale Infekte, Pneumonien, Pharyngitis, Masern usw.) und Erkrankungen des Harnsystems. Das junge Kind lokalisiert und projiziert die Schmerzen, unabhängig vom Orte ihrer Entstehung, bevorzugt in die Nabelgegend, gelegentlich in den Oberbauch oder in den rechten Unterbauch. Auch ist eine Präzisierung des Schmerzcharakters vielen jüngeren Kindern noch nicht möglich.

Ausgedehnte klinische und röntgenologische Beobachtungen haben gezeigt, daß rezidivierende Leibschmerzen keine Krankheitseinheit, sondern ein *Syndrom* darstellen. Einerseits können organische Erkrankungen im Bauchraum eine auslösende Rolle spielen wie Gastro-Duodenitis, Ulkus, Enteritis, katarrhalische Ileitis, Lymphadenitis mesenterialis, Wurmbefall, chronische Appendizitis, Coecum mobile. Andererseits gibt es zweifellos auch Schmerzattacken ohne einen nachweisbaren organischen Befund. Man beobachtet sie am häufigsten bei psychisch oder vegetativ labilen Kindern, bei denen die Schmerzen von funktionellen Störungen der Darmmotorik oder von Gefäßspasmen herrühren können. Epilepsie- oder Migräne-Äquivalente spielen vereinzelt eine Rolle.

Bei Kindern mit „Nabelkoliken" lassen sich also sowohl organische Veränderungen als auch Besonderheiten im psychischen Verhalten finden. Die gemeinsame Basis scheint eine *neuro-vegetative Labilität* zu sein, wobei solche Kinder auf Reize somatischer und psychischer Art mit Leibschmerzen reagieren. Die Indikation zu einer röntgenologischen Untersuchung ist nur dann gegeben, wenn die Leibschmerzen dramatisch sind, häufig rezidivieren und während der Schmerzattacken Erbrechen und Fieber auftreten. Die erweiterte Diagnostik soll evtl. auch eine Untersuchung des Magen- und Duodenalsaftes, eine Sonographie der Oberbauchorgane, eine intravenöse Urographie und ein EEG einschließen.

Die **Behandlung** dieser Kinder gestaltet sich deswegen schwierig, weil nicht jedesmal ein großer diagnostischer Aufwand zur Klärung der Ursache getrieben werden kann. Vor Behandlungsbeginn sollen aber immer durch eine genaue körperliche Untersuchung (einschließlich einer Stuhl-, Harn- und Blutkontrolle) ernstere Organerkrankungen ausgeschlossen werden. Warme Leibwickel und leichte Massage der Bauchdecken werden als lindernd empfunden. Spasmolytika (Buscopan, Bellergal) sind häufig wirksam. Eine psychologische Behandlung kann notwendig werden.

13.2.3 Obstipation

Normalerweise haben ältere Kinder täglich bis zu zwei Stuhlentleerungen. Wenn es nur alle zwei Tage zur Defäkation kommt, so ist dies lediglich als physiologische Variante zu betrachten, solange der Stuhl nicht zu hart ist. Man spricht von Verstopfung, wenn diese Stuhlfrequenz unterschritten wird. Der Stuhl ist dann durch Wasserentzug so stark eingedickt, daß nur noch große feste Stuhlknollen entleert werden und die Defäkation Schwierigkeiten und Schmerzen bereitet. Solche eingedickten Kotmassen lassen sich durch die Bauchdecken im Unterbauch oder auch mit dem Finger innerhalb des Rektums tasten.

Eine **Pseudo-Obstipation** kommt dann zustande, wenn Kleinkinder zuviel schlackenarme Nahrung (Milch) erhalten oder bei Säuglingen infolge einer Passagebehinderung (hypertrophische Pylorusstenose) oder durch ständiges Erbrechen die Kotmenge so gering wird, daß eine Defäkation nur in größeren Intervallen erfolgt. Dies läßt sich oft während akuter fieberhafter Erkrankungen beobachten, wenn die Kinder nichts oder nur wenig essen.

Ursachen

Bei einer hartnäckigen Verstopfung während der ersten Lebenswochen und -monate soll man an organische Passagehindernisse im Dünndarm, besonders im Rekto-Analbereich (Stenosen, Hirschsprungsche Krankheit), aber auch an eine Hypothyreose denken. Schmerzhafte Analfissuren können eine akute Stuhlverhaltung bewirken. Das Unterdrücken des morgendlichen Stuhldranges verursacht ebenfalls eine Störung der Stuhlentleerung. Zu bedenken bleibt, daß gesunde Klein- und Schulkinder einen hohen Flüssigkeitsbedarf haben; daher sollte die Trinkmenge nicht begrenzt werden.

Einige elterliche Verhaltensweisen begünstigen die Obstipation. Hierher gehören die übergeschäftige, perfektionistische Sorge um das körperliche Wohl des Kindes, die Angst vor Erkrankungen und eine rigide Erziehungshaltung besonders bei der Sauberkeitsgewöhnung. Eine chronische Verstopfung, oft verbunden mit unwillkürlichem Stuhlabgang, kann sich auch entwickeln, wenn ein Kind vorübergehend den Stuhldrang willkürlich unterdrückt hat, z. B. bei Analrhagaden oder bei ungünstigen Toilettenverhältnissen. Es kommt dann infolge einer Überlaufinkontinenz zum „Kotschmieren".

Diagnostik

Erforderlich sind eine eingehende Ernährungsanamnese, eine Befragung über Eß- und Trinkgewohnheiten, eine digitale rektale Untersuchung, eine rektale Manometrie und evtl. ein Kolonkontrasteinlauf mit spezieller Untersuchung der Defäkation.

Therapie

Die Behandlung richtet sich nach der Ursache. Bei akuter Obstipation haben sich Klein-Einläufe mittels Kunststoffkapsel (z. B. Microklist) bewährt. Glyzerinzäpfchen bringen häufig die Defäkation in Gang. Schlackenreiche Kost, Milchzuckergaben, milde Laxantien und Gleitmittel (z. B. Obstinol mild) helfen bei chronischer Verstopfung. Übermäßiges Milchtrinken, Schokolade und Kakao sind zu vermeiden, für eine ausreichende Flüssigkeitszufuhr ist zu sorgen. Bei spastischer Obstipation empfehlen sich Belladonna-Präparate. Ist aufgrund der Röntgenuntersuchung eine anatomische Ursache aufgedeckt, so wird die chirurgische Behandlung erforderlich.

13.2.4 Blutungen

Blutungen aus dem Magen-Darmtrakt können akut oder chronisch auftreten. Sie manifestieren sich durch sichtbaren oder spärlichen bzw. okkulten Blutabgang und eine rasch oder allmählich einsetzende Anämie. *Blutungsquellen des oberen Magen-Darmtraktes* mit den Symptomen des Blut- oder Hämatinerbrechens sind: die Mundhöhle bei Verletzungen und nach Zahnextraktionen, die Speiseröhre bei Refluxösophagitis, Verletzungen durch Fremdkörper und Ösophagusvarizen, der Magen und das Duodenum bei Entzündungen, Erosionen und Ulzera sowie bei Neoplasmen. Gelegentlich kann auch verschlucktes Blut (Nasenbluten) eine Magenblutung vortäuschen. *Blutungsquellen des mittleren und unteren Magen-Darmtraktes* sind das Meckel-Divertikel, Darmduplikaturen, polypöse Tumoren im Dünn- und Dickdarm. Neoplasmen, Hämorrhoiden und Analfissuren. Als wichtigste Erkrankungen mit Blutabgang sind die Invagination, eine Colitis ulcerosa und die Schoenlein-Henoch-Purpura zu nennen.

Heutzutage ist neben der Röntgenuntersuchung vor allem die Endoskopie und Koloskopie bei der Suche nach Blutungsquellen erfolgreich, während die Gefäßdiagnostik nur dann eingesetzt werden sollte, wenn Verdacht auf stärkere Blutungen aus dem Dünndarm besteht.

13.3 Anomalien und Erkrankungen des Ösophagus

M. A. LASSRICH

13.3.1 Anomalien des Ösophagus

Ösophagusatresie

Die Ösophagusatresie stellt die schwerste und häufigste Anomalie der Speiseröhre dar und macht etwa ein Viertel aller angeborenen Verschlüsse des Verdauungstraktes aus. Die Kontinuität der Speiseröhre ist in unterschiedlicher Länge unterbrochen. Die Mißbildung lokalisiert sich meist in die Höhe des 2. oder 3. Brustwirbelkörpers. Wegen des engen entwicklungsgeschichtlichen Zusammenhanges von Ösophagus und Respirationstrakt finden sich bei dieser Anomalie häufig ösophago-tracheale Fisteln. Pathologisch-anatomisch läßt sich die Atresie in verschiedene von VOGT klassifizierte Typen einteilen (Abb. 120). Oft

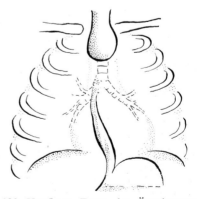

Abb. 120. Häufigste Form der Ösophagusatresie: Der obere Ösophagusabschnitt endet blind, der untere Ösophagusabschnitt besitzt eine Fistelverbindung zur Luftröhre (Typ III b nach der Klassifikation von Vogt)

sind weitere Anomalien an anderen Abschnitten des Magen-Darmtraktes (Duodenal-, Dünndarmatresie, anorektale Anomalien) sowie Begleitmißbildungen (Herz, Harntrakt) vorhanden.

Klinisches Bild

Die Neugeborenen haben schon während der ersten Lebensstunden ungewöhnlich viel *Schleim und Sekret* in Mund und Nase. Ein Teil dieser Flüssigkeit ist unter Ausbildung von Schaumbläschen bald auch vor der Mund- und Nasenöffnung zu finden oder gelangt durch Schluckversuche ausschließlich in das Tracheo-Bronchialsystem. Atemstörungen und Hustenattacken, Zyanose und Dyspnoe sind die Folgen. Bei diesen Symptomen ist jeder Fütterungsversuch kontraindiziert. Erfolgt er in Verkennung der Situation, so werden schwerste Husten- und Erstickungsanfälle durch Aspiration provoziert, so daß sich die Operationschancen (und damit die Prognose) verschlechtern. Das Vorliegen eines Hydramnions sollte immer an eine Ösophagusatresie oder einen angeborenen Magen- bzw. Duodenalverschluß denken lassen, weil bei diesen schweren obstruktiven Mißbildungen des oberen Magen-Darmtraktes die Fruchtwasserzirkulation gestört ist. Der klinische Verdacht kann durch einen *Sondierungsversuch* mit einem durch die Nase eingeführten Katheter bestätigt oder entkräftet werden. Bei einer Atresie findet sich 10 bis 12 cm von der Nasenöffnung entfernt ein unüberwindlicher Stop. Die Röntgenuntersuchung (Übersichtsaufnahme, ausnahmsweise eine Kontrastmitteluntersuchung) deckt dann Sitz und Typ der Anomalie, ferner Begleitmißbildungen auf.

Therapie

Nur die *Frühoperation* bietet den meist untergewichtigen Neugeborenen gute Überlebenschancen. Eine End-zu-End-Anastomose ist lediglich bei kurzer atretischer Portion möglich. Der durch typische Komplikationen (Nahtinsuffizienz, Stenose-Entwicklung, Aspirationspneumonie) bedrohte postoperative Verlauf muß röntgenologisch kontrolliert werden. Wenn die atretische Strecke sehr lang ist und daher eine direkte Vereinigung beider Blindsäcke nicht gelingt, müssen andere operative Verfahren verwandt werden.

Angeborene Ösophagusstenose

Sie ist seltener als die Atresie und lokalisiert sich meist in das mittlere oder untere Drittel der Speiseröhre. Die Stenose ist entweder membranartig, kann aber auch Sanduhrform haben, oder sich röhrenförmig über eine größere Strecke ausdehnen. Die klinischen Symptome beginnen erst beim Übergang zu festerer Kost (Brot, Fleisch, Apfelstücke usw.). Die Kleinkinder verweigern oft solche Nahrung, regurgitieren sie und gedeihen nicht. Eine operative Behandlung (Dehnung, Resektion) ist erforderlich.

Ösophagusduplikaturen

Man unterscheidet zystische und tubuläre Formen. Sie besitzen einen Aufbau, der der Wand des Verdauungskanals entspricht. Röntgenologisch manifestieren sie sich als weichteildichte rundliche Tumorschatten im hinteren Mediastinum. Klinische Symptome können in Form von Schluckbeschwerden auftreten oder infolge einer Kompression von Trachea, Bronchien und größeren Lungenabschnitten zustandekommen.

Ösophagusdivertikel

Angeborene Divertikel sind selten. Erworbene Divertikel entstehen meist durch brüske Sondierungsversuche oder Narbenzug von außen (Traktionsdivertikel). Schrumpfende Hiluslymphknoten und schrumpfende Mediastinal- bzw. Lungenerkrankungen begünstigen die Entwicklung. Derartige Wandausstülpungen retinieren gelegentlich Speisereste, was Entzündungen zur Folge haben kann. Schließlich können Divertikel in die Trachea, das angrenzende Lungengewebe oder das Mediastinum perforieren.

Gefäßanomalien

Bei den klinisch besonders wichtigen Gefäßringen (z. B. doppelter Aortenbogen) werden Speiseröhre und Luftröhre so fest umschlossen, daß eine Erweiterung dieser Zwinge unmöglich ist. Solch ein Gefäßring behindert nicht nur die Ösophaguspassage, sondern komprimiert erheblich die Trachea, so daß Schluckschwierigkeiten entstehen können, vor allem aber ein exspiratorischer Stridor zu hören ist. Die Diagnose ist meist schon mit Hilfe eines Ösophagogramms, in Sonderfällen mit

Hilfe einer Angiokardiographie möglich, eine Operation oft unvermeidlich. Andere Anomalien des Aortenbogens und seiner großen Gefäße verursachen im Ösophagogramm typische Impressionen und Verlagerungen der Speiseröhre, die beim Kinde aber selten zu Schluckbeschwerden führen.

13.3.2 Anomalien der Kardia

Mehrere Strukturen beteiligen sich an dem komplizierten Verschluß- und Öffnungsmechanismus des terminalen Ösophagus. Ein Muskelsphinkter üblicher Bauart fehlt allerdings. Als funktionell ausschlaggebend werden neuerdings die schrägverlaufenden Muskelfasersysteme zusammen mit den Gefäßen der Ösophaguswand angesehen, die unter Längsspannung die Speiseröhre distal abschließen können.
Nach der Geburt ist während einer Übergangszeit von einigen Wochen der Verschlußmechanismus des distalen Ösophagus nicht immer ganz funktionstüchtig (relative Kardia-Insuffizienz). Besonders beim Schreien und Pressen kann ein kurzdauernder **Reflux** zustande kommen, weil dann der erhöhte intraabdominelle Druck den distalen Speiseröhrenverschluß überwinden kann. Später reift und stabilisiert sich diese Schließfunktion der Kardia.

Chalasie

Bei dieser Funktionsstörung des ösophagogastralen Überganges kommt ohne eine nachweisbare anatomische Ursache unter bestimmten Bedingungen, besonders während einer intraabdominellen Drucksteigerung, ein Reflux zustande. Die Störung betrifft junge Säuglinge und beruht wahrscheinlich auf einer nervösen Fehlsteuerung oder Unreife der Schließfunktion. Die Dauer dieser Störung ist meist auf einige Wochen begrenzt. Eingedickte Nahrung, Schräglagerung, vor allem die aufrechte Position während des Fütterns vermindern oder verhüten den Reflux.
Kleine epiphrenale Magentaschen sowie die **mobile Kardia** stellen das Bindeglied zwischen Funktionsstörungen im Bereich der Kardia und einer Hiatushernie dar. Sie werden am häufigsten bei sehr jungen Säuglingen beobachtet. Trotz eines geringen anatomischen und röntgenologischen Befundes zeigen sich manchmal ausgeprägte klinische Symptome in Form von Erbrechen und einer mangelhaften Gewichtszunahme. In ihrem Gefolge kann sich eine *Refluxösophagitis* und sogar eine erhebliche *Narbenstenose* ausbilden. Die Behandlung ist konservativ und besteht in einer Hochlagerung des Oberkörpers.

Hiatushernie

Sie stellt bei Säuglingen und Kleinkindern das größte Kontingent der Zwerchfellhernien. Es handelt sich fast immer um Gleitbrüche unterschiedlicher Größe (Abb. 121), seltener um para-ösophageale Hiatushernien. Die Hernienbildung stört den empfindlichen Schließmechanismus des distalen Ösophagus und bewirkt *Reflux*. Er bestimmt durch seine Folgen den Krankheitsverlauf und das Schicksal der Kinder. Das Epithel der Speiseröhre hält langdauernden Einwirkungen von Magen- und Duodenalsaft sowie peptischen Fermenten nicht stand. Flächenhafte, leicht blutende Geschwüre sind die Folge, eine *Stenose-Entwicklung* und *Längsschrumpfung* (sekundärer Brachyösophagus) weitere gefürchtete Komplikationen.
Die führenden klinischen Symptome können schon bald nach der Geburt beginnen und bilden eine charakteristische Trias, nämlich Erbrechen evtl. mit Blutbeimengungen, eine Blutungsanämie und Dystrophie. Sowohl die Hiatushernie als auch ihre Komplikationen lassen sich nur röntgenologisch und endoskopisch exakt diagnostizieren.
Bei kleineren Hernien ist die konservative Behandlung erfolgreich. Sie besteht in Hochlagerung des Oberkörpers und Eindicken der Nahrung, um das Erbrechen zu erschweren. Lediglich bei einem Teil der größeren, über längere Zeit nachweisbaren Hernien kann eine Operation notwendig werden.

13.3.3 Erkrankungen der Speiseröhre

Schluckstörungen

Zentrale oder periphere Läsionen unterschiedlicher Ätiologie der beim Schluckakt beteiligten Nerven können zu einer ernsthaften Störung dieses komplizierten Mechanismus führen. Sie werden vorübergehend bei Neugeborenen und Säuglingen, vor allem bei Frühge-

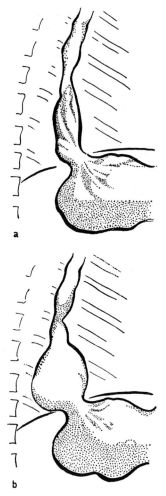

Abb. 121 a u. b. Gleitende Hiatushernie.
a Die Falten der Magenschleimhaut sind auch oberhalb des Zwerchfells erkennbar.
b Bei Sog im Thorax bzw. Druck im Abdomen prolabiert ein Teil des Magenfornix in den Thoraxraum

borenen, nach geburtstraumatischen Hirnschädigungen und bei Mißbildungen im Mund- und Rachenraum registriert. Solche Kinder mit bukkaler, pharyngealer und ösophagealer Koordinationsstörung aspirieren ständig größere Nahrungsmengen. Husten, Erstickungsanfälle und Zyanose während des Trinkens sind die Folge. Eine vorübergehende Sondenernährung kann notwendig werden. Röntgenologisch sind derartige Schluckstörungen durch das Eindringen von Nahrung (bzw. Kontrastmittel) in den Nasen-Rachenraum (Gefahr einer Otitis!) und das Tracheo-Bronchialsystem gekennzeichnet.

Achalasie

Die Erkrankung ist bei Kindern selten. Sie wird durch eine ungewöhnlich starke Ösophaguserweiterung gekennzeichnet, die sich infolge einer gestörten Öffnungsfunktion im Kardiagebiet entwickelt. Ätiologie und Pathogenese sind wahrscheinlich nicht einheitlich. Eine hochgradige Abmagerung, die mühelose Regurgitation großer Mengen unverdauter Speisen aus dem enorm dilatierten Ösophagus, ein retrosternales Druckgefühl, Schluckschwierigkeiten und nächtliche Hustenattakken infolge einer Nahrungsaspiration sind charakteristisch. Die Dilatation der Kardia (Starksches Dilatatorium) beseitigt manchmal die Symptome. Oft ist eine Operation aber nicht zu umgehen.

Fremdkörper

Säuglinge und Kleinkinder stecken im Spiel vielerlei Gegenstände in den Mund und verschlucken sie gelegentlich aus Versehen. Eine erstaunlich große Zahl von spitzen und sogar voluminösen Gegenständen passiert die Speiseröhre, ohne Beschwerden zu machen. Einige Fremdkörper werden aber in der oberen Ösophagusenge festgehalten. Meist handelt es sich um Münzen, Knöpfe, Spielzeugteilchen usw. Sie verursachen Würg- und Hustenreiz, behindern das Schlucken oder machen es unmöglich. Infolge der Druckwirkung auf den Larynx und die Trachea entstehen auch Atemstörungen, die an eine Aspiration denken lassen. In der unteren Speiseröhre liegengebliebene Fremdkörper wecken immer den Verdacht auf eine angeborene oder erworbene Ösophagusstenose, die bei dieser Gelegenheit erstmalig klinisch in Erscheinung tritt. Die Entfernung der steckengebliebenen, manchmal eingespießten Gegenstände muß durch eine behutsame Extraktion erfolgen. Ösophagus- und Pharynxverletzungen sind möglich.

Verätzungen

Laugen, Säuren und andere ätzende Flüssigkeiten werden besonders von Kleinkindern aus Versehen getrunken und können je nach Konzentration, Menge und Dauer der Einwirkung ausgedehnte Schleimhaut- und Wandveränderungen hervorrufen. Im Mund- und

Pharynxraum bleibt die Schädigung in der Regel oberflächlich, weil die Flüssigkeit entweder sofort ausgespuckt oder rasch verschluckt wird. Die Ösophagusschleimhaut ist aber der ätzenden Substanz meist länger ausgesetzt. Es entwickeln sich rasch in allen Wandschichten, besonders im unteren Speiseröhrenabschnitt, schwerste Entzündungen und Nekrosen. Perforationen und hochgradige Stenosen sind die Folge. Die orale Nahrungszufuhr soll für einige Tage unterbleiben. Eine Narbenbildung läßt sich durch Kortikosteroidgaben günstig beeinflussen. Oft müssen Stenosen durch mühsame Bougierung geweitet werden. Schwerste Schädigungen erfordern chirurgische Hilfe (Magenfistel, Resektion, Ösophagusersatz).

Moniliasis

Ein Soorbefall der Speiseröhre kann nach einer exogenen Infektion als primäre Mykose, häufiger aber als sekundäre Candidiasis durch Aktivierung fakultativ pathogener Pilze im Mundraum auftreten. Die Entwicklung vom einfachen Soorpilzbefall zur Candida-Mykose erfolgt meist im Verlauf schwerer konsumierender Erkrankungen (Hämoblastosen, maligne Tumoren) oder nach therapeutischen Maßnahmen, die das zelluläre und humorale Abwehrsystem schwächen (Zytostatika, Strahlentherapie, bei Antikörpermangelsyndrom usw.). Die Kinder klagen meist über heftige, sich rasch verschlimmernde Schluckbeschwerden und über ein retrosternales Brennen. Die Prognose ist von der Grundkrankheit und der Intensität der spezifischen Behandlung abhängig.

Varizen

Bei portaler Hypertension bilden sich in der Schleimhaut des unteren Ösophagus Varizen aus. Sie liegen auf einer kurzen Strecke subepithelial, werden bei Reflux leicht arrodiert und können infolge einer akuten schweren Blutung das Kind ernsthaft gefährden. Die Varizen greifen oft vom Ösophagus auf den Magenfornix über und lassen sich röntgenologisch und endoskopisch nachweisen. Im Blutungsintervall soll man mit Hilfe einer Splenoportographie die Hämodynamik dieses gefährlichen Umgehungskreislaufes im Pfortadergebiet klären. Meist liegt ein prähepatisches, gelegentlich ein intrahepatisches Abstromhindernis vor. Ursächlich sind thrombophlebitische Prozesse der Nabelvene während der Neugeborenenperiode mit einem Übergreifen auf die Pfortader, Mißbildungen oder die Folgen primärer Lebererkrankungen (Zirrhose, Fibrose) zu erwähnen. Akute Blutungen bedürfen einer sofortigen Behandlung: absolute Ruhe, Transfusionen, flüssigbreiige Kost, evtl. Ballonsonde oder Operation.

13.4 Erkrankungen des Magens und Zwölffingerdarms

M. A. Lassrich

13.4.1 Anomalien des Magens

Mißbildungen

Schwere Anomalien wie *Agastrie, Mikrogastrie* und *Obstruktionen* im Mageninnern und am Magenausgang sind selten. Sie äußern sich bereits während des ersten Fütterungsversuches durch ein heftiges, unstillbares Erbrechen. *Magendivertikel* stellen häufig inkomplette Duplikaturen dar, lokalisieren sich meist an die kleine Kurvatur, können Nahrung retinieren, bleiben aber oft symptomlos. Angeborene *muskuläre Wanddefekte* oder auch ischämische Nekrosen bilden die anatomische Voraussetzung für eine Magenperforation in der Neugeborenenperiode.

Lageanomalien und Lagevarianten

können auf Entwicklungshemmungen oder äußeren Einwirkungen beruhen. Recht häufig werden Lageveränderungen beobachtet, die durch Druck vergrößerter Nachbarorgane (Milz, Leber, Gallengänge, Pankreas) oder Tumoren entstehen. Selbst hochgradige Verlagerungen machen kaum Beschwerden.

Kaskadenmagen

Er stellt eine meist passagere Lagevariante dar und entsteht, wenn der Fornix gegenüber dem Magenkörper nach dorsal abknickt. Es füllt sich also bei der Röntgenuntersuchung im Stehen zunächst ausschließlich der dorsal liegende Fornix wie eine große Schale mit dem Kontrastmittel auf, das dann allmählich wie über eine Kaskade in die tieferen Magenabschnitte hinabstürzt. Als Ursachen dieser funktionellen Zweiteilung werden eine starke Luftfüllung des Dünn- und Dickdarmes oder eine abnorme Kontraktionsneigung der Schrägmuskulatur an der Magenhinterwand angesehen. Eine Kaskadenbildung kann aber auch durch organische Veränderungen der Nachbarorgane (vergrößerte Milz, Pankreastumoren, Abdominaltumoren) sowie aufgrund einer Narbenbildung im Magen (Ulkusfolge, Verätzung) und durch Verwachsungen nach Peritonitis zustandekommen. Üblicherweise macht der Kaskadenmagen keine Beschwerden.

Magenvolvulus

Er ist durch eine spiralige Verdrehung des Magens gekennzeichnet, die eine partielle oder totale Abschnürung seines Lumen zur Folge hat. Bei totalem Magenvolvulus kann sich der Mageninhalt weder durch die Kardia noch durch den Pylorus entleeren. Neben diesen akuten, mit heftigen klinischen Symptomen einhergehenden Formen gibt es zahlreiche leichtere Fälle mit geringfügiger Symptomatologie, ja selbst mit Fehlen von Beschwerden. Als Ursachen werden Zwerchfellhernien, eine Relaxatio, Tumoren des Magens oder seiner Nachbarschaft, Verwachsungsstränge, eine ungewöhnliche Darmblähung usw. genannt.

13.4.2 Erkrankungen des Magens

Hypertrophische Pylorusstenose

Ätiologie und Pathogenese des Leidens sind nicht hinreichend geklärt. Jungen werden 3–6mal häufiger betroffen als Mädchen. Pathologisch-anatomisch findet man eine erhebliche Hypertrophie der Antrum- und Pylorusmuskulatur sowie eine Schleimhautschwellung im Canalis egestorius (präpylorisches Antrum und eigentlicher Pyloruswulst). Obwohl die Muskelhypertrophie schon bei Neugeborenen beobachtet wird, beginnen die klinischen Symptome meist erst in der zweiten oder dritten Lebenswoche, sobald eine Schleimhautverdickung und Spasmen hinzutreten.

Klinik

Die Erkrankung wird durch zunehmendes Erbrechen charakterisiert, das bald nach jeder Mahlzeit auftritt, *explosionsartig* und im Strahl erfolgt. Gelegentlich findet man im Erbrochenen Blutbeimengungen, die von Erosionen oder Ulzerationen der Magenschleimhaut oder des Canalis egestorius herrühren. Die Säuglinge haben ein auffallend mißmutiges Gesicht. Weil nur wenig Nahrung den Pylorus passieren kann, bildet sich eine Scheinobstipation aus. Es kommt zu mangelhafter Gewichtszunahme oder gar zum Gewichtsstillstand. Da auch die Luftpassage behindert wird, fehlt der physiologische Meteorismus. Der Leib ist eher eingefallen. Die eindrucksvolle Hyperperistaltik des Magens ist durch die magere Bauchdecke gut zu erkennen (Abb. 122). Palpatorisch läßt sich im Oberbauch rechts neben der Wirbelsäule oft der verdickte Pylorus als Tumor nachweisen, der die Form und Größe einer Olive hat. Aber die Palpation ist diagnostisch unsicher. In Zweifelsfällen kann man röntgenologisch die Hyperperistaltik und Entleerungsverzögerung des Magens sowie die hypertrophische Pylorusstenose exakt diagnostizieren, vor allem auch Krankheitsbilder mit ähnlicher Symptomatologie (Duodenalstenose, Hiatushernie) differentialdiagnostisch abgrenzen (Abb. 123).

Therapie

Die **konservative Behandlung** ist nur in leichten Fällen empfehlenswert: die Zahl der Mahlzeiten wird erhöht, Sedativa und Spasmolytika sind erforderlich. Eine besonders sorgfältige Pflege und Fütterung der emp-

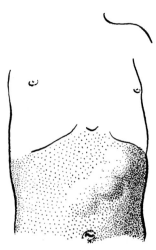

Abb. 122. Hypertrophische Pylorusstenose: peristaltische Wellen des Magens von links oben zum Pylorus ziehend

Erkrankungen des Magens und Zwölffingerdarms

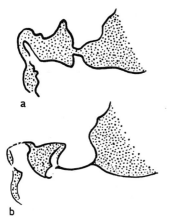

Abb. 123 a u. b.
a Normaler Pylorus beim Säugling. Pyloruskanal 3 mm lang und normal weit.
b Hypertrophische Pylorusstenose; 2 cm langer verengter Canalis egestorius von gekrümmtem Verlauf, verzögerte und spärliche Füllung des Bulbus duodeni

findsamen Säuglinge trägt entscheidend zum Erfolg bei. Die konservative Behandlung ist nicht nur pflegerisch aufwendig, sondern erfordert auch einen kostspieligen 4- bis 6wöchigen Klinikaufenthalt. **Die operative Behandlung** (Längsspaltung der Pylorusmuskulatur = Weber-Ramstedtsche Operation) ist in der Hand eines erfahrenen Operateurs mit sehr geringem Risiko belastet, beseitigt die Symptome meist schlagartig, verkürzt den Klinikaufenthalt erheblich und soll in schweren Fällen immer bevorzugt werden.

Aerophagie

Bei Säuglingen und Kleinkindern findet man physiologischerweise eine wesentlich stärkere Luftfüllung des Magen-Darmtraktes als bei Schulkindern und Erwachsenen, weil während des Schluckens immer reichlich Luft aus dem Hypopharynx mitgerissen wird. Durch vermehrtes Luftschlucken (Neuropathie) sowie infolge ungenügenden Aufstoßens kann der Magen sich derart erweitern, daß er den ganzen Oberbauch ausfüllt und die linke Zwerchfellhälfte hochdrängt. Kommt es zur Regurgitation, so wird häufig reichlich Mageninhalt mitgerissen, ja regelrecht erbrochen. Entweicht die verschluckte Luft aber in den Dünndarm, dann bilden sich ein Meteorismus mit Auftreibung des Abdomen und ein Zwerchfellhochstand aus.

Überfüllung

Bei Kinderfesten, Wettessen, Festtagen usw. kommt es gelegentlich durch überreichliche Mahlzeiten zur Überladung des Magens. Die Kinder klagen über Druckgefühl im Oberbauch und erbrechen häufig, verspüren danach aber rasch Erleichterung.

Funktionelle Störungen

Hypotonie: Hinter einem Völlegefühl, einer Brechneigung und einer Appetitlosigkeit verbirgt sich manchmal eine Tonusschwäche des Magens. Er stellt sich dann röntgenologisch als langer, schlaffer, tief durchhängender Sack dar, der eine ungewöhnlich träge und schwache Peristaltik aufweist und seinen Inhalt verzögert austreibt. Ursächlich sind u. a. schwere Allgemeinerkrankungen, ein Kräfteverlust nach Operation und eine allgemeine Hypotonie zu nennen. Therapeutisch bewähren sich ausreichende Intervalle zwischen den Mahlzeiten, konsistente, aber leicht verdauliche Kost, Bauchdeckengymnastik.
Bei der **Hypertonie** des Magens zeigt sich röntgenologisch ein überaktives Organ mit lebhafter, tief durchschnürender Peristaltik und einer beschleunigten Entleerung. Von dieser funktionellen Abweichung können gelegentlich Beschwerden resultieren. Sedativa sind häufig wirksam.
Hypoazidität ist als sekundäres Phänomen oft die Folge schwerer Erkrankungen und gelegentlich mit einer mangelhaften Fermentproduktion (Dysfermentie) verquickt. Schlechter Appetit, ungenügende Gewichtszunahme und massige, stinkende Stühle können die Folge sein. Die Gabe von Salzsäure und Magenfermenten ist angezeigt.
Hyperazidität ist oft gemeinsam mit einer Hypersekretion und Hypertonie anzutreffen. Die Kinder klagen über saures Aufstoßen und Sodbrennen. Die übermäßige Säure- und Magensaftsekretion läßt sich medikamentös mildern.

Gastritis

Die akute bzw. subakute Entzündung der Magenschleimhaut ist beim Kinde seltener als bei Erwachsenen. Sie wird oft als „akute Magenverstimmung" oder „verdorbener Magen" bezeichnet und durch unterschiedliche Noxen (z. B. Nahrungsmittelvergiftung, Salmonellen- und Staphylokokkeninfektionen, alimentäre

Überbelastung) hervorgerufen. Die Gastritis kann aber auch Teilerscheinung einer infektiösen Enteritis oder einer intestinalen Allergie sein, ebenso bei akuten parenteralen Infektionen vorkommen. Gastroskopisch und bioptisch findet sich das Bild eines Schleimhautkatarrhs mit Ödembildung, petechialen Blutungen, Leukozyteninfiltrationen und Epithelabschilferungen. Eine erosive hämorrhagische Gastritis kann sich durch Streß-Situationen (Operationen, Verbrennungen, schwere Infektionen), Intoxikationen (Arzneimittel, besonders Acetylsalicylsäure, Antibiotika, Kortikosteroide), bei neurologischen Erkrankungen (Hirntumoren), schweren Lebererkrankungen usw. ausbilden.

Das sekretorische Verhalten ist normal, gesteigert oder vermindert, so daß alle Aziditätsgrade vorliegen können. Die fraktionierte Untersuchung muß unter Histaminreiz durchgeführt werden und zeigt dann häufig eine Sekretionsinsuffizienz.

Klinisch besteht ein ganzer Komplex etwas vager Beschwerden und Symptome. Es dominieren dabei Appetitlosigkeit, Übelkeit, Mißmut und Kopfschmerzen, ein drückender, beim Essen zunehmender Schmerz in der Magengegend, pappiger Geschmack, Aufstoßen, Brechreiz oder gar Erbrechen.

Die Röntgenuntersuchung ist diagnostisch kaum hilfreich, weil bei einer akuten Gastritis der Röntgenbefund meist negativ, enttäuschend geringfügig oder nur dann positiv ist, wenn makroskopisch erkennbare Oberflächenveränderungen vorliegen.

Therapeutisch empfiehlt sich bei akuter Erkrankung eine mehrtägige Bettruhe. Während der Nahrungskarenz von ein bis zwei Tagen soll ungezuckerter, dünner Tee oder Kamillentee gereicht werden. Anschließend erfolgt ein langsamer Nahrungsaufbau mit Haferschleim, Reis, Grieß, Zwieback, Weißbrot. Medikamentös sind je nach Art und Intensität der Beschwerden und der Aziditätsverhältnisse Sedativa, Acidum hydrochloricum dilutum oder Enzympräparate, bei Magenbrennen Antazida erforderlich.

13.4.3 Anomalien des Duodenum

Duodenalatresie

Die klinischen Symptome in Form heftigen Erbrechens beginnen bereits am ersten

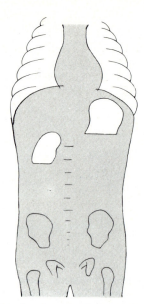

Abb. 124. Duodenalatresie. In aufrechter Position sind röntgenologisch Flüssigkeitsspiegel im Magen und im präatretisch stark erweiterten Duodenum nachweisbar, Abdomen sonst luftleer

Lebenstage und verstärken sich nach jedem Fütterungsversuch. Liegt der Duodenalverschluß unterhalb der Papilla Vateri, so enthält das Erbrochene Galle. Im Mekonium fehlen Lanugohaare. Der Oberbauch ist aufgetrieben, der Unterbauch wegen Ausbleibens der Luftfüllung des Darmes eingefallen. Die Diagnose wird durch eine Röntgenübersichtsaufnahme gestellt, wobei sich im Magen und im erweiterten Duodenum Luft und Sekret finden (zwei Luftblasen mit Flüssigkeitsspiegel), während der übrige Darmtrakt luftfrei ist (Abb. 124). Das Neugeborene kann nur nach einer sofortigen Operation überleben. Wird die Diagnose zu spät gestellt, so bleiben Aspirationspneumonien nicht aus. Damit sinken die Überlebenschancen.

Duodenalstenosen

Man unterscheidet zwischen inneren, äußeren und kombinierten Formen. Die Lumeneinengung ist diaphragma-artig, ringförmig oder tubulär. Eine äußere Stenosierung kann durch embryonale Ligamente (Briden) oder Rotationsanomalien des Darmes verursacht werden. Infolge einer Entwicklungsstörung legt sich gelegentlich der Pankreaskopf ringförmig um das Duodenum und engt es stark ein (Pancreas anulare). Die klinische Symptomatologie (Erbrechen, Dystrophie) ist je nach dem Grad der Enge unterschiedlich ausgeprägt. Geringfügige Stenosen können fast symptomlos bleiben und bedürfen keiner Therapie. Hochgradige Stenosen müssen chirurgisch behandelt werden. Mit einer Röntgenuntersuchung lassen sich Typ, Lokalisation und Schweregrad der Anomalie definieren, bei äußeren Formen der Stenosierung durch einen Kontrasteinlauf auch die pathologische Zökumlage mit Bridenbildung als Ursache erkennen.

13.4.4 Erkrankungen des Duodenum

Duodenitis

Die Entzündung beschränkt sich nur selten auf das Duodenum, sondern erfaßt entsprechend der physiologischen Einheit von Magen und Zwölffingerdarm meist beide Organe. Die Symptomatologie ähnelt derjenigen einer Gastritis. Der klinische Verdacht läßt sich röntgenologisch oder endoskopisch verifizieren. Aus einer Duodenitis kann sich ein Ulkus entwickeln.

Ulkuskrankheit

Das peptische Ulkus des Magens und des Duodenums wird bei Kindern immer häufiger diagnostiziert. In unserem eigenen Krankengut beträgt das Verhältnis von Magen- zu Duodenalulzera etwa 1:5. Während bis zum Alter von ungefähr 10 Jahren die Symptome uncharakteristisch sind und die Beschwerden oft nur in Form attackenartiger rezidivierender Leibschmerzen angegeben werden, begegnet man bei älteren Kindern öfters recht *typischen Symptomen*. Zwischen dem Processus ensiformis und dem Nabel oder im rechten Oberbauch wird ein gut lokalisierter Druckschmerz angegeben. Nur bei einem kleinen Teil der Patienten finden sich saures Aufstoßen und Sodbrennen, während Übelkeit und Erbrechen häufiger sind. Ein zeitlicher Zusammenhang zwischen Nahrungsaufnahme und Schmerzen besteht selten, nur in der Hälfte ist eine Hyperazidität vorhanden. Die Kinder sind meist untergewichtig.

Bis jetzt ist noch nicht bekannt, ob es spezifische situative Konstellationen gibt, welche die Erkrankung provozieren bzw. unterhalten.

Aus bisherigen Erfahrungen läßt sich schließen, daß die Beseitigung psychischer Konflikte, Spannungen und belastender Situationen die Krankheit günstig beeinflussen kann. Besonders scheinen erhöhter Leistungsehrgeiz, der von den Eltern auf das Kind übertragen wird, oder eine unbewußte Leistungsabwehr des Kindes bei übersteigerten Erwartungen der Umgebung pathogenetisch eine Rolle zu spielen. Darüber hinaus besteht bei etwa 80% eine familiäre Disposition zu Magenerkrankungen und zum Ulkusleiden.

Die **Diagnose** des Ulkus, seiner Komplikationen und Folgen läßt sich röntgenologisch und endoskopisch durch den direkten Nachweis des Nischenschattens im Magen oder Duodenum stellen (Abb. 125). Bulbusdeformitäten

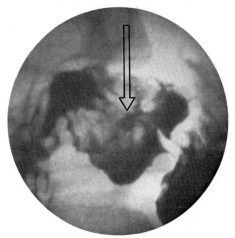

Abb. 125. Duodenalulkus: Nische in Bulbusmitte, Umgebung ödematös geschwollen mit angedeuteter Faltenkonvergenz

oder -stenosen weisen darauf hin, daß bereits mehrere Krankheitsschübe abgelaufen sind.

Ulzera weisen bei Kindern eine große Tendenz zur Selbstheilung auf. Die **Therapie** ist daher zunächst konservativ und besteht in Ruhe, einem geregelten Tagesablauf ohne Streßsituationen, Diät und einer Reduktion der gesteigerten Säurebildung. Antazida, evtl. kombiniert mit leichten Sedativa, haben sich bewährt. Neuerdings wird auch Cimetidin empfohlen, das die Säureproduktion hemmt. Rezidive sind häufig. Etwa in der Hälfte der Fälle geht die Erkrankung in ein chronisches Leiden mit weiteren Krankheitsschüben über. Wenn die Diagnose früh gestellt und das Leiden ausreichend behandelt wird, zeigen sich günstigere Spätergebnisse. Eine chirurgische Intervention ist nur bei Komplikationen (Perforation, Blutung, hochgradige Narbenstenose) indiziert.

Fremdkörper im Magen und Duodenum

Die von Säuglingen und Kleinkindern verschluckten Gegenstände können je nach Größe, Form und Beschaffenheit für kürzere oder längere Zeit im Magen liegenbleiben. Bei rundlichen Fremdkörpern besteht für das Kind keine Gefahr, wohl aber bei sperrigen oder spitzen Gegenständen (Nägel, Nadeln, Haarklemmen usw.). Ihre Passage soll überwacht werden, evtl. ist die Entfernung durch Gastroskopie oder Operation notwendig.

Unverdauliches organisches Material, das sich gelegentlich im Magen ansammelt, formt sich im Laufe der Zeit zu einem länglichen Gebilde, einem **Bezoar** um (Trichobezoar, Phytobezoar). Eine Anorexie, vage Oberbauchbeschwerden oder Obstruktion des Magenausganges sind die Folge.

Im **Duodenum** begünstigen die Enge des Lumens, die Schleifenbildung und der retroperitoneale Verlauf ein Einspießen oder gar Penetrieren langer und spitzer Fremdkörper. Sie lassen sich nur röntgenologisch lokalisieren. Wegen der Perforationsgefahr darf während einer Röntgenuntersuchung nicht palpiert werden.

13.5 Erkrankungen des Dünndarms

M. A. Lassrich und R. Grüttner

13.5.1 Fehlbildungen und Lageanomalien

Atresien kommen am häufigsten im oberen Jejunum und im unteren Ileum vor, können solitär oder multipel auftreten und mit analogen Mißbildungen des Ösophagus, des Duodenums oder der Rekto-Analgegend kombiniert sein. Frühgeburt, Aspirationspneumonien und zusätzliche Anomalien beeinträchtigen die Prognose. Die Verschlüsse können als Folge einer mangelhaften Rekanalisierung des soliden Zellstranges entstehen, den der Darm frühembryonal während einer physiologischen Okklusion vorübergehend darstellt (primäre Atresie-Entstehung). Aber auch Obstruktionen (Invaginationen, Abschnürungen, Volvulus) sowie umschriebene pränatale Durchblutungsstörungen des Darmes während der Fetalzeit werden als Ursache angegeben (sekundäre Atresie-Entstehung).

Bei der **Jejunalatresie** beginnt die klinische Symptomatologie bald nach der Geburt mit zunehmendem galligen Erbrechen. Der Meteorismus beschränkt sich auf den Oberbauch. Die klinische Verdachtsdiagnose läßt sich röntgenologisch durch eine Übersichtsaufnahme verifizieren.

Die **Ileumatresie** lokalisiert sich bevorzugt in die terminalen Abschnitte. Das Erbrechen beginnt meist vom zweiten Lebenstage an, steigert sich dann rasch und kennzeichnet die Ileussituation. Das ganze Abdomen wird durch die geblähten Dünndarmschlingen stark aufgetrieben. Infolge des ausgeprägten Meteorismus und des Zwerchfellhochstandes bestehen Atemstörungen. Nach kurzer Zeit stellt sich ein schwerer Kollaps ein. Mekonium wird gar nicht oder nur spärlich abgesetzt und ist grau und bröckelig. Die Diagnose läßt sich röntgenologisch mit Hilfe einer Übersichtsaufnahme stellen, die Therapie ist chirurgisch.

Dünndarmstenosen sind weit seltener als Atresien und liegen bevorzugt am Übergang vom Jejunum zum Ileum. Bei nur geringfügiger Einengung bleibt die Anomalie längere Zeit symptomarm, so daß die Diagnose oft erst nach Monaten gestellt wird. Bei hochgradiger Stenose kommen die Kinder wegen eines aufgetriebenen Leibes und Erbrechens oder gar einer Ileussituation, wegen Appetitlosigkeit, Dystrophie, Obstipation oder Leibschmerzen zur Untersuchung.

Der **Mekoniumileus** gehört zu den häufigsten Ursachen eines Darmverschlusses in der Neugeborenenperiode und stellt die früheste Manifestation einer Mukoviszidose dar (S. 246).

Die **Mekoniumperitonitis** entsteht meist pränatal. Dabei gelangt nach einer Perforation des Darmes steriles Mekonium in die freie Bauchhöhle. Es löst am Orte der Perforation lokale und nach Ausbreitung über das ganze Bauchfell häufig auch diffuse entzündliche Reaktionen aus. Daraufhin entwickeln sich dichte Adhäsionen zwischen den benachbarten Darmschlingen. Es bildet sich eine Art Schale um die Perforationsstelle (Pseudozyste), innerhalb der sich nekrotische Darmteile, Blutungsreste und vor allem Mekonium befinden. Auf dem Peritoneum verteiltes Mekonium lagert rasch Kalksalze ein, so daß multiple Kalkflecken entstehen, die im Röntgenbild nachweisbar sind. Der Bauch ist durch Exsudat stark aufgetrieben. Die Neugeborenen erbrechen bald nach der Geburt.

Duplikaturen (enterogene Zysten) stellen ovaläre oder längliche, dem Darm anliegende Gebilde dar, besitzen einen dem Darmrohr ähnlichen Wandbau und lokalisieren sich meist in den distalen Dünndarm. Sie können symptomlos bleiben, aber auch durch Kompression einen Darmverschluß herbeiführen, bei kleineren intramuralen Formen den Ausgangspunkt für eine Invagination darstellen und bluten, falls eine offene Verbindung zum Darmlumen besteht.

Meckel-Divertikel

Das Meckel-Divertikel stellt als blindsackartiges Überbleibsel des Ductus omphalomesentericus die häufigste Anomalie des Verdauungstraktes dar (2 bis 4% aller Menschen). Es variiert in seiner Länge zwischen 2 und 30 cm und liegt an der dem Mesenterialansatz gegenüberliegenden Seite; es wird etwa 30 bis 50 cm oralwärts der Ileozökalklappe gefunden und entspricht im Wandaufbau einer Dünndarmschlinge.

Das Meckel-Divertikel ist nur seiner **Komplikationen** wegen von Bedeutung: gelegentlich bleibt als Rest des Ductus omphalomesentericus ein fibröser Strang bestehen, der eine Strangulation und einen Volvulus begünstigt. Der Gang persistiert manchmal in Form einer umbilico-intestinalen Fistel. Aus solch einer Fistel, oft als „Nabelgranulom" verkannt, entleert sich permanent etwas Sekret.
Eine **Entzündung** (Divertikulitis) ist differentialdiagnostisch schwer von einer Appendizitis abzugrenzen. Bei **Blutungen** durch Ulkusbildung im Divertikel erscheint zuerst pechschwarzes, später frischrotes Blut im Stuhl. Die Behandlung dieser Komplikationen ist jeweils chirurgisch. Die **Diagnose** wird durch Szintigraphie oder – besonders bei älteren Kindern – durch den Versuch einer Röntgenkontrastdarstellung des Divertikels gestellt.

13.5.2 Invagination

Die *klinischen Symptome* beginnen dramatisch aus voller Gesundheit mit Erbrechen und heftigsten Leibschmerzen, bei denen die Kinder aufschreien und sich krümmen. Diesen initialen Schmerzattacken folgt ein symptomarmes Intervall, in dem die Kinder still im Bettchen liegen, krank und verfallen aussehen und ängstlich die nächste Attacke erwarten. In diesem Stadium werden sie oft vom Arzt erstmals gesehen, der sich dann über den Ernst der Situation nicht täuschen darf. Die Schmerzattacken wiederholen sich in unterschiedlichen Intervallen. Später gesellen sich die Symptome eines mechanischen Ileus hinzu. Bei der Palpation fühlt man meist das Invaginat als walzenförmigen Tumor im rechten Oberbauch oder im Verlauf des Querkolon. Oft geht etwas blutiger Schleim ab, der auch bei der unbedingt notwendigen digitalen Untersuchung nachweisbar ist.

Man beobachtet eine Invagination am häufigsten bei *älteren Säuglingen,* ferner bei *Kleinkindern* innerhalb des zweiten Lebensjahres. Sie kann sich an allen frei beweglichen Dünn- und Dickdarmabschnitten ausbilden. Typischerweise kommt es zur Einschiebung des terminalen Ileums in das Colon ascendens (Abb. 126). Die Peristaltik treibt dann das Invaginat ständig weiter distalwärts, so daß es im Querkolon, ja sogar im Colon descendens und Rektum erscheinen kann. Als Folge der Drosselung der ebenfalls invaginierten Darmgefäße bildet sich rasch ein Stauungsödem mit Blutungen in das Darmlumen aus.

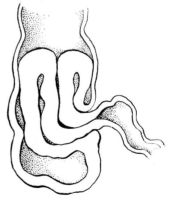

Abb. 126. Ileokolische Invagination im Anfangsstadium. Das Invaginat wird rasch ödematös, so daß es das Darmlumen ganz ausfüllt und die Gefäße drosselt

Offenbar spielt eine *Störung der Darmperistaltik*, wie man sie bei Durchfallserkrankungen, fieberhaften Infekten, nach Gabe von Abführmitteln usw. beobachtet, bei der Entstehung einer Invagination eine entscheidende Rolle. Der Darmwand anliegende oder in der Darmwand gelegene tumorartige Gebilde (Zysten, polypöse Tumoren, Lymphknoten, vergrößerte Plaques, ein Meckelsches Divertikel, Neoplasmen) werden gelegentlich gefunden und als Ursache angesehen.

Die **Diagnose** läßt sich meist aufgrund der typischen Anamnese, des Palpationsbefundes und des Blut- und Schleimabganges stellen und durch einen Kontrasteinlauf sichern. In den meisten Fällen gelingt es, während solch eines Einlaufes durch vorsichtige Anwendung des hydrostatischen Druckes das Invaginat langsam zurückzudrängen und eine komplette Lösung der Invagination zu erzielen. Falls diese Prozedur nicht mehr möglich ist (bei peritonitischen Symptomen oder zu lange bestehender Erkrankung), nicht durchführbar oder erfolglos ist, muß das Kind sofort operiert werden. Erweist sich bei der Operation der Darm als noch nicht stark geschädigt, so ist eine manuelle Lösung möglich. Darmnekrosen machen eine Resektion erforderlich.

13.5.3 Ileitis terminalis

Bei der Ileitis terminalis catarrhalis (nichtsklerosierende Ileitis, GOLDEN) treten Leibschmerzattacken mit Lokalisation in die Nabelgegend (Nabelkoliken) oder in den rechten Unterbauch auf, die an eine rezidivierende Appendizitis denken lassen. Es handelt sich dabei offenbar um einen mehr oder weniger alltäglichen, wahrscheinlich bakteriellen oder viralen Darminfekt, der mit einer reaktiven Veränderung des lymphatischen Gewebes, einer sulzigen Durchtränkung der unteren Ileumschlinge und des zugehörigen Mesenteriums sowie einer deutlichen Lymphknotenvergrößerung einhergeht. Röntgenologisch zeigt sich eine Schwellung der Lymphfollikel in der verdickten terminalen Ileumschlinge und eine verschwollene Ileozökalklappe.

Lokale Wärmebehandlung lindert die Beschwerden, Rezidive sind möglich.

13.5.4 Enteritis regionalis (Crohn-Krankheit)

Die Erkrankung mit ungeklärter Ätiologie tritt bei älteren Kindern in steigender Frequenz auf und ist klinisch durch Leibschmerzen, eine druckempfindliche Resistenz im Unterbauch, Fieber, Appetitlosigkeit, Gewichtsabnahme und dünne Stühle gekennzeichnet. Wachstum und Sexualentwicklung bleiben zurück. Die Veränderungen sind meist im terminalen Ileum zu beobachten.

Man findet *röntgenologisch* ein Pflastersteinrelief, später eine Stenosierung des Darmlumens durch zunehmende Fibrosierung der Darmwand, eine Verdickung des Mesenteriums und eine Vergrößerung der mesenterialen Lymphknoten. Typisch sind Fistelbildungen zu den Nachbarorganen und nach außen. Diagnose und Lokalisation der Krankheit gelingen einmal durch Röntgenuntersuchungen des Magen-Darmtraktes (unter Einschluß des Kolons), zweitens durch Endoskopie mit Gewebsentnahme und histologischer Untersuchung.

Bei der Enteritis regionalis können alle Darmabschnitte befallen sein. Ist das *Duodenum* betroffen, so kommt es häufig auch zu einer Pankreatitis. Eine Leberbeteiligung wird durch die Leberfunktionsproben erkennbar. Die Leberbiopsie ergibt Entzündungen der Periportalfelder und eine fettige Infiltration.

An Symptomen *außerhalb des Darmtrakts* können auftreten: Polyarthritis, Erythema nodosum, Thrombophlebitis und Iritis.

Laboruntersuchungen: Die Blutsenkungsgeschwindigkeit ist fast immer sehr stark erhöht. Häufig besteht eine normo- oder hypochrome Anämie und auch eine Hypoproteinämie, bei Befall des distalen Ileums gelegentlich eine Vitamin-B-12-Malabsorption.

Differentialdiagnostisch ist durch Stuhluntersuchungen eine Infektion mit Yersinia enterocolica auszuschließen.

Die *Behandlung* sollte so weit wie möglich konservativ sein. Eingesetzt werden Corticosteroide, Azathioprin und auch Immunsuppressiva. Ob es zu Dauerheilungen kommen kann, ist noch nicht zu entscheiden.

13.5.5 Zöliakie (Herter-Heubner-Krankheit)

Die Zöliakie ist ein Leiden, bei dem es infolge einer Gliadin-Intoleranz zu einer schweren Schädigung der Dünndarmschleimhaut kommt. Durch einen hochgradigen Zottenverlust verkleinert sich die resorbierende Oberfläche, und es entwickelt sich eine Insuffizienz der intestinalen Resorption.

Pathogenese

Gliadin ist ein Bestandteil des Klebereiweißes (=Gluten) im Weizen- und Roggenmehl. Ähnliche Proteine, die wegen ihres hohen Anteils an Glutamin und Prolin auch zur Gruppe der Prolamine gerechnet werden, finden sich im Gersten- und Hafermehl. Es handelt sich hierbei um schwer verdauliche Eiweiße, denen in der Pathogenese der Zöliakie eine wichtige Auslösefunktion zukommt. Zunächst wurde angenommen, daß ein enzymatischer Defekt zum unvollständigen Abbau dieser Prolamine führen würde. Ein solcher Enzymdefekt ließ sich jedoch nicht nachweisen.
Immer stärker treten dagegen immunologische Mechanismen bei Untersuchungen zur Pathogenese der Zöliakie in den Vordergrund. So läßt sich in 60–80% der Zöliakie-Patienten das Histocompatibilität-Antigen HLA B 8 nachweisen, bei Gesunden dagegen nur in etwa 30%. Noch häufiger ist die Koinzidenz mit einem spezifischen Antigen der B-Lymphozyten, das als Membranantigen für die Gliadinbindung an Immunozyten des dünndarm-assoziierten lymphatischen Gewebes (=good associated lymphoid tissue – GALT) verantwortlich gemacht wird. Auch an Enterozyten kann eine Gliadinbindung (oder die eines Gliadinfragments) erfolgen. Gliadinbeladene Enterozyten könnten nach dieser Annahme eine Zielscheibe (Target) für sensibilisierte Immunozyten werden. Diese führen durch eine zytotoxische Reaktion zu einer raschen Zerstörung der gliadinbeladenen Enterozyten.

Klinisches Bild

Die Krankheitssymptome setzen nach Gliadinexposition vom vierten Lebensmonat an ein, können sich aber auch wesentlich später einstellen. Das *Vollbild* der Krankheit ist durch folgende Kardinalsymptome gekennzeichnet:
1. Häufige, massige, übelriechende und manchmal fettglänzende **Stühle** werden entleert (Steatorrhoe).
2. Das **Abdomen** ist durch den flüssigkeitsreichen Darminhalt und den Meteorismus aufgetrieben, die Bauchdecken sind schlaff. Das schwappende Abdomen kann einen Aszites vortäuschen („Pseudoaszites").
3. Fettsäuren, Kohlenhydrate, Vitamine und Spurenelemente werden **vermindert resorbiert.** Durch Bildung fettsaurer Salze kommt es zum Kalziumverlust. Die Folge sind Minderwuchs, mangelhaft ausgeprägtes Fettpolster, trockene faltenreiche Haut. Ferner kann es in unterschiedlichem Ausmaße zum Eiweißverlust in den Darm kommen (=exsudative Enteropathie). Der Appetit ist schlecht.
4. Ein charakteristisches Symptom der Krankheit ist die **verdrießliche Stimmung** der Kinder, die häufig gereizt, depressiv und antriebsarm sind.

Leichtere Formen der Krankheit werden gelegentlich erst bei Familienuntersuchungen auf-

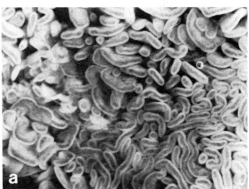
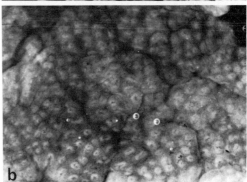

Abb. 127 a u. b. Biopsie der Dünndarmschleimhaut am duodenojejunalen Übergang: Lupenmikroskopische Untersuchung, Vergrößerung 1 : 20. a Normale Dünndarmmukosa mit teils fingerförmigen, teils blattförmigen Zotten. b Subtotale Zottenatrophie bei Zöliakie: Die Schleimhautoberfläche stellt sich in groben Polstern dar, auf denen man die Kryptenöffnungen erkennt

gedeckt. So kann eine Anämie, beruhend auf einem Eisen- oder Folsäuremangel, ein Disaccharidasemangel oder auch einmal eine Obstipation einziges Symptom der Krankheit sein.

Diagnose

Die Verdachtsdiagnose wird durch eine *Saugbiopsie der Dünndarmschleimhaut* unter gliadinhaltiger Normalkost erhärtet. Die exzidierte Schleimhaut wird lupenmikroskopisch und histologisch untersucht. Der Nachweis einer subtotalen Zottenatrophie ist meist beweisend (Abb. 127). Nach 1–2 Jahren einer streng gliadinfreien Kost wird die Biopsie wiederholt zur Sicherung des Therapieerfolges. Wertvoll sind biochemische Untersuchungen des Biopsiematerials, vor allem Aktivitätsbestimmungen von Disaccharidasen; am stärksten ist in der akuten Phase die Laktase betroffen. Bei Absorptionsstörung durch die Zottenatrophie der Dünndarmschleimhaut fällt auch die Xyloseabsorption pathologisch aus. Von Bedeutung scheint als Suchmethode für die Zöliakie die Bestimmung von Gliadinantikörpern des Blutes zu sein. Vorläufig kann man jedoch auf die Dünndarmsaugbiopsie zur Diagnostik dieser Krankheit nicht verzichten.
Keinesfalls darf man aber aus dem guten Effekt einer gliadinfreien Diät auf eine Zöliakie rückschließen, da eine gliadinfreie Kost nicht nur bei der Zöliakie, sondern auch bei anderen Formen der chronischen Verdauungsinsuffizienz zu einer ganz unspezifischen Besserung der Symptomatik führen kann.
Mit zunehmender Häufigkeit werden sog. *transitorische Zöliakieformen* beobachtet. Die Säuglinge bzw. Kleinkinder weisen die gleichen Symptome auf wie die Zöliakiepatienten. Sie haben auch bei der ersten Biopsie unter gliadinhaltiger Kost eine totale oder subtotale Zottenatrophie. Unter gliadinfreier Kost kommt es zur vollständigen Erholung der Dünndarmschleimhaut. Im Gegensatz zu den Zöliakiepatienten kommt es aber unter einer gliadinhaltigen Normalkost bei den transitorischen Formen später nicht mehr zur Zottenatrophie. Die Dünndarmschleimhaut behält ihre normale Struktur.

Differentialdiagnostisch

müssen alle Ursachen einer chronischen Verdauungsinsuffizienz in Erwägung gezogen werden, z. B. zystische Pankreasfibrose, parasitäre Erkrankungen des Dünndarms (vor allem Lambliasis), Disaccharidase-Mangel, intestinale Nahrungsmittelallergien.

Therapie

Im akuten Stadium werden Exsikkose bzw. Toxikose durch Flüssigkeits- und Elektrolytinfusion mit Glukose ausgeglichen. Anschließend baut man die Kost allmählich auf mit reichlich Traubenzucker, geschlagener Banane, Karottensuppe, Magermilchquark mit Banane, Reisschleim. In den ersten Wochen und Monaten kann es sich als notwendig erweisen, den Patienten auch laktosefrei zu ernähren, da die Laktaseaktivität der Dünndarmschleimhaut noch über längere Zeit reduziert sein kann.
Unbedingt zu vermeiden sind Roggen-, Weizen-, Hafer- und Gerstenmehle und alle aus diesen Mehlen hergestellten Back- oder Teigwaren. Erlaubt dagegen sind Reis-, Mais- und Johannisbrotkernmehle. Hieraus lassen sich Brot und Gebäck herstellen.

Prognose

Unter einer streng gliadinfreien Ernährung entwickeln sich die Kinder körperlich und seelisch regelrecht und sind voll leistungsfähig. Wird nach Abschluß der Wachstumsperiode die Diät nicht mehr streng eingehalten, so kann die erneute Schädigung der Schleimhaut längere Zeit inapparent bleiben. Es ist statistisch gesichert, daß bei Patienten mit Zöliakie im Erwachsenenalter gehäuft maligne Tumoren des Darmtraktes auftreten. Es ist bisher nicht gesichert, daß das Risiko einer malignen Entartung durch eine gliadinfreie Kost vermindert werden kann.

13.5.6 Mukoviszidose

Die Mukoviszidose (zystische Fibrose) ist ein erbliches Leiden, das infolge abnormer Zusammensetzung von Drüsensekreten zu Krankheitssymptomen nicht nur des Verdauungstraktes, sondern auch anderer Organsysteme führt. Da der Schwerpunkt des Krankheitsgeschehens meist im Bronchialsystem zu suchen ist, wird das Leiden dort abgehandelt (S. 246).

13.5.7 Lymphadenitis mesenterialis

Die Lymphknoten im Bauchraum können reaktiv bei einer enteralen oder parenteralen Infektion befallen werden, sich dabei vergrößern und zusätzlich Beschwerden verursachen. Die Kinder klagen über Leibschmerzen, manchmal bestehen Fieber und eine Leukozytose. Der Nachweis vergrößerter Lymphknoten gelingt selten palpatorisch, bei geeigneter Technik aber röntgenologisch (Pelotteneffekt), heute auch sonographisch und mit CT.
Wärmeapplikation lindert die Beschwerden, eine Behandlung mit Antibiotika ist dagegen nicht indiziert. Die Differentialdiagnose gegenüber einer Appendizitis gestaltet sich oft schwierig.

13.6 Dickdarmerkrankungen

M. A. Lassrich

13.6.1 Anomalien

Anorektale Mißbildungen

Die folgenschweren Bildungsfehler des Enddarmes entstehen in der frühen Fötalzeit während der Differenzierung der primitiven Kloake (Abb. 128). Sie sind oft mit zusätzlichen Mißbildungen des Magen-Darmtraktes, des Urogenitalsystems und der Wirbelsäule vergesellschaftet.
Die heutige Einteilung der komplexen Mißbildung ist auf die operative Behandlung hin ausgerichtet und umfaßt (vereinfacht):

1) Hohe oder supralevatorische Anomalien (ca. 40% der Fälle). Der Darm endet oberhalb des Beckenbodens (Levatorplatte). Die Schließmuskulatur ist nicht angelegt oder nur rudimentär entwickelt, so daß sich keine Kontinenz erzielen läßt. Häufig sind Fisteln zwischen dem Enddarm und dem Urogenitaltrakt vorhanden.

2) Intermediäre Anomalien (ca. 15% der Fälle). Der Darm hat den Beckenboden nur teilweise passiert. Fisteln sind möglich.

3) Tiefe oder translevatorische Anomalien (ca. 40%). Der Darm hat die Levatorplatte vollständig passiert. Damit sind günstige Voraussetzungen für eine Kontinenz gegeben. Öfters bestehen Fisteln zum Damm (Abb. 129). Mit Hilfe einer speziellen Röntgenuntersuchung (Nativdiagnostik, Kontrastmittelmethoden, Fistelfüllungen) läßt sich die Einordnung der Anomalie vornehmen. Das Ergebnis dieser Untersuchung ist für das operative Vorgehen entscheidend. Die chirurgische Behandlung soll eine ungestörte Stuhlentleerung ermöglichen, die Kontinenz gewährleisten und die Fisteln beseitigen.

Mikrokolon

Diese Anomalie kommt dann zustande, wenn intrauterin infolge einer tief sitzenden Dünndarmobstruktion die Passage des Darminhaltes in den Dickdarm ausbleibt und ihm deswegen der funktionelle Reiz für eine normale Entwicklung fehlt. Es resultiert ein besonders enges, dünnwandiges und kurzes Kolon. Nach operativer Beseitigung des Passagehindernisses normalisieren sich rasch Kaliber und Länge des Dickdarmes.
Bei Neugeborenen diabetischer Mütter kann es in den ersten Lebenstagen zu einer meist vorübergehenden Ileussymptomatik kommen,

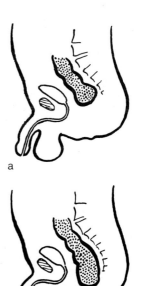

Abb. 128 a u. b. Anorektale Anomalien.

a Atresia recti (hohe Anomalie)
b Atresia ani (tiefe Anomalie)

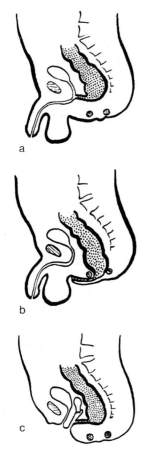

Abb. 129 a–c. Anorektale Anomalien mit Fistelbildung.
a Rekto-Urethralfistel
b Subkutane Fistel zum Perineum
c Rekto-Vaginalfistel

wenn ein verkleinertes Colon descendens (congenital small left colon syndrome) vorhanden ist, dessen glatte Muskulatur wahrscheinlich noch nicht normal funktioniert.

Das Megakolon

Diesem Syndrom liegen sowohl ätiologisch-pathogenetisch als auch anatomisch unterschiedliche Erkrankungen zugrunde. Gemeinsam bleiben aber die Erweiterung isolierter Kolonabschnitte oder des ganzen Kolons sowie als führendes Symptom eine Obstipation. Anamnese, klinische Untersuchung, eine rektale Manometrie, Kontrasteinlauf mit Beobachtung der Defäkation und die Schleimhautbiopsie aus dem Rektum (falls erforderlich) ermöglichen eine Klassifizierung. Eine erfolgreiche Behandlung ist nur dann möglich, wenn exakte Angaben über Länge und Form, Kaliber, Tonus, Wandbeschaffenheit, Peristaltik und Entleerungsfunktion des Dickdarmes vorliegen.

1) Aganglionäres Megakolon (Hirschsprungsche Krankheit, Megacolon congenitum). Bei dieser Anomalie fehlen in einem kurzen Dickdarmabschnitt die Ganglienzellen des Plexus myentericus und submucosus. Infolge der defekten autonomen Innervation ist innerhalb dieser veränderten Strecke keine propulsive Peristaltik vorhanden, so daß eine dynamische Passagestörung resultiert. Der normale Defäkationsreflex geht verloren. Die funktionelle Obstruktion hat eine erhebliche Kotstauung

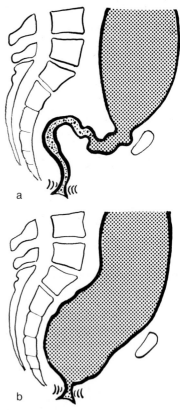

Abb. 130 a u. b. Seitliche Röntgenaufnahme nach Kontrasteinlauf:
a Aganglionäres Megakolon (M. Hirschsprung),
b Idiopathisches Megakolon

mit Dilatation und kompensatorischer Wandhypertrophie im prästenotischen Abschnitt zur Folge (Abb. 130a). Die meist wenige Zentimeter lange *aganglionäre Zone* („enges Segment") lokalisiert sich in 90% der Fälle in das Rektum, evtl. mit Einschluß benachbarter Sigmaabschnitte. Ungewöhnlich kurze aganglionäre Strecken (sog. „ultrakurzes enges Segment") bereiten erhebliche diagnostische Schwierigkeiten in der Abgrenzung gegenüber anderen Megakolon-Formen. Im Zweifelsfall klärt eine Biopsie aus der Rektumschleimhaut die Situation. Histochemisch findet sich eine verstärkte Anfärbung cholinesterasereicher Nervenfasern.

Bei den *schweren Formen* der Krankheit zeigen sich unmittelbar nach der Geburt die Symptome einer tiefsitzenden Obstruktion. Eine verzögerte Mekoniumentleerung, ein aufgetriebenes Abdomen, Erbrechen und Trinkschwierigkeiten sind wichtige klinische Hinweise. Paradoxe Diarrhoen kommen vor. Bei jungen Säuglingen gilt die fulminante Enterokolitis als schwerste Komplikation. Im Kleinkindalter bildet sich eine hartnäckige Verstopfung aus, die man mit Einläufen nur kurzfristig beseitigen kann. Wiederholte Obstruktionssymptome, ein großer Bauch, Appetitmangel und ein Wachstumsdefizit sind die Regel. Während der rektalen digitalen Untersuchung ist das charakteristische „enge Segment" oft gut zu tasten. Nach dem Zurückziehen des Fingers kommt es häufig zu explosionsartigen Gas- und Stuhlentleerungen.

Hohe Einläufe, milde Laxantien und Gleitmittel lindern oft nur vorübergehend die Symptome. Aber durch die *Resektion* des engen Dickdarmabschnittes ist eine Heilung möglich.

2) Symptomatisches Megakolon. Hierbei ist die Dickdarmerweiterung lediglich ein Symptom bzw. die Folge gut definierbarer Anomalien oder Krankheiten. Bei der digitalen Untersuchung des Rektum bereitet häufig schon die Einführung des Fingers Schwierigkeiten oder Schmerzen. Man stößt bald auf große Stuhlmassen. Ursächlich ist eine Anzahl organischer Veränderungen anzuführen, die sich aufgrund der Anamnese, einer genauen Inspektion, vor allem aber der Röntgenuntersuchung differenzieren lassen. Eine frische Analfissur oder ihre Folgen können dieses Symptombild auslösen. Auch anatomische Hindernisse im Enddarm wie angeborene Stenosen, Klappenbildungen, fibrotische Strikturen u. a. kommen ursächlich in Betracht. In diese Gruppe gehören aber auch Kinder, die wegen anorektaler Anomalie operiert wurden, oder bei denen sich Tumoren im Anal- und Rektumbereich nachweisen lassen. Neurologische Ausfälle, die den Schließapparat funktionell beeinträchtigen (Meningomyelozelen, Tetraplegie, Querschnittslähmungen) verursachen ebenfalls diesen Symptomenkomplex.

3) Funktionelles Megakolon (psychisches, atonisches, idiopathisches Megakolon), habituelle Obstipation. Diese Form der Dickdarmerweiterung ist häufig. Die auslösenden Faktoren sind nicht einheitlich. Eine ernährungsbedingte Obstipation, psychische Schwierigkeiten, Störungen während der Trainingsperiode zur Reinlichkeit, erzieherische Probleme oder absichtliches Unterdrücken des Stuhlganges über längere Zeit sollen bei der Entstehung der Krankheit eine wichtige Rolle spielen. Eine anatomische Ursache liegt nicht vor. Histologisch lassen sich keine Veränderungen an den Nervenzellen nachweisen.

Die Obstipation tritt allgemein erst im *Kleinkind-, Vorschul- oder Schulalter* auf und wird nie so bedrohlich wie bei der Hirschsprungschen Krankheit. Die Anamnese erstreckt sich über Monate oder Jahre. Der Allgemeinzustand ist nicht beeinträchtigt und das Abdomen nicht aufgetrieben. Bei der Palpation des Bauches findet man ein stark kothaltiges Colon descendens und bei der digitalen Untersuchung eine weite Ampulla recti, die mit eingedickten Kotmassen prall gefüllt ist. Eine Überlaufinkontinenz ist möglich, so daß die Umgebung des Afters ständig mit etwas Kot verschmiert ist.

Die *Röntgennativaufnahme* des Abdomens läßt eine Kotstauung oder gar einen Kottumor erkennen. Beim Kontrasteinlauf findet sich eine stark erweiterte Ampulla recti und eine massive Füllung des ebenfalls langen Rektums, das häufig mit Kotballen angefüllt ist (Abb. 130b). Oft wird zusätzlich das Sigma betroffen, höhere Dickdarmabschnitte können ebenfalls dilatiert sein. Bei der Defäkation zeigt sich eine erheblich verzögerte und mühsame Entleerung, die auf eine Darmträgheit hinweist.

Die *Therapie* ist konservativ und soll mit einer gründlichen Dickdarmentleerung (Laxantien, Reinigungseinläufen) beginnen. Die Kinder müssen durch ein systematisches Stuhltraining zur regelmäßigen Defäkation erzogen werden. Eine schlackenreiche Kost, ausreichende Trinkmengen, eine Bauchdeckenmassage sowie die Tonisierung und Peristaltikanregung des Dickdarms durch Dihydroergotamin unterstützen die Behandlung.

Als **Dolichokolon** bezeichnet man eine Anomalie, bei welcher der ganze Dickdarm oder einzelne Teile (Sigma) ungewöhnlich lang erscheinen. Die abnorme Weite und Länge kommen oft nur aufgrund einer Überfüllung, also einer unzweckmäßigen Untersuchungstechnik während des Kontrasteinlaufes zustande und verleiten zu dieser Röntgendiagnose. Die Bewertung derartiger Befunde muß kritisch erfolgen.

13.6.2 Akute und chronische Appendizitis

Die akute Appendizitis ist bei Säuglingen sehr selten, beim Kleinkinde schon häufiger und erreicht ihr Frequenzmaximum im **Schulalter**. Sie beginnt mit Übelkeit, Krankheitsgefühl, Erbrechen und Leibschmerzen, die von älteren Kindern in den rechten Unterbauch lokalisiert werden. Eine forcierte Bauchatmung wird vermieden, das rechte Bein gelegentlich in der Hüfte gebeugt gehalten. Die Kinder mögen im Liegen die Beine nicht anheben und sich nicht mehr aufsetzen. Bald findet man am McBurneyschen Punkt eine muskuläre Abwehrspannung und lokalen Druckschmerz. Wird nach tiefer Palpation an einer schmerzfreien Stelle die Hand plötzlich zurückgezogen, so entsteht in der Appendixgegend ein stechender, heftiger Schmerz (Loslaß-Schmerz). Das Fieber ist nur mäßig hoch, die Differenz zwischen axillär und rektal gemessener Temperatur aber auffällig groß (mehr als 1 Grad). Im Blutbild zeigt sich eine polynukleäre Leukozytose. Die rektale Palpation kann besonders bei einer atypischen Appendixlage (Beckenappendizitis) oder beim Douglas-Abszeß wertvolle Hinweise geben.

Die **Diagnose** bereitet besonders bei Kleinkindern Schwierigkeiten. Weil die ersten Phasen der Krankheit wegen uncharakteristischer Symptome leicht übersehen werden können, die Schmerzangaben unzuverlässig sind und ein exakter Palpationsbefund infolge Gegenwehr nur schwer zu erheben ist, kommt es in dieser Altersstufe leider häufiger zu Perforation und Peritonitis. In jedem einzelnen Fall muß man sich unbedingt durch geduldige und wiederholte Untersuchungen über die Operationsindikation Klarheit verschaffen.

Anatomische Besonderheiten der Appendix (Lumeneinengung durch Narben, Kotsteine, fixierte Knickungen) können durch Stauung des Appendixinhaltes eine Entzündung begünstigen, die dann besonders heftig verläuft und zur Perforation neigt. Bei günstigem Verlauf wird solch eine gefährdete Stelle durch Verklebungen abgedeckt. Falls sich ein perityphlitischer Abszeß entwickelt, ist er als schmerzhafter Tumor in der Appendixgegend zu tasten. Er kann sich durch Einbeziehung von Nachbarorganen vergrößern.

Differentialdiagnostisch sind eine ganze Anzahl von Erkrankungen mit ähnlicher Symptomatologie, vor allem eine beginnende rechtsseitige Pneumonie, eine Enterokolitis, eine mesenteriale Lymphadenitis und akute Harnwegsinfektionen abzugrenzen.

Bei einer akuten Appendizitis ist die sofortige Operation angezeigt.

Die **chronisch-rezidivierende Appendizitis** ist durch immer wieder auftretende relativ milde Entzündungsschübe gekennzeichnet. Die Kinder klagen dabei in unterschiedlichen Intervallen über Schmerzen im rechten Unterbauch, über kolikartige oder mehr diffuse, nicht lokalisierte Leibschmerzen. Manchmal bestehen Erbrechen und Übelkeit. Der Palpationsbefund ist wechselnd und unsicher, gelegentlich findet man eine geringe Temperaturerhöhung. Blutbildveränderungen fehlen meist, die Blutsenkung kann normal sein. In Zweifelsfällen vermag die Röntgenuntersuchung mit großer Zuverlässigkeit eine chronische Appendixerkrankung und ihre Folgezustände aufzudecken. Die Intervalloperation ist angezeigt.

13.6.3 Colitis ulcerosa

Ätiologie und Pathogenese sind noch weitgehend unbekannt. Die Erkrankung nimmt bei Schulkindern an Häufigkeit zu und ist charakterisiert durch anfangs breiige, später dünne Entleerungen, denen Schleim, bald auch Blut und Eiter beigemengt sind. Die Defäkation verursacht Schmerzen. Die Kinder verlieren an Gewicht, haben wenig Appetit, anämisieren und lassen in ihrer Leistungsfähigkeit

nach. Besserungen und Rückfälle kennzeichnen den langwierigen, manchmal dramatischen Verlauf. Begleitsymptome der Krankheit, nämlich Gelenkschmerzen, ein Erythema nodosum, Leberschädigungen usw. lassen Beziehungen zu den Kollagenosen vermuten.
Die **klinische Diagnose** wird durch eine Rektoskopie bzw. Kolonoskopie mit Stufenbiopsie gesichert. Darüber hinaus ist eine Röntgenuntersuchung erforderlich zur Information über Lokalisation und Ausdehnung der Erkrankung. Dabei zeigen sich lokale Spasmen, eine ödematöse Darmwand und hochgradige Schleimhautveränderungen durch flächenhafte Ulzerationen. Neben entzündlichen und ulzerösen Schleimhautveränderungen werden bald auch regenerative Vorgänge in Form von „Pseudopolypen" beobachtet. Die Röntgenkontrollen sind für die Beurteilung des Behandlungserfolges ebenso wichtig wie zur Aufdeckung von Komplikationen (toxisches Megakolon, Fisteln, Perforationen) und Spätfolgen (narbige Schrumpfung, Karzinom).
Zahlreiche Beobachtungen haben einwandfrei ergeben, daß der Krankheitsverlauf auch durch **psychische Faktoren** beeinflußt wird. Die bei Erwachsenen erhobenen psychopathologischen Befunde finden sich nahezu regelmäßig auch bei Kindern:
1. Fast immer bestehen *chronische Belastungssituationen* durch konflikthafte, zum Teil hoch abnorme Familienbeziehungen bei äußerlich geordneten sozialen Verhältnissen.
2. Fast immer ist das Kind in ungewöhnlichem Maße von einer Beziehungsperson *abhängig*, der Kontakt zu seiner weiteren Umgebung ist dagegen schlecht bzw. gestört.
3. Das Kind ist unfähig, seine Gefühle und inneren Spannungen in angemessener Weise zu äußern und neigt zu einer unkindlichen rationalen Haltung sowie zum *Rückzug in die Isolation*.
4. Es besteht eine ausgeprägte *depressive Verstimmung*.
5. Sehr häufig besteht ein zeitlicher Zusammenhang zwischen dem Ausbruch der Erkrankung und Ereignissen, die das Kind befürchten lassen müssen, seine enge Beziehungsperson (auch „*Schlüsselfigur*" genannt) zu *verlieren*.

Es wäre denkbar, daß die Auffälligkeiten nicht *Ursache*, sondern *Folge* des schweren Krankheitszustandes sind. Dagegen spricht, daß eine psychotherapeutische Behandlung auch in schweren Fällen schlagartige Besserungen erzielen kann. Aber bei länger bestehender Erkrankung oder großer Ausdehnung der anatomischen Veränderungen sind Dauerheilungen durch Psychotherapie nicht zu erzielen. Daher sollte sie angesichts der ernsten Prognose der Colitis ulcerosa die somatische Behandlung nur unterstützen, jedoch nicht ersetzen. Die Psychotherapie besteht hauptsächlich in der Anwendung übender und beruhigender Methoden sowie dem Versuch, familiäre Konflikte und elterliche Fehlhaltungen durch intensive Beratung der Eltern anzugehen.
Die **medikamentöse Therapie** muß jeweils dem Einzelfall in Form einer Präparatekombination angepaßt werden. Kortikosteroide, Azulfidine und Antimetabolite zeigen ermutigende Behandlungserfolge und Remissionen. Blut- und Plasmatransfusionen beheben die Anämie und Hypoproteinämie und sind besonders bei den entkräfteten Kindern als Operationsvorbereitung unumgänglich. Trotz energischer und langdauernder Behandlung kann die Erkrankung aber weiter schwelen und nach vielen Jahren zu maligner Entartung führen.
In schweren Fällen und nach aussichtsloser medikamentöser Therapie muß die **Kolektomie** durchgeführt und ein Anus praeter angelegt werden. Ein zu langes Hinausschieben der Operation erhöht das Risiko. Natürlich wird der Entschluß zu dieser eingreifenden, stark verstümmelnden Operation nur schwer gefaßt.

13.6.4 Juvenile Polyposis des Kolons und Rektums

Bei den isolierten Dickdarmpolypen (Schleimretentionspolypen) handelt es sich meist um einzelne gestielte Gebilde, die oft bei Kindern zwischen 2 und 12 Jahren vorkommen und zu 70% im Rekto-Sigmoidbereich liegen. Typisch sind Blutauflagerungen auf dem Stuhl und gelegentlich Schmerzen während der Defäkation. Man findet die juvenilen Polypen entweder rektoskopisch bzw. kolonoskopisch oder durch eine sorgfältige Röntgenuntersuchung. Die Behandlung ist chirurgisch. Es bleibt allerdings zu bedenken, daß häufig eine Spontanheilung erfolgt, wenn vorbeistreichender Stuhl die gestielten Polypen abreißt.
Die Gefahr einer malignen Entartung besteht ausschließlich bei den adenomatösen Formen,

ist also besonders in Fällen einer familiären Polyposis zu fürchten.

13.6.5 Mastdarmprolaps

Bei Säuglingen und Kleinkindern können eine Abmagerung, eine chronische Obstipation oder rezidivierende Durchfälle die Muskulatur des Beckenbodens derart schwächen, daß die Anal- oder die Rektumschleimhaut prolabiert. Bei geringfügigem Schleimhautvorfall schlüpft die vorgestülpte Mukosa nach der Defäkation meist spontan wieder zurück. Ein ausgiebiger Prolaps dagegen kann längere Zeit oder dauernd bestehen bleiben.

Die sofortige *Reposition* verhütet ein Schleimhautödem, Stauungsblutungen und Ulzerationen. Sie soll in Kopftief- oder Knie-Ellenbogenlage mit einem mit Salbe bestrichenen Mullbausch versucht werden. Ein erneuter Prolaps läßt sich meist verhüten, wenn man für normalen Stuhlgang sorgt und das Kind häufig in Bauchlage bringt. Bei einer Defäkation auf dem Topf müssen die Beine frei herunterhängen. Erst nach Versagen aller konservativen Maßnahmen soll eine Operation erwogen werden. In solchen Fällen wird ein Drahtring um die Analöffnung gelegt oder durch Injektion um das Rektum eine pararektale Vernarbung angestrebt.

13.7 Durchfallerkrankungen

H. Ewerbeck und E. Schmidt

13.7.1 Akute Durchfallerkrankungen des Säuglings

Die akuten Durchfallerkrankungen stellten früher eine der Hauptursachen der Säuglingssterblichkeit dar. Da als Ursache häufig eine fehlerhafte Beschaffenheit der Nahrung anzuschuldigen war und da zur Behandlung der Durchfälle nur diätetische Maßnahmen zur Verfügung standen, wurde der Begriff „**Ernährungsstörung**" in den Vordergrund gestellt. Fortschritte der Milchhygiene, insbesondere die Einführung keimarmer und keimfreier Milchpräparate, führten zu einem erheblichen Rückgang der Durchfallerkrankungen. Die wachsende Kenntnis über die ätiologische Bedeutung von *Infektionen* ermöglichte den gezielten Einsatz von Antibiotika. Das Wissen um die Bedeutung der sekundären Störung des Wasser- und Elektrolythaushaltes in der Pathogenese der schweren Verlaufsformen führte zur Anwendung geeigneter Elektrolytlösungen für die intravenöse Infusionstherapie. So konnte die diätetische Behandlung wesentlich ergänzt und die Rekonvaleszenz der Durchfallerkrankungen verkürzt werden.

13.7.1.1 Pathogenese

Der Vielfalt ätiologischer Möglichkeiten steht eine einheitliche Pathogenese gegenüber:
Ganz gleich, ob es sich um eine enterale oder parenterale Infektion oder um eine alimentäre Überlastung handelt, immer kommt es im Darm zu einer **Herabsetzung der Verdauungsleistung**, zu einem Rückgang der Salzsäure- und Fermentproduktion und damit zu einer Verschlechterung der Toleranz zunächst für Fett, dann auch für Kohlenhydrate und Proteine, die nun vermehrt in die unteren Darmabschnitte gelangen und Nährsubstrat für die Darmflora bilden. Einerseits kommt es zur oralen Keiminvasion; andererseits können fakultativ pathogene Erreger in der Darmflora überwuchern und in sonst sterile Darmabschnitte aszendieren. Bakterielle Abbauprodukte und Toxine werden frei. Vermehrte Peristaltik und verminderte Resorptionsleistung führen zu gehäuften Entleerungen flüssigkeitsreicher Stühle. Dabei geht nicht nur nahrungseigene Flüssigkeit, sondern auch körpereigenes Darmsekret verloren.

Dazu kommt noch der Flüssigkeitsverlust durch entzündliche Exsudation: Exsikkose und Elektrolytverlust stellen sich ein. Gelingt es nicht, das Fortschreiten der Erkrankung abzuwenden, besteht bald die Gefahr einer allgemeinen, schweren Stoffwechselstörung, die als „Säuglingsintoxikation" bezeichnet wird. Meist ist der Verlust von Wasser dem Elektrolytverlust proportional: isotone Dehydratation (S. 92). Bei hohem Fieber oder hohen Außentemperaturen wird mehr Wasser als Salz verloren: hypertone Dehydratation. Ist der Salzverlust größer als der Wasserverlust, z. B. bei Therapieversuchen mit elektrolytarmer Flüssigkeit, droht eine hypotone Dehydratation.

Im Mittelpunkt der Pathogenese der Säuglingsintoxikation steht die **Exsikkose** (Abb. 131).

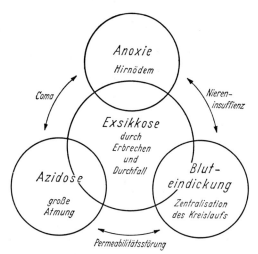

Abb. 131. Intoxikation: Ineinandergreifen pathogenetischer Faktoren

Sie führt zu einer Bluteindickung mit ihren hämodynamischen Konsequenzen: Verlängerung der Kreislaufzeit und Verminderung des Minutenvolumens. Durch die Zentralisation des Kreislaufs wird die Sauerstoffversorgung von Herz, Gehirn und Leber zwar länger aufrechterhalten, in Haut, Darm und Niere aber reduziert. Flüssigkeit aus dem Gefäßsystem geht an das Interstitium verloren. Hypoxie und verminderte Zirkulation führen ihrerseits zur Anhäufung von sauren Stoffwechselprodukten, die die metabolische Azidose verstärken (Milchsäure, Brenztraubensäure, Ketonkörper und Harnsäure). Basenverluste mit dem durchfälligen Stuhl verstärken die metabolische Azidose. Der geschädigte Zellstoffwechsel führt zur „Transmineralisation", dem Austritt von Kalium aus der Zelle im Austausch gegen Natrium und Wasserstoffionen (intrazelluläre Azidose). Besondere Gefahren drohen von seiten des **Gehirns** und der **Niere**. Sauerstoff- und Glukosemangel sowie Hirnödem können Somnolenz, Stupor und Koma herbeiführen. Besonders bei Hypersalie kann es zu Krämpfen mit zerebralen Dauerschäden kommen. Die vermehrte Muskelaktion beim Krampfanfall oder bei starker motorischer Unruhe verstärkt ihrerseits den Sauerstoffmangel und die Anhäufung saurer Stoffwechselschlacken.
Die herabgesetzte **Nierenfunktion** führt zur Azotämie, zum Anstieg von Kalium, Phosphor und organischen Säuren im Blut. Das aus der Transmineralisation anfallende Kalium wird ausgeschieden. Ungenügender Ersatz bei der Rehydratation birgt die Gefahr eines **Kalium-Mangelsyndroms** (S. 92). Die Ausscheidungsfunktion der Niere kann zum Erliegen kommen, wenn weniger als 60 ml Wasser/kg Körpergewicht und Tag für die Ausscheidung zur Verfügung stehen.

13.7.1.2 Ätiologie der akuten Durchfallerkrankungen

Die meisten Durchfallerkrankungen lassen sich in eine der drei folgenden Gruppen einordnen, von denen der ersten die größte Bedeutung zukommt.

1) Enteral-infektiöse Durchfallerkrankungen

Virusinfektionen sind die überwiegende Ursache akuter Enteritiden bei Säuglingen und Kleinkindern. Dabei stehen die Infektionen mit dem Rota-Virus, welches relativ leicht und rasch elektronenoptisch nachzuweisen ist, weit im Vordergrund, im Abstand gefolgt von Coxsackie-, Echo- und Adeno-Viren. Nach den Enteritiden mit Nachweis pathogener Erreger im Stuhl stehen die Infektionen durch **pathogene Escherichia coli** („Dyspepsiecoli") an der Spitze. Neugeborene und Säuglinge im 1. Trimenon sind am stärksten gefährdet, da Antikörper gegen diese Erreger erst während des ersten Lebensjahres gebildet werden. Subklinische Erkrankungen müssen häufig sein, da bei etwa 90% aller Säuglinge am Ende des ersten Lebensjahres auch ohne vorangegangene manifeste Erkrankung Antikörper gefunden werden. Der Erreger wird durch Pflegepersonal, aber auch durch Zimmerstaub und Fliegen übertragen. Neugeborene können sich in den Geburtswegen infizieren.
Der Ausbruch einer Coli-Enteritis auf Neugeborenen- oder Säuglingsstationen ist meldepflichtig und wegen der Gefahr der raschen Ausbreitung gefürchtet.
Die Typisierung nach O-, K- und H-Antigenen ließ eine Vielzahl pathogener Typen erkennen, die serologisch im Stuhl nachweisbar sind. Infektiöse Enteritiden durch Salmonellen und Shigellen sind bei Säuglingen sehr selten und verlaufen relativ gutartig. Septische Bilder mit Meningitis, Osteomyelitis und Bronchopneumonie können gelegentlich bei Salmonelleninfektionen junger Säuglinge vorkommen.

Störungen der Darmflora durch **Antibiotika** führen nicht selten zu leichten Durchfallerkrankungen, die durch fakultativ-pathogene Erreger (Staphylokokken Enterokokken, Proteus und Pyocyaneus) verursacht werden. Durch stark enterotoxin-bildende Staphylokokken können jedoch auch schwere toxische Krankheitsbilder entstehen.

Nur ein kleiner Teil der Durchfallerkrankungen kann durch den Bakteriennachweis ätiologisch geklärt werden.

Nach Ausschluß einer bakteriellen Darminfektion oder eines Ernährungsfehlers können nur der Virusnachweis aus dem Stuhl und ein entsprechender Antikörperanstieg im Blut die Diagnose erhärten.

2) Parenteral-infektiöse Durchfallerkrankungen

Diese Gruppe von Durchfallerkrankungen ist dadurch gekennzeichnet, daß sie in Verbindung mit Infektionen an **anderen** Stellen des Organismus auftreten. Sie werden bei grippalen Infekten der oberen Lufwege, bei Otitis media und Mastoiditis, aber nur selten bei Harnwegsinfektionen, Pneumonie oder Meningitis beobachtet.

Pathogenetisch wird eine Beeinträchtigung der Magendarmfunktion durch den Infektionsherd angenommen. Ein Rückgang der Salzsäureproduktion und der Fermentaktivität des Pankreas vor und während eines Infektes ist nachweisbar. Im Einzelfall ist – insbesondere bei Virusinfektionen – nicht sicher zu entscheiden, ob es sich nicht doch um eine Darminfektion mit dem gleichen Erreger handelt.

3) Alimentär bedingte Durchfälle

Die durch **Diätfehler** hervorgerufenen Durchfälle werden als alimentäre Dyspepsien bezeichnet. Bei einer Überschreitung des Kalorienbedarfs kann es bei *jungen* Säuglingen und Frühgeborenen aufgrund der begrenzten Verdauungsleistung zu Gewichtsstillstand, Erbrechen und vermehrten Stuhlentleerungen kommen. Erstaunlich ist, welches Ausmaß von Überfütterung Säuglinge ohne Durchfallerkrankung tolerieren und nur mit übermäßiger Gewichtszunahme beantworten können. Die früher häufig beobachtete **Sommerdyspepsie** war sicher keine Folge fehlerhafter Nahrungszusammensetzung, sondern wurde durch die bakterielle Infektion der verfütterten Kuhmilch bei hohen Außentemperaturen verursacht.

13.7.1.3 Klinisches Bild

Die **Durchfallerkrankung** beginnt häufig mit Nahrungsverweigerung: Die Gewichtskurve steigt nicht mehr, das Kind beginnt zu erbrechen. Ein Erythema gluteale kann ein frühes Zeichen sein. Der Säugling ist blaß, unruhig, der Schlafrhythmus kann gestört sein. Bereits zu diesem Zeitpunkt sollte durch eine Nahrungsreduktion versucht werden, die weitere Entwicklung der Krankheit aufzuhalten. Nach Ablauf von Stunden bis zu wenigen Tagen treten vermehrte, wasserreiche Stuhlentleerungen auf. Sie können schleimig, dünnflüssig, oft grünlich verfärbt sein und spritzend entleert werden. Bei infektiösen Enteritiden sind Blutbeimengungen häufig. Fader, fauliger Geruch und eine alkalische Reaktion lassen auf bakterielle Fäulnis, saure Stuhlreaktion mit Gasbildung auf Gärungsprozesse schließen. Bei Enteritiden durch pathogene Colikeime wird Stuhl von spermaähnlichem Geruch entleert.

Häufig schon mit Beginn der Durchfälle stellt sich ein *Turgorverlust* ein, bei fortschreitendem Flüssigkeitsverlust liegen bald die Augen tief, die Fontanelle beginnt einzusinken. Das Abdomen ist gebläht, vermehrte Peristaltik kann auskultiert werden. Die motorische Aktivität des Säuglings läßt nach.

Säuglingsintoxikation. Hier bestimmten die **Exsikkose und ihre Folgen** das weitere Bild. Die Haut ist nun in Falten abzuheben, die Fontanelle sinkt tief ein. Die Augen sind haloniert, der Lidschlag ist selten geworden. Die Extremitäten sind infolge Kreislaufzentralisation kühl und feucht, obwohl hohes Fieber bestehen kann. Die Arme sind in Fechterstellung angewinkelt. Vor allem an den unteren Extremitäten kann sich ein Sklerödem bilden. Der **Puls** ist flach und schnell, die Herztöne kaum hörbar. Meist stellt sich die typische **Kußmaulsche Azidoseatmung** ein. Sie kann aber auch fehlen. Über das Ausmaß einer Azidose beim Säugling kann man sich daher nur mit Hilfe der Blutgasanalysen und pH-Bestimmung informieren.

Die **zentralnervösen Symptome** beginnen mit Trübung des Bewußtseins, anfänglich noch mit Erregungszuständen wechselnd. Nach zunehmender Somnolenz kommt es zum Koma. Treten Krampfanfälle auf, so liegt ihnen meist eine hypertone Dehydratation zugrunde.

Mit fortschreitender Beeinträchtigung der **Nierenfunktion** lassen sich im konzentrierten Urin Eiweiß, Erythrozyten, Leukozyten und Zylinder nachweisen.
Die Letalität der Säuglingsintoxikation beträgt immer noch 5–7%. Rasch einsetzende Rehydratation und Azidosebekämpfung können entscheidend sein, das Auftreten zerebraler Dauerschäden zu verhüten.
Als eine Sonderform der Säuglingsintoxikation ist die **„hyperpyretische Toxikose"** abzugrenzen, die auch als **„enzephalotoxische Enteritis"** bezeichnet wird. Sie tritt nur selten vor dem dritten Lebensmonat auf, sondern befällt vorwiegend ältere Säuglinge und Kleinkinder und ist auf eine Virusinfektion zurückzuführen.
Während sich die Säuglingsintoxikation über Stunden, meist über Tage anbahnt, beginnt die hyperpyretische Toxikose *schlagartig*. Nicht immer geht ein leichter Infekt der oberen Luftwege voraus. ¼ bis ⅓ der Kinder sterben innerhalb der ersten 48 Stunden. Rascher Fieberanstieg bis 42°, Bewußtseinstrübung, Krampfanfälle und Kreislaufzentralisation kennzeichnen den abrupten Beginn. Nicht immer werden gleich auch wäßrige, blutige Stühle entleert. Der Turgor der Haut ist teigig und nur mäßig reduziert. Im Blut findet sich eine Hypersalämie (hypertone Dehydratation) mit hyperchlorämischer Azidose. Gelingt es, durch rasche Azidosekorrektur, Rehydratation, Antipyrese und Bekämpfung des Hirnödems die Kinder über die kritischen ersten Stunden und Tage zu retten, bleiben häufig zerebrale Dauerschäden zurück wie neurologische Ausfälle, Anfallsleiden und Intelligenzminderung.
Im Verlauf einer akuten Durchfallerkrankung, begünstigt durch Stase des Darminhaltes bei anatomischen Hindernissen, kann es durch bakterielle Überwucherung des oberen Dünndarms zu sog. *„therapieresistenten Durchfällen"* kommen. Bakteriell deconjugierte Gallensäuren stören dabei die Absorption von Wasser und Monosacchariden. Vorsichtiger Nahrungsaufbau zunächst über Frauenmilch, dann in langsam ansteigender Konzentration über mehrere Wochen mit geeigneten Hydrolysatnahrungen z. B. Alfaré (Nestlé) ist erfolgversprechender als antibiotische Therapie. Da Sojaprotein dem Kuhmilchprotein in allergenen Eigenschaften kaum nachsteht, kann eine langfristige Ernährung mit Hydrolysatnahrung notwendig werden.

13.7.2 Die Behandlung der Durchfallerkrankungen beim Säugling

Pausen- und Heilnahrungen

Die diätetische Therapie muß die Toleranzminderung berücksichtigen und eine ausreichende Flüssigkeits- und Elektrolytzufuhr gewährleisten. Bei Krankheitsbeginn genügt oft eine kurzfristige Reduktion der Kalorien bei gleichbleibender oder erhöhter Flüssigkeitszufuhr (Abb. 132a). Die Steatorrhoe, die lange als Toleranzminderung gegen Fett gedeutet wurde, geht häufig auf einen sekundären Laktasemangel in der geschädigten Darmschleimhaut zurück. Dies muß beim diätetischen Nahrungsaufbau berücksichtigt werden.
Bei ausgeprägterem Krankheitsbild mit ersten Zeichen der Exsikkose muß die Dauernahrung abgesetzt und die nächsten 24 Stunden müssen durch eine sogenannte **„Pausennahrung"** überbrückt werden (Abb. 132b). Kommt es zum Verschwinden der Durchfälle, so kann die ursprüngliche Nahrung in täglich steigenden Mengen über 6–8 Tage wieder eingeführt werden. Bei jungen Säuglingen sollte zwischen Pausen- und Dauernahrung für 1–2 Wochen eine sogenannte **„Heilnahrung"** eingeschoben werden (Abb. 132c). Das gleiche gilt für schwere Durchfallerkrankungen mit Zeichen der Intoxikation, da hier die Nahrungstoleranz zunächst vermindert bleibt. Bei häufigem Erbrechen, Meteorismus, Kreislaufsymptomen und hohem Fieber kann die diätetische Therapie eine ausreichende Flüssigkeitszufuhr nicht gewährleisten. Hier ist eine Infusionsbehandlung mit intravenösem Dauertropf geboten.

Pausennahrungen. Bis zum Ende des ersten Trimenons soll die Nahrungspause mit Tee überbrückt werden: einer Mischung von 5%iger Traubenzuckerlösung und physiologischer Kochsalzlösung im Verhältnis 1:1; 2–3 mval Kalium/kg Körpergewicht sind zuzusetzen. Fertigprodukte mit geeigneten Salzgemischen, Traubenzucker und Tee sind verfügbar (z. B. Oralpädon). Auch 5%ige Trockenschleime werden häufig verwandt. Nach dem ersten Trimenon wird Karottensuppe eingesetzt. Herstellung aus Karotten-Konserven ist zu empfehlen. Ein Nahrungsaufbau mit Karottensuppe vor dem Ende des ersten Trimenons ist nicht zu empfehlen, da einzelne Fälle von Karottenileus beschrieben wurden.

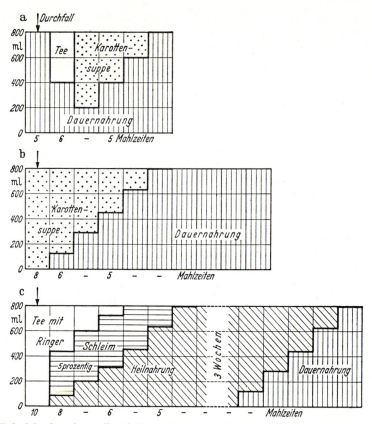

Abb. 132 a–c. Beispiele für einen diätetischen Nahrungsaufbau bei einem ca. 4 kg schweren Säugling. a. Leichter Durchfall: 3 Flaschen Tee, Nahrungsreduktion. b. Mittelschwerer Durchfall: 24 Std. Nahrungspause, Aufbau mit Karottensuppe. c. Starker Durchfall: Nahrungsaufbau mit Heilnahrung, nach 3 Wochen Übergang auf Dauernahrung

Als Trockenpräparate stehen zur Verfügung:

Daucaron (Möhrenpulver, Kalichemie).
Aplona (Apfelpulver, Kalichemie),
Arobon (Johannesbrotmehl, Nestle).

Die traditionellen Pausennahrungen enthalten quellfähige Pektine oder Zellulose, die der Absorption toxischer Stoffe aus dem Darmlumen und der rascheren Bildung geformter Stühle dienen sollen. Die Bedeutung dieser Wirkungen ist umstritten. In den USA kommen fast ausschließlich Elektrolytlösungen mit Zuckerzusatz zur Anwendung.

Heilnahrungen. Sie sind auf die verminderte Toleranz gegenüber Fett und Laktose bei Durchfallerkrankungen abgestimmt. Die auf dem Markt verfügbaren Heilnahrungspräparate sind meist fett- und laktosearm oder laktosefrei. Heilnahrungen mit MCT-Fetten sollten nur bei voraussichtlich langanhaltendem Einsatz von Heilnahrungen bei dystrophen Säuglingen angewendet werden.
Für die Behandlung der Kuhmilchunverträglichkeit stehen aus Sojamehl hergestellte, milchfreie Nahrungen zur Verfügung.

13.7.2.1 Antibiotikatherapie

Durch die Einführung geeigneter Antibiotika ist der Krankheitsverlauf akuter Durchfallerkrankungen infektiöser Genese vereinfacht und damit auch die notwendige Dauer der diätetischen Therapie abgekürzt worden. Der *Keimnachweis* im Stuhl muß die Grundlage für eine gezielte antibiotische Therapie sein. Nach langanhaltender oder wiederholter Antibiotikatherapie steigt die Gefahr einer Neuinfektion des gereinigten Darmes durch *fakulta-*

tiv pathogene Keime (Staphylokokken, Proteus, Enterokokken, Pyocyaneus). Auch mit einer *Soor*besiedlung des Darmes muß gerechnet werden.

13.7.2.2 Flüssigkeits- und Elektrolyttherapie

Die Indikation zur intravenösen Flüssigkeits- und Elektrolyttherapie kann wegen der Einfachheit ihrer Anwendung weit gefaßt werden. In jedem Fall wird die intravenöse Dauertropfbehandlung solange durchgeführt, bis Exsikkose und Azidose beseitigt und der Durchfall zum Stillstand gekommen ist; solange noch Erbrechen und Meteorismus bestehen, ist der Übergang auf diätetische Therapie verfrüht. Meist kann aber nach 48 Stunden die Infusionsmenge reduziert werden, um prüfen zu können, ob der Übergang auf Pausennahrung toleriert wird.

Die Grundzüge der Flüssigkeits- und Elektrolyttherapie sind auf Seite 93 behandelt. Bei Durchfallerkrankungen muß neben dem **Erhaltungsbedarf** der vorangegangene **Gewichtsverlust** und die Verluste durch fortdauernde vermehrte Stuhlentleerungen berücksichtigt werden. Ist der Gewichtsverlust nicht bekannt, so werden bei mäßigen Exsikkosen 5%, bei schweren 10% des Körpergewichts der Berechnung zugrunde gelegt. Bei schweren Exsikkosen muß die initiale Rehydratation durch rasche Infusion von 40–60 ml/kg Körpergewicht in den ersten vier Stunden begonnen werden, um den Kreislauf schneller aufzufüllen. Die Korrektur der Azidose kann zur Vermeidung von Zeitverlusten „blind" begonnen werden. Nach Blutentnahme zur Ermittlung der Blutgaswerte und des pH-Wertes können 20–30 ml einer 4,2%igen Natriumkarbonatlösung injiziert werden (2 ml = 1 mäq). Die weitere Dosierung wird nach Erhalt des Laborbefundes errechnet (S. 95).

Der Flüssigkeitsersatz innerhalb der ersten 24 Stunden erfolgt mit einer Lösung, die **physiologische Kochsalzlösung und 5%ige Glukose** zu gleichen Teilen enthält. Sie dient dem Ausgleich isotoner Verluste und stellt genügend freies Wasser zur Verfügung, ohne eine Wasserintoxikation herbeizuführen. Nach Ausgleich der Exsikkose kann unter Kontrolle der Serumelektrolytwerte auf den Erhaltungsbedarf übergegangen werden. Nach Einsetzen der Diurese ist besonders auf die Korrektur der Kaliumverluste zu achten (S. 93).

13.8 Erkrankungen der Leber und Gallenwege

R. GRÜTTNER

13.8.1 Angeborene Mißbildungen der Gallenwege

1) Gallengangsatresie. Die extrahepatischen Gallengänge können infolge einer Entwicklungsstörung atretisch sein. Sehr viel seltener sind die intrahepatischen Gallengänge oder das gesamte Gallengangssystem betroffen.

Klinisch stehen der Ikterus, entfärbte Stühle und dunkelbraun gefärbter Urin im Vordergrund. Häufig geht der physiologische Neugeborenenikterus der ersten Lebenswoche im Laufe der zweiten und dritten Woche in einen chronischen Ikterus über. Im Urin wird an Glucuronsäure gekoppeltes (direkt nachweisbares) Bilirubin ausgeschieden. Der Stuhl ist entfärbt bis lehmfarben, später leicht gelblich gefärbt. Infolge der Einlagerung von Gallensäuren in der Haut leiden die Kinder an quälendem Juckreiz. Allmählich kommt es zur Vergrößerung und Verhärtung der Leber. Eine portale Hypertension führt bei älteren Säuglingen meist zu einer Milzvergrößerung.

Im **Blut** findet sich eine erhöhte Aktivität der Transaminasen und der alkalischen Phosphatase. Fettsäuren und fettlösliche Vitamine werden vermindert resorbiert, eine Rachitis kann sich entwickeln, und Spontanfrakturen drohen. Interkurrente Infektionen, Leberinsuffizienz oder Blutungen aus Ösophagusvarizen können zum Tode führen.

Eine **Laparotomie** sollte spätestens im zweiten Lebensmonat vorgenommen werden. Ziel der Operation ist es, die Gallenblase bzw. einen Gallengang oberhalb der Atresie mit dem Dünndarm zu verbinden. Während der Operation kann die intraoperative Cholangiographie nach Punktion der Gallenblase für die Beurteilung der extrahepatischen Gallenwege wertvoll sein. Bei intrahepatischem Gallengangsverschluß und beim Fehlen der Gallengänge ist keine Hilfe möglich, die Prognose ist infaust. **Gallengangsstenosen** oder inkomplette Verschlüsse haben eine bessere Prognose.

2) Intermittierender Ikterus, kolikartige Leibschmerzen und Tumor im rechten Oberbauch können auf eine **Choledochuszyste** hinweisen. Befallen sind vor allem Mädchen.

13.8.2 Infektionen der Leber

1) Neugeborenen-Hepatitis

Die Hepatitis der Neugeborenen nimmt wegen ihres histologischen Bildes (Riesenzellhepatitis) eine Sonderstellung ein. Differentialdiagnostisch ist sie von einem Verschlußikterus infolge angeborener Gallengangsatresie schwer zu unterscheiden: Auch bei der Neugeborenen-Hepatitis ist der Stuhl häufig lehmfarben, der Urin dunkelbraun, und im Blut ist konjugiertes Bilirubin vermehrt nachweisbar. Die Transaminaseaktivitäten sind bei der Neugeborenen-Hepatitis gelegentlich stark erhöht. In etwa 30% der Fälle geht die Erkrankung in eine Leberzirrhose über.

Das α-Fetoprotein ist für die Differentialdiagnose zur Gallengangsatresie von Bedeutung. Dieses Protein wird von der embryonalen Leberzelle synthetisiert und ist im fetalen Serum sowie noch kurze Zeit nach der Geburt nachweisbar. Im Gegensatz zur Gallengangsatresie kann das α-Fetoprotein bei der neonatalen Hepatitis im Serum der erkrankten Säuglinge persistieren. Auch der Test mit markiertem Bengalrosa kann u. U. zur Differentialdiagnose beitragen. Kinder mit neonataler Hepatitis (aber offenem Ausscheidungssystem) weisen 5–20% der injizierten Farbstoffmenge im Stuhl auf, gegenüber höchstens 8% bei Atresie der Gallengänge.

Besser als der Bengalrosa-Test ist die Funktionsszintigraphie mit 99^m Tc. Das Tc markierte Hepatobida weist wegen geringerer Halbwertszeit eine geringere Strahlenbelastung auf und ist optimal gallengängig.

In vielen Fällen scheinen ätiologisch Virusinfektionen der Mutter eine Rolle zu spielen, so z. B. Hepatitis B, Zytomegalie, Herpes simplex und Coxsackie.

2) Virushepatitis

Man kennt folgende Arten der Virushepatitis: Virushepatitis A, Virushepatitis B und Virushepatitis weder A noch B. Es wird also die Existenz eines dritten Hepatitisvirus vermutet. Hepatitiden werden außerdem hervorgerufen durch Cytomegalievirus, Coxsackie-Virus, Herpes-simplex-Virus und Epstein-Barr-Virus.

Virushepatitis A

Das Virus ist seit 1973 bekannt. Es kann in der akuten Phase der Erkrankung elektronenoptisch im Stuhl der Patienten nachgewiesen werden.

Übertragung. Der wichtigste Übertragungsmodus ist die Schmierinfektion durch fäkale Verschmutzung. Epidemien können durch Verseuchung von Trinkwasser und Nahrungsmitteln entstehen. Auch eine parenterale Übertragung z. B. durch Blut kann erfolgen.

Klinik. Es besteht ein unspezifisches Prodromalstadium über drei bis vier Tage mit auffallender Müdigkeit, Appetitmangel, Übelkeit, Oberbauchschmerzen und subfebrilen Temperaturen, gelegentlich auch mit Kopf- und Gliederschmerzen. Es tritt eine Dunkelfärbung des Urins auf und 1–2 Tage später der Ikterus. Dieser erreicht nach 3–4 Tagen meist seinen Höhepunkt und nimmt in der zweiten Krankheitswoche bei den unkomplizierten

Tabelle 47

	Virushepatitis A	Virushepatitis B
Erreger	Virus A	Virus B
Inkubationszeit	15 – 20 Tage	50 – 150 Tage
Jahreszeitliches Auftreten	Herbst	kein jahreszeitlicher Gipfel
Bevorzugtes Alter	Kinder und Jugendliche	keine Bevorzugung
Infektionsmodus	oral (evtl. parenteral)	parenteral, selten oral
Hepatitis B Antigen (HBAg)	negativ	HBAg-positiv in Blut, Urin und Stuhl
Möglichkeit der Prophylaxe	Gammaglobulin	Hepatitis B-Virus-Immunglobulin
Aktive Immunisierung	fehlt	eingeführt

Verläufen an Intensität ab. Wahrscheinlich ist der Prozentsatz von Erkrankungen mit anikterischem Verlauf sehr hoch. Die Krankheit wird in diesen Fällen häufig als unspezifische Magen-Darmerkrankung mit Übelkeit und Erbrechen mißdeutet.

Ein verlängerter Ikterus oder nach anfänglicher Besserung erneut auftretende Krankheitssymptome weisen vor allem dann auf einen verstärkten Parenchymzerfall und Übergang in eine akute Lebernekrose hin, wenn neben der verstärkten Bilirubinämie gleichzeitig eine deutliche Erhöhung der Transaminaseaktivitäten des Blutes auftritt.

Schon in der präikterischen Phase ist die Leber meist vergrößert und häufig druckschmerzhaft. Mit der Dunkelfärbung des Urins kommt es zur Stuhlentfärbung. Mit dem Abklingen des Ikterus nimmt der Stuhl der Patienten wieder seine normale Farbe an. Die Krankheit dauert 3–4 Wochen. Leichte Ermüdbarkeit und allgemeine Schwäche können länger bestehenbleiben.

Laboratoriumsbefunde. Bereits in der präikterischen Phase ist ein Anstieg der Transaminaseaktivitäten (SGOT und SGPT) sowie der Gamma-Glutamyltranspeptidase (γ-GT) im Serum feststellbar. Im Blut sind freies (indirekt nachweisbares) und an Glukuronsäure gebundenes Bilirubin (direkt nachweisbares) nebeneinander vorhanden. In den meist unkomplizierten Verläufen kommt es in der zweiten und dritten Krankheitswoche zur Besserung der Transaminaseaktivitäten und zum Abfall des Bilirubinspiegels.

Die **Therapie** ist rein symptomatisch. In der akuten Krankheitsphase mit ikterischem Verlauf fühlen sich die Kinder und Jugendlichen meist so krank, daß Bettruhe eingehalten wird. Sie muß nicht strikt gefordert werden. Die Ernährung soll quantitativ ausreichend und qualitativ gut sein und sich weitgehend nach den Wünschen der Patienten richten. Eine Steroidbehandlung beeinflußt auch schwerere Krankheitsverläufe nicht, sondern bringt höchstens subjektiv Erleichterung.

Die Sicherung der Diagnose einer Virushepatitis A gelingt mittels immunologischer Tests mit Nachweis spezifischer viraler Antigene sowie durch den langfristig positiven Nachweis der Hepatitis A Virus Antikörper.

Prävention und Prophylaxe. Da noch bis zu einer Woche nach dem Auftreten des Ikterus mit einer Virusausscheidung gerechnet werden kann, sind stets besondere hygienische Maßnahmen hinsichtlich der Ausscheidung dieser Patienten erforderlich. Die Prophylaxe für die Familienangehörigen erfolgt mit handelsüblichem Immunglobulin in einer Dosis von 0,02 ml/kg Körpergewicht. In 80–90% der Fälle wirkt dieses Vorgehen auch noch, wenn die Verabreichung erst 6–10 Tage nach dem Kontakt durchgeführt wird.

Virushepatitis B

Das Hepatitis B-Virus wurde 1970 beschrieben. Es besteht aus zwei immunologisch getrennten Anteilen, dem Oberflächenantigen (= surface antigen, HB_sAg) und dem Kernantigen (CORE antigen, HB_cAg), gemeinsam bilden sie das infektiöse Virus. Gegen beide richten sich Antikörper: HB_s- und HB_c-Antikörper, die vor allem bei persistierenden Hepatitiden gefunden werden. HB_sAg erscheint im Serum bereits 1–3 Wochen vor der Erhöhung der Transaminaseaktivitäten. Es sinkt in der Ausscheidungsphase der Krankheit rasch ab. Nur etwa bei 10% der Patienten persistiert HB_sAg für 1–2 Jahre nach der akuten Infektion und etwa 5% der Erkrankten bleiben chronische Antigenträger. HB_sAg kann im Speichel, im Stuhl und im Urin nachgewiesen werden. Der Infektionsweg ist wie der frühere Name (Serumhepatitis) andeutet ganz überwiegend parenteral; ein besonderes Risiko entsteht durch Transfusion von Blut infektiöser Blutspender.

Besonders betroffen sind Kinder, die gehäufte Bluttransfusionen benötigen (aplastische Anämie, Hämophilie, Thalassämie).

Hepatitis B-Antigen-positive Schwangere übertragen die Infektion besonders häufig auf das Kind. Es scheint jedoch keine gehäufte Abort- oder Mißbildungsrate zu bestehen, wenn die Mutter in den ersten Schwangerschaftsmonaten eine Hepatitis durchmacht, wohl aber eine Neigung zur Frühgeburt. Da das Hepatitis B-Antigen aber im allgemeinen erst Wochen nach der Geburt der Kinder gefunden wird, ist anzunehmen, daß die Infektion des Neugeborenen erst unter der Geburt stattfindet.

Da außerdem HB_sAg häufig in der Milch von Hepatitis B-Antigen positiven Müttern gefunden wird, wurde bisher empfohlen, diese Kinder nicht mit Milch ihrer Mütter zu ernähren. Die Neugeborenen müssen jedoch unmittelbar

nach der Geburt simultan aktiv und passiv immunisiert werden und können dann mit Muttermilch ernährt werden. Im Laufe der Säuglingszeit sind später noch zwei weitere aktive Immunisierungen erforderlich (siehe S. 130).
Klinik. Der klinische Verlauf ähnelt dem bei der Hepatitis A, doch sind auch im Kindesalter die einzelnen Phasen im Ablauf der Erkrankung längerdauernd und schwerer. Nicht ganz selten tritt in der präikterischen Phase der Krankheit ein Exanthem auf. Neben Übelkeit, Erbrechen, Oberbauchschmerzen, Gliederschmerzen sind Arthralgien häufig. Die übliche Krankheitsdauer beträgt 4–6 Wochen. Kommt es nach 2–3 Monaten noch nicht zu einer Besserung der Symptomatik und zu einer allmählichen Normalisierung der Transaminasen und der Bilirubinkonzentration, so besteht der Verdacht auf Übergang in eine chronisch-aktive Hepatitis. Hieran muß besonders dann gedacht werden, wenn die Blutsenkungsgeschwindigkeit wieder ansteigt oder erhöht bleibt und die Immunglobulin-G-Fraktion eindeutig erhöht ist. Es ist jetzt eine Leberbiopsie indiziert, weil sich aus dem histologischen Bild Hinweise für die Prognose der Krankheit ergeben können.
Auch für die Virushepatitis B gilt, daß ein anikterischer Verlauf vermutlich häufig vorkommt.
Die **Therapie** der Virushepatitis B ist symptomatisch. Die Kinder werden im akuten Stadium der Krankheit Bettruhe einhalten. Die Art der Nahrungsaufnahme soll sich ebenfalls nach den Wünschen der Kinder richten. Wünschenswert ist, besonders bei protrahiertem Verlauf, eine gut verdauliche Gemischtkost. Auf regelmäßige Stuhlentleerungen sollte geachtet werden. Fiebersenkende Medikamente und Gabe von Abführmitteln sind nicht indiziert. Steroide können den Verlauf der Erkrankung nicht günstig beeinflussen.
Prävention und Prophylaxe. Hepatitis B-Antigen-Träger müssen unbedingt als Blutspender ausgeschlossen werden, desgleichen auch Personen, bei denen in den letzten 6 Monaten ein Kontakt mit Hepatitis-Patienten bestanden hat. Es scheint jedoch, daß gegenwärtig die meisten Fälle von Hepatitis nach Transfusionen oder nach Injektion von Fibrinogen, Faktor IX-Konzentrat sowie antihämophilem Faktor durch eine Infektion mit weder A noch B-Hepatitisvirus hervorgerufen werden. Besteht der Verdacht auf eine Infektion durch Hepatitis B-Virus, so sollte unverzüglich Hepatitis-B-Virus-Immunglobulin verabfolgt werden. Wirksamkeit ist nur zu erwarten, wenn Hepatitis-B-Virus-Immunglobulin innerhalb 48 Stunden nach der Infektion verabfolgt wird. Herkömmliche Gamma-Globulinpräparate sind wirkungslos.

Virushepatitis weder A noch B

Sie gleicht im Verlauf der Virushepatitis B, ist aber immunologisch weder mit ihr noch mit der Virushepatitis A verwandt. Sie wird vor allem nach Bluttransfusionen beobachtet. Übergang in eine chronische Verlaufsform ist bekannt.

Komplikationen, besondere Verlaufsformen

Die akute **fulminante Hepatitis** ist bei Kindern ein seltenes Ereignis, sie entwickelt sich aus einer akuten Hepatitis. Klinisch treten die Zeichen einer Encephalopathie auf. Die Bilirubinkonzentration sowie die Transaminaseaktivitäten zeigen ansteigende Tendenz. Das schwere Krankheitsbild entwickelt sich nicht selten innerhalb von 1–2 Wochen. Die Kinder sind zunächst desorientiert und weisen eine verwaschene, verlangsamte Sprache auf, sie klagen über Kopfschmerzen und Schwindelgefühl. Es entwickelt sich allmählich ein Koma, gelegentlich unterbrochen durch Erregungszustände mit unmotiviertem Schreien. Die Ammoniakkonzentration des Blutes ist deutlich erhöht. Es zeigen sich Ödem und ein Ascites. Infolge gestörter Proteinsynthese in der Leber entwickelt sich eine Blutungsneigung besonders im Gastrointestinaltrakt. Im Blut sind eine Hyponatriämie, Hypokaliämie und Hypoalbuminämie nachweisbar. Als Todesursache wird häufig eine bakterielle Sepsis gefunden.

Knochenmarksaplasie als Komplikation einer Virushepatitis

Es handelt sich hierbei um eine seltene schwer verlaufende Komplikation. Sie beginnt mit Blässe und einer thrombozytopenischen Purpura. Es kann sich um eine transitorische Knochenmarkshypoplasie, eine Aplasie oder eine Panzytopenie handeln. Patienten männlichen Geschlechts sind häufiger betroffen.
Eine **chronisch-persistierende Hepatitis** liegt vor, wenn die Krankheit länger als 6 Monate bestehen bleibt und keine Progredienz der klinischen Symptomatik und der Ergebnisse von Laborparametern zu verzeichnen ist. In etwa

80% liegt eine Infektion mit Hepatitis B-Viren vor. Pathogenetisch scheint das Ausmaß der humoralen Immunreaktion gegen Hepatitisviren eine wichtige Rolle zu spielen. Zur chronisch-persistierenden Hepatitis führt vermutlich eine eher herabgesetzte Antikörperbildung.
Klinisch ist die Mehrzahl der Patienten mit einer chronisch-persistierenden Hepatitis ohne jede Krankheitssymptomatik. In manchen Fällen werden unspezifische Krankheitszeichen wie vermehrte Ermüdbarkeit, Appetitmangel, gelegentliche Übelkeit, Schwindelzustände und Schlafstörungen angegeben.
Laborchemisch sind gelegentlich leichte bis mäßige Erhöhungen der Bilirubinkonzentrationen und der Transaminaseaktivitäten festzustellen. Die Blutsenkung ist geringgradig beschleunigt. Eine Erhöhung der Immunglobulinkonzentrationen im Blut findet sich nicht. Eine Leberbiopsie ist für die Stellung der Diagnose meist nicht erforderlich.

Bei der **chronisch-aktiven Hepatitis** handelt es sich um eine meist langsam progredient verlaufende chronische Erkrankung des Leberparenchyms. In etwa einem Drittel der Erkrankten ist ursächlich eine Infektion mit Hepatitisvirus B anzunehmen. Mädchen und Frauen erkranken etwa viermal häufiger als Knaben und Männer.
Die chronisch-aktive Hepatitis ist gekennzeichnet durch akuten oder schleichenden Krankheitsbeginn mit Symptomen wie Übelkeit, Anorexie, Fieber und Gelbsucht. Gelegentlich finden sich Gelenkbeschwerden, blutige Durchfälle und Hämaturie. Die Konsistenz der vergrößerten Leber ist meist vermehrt, im fortgeschrittenen Stadium bestehen Zeichen der portalen Hypertension.
Blutuntersuchungen ergeben eine deutlich erhöhte Blutsenkungsgeschwindigkeit, erhöhte Transaminaseaktivitäten, eine Hyperbilirubinämie und häufig den Nachweis antinukleärer Antikörper. Die Immunglobuline des Serums sind meist stark erhöht.
Bei Verdacht auf das Vorliegen einer chronisch-aktiven Hepatitis im Kindesalter sollte unter Berücksichtigung der gerinnungsphysiologischen Situation eine *Leberpunktion* oder eine Leberbiopsie durchgeführt werden. Histologisch findet man Rundzelleninfiltrationen mit sog. Mottenfraßnekrosen. In fortgeschrittenen Fällen ist bereits ein zirrhotischer Umbau sichtbar.

Da die *Prognose* der chronisch-aktiven Hepatitis ohne Behandlung ungünstig ist, sollte nach histologischer Sicherung der Diagnose eine kombinierte Cortison-Azathioprinbehandlung vorgenommen werden, die unter Umständen über 1–2 Jahre fortgesetzt werden muß.

3) Weil-Krankheit

Die durch Leptospira ictero-haemorrhagica verursachte Krankheit ist nicht nur durch Ikterus, sondern auch durch das Auftreten von Muskelschmerzen, Blutungen und Nephritis gekennzeichnet.

4) Weitere Infektionen mit Beteiligung der Leber bei jungen Säuglingen

Infolge verminderter Infektabwehr kann es durch Ausbreitung einer Infektion über die Nabelvene oder durch aufsteigende Infektion der Harnwege zur Sepsis kommen. Infolge vermehrten Blutabbaus und Leberparenchymschädigung treten Ikterus, Leber- und Milzvergrößerung auf. Die Antibiotikatherapie richtet sich nach dem Ergebnis der Blutkultur. Eine Beteiligung der Leber am Krankheitsgeschehen findet man außerdem bei Zytomegalie, Herpes simplex-Infektion (z. B. des mütterlichen Geburtskanals), kongenitaler Toxoplasmose, kongenitaler Syphilis, Coxsackie-Infektionen und Listeriose.

5) Infektionen mit Leberbeteiligung bei älteren Kindern

Vor allem bei der *infektiösen Mononukleose* ist mit großer Regelmäßigkeit eine Leberbeteiligung festzustellen. Im histologischen Bild weist die Erkrankung große Ähnlichkeit mit der Hepatitis epidemica auf; Übergang in eine Leberzirrhose soll vorkommen. Die Aktivität der Transaminasen im Serum ist mäßig erhöht.
Nach Appendizitis, Cholezystitis oder Cholangitis oder nach eitrigen Prozessen im Becken treten gelegentlich *Leberabszesse* auf, die meist mit hohem Fieber und Schüttelfrost einhergehen. Die Leber ist hart, vergrößert und druckschmerzhaft.

6) Parasitäre Infektionen der Leber

Die **Echinokokkenerkrankung** wird hervorgerufen durch den Hundebandwurm Echinococcus granulosus. Die Infektion kommt durch Kontakt mit den Ausscheidungen des Hundes zustande oder durch Aufnahme von verunreinigtem Gemüse. Die Zysten finden sich in der Regel im rechten Leberlappen. Die Diagnose wird gesichert durch Leberszintigraphie, Röntgenuntersuchung, Komplementbindungsreaktion und Intrakutantest; im Blut findet sich eine Eosinophilie.

Das klinische Bild der Erkrankung durch **Leberegel** (z. B. Fasciola hepatica) mit Fieber, Lebervergrößerung und rechtsseitigen Oberbauchschmerzen wird durch eine Cholangitis hervorgerufen. Im Blut sind Eosinophilie und erhöhte Aktivität der alkalischen Phosphatase nachweisbar.

13.8.3 Leberzirrhose und Leberfibrose

Die Ursache einer **Leberzirrhose** im Kindesalter ist häufig nicht zu klären. Bei jungen Kindern kann es sich um ein angeborenes Leiden handeln. Bei älteren Kindern finden sich als Ursache einer Leberzirrhose unter anderem Virushepatitis, Morbus Wilson, Galaktosämie, Glykogenspeicherkrankheit oder Mukoviszidose. Leber und Milz können vergrößert sein. Einen besonderen Hinweis bietet die Derbheit des Leberparenchyms. Rasch aufschießende Gefäßsternchen (arterielle „Spider") im Gebiet der oberen Hohlvene können zur Sicherung der Diagnose beitragen. Häufig besteht Aszites. Im Blut fällt die Erhöhung der Serumglobuline und der Transaminaseaktivität auf. In immer kleineren Abständen treten Blutungen aus Ösophagusvarizen auf. Die Prognose ist infaust.

Bei der kongenitalen **Leberfibrose** handelt es sich um ein gelegentlich familiär auftretendes Leiden, bei dem breite Bindegewebsbänder die sonst normalen Leberläppchen umschließen. Die familiäre Form geht mit zystischer Degeneration von Leber- und Nierenparenchym einher. Pfortaderhochdruck und Blutungen aus Ösophagusvarizen können das Leben der Patienten bedrohen.

13.8.4 Reye-Syndrom

Hierbei handelt es sich um eine akut verlaufende Erkrankung bei Kindern im Alter von 6 Wochen bis zu 16 Jahren, die mit den Zeichen einer Encephalopathie einhergeht.

Nach einem prodromalen Virusinfekt kommt es innerhalb kurzer Zeit zu Erbrechen, Lebervergrößerung, Anstieg des Ammoniaks und der Transaminasen sowie zu ZNS-Symptomen wie Hyperexzitabilität, Delirium, Apathie und Koma. Histologisch findet man Veränderungen an den Mitochondrien, eine fettige Infiltration der Leber und ein Hirnödem. Etwa ein Drittel der Patienten mit Reye-Syndrom stirbt unter dem Zeichen von Tachykardie und Ateminsuffizienz. Bei den übrigen kommt es in der Regel zu einer folgenlosen Ausheilung.

13.8.5 Leberbeteiligung bei Stoffwechselkrankheiten

Bei der hereditären Fruktoseintoleranz, der Galaktosämie und der hereditären Tyrosinämie steht die Leberparenchymschädigung zumindest im Frühstadium im Mittelpunkt der Erkrankung. An diese angeborenen Stoffwechselkrankheiten ist besonders dann zu denken, wenn es bereits in der Neugeborenenperiode oder der frühen Säuglingszeit zu einem Ikterus mit Erhöhung der Transaminaseaktivitäten und zur akuten oder chronischen Gedeihstörung der Kinder kommt.

α-1-Antitrypsinmangel

Beim α-1-Antitrypsin handelt es sich um einen Inhibitor eiweißspaltender Enzyme, der im Serum nachweisbar ist. Homozygote Merkmalsträger besitzen nur 10% der normalen Inhibitoraktivität, Heterozygote noch etwa 60%. Bei einem Mangel an α-1-Antitrypsin kann es zu chronischer Lebererkrankung, besonders zum cholostatischen Ikterus und zur Leberzirrhose kommen. Auch chronische Lungenerkrankungen sind die Folge einer Verminderung von α-1-Antitrypsin.

13.8.6 Sonstige Leber- und Gallenblasenerkrankungen

Eine Cholezystitis kommt im Kindesalter selten vor. Die häufigste Ursache der Cholelithiasis im Kindesalter ist die chronische Hämolyse bei einer hämolytischen Anämie. Gallensteine werden aber auch ohne erkennbare Ursache gefunden, gelegentlich schon bei Neugeborenen.

Bei plötzlich auftretendem Ikterus und Lebervergrößerung muß bei Kindern auch an einen Tumor der Leber gedacht und ein Leberszintigramm durchgeführt werden. Für eine neoplastische Lebererkrankung spricht das Wiederauftreten von α-Fetoprotein, das bei gesunden Neugeborenen nach der zweiten Lebenswoche nicht mehr nachweisbar ist.

13.9 Pankreaserkrankungen

G.-A. VON HARNACK

1) Angeborene Fehlbildungen des Pankreas

Unter den angeborenen Form-Anomalien des Pankreas ist das Pankreas anulare die wichtigste, da es zu einer Kompression des Duodenums führen kann (S. 273).
Angeborene Pankreas-Zysten bleiben in der Mehrzahl symptomlos.

2) Exkretorische Pankreas-Insuffizienz

Die häufigste Ursache einer exkretorischen Pankreasinsuffizienz ist die Mukoviszidose („Pankreasfibrose"); siehe Seite 246.
Beim angeborenen *Shwachman-Syndrom* ist im Gegensatz zur Mucoviscidose der Elektrolytgehalt des Schweißes nicht erhöht. Das Syndrom besteht in einer globalen exokrinen Pankreasinsuffizienz, die mit einer metaphysären Dysostose der Hüfte, mit zyklischer Neutropenie und Kleinwuchs kombiniert ist. Die Therapie besteht in der Gabe von tierischen Pankreasextrakten, doch wird dadurch die Neutropenie und der Kleinwuchs nicht beeinflußt.
Der intestinale *Enterokinase-Mangel* (Hadorn) führt durch fehlende Aktivierung von Trypsinogen zu einer Störung der Eiweiß-Verdauung. Therapie: Enzymsubstitution.

3) Entzündliche Erkrankungen des Pankreas

Im Kindesalter ist eine Pankreatitis in der Mehrzahl der Fälle auf eine *Parotitis epidemica* zurückzuführen (s. S. 145). Sie führt zu Oberbauchschmerzen und Erbrechen. Zu erkennen ist sie durch den Amylaseanstieg in Blut und Urin. Fast immer heilt sie folgenlos aus.
Eine *primäre Pankreatitis* ist im Kindesalter extrem selten, doch kann auch bei anderen viralen Erkrankungen eine *Begleit-Pankreatitis* auftreten. Die schwerste Form einer Pankreatitis ist die Pankreas-Nekrose infolge Autodigestion durch Fermentaktivierung. Die Behandlung besteht in Schmerzbekämpfung und in der ausschließlich parenteralen Ernährung. Mittels Duodenalsonde wird laufend Sekret abgesaugt. Der therapeutische Wert des Proteinase-Inhibitors Trasylol ist umstritten.

4) Pankreastraumen

Erleidet ein Kind ein stumpfes Oberbauchtrauma (z. B. durch Sturz auf die Lenkstange seines Fahrrades), so kann es zu einer posttraumatischen Pankreatitis kommen. Der schmerzbedingte Kreislaufschock kann durch gefäßaktive Substanzen (Kallikrein) verstärkt werden. Diagnostisch hinweisend sind Leukozytose, Lipaseanstieg im Blut und Amylase-Anstieg in Blut und Urin.
Nach Wochen bis Monaten können sich *Pankreas-Pseudozysten* bilden: Austretendes Pankreas-Sekret wird von den umgebenden Organen durch eine Pseudomembran abgekapselt. Die entstehende Pseudozyste kann eine erhebliche Größe erreichen. Sie ist sonographisch direkt nachweisbar oder röntgenologisch durch Verdrängung des Magens nach vorn und oben. Auch nach akuter Pankreatitis können sich gelegentlich Pseudo-Zysten bilden. Die Behandlung ist meistens eine chirurgische.

13.10 Darmparasiten

G.-A. VON HARNACK

Oxyuriasis

Aus den Eiern des **Madenwurms** (Oxyuris, Enterobius vermicularis) schlüpfen im menschlichen Dünndarm die Larven und wachsen zu geschlechtsreifen Würmern heran. Die befruchteten Weibchen wandern analwärts und legen in den ersten Nachtstunden in der Umgebung des Afters ihre Eier ab. Durch Schmierinfektion, Bettstaub oder infizierte Gegenstände gelangen die Eier in den Mund und in den Dünndarm: Der Entwicklungszyklus dauert 5 bis 12 Wochen. Die Mutter wird auf den Wurmbefall ihres Kindes aufmerksam bei Betrachtung des Stuhles: Auf der Oberflä-

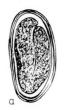 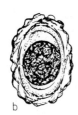 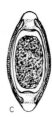

Abb. 133a–c. Eier von Darmparasiten. a Oxyurenei in Umwandlung zum Larvenstadium. b Askaridenei, befruchtetes Ei mit Hülle. c Trichiurenei (Trichocephalus dispar)

che bewegen sich die fadenförmigen, weißen Würmer. Weibchen haben eine Länge von etwa 1 cm, die Männchen sind kaum zu erkennen (3 bis 5 mm lang). Die Diagnose wird gesichert mit einem Zellophanstreifen, der morgens auf die Analgegend geklebt wird. Nach Befestigung auf einem Objektträger erkennt man im Mikroskop die typischen Eier (Abb. 133a).

Oxyuren rufen im allgemeinen keine Krankheitssymptome hervor, sie können aber durch Auslösen von *Juckreiz* die Nachtruhe stören. In der **Behandlung** hat sich die Ein-Tages-Kur mit Pyrviniumpamoat (Molevac) bewährt: 5 mg/kg Körpergewicht. Wiederholung nach zwei Wochen ist zu empfehlen. Weitere wirksame Mittel sind Pyrantelpamoat (Helmex) und Mebendazol (Vermox). Auf peinliche Sauberkeit muß geachtet werden, damit eine Reinfektion vermieden wird. Die Fingernägel sind kurz zu schneiden, nach jedem Stuhlgang müssen die Hände gründlich gewaschen werden.

Ascaridiasis

Die befruchteten Eier des **Spulwurms** (Ascaris lumbricoides) machen in feuchter Erde einen Reifungsprozeß von 3 bis 4 Wochen Dauer durch. Werden sie mit ungekochtem Gemüse, Salat oder Obst aufgenommen, schlüpfen im Dünndarm die Larven aus, durchbohren die Darmwand und gelangen mit dem Blutstrom der Pfortader ins rechte Herz und in die Lunge. Nun passieren sie die Alveolarwand und werden durch das Flimmerepithel von Bronchien und Trachea weitergetragen und erneut verschluckt. Erst jetzt können sie sich im Dünndarm zu geschlechtsreifen Exemplaren weiterentwickeln. Mit dem Stuhl gelangen die befruchteten Eier unter primitiven Verhältnissen z. B. in Gartenerde, wo Fäkalien zur Kopfdüngung von Gemüse verwandt werden: Damit schließt sich nach 2 bis 2½ Monaten der Entwicklungszyklus.

Bei der Passage durch Leber und Lunge sensibilisieren die Larven den Organismus und verursachen eine **Bluteosinophilie.** Wird zu dieser Zeit eine Röntgenaufnahme angefertigt, sind u. U. flüchtige eosinophile Lungeninfiltrate nachweisbar; Husten besteht nicht in jedem Fall. Im Darm können Askariden durch Spasmen **Leibschmerzen** erzeugen, bei starkem Befall sogar einen Ileus durch Knäuelbildung. Spulwürmer können erbrochen werden, in seltenen Fällen in den Ductus choledochus einwandern (Leberabszeß) oder die Darmwand durchbohren. Bei Einzelbefall bleiben Askariden meist symptomlos, Eltern und Kind werden erschreckt durch das Erscheinen eines graurötlichen, regenwurmartigen Rundwurms im Stuhl. Weibchen werden bis zu 40 cm, Männchen bis zu 20 cm lang.

Bei Verdacht auf Askaridenbefall wird eine Stuhlprobe in gesättigter Kochsalzlösung aufgeschwemmt und mehrere Stunden stehen gelassen. Im Oberhäutchen der Suspension finden sich die typischen **Askarideneier** (Abb. 133b). Therapeutisch wird Mebendazol (Vermox) an drei Tagen oder Pyrantelpamoat (Helmex) in einmaliger Gabe eingesetzt.

Trichuriasis

Die Infektion mit dem 3 bis 5 cm langen **Peitschenwurm** (Trichuris, Trichocephalus dispar) tritt klinisch nur selten in Erscheinung. Im Stuhl finden sich die charakteristischen Eier (Abb. 133c). **Therapeutisch** kann Tiabendazol (Minzolum) versucht werden.

Taeniasis

Rohes oder ungenügend gekochtes Rindfleisch kann Finnen des **Rinderbandwurms** (Taenia saginata) enthalten. Im Dünndarm des Menschen wachsen sie bis zu einer Länge von 4 bis 10 m aus. Die letzten Bandwurmglieder lösen sich ab und erscheinen im Stuhl. Die weißen, bandnudelartigen Glieder (Proglottiden) haben durch die verzweigten Seitenäste des Uterus eine charakteristische Struktur (Abb. 134). Sie sind diagnostisch wichtiger als die Bandwurmeier. Diese gelangen mit der Jauche auf die Weide und werden mit dem Futter vom Zwischenwirt, dem Rinde, aufgenommen.

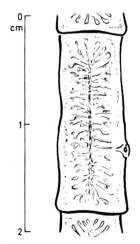

Abb. 134. Reife Proglottide des Rinderbandwurms mit verzweigtem Uterus

Bandwürmer können Leibschmerzen hervorrufen, gelegentlich Schwäche und Abmagerung. **Therapeutisch** hat sich die einmalige Gabe von Niclosamid (Yomesan) bewährt. Der Schweinebandwurm (Taenia solium) kommt kaum noch vor.

13.11 Hernien

G.-A. VON HARNACK

13.11.1 Leistenhernie

Leistenbrüche sind bei Jungen häufiger als bei Mädchen; besonders gefährdet sind Frühgeborene. Bei enger Bruchpforte ist die **Einklemmungsgefahr** groß: Heftiges Schreien, Erbrechen, schmerzhafte Schwellung einer Leiste und u. U. Stuhlverhaltung weisen auf eine Inkarzeration hin. Eine **Reposition** nach Sedierung in Kopftieflage oder im warmen Bad kann versucht werden; gelingt sie nicht, muß sofort operiert werden. Ein Leistenbruch kann bereits im frühen Säuglingsalter operativ behandelt werden; Bruchbänder sind ohne Nutzen. Differentialdiagnostisch muß u. a. an eine Hydrocele funiculi und eine Lymphadenitis gedacht werden.

13.11.2 Nabelhernie

Kleine Nabelbrüche schließen sich fast immer **spontan**; eine Behandlung mittels „Nabelpflaster" erübrigt sich. Beträgt der Durchmesser der Bruchpforte mehr als 8 mm, bildet sich die Nabelhernie auch unter Pflasterbehandlung nicht zurück. Sie kann vom dritten Lebensmonat an operativ verschlossen werden, insbesondere, wenn der Bruchsack groß und dünnwandig ist. Ein Nabelbruch führt fast nie zu Komplikationen und verursacht keine Schmerzen.

13.11.3 Angeborene Zwerchfellhernien

können zu einer Verlagerung von Bauchinhalt in den Thoraxraum (meist links) führen und erfordern eine sofortige operative Korrektur. Über Hiatushernien siehe S. 267.

14. Erkrankungen der Nieren, der ableitenden Harnwege und der äußeren Geschlechtsorgane

14.1 Physiologische Vorbemerkungen, Untersuchungsmethoden

F. BLÄKER

Die drei **Grundvorgänge der Harnbereitung** sind:

1. *glomeruläre Filtration,*
2. *tubuläre Rückresorption,*
3. *tubuläre Sekretion.*

Diese Aufgaben werden von verschiedenen Abschnitten des Nephrons wahrgenommen (Abb. 135). Im Glomerulus wird der Primärharn bereitet; er stellt ein Ultrafiltrat des Blutplasmas dar. Seine Menge beträgt beim Erwachsenen im Mittel 180 Liter am Tage. Da der Endharn im allgemeinen nicht mehr als 1–1½ Liter pro Tag beträgt, müssen also mehr als 99% des Primärharns im Tubulus rückresorbiert werden. Im proximalen Tubulus werden Wasser, Nährstoffe (Glukose, Aminosäuren) und Elektrolyte rückresorbiert (obligate Rückresorption); sezerniert werden Stoffwechselprodukte, die glukuronsäure-gebunden bzw. schwefelsäure-verestert sind, organische Basen und einige körperfremde Stoffe. Durch fakultative Rückresorption werden im distalen Tubulus soviel Elektrolyte und Wasser rückresorbiert, wie zur Aufrechterhaltung der Iso-Osmose des Blutes erforderlich sind. Durch Harn*konzentrierung* wird Wasser eingespart, durch Harn*verdünnung* eine Überwässerung verhindert. Als wichtige Voraussetzung für die Steuerung der Wasserrückresorption gilt der osmotische Gradient im Niereninterstitium, der vor allem durch aktiven Transport von Natrium aus dem Lumen des distalen Tubulus ins Niereninterstitium aufgebaut wird (Abb. 135). Deszendierender, aszendierender Tubulus, Sammelröhre und Kapillaren sind in das osmotische Spannungsfeld in paralleler Anordnung eingebettet. Der Urin, der die einzelnen Abschnitte gegensinnig durchströmt, unterliegt dem Einfluß osmotischer Wirkung aus dem Interstitium. Wasser folgt passiv den gelösten Stoffen. Da die Wände des distalen Tubulus und der Sammelröhre eine geringe Wasserdurchlässigkeit haben, kann ein osmotisches Gefälle zwischen Interstitium und Tubuluslumen aufrechterhalten bleiben.

Antidiuretisches Hormon (ADH) macht den distalen Tubulus und die Sammelröhre stärker für Wasser durchgängig, konzentriert dadurch den Urin, wirkt der Diurese entgegen. Die ADH-Abgabe der Neurohypophyse wird durch Osmorezeptoren im Hypothalamus geregelt. Die Natrium- und Kaliumkonzentration im Organismus wird auch durch das von der Nebennierenrinde produzierte *Aldosteron* beeinflußt. Es reguliert die tubuläre Rückresorption des Natriums und die tubuläre Sekretion von Kalium. Eine krankhafte Steigerung der Hormonproduktion kann durch Natriumretention Ursache von Bluthochdruck und Ödemen sein. Der Kaliumverlust führt zu Lähmungen und Herzrhythmusstörungen (Conn-Syndrom).

Der Aufrechterhaltung einer konstanten Wasserstoffionen-Konzentration im Organismus dient die *Azidogenese*. Einer Übersäuerung des Blutes wird u. a. durch die Ausscheidung von H^+-Ionen entgegengewirkt. Zwei Möglichkeiten stehen zur Verfügung:

1. H^+-Ionen werden durch aktive Zelleistung in den distalen Tubulusabschnitten gegen Kationen (Natrium, Kalium, Kalzium) ausgetauscht. Dem Körper bleiben auf diese Weise Elektrolyte erhalten. Auch Bikarbonat wird eingespart.

2. H^+-Ionen verbinden sich mit Ammoniak und Chlor zu Ammoniumchlorid, das mit dem Urin ausgeschieden wird. Da saure Valenzen somit an Basen gebunden ausgeschieden werden, ist die Säuerung des Urins nur bis zu einem pH von 4,5 möglich.

Physiologische Vorbemerkungen, Untersuchungsmethoden

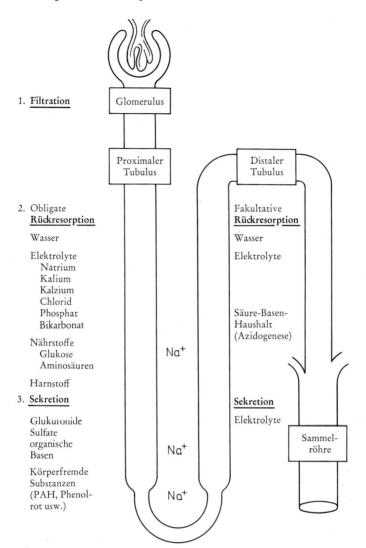

Abb. 135. Lokalisation der Partialfunktionen der Niere

Bei einer Alkalose des Organismus werden von der Niere zur Wiederherstellung des normalen Blut-pH H^+-Ionen zurückgehalten. Die Kationen Natrium und Kalium werden vermehrt ausgeschieden. Der Kaliumverlust stellt eine schwerwiegende Folge der Alkalose dar. Die Leistungsfähigkeit der Nieren wird durch **Clearance-Untersuchungen** geprüft. Unter „Clearance" versteht man ein gedachtes Plasmavolumen, das beim Durchgang durch die Niere in 1 Min. von einer Prüfsubstanz bestimmter Blutkonzentration völlig befreit („geklärt") wird. Als ein Maß für die Größe des Glomerulusfiltrats kann man die **Inulin**-Clearance verwenden. Dieses pflanzliche Polysaccharid wird nur im Glomerulus ultrafiltriert, nicht aber im Tubulus sezerniert oder rückresorbiert (Abb. 136). Die Inulin-Clearance beträgt beim Erwachsenen im Mittel 125 ml pro Min. Den gleichen Wert ergibt die sehr viel einfachere **endogene Kreatinin**-Clearance. Glukose erscheint im Urin erst, wenn der „Schwellenwert" von etwa 200 bis 250 mg/dl Blutzucker überschritten wird. Beim Gesunden wird die ultrafiltrierte Glukose vollständig rückresorbiert. Unter „Nierenplasmastrom" versteht man diejenige Plasmamenge in ml/Min., welche das funktionell tätige Nierenge-

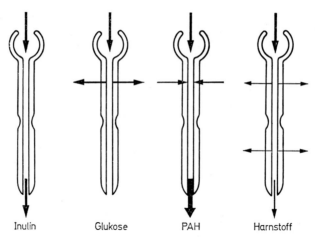

Abb. 136. Glomeruläre Filtration (Inulin), tubuläre Rückresorption (Glukose, Harnstoff) und tubuläre Sekretion (PAH) in ihrer Auswirkung auf die Elimination. Die quantitativen Verhältnisse sind durch die Dicke der Pfeile angedeutet

webe durchströmt. Man verwendet zu ihrer Bestimmung z. B. *Para-Amino-Hippursäure* (PAH), die sowohl filtriert als auch sezerniert (aber nicht rückresorbiert) wird (Abb. 136). Diese glomerulotubuläre **PAH**-Clearance beträgt beim Erwachsenen im Mittel 600 bis 700 ml Plasma/Min.: rund das Fünffache des Glomerulusfiltrats. Harnstoff ist leicht diffusibel. Ein Teil des ultrafiltrierten Harnstoffs verläßt daher wieder den proximalen und distalen Abschnitt des Tubulus. Um die Ergebnisse der Clearanceuntersuchungen in allen Altersstufen vergleichbar zu machen, werden sie nicht als Absolutwerte angegeben, sondern jeweils auf 1,73 m² Körperoberfläche, die durchschnittliche Körperoberfläche des Erwachsenen, bezogen.

14.2 Besonderheiten der kindlichen Nieren

Die Nieren Neugeborener sind – bezogen auf das Körpergewicht – fast doppelt so groß wie die Nieren Erwachsener. Ihre Größe entspricht dem relativ größeren extrazellulären Flüssigkeitsraum und dem relativ größeren Wasserumsatz junger Kinder (S. 91). Die Leistungsbreite der Nierenfunktion Neugeborener ist – verglichen mit der Erwachsener – gering. Unter den Tubulusfunktionen ist vor allem das Konzentrationsvermögen bzw. die Fähigkeit zur Wasserrückresorption, noch nicht voll entwickelt. Zur Elimination harnpflichtiger Serumbestandteile benötigen die Nieren eine relativ große Flüssigkeitsmenge. Wird nicht genügend Wasser aufgenommen, kommt es zur Harnstoffretention und zum Anstieg der Osmolarität des Bluts mit Durstfieber.

Zur *Uringewinnung* beim Säugling bedient man sich eines Plastikbeutels, der an die Genitalregion geklebt wird. Zum Anlegen einer Urinkultur verwendet man den „Mittelstrahl-Urin". Beim Mädchen kann man die Blase vorsichtig katheterisieren, beim Knaben sollte man es unterlassen. Für die bakteriologische Auswertung ist Urin, der durch suprapubische Punktion der gefüllten Blase gewonnen wird, besonders geeignet.

Schematisierend lassen sich die Nierenerkrankungen einteilen in Erkrankungen

1. des Glomerulus,
2. des Tubulus,
3. der Nierengefäße.

14.3 Glomeruläre Nephropathien

14.3.1 Die akute Glomerulonephritis

Die *akute postinfektiöse Glomerulonephritis* ist eine diffuse abakterielle Entzündung der Glomeruluskapillaren beider Nieren. Meist geht eine Infektion mit β-hämolysierenden Streptokokken der Gruppe A ein bis drei Wochen voraus. Die entzündlichen Erscheinungen entstehen offenbar durch Immunreaktionen. Im glomerulären Gewebe finden sich Antikörper vom IgM- und IgG-Typ, die in vielen Fällen gegen Streptokokkeneiweiß gerichtet sind. Außerdem läßt sich Komplement nachweisen, das die Fähigkeit zur Gewebszerstörung besitzt.

1) Klinisches Bild

Der Beginn ist uncharakteristisch: Die Kinder werden appetitlos und schwach, klagen über Kopfschmerzen; die Temperatur ist subfebril. Ein durch Erythrozyten *rötlich-brauner Urin* und *Ödeme* an Lidern, Händen und Füßen sind diagnostisch wegweisend. Schmerzen in der Lendengegend strahlen in die Leisten aus, der Harn nimmt an Menge ab.

Bei der Untersuchung sind *Hämaturie* und *Ödeme* die Kernsymptome; der *Blutdruck* ist nur bei einem Drittel der erkrankten Kinder erhöht. Die allgemeine Blässe ist Folge des Ödems und eines generalisierten Gefäßspasmus. Im Urin ist Eiweiß nachweisbar. Das Sediment enthält neben Erythrozyten auch Leukozyten, hyaline und granulierte Zylinder. Im Blut ergibt sich je nach Schwere der Erkrankung eine unterschiedlich starke *Retention* harnpflichtiger Substanzen: Harnstoff übersteigt die obere Grenze des Normalwertes 25 mg/dl, Harnsäure 6 mg/dl und Kreatinin 1,0 mg/dl Serum. Als Ausdruck der Streptokokkenätiologie ist der Antistreptolysintiter meist erhöht. In über 90% der Fälle ist der Komplementwert des Blutes vermindert; seine Normalisierung geht der klinischen Besserung parallel.

Differentialdiagnose

Die akute Glomerulonephritis muß von anderen Nierenerkrankungen, die das gesamte Erscheinungsbild: Hämaturie, Proteinurie, Ödeme, Hypertonie, Oligurie/Anurie nachahmen oder Einzelsymptome verursachen können, abgegrenzt werden.

Eine **Hämaturie** kann bedingt sein durch:

1. akute oder chronische Formen erworbener Glomerulusschäden; z. B.
   - durch eine Glomerulonephritis bei Purpura Schönlein-Henoch oder Lupus erythematosus,
   - durch eine membrano-proliferative Glomerulonephritis im Krankheitsschub
   - durch eine fokale Glomerulonephritis mit mesangialer IgA-Bindung (IgA-Nephropathie, Morbus Berger);
2. hereditäre Glomerulopathien, vor allem durch die Glomerulonephritis mit Taubheit (Alport-Syndrom) und durch die familiäre benigne Hämaturie bei schmalen fragilen Basalmembranen;
3. Fehlbildungen der ableitenden Harnwege, Harnsteine, haemorrhagische Zystopyelitiden, Tumoren und Blutungsübel.

Steht nur eine leichte Proteinurie im Vordergrund, muß differentialdiagnostisch eine *orthostatische Proteinurie* ausgeschlossen werden. Bei dieser harmlosen Anomalie findet sich im Nachturin (Liegen) kein Eiweiß; steht das Kind auf, und vor allem, nimmt es eine Hohlkreuzhaltung ein (Lordose), wird Eiweiß nachweisbar. Offenbar ist das Symptom die Folge einer Hypoxie infolge gestörter Durchblutungsregulation. Eine tubuläre Proteinurie kann nach Molekülgröße der ausgeschiedenen Eiweißkörper von glomerulärer Proteinurie abgegrenzt werden.

Bei symptomarmem Verlauf fällt die Abgrenzung der akuten Glomerulonephritis gegen *interstitielle Nephritiden* und gegen Schübe bislang inapparent verlaufender *chronischer Nephritiden* schwer. Die Klärung gelingt oft nur durch histologische Untersuchung eines Nierengewebszylinders. Differentialdiagnostische Hinweise ergeben auch die Funktionsstudien mit Clearancemethoden (Abb. 137).

Verlauf

Gelegentlich kommt es im Beginn der Erkrankung zu einer „Pseudourämie", die mit Kopfschmerzen, Erbrechen, Somnolenz und tonisch-klonischen Krämpfen einhergehen kann und wahrscheinlich auf ein Hirnödem bzw. einen cerebralen Angiospasmus bei akuter arterieller Hypertension (hypertensive Encephalopathie) zurückzuführen ist. Eine Glomerulonephritis *dauert* im allgemeinen rund *6–8 Wochen*, vereinzelt auch nur wenige Tage.

Therapie

Bei akuter Glomerulonephritis mit Ödemen, Niereninsuffizienz oder Hypertension muß im Anfangsstadium *Bettruhe* eingehalten werden. Die *Nahrung* muß kochsalzarm sein (sog.

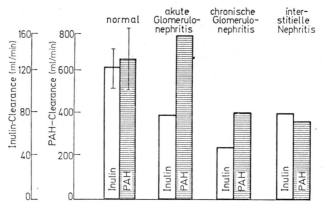

Abb. 137. Clearance-Untersuchungen beim Gesunden und beim Nierenkranken

kochsalzfreie Kost) und darf zunächst nur ½–1 g Eiweiß pro kg Körpergewicht enthalten. Die Flüssigkeitszufuhr richtet sich nach dem Ausscheidungsvermögen der Nieren. Die Urinausscheidung wird täglich gemessen. Die erlaubte Flüssigkeitsmenge soll um 15 ml/kg Körpergewicht/Tag größer sein als die Urinmenge vom Vortage, denn dies entspricht dem Flüssigkeitsverlust durch Hautverdunstung, Atemluft und Stuhlgang. Um die Zu- oder Abnahme von Ödemen zu erfassen, wird das Körpergewicht täglich kontrolliert. Bei schweren Verläufen mit erheblicher Einschränkung der Nierenfunktion ist eine streng bilanzierte parenterale Flüssigkeits-, Salz- und Nahrungszufuhr erforderlich. Als Kalorienträger dienen hochprozentige Zucker- und Aminosäurenlösungen, durch die der endogene Eiweißabbau in Grenzen gehalten wird; so wird die Niere weniger durch Stoffwechselschlacken belastet. Penicillin wirkt anfangs günstig; es wird zur Elimination der Streptokokken etwa drei Wochen lang gegeben. Als Herd kommen am ehesten entzündete Tonsillen in Frage. Tonsillektomien dürfen frühestens drei Monate nach Abklingen der akuten Symptome und nur unter Penicillinschutz vorgenommen werden.

Zur Beurteilung des *Ausheilungsgrades* werden blutchemische Untersuchungen und Funktionsproben vorgenommen. Für die Praxis genügt die Bestimmung des Kreatinins im Serum. Nur wenn Restsymptome bestehen bleiben, werden umfangreichere diagnostische Maßnahmen erforderlich wie Clearanceanalysen und histologische (sowie immunhistologische) Untersuchungen von Nierengewebe.

Die unmittelbare **Letalität** einer akuten Glomerulonephritis ist im Kindesalter sehr gering. Finden sich im Urin in den ersten Monaten noch geringe Eiweiß- und Erythrozytenbeimengungen, so muß dies nicht unbedingt den Beginn eines chronisch progredienten Prozesses bedeuten; sie können sich nach einiger Zeit ganz verlieren.

2) Sonderformen der abakteriellen Glomerulonephritis

Bei **allergischen Reaktionen** auf ein zugeführtes Antigen oder Hapten (Serum, Procainpenicillin, Irgapyrin u. a.) kann es zur Mitbeteiligung der Nieren in Form einer akuten Glomerulonephritis kommen. Die Behandlung besteht nach Möglichkeit in der Ausschaltung des ursächlichen Antigens; im übrigen wird therapeutisch wie bei der postinfektiösen Glomerulonephritis vorgegangen.

Auch bei der Purpura rheumatica (Schönlein-Henoch) sind die Glomeruluskapillaren häufig in den Krankheitsprozeß einbezogen.

14.3.2 Hämolytisch-urämisches Syndrom

Unter dieser Bezeichnung versteht man eine mit thrombotischer Mikroangiopathie einhergehende Nierenerkrankung, bei der es zu *Urämie, Anämie* und *Thrombozytopenie* kommt. Oft geht eine Durchfallserkrankung voraus. Das volle Krankheitsbild setzt akut ein. Bei schweren Verläufen treten *Oligurie/Anurie, Hypertonie* und *zerebrale Anfälle* hinzu. Ätiologie und Pathogenese sind weitgehend unbekannt. In einzelnen Fällen können immunologische Mechanismen pathogenetisch eine Rolle spielen. Im Blutausstrich findet sich eine charakteristische „*Eierschalenbildung*" geschädigter Erythrozyten. Im Urin sind *Fibrinogenspaltprodukte* stark erhöht.

Die **Behandlung** von Anämie, Thrombocytopenie, Hypertonie und zerebralen Anfällen macht symptomatische Maßnahmen erforderlich. Bei Oligurie und Anurie hat sich die frühzeitige Dialyse (Hämodialyse oder Peritonealdialyse) als sehr wirksam erwiesen.

Die *Prognose* ist ernst. Bei den Überlebenden stellt sich die Nierenfunktion oft weitgehend wieder her.

14.3.3 Chronische Glomerulonephritiden

sind gekennzeichnet durch den fortschreitenden Untergang ganzer Nephrone; das Endstadium ist die *Schrumpfniere*. Sie können sich aus unbekannter Ursache primär-chronisch entwickeln, im Gefolge chronischer Infektionen oder autoallergischer Prozesse entstehen, in seltenen Fällen offenbar auch Folge einer akuten Glomerulonephritis sein. Progrediente glomeruläre Nierenerkrankungen können auch vererbt sein und familiär auftreten. Sie gehen dann meist mit typischen extrarenalen Symptomen einher, wie z. B. die hereditäre Nephritis mit Taubheit und Augenanomalien (Alport-Syndrom); die fokale glomeruläre Basalmembranverdickung mit Hypoplasie oder Aplasie der Patella und der Nägel (hereditäre Onycho-Osteodysplasie, Nagel-Patella-Syndrom); die membrano-proliferative Glomerulonephritis mit Lipodystrophie.

In der **Pathogenese** sind immunologische Prozesse oft bedeutungsvoll. Zwei Typen immunologischer Schädigung von Gloweruluskapillaren können unterschieden werden:
1. Glomerulonephritis durch Immunkomplexe aus Fremd- oder Eigenantigen mit entsprechendem Antikörper.
2. Glomerulonephritis durch Autoantikörper gegen glomeruläre Basalmembranen.

Durch Bindung der Immunkomplexe in den Glomeruli oder durch die spezifische Reaktion zwischen Basalmembran-Antigen und Autoantikörper wird Komplement aktiviert: Es kommt zu Gewebsschäden. Zur *histologischen* und *immunologischen Klassifizierung* der glomerulären Veränderungen wird Nierengewebe durch *perkutane Biopsie* unter Röntgenkontrolle gewonnen.

Nach dem klinischen *Verlauf* läßt sich eine *hypertonisch-vaskuläre* mehr *nephritische* Form von einer *proteinurisch-ödematösen* Form (nephrotisches Syndrom) unterscheiden. Mischbilder beider Verlaufstypen sind häufig. Die Beschwerden der Patienten und der Grad der Niereninsuffizienz sind abhängig vom Stadium der chronischen Glomerulonephritis. Ist die Konzentrationsfähigkeit der Nieren aufgehoben (Isosthenurie) werden zur Eliminierung der Stoffwechselendprodukte und zur Regulierung des Säure-Basen-Haushaltes vermehrt Wasser und Elektrolyte benötigt, was bei der Therapie zu berücksichtigen ist. Bei stärkerer tubulärer Schädigung können vermehrt Natrium oder Kalium verloren gehen. Der Verlust muß durch Natrium- oder Kaliumzufuhr mit der Nahrung ausgeglichen werden. Bikarbonat- oder Zitratgabe erhöht die Pufferkapazität bei metabolischer Azidose infolge verminderter H^+-Ionensekretion oder Bikarbonatrückresorption.

Bei glomerulärer Insuffizenz steigt der Phosphatspiegel im Blut (Phosphatstau). Entsprechend dem Grad der glomerulären Insuffizienz geht die Fähigkeit der Nieren verloren, Vitamin D in die stoffwechselwirksame Form des 1,25-Dihydroxycholecalciferols zu überführen. Es entwickelt sich eine **Vitamin D-Resistenz** mit Abnahme der enteralen Kalziumresorption. Der Kalziumwert im Blut sinkt ab, die Hypokalzämie führt zur Aktivierung der Nebenschilddrüsen (sekundärer Hyperparathyreoidismus). Es kommt zur **renalen Osteopathie,** die nur durch hohe Dosen Vitamin D gebessert werden kann. Die Einschränkung der Nierendurchblutung kann über eine vermehrte Reninausschüttung aus den juxtaglomerulären Zellen einen **renalen Hypertonus** auslösen. Die zunehmend retinierten harnpflichtigen Substanzen und die Azidose schädigen die Gefäßwand und erhöhen die Permeabilität: Flüssigkeit tritt aus ins Gewebe (Ödeme) und in die Lungenalveolen, es kommt zu einer vaskulären Purpura. Die Blutbildung wird möglicherweise durch Erythropoetin-Mangel und durch toxische Schädigung der Erythropoese beeinträchtigt. Es entsteht eine **renale Anämie.** Die **Prognose** der chronischen Glomerulonephritiden ist i. a. schlecht. Eine Ausnahme bildet die fokale

Glomerulonephritis mit IgA-Bindung, die zu Hämaturie und leichter Proteinurie führt und nur selten progredient verläuft.

Die Möglichkeit der Besserung oder auch Heilung ist darüber hinaus in den Fällen gegeben, in denen die auslösenden Ursachen behandelt werden können. Dies gilt für chronische Glomerulonephritiden bei Infektionen (Sepsis, Malaria, Infektionen von Kunststoffkathetern (*Shunt-Nephritis*)) oder bei Systemerkrankungen wie Lupus erythematodes disseminatus, Periarteriitis nodosa, Purpura rheumatica.

Im *Endstadium* chronischer Glomerulonephritiden steigern sich Kopfschmerzen, Unruhe und Erbrechen. Durchfälle treten auf, der Mundgeruch wird urinös, Flüssigkeit wird retiniert, das urämische Koma vertieft sich. Die **Behandlung** des Endstadiums besteht in der Anwendung der *chronischen Dialyse* und der *Nierentransplantation*.

14.3.4 Nephrotisches Syndrom

Unter dieser Bezeichnung werden Erkrankungen der Niere zusammengefaßt, die durch Ödeme, eine starke renale Eiweißausscheidung, Hypoproteinämie und Hyperlipidämie gekennzeichnet sind.

1) Idiopathisches nephrotisches Syndrom

Pathologisch-anatomisch finden sich bei Nephrosen im Kindesalter in einem hohen Prozentsatz (70%) lichtmikroskopisch keine glomerulären Veränderungen oder nur minimale Proliferationen des glomerulären Bindegewebes. Für diese Fälle hat sich die Bezeichnung **Lipoidnephrose** gehalten. Immunglobuline und Komplement lassen sich in den Glomeruli nicht oder nur in Spuren nachweisen.

Die Lipoidnephrose kommt vorwiegend im Kleinkindesalter vor mit einem Gipfel im dritten Lebensjahr. Ätiologisch liegt möglicherweise eine allergische T-Zell-Reaktion im Bereich der Glomeruluskapillaren vor. Pathogenetisch im Vordergrund steht die fibrinoide Umwandlung der Basalmembran der Glomeruli mit ihrer erhöhten Eiweißdurchlässigkeit.

Der Beginn der Erkrankung ist meist schleichend, die Kinder sehen blaß und gedunsen aus. Das Vollbild der Nephrose ist durch folgende Symptome gekennzeichnet:

Große Proteinurie (> 40 mg/m²/Std.)

Hypoproteinämie (< 2,5 g Albumin/dl Serum) *Ödeme*, Aszites und Hydrothorax,
Hyperlipämie mit Cholesterinerhöhung über 300 mg/100 dl Serum.

Blutdruckerhöhung und Retention von harnpflichtigen Substanzen fehlen meist, Erythrozyten sind dem Urin nicht oder nur in geringer Menge beigemischt.

Der Organismus verarmt an Eiweiß nicht nur durch die Proteinurie, sondern auch durch einen enteralen Eiweißverlust infolge Schädigung der Darmwandkapillaren. Diese werden vor allem für niedermolekulare Proteine durchlässig. Es kommt zu einer für das nephrotische Syndrom typischen Veränderung des Serumeiweißes: Albumin und Gammaglobulin fallen ab, die α_2-Makroglobuline nehmen zu (Abb. 138). Die Blutkörperchensenkung ist infolge der starken Verschiebungen im Eiweißspektrum stark erhöht. Im Harnsediment finden sich neben hyalinen Zylindern lipoidhaltige Tubuluszellen, deren Lipoid im polarisierten Licht als hell-leuchtende „Malteserkreuze" sichtbar wird.

Die Prognose

der Lipoidnephrose ist durch Einführung der Glukokortikoide und der Antibiotika wesentlich gebessert. In den meisten Fällen lassen sich die Symptome beseitigen, mit *Rezidiven* muß jedoch über Jahre jederzeit gerechnet werden. Häufig verursachen interkurrente Infekte Rückfälle. Früher führten insbesondere Pneumokokkenperitoniden oft das Ende herbei. Hochfieberhafte Infekte können aber auch

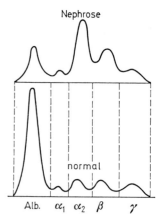

Abb. 138. Elektrophorese bei Nephrose im Vergleich zum Gesunden

günstig wirken: Durch Masern kommt es gelegentlich zu vorübergehender Remission oder dauernder Heilung.

Therapie

Im akuten Stadium wird Bettruhe verordnet. Die Patienten erhalten 1–2 mg/kg Körpergewicht *Prednison*. Der Umschwung im Krankheitsgeschehen zeigt sich durch das Einsetzen der Polyurie an, die meist 9–11 Tage nach Behandlungsbeginn eintritt. Hat sich die Proteinurie zurückgebildet, kann man auf eine *intermittierende* oder *alternierende* Prednisonbehandlung übergehen. Bei der alternierenden Therapie wird Prednison jeden zweiten Tag in einer einzigen Dosis am Vormittag gegeben. Durch dieses Vorgehen wird eine Atrophie der Nebennierenrinde vermieden. Die Beeinträchtigung des Längenwachstums und die Schädigung der Knochenmatrix durch Glukokortikoide wird gering gehalten. Die *Diät* muß kochsalzarm und eiweißreich sein; sie enthält 2 g Eiweiß/kg Körpergewicht, dazu die Menge des täglichen Eiweißverlustes. Die Ödemausschwemmung kann zusätzlich durch *Diuretika* gefördert werden. Elektrolytkontrollen im Serum sind erforderlich. Bei Infektionen muß hochdosiert mit *Antibiotika* behandelt werden. Operative Eingriffe zur Sanierung chronischer Entzündungsherde müssen unter antibiotischem Schutz vorgenommen werden.

2) Nephrotisches Syndrom mit schweren histologischen und immunhistologischen Veränderungen der Glomeruli

Bei etwa 30% Kindern mit nephrotischem Syndrom finden sich schwere histologische Veränderungen (Tabelle 48).
Um **eigenständige Krankheitsbilder** handelt es sich bei folgenden Veränderungen:

fokale Glomerulosklerose
membrano-proliferative Glomerulonephritis
epimembranöse Glomerulonephritis (membranöse Glomerulopathie)

Die membranoproliferative Glomerulonephritis geht meist mit einer Verminderung des Komplementfaktors C 3 einher. Hier scheint eine Anomalie der Komplementaktivierung wegbereitend für die Krankheit zu sein.
Der **Verlauf** der genannten chronischen glomerulären Nierenerkrankungen ist meist progredient und endet dann in der chronischen Niereninsuffizienz.
Ein **Therapieversuch** mit Glukokortikoiden kann unternommen werden. Die immunsuppressive Therapie hat keine sichere Verbesserung der Langzeitprognose dieser Nephroseformen gebracht.

3) Angeborenes nephrotisches Syndrom

Das konnatale, häufig familiäre nephrotische Syndrom ist insgesamt selten und hat eine sehr schlechte Prognose. Setzt es bereits in den ersten Lebensmonaten ein, endet es meist innerhalb eines Jahres tödlich. Histologisch liegt dem Krankheitsbild eine *mikrozystische* Umwandlung der Nephronen zugrunde.

4) Sekundäres symptomatisches nephrotisches Syndrom

Ein nephrotisches Syndrom kann sehr unterschiedliche Ursachen haben. Es kann bei einem Lupus erythematodes visceralis oder einer Purpura Schönlein-Henoch auftreten oder die Folge einer Infektionskrankheit sein (z. B. Lues, Malaria). Intoxikationen z. B. mit Gold, Tridione, Penicillamin, Nierenvenenthrombosen u. a. können zu einem nephrotischen Syndrom führen. Die Therapie besteht vor allem in der Behandlung der Grundkrankheit.

14.4 Nephropathien

14.4.1 Tubulopathien

lassen sich nach ihrer Genese in erbliche und erworbene Störungen unterteilen, nach der vorliegenden Lokalisation in Erkrankungen des proximalen Tubulus und der distalen Tubulusabschnitte (Tabelle 49).
Im **proximalen** Tubulus werden Wasser, Glukose, Aminosäuren, Phosphat und Bikarbonat rückresorbiert (Abb. 135). Jede dieser Funktionen kann isoliert oder in Kombination mit anderen gestört sein.

1) Die renale Glukosurie

ist eine harmlose erbliche Anomalie, die meist zufällig entdeckt wird und keiner Behandlung bedarf. Die tubuläre Rückresorption von Glukose ist vermindert, bei normalem oder leicht

Tabelle 48. *Zuordnungsschema glomerulärer Nierenerkrankungen mit nephrotischem Syndrom nach morphologischen Kriterien*

Ausdehnung	Veränderungen des Schlingenkonvoluts	Veränderungen der Kapsel
diffus (alle Glomeruli)	┌ proliferativ ┐	┌ keine (intrakapillär)
fokal (einzelne Glomeruli)	├ sklerosierend ┤	
segmental (Teile der Glomeruli)	└ membranös ┘	└ vorhanden (extrakapillär)

erniedrigtem Blutzucker kommt es zur Zuckerausscheidung im Urin.

2) Die Zystinurie

kann die Ursache von Nierensteinen sein (S. 73).

3) Beim Phosphatdiabetes

führt die verminderte tubuläre Phosphatrückresorption zum Phosphatverlust, es entwickelt sich eine schwere Rachitis (S. 88).

4) Die primäre proximale tubuläre Azidose

beruht auf einer Störung der Rückresorption von Bikarbonat. Das Manifestationsalter liegt meist zwischen 6 und 18 Monaten. Appetitlosigkeit, Erbrechen, Gewichts- und Wachstumsstillstand sind die klinischen Zeichen. Die Prognose ist günstig; meist kommt es im Alter von zwei Jahren zur spontanen Ausheilung.

5) Die totale Insuffizienz des proximalen Tubulus,

das de Toni-Debré-Fanconi-Syndrom, ist als primäres Leiden im Kindesalter selten (S. 73). Die sekundäre Form kommt bei übergeordneten Stoffwechselkrankheiten vor.
In die **distalen** Tubulusabschnitte ist die fakultative Wasserrückresorption und ein Teil der Azidogenese zu lokalisieren. Folgende Störungen werden beobachtet:

6) Der Diabetes insipidus renalis

hat meist einen X-chromosomal-rezessiven Erbgang. Die Epithelien der distalen Tubulusabschnitte sprechen auf das antidiuretische Hormon des Hypophysenhinterlappens nicht an. Die Folge ist eine Polyurie mit Polydipsie. Im frühen Säuglingsalter äußert sich die Störung in mangelndem Gedeihen, Fieber, Obsti-

Tabelle 49. *Primäre, meist erbliche tubuläre Defekte*

Bezeichnung	Störung der Rückresorption für	Therapie
Proximaler Tubulus		
1. Renale Glukosurie	Glukose	unnötig
2. Isolierte Aminoazidurie	siehe Kapitel 6.1 (S. 66)	
3. Phosphatdiabetes	Phosphat	Hohe Dosen Vitamin D
4. Proximale tubuläre Azidose	Bikarbonat	Alkalisierende Substanzen
5. de Toni-Debré-Fanconi-Syndrom	Glukose Aminosäuren Phosphat	Hohe Dosen Vitamin D, Na- und K-Zitrat
Distale Tubulusabschnitte (Henlesche Schleife, distaler Tubulus, Sammelrohr)		
6. Diabetes insipidus renalis	Wasser	Reichlich Flüssigkeit, Diuretika
7. Distale („klassische") tubuläre Azidose	Anorganische Basen (gegen H-Ionen)	Alkalisierende Substanzen
8. Familiäre juvenile Nephronophthise	Wasser, Anorganische Basen	Reichlich Flüssigkeit, Anorganische Basen

pation, Erbrechen, Dehydratation. In diesem Zustand können die Kinder sterben, wenn nicht die Ursache aufgedeckt wird, oder es resultieren Hirnschäden, welche die geistige Entwicklung beeinträchtigen. Da die Niere den Harn nicht genügend konzentrieren kann, müssen therapeutisch zur Elimination, insbesondere des Natriums, große Flüssigkeitsmengen zugeführt werden. Einen günstigen Effekt haben Saluretika, weil sie durch eine Steigerung der Natriumausscheidung die Hyperosmolarität des Blutes senken.

7) Bei der distalen („klassischen") tubulären Azidose

ist die H-Ionen-Elimination in das Tubuluslumen vermindert. Der Körper verarmt an Natrium, Kalium und Kalzium. Der Kaliummangel schafft die Disposition zur aszendierenden Pyelonephritis. Kalziummangel bedingt Rachitis bzw. Osteomalazie. Die Hyperkalziurie kann die Ursache einer Verkalkung der Markpyramiden (Nephrocalcinosis) oder einer Nephrolithiasis sein. Die initialen Symptome sind Inappetenz, Schwäche, Polydipsie und Polyurie. Therapeutisch versucht man durch die Zufuhr von Natrium- und Kaliumcitrat das Elektrolyt-Defizit auszugleichen. Die Prognose des Erwachsenen-Typs (Albright) der distalen tubulären Azidose ist wesentlich ungünstiger als die der proximalen tubulären Azidose. – Beim Typ Lightwood handelt es sich um ein passageres gutartiges Syndrom des Säuglingsalters, das wahrscheinlich exogen bedingt ist.

8) Familiäre juvenile Nephronophthise

Ein chronisches Versagen des distalen Tubulus, schließlich des gesamten Nephrons wird bei der familiären juvenilen Nephronophthise (Fanconi) beobachtet. Kennzeichnend sind eine Störung der Wasserrückresorption (Diabetes insipidus renalis), eine Anazidogenese mit hyperchlorämischer Azidose und schließlich – nach Jahren – auch eine glomeruläre Insuffizienz mit Retention harnpflichtiger Substanzen. Die Erkrankung beruht wahrscheinlich auf einem vorzeitigen Aufbrauch der Tubuli, die nach ihrem Untergang sekundär durch Bindegewebe ersetzt werden. Im Markbereich weiten sich Zysten auf (kleinzystische Markdegeneration). Die Krankheit führt regelmäßig zur Niereninsuffizienz. Sie ist abzugrenzen von der *Oligomeganephronie,* bei der offenbar die Ausbildung von funktionstüchtigen Nephronen primär gestört ist. Der *klinische Ablauf* beider Krankheitsbilder weist viele Parallelen auf. Eine sichere Differenzierung ist nur durch histologische Untersuchung möglich.

9) Bei der idiopathischen Hyperkalziurie

bilden sich infolge massiven renalen Kalziumverlustes Rachitiszeichen mit Minderwuchs aus. Es kommt zu diffusen Verkalkungen des Nierenparenchyms (*Nephrokalzinose*) und zur Einschränkung der Nierenleistung. Die *Therapie* erfolgt mit Kalziumsubstitution und Vitamin-D-Gaben. Differentialdiagnostisch sind andere Störungen abzugrenzen, die ebenfalls eine diffuse Nephrokalzinose verursachen können wie z. B. die primäre Hyperoxalurie (*Oxalose*), Vitamin-D-Intoxikation und tubuläre Azidose.

10) Bei der idiopathischen Hypokaliämie

mit Hyperkaliurie und Hypochlorämie, metabolischer Alkalose und Minderwuchs (Bartter-Syndrom) ist der tubuläre Regelmechanismus für die Kaliumbilanzierung gestört. Dem Krankheitsbild liegt eine inappropriate Prostaglandinsekretion zugrunde. Prostaglandininhibitoren führen zu rascher Besserung.

14.4.2 Erkrankungen des gesamten Nephrons

Das akute Versagen des gesamten Nephrons, die *akute anurische Nephropathie* kann verschiedene Ursachen haben:

– Blutdruckabfall bei Blutverlust, Operationen und dgl.
– schwere Verletzungen („Crush-Syndrom"),
– Verbrennungen,
– Intoxikationen (z. B. Sublimat),
– Transfusionen von inkompatiblem Blut,
– entzündliche Veränderungen der Glomeruli oder des Niereninterstitiums,
– Thrombenbildung in den Glomeruluskapillaren

Der Krankheitsverlauf kann in **drei Phasen** eingeteilt werden:
Stadium der renalen *Minderdurchblutung* (durch Schock oder Verlegung von Gefäßen),

Stadium der *Oligurie oder Anurie* mit Anstieg der harnpflichtigen Serumbestandteile, Ausheilungsstadium mit *Polyurie*.
Die wichtigste **therapeutische Maßnahme** ist die Beseitigung der Zirkulationsstörung, da das Nierenparenchym auf eine Minderdurchblutung besonders empfindlich reagiert. Beim Absinken des Blutvolumens als Schockursache ist der intravenöse Flüssigkeitsersatz vordringlich; bei Vasodilatation als Schockursache muß der periphere Widerstand durch Kreislaufmittel erhöht werden. Bei Verlegung der Nierenkapillaren infolge lokaler oder allgemeiner intravasaler Gerinnungsvorgänge (hämolytisch-urämisches Syndrom (S. 302), Purpura fulminans (S. 210), Waterhouse-Friderichsen-Syndrom (S. 341)) können Antikoagulantien am Platze sein (s. S. 210). Kommt die Nierenfunktion trotz der Beseitigung des Schockzustandes nicht in Gang, zwingen vor allem der Rest-N-Anstieg und die Hyperkaliämie zur peritonealen oder extrakorporalen Dialyse („Künstliche Niere"). Im Ausheilungsstadium kann es zur Polyurie kommen, die gelegentlich zu unkontrollierten Wasser- und Elektrolytverlusten führt.

Die erworbenen chronischen tubulären Insuffizienzen

bieten ein buntes klinisches Bild und können vielfältige Ursachen haben. Histologisch handelt es sich meist um eine chronische **interstitielle Nephritis**. Die Schädigung kann durch bakterielle oder abakterielle Entzündungsvorgänge, aber auch durch Medikamente ausgelöst sein (Phenacetin).
Die Behandlung richtet sich gegen die Ursachen. Entwickelt sich eine chronisch terminale Niereninsuffizienz, müssen die auf S. 304 genannten Maßnahmen getroffen werden.

14.4.3 Vaskuläre Nierenerkrankungen

Chronisch **sklerosierende Gefäßprozesse** (Nephrosklerosen) sind im Kindesalter außerordentlich selten.
Angeborene ein- oder beidseitige **Nierenarterienstenosen** führen zu einer renalen Minderdurchblutung; sie sind gelegentlich Ursache einer *juvenilen Hypertonie*. Eine Normalisierung des Blutdrucks kann durch Gefäßoperation erreicht werden.

Ein- oder doppelseitige **Nierenvenenthrombosen** finden sich gelegentlich bei Neugeborenen nach Übertragung, nach Geburtstrauma oder bei Diabetes der Mutter; auch Säuglinge mit Exsikkose können davon befallen werden. Therapeutisch kommen Fibrinolytika, Antikoagulantien, bei doppelseitigem Befall die Thrombektomie oder bei einseitigem Befall eine Nephrektomie in Frage; die Prognose ist schlecht.

Nierentumoren

gehören zu den häufigsten abdominellen Tumoren im Kindesalter. Hypernephrome, Nierenkarzinome und -sarkome sind sehr selten, meist handelt es sich um einen **Wilmstumor** (S. 212).

14.5 Harnwegserkrankungen

F. Bläker und M. A. Lassrich

14.5.1 Akute Harnwegsinfektion

Bakterielle Infektionen der Blase (Zystitis) und des Nierenbeckens (Pyelitis) faßt man als „Harnwegsinfektionen" zusammen. Häufig ist die Niere mitbeteiligt (Pyelonephritis). Bildet der Organismus Antikörper gegen den betreffenden Infektionserreger, so kann dies als ein Hinweis auf die Beteiligung der Niere angesehen werden. Die Beimengung von Leukozyten zum Urin (Pyurie) gehört zu den Hauptsymptomen der Harnwegsinfektionen. Im Säuglingsalter liegt ein Geschlechtsverhältnis Mädchen zu Knaben von 3:2 vor, jenseits der Säuglingszeit von 6:1. Die höhere Gefährdung der Mädchen ist auf die Kürze der Urethra zurückzuführen. *Aszendierende Darmkeime* gelangen leichter in die Harnblase als bei Knaben. Im ersten Lebensjahr handelt es sich meist um den *deszendierenden, hämatogenen Infektionsweg;* deshalb ist das Geschlechtsverhältnis in dieser Altersstufe noch nicht so erheblich verschoben.
Im **Säuglingsalter** verläuft eine Harnwegsinfektion als hochfieberhafte Erkrankung ohne spezifische Beschwerden. Mattigkeit, Trinkunlust, Unruhe, Blässe sind die uncharakteristi-

schen Symptome. Gelegentlich kommt es zum Ikterus oder zu einer Vorwölbung der Fontanelle. Erbrechen kann den Verdacht fälschlich auf eine gastrointestinale Ursache lenken. Bei jeder unklaren Temperatursteigerung sollte demnach der Urin mikroskopisch untersucht werden. Man findet dann reichlich, manchmal massenhaft Leukozyten, unterschiedliche Mengen von Erythrozyten, zahlreiche Epithelien, Schleim und u. U. Zylinder. Für Mittelstrahl- und Katheterurin wurden Richtzahlen erarbeitet, die eine Unterscheidung normaler von verdächtigen und pathologischen Zuständen erlauben:

Tabelle 50. *Abgrenzung von Urinbefunden*

	Verdächtiger Befund
Leukozytenzahl bei Mädchen/μl	15 – 50
Leukozytenzahl bei Jungen/μl (über 3 Jahre alt)	5 – 10
Erythrozyten/μl	5 – 10
Bakterien/ml	10 000 – 100 000

Der Punktionsurin sollte steril sein. Liegen die beobachteten Werte *unter* den genannten Zahlen, so ist der Befund normal; liegen sie *über* den genannten Zahlen, so liegt mit großer Wahrscheinlichkeit eine Harnwegsinfektion vor. Ein verdächtiger Befund muß sogleich kontrolliert werden. Die Eiweißprobe im Urin ist auch im filtrierten Urin mehr oder weniger deutlich positiv, die Blutkörperchensenkung stark erhöht.

Bei **älteren Kindern** treten lokale Beschwerden in den Vordergrund: Sie klagen über Harndrang und Brennen beim Wasserlassen und geben Schmerzen in Blasen- und Nierengegend an. Differentialdiagnostisch muß zunächst an eine Beimengung von Leukozyten vom äußeren Genitale her gedacht werden. Dies gilt insbesondere für Mädchen, bei denen eine Vulvovaginitis durch Sekretion von Eiter eine Harnwegsinfektion vortäuschen kann. Finden sich auch im Strahlurin Leukozyten und Erythrozyten, muß differentialdiagnostisch eine symptomarme Glomerulonephritis ausgeschlossen werden, ein Harnstein oder auch ein Fremdkörper, der spielerisch in die Urethra befördert wurde.

Als **Erreger einer Harnwegsinfektion** findet man folgende Keime (der Häufigkeit nach geordnet): Escherichia coli, Proteus, Enterokokken, Pyocyaneus (Pseudomonas aeruginosa), Klebsiellen, Staphylokokken und Aerobacter aerogenes. Mit Ausnahme der Kokken handelt es sich um grammnegative Stäbchenbakterien.

Zur **Behandlung** akuter Schübe eignet sich vor allem Cotrimoxazol, die Kombination eines Sulfonamids mit Trimethoprim. Bei Kindern im ersten Lebensjahr ist Ampicillin bzw. Amoxicillin wegen geringerer Nebenwirkungen vorzuziehen. Als Langzeittherapeutikum wird bevorzugt Nitrofurantoin eingesetzt. Alle genannten Mittel können oral gegeben werden. Bei Resistenz der Erreger gegen eines der genannten Mittel muß auf andere Präparate zurückgegriffen werden, deren Auswahl nach dem Ergebnis der Resistenzbestimmung getroffen wird. Während der Behandlung sollen die Kinder reichlich trinken. Die Kur sollte auch in leichten Fällen mindestens zwei Wochen dauern, da volle und dauernde Ausheilung erstrebt werden muß. Wegen der Gefahr von Rezidiven sind engmaschige *Kontrollen* des Urins über zwei Jahre angezeigt.

14.5.2 Chronische Harnwegsinfektionen

sind häufig die Folge unzureichend behandelter oder unerkannter akuter Harnwegsinfektionen. Im Kindesalter beginnend können sie immer wieder aufflammen und zu schweren Leiden beim Erwachsenen werden. Die *Behandlung* ist außerordentlich schwierig. Die Erreger können wechseln. Wegbereitend sind häufig Harnstauung bzw. Fehlbildungen des harnableitenden Apparates. Ein *vesiko-ureteraler Reflux* kann angeboren sein und zur Harnwegsinfektion disponieren oder sich infolge einer Infektion entwickeln (S. 313). Bei jeder therapieresistenten oder rezidivierenden Harnwegsinfektion sollten daher ein *intravenöses Urogramm* und ein *retrogrades Zystogramm* durchgeführt werden, um Mißbildungen, Harnsteine oder einen Reflux auszuschließen.

Pyelonephritis

Offenbar ist schon bei einer akuten Harnwegsinfektion das Nierengewebe häufig mitbetroffen. Meist aszendierend kommt es zu einer

Schädigung des Interstitiums und damit des Tubulusapparates (S. 308). Klinisch finden sich neben uncharakteristischen Symptomen Druck- und Klopfschmerzhaftigkeit beider Nierenlager mit Ausstrahlung der Schmerzen in die Leistengegend. Im Urin sind Bakterien nachweisbar, Leukozyten, z. T. in Zylindern, z. T. als „Glitzerzellen", granulierte Zylinder sowie Nieren- und Deckepithelien. Die Behandlung der chronischen Harnwegsinfektion setzt eine Sanierung pathologischer Abflußverhältnisse voraus. In jedem Fall ist eine medikamentöse Dauertherapie notwendig, die sich über mindestens 6 Monate erstrecken muß. Eine volle Ausheilung läßt sich oft erst nach **langzeitiger Antibiotikatherapie** erreichen. Gelingt es nicht, der Infektion Herr zu werden, dann droht der Übergang in ein chronisches Stadium. Röntgenologisch werden Formänderungen der Nierenkelche erkennbar; die mangelnde Konzentrationsleistung und die Einschränkung der tubulären Sekretion bei Clearanceuntersuchungen zeigen den Tubulusschaden an. Schließlich leidet auch die glomeruläre Filtration, eine Niereninsuffizienz entwickelt sich; die pyelonephritische Schrumpfniere stellt den Endzustand dar.

14.5.3 Urolithiasis

Ätiologie und Pathogenese sind uneinheitlich, endogene Faktoren und Anomalien des Harntraktes mit Abflußstörungen und sekundären Infektionen spielen eine entscheidende Rolle. Im Gefolge einer länger dauernden *Immobilisierung* eines Kindes, z. B. bei Osteomyelitis, Poliomyelitis, nach schweren Frakturen oder Operationen, gibt das Skelet bei Fortbestehen der Osteoklastentätigkeit, aber verminderter Osteoblasenfunktion verstärkt Kalzium ab. Es resultiert eine Hyperkalziurie, die eine Steinbildung begünstigt. Harnsteine enthalten bei Kindern überwiegend Kalziumphosphat oder -oxalat. Nur selten sind *Stoffwechselanomalien* die Ursache dieser Konkremente, z. B. eine Zystinurie oder eine Vitamin-D-Überdosierung.
Als wesentliche **klinische Symptome** findet man eine Harnwegsinfektion, eine Hämaturie und bei älteren Kindern auch Steinkoliken. Manchmal bestehen Miktionsschwierigkeiten. *Kalkdichte Harnsteine* werden röntgenologisch oder sonographisch nachgewiesen. Bei *nicht schattengebenden Harnsteinen* weist eine Abflußstörung indirekt auf den Sitz des Konkrementes hin. Es kann sich in das Beckenkelchsystem, in den Ureter, die Blase und gelegentlich in die Urethra lokalisieren. Urographisch und sonographisch lassen sich außerdem jene Anomalien aufdecken, die besonders bei Säuglingen und Kleinkindern durch Harnstauung und Infektion die Entwicklung von Harnsteinen einleiten.
Die im Beckenkelchsystem der Niere gebildeten Konkremente wandern mit dem Harnstrom abwärts und bleiben als **Uretersteine** bevorzugt vor dem intramuralen Ostium liegen. **Blasensteine** entstehen meist primär als kleine Konkremente im Nierenbecken, wandern durch den Ureter in die Blase und nehmen hier an Größe zu. Beim Abgang kann sich solch ein Stein vorübergehend in der Urethra festsetzen und eine akute Harnverhaltung hervorrufen. Meist gelingt es, ihm durch Katheterisierung zum Abgang zu verhelfen oder ihn in die Blase zurückzustoßen. Die **Therapie** ist bei Harnsteinen je nach Größe und Lokalisation konservativ oder chirurgisch. Vor allem ist es erforderlich, eine disponierende Anomalie und die akute Harnstauung zu beseitigen.
Gelegentlich führen Kinder **Fremdkörper** in die Harnröhre ein, die hier oder in der Blase Verletzungen und Infektionen verursachen bzw. unterhalten können. Auch die Ausbildung von Blasensteinen ist bei den von Urin umflossenen Gegenständen möglich, deren Nachweis röntgenologisch und endoskopisch erfolgen muß.

14.6 Mißbildungen der Nieren und der ableitenden Harnwege

M. A. LASSRICH

Sie sind infolge der komplizierten Organentwicklung häufig. Anomalien, die den Harnabfluß behindern, verursachen oft eine groteske Erweiterung der Harnwege. Durch den ansteigenden Druck innerhalb des Harntraktes, vor allem aber wegen der unausbleiblichen Infektion kommt eine irreparable Schädigung des Nierengewebes zustande. Da man heute zur

Beseitigung von Harnabflußstörungen plastische Operationen durchführen kann, ist unbedingt eine *frühzeitige Diagnose* anzustreben.

Die klinischen Symptome

einer solchen Mißbildung sind je nach Art und Lokalisation unterschiedlich und während des Säuglingsalters oft noch erstaunlich geringfügig. Obstruktive Anomalien des oberen Harntraktes haben häufig eine rezidivierende oder chronische Harnwegsinfektion zur Folge. Mißbildungen der unteren Harnwege verursachen hauptsächlich Miktionsstörungen oder eine Inkontinenz. Aber diese auf den Harntrakt weisenden Symptome sind nur etwa in der Hälfte aller betroffenen Kinder vorhanden. Bei den übrigen finden sich lediglich Fieberschübe, schlechtes Gedeihen, Blässe und Mattigkeit ohne pathologischen Urinbefund.

Neben dem Nachweis einer Eiweißausscheidung, Leukozyturie und Hämaturie ist die sonographische Untersuchung und die **urologische Röntgenuntersuchung** zur Objektivierung pathologischer Verhältnisse unerläßlich. Mit Hilfe einfacher Untersuchungsmethoden, nämlich einer Übersichtsaufnahme des Harntraktes, der intravenösen Urographie und einer Zystographie mit Miktionsurethrographie lassen sich die meisten Anomalien und Erkrankungen einwandfrei diagnostizieren.

14.6.1 Nierenagenesie

Das Fehlen beider Nieren ist mit dem Leben nicht vereinbar, während eine einseitige Agenesie oft lange symptomlos bleibt. Ihr Nachweis gelingt durch eine Zystoskopie. Dabei zeigt sich ein asymmetrisches Trigonum und nur *ein* Ostium. Aber nur eine Aortographie klärt definitiv die Situation: Nierenarterie und Nierenparenchym fehlen auf einer Seite, die Einzelniere ist entsprechend vergrößert.

14.6.2 Nierenhypoplasie und Nierendysplasie

Kinder mit einer beidseitigen Nierenhypoplasie haben nur geringe Lebenschancen. Rezidivierende Harnwegsinfektionen und eine sich entwickelnde Hypertonie kennzeichnen das klinische Bild. Findet sich nur einseitig eine stark veränderte Zwergniere, so läßt sich weder klinisch noch pathologisch-anatomisch klären, ob es sich um eine Anomalie oder um die Folgen rezidivierender pyelonephritischer Schübe handelt.

14.6.3 Zystennieren

1) Infantile, polyzystische Form

Kinder mit dieser Form der Zystennieren kommen entweder bereits tot zur Welt oder sterben innerhalb der ersten Lebenswochen oder -monate an Urämie. Die erheblich vergrößerten Nieren lassen sich als „Bauchtumoren" palpieren.

In den aufgeschnittenen Organen erkennt man eine Wabenstruktur mit Tausenden zystischer Hohlräume. Auch in Leber, Pankreas, Lungen und Ovarien können sich gleichzeitig zystische Veränderungen finden.

2) Erwachsenenform

Bei diesem dominanten Erbleiden entwickeln sich innerhalb des Nierenparenchyms einzelne Zysten unterschiedlicher Größe. Sie wachsen kontinuierlich und zerstören durch Drucknekrose das Nierengewebe. Die Diagnose läßt sich sonographisch und urographisch stellen, sobald solche Zysten aufgrund ihrer Größe das Nierenbecken, vor allem die Kelchhälse und die Kelche charakteristisch deformieren.

3) Multilokuläre Zystenbildung

Sie wird schon bei Kindern beobachtet. Man findet hierbei in der Nierenperipherie innerhalb einer fibrösen Kapsel, manchmal auch nur einseitig innerhalb eines Nierenpoles zahlreiche unterschiedlich große Zysten.

14.6.4 Anomalien am Ureterabgang

Der Ureterabgang wird gelegentlich durch Anomalien eingeengt, die eine Harnstauung bewirken. Art und Typus dieser Stenosen sind unterschiedlich. Dichte Adhäsionen können den Ureterabgang an das erweiterte Nierenbecken fixieren, verengen und abknicken. Diese Bindegewebsstränge sind meist angeboren und nicht entzündlicher Art (Briden). Die gleiche Wirkung haben atypische Gefäße, falls sie

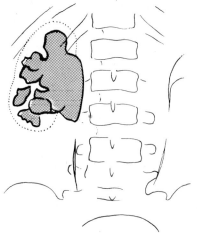

Abb. 139. Ureterabgangsstenose mit Hydronephrose rechts: Strangulation des Ureters durch Bridenbildung

den Ureter komprimieren. Echte Stenosen am Ureterabgang sind Folge einer primären Entwicklungsstörung.

Bei Abflußstörungen kommt es zunächst zu einer Ausweitung des Nierenbeckens, später zu Kelcherweiterung und Parenchymschädigung (Abb. 139). Das Endstadium dieser Entwicklung, die Sackniere, ist durch ein riesiges Nierenbecken gekennzeichnet, an dem nur noch ein sehr dünner Parenchymmantel hängt. Je nach dem Grad der Harnstauung bedürfen diese Anomalien einer plastischen Operation oder gar einer Nephrektomie.

14.6.5 Mißbildungen des Ureters

1) Doppelbildungen

Ureterduplikaturen entstehen bei Aussprossung einer zweiten Ureterknospe, so daß alle ihre Derivate, nämlich Ureter, Nierenbecken und Kelchenden zweifach angelegt sind. Doppelnieren mit doppeltem Ureter kommen ein- und beidseitig vor. Sie sind klinisch bedeutungslos, solange nicht zusätzlich eine Harnabflußstörung mit Infektion oder eine ektopische Uretermündung vorhanden ist (Abb. 140). Charakteristisch ist auch die Art der Nierenbeckenteilung: Das obere Nierenbecken bleibt stets kleiner und drainiert ein Areal, das sonst der oberen Kelchgruppe eines regulären dreigeteilten Nierenbeckens zugehört.

2) Bei ektopischer Uretermündung

liegt das Ostium distal des Trigonum, nämlich im Blasenboden, Blasenhals oder in der Urethra, manchmal sogar innerhalb der Genitalorgane (Vestibulum, Vagina, Samenbläschen). Meist findet man diese Anomalie bei Doppelnieren, wobei der Harnleiter der oberen Niere ektopisch mündet. Inkontinenz („Enuresis", Harnträufeln) und eine Harnwegsinfektion sind die führenden Symptome.

3) Ureterozelen

Beim Kinde stellt die *Doppelniere mit ektopischer Ureterozele* den weitaus häufigsten Typ dieser Anomalie dar. Auf der mißbildeten Seite sind zwei Ureteren vorhanden. Der Ureter der oberen Niere endet in einer Ureterozele, die sich kaudal des Trigonum am Blasenboden befindet. Sie liegt nur teilweise innerhalb der Muskelwand und ragt im gefüllten Zustand kuppelartig in das Blasenlumen vor. Die verengte Öffnung der Ureterozele bewirkt einen Harnrückstau, so daß sich ein Megaureter und eine Hydronephrose der oberen Niere ausbilden. Die Diagnose läßt sich mit Hilfe einer Urographie eindeutig stellen. Man erkennt dabei das kaudalwärts abgedrängte Kelchsystem

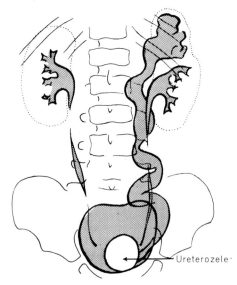

Abb. 140. Doppelniere links mit doppeltem Ureter. Hydronephrose und Megaureter der oberen Nierenanlage. Der erweiterte Ureter mündet distal vom normalen Ureter in die Blase: Ektopische Ureterozele infolge Mündungsstenose

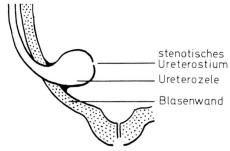

Abb. 141. Mechanismus der Genese einer orthotopen Ureterozele bei Ostiumstenose

der funktionstüchtigen unteren Niere und am Blasengrund einen charakteristischen rundlichen Füllungsdefekt durch die prall gefüllte Ureterozele. Die Funktion der oberen Niere ist dagegen infolge einer Infektion so stark beeinträchtigt, daß sie kein Kontrastmittel mehr ausscheidet oder nur schwach sichtbar wird. Die Diagnose soll endoskopisch und zystographisch bestätigt werden, die Behandlung ist operativ.

Die *orthotope Ureterozele* stellt eine zystische Dilatation des intravesikalen Ureterabschnittes bei einer Einzelniere dar und ist beim Kinde selten (Abb. 141).

4) Uretermündungsstenosen

Bei dieser Anomalie ist das Ureterostium hochgradig eingeengt und der Harnabfluß entsprechend beeinträchtigt. Die Harnstauung kann sich auf den ganzen oberen Harntrakt erstrecken, so daß ein sekundärer Megaureter mit Hydronephrose resultiert. Manchmal ist solch eine Stenose mit einer Ostiuminsuffizienz kombiniert, die ausgiebigen Reflux ermöglicht. Eine chirurgische Behandlung ist erforderlich.

14.6.6 Megaureter

Primäre Formen entstehen während der frühen Embryonalzeit und werden als Hemmungsmißbildungen aufgefaßt.

Sekundäre Formen entwickeln sich als Folge einer Harnabflußstörung an der Uretermündung oder im unteren Harntrakt. Die Ureteren sind dann ein- oder beidseitig erheblich erweitert und verlängert, so daß sie mehrere Schleifen und fixierte Knicke bilden und der Harn-

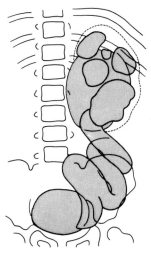

Abb. 142. Megaureter und Hydronephrose links infolge Uretermündungsstenose

transport beeinträchtigt wird. Durch eine plastische Operation mit Verkürzung und Verschmälerung des Ureters läßt sich die Harnstauung beseitigen (Abb. 142).

14.6.7 Vesiko-ureteraler Reflux

Ein vesiko-ureteraler Reflux ist jenseits des Säuglingsalters immer pathologisch. Er kann schwere Folgen haben, weil er eine aufsteigende Infektion begünstigt, durch die Weiterleitung des Blaseninnendruckes den oberen Harntrakt dilatiert und das Nierenparenchym schädigt.

Mehrere Faktoren verhindern den Reflux: eine Art Klappe an der Harnleitermündung, der intramural verlaufende Ureteranteil mit seinem schrägen Durchtritt durch die Blasenwand und der vesiko-ureterale Druckgradient, der das Ostium besonders während der Miktion sperrt.

Beim Reflux-Syndrom lassen sich mehrere Gruppen unterscheiden:

1) Angeborene Form

Infolge einer Fehlanlage des Ureterostiums kommt es zur Störung des Antireflux-Mechanismus.

2) Sekundäre Form

Man findet sie bei infravesikalen Abflußhindernissen (neurogene Blase, Urethralklappe, Urethralstenose usw.).

3) Erworbene Form

Blasenentzündungen mit entsprechenden Schleimhautveränderungen um das Ostium beeinträchtigen den empfindlichen Antireflux-Mechanismus.

Der Refluxnachweis wird durch eine *Zystographie* erbracht. Während der Blasenfüllung (Ruhedruck) und bei der Miktion (gesteigerter Blaseninnendruck) lassen sich die Schlußfähigkeit der Ostien und die Intensität des Refluxes beurteilen (Gradeinteilung I–V).

Je nach Ätiologie und Schweregrad ist eine konservative (Entzündungsbehandlung) oder operative (Antireflux-Operation) *Therapie* erforderlich.

14.6.8 Blasenentleerungsstörungen

Sie werden durch verschiedene Ursachen hervorgerufen, etwa durch neurogene Störungen der Blasenfunktion (bei Meningomyelozele), durch eine Blasenhalsstenose, durch Urethralklappen und isolierte Strikturen.

Die **sog. neurogene Blase** ist meist an Mißbildungen des Rückenmarks und der unteren Wirbelsäule gekoppelt (lumbo-sakrale Myelozele) oder kann gelegentlich posttraumatisch entstehen. Die Urinentleerung erfolgt nur tropfenweise (Überlaufblase) und bleibt inkomplett (Restharn). Blasenwand und Blasenausgang hypertrophieren. Eine **Blasenhalsstenose** ist nur sehr selten die Ursache einer Blasenerweiterung oder gar von Reflux.

Urethralklappen kommen beinahe ausschließlich bei Jungen vor und liegen in der hinteren Urethra (Abb. 143). Die Klappen haben die Form kleiner Schleimhauttaschen und behindern den Harnabfluß, indem sie sich während der Miktion wie Segel aufblähen.

Diaphragma-artige **Stenosen** und **Urethralstrikturen** in der Harnröhre behindern ebenfalls die Miktion.

Als **Folge** der erschwerten und unvollständigen Harnentleerung entwickelt sich eine Hypertrophie des Detrusormuskels, gelegentlich auch eine enorme Dilatation der erschlaffenden Blase (Riesenblase). Schwere Formen weisen fast immer einen Reflux mit Rückstau bis in die Nierenbecken auf. Ein klinisch wichtiges Kriterium ist der Nachweis von Restharn. Mit Hilfe der Miktions-Zystourethrographie kann man meist die Ursache der Entleerungsstörung aufdecken. Die Behandlung ist chirurgisch, das Ergebnis aber bei manchen Formen unbefriedigend.

14.6.9 Blasenekstrophie

Jungen werden von dieser schweren, die Kinder und Eltern sehr belastenden Mißbildung häufiger betroffen. Von der Blase ist lediglich die Hinterwand entwickelt, die mit den frei zugänglichen Ureterostien offen daliegt, während Seiten- und Vorderwand fehlen. Urethra und Genitalorgane sind häufig mißbildet. Der Beckenring klafft vorne weit auseinander (Spaltbecken), seine Stabilität wird aber durch eine fibromuskuläre Gewebsbrücke einigermaßen gewährleistet. Ständiges Harnträufeln und die offenliegende verletzliche Blasenschleimhaut machen die Pflege außerordentlich mühsam. Eine aufsteigende Harnwegsinfektion ist fast nie aufzuhalten. Die chirurgische Behandlung gestaltet sich schwierig (Ableitung des Harns in den Dickdarm, nach außen oder in eine Dünndarmblase), bleibt immer problematisch und ist noch wenig aussichtsreich.

14.7 Fehlbildungen und Erkrankungen des äußeren Genitale

F. BLÄKER

14.7.1 Beim weiblichen Geschlecht

Die unspezifische **Vulvovaginitis** wird vor allem bei adipösen Mädchen gefunden. Als

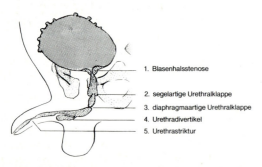

Abb. 143. Miktionsurethrographie beim Knaben: Mögliche Ursachen von Harnabflußstörungen

1. Blasenhalsstenose
2. segelartige Urethralklappe
3. diaphragmaartige Urethralklappe
4. Urethradivertikel
5. Urethrastriktur

Fluor vaginalis albus ist sie in der Präpubertät oder prämenstruell eine häufige Erscheinung. Ein fötider Fluor sollte den Verdacht auf einen Fremdkörper in der Vagina lenken. Reizzustände der äußeren Genitalien sind gelegentlich auch auf Masturbation, Oxyuren- oder Trichomonadenbefall zurückzuführen. Neben der Beseitigung der Ursache kommen Sitzbäder mit Kaliumpermanganatlösung und Puderbehandlung in Frage. Eine gonorrhoische Ursache ist in jedem Fall auszuschließen.

14.7.2 Fehlbildungen und Erkrankungen der äußeren Geschlechtsorgane beim männlichen Geschlecht

Phimose

Beim Neugeborenen ist die epitheliale Verklebung von Vorhaut und Eichel ein physiologischer Zustand, der nicht beeinflußt werden sollte. Auf diese Weise ist die empfindliche Haut der Glans im Säuglingsalter vor der ätzenden Wirkung des Urins geschützt, der sich in der Windel ammoniakalisch zersetzen kann. Die Adhäsion löst sich spontan in der Kleinkindzeit spätestens bis zum 10. Lebensjahr. Trotz der Enge der Vorhautöffnung ist eine Harnentleerung im Strahl möglich.
Ist die Harnentleerung behindert, bläht sich bei der Miktion die Vorhaut sackförmig auf, liegt eine behandlungsbedürftige Phimose vor. Das Präputium ist zu lang und zu eng, oder es wandelte sich durch unvorsichtige Lösungsversuche mit feinsten Einrissen narbig um. In diesem Fall ist eine Operation angezeigt. Eine Zirkumzision ist auch angebracht, wenn es zu Balanitiden kommt oder eine Paraphimose vorliegt. Die zurückgestreifte Vorhaut stranguliert durch ihre Verengerung die Glans.

Hypospadie und Epispadie

Bei der häufigen Hypospadie mündet die Urethra an der Ventralseite, bei der seltenen Epispadie an der Dorsalseite des Penis. Je nach der Dislokation der ventral gelegenen Harnröhrenmündung spricht man von Hypospadia glandis oder penis. Bei der Hypospadia scrotalis und perinealis ist auch das Skrotum gespalten. Die Fossa navicularis endet in diesen Fällen blind, die dystope Harnröhrenöffnung ist sehr eng. Operative Maßnahmen sind erforderlich. Die Epispadie ist meist kombiniert mit der **Blasenekstrophie.** Die Blasenschleimhaut liegt offen zutage, aus den Uretermündungen entleert sich tropfenweise der Urin. Auch die Symphyse ist gespalten, es besteht ein Kryptorchismus. Die operative Versorgung bereitet große technische Schwierigkeiten.

Die Hydrocele testis und die Hydrocele funiculi spermatici

findet man bei vielen männlichen Säuglingen. Sie können zu Verwechslungen mit Hernien Anlaß geben; im Gegensatz zu Hernien lassen sie sich aber wegen des wasserklaren Hydrozeleninhalts mit der Taschenlampe durchleuchten. Eine Therapie ist so gut wie nie erforderlich; mit Punktionen und vor allem Injektionen verödender Substanzen sei man äußerst zurückhaltend. Persistiert die Hydrocele länger als 1 Jahr oder ist sie vergesellschaftet mit Hernien, ist eine operative Behandlung angezeigt.

Die Hodentorsion

oder die Torsion einer **gestielten Hydatide** (Appendix testis) macht heftige lokale Schmerzen. Eine unbehandelte Hodentorsion kann in 4 bis 6 Std. zur Infarzierung des befallenen Hodens führen. Leider wird die Diagnose oft verkannt und eine Orchitis angenommen. Da diese im Kindesalter fast nur nach Mumps vorkommt und kaum je vor der Pubertät, ziehe man im Zweifelsfall rasch einen Chirurgen hinzu. Die Hodentorsion ist einseitig, von Rötung und Schwellung begleitet und kann zum Kollaps führen.

15. Knochen und Gelenke

15.1 Allgemeine Skeletentwicklung

M. A. LASSRICH

Zwei Formen der Osteogenese sind zu unterscheiden: Bei der **desmalen Ossifikation** wird embryonales Mesenchym direkt in Knochen umgewandelt. Auf diese Weise bilden sich die Belegknochen des Schädels und die Schlüsselbeine. Die übrigen Knochen entstehen als „Ersatzknochen" durch **chondrale Ossifikation**. Hierbei sind zu unterscheiden (Abb. 144)

1. Die *perichondrale* (später periostale) Ossifikation, welche schon im Fetalleben einsetzt;
2. die *enchondrale* Ossifikation mit ihrem metaphysären und epiphysären Anteil.

Das metaphysäre Wachstum im Bereich der Epiphysenlinien ermöglicht das Längenwachstum des Knochens. Die Ossifikation der Epiphysenkerne setzt erst nach der Geburt ein. Anomalien, Stoffwechselstörungen und Infektionen wirken sich im Bereich der schnellwachsenden Skeletabschnitte am deutlichsten aus. Daher bedürfen Epi- und Metaphysen besonderer Beachtung und eignen sich am besten für eine röntgenologische Diagnostik.

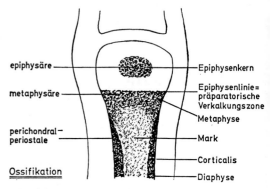

Abb. 144. Normale Ossifikation

15.2 Anlagebedingte Systemerkrankungen des Skelets

M. A. LASSRICH

1) Achondroplasie (Chondrodystrophie)

Die dominant vererbte Störung der **enchondralen Ossifikation** hat ein stark reduziertes Längenwachstum der Knochen zur Folge. Das Dickenwachstum verhält sich dagegen etwa normal, weil die periostale Ossifikation ungestört ist. Die Entwicklungsstörung betrifft auch die knorpelig präformierte Schädelbasis, während die bindegewebig angelegten Schädelknochen normal wachsen. Alle Röhrenknochen bleiben kurz und plump, die Schädelbasis (Os tribasilare) ist verkürzt, die Stirn wölbt sich über die Sattelnase stark vor. Die Wirbelkörper sind teilweise keilförmig verändert. Der Bauch wird vorgestreckt, weil das Os sacrum stark dorsalwärts gerichtet ist und die Neigung des Beckens dadurch erhöht wird (Abb. 145). Das Becken ist deformiert, der Gang watschelnd, der Mineralgehalt des Skelets normal. Ähnliche, aber leichtere Erkrankungen mit zum Teil mehr lokalisierten Störungen werden Chondrodysplasie genannt.

Die Wachstumsstörung ist in schweren Fällen schon bei der Geburt sichtbar. Es besteht ein unproportionierter Zwergwuchs mit kurzen, plumpen, oft verbogenen Extremitätenknochen. Der Kopf ist groß, ein Hydrozephalus mäßigen Grades kommt infolge einer erschwerten Liquorpassage vor. Die Haut bildet charakteristische Querfalten, weil sie für die kurzen Extremitäten zu weit ist. Die geistige Entwicklung verläuft normal. Das Erbleiden ist therapeutisch nicht zu beeinflussen.

Anlagebedingte Systemerkrankungen des Skelets

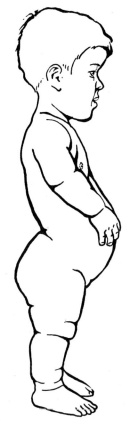

Abb. 145. Achondroplasie

lich infolge einer mangelhaften Vaskularisation klein und sind oft multizentrisch angelegt. Die Knochenkerne erscheinen im Röntgenbild deformiert und neigen an den besonders belasteten Gelenken (Hüftköpfe, Kniegelenke, Fußgelenke) zu Malazie und Defekten. Dementsprechend klagen die Kinder über Gelenkbeschwerden in den Hüften, den Knien und Füßen. Eine wirksame Therapie existiert nicht.

3) Dysostosis cleidocranialis

Bei dem dominanten Erbleiden findet man eine Ossifikationsstörung, die hauptsächlich die bindegewebig angelegten Knochen des Schädeldaches und der Schlüsselbeine betrifft. Typisch sind jahrelanges Offenbleiben der Fontanellen und der mit zahlreichen Schaltknochen versehenen Schädelnähte, eine brachyzephale Schädelform mit vorgewölbter Stirn, eine verkürzte Schädelbasis, ein stark verzögerter Zahnwechsel (Milchzähne bei Erwachsenen) und Schlüsselbeindefekte. Die Kinder können die Schultern so weit nach vorne bringen, daß sie sich berühren (Abb. 146). Auch die chondrale Ossifikation ist leicht gestört, so daß die Patienten kleinwüchsig bleiben, ferner Defekte der Schambeinfuge, Hypoplasien der Schambein- und Sitzbeinäste zustande kommen. Eine orthopädische Behandlung der Knochendefekte ist zuweilen notwendig.

2) Enchondrale Dysostosen

a) Als Dysostosis multiplex

werden verschiedenartige Störungen des Mukopolysaccharid-Stoffwechsels zusammengefaßt. Die Skeletveränderungen sind bei den einzelnen Formen unterschiedlich stark ausgeprägt (S. 87).

b) Als Morquiosche Krankheit

wird der Typ IV der Mukopolysaccharidosen bezeichnet. Die Bezeichnung Dysostosis enchondralis metaphysaria weist auf die bizarren Verformungen der Metaphysen hin (S. 87).

c) Polyepiphysäre Dysplasie (Ribbing)

Es handelt sich um eine auf die Epiphysen beschränkte Ossifikationsstörung, die als familiäre Erkrankung, aber auch sporadisch vorkommt. Die Epiphysen bleiben wahrschein-

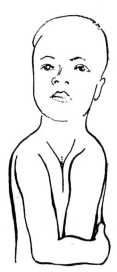

Abb. 146. Dysostosis cleidocranialis mit Schlüsselbeinaplasie

4) Osteogenesis imperfecta

Das Erbleiden beruht auf einer Störung der Osteoblastentätigkeit mit einer starken Beeinträchtigung der endostalen und periostalen Ossifikation. Die enchondrale Knochenbildung dagegen verläuft etwa normal, so daß Knochen üblicher Länge entstehen, die aber ungewöhnlich kalkarm und grazil sind und häufig frakturieren.

In den schwersten Fällen der sporadisch auftretenden **Osteogenesis imperfecta letalis (Typ Vrolik)** bricht das Skelet schon intrauterin an zahlreichen Stellen (Extremitäten, Rippen). Diese Kinder sind oft nicht lebensfähig. Die Extremitätenknochen sind infolge häufiger Frakturen verkürzt und durch die üppige Kallusentwicklung ganz verbildet (Abb. 147), so

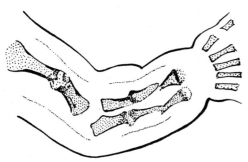

Abb. 147. Osteogenesis imperfecta beim Neugeborenen

daß eine Mikromelie resultiert und in typischen Fällen die normal weite Haut ausgeprägte Falten bildet. Der Schädel ist häufig wegen der mangelhaften Verknöcherung ungewöhnlich weich (Kautschukschädel), Nähte und Fontanellen sind weit offen.

Bei der **Osteogenesis imperfecta tarda (Osteopsathyrosis, Typ Lobstein)** treten die Frakturen erst später und seltener auf. Vier Symptome sind für dieses Leiden charakteristisch: Knochenbrüchigkeit, blaue Skleren, bernsteingelbe bis violette Verfärbung der opaleszenten Zähne und im zweiten Lebensjahrzehnt Taubheit durch Otosklerose. Manche Patienten weisen nicht alle oder nur eines dieser Symptome auf. Es gibt keine erfolgreiche Therapie.

5) Arachnodaktylie-Marfansyndrom

Bei diesem Syndrom sind die Knochen auffallend lang und grazil, am ausgeprägtesten an Händen und Füßen, daher die Bezeichnung „Spinnenfingrigkeit". Der ganze Habitus ist extrem asthenisch. Muskulatur und Fettpolster sind mangelhaft ausgebildet, der Kopf ist schmal, dolichozephal. Hinzu kommen Thoraxdeformitäten mit Trichterbrust und Kyphoskoliose, eine Mitral- und Aortenklappeninsuffizienz infolge der erschlaffenden Klappenringe, eine ausgeprägte Bänderschlaffheit mit Überstreckbarkeit der Gelenke und statisch bedingten Gelenkdeformitäten sowie eine angeborene Linsenluxation mit „Linsenschlottern". Das Leiden ist unterschiedlich stark ausgeprägt, eine wirksame Behandlung existiert nicht.

15.3 Fehlbildungen

M. A. LASSRICH

1) Ein Lückenschädel

kommt bei Neugeborenen meist in Kombination mit schweren Mißbildungen des Neuralrohres vor (Meningo-Myelozele, Enzephalozele, Hydrozephalus). Beim Betasten des Schädels lassen sich zahlreiche, nebeneinander liegende Lücken fühlen, die durch harte Knochenleisten voneinander getrennt sind.

2) Dysostosis craniofacialis (Crouzon)

Infolge einer prämaturen Nahtsynostose entwickelt sich ein Turmschädel. Die Erhöhung des Schädelinnendruckes – röntgenologisch erkennbar am Wabenschädel – kann zur Optikusatrophie führen. Die Gesichtsform ist charakterisiert durch die hohe Stirn, den Exophthalmus bei Hypertelorismus, die stark gebogene Nase und die Oberkieferhypoplasie (Abb. 148).

3) Kraniostenosen

beruhen auf einem vorzeitigen Nahtverschluß bzw. auf einer Agenesie der Schädelnähte. Es kommt zu einer unterschiedlichen Beeinträchtigung des Schädelwachstums, je nachdem, welche Naht befallen ist. Ist die *Koronarnaht* betroffen, so ist das Wachstum in sagittaler Richtung behindert, so daß sich ein Brachyzephalus ergibt (Kurzschädel, Abb. 150); ist die

Fehlbildungen

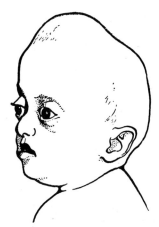

Abb. 148. Dysostosis craniofacialis (Morbus Crouzon)

betroffenen Naht, eine ungehinderte Entwicklung des rasch wachsenden Gehirns gewährleistet ist und das Sehvermögen erhalten bleibt.

4) Angeborene Spaltbildungen der Wirbelsäule

lokalisieren sich am häufigsten an beiden Wirbelsäulenenden und stellen Hemmungsmißbildungen dar, wobei meist die Wirbelbögen nicht geschlossen sind, die Wirbelkörper selbst aber seltener betroffen werden. Oft trifft man diese Spaltbildungen der Wirbelbögen im Lumbosakralbereich an (Spina bifida occulta). Sie sind klinisch nur dann bedeutsam, wenn neurologische Defekte auf eine gleichzeitig bestehende Mißbildung des Rückenmarkes hinweisen (S. 340).

5) Hypoplasien und Defekte der Extremitäten

Sagittalnaht verändert und das Breitenwachstum behindert, so resultiert ein Dolichozephalus (Langschädel, Abb. 151). Der Schädel dehnt sich also in beiden Fällen in der Verlaufsrichtung der synostosierten Naht aus. Sie selbst ragt oft kielartig vor. Sind Koronarnaht und Sagittalnaht gleichzeitig betroffen, so entsteht eine extreme Entwicklung in die Höhe (Turmschädel, Oxyzephalie). Auch einseitige Synostosen kommen vor. Knaben sind etwas häufiger befallen als Mädchen. Der erhöhte intrakranielle Druck verstärkt die Impressiones digitatae, gefährdet durch Druckwirkung den Sehnerv und führt unter Umständen zur Blindheit. Der Nachweis einer Nahtanomalie erfolgt röntgenologisch. Eine möglichst frühzeitige Diagnose und Therapie ist anzustreben, da nur durch eine Kraniotomie, d. h. durch eine bandförmige Knochenexzision längs der

kommen ziemlich häufig und in vielen Variationen vor. Wenn die fünf vorhandenen Strahlen des Hand- oder Fußskelets zahlenmäßig vermindert sind, nennt man diese Anomalie eine *Strahlenaplasie*. Der erste und fünfte Strahl sind am häufigsten betroffen. Eine *Strahlenhypoplasie* liegt dann vor, wenn die Entwicklung des ganzen Strahls oder einzelner Glieder beeinträchtigt ist. Durch die stärkere und tiefe Inzisur zwischen den Strahlen kann sich eine *Spalthand* oder ein *Spaltfuß* ausbilden. Ist die Längsteilung fehlerhaft abgelaufen, so resultiert eine *Syndaktylie*, wobei das Röntgenbild klärt, ob nur eine häutige Verbindung oder eine knöcherne Verschmelzung vorliegt.

Bei diesen Mißbildungen finden sich oft noch zusätzlich Hypoplasien des Unter- bzw. Oberarmes und des Schulterblattes. Ist die ganze

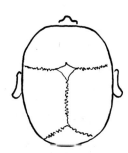

Abb. 149. Säuglingsschädel mit normalen Nähten

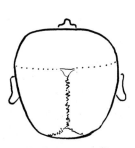

Abb. 150. Prämature Synostose der Koronarnaht: Brachyzephalus

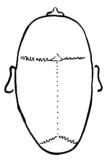

Abb. 151. Prämature Synostose der Sagittalnaht: Dolichozephalus

Extremität verkürzt, so liegt eine *Mikromelie* vor. Ist die Anomalie so hochgradig, daß die Hände und Füße fast ganz am Rumpf angewachsen scheinen, bezeichnet man dies als *Phokomelie* („Robben"glieder), bei völligem Fehlen als *Amelie*. Schwere Fehlbildungen der Extremitäten wurden früher durch eine Thalidomidschädigung des Embryos verursacht (siehe S. 25).

6) Hyperplasien

Ein partieller Riesenwuchs liegt dann vor, wenn einzelne Finger oder Zehen, eine ganze Extremität oder gar eine Körperhälfte wesentlich größer ist als die andere entsprechende Gliedmaße. Der Knochen wird in gleicher Weise wie die Weichteile betroffen. Man findet diese Anomalien oft kombiniert mit Naevi vasculosi (Klippel-Trenaunay-Syndrom) oder arterio-venösen Anastomosen, vor allem mit Lymphangiomen. Eine chirurgische Behandlung ist manchmal erforderlich.

15.4 Angeborene Hüftgelenksdysplasie und Luxation

V. Bay

Eine angeborene Dysplasie der Hüftgelenkregion sollte mit Hilfe des Roser-Ortolani-Zeichens möglichst schon in den ersten Lebenstagen diagnostiziert werden, damit sich aus ihr keine Luxation entwickelt (S. 39). Besteht der Verdacht auf eine Dysplasie, werden die Oberschenkel prophylaktisch durch Spreizhöschen oder Pavlikbandagen in Abduktionsstellung gebracht. Im Alter von 4 bis 5 Monaten wird eine Kontrolluntersuchung mit Röntgenaufnahme durchgeführt.

Die **Behandlungsresultate** einer Hüftgelenksluxation sind umso schlechter, je später die Diagnose gestellt wird. Bei der einseitigen Luxation steht der Oberschenkel leicht außenrotiert in Adduktionsstellung. Durch den Femurhochstand ist das Bein verkürzt, die Gesäßfalte kranialwärts verlagert (Abb. 152). In Rückenlage wird bei gebeugter Hüfte die Behinderung der Abduktion deutlich. Die wichtigsten Röntgenzeichen gehen aus Abb. 153 hervor. Schwieriger ist die Diagnose der beiderseitigen Hüftgelenksluxation, da Asymmetriezeichen fehlen. Lernen diese Kinder laufen, bevor die Diagnose gestellt wird, ist der Gang watschelnd. Kinder mit einseitiger Luxation hinken wegen der Insuffizienz der Glutealmuskulatur auf der befallenen Seite (positives Trendelenburgsches Zeichen).

Die **Therapie** der Hüftgelenksluxation wird durch eine Extensionsbehandlung eingeleitet. Nach der Reposition wird das Bein in Beugung und mäßiger Abspreizung fixiert. Bei Repositionshindernis wird die offene Einstellung notwendig. An operativen Maßnahmen kommt bei verbleibender Subluxation die kor-

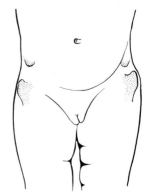

Abb. 152. Hüftgelenksluxation links. Der linke Trochanter steht höher und weiter auswärts, hat sich der Crista ilica genähert. Deviation der Rima vulvae, Vermehrung der Oberschenkelfalten auf der erkrankten Seite

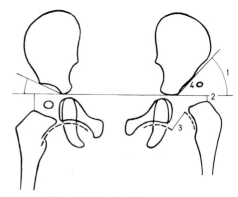

Abb. 153. Für Hüftgelenksluxation verwertbare Röntgenbefunde (eine exakte, seitengleiche Einstellung vorausgesetzt): 1. Pfannendachwinkel größer als 30°; 2. Hochstand und Lateralisation des Femurs; 3. Unterbrechung der Shenton-Ménardschen Linie; 4. Hypoplasie des Epiphysenkerns

rigierende Osteotomie in Frage (Beckenosteotomie nach CHIARI). Eine Belastung der Hüftgelenke ist erst erlaubt, wenn Kopf und Pfanne sich gut ausgebildet haben.

15.5 Sonstige Anomalien des Bewegungsapparates

V. BAY

1) Schiefhals (Caput obstipum musculare)

Durch Verkürzung eines Musculus sternocleidomastoideus kommt es zu einer Schiefhaltung: Der Kopf wird nach der kranken Seite geneigt und zur gesunden gedreht. Beim jungen Säugling zeigt sich im unteren Drittel des Kopfnickers eine Verdickung, die einem Hämatom entspricht, das häufig geburtstraumatisch entstanden ist (Steißlage). Ätiologisch werden außerdem Druckeinwirkung durch intrauterine Zwangslage und primäre Hemmungsbildungen diskutiert. Später kann sich eine Gesichtsasymmetrie und oft auch eine Skoliose der Halswirbelsäule entwickeln.
Konservative Behandlung mit Injektionen von Prednison-Kristallsuspension in das Muskelhämatom und korrigierender Lagerung in den ersten Lebensmonaten führt meist zur Heilung. Operative Maßnahmen (Myotomie des Kopfnickers) kommen erst nach dem zweiten Lebensjahr in Frage.

2) Trichterbrust (Pectus excavatum)

Die Trichterbrust ist eine rinnen- oder schüsselförmige Deformität der vorderen Brustwand; der übrige Brustkorb erscheint häufig abgeflacht (Abb. 154). Die Ursache ist nicht bekannt. Das Leiden kann schon bei der Geburt erkennbar sein, prägt sich aber erst im Laufe des Wachstums stärker aus. Durch die zunehmende Einziehung des Brustbeines wird das Herz nach hinten und links verdrängt und oft leicht gedreht. Im EKG erscheinen Reizleitungsstörungen und überhöhte Vorhofzacken. Die *körperliche Leistungsfähigkeit* ist selten gestört. Untersuchungen haben gezeigt, daß, entgegen früherer Annahme, auch im höheren Lebensalter keine bedrohlichen Störungen von Kreislauf und Atmung auftreten (BAY).

Die einzige *Indikation* für eine operative Korrektur der Trichterbrust wäre die kosmetische Beeinträchtigung. Daher muß an die bei strenger Indikation selten notwendige Operation besondere Anforderungen gestellt werden, um ein dauerhaft gutes kosmetisches Ergebnis zu erzielen. Wesentliche Bestandteile sind Mobilisation und Hebung des Trichterbereichs sowie Fixation der angehobenen Brustwand durch Kirschnerdrähte, Knochenspan oder am besten durch Stahlschienen. Die Operationsletalität beträgt etwa 0,5%. Operative Eingriffe sollten nicht vor dem zwölften Lebensjahr durchgeführt werden.

3) Wirbelsäulendeformitäten

a) Skoliose

Angeborene Skoliosen durch halbseitige Keilwirbelbildung und Verschmelzung von Wirbelsegmenten, rachitische, paralytische und idiopathische Skoliosen stellen S-förmige Verbiegungen der Wirbelsäule dar. Frühzeitige krankengymnastische Behandlung, Bauchlagerung und Gipsbett können die idiopathische Skoliose nur in den ersten Lebensjahren heilen, die angeborene bessern. In schweren Fällen kommt zur Verhinderung der Progredienz die Spondylodese nach Extensions-Quengel-Behandlung in Frage. Skoliosen sind nicht selten mit Kyphosen kombiniert (Kyphoskoliosen).

b) Kyphose

Angeborene Kyphosen werden durch Keilwirbel verursacht. Bei der Adoleszentenkyphose findet man meist im 7. bis 10. Brustwirbelkörper Epiphysenstörungen und Bandscheiben-

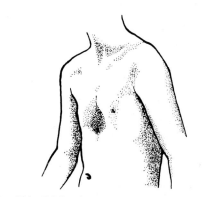

Abb. 154. Trichterbrust

verschmälerung (S. 325). Krankengymnastik, Gipskorsett und Liegeschalen sollten frühzeitig angewandt werden.

4) Fußdeformierungen

a) Angeborener Klumpfuß

Der Klumpfuß ist die häufigste Mißbildung der unteren Extremität (Abb. 22, S. 36). Die Deformierung besteht in Adduktion des Fußes, Supination (Varusstellung) und Plantarflektion (Spitzfuß oder Equinusstellung, Abb. 155). Es handelt sich um eine Subluxation im

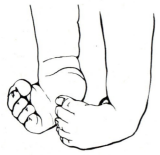

Abb. 155. Angeborener beiderseitiger Klumpfuß

Chopartgelenk mit Fehlstellung der Ferse und Fußwurzel gegenüber dem Talus bei Verkürzung der Achillessehne. Die orthopädische Behandlung des Klumpfußes muß in den ersten Lebenstagen beginnen, solange die Fehlform nur ligamentär und muskulär fixiert ist. Zur Retention eignen sich redressierende Gipsverbände oder die Brownesche Schiene. Veraltete Fälle und Rezidive verlangen operative Maßnahmen wie Achillotenotomie, Sehnenverpflanzung und Keilosteotomie aus dem lateralen Fußrand.

b) Der angeborene Hackenfuß

ist in den meisten Fällen die Folge einer intrauterinen Zwangsstellung und gleicht sich innerhalb kurzer Zeit spontan aus. In ausgeprägten Fällen empfiehlt sich eine redressierende Behandlung: dorsale Gipsschiene in Spitzfußstellung.

c) Angeborener Plattfuß

Der echte angeborene Plattfuß stellt eine Mißbildung dar. Er muß sofort redressiert werden, weil sich sonst irreversible Fehlformen einstellen.

Beim Kleinkind wird ein Plattfuß dadurch vorgetäuscht, daß das Unterhautfettgewebe des Fußgewölbes gut entwickelt ist. Der Knick-Plattfuß ist auf eine konstitutionelle Muskel- und Bindegewebsschwäche zu beziehen: Das Längsgewölbe fehlt, die Ferse ist nach außen geknickt. Wenn auch das Quergewölbe nachgibt, entsteht ein Spreizfuß. Zur Behandlung werden Einlagen, krankengymnastische Übungen und Barfußlaufen auf weichem Untergrund empfohlen.

15.6 Osteomyelitis

V. BAY

15.6.1 Akute hämatogene Osteomyelitis

Als Erreger der akuten hämatogenen Osteomyelitis findet man in mehr als 90% der Fälle **Staphylococcus aureus haemolyticus,** seltener Staphylococcus albus, Strepto- und Pneumokokken, Typhus-, Kolibazillen und Klebsiellen. **Eintrittspforte** ist meist die Haut. Befallen werden vorwiegend die Metaphysen der langen Röhrenknochen, besonders der unteren Extremitäten. Als erstes entsteht eine Markphlegmone, die sich über die Haversschen Kanäle ausbreitet und zum subperiostalen Abszeß führt. Dieser kann in die Weichteile durchbrechen. Durch Unterbrechung der Gefäßverbindung zur Kortikalis entstehen Kortikalissequester, die von Granulationsgewebe umgeben, entweder resorbiert oder abgestoßen werden. Damit geht das akute Stadium der Osteomyelitis in das chronische über. Knaben werden häufiger befallen als Mädchen, bevorzugt im Pubertätsalter.

Klinisches Bild

Hohes Fieber und Schüttelfrost leiten die Erkrankung ein. Innerhalb weniger Stunden entstehen erhebliche Schmerzen, und die befallenen Extremitäten schwellen an. Rötung und regionale Lymphknotenschwellung folgen nach etwa 24 Std, Leukozytose und erhöhte BSG weisen auf die Entzündung hin.

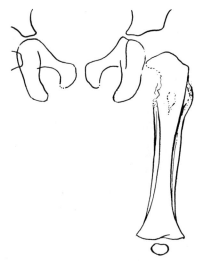

Abb. 156. Osteomyelitis des linken Oberschenkels bei einem 1 Monat alten Kind. Zerstörung von Spongiosa und Kortikalis, periostale Auflagerungen

Die Röntgenuntersuchung

zeigt in den ersten zwei Wochen noch keine Knochenveränderungen, wohl aber die Weichteilbeteiligung: Im Gegensatz zur gesunden Seite sind an der befallenen Extremität die Muskelsepten durch das entzündliche Ödem verwaschen. Später sieht man fleckförmige Aufhellungen und zarte periostale Begleitlamellen (Abb. 156). Bei verspätetem Behandlungsbeginn kann man Knocheneinschmelzungen mit Abszeßhöhlen, Sequester und Spontanfrakturen finden. Hilfreich kann im Initialstadium die **Szintigraphie** sein.

Die Diagnose

kann durch eine Blutkultur und gegebenenfalls durch Weichteilpunktion gesichert werden. Schwer erkennbar ist oft eine Osteomyelitis der Wirbelsäule. Der befallene Wirbelkörper sinkt zusammen, es kommt zum Gibbus. „Retropharyngealabszeß" oder „Meningitis" werden bei Erkrankung der Halswirbelsäule differentialdiagnostisch erwogen. Bei Ausheilung kommt es zur Blockwirbelbildung. Entscheidend für den Behandlungsverlauf ist ein möglichst frühzeitiger **Therapiebeginn.** Da als Erreger fast immer Staphylokokken zu vermuten sind, wendet man zweckmäßig Kristallpenicillin an, das in Maximaldosen auch dann bakterizid wirksam sein kann, wenn es sich um penicillasebildende Staphylokokken handelt. Durch intravenösen Dauertropf kann man 0,5 bis 1 Million E Penicillin/kg Körpergewicht pro Tag zuführen. Nach wenigen Tagen geht man auf eine niedrigere Dosis über. Sind resistente Staphylokokken nachgewiesen, kann man Oxacillin einsetzen, liegt eine Penicillinallergie vor, verwendet man Breitspektrumantibiotika. Exakte Ruhigstellung der Extremitäten, am besten im Gipsverband, ergänzt die Behandlung.

Die moderne Therapie mit Antibiotika hat der Osteomyelitis ihren Schrecken genommen. **Atypische Verlaufsformen** werden jedoch zunehmend gefunden. Bei frühzeitigem Beginn der Antibiotikatherapie zeigt das Röntgenbild im weiteren Verlauf keinerlei Skeletveränderungen oder nach zwei bis drei Wochen lediglich zarte periostale Begleitlinien als einzigen Hinweis auf die Erkrankung. Schwere Verläufe, die Inzisionen oder Entfernung von Sequestern sowie Spül- und Saug-Drainage notwendig machen, sind heute selten. Ruhigstellung und antibiotische Behandlung müssen noch rund sechs Wochen nach Abklingen der klinischen Erscheinungen weitergeführt werden.

Säuglingsosteomyelitis

Meist von einer Pyodermie herrührend entsteht eine Osteomyelitis, die nicht nur die Metaphysen, sondern auch Epiphysen und Gelenke befällt. Besonders häufig betroffen sind Hüft-, Knie- und Schultergelenk. Die Oberkiefer- oder Zahnkeimosteomyelitis, auch sequestrierende Zahnkeimentzündung genannt, ist eine spezielle Erkrankungsform dieses Lebensabschnitts. Bei Versagen der Antibiotikatherapie wird eine Inzision bzw. Zahnkeimentfernung notwendig. – Bei Befall des Hüftgelenkes kann sich eine pathologische Luxation entwickeln.

15.6.2 Chronische Osteomyelitis

Rezidivierende Fisteln, Abgang von Knochensequestern oft über Jahre und Jahrzehnte sind für die chronische Osteomyelitis typisch. Im **Röntgenbild** zeigen sich die Knochenzerstörungen mit Sequesterbildung, umgeben von erheblichen Sklerosierungsbezirken, die eine wirksame Antibiotikakonzentration am Entzündungsherd verhindern. Eine Sequestroto-

mie ist unumgänglich; die Knochenhöhle wird ausgemeißelt und mit Spongiosa ausgefüllt. Um Antibiotika in besonders hoher Konzentration an den Krankheitsort zu bringen, werden Septopalketten (Gentamycin-Polymethylmethacrylat) eingelegt.
Erreger mit herabgesetzter Virulenz – oft Staphylococcus albus – lassen eine **blande Osteomyelitis** entstehen. Bei älteren Kindern tritt, vorzugsweise in der Tibia, eine lokale Osteolyse und Abszeßbildung auf – der **Brodieabszeß**. Ziehende Schmerzen, Klopfschmerz, gelegentlich Rötung weisen auf den Herd hin, der im Röntgenbild als umschriebene Aufhellung erkennbar ist. Lokale Ausräumung unter Antibiotikaschutz ist therapeutisch die Methode der Wahl.

15.7 Aseptische Knochennekrosen

V. BAY

An einer Reihe von Knochen kann es – vorwiegend an Epiphysen und Apophysen – zur Schädigung der enchondralen Ossifikation kommen. Die Ursache sind vermutlich umschriebene Zirkulationsstörungen. An den betroffenen Stellen können lokalisierte Beschwerden entstehen, vor allem bei Belastung. Folgende Formen sind wegen ihrer Häufigkeit bedeutungsvoll (Abb. 157).

1) Die Osteochondrosis deformans coxae juvenilis (Calvé-Legg-Perthes)

tritt zwischen dem 3. und 12. Lebensjahr überwiegend bei Knaben auf. Die ersten Symptome sind Schmerzen in Hüft- und Kniegelenk und Hinken, später kommt es zu erheblichen Bewegungseinschränkungen, vor allem der Innenrotation und Abduktion. Im Röntgenbild sieht man den abgeplatteten, sklerosierten Femurkopf und die aufgelockerte Epiphysenfuge (Abb. 158). In schweren Fällen kommt es zur Femurkopfnekrose.
Therapeutisch ist eine langdauernde Entlastung des Gelenkes, z. B. durch Extension oder Thomasschiene angezeigt. Schwerere Verlaufsformen, vor allem nach dem 6. Lebensjahr, werden operativ mit einer Varisationsosteotomie behandelt.

2) Die Epiphysenlösung des Schenkelkopfes

(Coxa vara adolescentium) beruht auf einer aseptischen Nekrose des Schenkelhalses im Bereich der Epiphysenfuge. Die Erkrankung beginnt nach dem 10. Lebensjahr und betrifft vorwiegend Knaben, die entweder grazil und hoch aufgeschossen sind oder an Pubertätsfettsucht leiden. Hüft- und Knieschmerzen treten beim Gehen auf und verschwinden in Ruhe. Im Röntgenbild sieht man den verkürzten, plumpen Schenkelhals mit verkleinertem Schenkelhalswinkel, den abgerutschten Femurkopf und die teils aufgehellte, teils sklerotische Struktur der Epiphysenlinie und ihrer Umgebung. Für die Behandlung kommen Ruhigstellung und Entlastung, Umlagerungsosteotomien und operative Fixierungsmaßnahmen in Betracht.

3) Die Osgood-Schlatter-Krankheit

ist an der Apophyse und am Fortsatz der Tibiaepiphyse lokalisiert; sie erscheint vorwiegend bei Knaben um das 10. Lebensjahr. Schmerzen entstehen beim Knien und nach dem Sport, die Verdickung der Tuberositas tibiae weist auf den Krankheitsort. Im Röntgenbild erkennt man Sklerosierung und Fragmentierung der Apophyse. Eine Behandlung ist in leichten Fällen kaum erforderlich, sonst kommen Wärmeapplikation und Ruhigstellung im Gipstutor in Frage.

4) Die Kahnbeinnekrose

des Fußes (Köhler I) und die Nekrose des **Metatarsalköpfchens** II oder III (Köhler II) gehen mit Schmerzen und Weichteilschwellung einher. Im Röntgenbild sind Abflachung des Metatarsalköpfchens, Sklerosierung und unregelmäßige Fragmentierung wie bei anderen aseptischen Nekrosen zu finden. Die Wiederherstellung dauert Jahre und hinterläßt oft mäßige Deformierung. Ruhigstellung, Einlagen und Wärmeapplikation können die Beschwerden lindern, operative Behandlung ist manchmal notwendig.

5) Die Kalkaneus-Apophysennekrose

kann zu Druck- und Spontanschmerzen im Bereich des Kalkaneus führen („Apophysitis" calcanei). Im Röntgenbild weist sie eine Auflockerung und unregelmäßige Sklerosierung der Apophyse auf. Fußeinlagen, Absatzerhö-

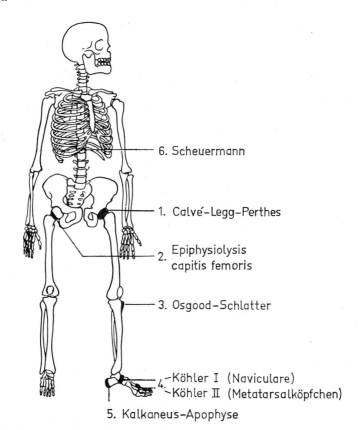

Abb. 157. Die wichtigsten aseptischen Knochennekrosen

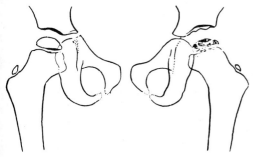

Abb. 158. Perthessche Erkrankung links. Unregelmäßige Struktur und Abflachung der Epiphyse des Schenkelkopfes. Erweiterter Abstand zwischen Kopfbegrenzung und Gelenkpfanne

hung zur Entlastung der Achillessehne bringen meist Besserung.

6) Die Scheuermannsche Krankheit

ist vorwiegend an den Deckplatten der Brustwirbelkörper lokalisiert. Die Krankheit beginnt nach dem 10. Lebensjahr mit Rücken-, gelegentlich auch Bauchschmerzen und führt zur Kyphose. Mechanische Momente scheinen begünstigend zu wirken. Röntgenologisch erkennt man an den ventralen Wirbelkörperkanten unregelmäßige, fragmentierte Abschlußplatten und Verschmälerung der Zwischenwirbelräume (Abb. 43, S. 86). Die Behandlung besteht in Schwimmen, Krankengymnastik, eventuell Ruhigstellung im Gipsmieder.

Zahlreiche **weitere Formen** sind von verschiedenen Autoren beschrieben worden. Sie sind insgesamt aber selten.

15.8 Knochentumoren

V. BAY

15.8.1 Gutartige Neubildungen

1) Solitäre juvenile Knochenzyste

Solitäre Knochenzysten findet man vorwiegend bei Knaben im Alter von 5–15 Jahren.

Sie liegen im proximalen *Metaphysenbereich* langer Röhrenknochen und reichen bis an die Epiphysengrenzen. Ätiologisch werden embryonale mesenchymale Geschwulstkeime diskutiert, die sich degenerativ umwandeln. Die Zysten führen zur Erweiterung des Markraums, die Kortikalis nimmt an Dicke ab, es kommt häufig zur *Spontanfraktur.* Klinische Symptome fehlen bis dahin im allgemeinen. Im Röntgenbild sieht man die ein- oder mehrkammerige Aufhellung, der Schaft ist verdickt, Periostappositionen fehlen. Die Knochenzyste enthält eine gelbliche Flüssigkeit und ist von einer bindegewebigen Membran umgeben. Sie wird exkochleiert und anschließend mit Spongiosa ausgefüllt. Nach Spontanfraktur heilen Zysten oft teilweise von selbst, selten gibt es Rezidive, niemals eine maligne Entartung.

2) Riesenzellentumoren
Diese echten, fakultativ bösartigen Geschwülste sitzen vorwiegend im epi-metaphysären Bereich langer Röhrenknochen. Schmerzhafte Anschwellung und Bewegungseinschränkung im Gelenkbereich sind die klinischen Zeichen. Im Röntgenbild sieht man eine exzentrische Aufhellung der Epi- und Metaphyse, die Kortikalis ist verdünnt, später durchbrochen. Die Tumoren sind bei Jugendlichen und Erwachsenen häufiger als bei Kindern. Wegen der möglichen malignen Entwicklung ist die ausgedehnte Exzision oder Resektion des Tumors notwendig, bei Zeichen der Malignität die Amputation.

3) Die fibröse Dysplasie
(polyostotische fibröse Knochendysplasie Jaffé-Lichtenstein) ist dadurch charakterisiert, daß Knochenmark und Kompakta an mehreren Stellen durch Bindegewebe ersetzt werden. Bevorzugt befallen sind proximale Femurmetaphyse, Rippen und Schädel. Ist das ganze Skelet betroffen, treten schwere Deformierungen auf. Mädchen im Alter von 4–15 Jahren werden häufiger befallen als Knaben. Die Krankheit ist nicht erblich und kommt nach dem 20. Lebensjahr meist zum Stillstand. Spontanfrakturen sind häufig, ebenso nach längerem Verlauf Deformierungen. Im Röntgenbild sieht man zystenähnliche Aufhellungen mit aufgehobener Knochenstruktur. Therapeutisch ist die Entfernung des fibrösen Gewebes und Knochenspanplastik zu erwägen. Deformierungen können dadurch nicht verhindert, aber verringert werden.

Die Kombination von fibröser Dysplasie, Café-au-lait-Flecken und Pubertas praecox ist als Albright-Syndrom bekannt.

4) Das eosinophile Granulom
ist eine Erscheinungsform der Histiocytosis X (S. 203). Einzelne oder multiple Herde finden sich in Knochenmark und Spongiosa besonders des Schädels, des Beckens, der Rippen und der Wirbelkörper. Granulationsgewebe mit Histiozyten, Riesenzellen und eosinophilen Leukozyten kennzeichnet den histologischen Befund. Klinische Erscheinungen fehlen meist. Im Röntgenbild sieht man unregelmäßige, aber scharf begrenzte Aufhellungen mit sklerotischem Saum. Therapeutisch kommen operative Entfernung, Röntgenbestrahlung und Kortikosteroide in Frage. Der Übergang in Morbus Hand-Schüller-Christian ist möglich.

5) Eine Reihe von weiteren gutartigen Neubildungen
ist nur röntgenologisch und histologisch zu differenzieren: Chondrom, chondromyxoides Fibrom, Osteom, Osteoid-Osteom, Knochenhämangiom u. a.

15.8.2 Maligne Knochentumoren

Maligne Knochentumoren führen zu Schmerzen und Weichteilschwellung sowie zur Bewegungseinschränkung, wenn ein gelenknahes Gebiet betroffen ist. Wenn ein Trauma als auslösende Ursache angegeben wird, ist eher ein Trauma anzunehmen, das die Aufmerksamkeit auf den sich entwickelnden Tumor lenkte. Röntgenaufnahmen in zwei Ebenen lassen die Knochenläsion und die Infiltration der Weichteile erkennen.

1) Osteogene Sarkome
Das Osteosarkom ist der häufigste bösartige Knochentumor im Jugendalter. Jungen sind etwas häufiger betroffen als Mädchen. Charakteristisch ist der Befall der Kniegegend (Distale Femur- oder proximale Tibiametaphyse), doch auch Humerus, Radius und andere Knochenabschnitte können erkranken. Histologisch findet man ein spindelzelliges Stroma, das Osteoid oder unreifen Knochen produziert. Röntgenologisch können mehr osteoblastische oder osteolytische Veränderungen erkennbar sein. Mit der Knochenszintigraphie kann die Ausbreitung des Primärtumors erfaßt

werden. Die Erhöhung der alkalischen Phosphatase zeigt in vielen Fällen die Aktivität der Knochenneubildung an. Sehr rasch kann es zu Lungenmetastasen kommen.
Behandlung: Die Amputation der befallenen Gliedmaße nach bioptischer Sicherung der Diagnose allein führt nur in wenigen Fällen zur Heilung, auch wenn weit im Gesunden amputiert wird. Gegen Strahlen ist das Osteosarkom weitgehend resistent.
Die besten Therapieresultate werden mit der kombinierten chirurgischen und chemotherapeutischen Behandlung erzielt. Der therapeutische Durchbruch kam mit dem Einsatz von **Methotrexat in Höchstdosen,** dessen Toxizität mit anschließender Gabe von Citrovorum-Faktor (Leucovorin) abgefangen wird. Der in Spezialkliniken durchzuführende Therapieplan sieht eine Kombination mit Cyclophosphamid (Endoxan), Doxorubicin (Adriamycin) u. a. vor. Damit ist heute eine Überlebensrate von 60–80% zu erreichen. Vielerorts wird ein Teil der Chemotherapie der endgültigen chirurgischen Kontrolle vorangestellt. Eine überwiegende Nekrose des Primärtumors durch primäre Chemotherapie ist prognostisch günstig. Bei so behandelten Patienten ist es oft möglich, eine Amputation zu umgehen; mit einer Endoprothese kann das Glied erhalten werden. Treten Lungenmetastasen auf, können sie durch Thorakotomie in Kombination mit Chemotherapie bekämpft werden.

2) Vom Knochenmark ausgehende maligne Tumoren

a) Ewing-Sarkom

Der klein- und rundzellige Knochentumor geht vom bindegewebigen Grundgerüst des Knochenmarks aus und befällt im Gegensatz zum Osteosarkom vor allem die Diaphyse der langen Knochen: Oberschenkel, Schienbein, Oberarm und Wadenbein, doch auch flache Knochen können befallen sein: Becken, Schulterblatt, Rippen u. a. Es erkranken vor allem 5–15jährige Kinder, Jungen etwas häufiger als Mädchen. Die klinischen Zeichen bestehen in intermittierenden Schmerzen, Fieber und Anämie. Die Leukozytenzahl ist erhöht, die Blutkörperchensenkung stark erhöht. Röntgenologisch sieht man zuerst eine zentral gelegene, unscharf begrenzte Aufhellung. Die Kortikalis zeigt eine streifenförmige Osteolyse, das Periost schichtweisen Knochenneubau, der „zwiebelschalenartig" aussieht. Das Ewing-Sarkom der platten Knochen führt nur zu einer unscharfen Aufhellung, die zu Verwechslung mit Osteomyelitis und Tuberkulose Anlaß gibt.
Auch beim Ewing-Sarkom sind die Behandlungsergebnisse durch eine kombinierte Chemotherapie wesentlich verbessert worden. Verwendet werden Cyclophosphamid (Endoxan), Vincristin, Dactinomycin und Doxorubicin (Adriamycin). Nach der Induktions-Chemotherapie geht man entweder zu einer chirurgischen oder zu einer Strahlen-Lokalbehandlung über. „Entbehrbare" Knochen wie Wadenbein, Schulterblatt oder Rippen werden reseziert. Auch bei der unteren Extremität wird die chirurgische Behandlung bevorzugt wegen der bei Kindern gefürchteten Strahlenschäden. Läßt die Tumorlokalisation keine Operation zu, so beim Befall des Beckens, der Schädelknochen oder der Wirbel, bestrahlt man in hoher Dosis. Auch Lungenmetastasen sprechen auf eine Strahlenbehandlung an.

b) Retikulumzellsarkom

Tritt das Retikulosarkom bei Kindern in primärer Knochenlokalisation auf, ist röntgenologisch die Unterscheidung vom Ewing-Sarkom schwierig. Der Tumor bevorzugt den Meta- und Diaphysenbereich der langen Röhrenknochen. Im Gegensatz zum Ewing-Sarkom besteht eine Neigung zu Spontanfrakturen. Die Behandlung entspricht dem Vorgehen bei malignen Non-Hodgkin-Lymphomen. Zusätzlich wird der betroffene Knochen bestrahlt.

c) Sonstige Knochenmarksbeteiligungen

Das Plasmozytom kommt im Kindesalter kaum vor. – Diffuse Knochenmarksinfiltrationen findet man bei Leukämie und malignen Lymphomen. Knochenmetastasen treten auf in fortgeschrittenen Stadien verschiedener Malignome im Kindesalter: bei Neuroblastomen, beim Wilmstumor und sonstigen Weichteilsarkomen.

3) Chordome

entstehen aus der ektodermalen Chordaanlage. Sie sind am zervikookzipitalen Übergang, an Wirbelsäule, Kreuz- und Steißbein lokalisiert. Häufige Rezidive und Infiltrationen in die Umgebung kennzeichnen den malignen Charakter. Bei Frühfällen ist Radikalexstirpation und Nachbestrahlung, bei Spätfällen lediglich Bestrahlung angezeigt.

16. Pädiatrisch wichtige Hauterkrankungen

J. MEYER-ROHN

16.1 Hereditäre und konnatale Hauterkrankungen

Die durch Anlageanomalien hervorgerufenen Hautkrankheiten sind entweder bereits bei der Geburt vorhanden oder manifestieren sich erst in der Folgezeit.

16.1.1 Ichthyosis congenita

Unter Ichthyosis (Fischschuppenkrankheit) versteht man eine Verhornungsstörung der Epidermis. Bei der Ichthyosis congenita **maligna** kommt die Frucht mit mächtigen panzerartig gefelderten Hornauflagerungen zur Welt. Beim **benignen** Typ können die Kinder am Leben bleiben. Manchmal normalisiert sich die Haut im späteren Lebensalter; Kortikosteroide erhöhen die Überlebenschancen. Örtlich wendet man Olivenöl, Kochsalzbäder (3%) oder harnstoff- und milchsäurehaltige Salben wie z. B. Calmurid HC-Salbe an.

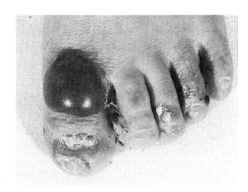

Abb. 160. Epidermolysis bullosa hereditaria

Die **Ichthyosis vulgaris** (Erbgang noch nicht endgültig geklärt) setzt deutlich erst im zweiten Lebenshalbjahr ein (Abb. 159). Sie kann diskret sein und nur die Streckseiten von Ellbogen und Knien befallen: die Haut ist in diesen Bezirken trocken und rauh und ist mit Schuppen bedeckt. Sind weitere Hautpartien ergriffen, so droht die sekundäre Ekzematisation.

Die **Erythrodermia ichthyosiformis congenita Brocq** (Erbgang rezessiv) besteht von Geburt an. Von der Ichthyosis congenita unterscheidet sie sich durch die hochrote Haut, die an zahlreichen Stellen eingerissen ist; die Epidermis löst sich in großen Lamellen ab.

16.1.2 Epidermolysis bullosa hereditaria (Erbgang autosomal dominant)

Schon bei geringer mechanischer Beanspruchung kommt es zur Blasenbildung (Abb. 160). Liegt die milde Form der Erkrankung vor, heilen die Blasen folgenlos aus; liegt die dystrophische oder maligne Form vor, kommt es zu Hautatrophie, Gelenkkontrakturen, Nagelabstoßung und Verstümmelungen. Nebennierenrindenhormone schränken die Blasenbildung u. U. ein. Versuch mit Vitamin A.

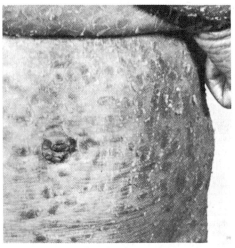

Abb. 159. Ichthyosis vulgaris

Die Zahl der anlagebedingten Hautanomalien ist so groß, daß die selteneren Leiden nur summarisch genannt werden können. Zu den *Aplasien der Haut oder ihrer Anhangsgebilde* gehören die Aplasia cutis und die ektodermale Dysplasie; zu den *Bindegewebsanomalien* die Cutis laxa und die Cutis hyperelastica; zu den *Pigmentanomalien* die Incontinentia pigmenti. Die Urticaria pigmentosa (Mastozytose) ist eine benigne Retikulose. Eine Reihe von angeborenen Enzymdefekten geht mit Hautmanifestationen einher: Hartnup-Syndrom, Phenylbrenztraubensäure-Schwachsinn u. a.

16.1.3 Naevi

Naevi oder Muttermale können angeboren sein, aber auch erst später entstehen. Sie erscheinen als hell- bis dunkelbraune, mehr oder weniger ausgedehnte Flecke von glatter oder verruköser Oberfläche. Sind sie mit Haaren bedeckt, spricht man von Tierfellnaevi. Eine Therapie ist im allgemeinen nur aus kosmetischen Gründen erforderlich. Die Umwandlung eines Naevuszellnaevus in ein malignes Melanom ist sehr selten (Quote: 1 : 1 000 000). Das sogen. **juvenile Melanom**, ein linsengroßes flach kegelförmiges braunrötliches Knötchen, ist ein Spindelzellnaevus oder Naevus Spitz. Es ist nahezu immer benigne. Therapeutisch ist die Exzision vor der Pubertät mit nachfolgender histologischer Sicherung ausreichend.
Mongolenflecke sind mehr oder weniger ausgedehnte Flecke vornehmlich in der Lenden- und Kreuzbeingegend, deren stahlblaue Farbe auf eine Pigmentanhäufung in den tieferen Hautschichten zurückzuführen ist. Sie sind bei Neugeborenen mongolischer Rassen häufig, bei Kindern europäischer Rassen seltener. Sie schwinden in den ersten Lebensjahren spontan.

16.1.4 Naevus flammeus

„Feuermale" beruhen auf Erweiterungen von Hautgefäßen. Der Naevus flammeus **medialis** („Storchenbiß") ist bei Neugeborenen in Stirnmitte, an Nasenwurzel und Augenlidern zu finden. Er schwindet im Laufe von Monaten spontan. Im Nacken kann er bestehen bleiben, bedarf aber keiner Therapie, da er von Haaren bedeckt ist.

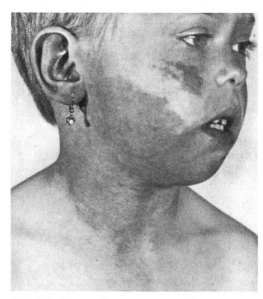

Abb. 161. Naevus flammeus

Der Naevus flammeus **lateralis** zeigt wenig Rückbildungstendenz und ist therapeutisch kaum angehbar (Abb. 161). Er umfaßt das Versorgungsgebiet sensibler Nerven. Beim Sturge-Weber-Syndrom bestehen gleichzeitig intrakranielle Angiome z. T. mit Verkalkungstendenz, die Kinder leiden an Epilepsie. Das Klippel-Trénaunay-Syndrom ist mit halbseitigem Riesenwuchs kombiniert.

16.1.5 Haemangioma cavernosum

Ein Hämangiom („Blutschwamm") ist eine Gefäßmißbildung, die schon bei der Geburt bestehen oder wenig später auftreten kann (Abb. 162). In der Haut gelegene Angiome imponieren als rote, unregelmäßig geformte, dünnhäutige Tumoren. Ende des ersten Lebensjahres werden sie blasser durch Bindegewebseinlagerung; in den folgenden Jahren bilden sie sich weiter zurück. Subkutane Hämangiome wölben die intakte Haut vor und schimmern bläulich durch. Kombinationen beider Formen sind möglich. Nur wenn die Hämangiome sehr rasch wachsen oder an ungünstiger Stelle sitzen, ist man zum chirurgischen Eingreifen oder zur Strahlentherapie gezwungen. Das gilt vor allem auch für die großen Hämangiome beim Kasabach-Merritt-Syndrom (s. S. 211).

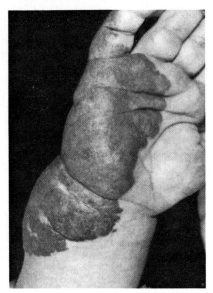

Abb. 162. Haemangioma cavernosum

16.1.6 Lymphangiome

sind seltener als die von Blutgefäßen ausgehenden Angiome. Die weichen, von normaler Haut bedeckten Tumoren sitzen vor allem in den seitlichen Halspartien. Da sie strahlenresistent sind, kommt nur die chirurgische Exzision in Frage.

16.2 Ekzemgruppe

Auch im Kindesalter ist es möglich, einen großen Teil der Fälle in eine der klassischen Ekzemgruppen einzuordnen. Die Unterscheidung ist wichtig für die Therapie.

16.2.1 Endogenes Ekzem

Diese kutane familiär gehäuft vorkommende Reaktionsform wird mit vielen verschiedenen Namen belegt: Neurodermitis, konstitutionelles Säuglingsekzem, atopische Dermatitis usw. (Abb. 163). Die Ursache ist nicht geklärt. Mit Asthma bronchiale und vasomotorischer Rhinopathie ist es häufig kombiniert. Vielfach besteht eine allergische Diathese, doch darf ihre Bedeutung nicht überschätzt werden. Wird z. B. eine nutritive Allergie gegen Milch oder Eier festgestellt, so führt ein generelles Verbot dieser Nahrungsmittel selten zu einer entscheidenden Besserung des Hautbefundes, gelegentlich jedoch zu einer Dystrophie!

Das **klinische Bild** ist gekennzeichnet durch Rötung, Infiltrationen, Knötchen und Bläschen, die sich durch Zerkratzen zu nässenden Herden entwickeln können. Es besteht quälender Juckreiz, bei längerer Dauer kommt es zur Lichenifikation. Durch Sekundärinfektion kann es zur Impetiginisierung und generalisierten Lymphadenitis kommen (Abb. 164).

Das nässende krustöse Gesichts- und Kopfekzem der *Säuglinge* beginnt gewöhnlich im zweiten Lebensvierteljahr und nimmt seinen Ausgang vom **„Milchschorf"**, einer kleinschuppigen Rötung beider Wangen. Von dort aus kann es sich über den ganzen Körper verbreiten. Im *Kleinkindesalter* sind gelegentlich die Streckseiten der Extremitäten befallen, während das *Schulkind* vor allem in Ellbeugen, Kniekehlen und an Handgelenken, aber auch an Nacken, Gesicht und Stamm Ekzemeffloreszenzen hat, mit charakteristischer Verdickung und Lichenifikation der Haut. Lebensgefährliche Komplikationen sind Superinfektion mit Vakzinevirus (Ekzema vaccinatum) oder Herpesvirus (Ekzema herpeticatum). Die Diagnose gründet sich auf Sitz und Morphe der Erscheinungen sowie die Familienanamnese.

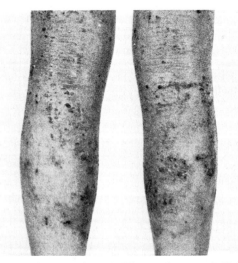

Abb. 163. Neurodermitis (Ekzema flexuarum), Kniekehlen

Ekzemgruppe

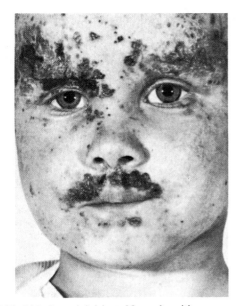

Abb. 164. Impetiginisierte Neurodermitis

Stirn, Nasolabialregion, hinter den Ohren, am Nabel und in Hautfalten (intertriginös). Charakteristisch ist der Befall der Stirn-Haargrenze. Die Herde sind oft von gelblichen, *fettigen Schuppen* bedeckt. Mikroorganismen wuchern in großer Zahl auf den Ekzemherden und können durch ihre Stoffwechselprodukte zu einer Sensibilisierung des Integuments führen: Das Aufschießen neuer Ekzemherde ist die Folge. Austrocknende Maßnahmen wie Schüttelmixturen und Trockensalben sind angezeigt, am behaarten Kopf 2% Salizylspiritus. Kortikosteroide können vorübergehend nützlich sein.

Die **Behandlung** richtet sich nach der Art der Effloreszenzen. Krusten und Borken können mit 2%igem Salizylöl entfernt werden. Nässende Ekzemflächen werden mit feuchten Verbänden behandelt (z. B. 1‰ige Rivanollösung). Trockene Ekzemflächen können mit Teeranwendungen und Kortikosteroidsalben therapiert werden. In schweren Fällen gibt man Kortikosteroide auch innerlich, bei Impetiginisierung Antibiotika. Ein Umschwung ist manchmal durch eine Klimakur herbeizuführen. Kratzen muß vermieden werden – bei Säuglingen und Kleinkindern durch das Anlegen von Armmanschetten.

16.2.2 Seborrhoisches Ekzem

Wie die Neurodermitis so ist auch das seborrhoische Ekzem konstitutionell bedingt. Es kann schon in den ersten Lebenswochen als Milchschorf auftreten. Beim seborrhoischen Ekzemherd sieht man allenfalls randwärts angedeutete Knötchenbildung oder sogar Bläschenbildung. In der Regel haben wir es mit rundlichen oder ovalen, scharf begrenzten, kaum juckenden Erythemschüben von langer Dauer zu tun. Charakteristisch ist die Lokalisation: vordere und hintere Schweißrinne, Orte vermehrten Talg- und Schweißflusses wie

16.2.3 Vulgäres Ekzem

In seiner akuten wie auch chronischen Form wird das vulgäre Ekzem durch keine bestimmte Primäreffloreszenz repräsentiert; es findet sich vielmehr neben- oder nacheinander eine Stufenreihe von Effloreszenzen. Für klinische Belange hat sich daher je nach Zustandsbild die Unterteilung in verschiedene Einzelbilder bewährt wie: Ekzema erythematosum, papulosum, vesiculosum, madidans, crustosum, squamosum, usw. Es beginnt i. a. später als die beiden anderen Ekzemformen.

Das mikrobielle Ekzem ist vom impetiginisierten Ekzem zu trennen; bei der Impetiginisierung ist nur eine Aufpfropfung verschiedener Keimarten (vorzüglich Staphylokokken) auf den Ekzemherd eingetreten, nicht aber eine Sensibilisierung durch Stoffwechselprodukte der betreffenden Keime. Bei längerem Bestehen kommt es zur Lichenifikation, fast immer besteht starker Juckreiz.

Das vulgäre Ekzem ist ein überwiegend konditionelles Ekzem. Allergische Faktoren spielen eine größere Rolle als bie den beiden anderen Ekzemformen. Offenkundig ist die Bedeutung der Allergie beim **Kontaktekzem,** bei dem es sich um eine Überempfindlichkeit gegen exogene Noxen verschiedener Art handelt (Seife, Terpentin, Primeln, Farben, Klebstoffe, Salben u. a. m.). Die Diagnose gründet sich auf klinisches Bild, Vorgeschichte und Verlauf. Therapeutisch ist die Beseitigung etwaiger Noxen erforderlich, lokal zuerst Kortikosteroidsalben, später reiner Steinkohlenteer; innerlich vorübergehend Kortikosteroide.

16.3 Bakteriell bedingte Hautkrankheiten

16.3.1 Impetigo contagiosa

ist die häufigste Form der Pyodermie. Befallen werden vorwiegend Gesicht, behaarter Kopf und Gesäß, aber auch andere Körperregionen (Abb. 165). Aus kleinen Bläschen entwickeln

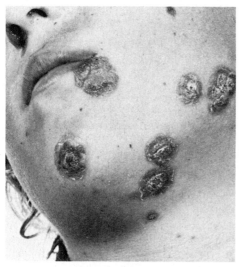

Abb. 165. Impetigo contagiosa

sich rasch gelbe Krusten auf gerötetem Grund. In anderen Fällen steht die Blasenbildung im Vordergrund. Eine Impetigo kann sich auf andere juckende Dermatosen aufpfropfen und auch die Augenbindehäute und den äußeren Gehörgang befallen. Nicht selten tritt eine Nephritis als Komplikation auf. Als Erreger kommen Streptokokken und Staphylokokken in Frage. Die Erkrankung zeichnet sich durch eine hohe Kontagiosität aus und kann auch durch infizierte Gegenstände übertragen werden. Therapeutisch empfiehlt sich nach Resistenzanalyse die Anwendung von Fucidin-, Staphylomycin-, Gentamycin- oder Tetracyclinsalben oder die Applikation von Farbstoffen; prophylaktisch Abreibungen mit Hexachlorophenspiritus (1 : 10 000). Bei ausgedehntem Befall müssen Antibiotika gegeben werden.

16.3.2 Mundwinkelgeschwüre

Faulecken (Angulus infectiosus) können durch Streptokokken, aber auch andere Erreger wie Candida verursacht werden. Desinfizierende Pasten sind angezeigt, z. B. Betaisodona.

16.3.3 Furunkulose, Karbunkel, Paronychien

usw. kommen beim Kinde wie beim Erwachsenen vor. Die für das Säuglingsalter charakteristischen Pyodermien sind das Pemphigoid, die Dermatitis exfoliativa und die multiplen Schweißdrüsenabszesse.

16.3.4 Pemphigus neonatorum (Pemphigoid)

Im schubweisen Verlauf entstehen ziemlich derbe, prall gespannte oder auch schlaffe Blasen, die konfluieren können. Mit der eigentlichen Pemphigusgruppe hat die Erkrankung nichts zu tun, meist ist sie durch Staphylokokken, seltener durch Streptokokken verursacht. Platzen die Blasen, so bleiben runde rote Flächen zurück. Örtlich und in schweren Fällen auch innerlich wendet man Antibiotika an. Peinliche Sauberkeit ist in der Pflege erforderlich, da die Erkrankung für Neugeborene hochinfektiös ist und zur Sepsis führen kann.

16.3.5 Dermatitis exfoliativa neonatorum Ritter von Rittershain,

eine prognostisch ungünstigere massive Staphylokokkeninfektion der Haut bei Neugeborenen und Säuglingen. Sie beginnt mit fleckförmiger Rötung, auf der sich konfluierende Blasen entwickeln. Die Epidermis löst sich flächenhaft. Nach wenigen Tagen sieht die Haut aus wie mit kochendem Wasser verbrüht. Die Schleimhäute können beteiligt sein. Vor der Antibiotikaära verstarb die Mehrzahl der Kinder innerhalb weniger Tage; im günstigen Fall erfolgt narbenlose Abheilung. Man verwendet innerlich eines der neueren halbsynthetischen Penicilline, Fucidin, Staphylomycin oder Clindamycin als Granulat, die auch „resistente" Staphylokokken erfassen.

16.3.6 Multiple Schweißdrüsenabszesse

Multiple halbkugelige, von geröteter Haut bedeckte Abszesse sind vor allem bei resistenzgeschwächten Säuglingen zu finden. Es handelt sich nicht um Furunkel, die sich in Talgdrüsen und Follikeln ansiedeln, sondern um Entzündungen an den Ausführungsgängen ekkriner Schweißdrüsen. Sie beginnen als kleine Pusteln bevorzugt an Nacken und Hinterkopf, Rücken und Gesäß. Größere Abszesse entleert man durch Stichinzision; Abdecken mit desinfizierenden Salben, Antibiotika.

16.4 Pilzbedingte Hautkrankheiten

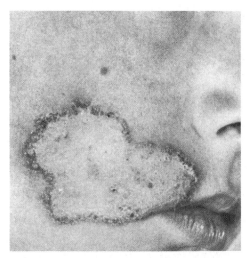

Abb. 166. Tinea superficialis

können durch Dermatophyten und durch Sproßpilze verursacht werden. Das mikroskopische Präparat erlaubt nur die Aussage „Pilze", die Differenzierung ist allein durch Kulturverfahren möglich. Hefepilze benötigen nur 1–2 Tage, Dermatophyten dagegen 2–3 Wochen für ihr Wachstum.

16.4.1 Erkrankungen durch Dermatophyten

Lange Zeit haben die Pilzgattungen Trichophyton, Microsporon und Epidermophyton zur klinischen Einteilung in Trichophytie, Microsporie und Epidermophytie geführt. Nun ist aber eine Differenzierung der einzelnen Gattungen ausschließlich durch die *Kultur* möglich. Klinische und ätiologische Benennung gehen nur in wenigen Fällen parallel. Die Bezeichnung Tinea unter Hinzufügung der Lokalisation ist besser, weil so die klinische Benennung die eigentliche Ätiologie nicht präjudiziert.

1) Tinea superficialis

Die oberflächliche Trichophytie wird meist durch Kontakt mit pilzkranken Tieren erworben (z. B. „Kälberflechte"). Sie beginnt mit scheibenartigen, blaßroten, schuppenden Herden, die peripher wachsen und zentral abheilen, so daß Ringfiguren entstehen, die zusammenfließen können (Abb. 166).

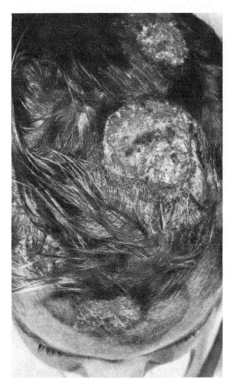

Abb. 167. Tinea profunda

2) Tinea profunda

Die tiefe Trichophytie wird wie die oberflächliche durch verschiedene Trichophyton-Arten hervorgerufen. Prädilektionsort ist der behaarte Kopf (Kerion Celsi, Abb. 167). Der Pilz wächst tief in die Epidermis ein und befällt das Haar bis in die Tiefe des Follikelapparates. Die Herde wachsen zu runden, geröteten, schuppenden Scheiben zusammen mit wallartigem Rand und mehreren Zentimetern Durchmesser. Sekundärinfektionen verursachen Schmerzen, auf Druck läßt sich dann Eiter entleeren.

3) Epidermophytie (Tinea pedum, manum, inguinalis etc.)

Unter diesem Begriff werden Pilzerkrankungen zusammengefaßt, die durch verschiedene Fadenpilz-Arten verursacht werden. Die Tinea pedum ist am häufigsten. Bläschen in der Fußwölbung und vor allem in den Interdigitalräumen platzen und hinterlassen Schuppensäume. Mazeration führt zur Bildung roter, nässender Herde. In Hallenbädern, Schulen und innerhalb der Familie kommt es zur Verbreitung der Infektion. Gleiche Erscheinungen werden an den Händen, Achselhöhlen, Inguinalfalten, aber auch an sonstigen Körperpartien beobachtet. Hartnäckig ist die Erkrankung der Nägel.

4) Mikrosporie

Die durch Mikrosporon-Arten verursachte Mykose befällt nur Kinder. Auf dem behaarten Kopf entstehen runde oder ovale Herde, die mit grauen Schuppen wie mit Asche bestreut sind. Die Haare sind 1–3 mm über der Hautoberfläche abgebrochen. Rötung oder Juckreiz fehlen. Endemien werden in Heimen und Schulen beobachtet. Diagnostisch ist die Verwendung einer Quarzlampe wertvoll, der ein Filter aus Kobaltglas vorgeschaltet ist. Der Kopf wird mit dem so erzeugten Wood-Licht im verdunkelten Raum untersucht: die mit Mikrosporon infizierten Haare zeigen grüne Fluoreszenz.

5) Pityriasis versicolor

Diese oberflächliche Pilzinfektion wird durch Malassezia furfur verursacht. Vorwiegend am Stamm entwickeln sich milchkaffeefarbige bis rötliche, verstreute bis konfluierende Flecken, die nicht jucken und von denen sich feine Schuppen abschaben lassen.

Bis auf die Pityriasis versicolor sprechen alle genannten Dermatophyten-Erkrankungen ausgezeichnet auf das Antibiotikum Griseofulvin oder die modernen Imidazolderivate Canesten, Nizoral an. Bei nur oberflächlichem Befall genügt Lokalbehandlung mit Farbstoffen oder einem der zahlreichen Antimykotika.

16.4.2 Erkrankungen durch Hefepilze

Candida albicans ist der häufigste Erreger aus der Hefegruppe. Man spricht daher von Candidose oder Candidiasis (ältere Bezeichnung: Soor).

Eine Candidiasis der Haut entwickelt sich vorzugsweise in der Genitoanalregion in Form von stecknadelkopf- bis linsengroßen Erythemen und Pusteln. Die Effloreszenzen wachsen mit unterminiertem Schuppensaum, konfluieren und können sich über das ganze Integument ausdehnen, insbesondere dann, wenn schwere Allgemeinerkrankungen bestehen und Antibiotika langfristig verwandt werden. Die Abgrenzung gegenüber der Dermatitis intertriginosa ist schwierig, therapeutisch aber wichtig.

Bei der Candidose der Schleimhaut finden sich weiße, an Milchreste erinnernde, nicht abwischbare Beläge auf geröteter Schleimhaut an Wange, Zunge, Genitale.

Harmlos ist die Candida-bedingte *Erosio interdigitalis*, außerordentlich therapieresistent aber die granulomatöse Form der **Candidiasis,** insbesondere in der disseminierten Form (Abb. 168). Der behaarte Kopf kann von einer pergamentartigen Schuppen- und Krustenkappe überzogen sein. Über die Candidabesiedlung von Lunge und Darm kann es schließlich zur tödlichen Candidasepsis kommen.

Lokal wendet man Nystatin als Salbe und Puder oder Clotrimazol (Canesten), Miconazolnitrat (Daktar, Epi-Monistat), Nizoral an, bei der granulomatösen oder generalisierten Form der Candidiasis Amphotericin B innerlich.

Mykide

können durch Fadenpilze wie durch Sproßpilze ausgelöst werden. Es besteht eine Allergie gegen Stoffwechselprodukte von Dermatophyten, Pilze finden sich nicht in den Hauteffloreszenzen. Am häufigsten ist ein makulopapulöses, juckendes, symmetrisch angeordnetes generalisiertes Exanthem; es tritt plötzlich unter Kopfschmerzen, Abgeschlagenheit, Fieber, ja Schüttelfrost auf und kann in Schüben ver-

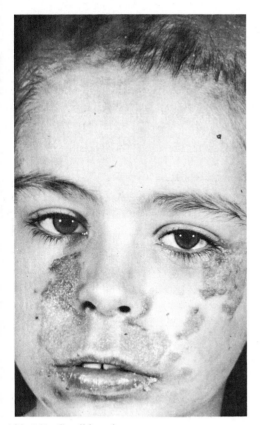

Abb. 168. Candidamykose

laufen. Nach Beseitigung der auslösenden Mykose schwindet auch das Mykid; in schweren Fällen empfiehlt sich die Anwendung von Kortikosteroiden.

16.5 Parasitenbedingte Hautkrankheiten

1) Scabies (Krätze)

Prädilektionsstellen für die Krätzenmilbe, die in Milbengängen ihre Eier ablegt, sind Stellen mit dünner Haut: Interdigitalräume, Handgelenk, Genitale. Wegen des starken Juckreizes wird gekratzt, und es kommt zu aufgepfropften Pyodermien. Therapeutisch führen Einreibungen mit γ-Hexachlorcyclohexan zum Ziel (Jacutin-Emulsion).

2) Pediculosis

Von den Läusearten spielen im Kindesalter jetzt nur noch Kopfläuse eine Rolle. Die Diagnose wird meist erst gestellt, wenn sich infolge der Kratzeffekte Pyodermien zeigen. Das sicherste Mittel, um auch die Nissen zu beseitigen, ist das Kahlscheren des Kopfes. Das kann heute vermieden werden durch Anwendung eines hexachlorcyclohexanhaltigen Gels (Jacutin Gel).

Bei allen unklaren Hauterscheinungen denke man auch an **Insektenstiche:** Mücken-, Wanzen- und Flohstiche, Zeckenbisse und Milbenbefall.

16.6 Viruskrankheiten der Haut

1) Herpes simplex

Gruppenweise angeordnete, stecknadelkopf- bis linsengroße, wasserhelle Bläschen auf gerötetem Grund, die sich eitrig trüben und narbenlos abheilen können. Als Herpes labialis treten sie vor allem bei fieberhaften Pneumokokken- und Meningokokkeninfektionen auf. Der Erreger ist das Herpesvirus. Infektionen mit dem Herpesvirus können an allen Körperstellen, u. a. auch auf den Schleimhäuten auftreten (Stomatitis aphthosa, S. 143).

Ekzema herpeticatum

Das Virus findet im Bereich ekzematisch veränderter Hautgebiete optimale Wachstumsbedingungen, so daß es sich rasant vermehren kann (Abb. 169). Es entwickelt sich unter hohem Fieber ein schweres Krankheitsbild mit massiver Bläschenbildung. Die Bläschen konfluieren zu ganzen Beeten, die regelmäßig mit Staphylokokken sekundär infiziert werden. Der Nachweis von Herpesvirus, vor allem aber die ansteigenden Herpesvirus-Antikörpertiter sind beweisend. Hochdosierte Antibiotikagaben und Kortikosteroide sind therapeutisch erforderlich.

2) Zoster

Eine Zoster-Erkrankung wird im allgemeinen erst bei Schulkindern beobachtet und unterscheidet sich dann nicht von der Gürtelrose des Erwachsenen. Zosterkranke Erwachsene

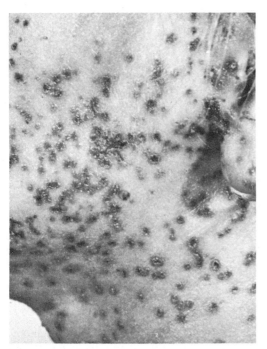

Abb. 169. Ekzema herpeticatum

können das Virus auf Kinder übertragen mit dem Resultat Varizellen (s. S. 140).

3) Verrucae vulgares

Die benignen infektiösen Epitheliome treten in Ein- oder Mehrzahl vor allem an Händen, Fußsohlen und Knien auf. Es handelt sich um derbe, breitbasig aufsitzende Hautwucherungen mit zerklüfteter Oberfläche. Eine Entfernung mit flüssigem Stickstoff oder Elektrokaustik ist wegen der starken Schmerzhaftigkeit kaum zumutbar. Zudem können Rezidive auftreten. Neuerdings hat sich ein Lack, der 0,5% Fluorourazil und 10% Salizylsäure enthält, hervorragend bewährt. Die Zubereitung schafft Okklusivbedingungen und ist unter dem Namen Verrumal im Handel.

4) Verrucae planae juveniles

sind meist an Handrücken und Gesicht lokalisiert als flache, weiche, rötlich-gelbe Papeln von glatter Oberfläche. Sie treten stets gehäuft auf und heilen spontan ab.

5) Molluscum contagiosum

Eine Virusinfektion, die häufig in Hallenbädern erworben wird: stecknadelkopf- bis erbsengroße, in der Mitte gedellte perlartige Tumoren von weißbrauner Farbe und derber Konsistenz (Abb. 170). Bei Auspressen nach Einritzen mit einer Lanzette entleert sich aus dem Krater eine rahmig-teigige Masse, die reichlich Molluscum-Virus enthält. Beschwerden bestehen nicht, die Erscheinungen heilen oft spontan ab.

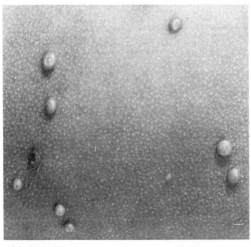

Abb. 170. Molluscum contagiosum (Dellwarzen)

16.7 Sonstige Hautkrankheiten

1) Dermatitis intertriginosa

Der „Windelausschlag" beginnt im Inguinalbereich, an den Innenseiten der Oberschenkel, am Gesäß und greift auf Bauch und Rücken über. Er beginnt mit flächenhafter Rötung, dann kommt es zur Bildung von Papeln, Erosionen und Pusteln, zum Nässen und zur Krustenbildung. Die Intertrigo kann auch in anderen Hautfalten entstehen, die durch Reizung oder Sekretzersetzung besonders beansprucht sind, z. B. am Hals bei pastösen Säuglingen. Die Ursache der Dermatitis **ammoniacalis** ist in der Einwirkung von alkalischem Harn oder Stuhl zu suchen (Abb. 171). Luftundurchlässige Windelhosen und seltenes Trockenlegen verschlimmern den Zustand. Differentialdiagnostisch kommt eine Soormykose in Frage. Nicht selten kommt es sekundär zur Candidabesiedlung. Therapeutisch ist häufiges Win-

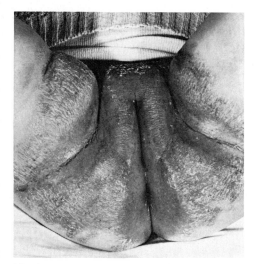

Abb. 171. Dermatitis ammoniacalis

deln angezeigt, empfehlenswert sind Kleiebäder, milde Lotiones und Pasten (Zinkschüttelmixtur, Zinkpaste).

2) Erythrodermia desquamativa Leiner

Die Ursache dieser schweren Erkrankung des ersten Lebensvierteljahres ist unbekannt. Die gerötete Haut ist mit fettglänzenden, grauen, z. T. blätterteigartigen Schuppen bedeckt. Zunächst sind vor allem die Beugen und der Hals ergriffen (Dermatitis seborrhoides), das Gesicht bleibt noch frei – im Gegensatz zum Säuglingsekzem. Doch dann ist der ganze Körper befallen. Juckreiz fehlt; die Abwehrkraft ist gesenkt, es drohen Sekundärinfektionen, Diarrhoe, Ödeme und Anämie. Die Behandlung ist symptomatisch. Lokal wendet man Zinköl an; oral kann man Kortikosteroide unter Antibiotikaschutz verwenden.

3) Erythema exsudativum multiforme

Das symmetrisch angeordnete Erythem verläuft in Schüben. Es beginnt mit roten Flekken, die sich ausbreiten und einen wallartigen hellroten Rand bilden, während das eingesunkene Zentrum eine mehr livide Farbe annimmt (Abb. 172). Hierdurch entstehen die typischen Kokardenformen, die zu girlandenartigen Figuren konfluieren können; daneben gibt es bullöse Formen. Prädilektionsstellen sind die Streckseiten der Extremitäten, vor allem an Unterarmen, Unterschenkeln, Hand-

und Fußrücken. Die Schleimhäute können mitbefallen sein; Fieber und andere Allgemeinerscheinungen können bestehen. Die Ursache ist unbekannt, mitunter ist es Ausdruck einer Arzneimittelallergie.

Eine schwere Verlaufsform stellt das **Fuchs-Stevens-Johnson-Syndrom** dar. Der Schwerpunkt der erosiven Hautveränderungen ist im Bereich der Körperöffnungen zu suchen: Mund, Naseneingang, Genitalbereich und Analbezirk („Pluriorifizielle Ektodermose"). Schwere Konjunktivitiden können das Bild beherrschen. Ursächlich kann gelegentlich eine Arzneimittelallergie aufgedeckt werden.

Die **Behandlung** erfordert in schweren Fällen Kortikosteroide und Antibiotika.

4) Erythema nodosum

Linsen- bis markstückgroße, rote bis blaurote, leicht erhabene Flecke, die ausgesprochen druckschmerzhaft sind, finden sich bevorzugt an den Streckseiten der Unterschenkel. Aber auch Unterarmstreckseiten und Oberschenkel, seltener andere Hautpartien, können schubweise befallen sein. Im Kindesalter spielt ursächlich die Tuberkulose die größte Rolle, insbesondere zu Zeiten, in denen die Tuberkulin-

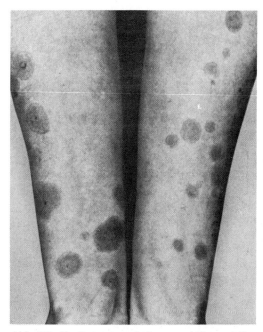

Abb. 172. Erythema exsudativum multiforme („Kokarden")

empfindlichkeit ansteigt; Sulfonamide (Sulfathiazol) können auslösend wirken. Auch sonstige Allergene, Streptokokkeninfektion, Sarkoidose und andere Erkrankungen können das Symptom gelegentlich hervorrufen.

5) Akne juvenilis

beginnt in der Pubertät und erreicht in der Adoleszenz ihren Höhepunkt. In besonderen Fällen kann sie sich schon früher manifestieren, z. B. bei langfristiger Kortikosteroid-Behandlung oder bei Verabreichung von gonadotropen und Sexualhormonen. Die Akne befällt vornehmlich das Gesicht, aber auch Rücken und Brust; unterhalb der Gürtellinie ist sie nie zu finden. Im Bereich der Talgdrüsen, deren Ausführungsgänge durch Komedonen verlegt sind, bilden sich entzündlich gerötete Knötchen, die vereitern und narbig abheilen können. Pathogenetisch spielt die Seborrhoe eine Rolle, Mikroorganismen haben sicher nur eine sekundäre Bedeutung.

In der Allgemeinbehandlung ist die Stuhlregelung wichtig; manchmal wirkt sich die Verminderung der tierischen Fette in der Nahrung günstig aus. Lokal sind Abreibungen mit 1‰igem Hexachlorophenspiritus, Erythromycinhaltige Externa z. B. Akne-mycin und Auftragen von resorzin- und schwefelhaltigen Linimenten angezeigt. Neuerdings wird lokal Vitamin-A-Säure als Gel oder Creme gegeben.

6) Krankheiten der Haare

Nach schweren fieberhaften Allgemeinerkrankungen kommt es gelegentlich zur **Alopecia symptomatica diffusa**. Eine Therapie ist nicht erforderlich, weil die Haare spontan wieder nachwachsen.

Bei der **Alopecia areata** kommt es ohne Narbenbildung zum umschriebenen Haarschwund (Abb. 173). Die runden und ovalen Bezirke können sich vergrößern und mit anderen Herden konfluieren. An ihren Rändern sieht man abgebrochene Haare, die wie Ausrufezeichen aussehen. Eine Therapie ist nicht möglich, weil es ein spezifisches Externum für die Ernährung der Haarpapille nicht gibt. Das gleiche gilt für die **Alopecia maligna** mit völliger Enthaarung bei Mitbeteiligung von Augenbrauen, Wimpern und Lanugohaaren. Die Ätiologie ist unbekannt.

Differentialdiagnostisch muß bei diffusem Haarausfall vor allem an eine Thalliumvergiftung gedacht werden, bei lokalisiertem an Pilzbefall. Ein umschriebener Haarschwund kann auch vorgetäuscht sein durch eine Trichotillomanie (S. 385).

7) Allergische Hauterscheinungen

Die Erscheinungsbilder allergischer Reaktionen auf der Haut sind vielfältig. Neben scarlatiniformen, morbilliformen und urtikariellen Exanthemen beobachtet man zahlreiche andere Hautreaktionen (s. u.). Das Reaktionsbild ist dabei vollkommen unabhängig von den pharmakodynamischen Eigenschaften der auslösenden Noxe. Von den allergischen Hautreaktionen sind die toxischen abzugrenzen. Die Diagnose gründet sich weniger auf das klinische Bild – allenfalls auf die Lokalisation – als vielmehr auf eine bis in alle Einzelheiten gehende **Anamnese**. Oft müssen besonders bei Verdacht auf Arzneimittelallergie die Eltern aufgefordert werden, alle Medikamente, Tees, „Stärkungsmittel", Salben, Pülverchen etc., die das Kind in letzter Zeit bekommen hat, mitzubringen.

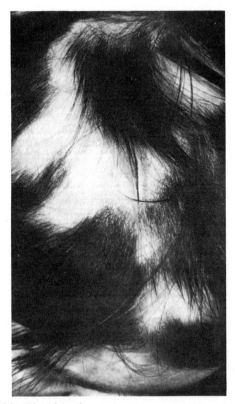

Abb. 173. Alopecia areata

Der **objektive Nachweis** einer Sensibilisierung erfolgt dann durch epikutane und intrakutane Testmethoden. Für die Beurteilung gilt die Faustregel: ein positiver Test ist beweisend, ein negativer Test schließt eine Allergie nicht aus. Einen nahezu sicheren Beweis liefert nur der Expositionstest, der aber wegen einer möglichen Schockgefahr nur in der Klinik durchgeführt werden darf. Die Behandlung besteht in allen Fällen in der Ausschaltung der Noxe. Kortikosteroide können in hochakuten Fällen lebensrettend sein.

Kontaktdermatitis

Sie beginnt mit einem Erythem und kann sich steigern bis zu starken Ödemen, Blasen- und Krustenbildung. Das Ödem bedingt ein Spannungsgefühl, und die Entzündung verursacht Schmerzen und Brennen. Unter Schuppung heilt die Dermatitis nach Entfernung der Noxe narbenlos ab.

Toxische epidermale Nekrolyse (Lyell-Syndrom)

eine akute toxische Epidermolyse, wahrscheinlich eine hochgradige Überempfindlichkeit gegen bestimmte Arzneimittel oder Bakterientoxine bzw. -stoffwechselprodukte. Sie beginnt mit Urtikaria oder disseminierten Erythemen, Erbrechen, Durchfall und Fieber. Es bilden sich bis handtellergroße Blasen aus, die platzen. Die Blasendecken bedecken den nässenden Untergrund nur unvollkommen. Das Ganze sieht aus wie eine schwere Verbrennung. Es kommt zu massiven Eiweißverlusten und Sekundärinfektionen. Der Prozeß kann auch an den Schleimhäuten ablaufen.

Urtikaria

Die Skala urtikarieller Erscheinungen reicht von linsengroßen Quaddeln bis zu girlandenartigen Figuren. Die Quaddeln sind flüchtig und können sich in kürzester Frist zurückbilden. Es besteht Juckreiz, Eosinophilie. Vom **Quincke-Ödem** spricht man bei starken ödematösen Schwellungen im Bereich der Augenlider oder Lippen; bei Sitz am Kehlkopf besteht Lebensgefahr durch Glottisödem. Eine Allergie gegen nutritive Allergene (Eiweiß, Obst) oder Arzneimittel (Penicillin) ist häufig zu eruieren.

Strophulus

Stecknadel- bis linsengroße Papeln entstehen auf dem Boden einer Quaddel; im Zentrum bildet sich oft ein derbes Bläschen, das später zu einer Kruste eintrocknet. Vor allem der Stamm, aber auch die Extremitäten sind befallen. Im Gegensatz zu den Varizellen bleiben Kopf und Mundschleimhaut frei. Meist handelt es sich um Kleinkinder, die Effloreszenzen treten schubweise auf. Durch das Zerkratzen wegen des starken Juckreizes kommt es oft zu Sekundärinfektionen. Die Ursache ist wahrscheinlich in nutritiven Allergien, manchmal in Insektentoxinen zu suchen.

17. Erkrankungen des Nervensystems

H. Doose

17.1 Fehlbildungen

17.1.1 Spina bifida

Es handelt sich um eine Hemmungsmißbildung, deren Kennzeichen der fehlende oder mangelhafte Schluß der Wirbelbögen und des Neuralrohres sind. Die Häufigkeit beträgt etwa 2‰ aller Geburten. Die Lokalisation ist überwiegend lumbosakral. Je nach Ausmaß der Schlußstörung ergeben sich folgende Hauptformen:

Bei der *Spina bifida occulta* betrifft die Störung allein die Wirbelbögen. Sie ist meistens nur röntgenologisch zu erkennen und bleibt sonst symptomlos. In Fällen mit atypischer Behaarung, Hautgrübchen, subkutanem Lipom und Naevi im Bereich der Mißbildungen kommen neurologische Symptome vor; sie können auch erst im späteren Kindesalter erstmals in Erscheinung treten.

Bei der *Spina bifida cystica* besteht eine bruchsackartige Ausstülpung des Rückenmarks oder seiner Häute. Sind allein die Hirnhäute betroffen, handelt es sich um eine *Meningozele* (nur 10% der Fälle). Die Medulla ist intakt, neurologische Ausfälle fehlen in der Regel. Ist dagegen – wie meistens – das Rückenmark in die Mißbildung einbezogen, spricht man von *Myelomeningocele*.

Geschlossene und offene Formen sind zu unterscheiden. Bei der offenen, d. h. nicht überhäuteten Myelomeningozele liegt die Medulla flächenförmig frei (Area medullovasculosa). Am oberen und unteren Rand können die Öffnungen des Zentralkanals erkennbar sein (Polgrübchen). An die Medullarplatte schließen sich peripher die Zona epithelo-serosa und die Zona dermatica an.

Die lumbosakrale Myelozele ist von neurologischen Ausfallserscheinungen begleitet, die je nach Schwere der Mißbildung wechselnd ausgeprägt sind: Schlaffe Lähmungen der Beine, paralytischer Klumpfuß, andere Kontrakturen, Sensibilitätsstörungen, Lähmungen der Sphinkteren und des Beckenbodens. Harn- und Stuhlentleerungsstörungen führen zu Hydronephrose und aufsteigenden Infektionen.

Bei 70–80% der Myelozelen bildet sich im Verlauf ein Hydrozephalus aus. Seine Ursache ist meistens die **Arnold-Chiarische Mißbildung.** Sie besteht in einer Verschiebung von Kleinhirnteilen und Medulla oblongata in den Spinalkanal und verursacht Liquorzirkulationsstörungen. Am Schädel findet man Ossifikationsstörungen in Form eines Lücken- oder *Leistenschädels.* – Die **Therapie** besteht bei der offenen Myelozele in der Frühoperation (innerhalb 24 Stunden); bei überhäuteten Mißbildungen kann zunächst abgewartet werden. Entwickelt sich ein Hydrozephalus (Kopfumfangskontrolle, Computertomographie!) wird eine Shunt-Operation (S. 353) vorgenommen. Die **Prognose** ist bezüglich der neurologischen Symptomatik ungünstig, die Lebenserwartung der Kinder ist durch chronische Harnwegsinfektionen eingeschränkt. Die Betreuung der Kinder erfordert eine Gemeinschaftsarbeit von Pädiater, Orthopäden und Urologen.

Spaltbildungen im Bereich des Schädels

gehen meistens mit anderen Fehlbildungen einher: Enzephalozelen, Meningoenzephalozelen, Anenzephalie u. a.

Genetische Beratung: Für weitere Geschwister eines betroffenen Kindes beträgt das Risiko von Spaltbildungen 3–6%. Die Bestimmung des Alpha-Fetoproteins im Fruchtwasser und Blut der Mutter sowie Sonographie erlauben eine pränatale Diagnostik (S. 26).

17.1.2 Mikrozephalie und Kraniostenose

Die Mikrozephalie,

die abnorme Kleinheit des Hirnschädels, kann verursacht sein durch a) eine anlagebedingte, auch familiär auftretende Mikrenzephalie (primäre „Kleinheit des Gehirnes"), b) exogene Schädigung während der Organogenese mit folgender Unterentwicklung des Gehirnes, c) sekundären Hirnschwund aufgrund prä- oder peri- und postnataler Hirnerkrankungen und d) primäre Wachstumsstörung des Schädels selbst infolge prämaturer Nahtsynostose (Kraniostenose). – Die durch primäre und sekundäre Mikrenzephalie bedingten Schädelwachstumsstörungen (a bis c) sind überwiegend von Schwachsinn und neurologischen Ausfällen (z. B. Zerebralparese) begleitet.

Die Kraniostenose

mit vorzeitigem Nahtverschluß ist in ihrer Ätiologie unklar. Die Schädelform ist durch die Lokalisation der prämaturen Nahtsynostose bestimmt (S. 319).

17.1.3 Angeborene Lähmungen

Beim Neugeborenen kommen neben geburtstraumatischen Nervenschäden (S. 42) angeborene Lähmungen isolierter Nerven und Muskeln vor. Am häufigsten ist die konnatale Ptosis meist nur eines Oberlides. Seltener sind Paresen von Abducens, Facialis und Oculomotoricus. Ob ätiologisch eine Kernaplasie oder eine mangelhafte Entwicklung des Nerven oder Muskels zugrunde liegt, ist unklar.

17.1.4 Fehlbildungen zerebraler Gefäße

Ein **arteriovenöses Aneurysma** kann beträchtliche Größe erreichen und die Ursache von Blutungen sein. Das gleiche gilt für die oft multiplen **sackförmigen Aneurysmen,** die sich besonders im Bereich des Circulus Willisii finden. Eine schwere Mißbildung ist die **zerebrokutane Angiomatose** (Sturge-Weber-Syndrom): Kennzeichnend sind ein überwiegend einseitiger Naevus flammeus des Gesichtes und ein gleichseitiges meningeales Angiom, das im späteren Kindesalter häufig eine typische feinstreifige Verkalkung im Röntgenbild erkennen läßt. Es kommt meistens zu progressiver dystrophischer Hirnschädigung mit Hemiplegie, hirnorganischen Anfällen und Demenz.

17.2 Entzündliche Erkrankungen des Nervensystems

17.2.1 Leptomeningitis

Die Leptomeningitiden sind in bakterielle und abakterielle zu unterteilen. Diese Klassifizierung entspricht weitgehend der Aufgliederung in eitrige und nichteitrige Meningitiden. Eine Sonderstellung nehmen die tuberkulöse, die syphilitische und die Leptospirenmeningitis ein.

17.2.1.1 Eitrige Meningitis

Allgemeine Symptomatologie und Diagnose: Es erkranken vorwiegend Säuglinge und Kleinkinder, Knaben häufiger als Mädchen. Das klinische Bild ist weniger durch den Erregertyp als durch das Alter des Patienten bestimmt. Die Erkrankung beginnt plötzlich mit hohem Fieber, Kopfschmerzen und Benommenheit. Beim Säugling und jungen Kleinkind beobachtet man häufig Krämpfe, Berührungsempfindlichkeit, Erbrechen, auffallend schrilles Schreien und eine gespannte Fontanelle. Fast regelmäßig besteht ein lebhafter Dermographismus. Die meningealen Zeichen (Nackensteifigkeit, Kernig, Brudzinski) sind positiv. Indessen – cave! Beim *jüngeren Säugling* können diese Zeichen fehlen: Wegweisend sind hier im Beginn vor allem Trinkunlust, Erbrechen, gespannte Fontanelle, Fieber. Andererseits beweisen ausgeprägte meningeale Zeichen nicht eine eitrige Meningitis. Sie kommen als Meningismus z. B. bei Pneumonie, Harnwegsinfektionen u. a. vor.

Der Liquor ist beim ausgeprägten Krankheitsbild eitrig. Im ersten Beginn der Erkrankung kann er *noch,* bei anbehandelten Fällen *schon wieder* klar oder nur gering getrübt sein. Das Sediment ist granulozytär, das Eiweiß erhöht, die Pandy-Reaktion positiv, der Zucker vermindert. Die bakteriologische Untersuchung besteht in der Mikroskopie des Ausstriches, der Liquorkultur und Resistenzprüfung. Durch eine negative Liquorkultur ist eine bakterielle Meningitis nicht sicher auszuschließen. Die Keime können durch antibiotische Vorbehandlung und zu lange Latenz zwischen Punktion und Verarbeitung des Liquors abgestorben sein.

Bei jeder eitrigen Meningitis ist sorgfältig nach Herden im Bereich von Nase, Nebenhöhlen, Ohren und Felsenbeinen zu suchen. Bei rezidivierenden Meningitiden ist an einen kongenitalen Hautsinus sowie Knochen- und Duralücken zu denken (selten!).

Meningokokken-Meningitis (Meningitis epidemica)

Sie ist die häufigste Form der kindlichen bakteriellen Meningitis. Der Erreger (Meningococcus oder Neisseria intracellularis) ist sehr empfindlich und kann kulturell nur bei sofortiger Verarbeitung des Liquors nachgewiesen werden. Übertragung der Infektion erfolgt durch Tröpfchen. Epidemien sind selten, Keimträger in der Umgebung des Patienten häufig. – Die Symptomatik ist durch besonders ausgeprägte Genickstarre und überwiegend stürmischen Verlauf gekennzeichnet. Es kommen indessen auch protrahiert verlaufende Krankheitsbilder vor. Wegweisend für die Differentialdiagnose gegenüber anderen Meningitisformen sind petechiale und auch grobfleckige Hautblutungen sowie emboliebedingte kleine Hautnekrosen. Jenseits des 3. Lebensjahres ist ein Herpes labialis häufig. – Die Prognose ist bei sehr frühzeitiger Therapie gut, sonst besteht trotz Antibiotika die Gefahr von Defektheilungen.

Das **Waterhouse-Friderichsen-Syndrom** ist die am meisten gefürchtete Form der Meningokokken-Infektion. Es handelt sich um eine foudroyant verlaufende Sepsis mit schwersten generalisierten Gefäßschäden und Thromboseneigung als Ausdruck eines Shwartzman-Sanarelli-Phänomens. Klinisch besteht ein perakutes Krankheitsbild mit Fieber, Erbrechen, Krämpfen, Bewußtseinstrübung, kaum fühlbarem Puls. Meningeale Zeichen fehlen. Die Haut ist bedeckt von flächenförmigen Blutungen, Petechien und blaßgrau-blauen „intravitalen Totenflecken". Es besteht Blutungsneigung mit hämorrhagischen Durchfällen und Erbrechen. Aus dem meist klaren Liquor lassen sich wie aus dem Blut Meningokokken züchten. Die Erkrankung endet fast immer innerhalb von 8 bis 24 Stunden letal. Autoptisch findet man hämorrhagische Infarkte der inneren Organe, vor allem der Nebennieren.

Pneumokokken-Meningitis

Die Erkrankung entsteht entweder metastatisch vom Respirationstrakt her oder durch Fortleitung von den Ohren und Nebenhöhlen. Die Entzündung manifestiert sich vorwiegend an der Konvexität (Hauben-Meningitis). Klinisch stehen oft Krämpfe und Bewußtseinsstörung im Vordergrund. Der Verlauf ist nicht selten kompliziert durch entzündliche Verklebungen der Meningen, die Störungen der Liquorzirkulation und abgekapselte Abszesse zur Folge haben. Rezidive sind besonders häufig. Bei verzögertem Heilungsverlauf ist immer an Subduralergüsse zu denken (Kontrolle des Schädelumfanges und der Fontanelle, Durchleuchtung mit Lampe, EEG, Computertomogramm!). Im Zweifelsfall muß eine Fontanellenpunktion durchgeführt werden. – Die Prognose ist wegen der genannten Komplikationen ungünstiger als die der Meningokokken-Meningitis.

Influenza-Meningitis

Erreger ist Hämophilus influenzae. Die Neigung zu Rezidiven und langwierigen Verläufen ist groß, die Prognose ist aber bei frühzeitiger und intensiver Behandlung relativ günstig.

Coli-Meningitis

Sie befällt vorwiegend Neugeborene und besonders resistenzschwache Frühgeborene. Charakteristisch ist das Fehlen typischer meningealer Zeichen. Nichtgedeihen, Trinkunlust, Ernährungsstörung, graues Aussehen, gespannte Fontanelle sind Verdachtsmomente, Fieber kann fehlen. Die Prognose ist ungünstig.

Als **weitere Erreger** einer eitrigen Meningitis kommen in Betracht: Staphylokokken, Streptokokken, Enterokokken, Listeria monocytogenes (Neugeborene!), Pyocyaneus und zahlreiche andere Keime.

Therapie der eitrigen Meningitis

Durch Einführung der Antibiotika wurde die Letalität erheblich gesenkt, ist im frühen Säuglingsalter aber immer noch hoch (um 50%). Die früher häufigen Defektzustände sind seltener geworden, kommen aber noch vor: Epilepsie, Intelligenzdefekte, Schwerhörigkeit, Hydrozephalus u. a.

Entscheidend für die Prognose ist der frühzeitige Beginn der Behandlung. Eine Liquoruntersuchung ist deshalb bei geringstem Verdacht auszuführen. Nur wenn mit einem mehrstündigen Transport in das Krankenhaus zu rechnen ist, sollte bereits der Hausarzt die Behandlung einleiten, wobei in Kauf zu nehmen ist, daß die bakteriologische Diagnose erschwert oder unmöglich gemacht wird. Eine genaue Liquoruntersuchung vor Therapiebeginn ist deshalb anzustreben. Sie schließt die Anfertigung eines Ausstrichpräparates in Methylenblau-, Gram- und Giemsa-Färbung für Bakteriennachweis und -differenzierung sowie die Anlegung einer Kultur zur Durchführung einer Empfindlichkeitsprüfung ein. Initialbehandlung *vor* Empfindlichkeitsprüfung (Antibiogramm): Bei bakterioskopischem Nachweis von *Meningokokken* oder *Pneumokokken* werden Höchstdosen von Penicillin-G im Dauertropf verabfolgt. Finden sich im Ausstrich *Haemophilus*-verdächtige Stäbchen, erfolgt Gabe von Cefotaxim *oder* Ampicillin in Kombination mit Chloramphenicol. Im 1. Lebensjahr (Coli und andere gramnegative Keime!) erfolgt die Initialbehandlung mit Cefotaxim und Gentamicin. – Das weitere therapeutische Vorgehen richtet sich nach dem Ergebnis der Liquorkultur und Resistenzprüfung. Die antibiotische Behandlung wird über 2–3 Wochen durchgeführt, wobei nach Abklingen der akuten entzündlichen Erscheinungen auf eine perorale Medikation übergegangen wird. Im akuten Stadium können bei Liquordrucksteigerung wiederholte Entlastungspunktionen notwendig werden.

Ist der Heilungsverlauf verzögert, so muß – besonders bei der Pneumokokken-Meningitis – an einen *subduralen Erguß* gedacht werden. Fortbestehender Liquorbefund, Temperaturen, Erbrechen, Krämpfe und vorgewölbte Fontanelle sind Verdachtsmomente. EEG, Diaphanoskopie, Echo-Enzephalogramm, Computertomogramm und gegebenenfalls Fontanellenpunktion klären die Diagnose. Wiederholte Punktionen, eventuell Operation zur Entfernung der Membranen sind notwendig.

17.2.1.2 Bakterielle, nicht eitrige Meningitis

Meningitis bei Leptospirose, Tuberkulose, Syphilis siehe bei den Grundkrankheiten. Bei der Differentialdiagnose dieser Formen ist zu beachten, daß der Liquor bei anderen bakteriellen, an sich eitrigen Meningitiden infolge antibiotischer Vorbehandlung klar und keimfrei sein kann.

17.2.1.3 Abakterielle Meningitis

1) Virus-Meningitis

Die durch Viren verursachten Meningitiden sind sehr häufig Teilsymptom einer Enzephalitis bzw. Enzephalomyelitis. Handelt es sich um eine reine Meningitis, ist die klinische Symptomatik weniger eindrucksvoll als bei den bakteriellen Meningitiden, der Verlauf milder und gutartiger, wenn eine Pleozytose auch über Wochen bestehen bleiben kann. Im allgemeinen sind die meningealen Symptome geringfügig, wenn auch ausgeprägte meningitische Bilder vorkommen. Der Liquor ist klar, höchstens leicht getrübt; das Sediment ist von mononukleären Zellen beherrscht, das Eiweiß meistens etwas vermehrt. Eine ätiologische Diagnose kann durch Nachweis des Virus in Körperflüssigkeiten, Stuhl und Rachenspülwasser sowie durch Neutralisationsteste und KBR erfolgen. Die **Mumps-Meningitis** ist besonders häufig. Bei etwa 50% aller Mumpserkrankungen ist eine klinisch oft inapparente Leptomeningitis nachzuweisen. Andererseits verlaufen zahlreiche Mumpsinfektionen unter dem Bild einer Meningitis ohne Parotitis. Die Prognose der Mumpsmeningitis ist gut. Die *Meningitis bei Poliomyelitis*, die früher differentialdiagnostisch an erster Stelle stand, wird kaum noch beobachtet. Weniger selten, gelegentlich aber epidemisch vorkommend, sind die Meningitiden durch andere *Enteroviren* (Coxsackie, Echo), *Arbor-*, *Adeno-Viren* u. a. Die seltene lymphozytäre Choriomeningitis wird durch das Armstrong-Virus verursacht.

Meningitiden bei Masern, Windpocken und Mononucleosis infectiosa sind meistens Begleitsymptome einer enzephalitischen Erkrankung (S. 345).

Die **Therapie** der Virus-Meningitis ist symptomatisch. Bei geringstem Zweifel an der Ätiologie und Verdacht auf eine womöglich doch bakterielle Genese (Tbc) muß entsprechend antibiotisch behandelt werden.

Alle Kinder, insbesondere Säuglinge, mit überstandener eitriger Meningitis müssen im Hinblick auf Spätkomplikationen über Monate sorgfältig kontrolliert werden (neurologische Untersuchung, Schädelumfangsmessungen, EEG).

2) Sonstige Meningitisformen

Schädeltraumen, Insolation und Lumbalpunktion können zu meningealen Reizerscheinungen mit Pleozytose führen (*physikalisch* bedingte Meningitis). – *Infektiös-toxische* Prozesse wie Allgemeininfektionen der verschiedensten Art, Urämie, Askaridiasis, exogene toxische Einwirkungen (Medikamentinjektionen in den Liquorraum u. a.) können Liquorpleozytose und auch meningeale Reizerscheinungen verursachen. Meningitiden durch *Pilze* sind selten.

17.2.2 Pachymeningitis

Eine bakterielle Entzündung der harten Hirnhäute ist selten. Vom Mastoid und Mittelohr her kann es durch Fortleitung zur Infektion des Epiduralraumes kommen (Extraduralabszeß). Eine chirurgische Therapie ist notwendig.

17.2.3 Enzephalitis und Enzephalomyelitis

17.2.3.1 Akute Enzephalitiden

Sogenannte **primäre** und **sekundäre** Enzephalitiden sind zu unterscheiden. Die primären Enzephalitiden sind überwiegend unmittelbar virogener, die sekundären (postinfektiösen) wahrscheinlich „neurallergischer" Genese. *Bakterielle* Enzephalitiden sind sehr selten; sie entstehen z. B. metastatisch im Verlauf von septischen Erkrankungen.

Die **Symptomatik** der Enzephalitis ist weniger durch die Ätiologie als durch die Lokalisation des Entzündungsprozesses und das Alter des Patienten bestimmt. Für die meisten Enzephalitisformen ist akuter Beginn mit Erbrechen, Kopfschmerzen, Krämpfen, Bewußtseinstrübung bis zum Koma, Lähmungen u. a. charakteristisch. Je jünger die Kinder, desto mehr werden hochakuter Beginn, stürmischer Verlauf, schwere und langanhaltende Krampfanfälle beobachtet. Bei älteren Kindern beginnt die Enzephalitis dagegen häufiger schleichend, oft mit einem deliranten Psychosyndrom mit Verlust der zeitlichen und örtlichen Orientierung. Eine Bewußtseinstrübung entwickelt sich langsamer als bei Kleinkindern. Die neurologische Symptomatik der akuten Enzephalitis kann außerordentlich vielfältig sein. Pyramidale, extrapyramidale und andere Symptome können rasch wechseln und sich kombinieren. Treten myelitische Symptome hinzu, spricht man von Enzephalomyelitis.

Neben den voll ausgeprägten Krankheitsbildern kommen *Abortivformen* vor, die lediglich unter dem Bild uncharakteristischer Allgemeinsymptome, eines organischen Psychosyndroms u. a. verlaufen. – Der Liquor zeigt bei der Enzephalitis des älteren Kindes in der Regel eine Pleozytose und Eiweißvermehrung, bei Säuglingen und Kleinkindern kann er normal sein und nur erhöhten Druck zeigen.

Als *prognostische Grundregel* gilt, daß bei jungen Kindern und bei Enzephalitiden mit lang anhaltenden Krämpfen Todesfälle und Defekte in Form von Demenz, Lähmung, Epilepsie u. a. besonders häufig sind.

Die akute **zerebellare Ataxie** ist eine spezielle Verlaufsform der kindlichen Enzephalitis. Sie wird als postinfektiöse Komplikation bei zahlreichen Virusinfektionen, besonders häufig aber bei Varizellen beobachtet. Betroffen sind überwiegend Kleinkinder. Sie erkranken plötzlich mit lokomotorischer und lokostatischer Ataxie, Nystagmus, Dysarthrie, Hypotonie der Muskulatur. Der Liquor ist meistens normal. Eine Kombination mit anderen enzephalitischen Symptomen ist möglich. Die Prognose ist in der Regel gut. Die Rückbildung der Ataxie kann aber Monate dauern.

1) Primäre Enzephalitiden

ARBOR-Enzephalitiden (Arthropod-borne-Viren, Übertragung durch Insekten) treten vielfach epidemisch auf. Für Europa ist die **Zecken-Enzephalitis** wichtig, die „zentraleuropäische Frühsommer-Meningoenzephalitis". In der Bundesrepublik Deutschland kommt sie vor allem vor im Donautal und in den Tälern der Donauzuflüsse, in der Stuttgarter Gegend und im Oberrheintal. Überträger sind Zecken kleiner Nager. Die epidemiologischen Saison-Gipfel liegen im Juni und Anfang Oktober. Das Krankheitsbild ist teils rein enzephalitisch, teils poliomyelitis-ähnlich; Defektzustände sind möglich. Nach Zeckenbefall kann innerhalb von 72 Stunden ein Sofortschutz erreicht werden durch die Gabe von 0,2 ml homologen Immunglobulins/kg Körpergewicht. Aktive Impfung siehe S. 131.

Die **Coxsackie B-Enzephalitis** befällt besonders Neugeborene und ist oft mit Myokarditis kombiniert (Enzephalomyokarditis). Der Verlauf ist meistens tödlich.

Die **Herpes simplex-Enzephalitis** betrifft häufig Neugeborene, aber auch ältere Kinder und hat eine schlechte Prognose. Wegweisend für die Diagnose kann beim Neugeborenen die Feststellung eines Herpes bei der Mutter sein. Für ältere Kinder ist ein stark protrahierter Verlauf mit typischen EEG-Merkmalen charakteristisch. Die Diagnose erfolgt durch Virusnachweis, Antikörperbestimmung, ist oft aber nur durch Biopsie zu sichern. Eine Behandlung mit Zytostatika kann erfolgreich sein. Die **Polioenzephalitis** ist seit Einführung der Massenimpfungen praktisch nicht mehr zu beobachten. Eine sichere **Encephalitis lethargica Economo** wurde seit mehr als 30 Jahren nicht mehr nachgewiesen.

Die **Rabies** (Lyssa) ist äußerst selten. Sie wird durch tollwütige Tiere übertragen und zeigt sich nach mehrwöchiger Inkubation mit Krämpfen und Delirien. Die Prognose ist schlecht.

2) Sekundäre Enzephalitiden

Die Pathogenese dieser Krankheitsform ist umstritten. Experimentell gut gestützt ist die Annahme, daß mittelbar virusbedingte „neurallergische" Reaktionen den Prozeß verursachen. Morphologisches Substrat sind perivenöse Entmarkungen in der weißen Substanz. In der Regel entwickeln sich die sekundären Enzephalitiden (und Enzephalomyelitiden) in der postvirämischen Phase der Infektion, z. B. nach dem Pockenimpffieber, nach dem Masernexanthem usw. Sie werden deshalb als postvakzinale bzw. postinfektiöse Enzephalitiden bezeichnet.

Die **postvakzinale Enzephalitis** ist durch die Aufhebung der Impfpflicht äußerst selten geworden. Es erkranken nur Erstimpflinge (oder „falsche Wiederimpflinge"). Die Erkrankung beginnt in der Regel um den 11. bis 12. Tag nach der Impfung mit rasch zunehmender Bewußtseinstrübung, Lähmungen, Krämpfen. Der Liquor zeigt Eiweißvermehrung und Pleozytose. In 10 bis 20% der Fälle kommt es zu Defekten.

Die **akut-konvulsive vakzinale Enzephalopathie** ist von der eigentlichen postvakzinalen Enzephalitis abzugrenzen. Betroffen sind Kleinkinder bis zum 3. Lebensjahr. Die Erkrankung beginnt z. Z. des Impffiebers (virämische Phase) am 7. bis 9. postvakzinalen Tag mit Krämpfen. Der Liquor ist normal.

Der Verlauf ist meist kurz, die Prognose vor allem durch die Dauer der Krämpfe bestimmt. Entwicklung einer Epilepsie ist möglich.

Die **Masern-Enzephalitis** beginnt meistens 3 bis 7 Tage nach dem Exanthem mit erneutem Fieber, Bewußtlosigkeit usw. Defektheilungen sind möglich.

Die **Varizellen-Enzephalitis** tritt meistens 5 bis 10 Tage nach dem Exanthem auf. Oft verläuft sie unter dem Bild einer akuten zerebellaren Ataxie (S. 344).

Enzephalitiden nach *Mumps, Rubeolen, Mononukleose, infektiöser Lymphozytose* u. a. Viruserkrankungen sind selten. Ihre klinische Symptomatik ist unabhängig vom Erreger.

Differentialdiagnose der Enzephalitis

Sie hat vor allem infektiöse und toxische Enzephalopathien (S. 349) zu berücksichtigen. Die Diagnostik muß deshalb immer alle Stoffwechselfunktionen einschließen. Blutungen, Raumforderungen und vor allem auch exogene Vergiftungen sind in Betracht zu ziehen. Medikamente mit Phenothiazin-Abkömmlingen können das sogenannte *dyskinetische Syndrom* hervorrufen: Dyston-hyperkinetische Bewegungsstörungen mit tetanusähnlichen Muskelverkrampfungen besonders des Gesichtes und der Zunge, die Sprach- und Schluckunfähigkeit bedingen können, dystone Bewegungen des Kopfes (Opisthotonus u. a.) bei immer erhaltenem Bewußtsein. Die Symptomatik verschwindet nach i.m. oder i.v. Gabe von Aktineton.

Therapie der akuten Enzephalitis

Eine kausale Behandlung ist mit Ausnahme der seltenen bakteriellen Enzephalitiden nicht möglich. Nebennierenrindenhormone sind bei postinfektiösen Enzephalitiden fraglich wirksam. Gammaglobulin wird zur Hebung des Antikörperspiegels verabfolgt. Bei Herpes-Enzephalitis scheint Cytosin-Arabinosid günstig zu wirken. Im übrigen ist die Behandlung symptomatisch: Unterdrückung von Krämpfen, Bekämpfung einer Hyperthermie gegebenenfalls mit Hibernisation, Kontrolle des Wasserhaushaltes, Abschirmung gegen bakterielle Begleitinfektionen durch Antibiotika, Freihaltung der Atemwege gegebenenfalls durch Intubation.

17.2.3.2 Subakute Enzephalitis

Die wichtigste Form ist die seltene **subakute sklerosierende Panenzephalitis (SSPE)**. Ihr liegt – jedenfalls als *ein* ätiologischer Faktor – eine persistierende Maserninfektion zugrunde („slow virus infection"). Die Erkrankung beginnt mit einem organischen Psychosyndrom (Wesensänderung, Nachlassen der intellektuellen Leistungsfähigkeit, phasenweise Verlust der zeitlichen und örtlichen Orientierung), es folgen Krampfanfälle, rhythmische extrapyramidale Hyperkinesen und schließlich Dezerebrationssymptome.

Die Krankheit endet meistens schon nach wenigen Monaten tödlich. Die Diagnose stützt sich auf das typische klinische Bild, die Feststellung früher durchgemachter Masern, den Nachweis von Masern-Antikörpern und vermehrten Gammaglobulinen im Liquor sowie das pathognomonisch veränderte EEG (periodische Komplexe). Eine wirksame Therapie ist bis heute nicht bekannt.

17.2.3.3 Akrodynie (Feersche Krankheit)

Der sehr selten gewordenen Krankheit liegt wahrscheinlich ein besonders den Hirnstamm betreffender „neurallergischer" Prozeß zugrunde. Er kann durch Quecksilber und vielleicht auch andere Noxen ausgelöst werden. Leitsymptome sind psychische Störungen (Weinerlichkeit, Verdrießlichkeit), Schlafumkehr (nächtliche Schlaflosigkeit, Schlafbedürfnis am Tag), profuse Schweiße, polymorphe Exantheme, Hypertension, hochrote Verfärbung der Akren, Schmerzen in Händen und Füßen (Akrodynie). Der Verlauf erstreckt sich über Wochen bis Monate; die Prognose ist gut.

17.2.3.4 Myoklonische Enzephalopathie

Diese Kleinkinder betreffende Erkrankung ist gekennzeichnet durch polytope, irreguläre Myoklonien, Opsoklonus und Ataxie. Nicht selten liegt gleichzeitig ein Neuroblastom (eher gutartigen Charakters) vor. Die Ätiopathogenese ist ungeklärt; ein immunpathologisches Geschehen wird in Betracht gezogen. – Die Krankheit verläuft nach akutem Beginn meistens protrahiert über Monate und Jahre. EEG und Liquor sind o. B. ACTH bewirkt meistens eine rasche Remission. Residuen in Form einer Entwicklungsretardierung, besonders Sprachentwicklungsverzögerung, sind häufig.

17.2.4 Polyradikulitis und Polyneuritis

Die Grenzen zwischen Polyneuritis und Polyradikulitis sind besonders bei Kindern unscharf. Je nach Lokalisation steht die periphere oder die Wurzelsymptomatik im Vordergrund. Hinsichtlich der *Ätiopathogenese* lassen sich wie bei den Enzephalitiden primäre (toxische, infektiös-toxische) und sekundäre (postinfektiöse und postvakzinale) Formen unterscheiden. Die Krankheit beginnt meistens schleichend mit zunehmender Muskelschwäche und Ataxie. Fieber fehlt in der Regel. Die Schwäche steigert sich zu schlaffen Lähmungen. Sie befallen meistens erst die Beine, können langsam aufsteigen und bis zur Bulbärparalyse führen (aufsteigende Landrysche Paralyse). Die Untersuchung ergibt bei voll ausgeprägter Erkrankung erloschene Reflexe. Der Ausfall ist im Gegensatz zur Poliomyelitis symmetrisch. Die Affektion der sensiblen Bahnen äußert sich in Hyper- und Parästhesien, gelegentlich heftigen Schmerzen.

Die **Diagnose** wird ermöglicht durch den typischen neurologischen Befund und die Liquorveränderung: Erhöhung des Eiweißes bei normaler Zellzahl (Dissociation albumino-cytologique, Guillain-Barré-Syndrom). Die *Differentialdiagnose* hat besonders die Poliomyelitis zu beachten: dort febriler Beginn, anderer Liquorbefund, asymmetrische Paresen.

Die **Prognose** der Polyradikulitis und Polyneuritis ist gut, die Restitution kann aber Monate dauern. Rezidive sind möglich.

Die **Therapie** ist zunächst symptomatisch. Kortison kann versucht werden. Bei Landry-Paralysen kommt künstliche Beatmung in Betracht. Nach dem akuten Stadium ist intensive physikalische Therapie der Lähmungen bis zur Restitution notwendig.

17.2.5 Erkrankungen einzelner Nerven und ihrer Kerne

Die **isolierte Neuritis** betrifft bei Kindern vorwiegend den *N. facialis*. Die sogenannte idiopathische oder „rheumatische" Fazialisparese tritt aus nicht erkennbarer Ursache plötzlich auf, kann Wochen und Monate dauern, selten auch für immer bestehen bleiben. – Eine direkte Schädigung des Fazialis durch eitrige Mittelohr- oder Felsenbeinprozesse ist selten. Wie der Fazialis kann auch der *N. abducens* eine isolierte „idiopathische" Lähmung zeigen.

Von praktischer Wichtigkeit ist die **schmerzhafte Armlähmung des Kleinkindes** (CHASSAIGNAC). Durch Zerrung des Armes, z. B. beim plötzlichen Hochziehen des Kindes, erfolgt Subluxation des Radiusköpfchens. Sie führt zu einer schmerzhaften Pseudoparese. Therapie: Der Arm wird in Supination kräftig gestreckt und dann gebeugt. Damit wird Redression erzielt, und die schmerzhafte „Parese" bildet sich rasch zurück.

17.3 Traumatische Schäden des Zentralnervensystems, Blutungen

17.3.1 Schädel-Hirn-Traumen

Unfälle stellen in der Bundesrepublik wie in anderen Industriestaaten bei den 1- bis 15jährigen die häufigste Todesursache dar (S. 387), wobei den Verkehrsunfällen die größte Bedeutung zukommt. Von den Unfällen sind die mit Schädel-Hirn-Traumen einhergehenden die folgenschwersten.

Durch die Gewalteinwirkung auf den Schädel kommt es zu Fissuren, Frakturen und Impressionsfrakturen insbesondere des Schädeldachs sowie zu intra- und extrakraniellen Blutungen unterschiedlicher Lokalisation (s. unten). Reißt die Dura ein, so tritt Liquor ins umgebende Gewebe aus, und es kann sich eine „wachsende Fraktur" entwickeln, die der operativen Korrektur bedarf. Bei der Gewalteinwirkung auf das Gehirn selbst unterscheidet man verschiedene Schweregrade:

Die *Commotio cerebri* äußert sich in Benommenheit oder Bewußtlosigkeit; meist besteht eine retrograde Amnesie. Übelkeit und Erbrechen, Kopfschmerzen und Schwindel können die Folge sein, sie bilden sich aber meist schon nach einigen Tagen zurück, eine volle Wiederherstellung ist die Regel. Auch EEG-Veränderungen finden sich im allgemeinen nur in den ersten Tagen.

Von der leichten Commotio bis zur ernsten Contusio cerebri gibt es mannigfache *Übergänge*. Der Schweregrad des Schädel-Hirn-Traumas ist am ehesten an der Dauer der initialen Bewußtlosigkeit zu ermessen.

Bei der *Contusio cerebri* kommt es zu Prellungssymptomen am Ort des Aufpralls und/oder an der gegenüberliegenden Schädelseite (Contre-coup), oder es liegt ein Schleudertrauma vor. Zu den Allgemeinsymptomen gehören zentrale Atem- und Kreislaufstörungen, Streckstarre der Extremitäten, Hyperthermie u. a.; unterschiedliche Herdsymptome können hinzukommen. Die Bewußtlosigkeit dauert Stunden bis Tage. Als apallisches Syndrom bezeichnet man einen Zustand langdauernder Bewußtlosigkeit, bei dem die vitalen Funktionen erhalten sind.

Defektheilungen unterschiedlicher Art und Schwere sind beim Schädel-Hirn-Trauma die Regel, wenn anfänglich eine langdauernde Bewußtlosigkeit bestand. Neurologische Ausfälle, Verhaltensstörungen und Persönlichkeitsveränderungen können die Folge sein; auch nach Jahren droht noch die Gefahr einer posttraumatischen Epilepsie. Die Rehabilitationsmaßnahmen richten sich nach der Art der Schädigung.

Patienten mit Schädel-Hirn-Traumen bedürfen einer sorgfältigen *Überwachung* von Atmung, Puls, Blutdruck und Reflexverhalten mit der Möglichkeit computertomographischer Untersuchung und chirurgischen Vorgehens, wenn sich Hirndruckzeichen einstellen oder verstärken. Sie können Folge eines Hirnödems oder auch einer intrakraniellen Blutung sein.

17.3.2 Blutungen

Das subdurale Hämatom (Abb. 174)

kann durch eine geburtstraumatische oder postnatale traumatische Schädigung entstehen. Blutungsursache sind vor allem Zerreißungen der in den Sinus longitudinalis einmündenden Venen (Abb. 26, S. 41). Sofern sich das Hämatom nicht rasch resorbiert oder durch Punktion beseitigt wird, kann sich ein chronisches subdurales Hämatom entwickeln. An den Wandungen der Blutungshöhle bilden sich dann reich vaskularisierte, dicke, fibrinös-fibröse Membranen. Es kommt einerseits zu weiteren Diapedesisblutungen, andererseits

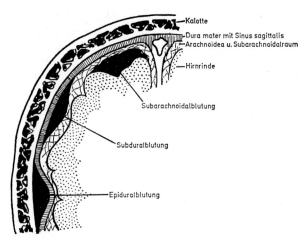

Abb. 174. Harte und weiche Hirnhäute mit Subdural- und Subarachnoidalräumen

zur Hämolyse, schließlich zur Ansammlung unter Umständen großer, meist sanguinolenter eiweißreicher Flüssigkeitsmengen.
Damit entsteht das Bild der **Pachymeningosis hämorrhagica interna.** Die geschilderte traumatische Genese ist indessen nur in einem Teil der Fälle nachweisbar. Vielfach bleibt die Ätiologie unklar. Betroffen sind von der Pachymeningosis überwiegend Kinder der ersten zwei Lebensjahre. Die *klinische Symptomatik* ist im Beginn oft wenig eindrucksvoll: uncharakteristische Allgemeinsymptome wie Erbrechen, schlechtes Gedeihen, unklares Fieber. Dann zeigen sich infolge zunehmender Flüssigkeitsansammlung Hirndrucksymptome: Auffälliges Schädelwachstum, womöglich Nahtsprengung, Fontanellenvorwölbung, Krampfanfälle, Stauungspapille, auch Netzhautblutungen u. a. Die gleiche Symptomatik bieten die nicht blutungsbedingten chronischen Subduralergüsse im Gefolge von bakteriellen Meningitiden.
Die **Diagnostik** umfaßt EEG, Computertomographie, unter Umständen Angiographie (Abdrängung der kortikalen Gefäße), Schädelsonographie, bei Säuglingen vor allem Diaphanoskopie und beidseitige Fontanellenpunktion. Die Lumbalpunktion ergibt einen veränderten Liquor nur, wenn durch Einrisse der Arachnoidea Verbindungen zwischen Subdural- und Subarachnoidalraum entstanden sind.
Die **Therapie** besteht in häufigen Fontanellenpunktionen. Ist nach 4–6 Wochen keine „Trockenlegung" erzielt, müssen die Membranen operativ entfernt werden.

Die epidurale Blutung (Abb. 174)

ist eine gefürchtete Komplikation von Schädeltraumen mit und ohne Fraktur. Sie entsteht durch Einrisse der Arteria meningea media oder ihrer Äste. Betroffen sind fast nur ältere Kinder. Nach oft mehrstündigem, weitgehend erscheinungsfreiem Intervall zeigen sich zunehmende Bewußtseinstrübung, neurologische Herdzeichen, Krampfanfälle, schließlich schwere Hirndruckzeichen mit Atemstörung. Rasche Diagnose durch EEG, Karotis-Angiographie, Computer-Tomographie, Schädelsonographie ist nötig, um möglichst bald die lebensrettende Operation vornehmen zu können.

Die Subarachnoidalblutung oder **Leptomeningosis haemorrhagica interna** (Abb. 174)

hat ihre Ursache vor allem in Gefäßdysplasien, seltener in einer hämorrhagischen Diathese. – Die klinische Symptomatik ist gekennzeichnet durch apoplektiformen Beginn mit heftigsten Kopfschmerzen, Schwindel, Bewußtseinstrübung bzw. Koma. Später können sich neurologische Herdzeichen entwickeln. Bei geringfügigen Blutungen (z. B. rezidivierenden „Sickerblutungen") kann sich die Symptomatik auf Kopfschmerzen, Schwindel, meningeale Reizerscheinungen beschränken. – Die Arteriographie kann bei kleinsten Gefäßanomalien diagnostisch im Stich lassen.
Die **Therapie** berücksichtigt absolute Ruhigstellung, Vermeidung intrakranieller Druckschwankungen durch wiederholte Punktionen

und zielt gegebenenfalls auf eine operative Entfernung der Blutungsquelle.

17.4 Vaskuläre Erkrankungen des Gehirns

17.4.1 Hirnvenen-Thrombosen

– besonders eine Thrombose des Sinus longitudinalis – werden gelegentlich bei schweren Infektionen, septischen Prozessen und Intoxikationen beobachtet. Akute zerebrale Symptome, Venenstauungen im Bereich der Kopfhaut, retrobulbäres Ödem, Exophthalmus, blutiger Liquor lassen an diese Komplikation denken.

17.4.2 Akute vaskuläre Enzephalopathien

Infektiöse, toxische, physikalische und chemische Noxen können beim *Säugling* und *Kleinkind* zu akuten enzephalopathischen Krankheitsbildern führen. Hinsichtlich der Pathogenese ist ihnen gemeinsam eine venöse Hyperämie, Bluthirnschrankenstörung mit Ödem, Hirnschwellung und daraus folgender zerebraler Hypoxydose. Kommt es zu Diapedesisblutungen, entsteht eine hämorrhagische Enzephalopathie. – Das klinische Bild gleicht weitgehend dem einer akuten Enzephalitis. Oft sehr langanhaltende Krämpfe stehen im Vordergrund. Im Gegensatz zur Enzephalitis zeigt der Liquor bei den vaskulären Enzephalopathien meistens nur eine Druckerhöhung, höchstens geringe Reizpleozytose.

An erster Stelle sind die **akut-konvulsiven Enzephalopathien** im Stadium der Generalisation von *Virusinfektionen* zu nennen (z. B. präexanthematische Masernenzephalopathie, vakzinale Enzephalopathie). Unter den bakteriellen Infektionen kommen als Ursache von akuten Enzephalopathien besonders die *Shigellosen* in Betracht. Die hinsichtlich der Pathogenese sehr komplexe *Keuchhustenenzephalopathie* (S. 155) ist jedenfalls teilweise hierher gehörig. Die Endotoxine des Erregers führen zu zerebralen Kreislaufstörungen mit daraus folgenden Gewebsveränderungen, z. T. unter dem Bild der Hirnpurpura. – Ausgeprägte Enzephalopathien sieht man auch bei schweren *intestinalen Toxikosen*. Die Ätiologie der *Enzephalopathie mit Hepatopathie* (Reye-Syndrom) ist bis heute ungeklärt. Diese im Gefolge meistens virogener Infekte entstehende Krankheit geht mit gehäuftem Erbrechen, Konvulsionen, Koma, Lebervergrößerung mit pathologischen Enzymwerten (meistens ohne Ikterus) und erhöhten Ammoniakwerten einher. Die Prognose ist besonders ungünstig. Zu den toxisch bedingten Enzephalopathien gehört auch die zerebrale Symptomatik bei ausgedehnten *Verbrennungen*. Unter den physikalisch ausgelösten Enzephalopathien ist die durch *Insolation* bedingte zu nennen (Sonnenstich). – Die **Prognose** aller schweren vaskulären Enzephalopathien ist zurückhaltend zu stellen. Sie können unter Krämpfen rasch zum Tode führen und auch zerebrale Defekte hinterlassen.

17.4.3 Das akute Hemiplegie-Syndrom

Man unterscheidet eine konvulsive und eine nicht-konvulsive Form. Bei der erstgenannten, meist Kleinkinder betreffenden Verlaufsform stehen akut auftretende Halbseitenkrämpfe im Vordergrund (Hemikonvulsion-Hemiplegie-Syndrom). Sie verläuft meistens protrahiert und hinterläßt eine Hemiparese oder Hemiplegie. Die nicht-konvulsiven Formen betreffen überwiegend ältere Kinder. – Die Ätiologie der akuten Hemiplegien ist uneinheitlich: In einem kleinen Teil der Fälle, besonders bei nicht-konvulsiven Formen, lassen sich Gefäßprozesse nachweisen: Dysplasien und Hypoplasien, Thrombosen, Embolien, fibromuskuläre Hyperplasie u. a. Bei den meisten Kindern finden sich nur Zeichen einer akuten Enzephalopathie mit Hyperämie und Ödem. Der Liquor ist – sofern nicht eine Blutung vorliegt – meistens normal. Die Prognose aller Krankheitsformen ist zweifelhaft: Die Hemiplegie kann sich langsam zurückbilden, aber auch bestehen bleiben. Häufig entwickelt sich eine Epilepsie fokalen Typs (Hemikonvulsion-Hemiplegie-Epilepsie-Syndrom).

17.4.4 Vasomotorische Kopfschmerzen und Migräne

Beide Formen gefäßbedingter Kopfschmerzen sind nicht scharf gegeneinader abzugrenzen;

es gibt fließende Übergänge. Ihnen liegt eine Regulationsstörung der zerebralen Durchblutung zugrunde. Betroffen sind bevorzugt normal entwickelte Kinder von leptosomem Habitus mit weiteren Zeichen einer psychischen und vegetativen Instabilität (z. B. Neigung zu Nabelkoliken und Erbrechen in früher Kindheit, Kreislaufregulationsstörungen, Einschlafstörungen, Pavor nocturnus u. a.). Eine hereditäre Disposition spielt eine wesentliche Rolle. Die bei Migräne in 70% nachweisbare Familiarität wird mit unregelmäßiger Dominanz bei Übertragung vorwiegend über die mütterliche Linie erklärt.

Der einfache **vasomotorische Kopfschmerz** betrifft Kinder jeder Altersklasse. Er hat keinen paroxysmalen Charakter, sondern setzt langsam ein. Er ist beidseitig in den Schläfen, hinter den Augen und in der Stirn lokalisiert. Sein Charakter ist dumpf, seltener klopfend. Die Schmerzen können schon beim morgendlichen Erwachen vorhanden sein oder über Tag – besonders nach stärkeren körperlichen und psychischen Belastungen – auftreten, Stunden, seltener Tage anhalten.

Der **Migräne** liegt eine paroxysmal auftretende, phasenhaft ablaufende Regulationsstörung der zerebralen Durchblutung zugrunde: Einer kurzen vasokonstriktorischen Phase folgt eine längere vasodilatatorische. Wenngleich Kinder der Präpubertät und Pubertät, Mädchen häufiger als Knaben, bevorzugt betroffen sind, kommt Migräne auch schon bei Kleinkindern vor.

Dem Anfall gehen oft *Prodromi* mit Reizbarkeit, Unruhe, Denkerschwernis, allgemeiner Abgeschlagenheit u. a. voraus. Der *Anfall* selbst ist gekennzeichnet durch heftige, im typischen Fall halbseitige, in der Schläfe oder hinter dem Auge lokalisierte Kopfschmerzen; gleichzeitig bestehen Übelkeit, Lichtscheu, Geräuschempfindlichkeit, oft schweres Krankheitsgefühl mit völliger Aktionsunfähigkeit. Am Ende des Anfalls stehen häufig heftiges Erbrechen und Schlaf. Seltener wird der Migräneanfall von neurologischen Symptomen begleitet (*Migraine accompagnée*): Halbseitige Parästhesien, Lähmungen, Flimmerskotom (ophthalmische Migräne), Sprachstörungen bis zur kompletten Aphasie u. a. Diese Symptome gehen der eigentlichen Schmerzattacke meistens voraus. Selten überdauert die Herdsymptomatik den Anfall für Stunden oder gar Tage. Die Herdseite kann von Anfall zu Anfall wechseln. Migräneanfälle mit Schwindel, Bewußtseinstrübung, Ataxie werden als Basilararterien-Migräne bezeichnet. – Das EEG zeigt nach typischer Hemikranie häufig eine fokale Verlangsamung, die sich spätestens innerhalb von einigen Tagen zurückbildet. Im Intervall findet man oft dysrhythmische Veränderungen der Grundaktivität und/oder eine Photosensibilität.

Die **Differentialdiagnose** hat immer zuerst intrakranielle Raumforderungen jeglicher Art, entzündliche Affektionen des Nasen-Rachen-Raumes (Nebenhöhlen!), Augenstörungen wie latentes Schielen und Brechungsanomalien, Gefäßdysplasien u. a. zu berücksichtigen. Bei Anfällen mit Ophthalmoplegie (Oculomotorius) ist stets eine Angiographie durchzuführen. Sie ist sonst – wie die Computertomographie – nur bei konstanter Lokalisation der Hemikranie notwendig.

In der **Therapie** von vasomotorischen Kopfschmerzen und Migräne stehen lebenshygienische Maßnahmen an erster Stelle: Regelmäßige Lebensführung mit ausreichendem Nachtschlaf, Einschränkung des Fernsehens, Ausschaltung schulischer und sonstiger Überforderungen, Lösung evtl. gegebener Konfliktsituationen, systematisches Kreislauftraining (Schwimmen!) u. a. Medikamentös wird der vasomotorische Kopfschmerz mit möglichst harmlosen Kopfschmerzmitteln, der Migräneanfall mit Cafergot o. ä. behandelt. Prophylaktisch kommt bei Migräne die Gabe von dihydroergotaminhaltigen Präparaten oder dem Kombinationspräparat Uzaril (Antispasmodicum) in Betracht. Finden sich im EEG eindeutige hypersynchrone Potentiale, kann eine antikonvulsive Therapie versucht werden (z. B. Valproat).

17.5 Raumfordernde Prozesse des Zentralnervensystems

Die **Symptomatik** läßt sich in Hirndrucksymptome und Herdzeichen gliedern:

1) Hirndrucksymptome

Die ersten Anzeichen der Raumbeengung sind oft psychische Alterationen wie Antriebsminderung, Spielunlust, Verstimmung, Reizbarkeit. Es folgen Drucksymptome im engeren

Sinne: Kopfschmerzen und Nüchternerbrechen. Weitere Zeichen sind Stauungspapille, Sprengung der Schädelnähte, perkutorisches Scheppern des Schädels, abnormes Schädelwachstum. Druckpuls und vermehrte Impressiones digitatae sind – je jünger das Kind – unsichere Symptome. Alle Druckzeichen nehmen bei Behinderung der Liquorpassage z. B. im Bereich des Aquäduktes und des 4. Ventrikels rasch zu. Zeichen des schweren Hirndrucks sind schließlich Bewußtseinstrübung bis zum Koma. Durch Einklemmung der Kleinhirntonsillen in das Foramen magnum oder des Stammhirnes in den Tentoriumschlitz kommt es zu Atemstörungen.

2) Lokalisatorische Zeichen

Herdsymptome sind nicht immer als unmittelbare Ausfalls- oder Reizphänomene durch den Prozeß selbst zu deuten, sondern können als Folge des Hirndrucks auftreten: z. B. Druckschäden des N. abducens an der Hirnbasis, Kompressionen des N. oculomotorius am Tentoriumrand. Bei Lokalisation einer Raumforderung in stummen Regionen können jegliche Herdzeichen fehlen. Bei **Prozessen in der hinteren Schädelgrube** stehen die durch Behinderung der Liquorpassage entstehenden Hirndruckzeichen im Vordergrund. Das neurologische Bild ist gekennzeichnet durch eine zerebellare Ataxie und Hypotonie, Adiadochokinese, evtl. einseitige Fallneigung, Gangabweichung, Abduzenslähmung u. a. Einpressung der Kleinhirntonsillen in das Foramen magnum verursacht Nackenkopfschmerz, Schief- und Opisthotonushaltung des Kopfes, schließlich Atemstörung. Bei **Prozessen des Stammhirnes** treten schon früh Hirnnervenparesen, Blickparesen, kontralaterale Pyramidenzeichen, bulbäre Symptome auf. Hirndruckzeichen zeigen sich relativ spät. Für **Prozesse der Großhirnhemisphären** sind zentrale Paresen, fokale, auch generalisierte Anfälle, Sensibilitätsstörungen und sensorische Ausfälle (z. B. Hemianopsie) wegweisend. Druckzeichen treten in der Regel erst später hinzu.

Die Diagnostik

der Raumforderung enthält neben dem neurologischen Status eine komplette ophthalmologische Untersuchung (einschließlich Gesichtsfeld) mit im Verlauf wiederholten Funduskontrollen, Liquoruntersuchung (Vorsicht bei Gefahr der Einklemmung!), Perkussion, Auskultation und Röntgenaufnahme des Schädels, EEG, Computertomographie, Echoenzephalographie, Szintigraphie, Angiographie. Eine Pneumenzephalographie kommt heute nur noch selten in Betracht. Die *Differentialdiagnose* der Raumforderung umfaßt Tumor, Abszeß, Pachymeningosis hämorrhagica interna, Hydrozephalus, schließlich zahlreiche andere zerebrale Erkrankungen. Bei Prozessen der hinteren Schädelgrube ist besonders an die akute zerebellare Ataxie zu denken. Zu fürchten ist die Verkennung einer Raumforderungs-Symptomatik z. B. als Migräne oder „genuine" Epilepsie.

17.5.1 Hirntumoren

Etwa 50% der kindlichen Hirntumoren betreffen die **hintere Schädelgrube.** Es sind vorwiegend Medulloblastome und Spongioblastome (sogenannte Kleinhirnastrozytome). Das sehr bösartige **Medulloblastom** betrifft überwiegend Kleinkinder, Knaben häufiger als Mädchen. Es nimmt seinen Ausgang oft vom Wurm, wächst infiltrierend und verdrängend und kann zu Abtropfmetastasen in den Rückenmarkskanal führen. Die Symptomatik ist frühzeitig durch Hirndruckzeichen geprägt, im übrigen zerebellar. Die Prognose ist meistens infaust. – Das oft zystische **Spongioblastom** geht von bereits differenzierten Gliazellen der Kleinhirnhemisphären aus. Es betrifft ältere Kinder. Die Symptomatik ist zerebellar, oft seitenbetont. Bei Okklusion des 4. Ventrikels entwickeln sich rasch bedrohliche Hirndruckzeichen. Die Operationsprognose ist günstig. Bei etwa 20% der Fälle ist der Tumor im **Hirnstamm** lokalisiert (Medulla oblongata, Pons). Es handelt sich vorwiegend um **Astrozytome** und **Spongioblastome.** Sie können besondere diagnostische Schwierigkeiten bereiten, da erst relativ spät wegweisende Hirndrucksymptome auftreten. Eine Operation ist nicht möglich. Bei Liquorstop kommt evtl. eine Drainage-Operation in Betracht. Weitere 20% der kindlichen Hirntumoren sind in den **Großhirnhemisphären** lokalisiert. Es sind häufig Ependymome, die von den Ventrikelwandungen ausgehen, sich in das Großhirn ausbreiten, Zysten bilden und verkalken können. Der Operation ist wegen der Gefahr von Metastasen und Rezidiven eine Nachbestrahlung anzuschließen.

Ein relativ häufiger Tumor ist beim älteren Kind das **Kraniopharyngeom** (Erdheim-Tumor, Hypophysengangstumor). Entsprechend dem intra- oder suprasellären Sitz ist die Symptomatik durch bitemporale Hemianopsie (Scheuklappen-Hemianopsie, Chiasma-Syndrom) sowie hypophysär-endokrine Syndrome (z. B. Diabetes insipidus, Hypoglykämieneigung, Pubertas praecox u. a.) gekennzeichnet. Kraniopharyngeome sind häufig zystisch und können Kalk enthalten. Das operative Vorgehen zielt auf Totalentfernung, muß sich aber oft auf eine Entleerung der Zysten beschränken.

Weitere seltene Tumoren des Zentralnervensystems sind das bösartige Retinoblastom, Pinealome, dysontogenetische Geschwülste u. a. Tuberöse Hirnsklerose und Morbus Recklinghausen s. S. 365.

Tumoren im Bereich des Rückenmarkes: In Betracht kommen Meningeome, Neurinome, intramedulläre Gliome u. a. Klinisch stehen die verschiedenen Formen der Querschnittslähmung und das Kaudasyndrom im Vordergrund.

17.5.2 Hirnabszeß

Es handelt sich um eine lokalisierte eitrige Einschmelzung von Hirnsubstanz. Sie entsteht entweder durch eine *fortgeleitete Infektion* (otogen, rhinogen, von den Nasennebenhöhlen, durch eine infizierte Fraktur u. a.) oder *metastatisch* bei pyogenen Erkrankungen (Osteomyelitis, Pneumonie, Empyem u. a.). Überwiegend findet sich ein initiales enzephalitisches Stadium mit Fieber, Herdanfällen, Begleitmeningitis. Unter antibiotischer Behandlung bilden sich die akuten Erscheinungen zurück, der Abszeß kapselt sich ab. Nach tage-, monate- oder gar jahrelanger Latenz bilden sich die Symptome einer lokalisierten Raumforderung heraus. Da entzündliche Zeichen dann oft vollkommen fehlen, kann die Diagnose schwierig sein.

Therapeutisch kommen Punktion mit Antibiotika-Instillation und operative Exstirpation in Betracht.

17.5.3 Weitere Ursachen

einer Raumforderung können sein: Pachymeningosis hämorrhagica interna (S. 348), Hydrozephalus, intrazerebrale Zysten, Arachnitis adhaesiva, Tuberkulom, Gummen u. a.

17.6 Hydrozephalus

Pathogenese

Die Hydrozephalie ist keine Krankheit, sondern lediglich ein Symptom sehr unterschiedlicher Pathogenese. Die kennzeichnende Erweiterung der Liquorräume kann das Ventrikelsystem (Hydrocephalus internus), den Subarachnoidalraum (Hydrocephalus externus) oder beide Bereiche betreffen. Sie kann durch folgende Mechanismen zustande kommen:

a) Verminderung der Liquor-Resorption (Hydrocephalus aresorptivus)

Sie entsteht durch eine Fehlanlage oder entzündliche Verwachsungen und Verödungen (z. B. postmeningitischer Hydrozephalus) sowie Kompressionen des Subarachnoidalraumes (Subduralerguß).

b) Störung der Liquorpassage (Hydrocephalus occlusivus)

Hier kommt es durch Behinderung des Liquorabflusses in den Subarachnoidalraum sekundär zu einer verminderten Resorption. In Betracht kommt ursächlich eine Obstruktion des Foramen Monroi, des Aquäduktes, des 4. Ventrikels sowie der Foramina Luschkae und Magendi durch Mißbildungen, Tumoren, Entzündung (z. B. Toxoplasmose), Blutgerinnsel u. a.

c) Vermehrte Liquorproduktion (Hydrocephalus hypersecretorius)

Entzündliche und toxische Reizungen sowie Tumoren des Plexus (Papillome) können eine Vermehrung der Liquorproduktion bewirken.

d) Kompensatorische Erweiterung der Liquorräume (Hydrocephalus e vacuo)

wird bei primären Hirnentwicklungsstörungen und Gewebsschwund nach Hirnerkrankungen wie Enzephalitis oder Abszeß gefunden. Je nach Lokalisation des Defektes bildet sich ein Hydrocephalus internus oder externus oder beides. Es kommt bei dieser Form des Hydrozephalus *nicht* zur Hirndrucksteigerung und Schädelvergrößerung. Es kann sogar eine Mikrozephalie bestehen (Mikrohydrozephalie).

Klinische Symptomatologie

Bei Hydrozephalus infolge Liquorzirkulationsstörung (a bis c) kommt es zu einer Steigerung des intrakraniellen Druckes. Das sich entwickelnde *klinische Bild* ist je nach Alter des Patienten sehr unterschiedlich: Beim *Föten, Säugling und Kleinkind* tritt abnormes Schädelwachstum ein. Beginnt es bereits intrauterin, kann eine erhebliche Geburtsbehinderung entstehen. Beim Säugling zeigt sich die beginnende Hydrozephalie meistens zunächst durch Allgemeinsymptome wie Nichtgedeihen, Trinkunlust, Erbrechen. Es folgen eine gespannte und dann vergrößerte Fontanelle, vermehrtes Schädelwachstum mit Nahtdehiszenz, „Symptom der untergehenden Sonne" (Verschwinden der Pupille und der Iris hinter dem Unterlid). Der Schädel kann innerhalb kurzer Zeit enorme Größe erreichen („Ballon-Schädel"). Zentralnervöse Ausfallserscheinungen wie Demenz, Spastik, Nystagmus stellen sich relativ spät ein.

Beim *älteren Kind* steht wegen der bereits eingetretenen Stabilisierung der Nähte nicht die Schädelvergrößerung, sondern die *Drucksymptomatik* im Vordergrund (S. 351). Der *chronische Hirndruck* führt zur Optikusatrophie, spastischer Diplegie, Ataxie und anderen neurologischen Ausfällen wie auch Krampfanfällen. Bei akzidentellen Störungen kann es zur „Dekompensation" und tödlichen Hirndrucksteigerung kommen.

Diagnose

Für das Säuglingsalter ist besonders zu berücksichtigen, daß sich ein Hydrozephalus gerade bei pränataler Schädigung und Anlagefehlern auch bei zunächst ganz unauffälligen Kindern schleichend entwickeln kann. Bei geringsten Hinweisen müssen Schädelwachstum und Fontanelle regelmäßig kontrolliert werden. Bei Verdacht auf ein abnormes Schädelwachstum (Vergleich der Meßwerte mit Normalkurven) ist umgehend eine eingehende Diagnostik einzuleiten (Echoenzephalographie, Computertomographie usw.). *Differentialdiagnostisch* müssen alle Raumforderungen, vor allem Tumor und Pachymeningosis haemorrhagica interna, andererseits die Makrozephalie des Frühgeborenen und die familiäre „Großkopfigkeit" berücksichtigt werden.

Die Therapie

des Hydrozephalus ist selten kausal: Entfernung von Tumoren oder Ergüssen, Korrektur von Mißbildungen u. a. Meistens besteht sie in der Ableitung des Liquors in den rechten Herzvorhof oder in den Peritonealraum mit einem Pudenz-Heyer- oder Spitz-Holter-Ventil (Abb. 175). Sofern nicht ein progredientes

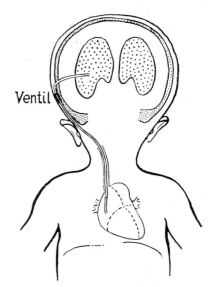

Abb. 175. Behandlung des Hydrozephalus mit ventrikulo-aurikulärer Drainage nach SPITZ-HOLTER: Der unter Überdruck stehende Liquor wird in den rechten Herzvorhof geleitet

Grundleiden besteht, können Dauererfolge erzielt werden. Shunt-Operationen sind mit häufigen Komplikationen wie Katheter- und Ventilobstruktion sowie septischen Infektionen belastet.

17.7 Infantile Zerebralparese

Unter dem Begriff „infantile Zerebralparese" (cerebral palsy, I.C.P.) werden einige neurologische Symptomkomplexe zusammengefaßt, deren Leitsymptom die motorische Störung auf dem Boden einer abgeschlossenen, nicht progredienten Zerebralschädigung ist. Die vier Hauptformen sind gekennzeichnet durch die Kernsymptome: *Spastische Lähmung, Athetose, atonisch-astatische Störung, Ataxie.*

Die **Ätiologie** der infantilen Zerebrallähmung umfaßt Anlagestörungen sowie alle Schädigungen, die das kindliche Gehirn in der Schwangerschaft, perinatal und in der frühen Kindheit treffen können. Nur die wichtigsten seien genannt: Unter den pränatalen Faktoren sind neben Anlagestörungen die verschiedenen Formen von Schwangerschaftskomplikationen zu nennen: Blutungen, Schwangerschaftstoxikosen, Infektionen, Stoffwechselstörungen u. a. Perinatale Faktoren umfassen neben Unreife vor allem Geburtskomplikationen, die sich in einer Schädigung des kindlichen Gehirnes auswirken: Asphyxie, zerebrale Blutungen, geburtshilfliche Eingriffe, Nabelschnurumschlingung u. a. Der Kernikterus ist als Ursache extrapyramidaler Symptome zurückgetreten.

Für die im Säuglings- und Kleinkindesalter auftretenden Schäden kommen ursächlich vor allem **entzündliche** Erkrankungen des ZNS sowie **vaskuläre** Enzephalopathien in Betracht.

17.7.1 Spastische Lähmungen

a) Die spastische Halbseitenlähmung (Hemiplegia spastica infantilis)

ist eine der häufigsten Formen von Zerebralparese. Kennzeichnend ist, daß die ursächliche Schädigung überwiegend spät, d. h. natal oder postnatal erfolgt. Im Computertomogramm findet sich eine halbseitige Ventrikelerweiterung, auch Porenzephalie (Verbindung zwischen äußeren und inneren Liquorräumen durch Gewebsschwund).

Es besteht eine typische **einseitige Parese** bzw. Plegie mit Reflexsteigerung und Pyramidenzeichen. Der Arm ist stärker betroffen als das Bein. Besonders der Beugetonus der Muskulatur ist spastisch vermehrt. Die Haltung des Kranken ist typisch: Das Bein wird leicht gebeugt und adduziert, der Fuß steht in Spitzfußstellung; der Arm wird bei volarflektierter Hand rechtwinklig gebeugt gehalten. Die spastische Tonusvermehrung und die genannten Haltungsatypien verstärken sich bei Anstrengungen. Die Gefahr von Kontrakturen ist groß.

Zusätzlich können vorhanden sein: überwiegend gleichseitige Fazialisparese, athetoide Bewegungsstörungen, sensorische Ausfälle, Sprachentwicklungsstörungen bei Befall der dominanten Hemisphäre u. a. Sehr häufig entwickeln sich trophische Störungen mit Zurückbleiben der Glieder im Längen- und Dickenwachstum und vasomotorische Erscheinungen. Zerebrale Anfälle fokalen Typs sind häufiger (ca. 50%) als bei Zerebralparesen anderen Typs. Die Mehrzahl der Hemiplegiker zeigt eine mehr oder weniger ausgeprägte Intelligenzstörung.

b) Spastische Diplegie (Diplegia spastica infantilis)

Sie ist gekennzeichnet durch *beidseitige* spastische Paresen. Sind die Beine allein betroffen, spricht man von *spastischer Paraplegie* (Littlesche Krankheit), bei zusätzlichem Befall auch der oberen Extremitäten von spastischer *Tetraplegie.* Ätiologisch stehen Frühgeburt und Geburtsschädigungen an erster Stelle. Im Computertomogramm sieht man in der Regel einen symmetrischen, auch asymmetrischen Hydrocephalus e vacuo.

Die Kranken zeigen, wenn man sie aufrecht hält, eine **typische Körperhaltung:** Die Beine werden gestreckt und überkreuzt (Adduktorenspasmen!), die Füße in Spitzfußstellung gehalten (Abb. 176). Beim Gehen werden die Knie mühsam aneinander vorbeigeschoben. Es besteht meistens eine spastische Tonusvermehrung mit gesteigerten Reflexen und Pyramidenzeichen. Die Spastizität kann in Ruhe völlig schwinden, bei manchen Kindern nur bei Intention nachweisbar sein. Typisch sind das mimikarme, starre Gesicht, Strabismus, schwere Sprachstörung. Häufig sind zusätzlich extrapyramidale Bewegungsstörungen (Athetose) vorhanden, die besonders bei Anstrengungen hervortreten. Epilepsie ist sehr viel seltener als bei Hemiplegien, die Intelligenz in mehr als 50% der Fälle erheblich gemindert. Oft ist mit zunehmendem Alter, besonders unter gezielter Therapie, eine deutliche Besserung zu verzeichnen.

17.7.2 Athetose

Kennzeichnend sind bilaterale extrapyramidale motorische Störungen, die zu oft schweren Verzerrungen jeder willkürlichen und unwill-

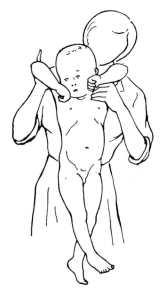

Abb. 176. Spastische Paraplegie: Die Beine werden gestreckt und infolge der Adduktorenspasmen gekreuzt, die Füße werden in Spitzfußstellung gehalten

kürlichen, z. B. mimischen Bewegung führen. Kommen Hyperkinesen hinzu, spricht man von **Choreoathetose.** Typisch ist die erhebliche Verstärkung aller Symptome bei Anspannung und Erregung. Das Bild oft schwerster Entstellung der Motorik im Zusammenhang mit der Sprachstörung kann den Eindruck einer erheblichen Geistesschwäche erwecken. Die Intelligenz ist indessen oft ganz normal. Das voll ausgeprägte Bild einer Choreoathetose entwickelt sich in der Regel erst jenseits des Säuglingsalters. Im ersten Lebensjahr zeigen die Kinder oft eine allgemeine Muskelhypotonie oder ein auffällig wechselndes Tonusverhalten. Später sind Kombinationen mit spastischen Zeichen relativ häufig. – Unter den ätiologischen Faktoren ist der heute vermeidbare Kernikterus besonders erwähnenswert.

17.7.3 Atonisch-astatisches Syndrom

Diese auch als konnatale **atonische Diplegie** (FOERSTER) bezeichnete Form der infantilen Zerebralparese ist selten. Leitsymptom ist die generalisierte hochgradige Muskelhypotonie bei normaler Innervation der Muskeln; die Reflexe sind erhalten, gelegentlich gesteigert.

Die statischen Funktionen sind schwer gestört. Die Kinder vermögen nicht den Kopf zu halten, zu sitzen oder zu stehen, sie sacken bei passiver Aufrichtung schlaff in sich zusammen. Besserungen sind möglich. **Ursächlich** sind organische Schäden im Bereich des Groß- und Kleinhirnes verantwortlich zu machen. Meistens besteht Schwachsinn.

17.7.4 Mischformen der Zerebralparese

Die Symptomatik der geschilderten 3 Hauptformen kann vielfältige Abwandlungen und Kombinationen erfahren. Insgesamt ergibt sich so für die Zerebralparese eine bunte neurologische Symptomatik. Zu den geschilderten neurologischen Syndromen kommen noch solche hinzu, die durch eine Kleinhirnsymptomatik mit Asynergie und Ataxie ausgezeichnet sind (zerebellare Form der Zerebralparese).

17.7.5 Zerebrale Bewegungsstörungen bei „minimal brain dysfunction"

Viel häufiger als die genannten ausgeprägten Formen der Zerebralparese sind zerebrale Bewegungsstörungen geringer Ausprägung. Sie sind ein Teilsymptom der sogenannten „*minimal brain dysfunction*" (S. 382). Die Diagnose beruht beim älteren Kleinkind und Schulkind auf einer detaillierten motoskopischen Untersuchung: Beobachtung des Kindes bei feinmotorischen Übungen (Zeichnen, Schreiben, An- und Ausziehen), Prüfung von Einbeinstand, Hüpfen auf einem Bein, Grätschsprung, Scherensprung, Zehen- und Hackengang, Strichgang, Langsitz, Seitsitz usw. Auffälligkeiten im Reflexstatus können auch bei eindeutigen motorischen Störungen und Haltungsanomalien vollkommen fehlen. Im psychischen Bereich sind leichte Intelligenzminderung und insbesondere Partialausfälle häufig, die oft lange unerkannt bleiben.

17.7.6 Diagnose und Therapie der infantilen Zerebrallähmung

Voraussetzung für eine heute mögliche erfolgreiche Physiotherapie der motorischen Störun-

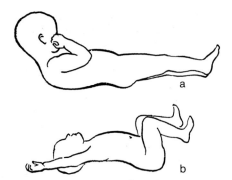

Abb. 177 a und b. **Symmetrischer tonischer Nackenreflex:**

a Bei **Beugung** des Kopfes nimmt der Beugetonus in den Armen und der Strecktonus in den Beinen zu

b Bei **Überstreckung** des Kopfes zeigt sich eine Vermehrung des Strecktonus in den Armen und des Beugetonus in den Beinen

gen ist ihre Früherkennung. Alle „Risiko-Kinder", d. h. Kinder, bei denen Störungen der Schwangerschaft, der Geburt und Neugeborenenzeit vorlagen, müssen gründich und regelmäßig hinsichtlich ihrer motorischen Entwicklung beobachtet werden. Zu unterscheiden sind: die einfache **Entwicklungsverzögerung** und die **fehlerhafte motorische Entwicklung.** Die letztgenannte Störung beruht auf der fortbestehenden Funktion untergeordneter motorischer Zentren mit Persistieren primitiver Reflexmechanismen. Bewegungsmuster, die sich beim gesunden Kind in den ersten Lebensmonaten zurückbilden, bleiben vorherrschend. Es genügt also nicht, summarisch eine Verzögerung der statomotorischen Funktionen (Vergleich mit dem Normalverhalten, S. 7) zu konstatieren. Es ist vielmehr eine genauere Analyse notwendig: Neben der üblichen neurologischen Untersuchung sind vor allem die primitiven Reflexe zu prüfen (Abb. 177 bis 179). Die tonischen Reflexe sind nach der Geburt normalerweise nur noch schwach auslösbar und verschwinden in den ersten Lebensmonaten, spätestens im 6. Monat. Ihr Persistieren spricht für eine pathologische Entwicklung. Von hohem diagnostischem Wert sind weiterhin die Lagereaktionen nach VOJTA. Ein wichtiger Bestandteil der Untersuchung ist Prüfung der häufig gestörten visuellen und auditiven Perzeption.

Die **Differentialdiagnose** der Zerebralparese hat vor allem alle neurologischen Syndrome mit prozeßhaftem Charakter zu berücksichtigen (spinale Muskelatrophie, Leukodystrophie und andere neurometabolische Erkrankungen). In der Regel ist bereits eine sorgfältige Anamnese wegweisend, d. h. Fahndung nach einem „Entwicklungsknick" (Verlust bereits erworbener Funktionen). Gegebenenfalls muß eine eingehende zerebrale Diagnostik mit allen Hilfsmethoden durchgeführt werden. Die **Therapie** ist durch eine individuelle und spezialisierte Krankengymnastik bestimmt, die vor allem früh einsetzen muß. Das Ziel der Methoden nach BOBATH und VOJTA ist der systematische Abbau der primitiven Reflexe und der aus ihnen resultierenden pathologischen Bewegungsmuster. Hand in Hand mit der Physiotherapie haben heilpädagogische, logopädische und andere Maßnahmen zu gehen, um der meist komplexen Behinderungsproblematik zu begegnen und aus ihr resultierende sekundäre Fehlentwicklungen zu verhüten (z. B. Entwicklungsretardierung durch beengten Erfahrungsraum des behinderten Kindes).

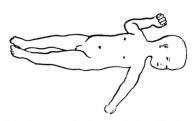

Abb. 178. **Asymmetrischer tonischer Nackenreflex:** Bei Drehung des Kopfes nach einer Seite wird der dem Gesicht zugewandte Arm gestreckt, der dem Hinterhaupt zugewandte gebeugt

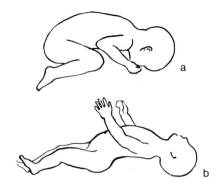

Abb. 179. a und b. **Tonischer Labyrinthreflex:**

a In Bauchlage nimmt der **Beuge**tonus zu

b In Rückenlage nimmt der **Streck**tonus zu

Die medikamentöse Therapie spielt eine untergeordnete Rolle. Orthopädische Maßnahmen (Schienen, operative Sehnen- und Muskelverlängerung u. a.) sind gelegentlich notwendig, können aber bei frühzeitiger konsequenter Physiotherapie oft vermieden werden.

17.8 Zerebrale Anfälle

Der zerebrale Anfall ist kein krankheitsspezifisches Symptom, sondern lediglich eine unspezifische krisenhafte Reaktion, die bei sehr heterogenen Erkrankungen des Gesamtorganismus und des Gehirnes auftreten kann. Zwei große Gruppen sind zu unterscheiden (Tabelle 51): einerseits *Okkasions- und symptomatische Krämpfe*, d. h. Anfälle als unmittelbares Symptom einer akuten oder chronischen Störung, und andererseits *chronisch rezidivierende Anfälle = Epilepsie*.

17.8.1 Okkasionskrämpfe

Die tabellarisch aufgeführten zerebralen Anfälle A2–4 werden bei den Grundleiden besprochen.

Fieber- oder Infektkrämpfe

Fieberkrämpfe stehen unter den Okkasionskrämpfen zahlenmäßig an erster Stelle. Sie werden bei etwa 2–4% aller Kinder beobachtet. Man versteht unter Fieberkrämpfen alle Konvulsionen, die in der frühen Kindheit (1. bis 4. Lebensjahr) anläßlich von fieberhaften Infekten auftreten. Auslösend wirkt rasch ansteigendes Fieber bei Infektionen, z. B. Luftwegsinfekten, Otitis, Masern, Exanthema subitum, Vakzinationsfieber u. a. Es liegt keine entzündliche Affektion des Gehirnes vor, höchstens eine leichte infektiös-toxische vaskuläre Enzephalopathie (S. 349). Als **dispositionelle Faktoren** kommen eine familiäre Bereitschaft sowie zerebrale Vorschäden in Betracht. – Die Infektkrämpfe haben überwiegend generalisierten, tonisch-klonischen Charakter. Seltener sind Anfälle fokalen Typs (herdförmiger Beginn, Seitenbetonung). Der Herdcharakter ist oft erst an neurologischen Herdsymptomen nach dem Anfall zu erkennen. Die Krämpfe können bis zu einer Stunde und mehr andauern.

Differentialdiagnostisch sind vor allem entzündliche Erkrankungen des Gehirnes, Spasmophilie und andere Formen von symptomatischen Krämpfen (Tabelle 51) sowie beginnende Epilepsie auszuschließen.

Die **Prognose** ist in etwa 95% der Fälle gut: Die Krämpfe können bis zum 5. Lebensjahr mehrfach rezidivieren und treten dann nicht mehr auf. – Bei etwa 5% der Kinder entwickelt sich eine Epilepsie. Prognostisch ungünstig sind folgende Kriterien:

1. familiäre Belastung mit Epilepsie,
2. Zeichen einer zerebralen Vorschädigung,
3. fokale Anfälle und/oder neurologische Herdsymptome nach dem Anfall,
4. mehr als dreimalige Wiederholung der Fieberkrämpfe,
5. Anfälle, die länger als 15 Minuten andauern,
6. konstant nachweisbare hypersynchrone Aktivität im EEG,

Tabelle 51. *Übersicht über die zerebralen Anfälle*

A. Okkasions- und symptomatische Krämpfe
 1. Infekt- oder Fieberkrämpfe
 2. Krämpfe bei akuten Erkrankungen und Schädigungen des ZNS: Meningitis, Enzephalitis, Blutung, Geburtsschädigung und postnatale Traumen, Tumor u. a.
 3. Krämpfe bei exogenen Vergiftungen
 4. Krämpfe bei Stoffwechselstörungen
     a) akute Störungen: Spasmophilie, Hypoglykämie, alimentäre Intoxikation, Urämie u. a.
     b) Metabolisch-genetische Krankheiten: Idiopathische Hypoglykämien, chronische Hypokalzämie, Neurolipidosen, progressive Myoklonusepilepsie, Phenylketonurie, Ahorn-Sirup-Krankheit, Pyridoxin-Abhängigkeit u. a.

B. Epilepsie = chronisch rezidivierende zerebrale Anfälle

7. Auftreten des ersten Fieberkrampfes im Säuglingsalter oder jenseits des vierten Lebensjahres.

Ist einer dieser Faktoren nachweisbar, wird nicht mehr von einfachen, sondern von **komplizierten Fieberkrämpfen** gesprochen.

Therapie

Der Krampfanfall ist eine Notfallsituation. Der Anfall wird möglichst durch intravenöse Gabe von Valium (3–10 mg) oder Rivotril (0,5–2 mg) unterbrochen. Ist intravenöse Injektion nicht möglich, wird eine Diazepam-Rektiole gegeben (Kinder im Alter von 6 Monaten bis zu 3 Jahren 5 mg, Kinder über 3 Jahre 10 mg). Gleichzeitig erfolgt antipyretische Therapie mit Wadenwickeln, ggf. abkühlendem Bad, und Paracetamol oder Acetylsalicylsäure.

Zur **Prophylaxe** erhalten die Kinder bei fieberhaften Infekten zusätzlich zu antipyretischen Maßnahmen 6stündlich je nach Verträglichkeit bis 0,5 mg Diazepam (Valium)/kg Körpergewicht als Zäpfchen. Eine Maximaldosis von 20 mg Diazepam/Tag wird dabei nicht überschritten. – Als Indikation für eine Dauertherapie mit Primidon (Liskantin, Mylepsinum) gelten: länger als 15 Minuten dauernde Konvulsionen, eindeutig fokale, insbesondere Hemikonvulsionen und/oder postiktal nachweisbare neurologische Halbseitensymptome, Anfallsserien sowie Kombination von zwei oder mehreren der genannten komplizierenden Faktoren.

17.8.2 Epilepsie

Von Epilepsie spricht man, wenn zerebrale Anfälle chronisch rezidivierend auftreten. Epilepsie ist häufig; die **Morbidität** beträgt 0,7%. In Deutschland leben etwa 350 000 Epilepsiekranke. In etwa 60% der Fälle beginnt die Erkrankung in der Kindheit. Die früher übliche Unterteilung der Epilepsien in „genuine" und „residuale" ist nicht gerechtfertigt. Die Ergebnisse moderner diagnostischer Verfahren und genetische Untersuchungen haben gezeigt, daß die Epilepsie meistens aus dem **Zusammenwirken** exogener (organischer) **und** endogener (hereditärer) Momente resultiert. Bei den einzelnen Epilepsieformen kann der Schwerpunkt mehr auf der einen oder anderen Seite liegen. – Derzeit erscheint eine **Klassifikation** nach der klinischen und bioelektrischen Symptomatik am zweckmäßigsten.

17.8.2.1 Primär generalisierte Anfälle
(Abb. 180a)

Ursächlich ist wahrscheinlich eine funktionelle Störung im vorderen Hirnstamm verantwortlich („zentrenzephale" Anfälle). Sie ist genetisch determiniert. Organischen Schäden kommt wahrscheinlich nur die Bedeutung von Realisationsfaktoren zu.

1) Grand mal (großer generalisierter Anfall)

„Grand mal" kennzeichnet keine Krankheitseinheit, sondern stellt nur ein Symptom dar. Neben dem hier geschilderten primär generalisierten Grand mal kommen große Anfälle auch bei Epilepsien fokaler Genese vor. – Kennzeichnend ist für den primär generalisierten großen Anfall der blitzartige Beginn: Ohne Aura stürzen die Kranken bewußtlos zu Boden und bieten einen generalisierten, zunächst tonischen, dann klonischen Krampf. Im Anfall bestehen Tachykardie, Mydriasis, Schweißausbruch, Hypersalivation, Schaumpilz, Atemstillstand und Zyanose; gelegentlich werden Stuhl und Urin entleert. Der Anfall mündet in terminalen Schlaf.

Epilepsien mit primär generalisiertem Grand mal beginnen vorwiegend im Kleinkindesalter und in der Pubertät. Nicht selten besteht eine Kombination mit Petit mal. Bei älteren Kindern zeigen sich die Anfälle bevorzugt nach dem morgendlichen Erwachen (Aufwach-Epilepsie). Treten große Anfälle in kurzen Abständen gehäuft auf, spricht man von einem **Grand mal-Status.** Differentialdiagnostisch abzugrenzen ist das Grand mal fokaler Genese (S. 361).

2) Primär generalisierte kleine Anfälle
(Petit mal)

a) Absencen

Betroffen sind überwiegend normal entwickelte, intelligente Kinder. Kernsymptom ist die unvermittelt, ohne Aura einsetzende Bewußtseinspause von 5 bis 30 Sekunden Dauer. Die Kinder wahren die aufrechte Körperhaltung, sie unterbrechen ihre Tätigkeit, der Blick wird starr, die Augen sind halb geöffnet, die Bulbi meistens nach oben gewendet. Häufig

Zerebrale Anfälle

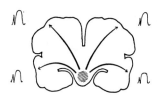

a. **Primär generalisierte Anfälle**
   primär generalisierte kleine Anfälle (Petit mal)
      astatische Anfälle
      myoklonische Anfälle
      Absencen
   primär generalisierte große Anfälle
      tonisch-klonische Anfälle (Grand mal)
      tonische Anfälle
      klonische Anfälle

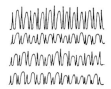

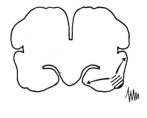

b. **Fokale Anfälle** (Partialanfälle)
   motorische Herdanfälle
   sensible Herdanfälle
   sensorische Herdanfälle
   psychomotorische Anfälle

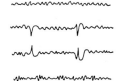

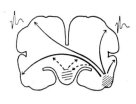

c. **Generalisierte Anfälle fokaler Genese**
   myoklonische Anfälle (Blitzkrämpfe)
   astatische Anfälle (Sturzanfälle)
   tonisch-klonische Anfälle (Grand mal)
   tonische Anfälle

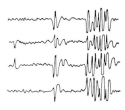

Abb. 180 a – c. **Systematik der Anfallsformen**
Dargestellt sind jeweils:
der Störungsort (schraffiert),
die bioelektrische Auswirkung an der Hirnoberfläche
und ein charakteristisches Elektroenzephalogramm

werden Kopf und Rumpf nach hinten, seltener nach vorne gebeugt. Weiter kommen vor: rhythmische Zuckungen der Arme und des Schultergürtels, Automatismen wie Schlucken, Lecken, Schmecken und Kauen, Zupfen und Nesteln mit den Händen, vegetative Phänomene wie Erröten oder Erblassen u. a. Die Anfälle können sich so dicht aneinanderreihen, daß das Bewußtsein getrübt oder aufgehoben bleibt. Ein solcher **Absence-Status** (Petit mal-Status) kann Stunden anhalten. – Das *EEG* zeigt während der Absence regelmäßig das Bild von kettenförmig angeordneten 2–3/s-spikes and waves (Abb. 180a). – Absencen kommen bei Epilepsien verschiedenen Verlaufstyps vor: Die sogenannte *Pyknolepsie* betrifft überwiegend *Mädchen im Schulalter,* meistens normal entwickelte Kinder. Charakteristisch ist das stark gehäufte Auftreten der Absencen (täglich bis 100 Anfälle und mehr). Bei spontanem Verlauf sistieren die Absencen in 30% vor oder während der Pubertät, bei einem weiteren Drittel persistieren sie bis in das Erwachsenenalter, bei den übrigen Patienten kommen große Anfälle hinzu. – Im *Kleinkindesalter* sind von Absencen vorwiegend *Knaben* betroffen. Der Verlauf dieser Epilepsien ist meist ungünstiger als der der Pyknolepsie. Oft gehen große Anfälle den Absencen voraus oder folgen ihnen rasch. Die Entwicklung einer Demenz ist möglich.

Absence-Epilepsien der Präpubertät und Pubertät betreffen Mädchen und Knaben in gleicher Häufigkeit. Sie haben oft einen ungünstigen Verlauf, indem große Anfälle rasch hinzutreten. Es besteht dann die Gefahr einer sekundären Demenz. Durch die moderne Therapie können solche ungünstigen Entwicklungen fast immer verhütet werden.

b) Myoklonisch-astatische und myoklonische Anfälle des Kleinkindes

Von dieser insgesamt seltenen Epilepsieform sind Knaben häufiger betroffen als Mädchen. Es handelt sich überwiegend um bis dahin normal entwickelte Kleinkinder. Führendes Symptom des astatischen Anfalls ist der plötzliche Tonusverlust mit blitzartigem Hinstürzen. Der Anfall dauert Sekundenbruchteile. Die Kinder stehen spontan wieder auf. Meistens sind die astatischen Anfälle mit Myoklonien im Bereich des Schultergürtels und des Gesichts kombiniert. Seltener steht die myoklonische Symptomatik im Vordergrund. Astatische wie myoklonische Anfallssymptome können mit Absencen verbunden sein. Häufig leiten große Anfälle die Epilepsie ein oder folgen den kleinen Anfällen im Verlauf. Die Prognose ist ungünstig; oft entwickelt sich eine Demenz. Differentialdiagnostisch abzugrenzen sind astatische Anfälle und Blitzkrämpfe beim West- und Lennoxsyndrom (S. 362).

c) Impulsiv-Petit mal (massiver bilateraler Myoklonus)

Betroffen sind altersgemäß entwickelte Jugendliche beiderlei Geschlechts im Alter von 12–20 Jahren. Führendes Symptom sind blitzartige, symmetrische Zuckungen im Bereich des Schultergürtels und der Arme. Die oft in Serien und Salven, bevorzugt nach dem morgendlichen Erwachen auftretenden Myoklonien können so heftig sein, daß die Patienten zu Boden geworfen werden. Die Dauer der Anfälle beträgt nur Bruchteile von Sekunden. Das Impulsiv-Petit mal ist fast regelmäßig mit großen Anfällen kombiniert, die sich bevorzugt nach dem morgendlichen Erwachen zeigen. Sie können die Erkrankung einleiten oder dem Impulsiv-Petit mal nach kurzem Verlauf folgen. Die Prognose des Impulsiv-Petit mal ist bei regelmäßiger Therapie gut.

17.8.2.2 Anfälle fokaler Genese
(Abb. 180 b)

Die Ursache des fokalen Anfalls liegt in einer Funktionsstörung in einem umschriebenen Hirnbezirk. Im EEG sieht man eine **herdförmige** Störung in Form von steilen Wellen, langsamen Wellen bzw. Krampfpotentialen. Häufiger als bei den primär generalisierten Epilepsien ist eine **organische Hirnschädigung** nachzuweisen. Eine familiäre Belastung mit Epilepsie ist nicht selten zusätzlich vorhanden. Die Symptomatik des fokalen Anfalls ist bestimmt durch die Lokalisation der Störung.

a) Motorische Herdanfälle

Der klassische Jackson-Anfall ist im Kindesalter selten: Die Attacke beginnt in einem engbegrenzten Bezirk, z. B. in einem Daumen, und breitet sich dann bei erhaltenem Bewußtsein auf andere Partien der gleichen Körperseite aus. Bei Kindern zeigen fokalmotorische Anfälle oft bereits im Beginn eine Beteiligung ausgedehnterer Regionen oder einer ganzen Körperseite (*Halbseitenanfall*). Der Anfall kann von einer Lähmung der befallenen Extremität oder Körperseite gefolgt sein. Sie verschwindet meistens, kann aber auch bestehen bleiben.

b) Sensible Herdanfälle

Seltene Anfallsform! Die Anfälle bestehen in paroxysmalen sensiblen Störungen (Kribbeln, Taubheitsgefühl, Schmerzen u. a.) z. B. im Bereich einer Extremität oder einer Gesichtshälfte.

c) Sensorische Herdanfälle

sind gekennzeichnet durch paroxysmal auftretende optische (z. B. Mikropsie, Makropsie), akustische (Hyperakusis u. a.), gustatorische und olfaktorische Phänomene. Die Symptome sind in isolierter Form selten, werden vielmehr als Aura oder Begleitphänomene besonders bei psychomotorischen Anfällen beobachtet.

d) Adversivkrämpfe

Bei erhaltenem Bewußtsein tritt paroxysmal eine tonische Blick- und Kopfwendung, oft auch Rumpfdrehung zur herdabgewandten Seite auf. Meistens zeigen sich gleichzeitig andere fokalmotorische Erscheinungen, z. B. tonische oder klonische Krämpfe in einer Extremität. Der Adversivkrampf kann in einen generalisierten Anfall mit Bewußtlosigkeit einmünden.

e) Psychomotorische Anfälle (komplexe Partialanfälle)

Es handelt sich um eine besonders häufige und deshalb wichtige Anfallsform. Ursächlich liegt dem psychomotorischen Anfall eine meistens organisch bedingte Funktionsstörung im Bereich des Temporallappens oder der benachbarten Hirnregionen zugrunde.

Dem Anfall geht meistens eine *Aura* voraus: ein „komisches", vom Leib aufsteigendes Gefühl, Engigkeitsgefühl im Hals und in der Brust, Schwindel, Angst, seltener differenzierte sensorische Phänomene wie Mikropsie, Makropsie, Geruchs-, Geschmacksmißempfindungen u. a. Der Aura folgt der eigentliche Anfall: Das Bewußtsein ist aufgehoben oder getrübt. Typisch sind orale Automatismen wie Schmatz-, Schluck- und Kaubewegungen, ferner Nesteln, Zupfen, Klopfen mit den Händen, Treten und Scharren mit den Füßen und ähnliches. Häufig sind ferner ausgeprägte vegetative Phänomene wie Blässe oder Erröten, Tachykardie und Speichelfluß. Seltener werden ungeordnetes Sprechen, Lachen oder Singen während des Anfalls beobachtet. Schließlich kommen ausgestaltete Szenen vor: Umherlaufen, scheinbar geordnete Handlungen. – Kinder mit psychomotorischen Anfällen zeigen häufig ausgeprägte Verhaltensstörungen und Wesensänderungen. Die Intelligenz ist nicht selten gemindert. Im *EEG* findet sich im typischen Fall ein temporaler Herdbefund.

Die **Prognose** der psychomotorischen Epilepsie ist zurückhaltend zu stellen. Die Anfälle sind therapeutisch oft nur schwer zu beeinflussen, große Anfälle können hinzutreten. Nicht selten entwickelt sich eine Demenz.

f) Isolierte Auren oder Anfallsäquivalente

Anfälle fokalen Typs können allein unter dem Bild einer Aura auftreten, wie sie für psychomotorische Anfälle geschildert wurde. Die Abgrenzung gegenüber vegetativen Anfällen, z. B. synkopalen Reaktionen, gegenüber einem Pavor nocturnus, Migräne u. a. ist oft schwierig. In jedem Fall ist eine EEG-Untersuchung notwendig.

17.8.2.3 Generalisierte Anfälle fokaler Genese (Abb. 180c)

Im frühen Kindesalter ist die Fähigkeit des Gehirns, eine fokal entstehende Krampferregung örtlich zu begrenzen, noch mangelhaft. Die Erregung breitet sich vielmehr auf benachbarte Regionen, oft auf den gesamten Kortex aus. Deshalb verlaufen Epilepsien fokaler Genese nicht selten allein unter dem Bild *generalisierter* Anfälle.

a) Grand mal fokaler Genese

Diese Form generalisierter Anfälle ist häufig durch eine Aura und andere fokale Initial- und Begleitsymptome ausgestaltet. Im Gegensatz zum primär generalisierten Grand mal tritt der große Anfall fokaler Genese besonders häufig im abendlichen und morgendlichen Leichtschlaf auf. Der große Anfall kann sich auch aus einem fokal-motorischen Anfall oder Adversiv-Krampf entwickeln. Eine scharfe Abgrenzung großer Anfälle fokaler Genese gegen das primär generalisierte Grand mal (S. 358) ist äußerst wichtig: Verlauf, Prognose und vor allem Therapie sind gänzlich unterschiedlich!

b) West-Syndrom (Blitz-Nick-Salaam-Krämpfe)

Befallen sind überwiegend Säuglinge zwischen dem 2. und 8. Lebensmonat, Knaben häufiger als Mädchen. Meistens handelt es sich um schwer zerebralgeschädigte Kinder. Für die Ätiologie kommen neben Hirnmißbildungen und degenerativen Erkrankungen (z. B. tuberöse Sklerose) alle Schädigungen in Betracht, die das kindliche Gehirn während der Schwangerschaft, in der Perinatalphase und in den ersten Lebenswochen treffen können. – Die **Symptomatik** ist durch drei Anfallsformen gekennzeichnet. *Blitz-Krämpfe:* Arme und Beine werden bei gleichzeitiger Rumpfbeugung blitzartig nach vorne oder nach oben geworfen. Bei den *Nick-Krämpfen* beschränkt sich die Beugebewegung auf den Kopf. Die Dauer beider Anfallsformen beträgt nur Bruchteile von Sekunden. Bei den *tonischen Beugekrämpfen* (Salaam-Krämpfe) laufen die geschilderten Bewegungen langsamer ab. Alle drei Anfallsformen können nebeneinander bei einem Kind vorkommen. Die Anfälle treten oft in Serien auf, d. h. sie wiederholen sich während einiger Minuten mehrfach. Die Serien werden besonders nach dem morgendlichen Erwachen beobachtet. Zwischen den einzelnen Anfällen schreien die Kinder häufig. – Das *EEG* zeigt beim West-Syndrom auch im Intervall kontinuierlich schwerste Veränderungen (Hypsarrhythmie).

Die **Prognose** des West-Syndroms ist in der Regel ungünstig. Meistens kommt es – sofern nicht bereits vor dem Auftreten der ersten Anfälle ein schwerer zerebraler Defekt bestand – zu einer rasch fortschreitenden Entwicklungshemmung. Unter Hinterlassung eines schweren Hirnschadens können die Krämpfe in der Kleinkindzeit spontan sistieren oder von anderen, meistens fokalen Anfallsformen abgelöst werden. Nur etwa 10% der Kinder entwickeln sich normal.

Die bei anderen Anfallsformen in Betracht kommenden Antikonvulsiva sind praktisch wirkungslos. Anfallsfreiheit oder Besserungen sind in etwa der Hälfte der Fälle durch Rivotril, Nebennierenrindenhormone oder ACTH zu erzielen.

c) Lennox-Syndrom (myoklonisch-astatische Anfälle fokaler Genese)

Betroffen sind Kinder bis zum 10. Lebensjahr, überwiegend Kleinkinder, Knaben häufiger als Mädchen. Es handelt sich meistens um Kinder mit eindeutigen Symptomen einer zerebralen Schädigung. Oft sind das West-Syndrom und bzw. oder fokale Anfälle vorausgegangen. – Führende Symptome sind Sturzanfälle, Blitzkrämpfe, tonische und tonisch-klonische Anfälle. Fokale Initial- und Begleitsymptome wie Kopfwendung, seitenbetonter Sturz, initiale Streckung eines Armes u. a. sind häufig. Das EEG zeigt multifokale sharp and slow waves mit ausgeprägter Generalisierungstendenz. – Die Prognose dieser Epilepsieform ist ungünstig. Häufig entwickelt sich Therapieresistenz. Eine differentialdiagnostische Abgrenzung gegenüber dem primär generalisierten myoklonisch-astatischen Petit mal (S. 360) kann schwierig sein.

17.8.2.4 Reflexepilepsien

Kennzeichnend ist die reproduzierbare Auslösung von Anfällen durch sensorische und sensible Reize (taktil, thermisch, akustisch, optisch u. a.). Größere praktische Bedeutung hat wegen ihrer Häufigkeit nur die *photogene Epilepsie*. Intermittierende Lichtreize hoher Intensität (z. B. beim Schwarzweiß-Fernsehen) führen zu epileptischen Entladungen in Form von Myoklonien, Grand mal und anderen Anfallsformen. Im EEG äußert sich die Photosensibilität in irregulären spikes and waves unter Photostimulation. Die Photosensibilität basiert auf einer speziellen erblichen Disposition.

17.8.2.5 Diagnose der Epilepsie

Um die **Ursache** des Anfallsgeschehens zu klären, ist in den meisten Fällen eine klinische Untersuchung notwendig. Ihr Programm enthält außer der neurologischen Untersuchung Liquorpunktion, Röntgenaufnahmen des Schädels, Augenhintergrundsuntersuchung, serologische Untersuchung auf Infektionen, Ausschluß von Stoffwechselstörungen wie Phenylketonurie, Hypoglykämie, Hypokalzämie u. a. Gegebenenfalls muß ein raumfordernder Prozeß durch neuroradiologische Untersuchungen ausgeschlossen werden.

Das *EEG* liefert häufig nur bei wiederholten Untersuchungen, bei Ableitung im Schlaf und nach Schlafentzug ausreichende Informationen. Gefährlich kann eine Überbewertung dieser Methode sein: Sie ist lediglich ein diagnostisches Hilfsmittel! Der EEG-Befund darf nur unter gleichzeitiger sorgfältiger Berücksichtigung aller klinischen Befunde und Beobachtungen bewertet werden. Hypersynchrone Potentiale im EEG beweisen keineswegs das Vorliegen einer Epilepsie, sie kommen auch bei hirngesunden, vor allem bei psychisch und vegetativ labilen Kindern vor.

17.8.2.6 Allgemeine therapeutische Richtlinien

Eine Reihe von hochwirksamen Medikamenten steht zur Verfügung, mit denen die Mehrzahl der Kranken von ihren Anfällen befreit

Tabelle 52. *Medikamentöse Therapie der wichtigsten Anfallsformen*

	Phenobarbital	Primidon	Phenytoin	Ethosuximid	Sultiam	Carbamazepin	Clonazepam	Valproat	ACTH u. NNR-H.
Grand mal (primär generalisiert)	(+)	(+)						+	
Absencen				+				+	
Astatische und myoklonische Anfälle	+	+		(+)			+	+	+
Anfälle fokaler Genese	(+)	+	+		(+)	+	(+)		
West- und Lennox-Syndrom	+	+					+	(+)	+

werden kann (Tabelle 52 u. 53). Folgende Grundregeln sind zu beachten:

1. Das Ziel der medikamentösen Therapie ist Anfallsfreiheit, nicht nur Minderung der Anfallshäufigkeit. Jeder länger dauernde generalisierte Krampf bedeutet für das Kind die Gefahr eines Hirnschadens, der zu einer Verschlimmerung des Leidens führen kann. Diesen Circulus vitiosus gilt es zu durchbrechen.
2. Die medikamentöse Therapie soll früh, d. h. nach den ersten Anfällen einsetzen. Je früher die Behandlung beginnt, desto besser sind die Erfolgsaussichten.
3. Die Behandlung muß konsequent, regelmäßig und über lange Zeit durchgeführt werden.
4. Das epileptische Kind bedarf dauernder ärztlicher Überwachung. Die Wirksamkeit der Therapie ist unter Berücksichtigung der Anfallshäufigkeit (Anfallskalender!) und des EEG zu kontrollieren. Nebenwirkungen der Medikamente (Tabelle 53) müssen rechtzeitig erfaßt werden. Blut- und Urinuntersuchungen sowie Leberfunktionsproben sind je nach Medikament in mehrwöchigen bis ¼jährlichen Abständen notwendig. Man unterscheidet **allergische,** dosisunabhängige, und **toxische,** dosisabhängige **Nebenwirkungen.** Allergische Erscheinungen treten im allgemeinen in den ersten zwei Wochen auf: Exantheme können zur Umstellung der Medikation zwingen. Toxische Nebenwirkungen wie Ataxie und Schläf-

Tabelle 53. *Antiepileptika und ihre wichtigsten Nebenwirkungen*

Wirkstoff	Handelspräparate	Nebenwirkungen
Phenobarbital	Luminal, Phenaemal	Schläfrigkeit, Ataxie, Denkerschwernis, Irritabilität, Exantheme
Primidon	Liskantin, Mylepsinum	Wie Phenobarbital
Phenytoin	Phenhydan, Zentropil	Schläfrigkeit, Ataxie, Exantheme, Zahnfleischhypertrophie, Hirsutismus, Nystagmus, Leukopenie, Panmyelopathie
Ethosuximid	Petnidan, Pyknolepsinum, Suxinutin	Übelkeit, Erbrechen
Sultiam	Ospolot	Hyperventilation, Parästhesien
Carbamazepin	Tegretal, Timonil	Übelkeit, Erbrechen, Allergien
Clonazepam	Rivotril	Hypersekretion der Speichel- u. Bronchialdrüsen, Muskelhypotonie, Schläfrigkeit, Darmlähmung
Valproat	Ergenyl, Orfiril, Convulex, Leptilan	Übelkeit, Erbrechen, selten Blutungsneigung, vorübergehender Haarausfall, sehr selten toxische Hepatosen

rigkeit können Dosisreduktion, Blut-, Leber- und Nierenschäden einen Medikamentenwechsel erforderlich machen.

5. Bei Anwendung von Phenobarbital, Primidon, Phenytoin und Carbamazepin sind Bestimmungen des Blutspiegels ein unabdingbarer Bestandteil der Therapieeinstellung und -überwachung. Resorption, Bioverfügbarkeit, Um- und Abbau der Antikonvulsiva unterliegen erheblichen individuellen Schwankungen. Die verschiedenen Wirkstoffe beeinflussen sich gegenseitig in ihrem Metabolismus. Die Bestimmung der Serum-Konzentrationen ist von besonderer Bedeutung für die Ermittlung der optimalen Dosierung, die Verhütung bzw. frühzeitige Erkennung von Intoxikationen sowie die Kontrolle der Medikamenteneinnahme.

6. Die Medikation muß unter Ausschöpfung aller Möglichkeiten so lange variiert werden, bis bei Fehlen von Begleiteffekten Anfallsfreiheit erzielt ist. Dies ist in durchschnittlich 70% der Fälle möglich.

7. Der Aufbau und jede Änderung der Medikation erfolgen stufenförmig. Ein abrupter Wechsel des Medikamentes kann zu schwerwiegender Verschlechterung führen.

8. Über die Beendigung der Therapie entscheiden klinisches Bild und EEG. Im allgemeinen darf nach 3- bis 5jähriger Anfallsfreiheit bei normalisiertem EEG mit einer Verminderung der Dosis begonnen werden. Unter klinischen und EEG-Kontrollen wird die Behandlung in ¼- bis ½jährlichen Abständen reduziert und dann abgesetzt.

9. Die Behandlung des **Anfallsstatus** soll in der Klinik durchgeführt werden. Rasche Einweisung des Patienten ist nötig. Die Therapie wird schon hausärztlich eingeleitet: Man beginnt mit intravenöser Gabe von Valium (5–20 mg). An weiteren Medikamenten kommen in Betracht: Phenobarbital i.v., Phenhydan i.v.

17.9 Anfälle und anfallsartige Störungen nicht-epileptischer Genese

Affektkrämpfe (Wegschreien, Schreikrämpfe)

sind sehr häufig und von zerebralen Anfällen differentialdiagnostisch oft schwer abgrenzbar.

Betroffen sind meist fehlerzogene, verwöhnte ältere Säuglinge und Kleinkinder. Bei Wunschverweigerung oder als Trotzreaktion kommt es zu heftigem Schreien, dann Atemstillstand in Exspiration, Zyanose, plötzlicher Bewußtlosigkeit, in schweren Fällen zu tonischer Starre, gelegentlich einzelnen Kloni. Die motorischen Phänomene können denen eines zerebralen Krampfanfalles weitgehend gleichen. Die Pathogenese ist indessen grundsätzlich unterschiedlich: Hier kortikale Hypoxie infolge eines vagovasalen Reflexes mit daraus resultierenden Hirnstammentladungen, dort kortikale Krampfentladungen. – Die Therapie besteht während des Anfalls in Reizen durch kaltes Wasser oder durch einen kleinen Klaps. Prophylaktisch muß jede übertriebene Fürsorge vermieden werden („kontrollierte Vernachlässigung").

Eine zweite Form dieser Anfälle setzt bei Schreck oder Schmerz plötzlich und ohne einleitendes Schreien ein. Es handelt sich also nicht um ein „Wegschreien", sondern um ein **„Wegbleiben"**. Sicher spielen auch hier vagale Reflexe die entscheidende Rolle.

Der Spasmus nutans

ist eine seltene, überwiegend im 2. Lebensjahr auftretende Störung. Die Kinder führen besonders in aufrechter Haltung mit dem Kopf eigenartige Wackel- und Nickbewegungen aus, die sich beim Versuch zu fixieren verstärken. Es besteht in der Regel gleichzeitig ein Nystagmus. Die Erscheinungen schwinden spontan in der Kleinkindzeit.

Die Jactatio capitis

ist eine besonders bei Kleinkindern auftretende Stereotypie. Vorwiegend im Halbschlaf, seltener im Wachen werden rhythmische Wackelbewegungen des Kopfes oder in ausgeprägten Fällen auch Schaukelbewegungen des ganzen Körpers durchgeführt. Diese neurotisch fixierten Gewohnheiten sind an sich harmlos, zeigen aber oft eine ungewöhnliche Therapieresistenz. Unter Umständen können sie infolge des rhythmischen Lärmes die Wohngemeinschaft derartig stören, daß sie auch zu einem sozialen Problem werden (S. 383).

Die Narkolepsie

kommt im Kindesalter kaum vor. Die Patienten verfallen anfallsweise in tiefen Schlaf, der klinisch und bioelektrisch dem physiologischen gleicht. Häufig leiden die Kranken gleichzeitig an affektivem Tonusverlust. Die Genese der Störung ist unbekannt.

17.10 Erbliche Erkrankungen des Gehirns, des Rückenmarks und der Muskulatur

17.10.1 Neurometabolische Erkrankungen

Bei einer Reihe von überwiegend autosomal-rezessiven Stoffwechselstörungen mit gesichertem oder wahrscheinlichem Enzymdefekt stehen zerebrale Krankheitserscheinungen ganz im Vordergrund (Leukodystrophien, Gangliosidosen, Ceroidlipofuszinosen, Mukolipidosen u. a., s. S. 83). Eine seltene Form mit bisher noch ungeklärtem Enzymdefekt ist die **progressive erbliche Myoklonus-Epilepsie.** Bei diesem autosomal-rezessiven Erbleiden kommt es zu Mukopolysaccharidablagerungen im Gehirn, Herzmuskel und Leber (Lafora-Körperchen). Die in der Präpubertät und Pubertät beginnende Krankheit ist gekennzeichnet durch überwiegend nächtliche große Anfälle, irreguläre Myoklonien, Demenz, stets letalen Ausgang.

17.10.2 Phakomatosen

Unter diesem Begriff werden das Sturge Weber-Syndrom (S. 341), die tuberöse Hirnsklerose, der Morbus Recklinghausen, die Angiomatosis retinae et cerebelli (Hippel-Lindau) sowie einige weitere sehr seltene Syndrome zusammengefaßt.
Die *tuberöse Hirnsklerose* ist die bei Kindern häufigste Phakomatose. In einem Teil der Fälle folgt das Leiden einem einfach oder unregelmäßig autosomal-dominanten Erbgang, in 80% der Fälle scheint Neumutation vorzuliegen. Die Krankheit ist gekennzeichnet durch Bildung geschwulstartiger Knoten und herdförmiger Sklerosen in der Hirnrinde und im Bereich der Ventrikelwandungen. Es kann auch zu Netzhauttumoren, Nierengeschwülsten und Rabdomyomen des Herzens kommen. In der Mehrzahl der Fälle tritt das Leiden schon in der Säuglingszeit in Erscheinung. Führende klinische Symptome sind Schwachsinn und Epilepsie (besonders West- und Lennox-Syndrom), häufig in Kombination mit verschiedenen kleineren oder auch groben Dysplasien. Ein Frühzeichen sind beim Säugling Depigmentierungsherde der Haut (white spots). Bei älteren Kindern (selten schon beim Säugling oder Kleinkind) bildet sich auf der Haut des Gesichtes das typische Adenoma sebaceum (Pringle) aus: Perinasal lokalisierte gelblich-rötliche Knötchen und Teleangiektasien. Mittels der zerebralen Computertomographie lassen sich meistens multiple herdförmige Verdichtungen und Verkalkungen nachweisen.

Die *Neurofibromatose von Recklinghausen* (einfach oder unregelmäßig autosomal-dominant erblich, auch Neumutation) ist charakterisiert durch Café-au-lait-Flecken und andere Pigmentanomalien der Haut sowie intrakutane und subkutane Neurofibrome. Im weiteren Verlauf kann es zu Geschwulstbildungen des Gehirnes, des Rückenmarkes und der peripheren Nerven kommen. Häufig ist die Wirbelsäule betroffen mit Ausbildung einer Kyphoskoliose.

17.10.3 Progressive spinale Muskelatrophie

Der Erkrankung liegt eine Degeneration der Vorderhornzellen des Rückenmarks mit daraus resultierender Muskelatrophie zugrunde. Am häufigsten ist die frühkindliche Form (*Werdnig-Hoffmann*). Kennzeichnend sind eine bereits angeborene, sonst in der Säuglingszeit sich entwickelnde Bewegungsarmut, symmetrische Muskelschwäche und Muskelschlaffheit. Später erlöschen die Reflexe. Als Symptom der Denervierung werden besonders an der Zunge Faszikulationen beobachtet. Die Kinder liegen in typischer Weise mit außenrotierten und gebeugten Armen und Beinen im Bett („Henkelstellung"). Das Gesicht ist bewegungsarm, hypomim. Das Zwerchfell bleibt lange verschont, so daß die Kinder in vorgeschrittenen Stadien eine ausgeprägte Bauchatmung zeigen. Später können sich schwere Kontrakturen ausbilden. Die Kranken kommen meistens schon im Säuglingsalter unter dem Bild eines allgemeinen Verfalls oder einer

Bulbärparalyse ad exitum. Die Intelligenz ist bis zum Ende ungestört.

Eine seltene und meist erst in der späteren Kindheit beginnende Form der spinalen Muskelatrophie ist der Typ *Kugelberg-Welander*. Er betrifft vor allem die proximalen Extremitätenabschnitte und schreitet nur langsam fort. Das Krankheitsbild kann einer Myopathie sehr ähnlich sein („Pseudomyopathie").
Differentialdiagnostisch müssen beim Neugeborenen und jungen Säugling zahlreiche, z. T. sehr seltene Syndrome abgegrenzt werden, beim älteren Kind vor allem Myopathien (EMG, evtl. Muskelbiopsie).

17.10.4 Weitere Systemaffektionen

Die *neurale Muskelatrophie* zeigt sich häufig schon im Kindesalter. Die Atrophien beginnen peripher. Zu den ersten Symptomen gehören Peroneuslähmung, Fußdeformitäten, Steppergang („Storchenbeine") und Spontanschmerzen. Diagnostisch wegweisend ist die verminderte Nervenleitgeschwindigkeit. – Die verschiedenen Formen der *Heredoataxien* (Typ Friedreich u. a.) beginnen nicht selten schon im Kindesalter. Die ersten Symptome sind lokostatische und lokomotorische Ataxie, Reflexabschwächung und Hohlfußbildung mit Retraktion der Großzehe.

17.10.5 Myopathien

Es handelt sich um mehr oder weniger progrediente, zu Muskelschwund führende Erkrankungen der quergestreiften Muskulatur, die sich schon vorgeburtlich manifestieren können (seltene kongenitale Myopathien), häufiger im Kleinkindesalter beginnen. Die häufigste und praktisch wichtigste Form ist die *Dystrophia musculorum progressiva (Erb)*. Diese in mehreren Varianten vorkommende Erkrankung ist stets erblich. Ätiologisch ist wahrscheinlich eine Enzymopathie verantwortlich. Folgende Formen sind zu unterscheiden:

1) Beckengürtelform

a) X-chromosomal-rezessiv, bösartig (DUCHENNE)

Diese häufigste Form der Erkrankung befällt Knaben im frühen Kindesalter, meistens innerhalb der ersten 3 Lebensjahre. Auffallend ist zunächst eine Schwäche im Bereich der Beine und des Beckengürtels und eine rasche Ermüdbarkeit bei Belastung. Der Gang wird watschelnd bei verstärkter Lendenlordose. Bei dem Versuch, sich aus dem Liegen aufzurichten, rollen sich die Kinder zunächst zur Seite und „klettern an sich selbst hoch", indem sie sich mit den Händen an den Beinen abstützen (Abb. 181). Später bilden sich infolge vikariie-

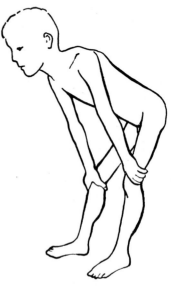

Abb. 181. Progressive Muskeldystrophie: Aufrichten über die Vierfüßlerstellung und Hinaufklettern an sich selbst, „Gnomenwaden"

render Fetteinlagerungen Pseudohypertrophien der Muskulatur, besonders im Bereich der Waden („Gnomenwaden"). Im weiteren Verlauf kommt es zum Aufsteigen des Prozesses, zur Beteiligung des Schultergürtels (scapulae alatae) und auch der Gesichtsmuskulatur, zu Kontrakturen mit Abschwächung und Erlöschen der Reflexe. Die Sensibilität ist voll erhalten. Im allgemeinen sterben die Kranken vor dem 20. Lebensjahr. – Die **Diagnose** ist im ausgeprägten Fall durch die typische Körperhaltung und den charakteristischen Bewegungstyp rasch zu stellen. Das EMG zeigt eindeutige Veränderungen, im Serum sind die Kreatinkinase, die Aldolase und die Transaminasen erhöht.

b) X-chromosomal-rezessiv, gutartig (Becker)

Diese ebenso nur Knaben betreffende, in der Lokalisation und Art der Symptome sehr ähnliche Verlaufsform beginnt erst im 10. bis 20. Lebensjahr. Der Verlauf ist wesentlich langsamer, jahrelange Stillstände kommen vor. Die Lebenserwartung kann normal sein.

c) Autosomal-rezessiv (Leyden)

Knaben und Mädchen sind gleich häufig betroffen. Die Erkrankung beginnt zwischen dem 2. und 40. Lebensjahr. Der Verlauf ist wesentlich günstiger als bei der Duchenneschen Form.

2) Schultergürtelform (Landouzy-Déjérine), **autosomal-dominant**

Dieser sehr viel seltenere Krankheitstyp zeigt sich frühestens im späten Kindesalter, meistens in der Pubertät. Die Symptome beginnen im Schultergürtel und in der Gesichtsmuskulatur. Zunächst können die Arme nicht mehr über die Horizontale gehoben werden, schließlich atrophiert die gesamte Schultermuskulatur. Es besteht eine hochgradige mimische Schwäche (Facies myopathica). Der Verlauf ist gutartiger als derjenige der Beckengürtelform.

Die **Differentialdiagnose** der Muskeldystrophien hat vor allem spinale (z. B. Kugelberg-Welander, s. S. 366) und neurale Muskelatrophien zu berücksichtigen. Unter anderem fehlt bei diesen Erkrankungen eine stärkere Erhöhung der Serumenzym-Aktivität. Eine Dermatomyositis oder Polymyositis kann durch den Nachweis entzündlicher Allgemeinsymptome abgegrenzt werden. In diagnostisch schwierigen Fällen ermöglichen EMG und Muskelbiopsie mit elektronenmikroskopischer und biochemischer Untersuchung eine Differentialdiagnose.
Bei X-chromosomalen Krankheitsformen können die weiblichen Heterozygoten durch Enzymdiagnostik sowie EMG, notfalls Muskelbiopsie, meistens erfaßt werden. Die pränatale Diagnostik stützt sich auf die Bestimmung des Geschlechtes des Embryos (50% Erkrankungsrisiko bei Knaben).
Eine wirksame **Therapie** der Muskeldystrophie gibt es nicht. Wichtig sind Maßnahmen zur Verhütung von Kontrakturen.

17.10.6 Die Myasthenia gravis pseudoparalytica

ist im Kindesalter selten. Leitsymptom ist die abnorme Erschöpfbarkeit der Muskulatur, meistens im Bereich der motorischen Hirnnerven beginnend (Ptosis!). Bei Gabe von Prostigmin bzw. Tensilon verschwinden die Erscheinungen sofort (wichtiger diagnostischer Test).

17.11 Schwachsinn

G.-A. von Harnack

Schwachsinn kann angeboren oder früh erworben sein (Oligophrenie) oder sich erst im Laufe der Entwicklung herausbilden (Demenz). Seine Ursachen sind außerordentlich vielfältig (Tabelle 53).
Nach dem *Grade* des Schwachsinns unterscheidet man drei Stufen
1. Debile Kinder bleiben in der Volksschule gewöhnlich sitzen, können aber in Sonderschulen für lernbehinderte Kinder die Kulturtechniken (Lesen und Schreiben) erwerben und so weit gefördert werden, daß sie einfache Berufe erlernen können.
2. Imbezille Kinder sind nur lebenspraktisch bildbar und sollten in einer Sonderschule für geistig behinderte Kinder Aufnahme finden. Dort erlernen sie bestenfalls die Anfangsgründe des Lesens und Schreibens, im Berufsleben können sie es zu angelernten Teilarbeiten bringen. Als Erwachsene verfügen sie über eine Intelligenz, die etwa derjenigen 5- bis 10jähriger Kinder entspricht.
3. Idiotische Kinder sind nicht bildungsfähig. Ihre Sprache ist schlecht artikuliert und reicht nur zu primitiver Verständigung aus, sie bleiben ihr ganzes Leben auf Hilfe angewiesen.
Der Schwachsinn ist nicht nur als ein Intelligenzdefekt aufzufassen. Auch die Gefühls- und Willensbegabung ist immer vermindert. Daher besagt die Angabe des Intelligenzquotienten noch nichts Sicheres über die spätere Lebensbewährung:

Intelligenzquotient	Grad des Schwachsinns
unter 0,4	Idiotie
0,4–0,7	Imbezillität
0,7–0,85	Debilität

Tabelle 54. *Ursachen des Schwachsinns*

I. Genetisch bedingter Schwachsinn
1. *Einfacher (familiärer) Schwachsinn*
2. *X-chromosomal erblicher Schwachsinn*
3. *Schwachsinn mit äußerlich erkennbaren körperlichen Anomalien*
   Mikrozephalie
   Laurence-Moon-Bardet-Biedl-Syndrom (S. 18)
   Prader-Willi-Syndrom (S. 18)
   Pseudohypoparathyreoidismus
   Chromosomale Aberrationen: Down-Syndrom (S. 37), Klinefelter-Syndrom (S. 115) u. a.
4. *Metabolisch-genetischer Schwachsinn*
   Störungen des Aminosäurestoffwechsels: Phenylketonurie (S. 66), Ahornsirup-Krankheit (S. 69) u. a.
   Störungen des Kohlenhydratstoffwechsels: Idiopathische Hypoglykämien (S. 76)
   Galaktosämie (S. 73), Pfaundler-Hurlersche Krankheit (S. 86)
   Störungen des Lipidstoffwechsels: Amaurotische Idiotie, Morbus Niemann-Pick, Morbus Gaucher (S. 84)
   Sonstige Stoffwechselstörungen: Wilsonsche Pseudosklerose, idiopathische Hyperkalzämie (S.90) u. a.

II. Intrauterine und perinatale Hirnschädigungen
1. *Embryopathie:* Röteln (S. 137)
2. *Fetale Erkrankung:* Toxoplasmose (S. 172), Lues (S. 169)
3. *Perinatalschäden* durch Anoxie, Blutungen u. a.

III. Erworbener Schwachsinn (Demenz)
1. *Heredodegenerative Leiden:* Diffuse Hirnsklerosen, Phakomatosen (tuberöse Sklerose, Sturge-Weber-Syndrom)
2. *Dementiver Abbau bei Krampfleiden:* Blitz-Nick-Salaam-Krämpfe (S. 361), Myoklonus-Epilepsie (S. 365) u. a.
3. *Dementia infantilis* (Heller)

Je nach ihrem Antriebsverhalten unterscheidet man phlegmatisch-torpide und lebhaft-versatil-erethische Schwachsinnige.

17.11.1 Genetisch bedingter Schwachsinn

1. Angeborener Schwachsinn kommt familiär vor und ist als ein hochgradiger, genetisch bedingter **Begabungsmangel** anzusehen. Man rechnet damit, daß im Mittel 4% aller Kinder nicht die Normalschule besuchen können. Bei der überwiegenden Mehrzahl handelt es sich um debile Kinder mit angeborenem Schwachsinn, welche in der Hilfsschule gut gefördert werden können.

2. X-chromosomal erblicher Schwachsinn. Eine der häufigsten Ursachen des Schwachsinns beim männlichen Geschlecht ist der X-chromosomal erbliche Schwachsinn mit brüchiger Stelle am langen Arm des X-Chromosoms (Marker-X). Unter üblichen Kulturbedingungen tritt die brüchige Stelle nicht auf; sie muß durch Folsäuremangel im Kulturmedium (Methotrexat) provoziert werden. Sie ist dann in 4–56% der Metaphasen nachweisbar. Der Defekt ist bei den betroffenen Hemizygoten durch eine meist mäßig schwere geistige Behinderung mit Sprachentwicklungsstörung gekennzeichnet. Als Kinder haben die Merkmalsträger einen etwas vergrößerten Kopfumfang. Zu den weiteren Zeichen gehören hohe Stirn, ausgeprägte Supraorbitalwülste, vorspringendes Kinn, große Ohren und eine blaßblaue Iris. Jenseits der Pubertät und z. T. schon bei der Geburt ist das Hodenvolumen vermehrt, wahrscheinlich durch ein interstitielles Ödem. Im Wesen sind die Betroffenen freundlich und ausgeglichen.

Die Mütter als die heterozygoten Genträgerinnen sind nicht sicher zu erfassen, doch kann die brüchige Stelle am X-Chromosom auch bei ihnen gefunden werden; der Prozentsatz nimmt allerdings mit dem Alter ab. Intellektuell sind sie im allgemeinen unauffällig. Die Gefahr einer Wiederholung bei weiteren Kindern beträgt für Söhne einer heterozygoten Mutter 50%.

3. Ist der Schwachsinn nur **Teilerscheinung eines genetisch bedingten Leidens,** so kann er häufig ohne Schwierigkeit einem der morphologisch definierten Syndrome zugeordnet werden. Ein Teil der Syndrome ist die Folge einer chromosomalen Aberration. Eine Verminderung des Kopfumfanges (Mikrozephalus) kommt als isoliertes Symptom vor, kann aber auch mit anderen Anomalien gekoppelt sein, sowohl als Primärsymptom wie auch als Folge einer Hirnentwicklungsstörung. Auch ein Hydrozephalus kann Schwachsinn zur Folge haben.

Beim **Pseudohypoparathyreoidismus** finden sich wie bei der Nebenschilddrüseninsuffizienz hypokalzämische Tetanie und Hyperphosphatämie, das Leiden beruht aber auf der Nichtansprechbarkeit der Nierentubuli auf Parathormon, nicht auf der Verminderung von Parathormon. Neben einer Debilität gehören körperliche Anomalien zum Krankheitsbilde, u. a. Kleinwuchs, Rundgesicht, kurze Metacarpalia, kurze, breite Finger- und Fußnägel.

4. Die Störungen des Aminosäuren-, Kohlenhydrat- und Lipidstoffwechsels in ihrer Rückwirkung auf die Intelligenzentwicklung sind in den entsprechenden Kapiteln nachzulesen. Von den sonstigen Stoffwechselstörungen ist die **Wilsonsche Pseudosklerose** zu erwähnen, da sie besondere diagnostische Schwierigkeiten bietet. Hyperkinesen sind auf eine progressive Degeneration des Linsenkerns zu beziehen, es kommt zur extrapyramidalen Rigidität, zur Demenz, schließlich zur Leberzirrhose (Degeneratio hepato-lenticularis). Pathognomonisch kann der Kayser-Fleischersche Kornealring sein, der zunächst nur mit der Spaltlampe in der Hornhautperipherie zu erkennen ist. Das kupferhaltige Coeruloplasmin ist im Serum vermindert, im Urin wird vermehrt Kupfer ausgeschieden.

Das rezessiv-X chromosomal vererbte **Lesh-Nyhan-Syndrom** besteht in einer Störung des Purinstoffwechsels und geht mit einer Überproduktion von Harnsäure einher. Der Blutspiegel der Harnsäure steigt über 6 mg/dl. Das Leiden führt zu Demenz, spastischer Diplegie und Choreoathetose; pathognomonisch können die Selbstverstümmelungen sein.

17.11.2 Intrauterine und perinatale Hirnschädigung

Nur einige *intrauterin* oder *perinatal* erworbene Hirnschäden lassen sich eindeutig erfassen, die Mehrzahl ist nur zu vermuten oder nach anamnestischen Angaben wahrscheinlich zu machen.

17.11.3 Erworbener Schwachsinn

1. Zahlreiche **heredo-degenerative Leiden** können zum Verlust der ursprünglich normalen Intelligenz, zum dementiven Abbau führen. Im Gegensatz zum stationären Befund bei Kindern mit spastischen Zerebralparesen infolge Perinatalschadens zeigen die erblichen **diffusen Hirnsklerosen** eine prozeßhaft fortschreitende Verschlechterung sowohl der motorischen als auch der intellektuellen Leistungen. Ihnen liegt ein sklerosierender Entmarkungsprozeß des Hemisphärenmarkes zugrunde. Nach dem Zeitpunkt des Auftretens und nach dem Verlauf unterscheidet man die akute infantile Form (KRABBE), die subakute juvenile Form (Beginn im siebten bis achten Lebensjahr: SCHOLZ) und die chronische **Pelizäus-Merzbachersche Krankheit.** Alle Formen gehen mit spastischen Lähmungen, Hyperkinesen, evtl. Krämpfen einher.

Als **Phakomatosen** bezeichnet man Entwicklungsstörungen, welche mit blastomartigen Erscheinungen einhergehen. Eine **tuberöse Sklerose** kann an einem Adenoma sebaceum auf einen Blick erkennbar sein: gelblich-rötliche Knötchen wie Schmetterlingsflügel beiderseits der Nase lokalisiert. Der dementive Prozeß wird u. a. durch geschwulstartige Hirnrindenknoten bedingt.

Das **Sturge-Weber-Syndrom** ist an dem meist einseitigen und im Gesicht lokalisierten Naevus flammeus zu erkennen. Die Hirnschädigung ist auf meningeale Angiome mit Kalkablagerungen in der Rinde zurückzuführen. Die **v. Recklinghausensche Neurofibromatose** ist bei Kindern zunächst nur an den zahlreichen Pigmentnaevi und „Milchkaffeeflecken" diagnostizierbar, später an den intra- und subkutanen Fibromen und Neurofibromen. Geschwülste an Sympathikus, Hirnnerven, Rückenmark und Gehirn sind für die vielgestaltige neurologische Symptomatik verantwortlich.

2. Jedes **Krampfleiden,** das therapeutisch nicht zu beherrschen ist, führt zu einer fortschreitenden Hirnschädigung. Daneben gibt es spezielle Krampfleiden, bei denen der zerebrale Abbauprozeß unabhängig von der Anfallshäufigkeit fortschreitet (Myoklonus-Epilepsie, die Mehrzahl der BNS-Krämpfe).

3. Bei der **Hellerschen Krankheit** kommt es im Kleinkindesalter zu einem fortschreitenden Zerfall der bisherigen Sprachfähigkeit. Erregungszustände und Wutausbrüche begleiten den fortschreitenden dementiven Abbau, dessen Ursache ungeklärt ist.

Die Behandlung

des Schwachsinns ist nur in wenigen Fällen erfolgversprechend (z. B. metabolisch-genetische Schwachsinnsformen). Bei allen Anlagemängeln vermag nur liebevolle, geduldige und zielstrebige Zuwendung die vorhandenen Potenzen zur Entfaltung zu bringen. Sonderkindergärten, Sonderschulen und heilpädagogische Institutionen können wesentliche Hilfe leisten. In schweren Fällen bleibt nur eine Heim- oder Anstaltsversorgung übrig. Die Eltern des Kindes sollten immer auf die Vereinigung „Lebenshilfe für das geistig behinderte Kind" aufmerksam gemacht werden.

18. Sozialpädiatrie

G.-A. VON HARNACK

18.1 Mortalität und Morbidität des Kindesalters

Unter **Morbidität** versteht man die Anzahl von Krankheitsfällen unter einer bestimmten Zahl Lebender innerhalb eines definierten Zeitraumes, meist eines Jahres. Die Erkrankungshäufigkeit ist im allgemeinen nur bei meldepflichtigen Krankheiten bekannt, aber auch hier nicht immer, da die Meldepflicht unterschiedlich erfüllt wird.

Die **Mortalität,** die Häufigkeit von Sterbefällen in einer Bevölkerung, ist in allen Kulturstaaten durch exakte Zahlen belegt. Sie ist am ersten Lebenstage am höchsten und erreicht ein Minimum im Alter zwischen 10 und 15 Jahren (Tabelle 55).

Wegen der besonderen Gefährdung der Kinder im ersten Lebensjahr wird die **Säuglingssterblichkeit** gesondert registriert. Darunter wird die Zahl der bis zur Vollendung des ersten Lebensjahres Gestorbenen verstanden, bezogen auf die Zahl der Lebendgeborenen. In allen zivilisierten Ländern ist die Säuglingssterblichkeit seit Beginn des Jahrhunderts ständig zurückgegangen; Krieg und Nachkriegszeit konnten die Entwicklung nur vorübergehend aufhalten (Abb. 182); auch die Zahl der Totgeburten verminderte sich, wenn auch nicht in gleichem Ausmaß (Abb. 183). Im zeitlichen Zusammenhang mit dieser Entwicklung verminderte sich in den meisten Ländern die Kinderzahl. In Deutschland wurden um die Jahrhundertwende jährlich pro 1000 der Bevölkerung 35 Kinder geboren, 1980 nur 10,1.

Der Rückgang der Säuglingssterblichkeit ist vor allem auf eine Verminderung der Todesfälle nach Abschluß der Neugeborenenperiode zurückzuführen. Daher wird die Säuglingssterblichkeit immer mehr zu einem Problem der ersten Lebenstage: 1980 entfielen in der Bundesrepublik Deutschland von den Todesfällen des ersten Lebensjahres allein

30% auf ersten Lebenstag,
50% auf die erste Lebenswoche,
63% auf die ersten vier Wochen.

Die Sterblichkeit innerhalb der ersten 28 Lebenstage wird als „Neugeborenensterblichkeit" und die der ersten Lebenswoche als „Frühsterblichkeit" bezeichnet. Frühsterblichkeit und intrauterine Mortalität in der letzten Schwangerschaftsphase zusammen werden auch als **„Perinatal-Sterblichkeit"** zusammengefaßt. Sie ist ein Maß für die Gefährdung der Kinder vor, während und kurz nach der Geburt. Sie ist einerseits abhängig von der Qualität der geburtshilflichen Betreuung, andererseits aber wird sie bestimmt von pränatalen Faktoren. Schwere Mißbildungen z. B. können ein selbständiges Extrauterinleben unmöglich machen. Die wichtigste Ursache der Perinatalsterblichkeit ist die Frühgeburt (S. 30). Geburtsverletzungen und postnatale Atemstörungen sind bei unreifen Kindern wesentlich häufiger als bei ausgetragenen.

Zu den wichtigsten **Todesursachen** bei Säuglingen nach Abschluß der Neugeborenenzeit gehören die Erkrankungen der Luftwege und des Magendarmtrakts. Diese Sterblichkeit des 2. bis 12. Lebensmonats ist in hohem Grade abhängig vom Lebensstandard und Bildungsgrad der Bevölkerung, von den hygienischen

Tabelle 55. *Sterblichkeit nach dem Alter in der Bundesrepublik Deutschland 1980*

Alter in Jahren	Gestorbene auf 1000 Lebende
0 – 1	13
10 – 15	0,3
50 – 55	7
70 – 75	45
insgesamt	11,6

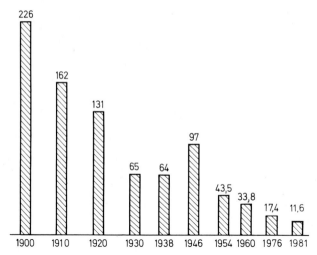

Abb. 182. Säuglingssterblichkeit im Deutschen Reich und in der Bundesrepublik von 1900–1981 auf 1000 Lebendgeborene

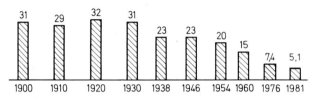

Abb. 183. Totgeborene im Deutschen Reich und in der Bundesrepublik von 1900–1981 auf 1000 Lebend- und Totgeborene

Verhältnissen und der Qualität der ärztlichen und sozialen Betreuung. Innerhalb der Bundesrepublik verzeichnen Baden-Württemberg, Hamburg und Hessen die niedrigste Säuglingssterblichkeit, Berlin, Bremen und Nordrhein-Westfalen die höchste. Im Vergleich mit anderen europäischen und außereuropäischen Ländern schnitt die Bundesrepublik Deutschland 1981 nicht so günstig ab, wie es nach ihrem Lebensstandard zu erwarten wäre (Tab. 56). Verstärkte sozial-hygienische Bemühungen sind erforderlich, wenn die Säuglingssterblichkeit weiter gesenkt werden soll. 1976 betrug sie noch 17,4‰, 1981 ist sie immerhin auf 11,6‰ abgesunken, hat damit aber noch nicht das Niveau z. B. der skandinavischen Länder erreicht.

In allen Altersklassen ist die **Sterblichkeit der Knaben** höher als die der Mädchen. Daher kommt es vom dritten Lebensjahrzehnt an trotz anfänglichen Überwiegens des männlichen Geschlechts zu einem Frauenüberschuß.

Bei der Geburt beträgt das Verhältnis Knaben : Mädchen mit geringen Schwankungen 106 : 100, nur in Kriegs- und Nachkriegszeiten stieg das Verhältnis vorübergehend bis auf 108 : 100 an.

Tabelle 56. *Säuglingssterblichkeit im europäischen Vergleich* (Beispiele)

Von 1000 Lebendgeborenen starben 1980/81 innerhalb des ersten Lebensjahres in

Schweden	6,7
Norwegen	8,1
Niederlande	8,6
Bundesrepublik Deutschland	11,6
Großbritannien	11,8
Deutsche Demokratische Republik	12,1
Österreich	12,6
Italien	14,3
Sowjetunion	27,7
Jugoslawien	32,8

18.2 Prävention

Die Bevölkerungsstatistik eines Landes kann als Gradmesser für die Intensität seiner sozialhygienischen Anstrengungen dienen. Gesunderhaltung und Krankheitsvorbeugung sind die Ziele der prophylaktischen Medizin, deren Aufgaben mindestens so wichtig sind wie die der kurativen Medizin, der Medizin im engeren Sinne.

Der **Gesundheitssicherung** dient u. a. die Gesundheitserziehung auf der Basis biologischer Grundkenntnisse, welche die Schule zu vermitteln hat.

Tabelle 57. *Prophylaktische Fluoriddosis*

Alter in Jahren	mg
0 – 2	¼
2 – 4	½
4 – 6	¾
über 6	1

Die Aufgaben der **Krankheitsvorbeugung** unterscheiden sich je nach der Lebensphase. Sie setzen schon in der Embryonalzeit ein: Infektiös oder medikamentös bedingte Embryopathien müssen verhindert werden. Der pränatalen Lues-Prophylaxe dient die serologische Untersuchung von Schwangeren. Durch eine schonende Geburtsleitung können Perinatalschäden vermieden werden. Die Rachitisprophylaxe muß gleich nach der Geburt einsetzen (S. 98), die Kariesprophylaxe (Tab. 57) beginnt bereits während der letzten Schwangerschaftsmonate und dauert bis zur Präpubertät. Infektionsprophylaxe ist vor allem im Säuglingsalter von vitaler Bedeutung. Kleinkinder sind in erhöhtem Maße unfallgefährdet usw.

Seit 1971 haben Kinder bis zur Vollendung des vierten Lebensjahres einen gesetzlichen Anspruch auf Untersuchungen zur Früherkennung von Krankheiten, die „eine normale körperliche und geistige Entwicklung in besonderem Maße gefährden".

8 Vorsorgeuntersuchungen sind vorgesehen:

U 1	Neugeborenen-Erstuntersuchung
U 2	Neugeborenen-Basisuntersuchung am 3.–10. Tag
U 3	4. bis 6. Woche
U 4	3. bis 4. Monat
U 5	6. bis 7. Monat
U 6	10. bis 12. Monat
U 7	21. bis 24. Monat
U 8	3½ bis 4 Jahre

Durch diese Untersuchungen sollen Krankheiten im Vor- und Frühstadium erfaßt werden, die wirksam behandelt werden können.

Zu diesem Zweck erhalten die Mütter ein *Untersuchungsheft,* das sie zu den ärztlichen Untersuchungen mitbringen und in das alle erhobenen Befunde eingetragen werden. Ein Durchschlag des Befundes wird der zuständigen Kassenärztlichen Vereinigung zugeleitet, so daß eine spätere statistische Auswertung möglich ist. Auf diese Weise können Kinder mit Seh-, Hör- und Sprachstörungen oder mit angeborenen Fehlbildungen wie z. B. Hüftgelenksanomalien oder Herzfehlern rechtzeitig erfaßt werden.

Das *Jugendarbeits-Schutzgesetz* von 1960 in seiner Fassung von 1976 schreibt vor, daß mit der Beschäftigung eines Jugendlichen nur begonnen werden darf, wenn er innerhalb der letzten zwölf Monate ärztlich untersucht wurde, wobei eine Bescheinigung über den Gesundheits- und Entwicklungsstand auszustellen ist. Die Nachuntersuchung vor Ablauf des ersten Beschäftigungsjahres soll sich auch auf die Auswirkungen der Arbeit auf die Gesundheit des Jugendlichen erstrecken.

18.3 Rehabilitation

Aufgrund des Sozialhilfegesetzes von 1961 haben die Sozialhilfeträger die Pflicht, dem Sozialhilfeempfänger die Führung eines Lebens zu ermöglichen, das der Würde des Menschen entspricht, d. h. nicht nur äußere Not zu beseitigen. Empfänger dieser Hilfe sind auch die behinderten Kinder. Zu den *körperbehinderten* Kindern gehören u. a. Patienten mit Hüftluxation, Spaltbildungen des Gesichts und des Rückens, Klumpfuß und anderen Mißbildungen. *Zerebralparetische* Kinder haben Anspruch auf eine spezielle Frühtherapie der zerebralen Bewegungsstörungen. *Sehbehinderte* Kinder mit einem Sehvermögen von unter ⁵⁄₂₀ werden speziellen Schulen zugewiesen, bei einem Sehvermögen von unter ¹⁄₂₀ ist die Überweisung an Blindenschulen bzw. Blindenstudienanstalten erforderlich. *Sprachgeschädigte* Kinder bedürfen der Logopädie, *hörgeschädigten* Kindern werden auf Kosten des Bundessozialhilfegesetzes Hörgeräte angepaßt und weitere Therapiemaßnahmen ermöglicht. Von den *geistig behinderten* Kindern sind nur ganz wenige völlig bildungsunfähig. Die übrigen werden in Sonderschulen für Lernbehinderte bzw. Geistigbehinderte betreut. Eine Anstaltsunterbringung ist nach Möglichkeit zu vermeiden. Ziel aller Hilfsmaßnahmen ist die Eingliederung des noch leistungsfähigen bzw. nur leistungsgeminderten Menschen in das Berufsleben. Diesem Zweck dienen u. a. auch die Beschützenden Werkstätten, in denen Jugendliche Aufnahme finden. Den Eltern ist dringend zu raten, sich Elternorganisationen anzuschließen, wie z. B. der „Lebenshilfe für das geistig behinderte Kind", damit sie über alle medizinischen, finanziellen und gesetzlichen Hilfsmöglichkeiten orientiert sind. Nach dem Schwerbehinderten-Rehabilitations-Angleichungsgesetz werden zahlreiche Maßnahmen finanziert, die der Eingliederung des Behinderten in die Gesellschaft dienen.

18.4 Betreuung des sozial benachteiligten Kindes

Nur unter günstigen Umweltbedingungen können sich die körperlichen und seelischen Kräfte eines Kindes voll entfalten. Die Aufgabe der Sozialpädiatrie ist es zu untersuchen, welche **Umweltfaktoren** die Entwicklung fördern und welche sie hemmen. Unter normalen Bedingungen ist die Familie die Umwelt des Kindes, die ihm Sicherheit und Geborgenheit vermittelt. Hilfe ist notwendig in den zahlreichen Fällen von Störung, Auflösung oder Fehlen einer geschlossenen Familie. Aber auch die intakte Familie bedarf der Unterstützung durch die verschiedenartigen Fürsorgeeinrichtungen des Staates oder konfessioneller und privater Verbände.
Die gesetzliche Grundlage der Fürsorge für das benachteiligte Kind bietet das Jugendwohlfahrtsgesetz von 1961.

In der „offenen" Fürsorge

bleibt das Kind bei seiner Mutter. Durch Hausbesuche von Fürsorgerinnen oder durch Inanspruchnahme der Mütterberatungsstellen wird sie in der Pflege und Erziehung ihres Kindes unterstützt. Ist die Mutter erwerbstätig und können nicht Verwandte ihre Stelle tagsüber einnehmen, nimmt sie die Hilfe der „**halboffenen**" Fürsorge in Anspruch: Ihre Kinder werden z. B. in Tageskrippen oder Kindergärten betreut.

Zur „geschlossenen" Fürsorge

gehören Einrichtungen, in denen Kinder Aufnahme finden, die keine Familie haben oder deren Familie nicht in der Lage ist, für sie zu sorgen. Einer „Dauerheimunterbringung" von Waisen, Halbwaisen oder Kindern aus unvollständigen und zerstörten Familien ist die Vermittlung von Pflegestellen i. a. vorzuziehen. Durch eine frühe **Adoption** wird den Gefahren einer Entwurzelung am sichersten entgegengewirkt. Das Kind ist möglichst noch im Säuglingsalter den Adoptiveltern zu übergeben. Hierzu ist es erforderlich, daß die leibliche Mutter innerhalb der ersten Wochen nach der Entbindung ihr Einverständnis erklärt. Vernachlässigt sie ihr Kind in grober Weise, so kann an ihrer Stelle das Vormundschaftsgericht die Einwilligung zur Adoption geben. Durch zentrale Adoptionsstellen werden adoptionswillige Ehepaare ermittelt, die selbst nicht kinderlos zu sein brauchen. Der Altersunterschied zwischen den Adoptiveltern und dem Kinde sollte nicht zu groß, aber auch nicht zu klein sein, damit ein natürliches Eltern-Kind-Verhältnis gewährleistet ist.
Die meisten **unehelich geborenen Kinder** bleiben bei ihrer Mutter, wenn sie nicht minderjährig ist. In jedem Falle aber übernimmt zunächst das Jugendamt im Interesse des Kindes die „Amtsvormundschaft". Die Säuglingssterblichkeit der unehelichen Kinder ist in der Bundesrepublik noch um die Hälfte höher als die der ehelich geborenen (16,2 gegenüber 11,2‰). Auch die Zahl der Früh- und Totgeburten liegt wesentlich über dem Durchschnitt. Der Prozentsatz der unehelichen Geborenen hatte vor 1933 noch zehn bis zwölf Prozent betragen, war auf 4,5% abgesunken, stieg inzwischen jedoch wieder auf 7,9% (1981).

Kinder asozialer Eltern,

verwahrloste oder verwahrlosungsgefährdete Kinder werden der staatlichen Fürsorgeerziehung zugeführt. Besondere Aufmerksamkeit verlangen Verdachtsfälle von **Kindesvernachlässigung oder Kindesmißhandlung.** Alle ungewöhnlichen Verletzungsfolgen müssen den Argwohn des Untersuchers wecken. Unter den Todesursachen mißhandelter Kinder stehen Kopfverletzungen mit subduralen Hämatomen und Ventrikelblutungen an erster Stelle. Oft reagieren Kinder auf die kinderfeindliche Fehlerziehung der Eltern mit Verhaltensstörungen, und diese lösen ihrerseits überschießende Züchtigungen aus, die sich so weit steigern können, daß es zum Tode des Kindes kommt. Aus Furcht, das schlechte Eltern-Kind-Verhältnis weiter zu belasten oder aus Besorgnis, einen bestehenden Verdacht nicht erhärten zu können, unterbleibt manche Meldung zum Nachteil der bedauernswerten Kinder.

Aufgaben der Gesundheitsämter

Träger der Für- und Vorsorge sind in erster Linie die Gesundheitsämter mit ihren verschiedenen Einrichtungen. In den Beratungsstellen für Schwangere werden die Frauen auf ihre zukünftigen Aufgaben vorbereitet, in den Einrichtungen der Säuglings- und Kleinkinderfürsorge erhalten sie Rat in allen Fragen der Säuglingsernährung und Pflege. Impfungen werden dort vorgenommen und Rachitisprophylaxe betrieben. Im *schulärztlichen Dienst* sind haupt- und nebenamtliche Schulärzte tätig. Sie untersuchen die Kinder bei der Einschulung und überwachen die Schüler laufend. Aufgabe der Schulzahnpflege ist die Kariesprophylaxe und die Verhinderung von Zahnstellungsanomalien und Kieferverformungen.

19. Kinder- und Jugendpsychiatrie

G.-A. von Harnack und H. Wallis

19.1 Kindliche Verhaltensauffälligkeiten, allgemeine Charakteristik

19.1.1 Ätiologie

Verhaltensauffälligkeiten im Kindesalter sind außerordentlich häufig und diagnostisch vieldeutig. Sie können Ausdruck psychogener Störungen sein, auf milieu-bedingten Schäden beruhen, hirnorganisch verursacht oder Ausdruck konstitutioneller Abweichungen sein. Eine allgemein verbindliche Einteilung dieser Verhaltensauffälligkeiten kann es daher nicht geben, zumal sich Ursachen unterschiedlicher Art kombinieren können. Im Erscheinungsbild dominieren im einen Falle körperliche Symptome, im anderen Fall Störungen psychischer Funktionen.

19.1.1.1 Neurosen

Neurosen sind die Folge einer **gestörten Persönlichkeitsentwicklung** aufgrund unbewältigter, unbewußter Konflikte, die sich fast immer in die frühe Kindheit zurückverfolgen lassen. Inwieweit abnorme Charaktereigenschaften (psychopathische Züge) die Neurosenbildung begünstigt haben, ist im Einzelfall schwer zu entscheiden. Durch die gestörte Persönlichkeitsentwicklung werden bestimmte Eigenschaften an ihrer Entfaltung gehindert, andere gewinnen ein abnormes Übergewicht. Neurotische Persönlichkeiten sind im allgemeinen in Teilbereichen ihres Gefühls- und Trieblebens unreif (retardiert), in anderen entwickeln sie überkompensatorische Mechanismen. Ihre Fähigkeit zur Anpassung und Daseinsbewältigung ist daher begrenzt. Unter erhöhter Belastung dekompensieren sie und entwickeln neurotische Symptome.

Neurotische Störungen von Kindern entstehen nicht selten in sozial geordneten Familien, in denen die Eltern infolge eigener Schwierigkeiten und Konflikte zu erzieherischen und emotionalen Fehlhaltungen neigen.

Die Symptome, welche neurotische Kinder als Anzeichen ihrer Gestörtheit entwickeln, sind sehr stark **entwicklungsphasisch** geprägt. Die häufigsten von ihnen (z. B. Enuresis und Enkopresis) finden wir bei Erwachsenen extrem selten.

19.1.1.2 Milieuschäden

Von Milieuschäden sprechen wir, wenn die häuslichen Verhältnisse vorübergehend oder dauernd so abnorm sind, daß sie eine **unmittelbare Erklärung** für die Verhaltensauffälligkeit des Kindes bieten. Milieuschäden entstehen am ehesten in asozialen, verwahrlosten oder desorganisierten Familien. Besonderen Gefahren sind Kinder aus **zerrütteten Ehen** ausgesetzt. Die Auseinandersetzungen, welche der Scheidung vorausgehen, bleiben dem Kinde kaum jemals verborgen. Das Kind verliert seine innere Sicherheit und Geborgenheit, weil seine Lebensbasis, die Gemeinschaft mit Vater und Mutter, zerbricht. Katastrophal wirkt es sich für das Kind aus, wenn es im Kampf der Eltern als Waffe benutzt wird. Ebenso wie erzieherische Unfähigkeit, Indolenz oder Vernachlässigung kann exzessive **Verwöhnung** Milieuschäden setzen. Von „Luxusverwahrlosung" spricht man, wenn das Kind liebevolle Zuwendung entbehren muß, aber mit materiellen Dingen, wie Süßigkeiten, Geld und Spielsachen überschüttet wird.

Von milieu**reaktiven** Störungen sprechen wir, wenn die Verhaltensauffälligkeiten durch die besonderen Umweltverhältnisse zwar mitbedingt, aber nicht verursacht werden. So kann die Stellung des Kindes in der Geschwisterreihe zu bestimmten Verhaltensabweichungen disponieren, wenn es sich um störbare instabile Kinder handelt und erzieherisches Ungeschick oder sonstige Faktoren hinzukommen: Situation des einzigen Kindes, einziger Junge unter lauter Mädchen, Nesthäkchensituation usw. Die Situation des „Schlüsselkindes" muß nicht in jedem Fall zu seelischen Schäden führen; zahlreiche alleinstehende erwerbstätige Mütter verstehen es, trotz ungünstiger Umstände durch liebevolle Zuwendung eine harmonische Entwicklung des Kindes zu erreichen.

19.1.2 Altersdisposition

Verhaltensauffälligkeiten des *Säuglingsalters* betreffen häufig die Nahrungsaufnahme und das Schlafverhalten. Motorisch unruhige, sensible Kinder reagieren frühzeitig auf Reize aller Art überschießend; oft nehmen sie auffallend lebhaft an ihrer Umwelt Anteil („Neuropathie"). Da eine solche gesteigerte Reizbarkeit auch durch Umwelteinflüsse bedingt sein kann, ist man nicht berechtigt, in jedem Falle eine abnorme („neuropathische") Konstitution anzunehmen.

Bei *Kleinkindern* stehen häufig Probleme der Sauberkeitserziehung, Störungen der Sprachentwicklung und Erziehungsschwierigkeiten im Vordergrund. Trotzreaktionen und pathologische Gewohnheiten, wie Daumenlutschen oder Nägelkauen, bereiten den Eltern Sorgen. Im *Schulkindalter* kreisen die Sorgen der Eltern häufig um das Leistungsverhalten in der Schule. Die Beunruhigung durch die Pubertät kann die Probleme noch vergrößern. Funktionelle, vegetativ bedingte Störungen unterschiedlicher Art sind teils Ursache teils Folge der Schulleistungsproblematik.

Die Pubertätsmagersucht ist eine phasenspezifische psychosomatische Erkrankung junger Mädchen.

19.1.3 Geschlechtsdisposition

In Erziehungsberatungsstellen kinderpsychiatrischer Ambulanzen und Kliniken übertrifft ganz allgemein die Zahl der Jungen die der Mädchen um das Doppelte. Insbesondere bei Störungen, die mit einer Steigerung der Motorik einhergehen, überwiegt das männliche Geschlecht bei weitem: beim hyperkinetischen Syndrom, bei den Tics und den Jaktationen. Beim Stottern beträgt das Geschlechtsverhältnis Jungen zu Mädchen sogar 10 : 1. Dagegen finden sich bei Mädchen häufiger Symptome wie Einschlafschwierigkeiten, Daumenlutschen oder Somnambulismus. Insgesamt erweist sich das männliche Geschlecht als das aggressivere, leichter störbare und gefährdetere.

19.1.4 Verlauf und Prognose

So verschiedenartig Verhaltensauffälligkeiten ihrem Wesen nach sind, so unterschiedlich ist auch ihr Verlauf. Zahlreiche alterstypische Verhaltensstörungen verschwinden mit zunehmender Persönlichkeitsreifung – insbesondere dann, wenn die Lebensumstände günstig sind und die erzieherische Einstellung der Eltern verständnisvoll ist. Andererseits kann bei milieureaktiven Störungen oder hirnorganischer Bedingtheit das Symptom zwar schwinden (oder wechseln!), die Störung aber fortbestehen.

19.1.5 Methoden kinderpsychiatrischer Diagnostik

Im Mittelpunkt der Diagnostik stehen die eingehende biographische *Anamnese* und die *Verhaltensbeobachtung.* Auch die Erhebung der Familienanamnese kann zur Diagnose beitragen. Zusätzlich steht eine Fülle von psychodiagnostischen Untersuchungsverfahren zur Verfügung, die je nach der vorliegenden Problematik als zusätzliche Maßnahmen eingesetzt werden können.

Bei allen Schulproblemen müssen *Intelligenztests* herangezogen werden. Mit dem Hamburg-Wechsler-Intelligenztest für Kinder (HAWIK) lassen sich in elf Untertests spezielle Fähigkeiten quantitativ bestimmen. Das Ergebnis wird als Abweichungsquotient angegeben, wobei durch die Angabe von Verbal-IQ bzw. Handlungs-IQ gesonderte Aussagen über den Bereich der verbalen bzw. averbalen intellektuellen Leistungsfähigkeit möglich sind.

Leistungstests werden herangezogen, um Aufmerksamkeit, Durchhaltevermögen, Konzentration und Willensstärke zu prüfen oder spezielle Fähigkeiten zu erfassen, wie z. B. die Rechtschreibe-Fähigkeit bei Verdacht auf Legasthenie.

Mit Hilfe von *Entwicklungstests* soll der seelische Reifungs- und Entwicklungsstand eines Kindes bestimmt werden. Das Ergebnis wird

entweder als Entwicklungsquotient oder als Entwicklungsalter (im Vergleich zum Lebensalter) angegeben.
Projektive Testverfahren dienen der Aufdeckung verschiedener Persönlichkeitsmerkmale. Beim *thematischen Apperzeptionstest* (TAT) werden dem Probanden Bilder vorgelegt, die verschiedene menschliche Situationen darstellen und unterschiedlich deutbar sind. Beim *Rorschach-Formdeuteversuch* handelt es sich um Klecksfiguren. Im *Szeno-Test* nach VON STAABS baut das Kind mit Puppenfiguren, Tieren und Zubehör eine Szene auf. Sein Verhalten dabei und das Gestaltungsergebnis lassen häufig wichtige Schlüsse zu. Auch verschiedene *Zeichentests* („Zeichne einen Menschen!", Baumtest, Wartegg-Zeichentest) können diagnostisch ergiebig sein, sind aber auch nur im Zusammenhang mit einer eingehenden Anamnese und einer gründlichen Untersuchung und Beobachtung verwertbar.

19.1.6 Therapie

Bei der Behandlung von Verhaltensabweichungen und psychosomatischen Störungen bei *Säuglingen und Kleinkindern* ist die Aufklärung der Eltern über die oftmals eher harmlose Natur der Störung wichtig. Erforderlich sind: Unterrichtung über angemessene Lebensführung, Pflege und Erziehung des Kindes, die Beratung der Eltern in Lebensschwierigkeiten und die Empfehlung von Mütter- bzw. Elternschulen, die von Jugendbehörden, kirchlichen und karitativen Organisationen unterhalten werden. Die Teilnahme an *Elterngruppen in Erziehungsberatungsstellen* ist zu empfehlen. Zur Unterstützung dieser Maßnahmen kann die Reizschwelle beim Kind durch Psychosedativa zeitweise herabgesetzt werden. Ein vorübergehender Milieuwechsel des Kindes sollte nicht ohne die angeführten Beratungsmaßnahmen durchgeführt werden. Begünstigende organische Faktoren sind möglichst zu beheben. Die pädagogische Situation kann durch eine Kindergartenunterbringung entschärft werden.
Bei allen Störungen des *Schulalters* ist nach der *Gestaltung des täglichen Lebens* zu fragen. Einseitige Überbeanspruchung muß abgestellt, für notwendige körperliche Bewegungsfreiheit, für körperliches Training sowie Spiel- und Erholungspausen muß gesorgt werden.

Auf übertriebenen Ehrgeiz der Eltern ist zu achten; er drückt sich oft in einer perfektionistischen Überwachung der Schularbeiten aus.
Die Behandlung von Verhaltensstörungen ist unterschiedlich, je nachdem, ob die zugrundeliegenden Ursachen stärker in aktuellen Konfliktsituationen, Milieuschäden oder neurotischen Persönlichkeitszügen zu suchen sind. Handelt es sich um die unmittelbare Reaktion eines Kindes auf *aktuelle Konflikte* und Schwierigkeiten, genügt oft die Beratung der Eltern, manchmal verbunden mit einer symptomatischen Behandlung der Störung. Bei *Milieuschäden* muß der Versuch gemacht werden (evtl. unter Zuhilfenahme fürsorgerischer Einrichtungen), die ungünstige häusliche Situation zu verbessern oder das Kind an einem Ort mit günstigerem sozialen und pädagogischen Klima unterzubringen. Dabei muß vor allem eine dauerhafte Lösung angestrebt werden, um weitere Schäden durch Entwurzelung zu vermeiden.
Bei *Neurosen* ist eine Psychotherapie des Kindes (einzeln oder in der Gruppe) angezeigt und oft sehr erfolgreich. Sie ist stets mit intensiver Elternberatung zu verbinden. Da geeignete Einrichtungen jedoch nicht in genügendem Maße zur Verfügung stehen, muß oft eine *symptomatische Behandlung* der Störung genügen. Da die Störung selbst das Kind erneut mit der Umwelt in Konflikte bringen kann (z. B. Diskriminierung bei Enuresis), wird seine Situation merkbar erleichtert, wenn wenigstens das Störsymptom beseitigt wird.
Eine große Zahl von speziellen Behandlungsmethoden steht zur Verfügung:

Zu den **übenden und beruhigenden** Behandlungsverfahren gehört das autogene Training nach I. H. SCHULTZ, Entspannungsübungen nach FUCHS und die Hypnose.
Zu den **enthemmenden** Verfahren gehören Bewegungs- und Musiktherapie, Psychodrama, Maltherapie und Aggressionstherapie.
Die **„aufdeckende"**, analytisch orientierte Einzel- und Gruppentherapie wird als „Spieltherapie" durchgeführt.
Die Verhaltenstherapie strebt eine Modifikation pathologischer Verhaltensweisen an ohne analytische Aufdeckung (z. B. Behandlung des Stotterns). Sie geht dabei von lerntheoretischen Konzepten aus.
Feste Regeln für die Anwendung der verschiedenen Verfahren sind nicht aufzustellen, weil sie in starkem Maße vom Alter des Kindes und

seinem Entwicklungs- und Reifegrad abhängig sind.
Im allgemeinen wird man die Behandlung ambulant durchführen. In therapieresistenten Fällen muß eine stationäre Beobachtung und Behandlung erwogen werden.

19.2 Spezielle Störungen

19.2.1 Schlafstörungen

Schlafstörungen können darin bestehen, daß ein Kind nach dem Ins-Bett-Gehen lange wach liegt, herumwühlt und dauernd nach der Mutter ruft oder darin, daß es nicht tief schläft, leicht erweckbar ist, nachts häufig wach wird und lange wach liegt.
Dunkelängste oder angstgetönte Vorstellungen nach erregenden Erlebnissen tragen oft wesentlich zu **Einschlafstörungen** bei. Unter sog. „Verlustängsten" leiden Kleinkinder leicht, wenn sie längere Zeit von den Eltern getrennt waren oder wenn sie öfter erlebten, daß die Eltern unangekündigt abends das Haus verließen. Phantasiereiche Kinder sind besonders gefährdet. Kleinkinder berufstätiger Mütter können hartnäckige Einschlafstörungen entwickeln.
Bei **Durchschlafstörungen** finden sich gewöhnlich beunruhigende Milieufaktoren: Spannungen in der Familie und Eheschwierigkeiten der Eltern teilen sich dem Kinde mit und verhindern völlige Entspannung im Schlaf. Beengte Wohnverhältnisse und eine unruhige, hektische Lebensführung begünstigen die Entwicklung von Schlafstörungen.

Unter **Pavor nocturnus,**
„Nachtangst", versteht man einen Ausnahmezustand veränderten Bewußtseins, der den normalen Schlaf unterbricht. Mit angstverzerrtem Gesicht fährt das Kind aus dem Schlaf auf, scheint seine Umgebung zu verkennen, schreit auf und ist erst nach einiger Zeit zu beruhigen. Die Anfälle ereignen sich meist im ersten Teil der Nacht, am nächsten Morgen kann sich das Kind an nichts erinnern. Demgegenüber geht das Schlafwandeln (Somnambulismus) ohne affektive Erregung einher. Es ist ebenfalls ein Zustand eingeschränkten Bewußtseins, bei dem die motorischen reflexhaft ablaufenden Funktionen intakt sind, die höhere Hirntätigkeit aber ruht.

19.2.2 Störungen des Eßverhaltens

Störungen der Nahrungsaufnahme äußern sich verschieden: Das Kind will keine feste Nahrung nehmen, es lehnt bestimmte, für seine Entwicklung notwendige Nahrungsmittel ab oder ißt widerwillig und zu wenig.
Häufig liegt die Ursache bei der Mutter. Sie hat entweder eine übertriebene Vorstellung vom Nahrungsbedarf des Kindes, sie neigt (aus Unsicherheit) zu einem starren, reglementierenden Fütterungsschema oder sie verhält sich beim Füttern ungeduldig bzw. überängstlich. Für das Kind wird damit jede Mahlzeit zu einer gespannten, Widerstand provozierenden Situation – in welche oft auch der Vater hineingezogen wird. Jede Freude an der Mahlzeit geht verloren.
Schon beim Brustkind kann sich so eine Abwehr gegen das Stillen ausbilden. Die Mütter solcher Kinder sind häufig gestörte, unsichere, labile Persönlichkeiten, die intensiver Beratung, oft psychotherapeutischer Behandlung bedürfen.

Spuck- und Brechneigung

Durch den Brechakt befreit sich das Kind von der ihm aufgezwungenen Nahrung. Kinder reagieren außerdem auf erregende Erlebnisse leicht mit Erbrechen. Eine solche Brechneigung kann sich fixieren, so daß immer geringfügigere Anlässe fast automatisch Erbrechen hervorrufen. Wegen der beim Kleinkind erhöhten Gefahr der Azetonämie kann ein solches „nervöses" Erbrechen eine ernste Gefährdung darstellen (rekurrierendes azetonämisches Erbrechen).

Ruminieren

Vor allem bei milieugeschädigten älteren Säuglingen findet man gelegentlich die eigenartige, offenbar lustbetonte Gewohnheit des „Wiederkäuens". Zwischen den Mahlzeiten wird die Nahrung immer wieder hochgewürgt, gekaut, verschluckt und wieder hochgewürgt. Die Behandlung gestaltet sich schwierig: Intensive Beschäftigung mit dem Kind, Milieuwechsel, Sedativa sind erforderlich.

Adipositas

Die **Ätiologie** der Fettsucht ist vielfältig (S. 18). Adipöse Kinder sind häufig motorisch ungeschickt und haben eine unzureichende, undifferenzierte Vorstellung von ihrem eigenen Körper (unzureichendes „Körperschema"). In psychischer Hinsicht finden sich oft: dysphorische Verstimmtheit, kleinkindhafte Abhängigkeitshaltung und – im Gegensatz dazu – Macht- und Größenphantasien. Häufig sind starke unbewußte Ängste vorhanden, z. B. die Befürchtung, bei Nahrungseinschränkung zu verhungern.

Diesen Auffälligkeiten liegt eine gemeinsame **Fehlentwicklung** zugrunde, welche darauf basiert, daß die Mütter fettsüchtiger Kinder aus unterschiedlichen Motiven dazu tendieren, alle Wünsche und Bedürfnisse ihres Kindes mit Nahrungsangebot zu beantworten. Sie verhindern damit, daß das junge Kind die Entwicklungsphasen durchläuft, welche für die Entfaltung einer eigenständigen Persönlichkeit notwendig sind. Sie erzeugen eine verhängnisvolle Koppelung: Das Kind lernt, bei körperlichen oder seelischen Mißbehagenszuständen das Essen als Beruhigungsmittel zu verwenden. Die Trägheit des fettsüchtigen Kindes entspricht einem Unvermögen, sich durch aktive Betätigung adäquate Befriedigungsmöglichkeiten zu schaffen. Es kann daher sein hauptsächliches Beruhigungsmittel, das Essen, nur zu dem Preis erhöhter Verstimmung und Ängste aufgeben.

Eine rein **diätetische Behandlung** zeitigt daher selten Dauererfolge. Sie ist vielmehr durch eine psychotherapeutische und krankengymnastische Behandlung zu unterstützen, welche im wesentlichen zwei Ziele verfolgt: Differenzierung des Körperschemas und Verbesserung der Beweglichkeit. Erst dann ist das Kind fähig, den immer bei Fettsucht empfohlenen Sport zu treiben. Die Ich-Kräfte des Kindes müssen gestärkt werden, d. h. seine Fähigkeit, Erlebnisse differenziert zu verarbeiten und Frustrationen zu ertragen. Erst dadurch wird das Kind fähig, ein beschränktes Nahrungsangebot zu tolerieren. Diese Therapie ist zeitraubend und schwierig und im allgemeinen nur in speziell dafür eingerichteten Institutionen durchführbar. Durch die Beratung der Eltern muß dafür gesorgt werden, daß der Verzicht des Kindes durch Anreize belohnt wird, die ihm neue Befriedigungsmöglichkeiten eröffnen.

19.2.3 Störungen der Ausscheidungsfunktionen

Enuresis

Unter Enuresis versteht man ein funktionell bedingtes Einnässen im Gegensatz zur Inkontinenz, der organisch bedingten unwillkürlichen Harnentleerung. Die Enuresis **nocturna** ist häufiger als die Enuresis **diurna;** manchmal sind beide Formen gleichzeitig vorhanden.

Die Enuresis ist ein vieldeutiges Krankheitssymptom, dem eine unterschiedliche Wertigkeit zukommt. War das Kind zu normaler Zeit trocken, begann dann aber wieder einzunässen (Enuresis acquisita), so läßt sich häufig ein **auslösendes Ereignis** ermitteln: Geburt eines Geschwisterchens und daraus folgende Eifersucht, Liebesverlust bei der Trennung von der Mutter und ähnliches. Besteht das Einnässen unverändert seit der Säuglingszeit (Enuresis permanens), so ist nach **psychischen Belastungen** zu fahnden, die als Bedingungen oder Ursachen der mangelnden Blasenbeherrschung anzuschuldigen sind: zu frühe oder zu intensive Sauberkeitsgewöhnung, Inkonsequenz der erzieherischen Haltung, übermäßige Verwöhnung oder Vernachlässigung.

Trotz intensiver Suche lassen sich bei einer Reihe von Kindern derartige Ursachen nicht nachweisen. Elektroenzephalographische Untersuchungen haben ergeben, daß in diesen Fällen gelegentlich mit pathologischen Kurvenverläufen zu rechnen ist. Auch finden sich in den Familien dieser Kinder häufig andere Verwandte, die an einer Enuresis leiden oder gelitten haben. Der **mangelnde Erwerb der Reflexbeherrschung** ist manchmal mitbedingt durch eine Verschiebung der Harnausscheidung auf die Nachtstunden. Während beim Gesunden höchstens ein Drittel der Gesamtmenge auf die Nacht entfällt, wird bei ihnen die Hälfte und mehr nachts ausgeschieden. In anderen Fällen spielt eine verminderte funktionelle Blasenkapazität ursächlich eine Rolle. Diese Kinder entleeren häufige und kleine Harnportionen. Gelegentlich trifft man Kinder, die besonders fest schlafen, schwer erweckbar sind und zur Zeit des Tiefschlafes einnässen. Meist jedoch wird bei verminderter Schlaftiefe eingenäßt. Auch häufiges, nächtliches Wecken bewahrt in solchen Fällen nicht vor dem Einnässen.

Die Ausprägung einer Enuresis diurna junger Kinder läßt gelegentlich den **Trotzcharakter** deutlich erkennen. Diese Reaktion erfolgt meist zu der Zeit, in welcher die Blasenbeherrschung noch nicht fest verankert ist. Sehr häufig kommt es auch bei ganz gesunden Kindern zu einzelnen Rückfällen. Eine „Enuresis" sollte man daher nicht vor dem fünften Lebensjahr diagnostizieren.

Einen Rückfall älterer Kinder in frühkindliche Verhaltensweisen bezeichnet man als **Regression**. In anderen Fällen hält das Kind an kleinkindhaften Gewohnheiten fest, die Enuresis ist dann nur ein Teilsymptom einer *Gesamtretardierung* der emotionalen Entwicklung.

Die Behandlung einer Enuresis darf nur eingeleitet werden, wenn **organische Ursachen** des Einnässens ausgeschlossen sind. Chronische Entzündungen der ableitenden Harnwege oder Diabetes mellitus sind mittels Harnuntersuchung, Fehlbildungen des uropoetischen Systems nur durch Pyelographie und Miktionsurogramm sicher erkennbar.

Therapie der Enuresis

Im Vordergrund der Behandlung steht zunächst die Beratung der Mutter. Strafen sind abzulehnen, Belohnungen dagegen können das Erfolgsergebnis verstärken und wirken der Entmutigung entgegen. Suggestivmaßnahmen können erfolgreich sein, solange das Symptom noch nicht fixiert ist, eine medikamentöse Behandlung (z. B. Tofranil) kann unterstützend wirken. Handelt es sich lediglich um einen verzögerten Reflexerwerb, ist ein systematisches Blasentraining angezeigt. Das Kind wird z. B. angehalten, nicht schon beim ersten Harndrang die Toilette aufzusuchen, sondern diesen Zeitpunkt ganz allmählich hinauszuziehen.

Sehr gute Ergebnisse werden durch eine **apparative Konditionierungsbehandlung** erzielt, die auf der Basis lerntheoretischer Vorstellungen entwickelt wurde. Auf dem Wege unbewußten Lernens wird ein beim Urinieren einsetzender störender Reiz (lauter Hupton) mit einer Vermeidungsreaktion (reflektorischer Schluß des Blasensphinkters) gekoppelt. Es kommt in 90% der Fälle zu einer wesentlichen Besserung oder Heilung der Enuresis. In Fällen, in welchen die Enuresis als Symptom einer neurotischen Fehlentwicklung angesehen werden muß, ist eine zusätzliche Psychotherapie notwendig.

Enkopresis

Im Gegensatz zur Stuhlinkontinenz ist die Enkopresis eine funktionelle Störung der Stuhlentleerung. Sie findet sich überwiegend bei Jungen und ist oft Ausdruck eines schweren Milieuschadens. Unbewußte Aggressionen gegen eine als lieblos, fordernd und hart erlebte Umwelt sind häufig die Ursache dieser lästigen Symptomatik, durch welche das Kind noch weiter diskriminiert wird, weil es ständig einen schlechten Geruch um sich verbreitet. Dagegen ist das Kotspielen von Kleinkindern ein harmloses Durchgangssymptom und ausgesprochen lustbetont, da das junge Kind sich vor seinem Stuhl noch nicht ekelt. Eine Enkopresis ist durch einen Milieuwechsel (Krankenhausbehandlung, heilpädagogisch orientiertes Kinderheim) meist rasch zu beheben. Die zugrunde liegende Fehlentwicklung erfordert aber oft tiefe Eingriffe in die soziale Umwelt des Kindes.

19.2.4 Respiratorische Affektkrämpfe

sind eine typische Störung des jungen Kleinkindalters (S. 364). Im Gegensatz zu den bisher aufgeführten Störungen handelt es sich hierbei seltener um sensible, differenzierte als um ausgesprochen fehlerzogene Kinder mit der Neigung zu gesteigerten Trotz- und Wutausbrüchen. Je kopfloser und ängstlicher die Umgebung reagiert, desto geringfügiger können die Anlässe sein, welche das dramatisch erscheinende aber harmlose Anfallsgeschehen auslösen.

19.2.5 Anorexia nervosa

Die sehr ernste psychosomatische Erkrankung beginnt am häufigsten in der *Pubertät*, seltener erkranken ältere Schulkinder oder junge Erwachsene. Fast ausschließlich sind Mädchen betroffen. Die Kardinalsymptome sind: Appetitstörung, Obstipation und Amenorrhoe.

Meistens beginnt die Erkrankung mit einer Einschränkung der Nahrungsaufnahme, die normaler Eitelkeit zu entspringen scheint. Zunächst werden nur „dickmachende" Speisen abgelehnt, doch schließlich kommt es zum vollständigen Fasten. Die Mädchen magern bis zur Kachexie ab und können an interkurrenten Erkrankungen oder einem Zusammenbruch des Elektrolythaushalts plötzlich zugrunde gehen. Menschen, die infolge Nahrungsmangels hungern, werden apathisch. Patienten mit Anorexia nervosa dagegen sind hyperaktiv, leistungsehrgeizig und neigen noch in kachektischem Zustand zu gesteigerter motorischer Betätigung.

Im Laufe der Erkrankung stellen sich *sekundäre Folgen* des Hungerns ein: Untertemperatur, Hypotonie, Herabsetzung von Magensaftsekretion und Grundumsatz. Gelegentlich kommt es zu einem gierigen, dranghaften heimlichen Verschlingen von Nahrung („Speisekammersyndrom") und willkürlich ausgelöstem Erbrechen, manchmal zu exzessivem Abusus von Abführmitteln. Fast alle anorektischen Mädchen kochen gern und zwingen ihre Umgebung zum Essen.

Die **Ursache** der Erkrankung liegt im Psychischen. Fast immer ist es eine unbewußte Ablehnung der Entwicklung zur Frau, welche die Krankheit auslöst. Aber auch andere unbewußte Motive können die Erkrankung in Gang setzen. Das Verhältnis zur Mutter ist fast stets ambivalent: „anklammernd", andererseits unbewußt aggressiv.

Die **Behandlung** ist schwierig, weil die Patienten ohne Krankheitseinsicht sind und sich gegen therapeutische Maßnahmen sperren. Sie besteht aus einer analytisch ausgerichteten Einzeltherapie, die je nach Alter verschieden gestaltet werden muß. Wenn der Hungerzustand bereits bedrohlich ist, kann der Psychotherapie eine Dauerschlafbehandlung vorausgeschickt werden, bei der durch eine hochkalorische Sondenkost eine Auffütterung erfolgt. Die Voraussetzungen für die anschließende Psychotherapie sind dann aus zwei Gründen günstiger: Die sekundären somatischen und psychischen Folgen des Hungerzustandes sind beseitigt und der Therapeut steht nicht unter dem Druck des drohenden körperlichen Zusammenbruches des Patienten.

19.2.6 Störungen des motorischen Apparats

„Nervöse" motorische Unruhe

Sie ist das häufigste, unspezifische Störungssymptom von Kleinkindern, oft vergesellschaftet mit „Kinderfehlern" (S. 384), Leistungsstörungen und Erziehungsschwierigkeiten. Mit motorischer Unruhe kann ein Kind auf jede Störung seines inneren und äußeren Gleichgewichtes antworten. Da eine pathologische motorische Unruhe häufig auch als Folgezustand eines frühkindlichen Hirnschadens vorkommt, ist bei auffallend unruhigen Kindern differentialdiagnostisch danach zu fahnden. Die Diagnose „Leichte zerebrale Dysfunktion" (minimal brain dysfunction) ist im Einzelfall schwer zu beweisen. Für diese Diagnose sprechen in der Vorgeschichte das Vorliegen perinataler Störungen und Abweichungen in der psychomotorischen Entwicklung. Im neurologischen Befund ist die Antriebsüberschüssigkeit mit ständiger Bewegungsunruhe auffällig (hyperkinetisches Syndrom). Leichte zerebrale Bewegungsstörungen und spezifische Leistungsschwächen können bei gezielter Diagnostik nachweisbar sein. Das Elektroenzephalogramm kann leichte Allgemeinveränderungen aufweisen, eindeutig pathologische Befunde sind selten. Auf seelischem Gebiet fallen die Kinder durch ihre gesteigerte affektive Ansprechbarkeit und ihre Reizüberempfindlichkeit auf. Da sie leicht ablenkbar und ohne Ausdauer sind, ihre Aufmerksamkeit nur kurzzeitig auf ein Ziel richten können, ist der Schulerfolg (bei meist ungeminderter Intelligenz) gering. Infolge Distanzunsicherheit haben die Kinder Anpassungsschwierigkeiten, als „Störer" sind sie in der Klassengemeinschaft schwer tragbar.

Tics

Antriebsüberschüssige Kinder leiden häufig unter Tics. Man versteht darunter stereotype Zuckungen, welche meist auf eine bestimmte Muskelgruppe beschränkt sind. Am häufigsten ist das Gesicht befallen. Ein Blinzeltic z. B. kann sich entwickeln, wenn nach einer Konjunktivitis der einmal eingefahrene Bewegungsmechanismus beibehalten wird. Meist sind es motorisch instabile, differenzierte Kinder, die grimassierende Tics, Kopfschütteln, Schulterzucken, Schnüffel- oder Grunztics bieten. Die Lokalisation der Tics kann wechseln, die Unterscheidung von einer Chorea minor schwierig sein.

19.2.7 Störungen des Sprechens und der Sprache

Stammeln (Dyslalie)

Fast jedes Kind macht eine Periode des Stammelns durch, d. h. es ist unfähig, bestimmte

Konsonanten zu bilden und artikuliert daher „d" statt „g" oder „t" statt „k". Bei einer Entwicklungsretardierung kann diese Form der Sprachstörung noch lange bestehenbleiben. Am schwierigsten ist die Aussprache von „s" und „z" in ihren verschiedenen Verbindungen (Zischlaute); auch bei Erwachsenen kommt der „Sigmatismus" noch vor.

Unter **Dysgrammatismus** versteht man das Unvermögen, richtig zu konjugieren und zu deklinieren sowie korrekte Sätze zu bilden. Wie das Stammeln ist der Dysgrammatismus ein „physiologisches" Durchgangsstadium im Verlauf des Spracherwerbs. Eine pathologische Bedeutung gewinnt er, wenn er noch nach dem vierten Lebensjahr besteht.

Stottern

Unter Stottern versteht man eine Störung des Sprachrhythmus. Bei vielen Kleinkindern ist der Sprachantrieb größer als die Sprechfähigkeit. Stockungen im Ablauf des Sprechens werden durch Konsonantwiederholungen überbrückt. Man sollte Kinder in dieser Phase nicht durch Korrigieren auf ihre Angewohnheit hinweisen. Werden sie sich ihres „Sprechfehlers" bewußt, verlieren sie die unbefangene Sicherheit, und es besteht die Gefahr der Fixierung: Es kommt zu klonisch-tonischen Störungen des Sprachflusses und zu Blockierungen mit Sprachscheu und Erwartungsangst. Die Atemmuskulatur verkrampft sich, das eigentliche Stottern setzt ein, dessen Beseitigung sehr schwierig ist.

Beim **Poltern** verhindert eine krampfhafte rhythmische Wiederholung von Silben eine flüssige Wort- oder Satzbildung.

19.2.8 Mutismus

Ein zwar nicht sehr häufiges, aber eindrucksvolles und für das Einschulungsalter charakteristisches neurotisches Symptom ist das sogenannte „freiwillige Schweigen" (elektiver oder totaler Mutismus). Die betroffenen Kinder, die vorher sprechen konnten, stellen aus seelisch bedingten Gründen den sprachlichen Kontakt zu bestimmten Personen (elektiver Mutismus) oder zur gesamten Umwelt einschließlich Eltern und Geschwistern ein (totaler Mutismus). Bei der Entwicklung dieses Symptoms spielt in der Regel eine Hemmung starker (unbewußter) aggressiver Bedürfnisse pathogenetisch eine wichtige Rolle.

19.2.9 Stereotypien

Jaktationen

Manche Kinder vollführen im Einschlafen oder im morgendlichen Halbschlaf eigentümliche **Schaukelbewegungen:** Der Kopf wird rhythmisch hin und her gedreht (Jactatio capitis), oder mit dem ganzen Körper werden Schaukelbewegungen ausgeführt (Jactatio corporis). Die Angewohnheit ist harmlos, stört aber oft wegen der dabei erzeugten Geräusche die Umgebung. Offenbar versetzen sich die Kinder durch den Labyrinthreiz in eine wohlige Stimmung (s. S. 364).

Das nächtliche Zähneknirschen

besteht in mahlenden Bewegungen des Unterkiefers und kann so laut sein, daß Personen im Nachbarzimmer gestört werden. Das Symptom weist darauf hin, daß die Spannungen des Tagesablaufes noch nicht abgeklungen sind.

19.2.10 Störungen des Kontaktverhaltens

Kleinkindhaftes Verhalten bei normal intelligenten Kindern ist häufig auf Fehlhaltungen der Eltern zurückzuführen. Insbesondere Mütter, die ihre Kinder übermäßig behüten und verwöhnen, engen sie so weit ein, daß sie die üblichen Entwicklungsreize entbehren müssen und den Belastungen, z. B. des Schulbeginns, nicht gewachsen sind. **Kontaktstörungen oder -ängste** können die Folge sein, die Kinder werden zu Prügelknaben oder ziehen sich auf sich selbst zurück.

Die schwerste Störung des Kontaktverhaltens im Kindesalter findet man beim **frühkindlichen Autismus** (KANNER). Er ist ursächlich wahrscheinlich nicht auf elterliche Fehlhaltungen zurückzuführen sondern auf hirnorganische Veränderungen, die zu Störungen der Wahrnehmung führen. Die beiden Hauptsymptome des frühkindlichen Autismus sind eine extreme autistische Abkapselung gegenüber der Umwelt und ein ängstlich-zwanghaftes Bedürfnis nach Gleicherhaltung der dinglichen Umwelt. Erstes Symptom kann das Ausbleiben des Lächelns sein, später scheint das Kind durch seine Bezugspersonen hindurch zu sehen. Die Sprachentwicklung ist gestört, und es zeigt sich ein auffällig enges Verhältnis zu bestimmten Gegenständen. – Die Therapie besteht in einer sensomotorischen Übungsbehandlung und in verhaltenstherapeutischen Maßnahmen. Die Behandlungserfolge halten sich meist in engen Grenzen.

19.2.11 Funktionelle Störungen

Rezidivierende Leibschmerzen

Kolikartige, meistens vom Kind in die Nabelgegend lokalisierte Schmerzanfälle (Nabelkoliken) finden sich schon bei Kleinkindern, besonders oft aber im jüngeren Schulalter. Man hat sie früher als rein „nervöse" Störungen angesehen, sie sind jedoch ein Syndrom, dem eine gesteigerte neurovegetative Labilität, organische Ursachen oder beides zugrunde liegen können (S. 263). Die vegetative Labilität kann sich als Folge emotionaler Belastungen, chronischer Überforderung oder chronifizierter seelischer Konflikte entwickeln.

Rezidivierende Kopfschmerzen und Migräne

Rezidivierende Kopfschmerzen (meist Stirnkopfschmerzen) entwickeln sich oft im Zusammenhang mit Schulkonflikten bei Überforderung, übertriebenem Leistungsanspruch der Eltern oder gesteigertem Leistungsehrgeiz des Kindes. Bei der echten Migräne (halbseitige Kopfschmerzanfälle mit Übelkeit, Erbrechen und Augensymptomen) besteht häufig eine hereditäre Belastung (S. 350). Die Anfälle können jedoch durch psychische Erregungen ausgelöst werden. Chronische seelische Belastungen steigern die Anfallshäufigkeit.

Psychogene Körperstörungen

Im mittleren und späteren Schulkindalter häufen sich erstmalig psychogene Körperstörungen, d. h. Störungen, bei welchen die spezifische Reaktionsbereitschaft des kindlichen Organismus, konstitutionelle und vegetative Faktoren keine wesentliche Rolle mehr spielen, dagegen emotionale Faktoren völlig im Vordergrund stehen. Es handelt sich um vielfältige und vielgestaltige Symptome, gelegentlich von so demonstrativem oder groteskem Charakter, daß ihre nichtorganische Ursache ins Auge springt. Doch können auch hartnäckig vorgetragene Klagen über *Schmerzen* wechselnder oder umschriebener Lokalisation psychogenen Ursprungs sein. Typische Beispiele hierfür sind *Herzschmerzen,* „Herzanfälle" mit demonstrativen Begleiterscheinungen bis zum großen hysterischen Anfall, *Schreikrampf, Gangstörungen, psychogene Lähmungen, Hör- und Sehstörungen.* Psychogene Körperstörungen entwickeln sich mitunter schlagartig im Anschluß an ein traumatisierendes Ereignis. In der Regel liegt ihnen eine erhebliche seelische Fehlentwicklung im Sinne einer Neurose zugrunde (S. 376). Nicht ganz selten neigen zerebralorganisch wesensgeänderte Kinder zu demonstrativen Körperstörungen („organisches Hysteroid").

19.2.12 Pathologische Gewohnheiten

Fast alle Säuglinge und sehr viele Kleinkinder lutschen an Daumen oder Fingern. Von einer pathologischen Gewohnheit kann man erst sprechen, wenn das Lutschen übermäßig lange oder übermäßig intensiv betrieben wird; wenn es nicht nur als Einschlafhilfe benötigt wird, sondern auch am Tage und auch in Gegenwart anderer betrieben wird. Jedes dieser Kinder hat seine spezielle Methode: Die einen lutschen am Daumen, andere stecken die vier Finger in den Mund oder saugen am Handrücken. Unauffällig, aber ebenfalls bedeutsam für die Entstehung von Kieferdeformierungen ist das Zungensaugen. Begleitmaßnahmen sind Reiben an den Ohrläppchen, Nasebohren, Spielen an der Mamille oder Drehen eines Bettzipfels. Wie die Manipulationen an den Genitalien, kann das lustbetonte Daumenlutschen einen Mangel an nach außen gerichteter Aktivität anzeigen: Das Kind zieht sich auf sich selbst zurück.

Nägelkauen

Beim ständig betriebenen Nägelkauen hat sich ein Reflex ausgebildet, der die Gewohnheit im Sinne eines Circulus vitiosus fixiert: Je mehr die Nägel aufgefasert sind, desto mehr bedürfen sie der „Korrektur" durch erneutes Abbeißen oder Abpuhlen und so fort. Die Gewohnheit ist oft sehr hartnäckig – geradezu von Suchtcharakter wie das Kettenrauchen der Erwachsenen. Es findet sich häufig bei überlebhaften Kindern und kann dann ein Ventil für überschüssige Bewegungsimpulse sein. Gelegentlich dient das Symptom der Abfuhr von gehemmten Impulsen, die eigentlich gegen die Umwelt gerichtet sind.

Spezielle Störungen

Von **Trichotillomanie** spricht man, wenn sich Kinder (meist Mädchen) durch das Ausreißen von Haaren einen Lustgewinn oder eine Spannungsabfuhr zu verschaffen suchen. Oft reißen sie sich Haare in ganzen Büscheln ab und verschlucken sie. Die Haare können den Magen nicht verlassen, verbacken zu einem Haarball und müssen gelegentlich als „Trichobezoar" operativ entfernt werden.

Onanie

ist eine weitverbreitete Angewohnheit. Schon Kleinkinder können sich den Manipulationen intensiv hingeben. Nach lokalen Reizursachen ist in jedem Fall zu fahnden (Vulvitis, Oxyuriasis). Bei älteren Kindern können Masturbationen eine Ersatzbefriedigung bei Kontaktstörungen und Spielhemmungen sein. Die Kinderonanie ist keineswegs einer Sexualbetätigung gleichzusetzen. In der Pubertät ist die Onanie eine physiologische Durchgangsphase der Entwicklung, die nur dann einer Behandlung bedarf, wenn sie süchtig ausgeübt wird oder zu abnormen Schuldgefühlen führt.

19.2.13 Lügen, Wegnehmen, Weglaufen und Aggressivität

Kinder machen mit 2–4 Jahren in der Regel eine Trotzphase durch (S. 9). Nur **exzessiver Trotz** nach diesem Zeitraum ist als krankhaft zu werten und sollte Anlaß sein, nach den Ursachen zu suchen. Umgekehrt kann das *Fehlen* aller Zeichen der Trotzphase Ausdruck einer Entwicklungsstörung sein.
Von **Lügen und Stehlen** kann man erst sprechen wenn sich Wahrheitsbegriff und Eigentumsbewußtsein ausgebildet haben, d. h. kaum vor dem sechsten Lebensjahr. Sie deuten auf eine Störung des Vertrauensverhältnisses zu den Erwachsenen hin. Stets ist zu fragen, welches die Gründe für dieses Fehlverhalten sind: schlechtes Vorbild, Verwahrlosung oder neurotische Entwicklung. Durch **Fortlaufen, Herumtreiben** und **Schuleschwänzen** sucht das Kind unerfüllten (oder unerfüllbaren) Pflichten auszuweichen und Strafmaßnahmen zu entgehen.

19.2.14 Angstsymptome

Manche Kinder zeichnen sich durch eine erhöhte Angstbereitschaft aus. So zweckmäßig **Furcht** ist, die sich auf tatsächliche Gefahren richtet, so belastend ist **Angst**, die nicht zielgerichtet und vom Kinde selbst nicht willentlich zu bekämpfen ist. Kinder können unter diffusen Ängsten leiden oder auf bestimmte Situationen mit Ängsten reagieren. Die häufigsten Ängste im Kindesalter sind Dunkelängste und Verlustängste (s. unter Schlafstörungen). Ängste können durch Drohungen oder Einschüchterungen durch Erwachsene und andere Kinder provoziert werden, oft auch durch unvollständig verarbeitete Erlebnisse bzw. halbverstandene Gespräche Erwachsener, die das Kind mitgehört hat. Krankhafte Angst- und Zwangsbefürchtungen nennt man **Phobien.** Sie treten im Kindesalter am häufigsten als Tierphobien auf, meistens auf Hunde oder Pferde gerichtet.

19.2.15 Hospitalismus

Durch die Zusammenfassung zahlreicher Kinder in **Säuglings- und Kinderheimen** besteht die erhöhte Gefahr der Verbreitung von Infektionskrankheiten. Aber selbst bei hygienisch einwandfreien Verhältnissen droht eine Beeinträchtigung der Entwicklung, weil die Kinder wegen der häufigen Personalknappheit weniger Zuwendung erfahren und daher körperlich und seelisch verkümmern können („Hospitalismus"). Innere Leere, Entwicklungsstillstand und Kontaktstörungen sind die Folge.
Langdauernde Massenpflege gefährdet vor allem die Sprach- und Sozialentwicklung. Heime müssen daher weitgehend familienähnlich strukturiert sein. Zweckmäßiger ist i. a. die Unterbringung in einer geeigneten „Ersatzfamilie".

19.2.16 Schulleistungsstörungen

Einem Leistungsversagen in der Schule können außer einem Intelligenzmangel die verschiedensten Ursachen zugrunde liegen.
1. Eine unzureichende Fähigkeit, sich zu **konzentrieren,** liegt oft bei unruhig-getriebenen, hyperreagiblen Kindern vor. Sie verfügen noch nicht über eine ausreichende Aufmerksamkeitszentrierung, ihr Spannungsbogen ist verkürzt, und sie sind in erhöhtem Maße ablenkbar (s. S. 377).
2. Insbesondere bei zu früh eingeschulten Kindern kann die **Anpassungsbereitschaft** noch

mangelhaft sein als Ausdruck einer verzögerten sozialen Reifung. Mangelndes Aufgabenbewußtsein und schulische Mißerfolge führen zu Schulunlust und Schulangst.

3. **Neurotische Leistungsstörungen** sind am ehesten bei ängstlich gehemmten und psychisch labilen Kindern zu erwarten. Sie versagen vor allem bei Klassenarbeiten oder wenn sie aufgerufen werden. Ihr Versagen kann auf einer relativen Überforderung oder einem überhöhten Leistungsdruck beruhen. *Kontaktstörungen* und familiäre Probleme können sich ebenfalls in einer neurotischen Lernhemmung niederschlagen. Je größer die Schulschwierigkeiten werden, desto stärker wird die Tendenz, ihnen zu entfliehen oder sich durch Tagträume über die unliebsame Realität hinwegzusetzen, wodurch sich der Teufelskreis schließt.

4. In jedem Fall von Schulversagen bei normaler Intelligenz muß nach einer **Lese-Rechtschreibe-Schwäche** (Legasthenie) gefahndet werden. Durch spezielle Teste läßt sich die Schreibleistung erfassen und zum altersentsprechenden Durchschnitt in Beziehung setzen. Liegt die Leistung im Lesen und Rechtschreiben statistisch bedeutsam unter dem Intelligenzquotienten, so liegt eine Legasthenie vor. Es handelt sich um ein ätiologisch uneinheitliches Symptom, das in der speziellen Behinderung des Erlernens von Lesen und Schreiben besteht. Infolge einer isolierten Gestaltgliederungsschwäche kommt es beim Schreiben nach Diktat zu Verwechslungen von Buchstaben mit akustischer oder optischer Ähnlichkeit, Buchstabenvertauschungen, Auslassungen und anderen Fehlern. Das Abschreiben dagegen gelingt wesentlich besser. Wird die Legasthenie nicht erkannt, können sich infolge dieser Leistungsschwäche schwere Fehlentwicklungen anbahnen. – Ein spezielles Schreib-Lese-Training in Fördergruppen ist angezeigt.

19.2.17 Drogenmißbrauch und Drogenabhängigkeit

Die Drogenwelle breitete sich in den letzten Jahren weiter aus und erreichte auch die jüngeren Altersgruppen. Drogengefährdete Kinder von 12–14 Jahren sind keine Ausnahme mehr. Erhebungen aus dem Jahre 1971 zeigten, daß in Rheinland-Pfalz 11%, in Hamburg und Schleswig-Holstein aber 23% der 12–19jährigen Schüler Drogenerfahrungen hatten. Von diesen war über die Hälfte (13%) den „Usern" zuzurechnen, d. h. den regelmäßig Rauschmittel Nehmenden. In der Bundesrepublik waren 1971 über 22 000 Kinder und Jugendliche in Rauschgiftdelikte verwickelt.

In der Mehrzahl der Fälle wird als erste Droge **Haschisch** verwendet. Neugier, das Spiel mit der Gefahr und Verführung durch Ältere spielen eine Rolle. Von den Canabiswirkstoffen Haschisch und Marihuana steigt ein Teil der „Probierer" auf härtere Drogen um. Über Weckamine (Amphetamin), Barbiturate, Tranquilizer (Valium, Librium u. a.) als „Schrittmacher" führt der Weg zu LSD (Lysergsäurediäthylamid) und Meskalin. Werden Opiate gespritzt, ist der Jugendliche zum „Fixer" geworden und von Heroin, Opium, Morphin u. a. abhängig. Zu einer zielstrebigen Aktivität nicht mehr fähig, wird er zum Schul- und Arbeitsverweigerer.

Die **Ursachen** des steigenden Drogenkonsums sind vielfältig. Spielte anfangs der gesellschaftskritische Protestkonsum eine Rolle, so stellt heute die Drogeneinnahme häufig den Versuch dar, persönliche Konflikte verschiedener Art durch Ausweichen vor der Realität zu lösen. In anderen Fällen ist sie Ausdruck eines schweren Milieuschadens oder das Nachgeben gegenüber den speziellen Moral einer Gruppe, der sich der Jugendliche anschloß. Der Drogenmißbrauch kann ebensogut Ausdruck des Protestes gegen einen einengenden autoritären Erziehungsstil sein wie Folge einer zu liberalen elterlichen Haltung, die das Kind an rasche Triebbefriedigung gewöhnt, so daß es später keiner Versuchung zu widerstehen vermag.

Um der Drogengefahr zu begegnen, ist **Aufklärung** auf breiter Basis erforderlich. So werden Sonderkurse und Seminare für Lehrer und Angehörige der Schülermitverwaltung abgehalten und Informationen in Wort und Schrift an die Gesamtbevölkerung gegeben. Manche Zeichen deuten darauf hin, daß es insbesondere bei älteren Schülern zu einer kritischeren Einstellung gegenüber dem Drogenkonsum gekommen ist und daß ein Absinken der Drogenwelle zu erhoffen ist.

Drogenkranke Jugendliche bedürfen einer umfassenden medizinischen, sozialen und psychotherapeutischen Hilfe. Ein weiterer Ausbau von **Beratungsstellen** und **Spezialkliniken für Drogensüchtige** ist erforderlich. Gegen Drogenhändler („Dealer") muß mit allen gesetzlichen Mitteln hart vorgegangen werden.

20. Unfälle und akzidentelle Vergiftungen im Kindesalter

G.-A. von Harnack

Während die allgemeine Sterblichkeit der Kinder in den letzten Jahrzehnten deutlich abnahm, hat sich die Unfallmortalität kaum geändert. Infolgedessen ist die relative Unfallmortalität ständig angewachsen. 1970 machten in der Bundesrepublik Deutschland bei den Ein- bis Fünfjährigen die Unfälle 42,4% aller Todesursachen aus. Die nächst häufige Todesursache stellten mit 12,1% die bösartigen Neubildungen dar, während Tuberkulose, Poliomyelitis, Diphtherie, Keuchhusten und Masern zusammen mit nur 0,4% beteiligt waren. Über die Unfallhäufigkeit in den einzelnen Altersklassen unterrichtet die Abb. 184.

Untersucht man die Ursachen und Bedingungen beim Zustandekommen von Unfällen im Kindesalter, so erkennt man, daß die Unfälle in den meisten Fällen vermeidbar waren. Die Unfall-Verhütung durch Belehrung und Aufklärung der Öffentlichkeit ist daher eine vordringliche Aufgabe.

20.1 Häufige Unfälle im Säuglingsalter

Ersticken

Tod durch Ersticken ist im Säuglingsalter die häufigste Ursache tödlicher Unfälle. In zahlreichen Fällen handelt es sich jedoch nur um eine Wahrscheinlichkeitsdiagnose bei plötzlichen und unerklärlichen Todesfällen. Kleinkinder sind vor allem durch Aspiration von Kugeln oder Kleinteilen von Spielzeug gefährdet. Eine Reihe von Erstickungsunfällen wurde beobachtet, bei denen sich Kinder Plastikbeutel über den Kopf gezogen hatten, von denen sie sich nicht befreien konnten. Beim Anbinden der Kinder im Bett oder im Kinderwagen ist immer an die Gefahr der **Selbstdrosselung** zu denken. Die Haltegurte müssen immer doppelseitig angebracht werden, damit das Kind nicht aus dem Bett gleiten kann. Außerdem müssen sie straff angezogen werden, weil das Kind unter einen Gurt rutschen und sich beim Befreiungsversuch erdrosseln kann. Vorsichtig ist auch mit Spielzeugschnüren geboten. Sie dürfen nicht quer über das Bett gespannt werden und keine Schlaufen bilden (Abb. 185).

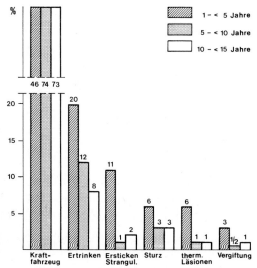

Abb. 184. Prozentsätze der Ursachen tödlicher Unfälle in der Bundesrepublik Deutschland 1970

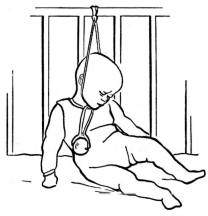

Abb. 185. Selbstdrosselung eines Säuglings in der Schlaufe eines Spielzeug-Befestigungsbandes

Sturz

Wenn Mütter oder Pflegerinnen die motorischen Fähigkeiten eines Säuglings unterschätzen und ihre Aufmerksamkeit nur einen Augenblick anderen Dingen zuwenden, kann es blitzschnell zum Sturz vom Wickeltisch kommen (Abb. 186). Unbeaufsichtige Kleinkinder können aus dem Fenster oder in einen Treppenschacht stürzen, Schulkinder gefährden sich durch wagemutiges Bäumeklettern. Auch bei dieser Unfallart werden Temperamentsunterschiede deutlich: Jungen verunglücken wesentlich häufiger als Mädchen.

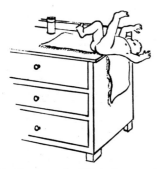

Abb. 186. Sturz von der Wickelkommode

20.2 Häufige Unfälle im Kleinkindesalter

Ertrinken

Kinder können unbeaufsichtigt in der Wohnung in der Badewanne ertrinken, können im Garten in eine Regentonne, in einen Bottich oder das Schwimmbecken fallen oder in der Nachbarschaft bei Erkundungszügen in Gewässern ertrinken.

Die *wichtigste Behandlungsmaßnahme* ist die sofortige künstliche Beatmung – am einfachsten von Mund zu Mund. Die Aussichten für die Wiederbelebung verschlechtern sich von Minute zu Minute. Die Beatmung muß fortgesetzt werden, auch wenn der Puls fehlt und der Herzschlag nicht hörbar ist, und darf erst beim Erscheinen sicherer Todeszeichen abgebrochen werden. Bei Ertrinken in Süßwasser besteht die Gefahr zum großen Teil in der starken Wasserresorption durch die Lungen. Die beste Prophylaxe von Unfällen durch Ertrinken ist ein frühzeitiger Schwimmunterricht.

Hitzeschädigungen

Verbrühungen sind bei Kleinkindern häufiger; echte *Brandschäden* durch Feuer oder feuergefährliche Stoffe kommen eher bei älteren Kindern vor. Je nach der Einwirkung unterscheidet man verschiedene Schweregrade:

1. Erythem,
2. Blasenbildung mit oder ohne Schädigung tieferer Schichten,
3. Koagulationsnekrose.

Die Ausdehnung einer Verbrennung wird nach dem Schema in Abb. 187 geschätzt. Bereits bei Verbrennungen von 8% der Körperoberfläche kann es zum Schock mit Apathie, Unruhe, Blässe, Blutdruckabfall und Oligämie kommen.

Zur Behebung der **Allgemeinsymptome** ist die intravenöse Flüssigkeitszufuhr am wichtigsten. Sie deckt die hohen Flüssigkeitsverluste durch Exsudation und wirkt die Oligämie entgegen. Man verwendet Plasma, Plasmaexpander und Elektrolytlösungen, bei starker Hämolyse Blut und richtet sich in der Bemessung der Menge nach Alter des Kinder und Ausdehnung der Verbrennung. Zur Sedierung und Schmerzbe-

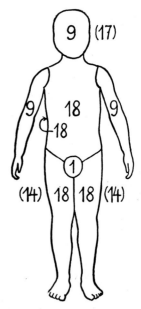

Abb. 187. Beurteilung der Ausdehnung von Verbrennungen nach der „Neuner-Regel" (11×9). Die Zahlen geben den prozentualen Anteil an der Körperoberfläche an. Für Kleinkinder gelten die eingeklammerten Zahlen

kämpfung eignen sich Atosil-Dolantin-Gaben. Die **Lokalbehandlung** wird unter aseptischen Bedingungen „offen" durchgeführt, damit die Wunden schnell austrocknen. Zur Lagerung haben sich Metalline-Tücher bewährt, die nicht festkleben. Nur bei Verbrennungen des Gesichts oder der Hand empfehlen sich Salbenverbände. Eine baldmögliche Deckung mit Hauttransplantaten ist in solchen Fällen zu empfehlen. Spätschäden drohen bei ausgedehnten Verbrennungen durch Sepsis.

Vergiftungsunfälle

Eltern bedenken oft nicht, daß die *Wohnung* der Erwachsenen auch die Umwelt des unerfahrenen Kleinkindes ist. Sie lassen daher unachtsam Medikamente in Nachtschränkchen oder Küchenschubladen liegen; Haushalts-Chemikalien wie Wasch-, Putz- und Desinfektionsmittel oder Schädlingsbekämpfungsmittel werden nicht unter Verschluß gehalten oder Reste von ihnen werden offen in eine Mülltonne geworfen. Das Kleinkind, das auf Entdeckungen aus ist, untersucht und probiert alles, was es erreichen kann. Da sich die motorischen Fähigkeiten rascher entwickeln als das Kritikvermögen, ist das Kleinkind in der modernen Zivilisation einer Fülle von Gefahren ausgesetzt. Entsprechend ihrer größeren Aktivität sind Jungen doppelt so häufig betroffen wie Mädchen. Der Häufigkeitsgipfel liegt im *zweiten und dritten Lebensjahr.* Ein Teil der akzidentellen Vergiftungen ereignet sich beim „Doktorspielen". Einen besonderen Anreiz bieten süßschmeckende Arzneimittel und bunte, vor allem rote und blaue Dragées.
Pflanzliche Vergiftungsfälle kommen in der Stadt vor, wenn Kinder Früchte oder Beeren von giftigen Ziersträuchern naschen (z. B. Goldregen); auf dem Lande können u. a. Eisenhut, Tollkirsche oder Herbstzeitlose erreichbar sein. Von Pilzvergiftungen sind meist Erwachsene wie Kinder betroffen.

20.3 Häufige Unfälle im Schulalter

Verkehrsunfälle

Als Insassen von Kraftfahrzeugen können Kinder ebenso wie Erwachsene Opfer von Verkehrsunfällen werden. Der gefährlichste Platz im Wagen ist der Vordersitz, Kinder gehören daher nur auf die Rücksitze. Unbeaufsichtigte Kleinkinder sind in der Großstadt zahlreichen Gefahren ausgesetzt, z. B. wenn sie rasch einem Ball nachspringen, der auf die Fahrbahn rollte, oder wenn sie an und unter parkenden Fahrzeugen Versteck und Kriegen spielen (Abb. 188). Nur auf Spielstraßen und Spielplätzen sollten Kinder Roller fahren oder Rollschuh laufen. Die Stadtverwaltungen sind dazu zu bringen, ausreichende Spielplätze für Kinder zu schaffen.

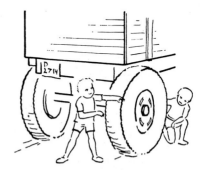

Abb. 188. An parkenden Autos spielende Kinder

Spielt bei Zwei- bis Vierjährigen die *Beaufsichtigung* die Hauptrolle, so muß im Kindergartenalter bereits die *Verkehrserziehung* einsetzen; immer wieder muß das zweckmäßige Verhalten im Straßenverkehr an praktischen Beispielen trainiert werden. Schulkinder können als „Schülerlotsen" verantwortlich an der Regelung des Straßenverkehrs und der Sicherung junger Schüler teilnehmen. Über die Hälfte der tödlichen Verkehrsunfälle der 10- bis 14jährigen sind Fahrradunfälle. Insbesondere Jungen sind häufig waghalsig und unbedacht. Commotio und Contusio cerebri sowie Frakturen und Weichteilverletzungen aller Art sind die Folgen von Verkehrsunfällen.

20.4 Arzneimittelreaktionen bei Neugeborenen und Säuglingen

Neugeborene und junge Säuglinge reagieren auf zahlreiche Medikamente anders als ältere Kinder und Erwachsene. Dies gilt insbesonre für Frühgeborene, deren Enzymausstattung noch unzureichend ist. Auf zahlreiche gut wirksame Arzneimittel muß man im frühen Kindesalter daher verzichten, da in diesem Lebensabschnitt mit besonderen Gefahren zu rechnen ist. Phenacetin kann eine Methämoglobinämie und eine Innenkörperanämie erzeugen; Tetracyclin führt zur Gelbfärbung der sich entwickelnden Milchzähne und zur erhöhten Kariesanfälligkeit – dies nur einige Beispiele für die erhöhte Gefährdung von Neugeborenen und Säuglingen. Einzelheiten siehe S. 391.

20.5 Plötzlicher Tod im Säuglingsalter (Mors subita)

Eine bisher nicht ausreichend geklärte Todesursache ist die **Mors subita,** der plötzliche und ungeklärte Tod im Säuglingsalter. Er ist jenseits der ersten Lebenswoche offenbar die häufigste Todesursache des ersten Lebensjahres. Die Kinder waren vorher ganz gesund, hatten in den beiden vorangehenden Wochen höchstens einen leichten Infekt der oberen Luftwege. Beim Zu-Bett-Bringen waren sie ganz unauffällig, am Morgen oder nach dem Mittagsschlaf werden sie von der Mutter tot aufgefunden. Die Sektion deckt höchstens leichte Entzündungszeichen im Pharynx auf, aber keinen sonstigen Befund, der das tragische Geschehen hinreichend erklären könnte.

Am häufigsten sind Säuglinge im ersten Halbjahr, meist im zweiten und dritten Lebensmonat betroffen, Knaben häufiger als Mädchen und insbesondere Frühgeborene und Kinder aus sozial schwachen Familien; das Ereignis ist im Winter häufiger als in den Sommermonaten.

Zahlreiche Ursachen wurden diskutiert. Am wahrscheinlichsten handelt es sich um Störungen der Atemkontrollmechanismen. Säuglinge haben im Schlaf sehr häufig Apnoen unterschiedlicher Dauer. Durch Unreife bzw. Vorschädigung könnten die Mechanismen beeinträchtigt sein, die für das Wiedereinsetzen der rhythmischen Atmung verantwortlich sind, wobei eine unzureichende Ansprechbarkeit des Atemzentrums auf den Anstieg des Kohlendioxids bei Apnoen in bestimmten Schlafphasen anzunehmen wäre.

20.6 Sofortmaßnahmen und Grundlagen der Therapie bei akzidentellen Vergiftungen

Das aufgenommene Gift muß so rasch wie möglich und so vollständig wie möglich *aus dem Körper entfernt werden.* Zur schnellen Magenentleerung eignet sich induziertes Erbrechen durch 20 ml Ipecac-Sirup:

Ipecacuanha extr. liq. DAB 7 ml,
Glycerin 10 ml,
Sirup ad 100 ml.

Der Sirup wird zusammen mit einem Becher Saft oder Tee gegeben. Kontraindikationen sind Bewußtlosigkeit und Lösungsmittel- oder Ätzmittelvergiftungen. Tritt das Erbrechen nicht innerhalb von 20 Min. ein oder steht der Sirup nicht zur Verfügung, wird mit Hilfe eines Schlauches eine Magenspülung vorgenommen. Spezielle Lehrbücher geben darüber Auskunft, welches *Antidot* oder welcher pharmakodynamische Antagonist im Einzelfall angezeigt ist; symptomatische Maßnahmen ergänzen die Behandlung. Giftinformationszentralen geben Auskunft über die Zusammensetzung von Handelspräparaten.

Bei **Säuren- und Laugenvergiftungen** dürfen Magenspülungen wegen der Perforationsgefahr nicht durchgeführt werden (S. 268). Der Versuch einer Neutralisierung kommt meist zu spät. Bei Alkalien verwendet man am besten Zitronensaft, bei Säuren gibt man Milch zu trinken. In allen anderen Fällen ist die Milchgabe unzweckmäßig, z. T. sogar schädlich, da sie die Resorption von Giftstoffen **fördern** kann.

Anhang: Arzneitherapie

G.-A. VON HARNACK

Arzneimittel sind in der Behandlung von Kindern **so sparsam wie möglich** einzusetzen. In jedem Falle muß geprüft werden, ob das Behandlungsziel nicht auf anderem Wege zu erreichen ist, und ob der erstrebte Gewinn größer ist als die Gefahr der möglichen Nebenwirkungen; denn grundsätzlich ist kein Medikament frei von Nebenwirkungen.
Wenn irgend möglich, wähle man die orale **Applikationsform.** Die rektale Zufuhr von Medikamenten hat zwar bei widerspenstigen Kleinkindern praktische Vorteile, doch schwankt die Resorption aus dem Darm in weiten Grenzen. Zur oralen Anwendung eignen sich besonders Tropfen und wohlschmeckende Säfte und Emulsionen. Kleine Dragées können in etwas Brei untermischt zugeführt werden. Nur bei erbrechenden oder bewußtlosen Patienten muß das Arzneimittel rektal gegeben werden, wenn man nicht zur parenteralen Applikation greifen will. Die parenterale Gabe beeinträchtigt das Kind psychisch am stärksten, ist aber in ihrer Wirkung am sichersten. Subkutan applizierte Medikamente werden langsamer resorbiert als intramuskulär gegebene.
Als Ort für die i.m.-Gabe eignet sich beim Säugling die Vorderseite des Oberschenkels besser als der obere äußere Quadrant des Gesäßes, da die gluteale Muskelschicht relativ dünn ist. Die intravenöse Zufuhr kommt vor allem für kontinuierliche Flüssigkeits- und Medikamentgaben in Frage. Bei längerer Dauer und hochkonzentrierten Lösungen droht immer die Thrombosegefahr.

Arzneibehandlung des Neugeborenen

Neugeborene reagieren auf zahlreiche Medikamente empfindlicher als Erwachsene. Dies hat mehrere Gründe. Zahlreiche *Entgiftungsmöglichkeiten* sind infolge Enzymunreife noch nicht voll entwickelt. So starben Neugeborene, denen Chloramphenicol prophylaktisch gegeben wurde, unter Zyanose und Atemnot (Gray-Syndrom), da sie Chloramphenicol nur unzureichend glukuronisieren konnten und das Medikament daher toxische Blutspiegel erreichte. Neugeborene, die vorsorglich mit Sulfonamiden behandelt wurden, erkrankten an einem Kernikterus (siehe S. 53), weil das Medikament Bilirubin aus seiner *Plasmaprotein-Bindung* verdrängte. Medikamente, wie Penicilline und Aminoglykoside, die vorwiegend über die Niere ausgeschieden werden, haben beim Neugeborenen eine stark verlängerte Plasma-Halbwertszeit wegen der *Unreife der Nierenfunktion.* Die Resorption aus dem Magen-Darmtrakt ist vergrößert, wodurch das Wirkungsmaximum verspätet erreicht wird. Die *Haut* ist *leichter permeabel* als beim älteren Kind, so daß Anilinfarben, die zur Wäschekennzeichnung benutzt werden, beim Neugeborenen zur Methämoglobinämie führen können.
In der ersten Lebenszeit dürfen nur erprobte Medikamente verwendet werden, deren Invasions- und Eliminationsgrößen in dieser Lebensspanne bekannt sind.

Medikamentöse Therapie beim Säugling und älteren Kind

Jenseits der Neugeborenenperiode steigt die Fähigkeit des Säuglings, Medikamente zu entgiften und auszuscheiden rasch an und erreicht ihr Maximum mit ca. drei Monaten. Um bei Kindern dieses Alters gleiche Wirkspiegel wie beim Erwachsenen zu erzielen, muß man ihnen pro kg Körpergewicht in vielen Fällen eine doppelt so große Dosis geben wie den Erwachsenen. Während in diesem Alter das Körpergewicht rund $1/12$ des Erwachsenengewichtes beträgt (5,5 gegen 65 kg siehe Tabelle 58), muß also die Dosis $1/6$ betragen. Dies entspricht der Größe der Körperoberfläche verglichen mit der Oberfläche von Erwachsenen (0,29 gegen 1,74 m^2).
Eine allgemeingültige Dosierungsregel gibt es nicht, doch lassen sich zahlreiche Medikamen-

Tabelle 58. *Merkregel zur Ermittlung der Kinderdosen von Medikamenten, welche sich nach Körperoberfläche dosieren lassen*

Alter (Jahre)	Durchschnitts-Gewicht (kg)	Kinderdosis als Anteil der Erwachsenendosis
¼	5,5	⅙
½	7,5	⅕
1	10	¼
3	14	⅓
7½	24	½
12	38	⅔
Erwachsene	65	1

te nach der Körperoberflächenregel dosieren (Tabelle 58). Hierzu zählen u. a. Sulfonamide und die meisten Antibiotika, Schilddrüsenhormone, Herzglykoside und zahlreiche Antiepileptika. Weicht das Kind mit seinem Gewicht von Altersmittel ab, so wird das Gewicht und nicht das Alter als Bezugspunkt gewählt. Tabelle 59 bringt einige Beispiele für Medikamente, die nach Körperoberfläche dosiert werden können. Daraus lassen sich die Beziehungen der Erwachsenendosen zu den Kinderdosen ablesen.

Einige Medikamente, wie z. B. Zytostatika, werden in allen Altersstufen gewichtskonstant dosiert. Beim Morphin ist die Dosis/kg Körpergewicht beim Kinde **niedriger** als beim Erwachsenen, bei zahlreichen Beruhigungs- und Kreislaufmitteln ist die Dosis/kg Körpergewicht bei Kindern – im Vergleich zu Erwachsenen – **noch höher** als es der Körperoberflächenregel entsprechen würde. Einzelheiten müssen Fachbüchern entnommen werden (z. B. v. HARNACK: Pädiatrische Dosistabellen. Mittlere Gebrauchsdosen kinderärztlich verwendeter Medikamente. 8. Aufl. Stuttgart: Dtsch. Apotheker Verlag 1983).

Eine Dosisregel kann immer nur einen Anhalt für die voraussichtlich optimale Dosis in den verschiedenen Altersstufen geben. Je nach der Reaktion des betreffenden Kindes wird die „mittlere Gebrauchsdosis" durch Korrektur zur individuell wirksamen Dosis.

Tabelle 59. *Dosen einiger Medikamente, die nach Körperoberfläche dosiert werden können. Angabe der Dosen pro m² Körperoberfläche und pro kg Körpergewicht sowie der absoluten Dosen in den einzelnen Altersstufen*

Medikament	Dosis pro m² Körperoberfläche	Dosis pro kg Körpergewicht		Absolute Dosis im Alter von .. Jahren							Dosiseinheit
		3 Monate alt	Erwachsene	¼	½	1	3	7½	12	Erwachsene	
Streptomycin i.m.	580	30	15	170	200	250	330	500	670	1000	mg
Lincomycin p.o., i.v.	700	36	18	200	240	300	400	600	800	1200	mg
Erythromycin p.o.	870	45	23	250	300	370	500	750	1000	1500	mg
L-Thyroxin p.o.	100	5,3	2,7	30	35	45	55	85	115	175	µg
Oxacillin i.m., i.v.	1150	60	30	300	400	500	700	1000	1300	2000	mg
Atosil p.o.	23	1,2	0,6	7	8	10	13	20	26	40	mg
Cephacetril i.v.	350	18	9	1000	1200	1500	2000	3000	4000	6000	mg

Literaturverzeichnis

Auf Literaturangaben wurde aus Raumgründen verzichtet. Ausführliche Darstellungen der Kinderheilkunde findet der Leser in folgenden Lehrbüchern:

BACHMANN, K. D., EWERBECK, H., JOPPICH, G., KLEIHAUER, E., ROSSI, E., STALDER, G. R. (Herausg.): Pädiatrie in Praxis und Klinik. 3 Bände. Stuttgart: Thieme 1978/79.

EWERBECK, H.: Differentialdiagnose von Krankheiten im Kindesalter. Berlin-Heidelberg-New York: Springer 1976.

FANCONI, G., WALLGREN, A.: Lehrbuch der Pädiatrie. 9. Aufl. Basel-Stuttgart: B. Schwabe 1972.

FEER, E. (Herausg.): G. JOPPICH: Lehrbuch der Kinderheilkunde. 24. Aufl. Stuttgart: G. Fischer 1980.

VON HARNACK (Herausg.): Therapie der Krankheiten des Kindesalters. 2. Aufl. Berlin-Heidelberg-New York: Springer 1980.

VON HARNACK, G.-A., HÖVELS, O.: Examens-Fragen Kinderheilkunde. 3. Aufl. Berlin-Heidelberg-New York: Springer 1980.

HERTL, M.: Pädiatrische Differentialdiagnose. Stuttgart: Thieme 1977.

HÖVELS, O.: Untersuchung des Kindes. In: Anschütz: Die körperliche Untersuchung. 3. Aufl. Berlin-Heidelberg-New York: Springer 1978.

KELLER, W., WISKOTT, A. (Herausg. von A. WISKOTT, K. BETKE u. W. KÜNZER): Lehrbuch der Kinderheilkunde. 4. Aufl. Stuttgat: G. Thieme 1977.

SIMON, C. (Herausg.): Klinische Pädiatrie, Ein Lehrbuch der Kinderheilkunde. 4. Aufl. Stuttgart-New York: Schattauer 1983.

Englisch sprechenden Lesern ist zu empfehlen:

Nelson Textbook of Pediatrics Herausg.: BEHRMANN, R. E., VAUGHAN, V. C.: 12. Aufl. Philadelphia-London-Toronto: W. B. Saunders 1983.

Sachverzeichnis

Die *kursiv* gedruckten Zahlen zeigen die Stellen an, an denen jeweils die Hauptbehandlung eines Stichwortes erfolgt.

Abdominaltuberkulose 168
Aberration, gonosomale 117
A-Betalipoproteinämie 81, *174*
ABO-Erythroblastose 49, *52*
ABO-System 52, *189*
Absencen 358
Absence-Epilepsie 360
Absence-Status 359
Abstillen 60
Abszeß, perityphlitischer 282
Abt-Letterer-Siwesche Krankheit 203
Abwehrfaktoren 58
Achalasie 268
Achondroplasie 21, 317
ACTH 102, *104*
Adamantanamin 132
Adeno-Viren 148
Adenohypophyse 102
Adenoma sebaceum (Pringle) 365
Adenome, chromophobe 104
Adenotomie 237
Adenovirus-Erkrankungen 148, 343
ADH-Abgabe 298
Adiponecrosis subcutanea neonatorum 43
Adipositas *18*, 380
Adiposo-Gigantismus 16
Adiuretin 101, 104
Adoption 374
Adoptionsstellen 374
Adrenocorticotropes Hormon 101
Adrenogenitales Syndrom 22, *109*, 117
Adriamycin 200
Adriblastin 200
Adversivkrämpfe 361
Aerophagie 270
Äthanoltest 206
Affektkrämpfe 364, *381*
Afibrinogenämie 205
Agalaktie 60
Agammaglobulinämie, infantile, X-chromosomal vererbte 22, 175
–, lymphopenische 176

Aggressivität 385
Agranulozytose 123, *197*
Ahornsirupkrankheit 69
A-Hypervitaminosen 99
Akne juvenilis 338
Akrodynie 180, *346*
Akromegalie 104
Akromikrie 103
Aktinomykose 258
Akzeleration 4
Albinismus 69
Albright-Syndrom 114
Albumin-Schranke 51
Aldersche Granulationen 86, *196*
Aldosteron 110, 298
Aldosteronmangel 110
Alexan 200
Alkali-Denaturierungsmethode 189
Alkalose 94
–, metabolische 94, 95
–, respiratorische 94
Alkaptonurie 69
Alkoholsyndrom, fetales 24
Allergene 58, 179
Allergenkarenz 252
Allergie 62, 179
Allergische Dermatosen 338
Allergosen 179
Alloantikörperanämie 194
Alopecia areata 338
–, luica 169
– maligna 338
–, symptomatica diffusa 338
Alpha 1-Antitrypsinmangel 22, *174*, 294
9-alpha-Fluorokortisol 111
Alport-Syndrom 23, 301, 303
Altinsulin 79
Alveolitis, allergische 252
Amaurotische Idiotie 83
Amelie 320
Amenorrhoe 115
Amethopterin 200
Aminoazidämien, passagere 66
Aminoazidurien *73*, 306
Aminosäurenstoffwechsel, Störungen 66

Amnion-Nabel 28
Amnionzellkultur 71
Amniozentese 26, 51, 66, 83
Amphotericin B 334
Amylo-1,4-1,6-glukosidase 75
Amylo-1,4-1,6-Transglukosidase 76
Amyloidose 188
Anämien, aregeneratorische 190
–, hämolytische 48, 51, *192*, 194, 294
–, hyporegeneratorische 190
–, kongenitale hämolytische 48, *193*
–, kongenitale hypoplastische 191
–, kongenitale nichtsphärozytäre hämolytische 193
–, kongenitale sphärozytäre 193
–, perniziosiforme 191
–, toxisch-hämolytische 195
Analatresie 36, 38, 39, *279*, 280
Anaphylaktischer Schock 177
Anaphylaxie 176
Andersen-Syndrom 76
Androgene 109
Anenzephalie 23, 35, 36, *340*
Aneurysma, arteriovenöses 341
Anfälle, astatische 360
–, myoklonische 360, 362
–, tonisch-klonische 357
–, zentrenzephale 358
–, zerebrale 357
Anfallsäquivalente 361
Angina follicularis 238
– lacunaris 238
– retronasalis 237
– tonsillaris 237
– ulcero-membranacea 238
Angiohämophilie 208
Angiokardiographie 215
Angiomatose, zerebrocutane 341
Angiopathie, diabetische 79
Angstsymptome 385

Angulus infectiosus 332
Anilinfarben 12, 193, 391
Anorchie 115
Anorexia nervosa 16, *381*
Anpassungsstörungen 11
Ansteckungsfähigkeit 124
Anti-Atelektase-Faktor 11
Anti-D-Gammaglobulin 49
Antibiotika 392
Antidiuretisches Hormon 298
Antidot 390
Antiepileptika *363*, 392
Antihämophiles Globulin A 205
– Globulin B 205
Antikörper, agglutinierende 177
–, blockierende 177
–, humorale 122
–, präzipitierende 177
Antikörpermangelsyndrom 17, *175*
–, symptomatisch erworbenes 176
–, transitorisches 175
Antinukleäre Antikörper 181
Anti-Rh-Gammaglobulin-prophylaxe 51
Antistreptolysintiter 184
Antithrombine 206
Antithrombokinasen 206
α_1-Antitrypsin-Mangel 174
Antrotomie 239
Anurie 302
Aortenbogen, Anomalien 225
–, doppelter 225, 266
Aorteninsuffizienz 226, 227
Aortenisthmusstenose *224*, 225
Aortenstenose *223*, 224, 225
Apert-Syndrom 21
Apgar-Index 27
Aplasia cutis 329
Aplona 288
Aponti PKU-Diät 68
Apophysitis calcanei 324
Appendizitis 282
Arabinosid 132
Arachnitis adhaesiva 352
Arachnodaktylie 318
Arbor Enzephalitis 344
Arbor Viren 343
Area medullovasculosa 340
Argininsuccinurie 72
Ariboflavinose 96, *100*
Armstrong-Virus 343
Arnold-Chiari-Syndrom 340
Arobon 288
Arteriitis des Nabels 53
Arteriosklerose 82

Arthritis, juvenile rheumatoide 185
–, rheumatoide 185
Arthus-Phänomen 177
Arylsulfatase A 85
Arzneimittel-Dosierung 392
Arzneimittelreaktionen 389
Arzneitherapie 391
Ascaridiasis 296
Aschoffsche Knötchen 182
Aseptische Knochennekrosen 324
Asiatische Grippe 147
Askaridenlarven 296
Askorbinsäure 96
l-Asparaginase 200
Asphyxie 44
–, intrauterine 41
Aspiration 77
Aspirationspneumonie 47
Asthma bronchiale 178, *250*
Asthmatiforme Bronchitis 243
Astrozytom 213, *351*
Ataxia teleangiektatica 176
Ataxie *344*
Atelektase 46, 243, *253*
Atemfrequenz 232
Atemnotsyndrom 34, *44*, 45, 46
Athetose 354
Athyreose 105, 107
Atonisch-astatisches Syndrom 355
Atopie *178*, 250
Atosil 392
Atresia ani 279
– recti 279
Atrio-Ventrikular-Kanal, persistierender 219
Atrophie 17
Auerstäbchen 201
Aufwach-Epilepsie 358
Aurikularanhänge 233
Austauschtransfusion 52
Autismus, frühkindlicher 383
Autoaggressionskrankheiten 180
Autoallergene 180
Autoantikörper 180
Autoantikörperanämien 194
Autogenes Training 378
Autoimmunkrankheiten 180
Autosomen-Aberrationen 21
Azetonämisches Erbrechen *263*, 379
Azidogenese 298
Azidose, metabolische 11, 46, *94*
–, respiratorische 11, 46, *95*
–, tubuläre 88, *306*, 307

Azidoseatmung, Kußmaulsche 286

Bakteriendauerausscheider 161
Balanitis 315
Bandwurm 296
Barbiturate 55
Bartter-Syndrom 307
Basalzellnaevus-Syndrom 22
Bauchtyphus 160
Bauchwandmuskulatur, Aplasie 39
Baumwollsaatöl 62
B-Avitaminosen 100
BCG 126
Beckengürtelform (Duchenne) 366
Bednar-Parrotsche Pseudoparalyse 170
Beikost 64
Benzin-Pneumonie 258
Beri-Beri 96, *100*
Bezoar 274
Bienenstich 236
Bifidumflora 13
Biotin 70
Bitotsche Flecke 99
Blackfan-Diamond-Anämie 191
Blasenentleerungsstörungen 314
Blasenekstrophie 39, *314*
Blasenfremdkörper 310
Blasenhalsstenose 314
Blasensteine 310
Bleianämie 195
Blinzeltic 382
Blitz-Nick-Salaam-Krämpfe *361*
Bloom-Syndrom 16
Blutaustausch 52, 53
Blutbildung 189
Blutdruck 214
Bluterkrankheit 209
Bluterkrankungen 189
Blutgerinnung 206
Blutgruppeneigenschaften 189
Blutgruppeninkompatibilität 49
Blutkultur 163
Blutschwamm 329
Blutstillung 204
Blutthrombokinase 205
Blutthrombokinase-Bildungstest 206
Bluttransfusionszwischenfälle 179
Blutung, epidurale 40, *348*
–, intrakranielle 40
–, intrazerebrale 40

Blutung, Rückenmark 42
–, supratentorielle 40
Blutungsanämien 195
Blutungszeit 206
Blutvolumen 12, 190
BM-Test Meconium 248
BNS-Krämpfe 361
Bobath-Methode 356
Booster-Reaktion 122
Bordetella parapertussis 155
– pertussis 153
Bornholmer Krankheit 151
Botriocephalus latus 191
Botulismus 131
Brachyösophagus 267
Brachyzephalus 319
Brandschäden 388
Brechneigung 379
Brodieabszeß 324
Bronchialasthma 250
Bronchialbaum 254
Bronchialkatarrh 244
Bronchiallymphknoten-
 perforation 166
Bronchiallymphknoten-
 tuberkulose 166
Bronchiektasen 244
Bronchiolitis 148, *244*
Bronchitis 243
–, asthmatiforme 243
– capillaris 244
–, chronische 244
–, obstruktive 243
–, spastische 243
Bronchographie 245
Bronchopneumonie, miliare 256
Bronchopneumonien 256
Bronchustuberkulose 165
Brucellose 131
Brushfield-Flecken 37
Brustdrüsenschwellung 13
Brustpflege 161
Bürger-Grütz-Syndrom 82
Bulbärparalyse 346
Bundesseuchengesetz 131
Burkitt-Typ 145, *202*
Buscopan 264
Busulphan 200

C 21-Hydroxylasemangel 109
C-reaktives Protein 184
Caesarenhals 152
Cafergot 350
Calmurid 328
Calvé-Legg-Perthes-Er-
 krankung 324, 325
Canalis egestorius 270
Candidamykose 334
Candidasepsis 334

Candidiasis 334
–, chronisch mucocutane 176
Canesten 334
Caput natiforme 170
– obstipum musculare 321
– quadratum 97
– succedaneum 43
Carbamazepin 363
Cardiolipin-Reaktion 171
Cardiomyopathie 227
Carditis rheumatica 183, *226*
Cephacetril 392
Ceruminalpfropf 239
Chassaignac-Syndrom 347
Cheilognathopalatoschisis 38
Chlamydia psittaci 257
Chloramphenicol 48, 391
Chloronase 105
Chloroquin 187
Chlorpropamid 105
Choanalatresie 38
Choanalstenose 38
Choledochuszyste 290
Cholelithiasis 294
Cholera 131
Cholesteatom 239
Cholesterin 81
Cholezystitis 294
Chondrodystrophie 39, 308
Chondrom 326
Chordom 327
Chorea minor *183*, 185
Choreoathetose 53, *355*
Choriomeningitis 343
Chorioretinitis, luische 170
Chromatinkörperchen 118
Chromosomen 20
Chromosomenabschnitte,
 Deletionen 20
Chvosteksches Zeichen 90
Chylothorax 260
Ciliendyskinesie 236
Clavicularfraktur 43
Clearance 299
Clonazepam 363
Clostridium botulinum 162
– tetani 159
Clotrimazol 334
Cobalamin 96
Cockayne-Syndrom 16
Coeruloplasmin 369
Coli-Enteritis *162*, 285
Coli-Meningitis 341
Colitis ulcerosa 282
Commotio 347, 389
Computertomographie 348
Conjunctivitis gonorrhoica 54
– phlyctaenulosa 165
Conn-Syndrom 112

Contre-coup 347
Contusio cerebri *347*, 389
Convoluted-Cell-Typ 202
Convulex 363
Cooley-Anämie 194
Coombs-Test *51*, 52, 195
Cori-Syndrom 75
Cornelia de Lange-Syndrom 14
Corticotrophin Releasing
 Hormon 111
Corynebacterium diphtheriae 151
– Listeria monocytogenes 172
Coryza 169
Coxa vara adolescentium 324
Coxiella burneti 257
Coxitis tuberculosa 168
Coxsackie A 133, 148, *151*, 290
– B 133, 148, *151*, 344
Coxsackieviren 148, 290
Coxsackievirus-Erkrankungen
 150, 290
Crasnitin 200
Cri du chat-Syndrom 14, 20
Crigler-Najjar-Syndrom 48
Crohnsche Krankheit 276
Croupöse Pneumonie 256
Crouzonsche Krankheit 318
Crush-Syndrom 307
Cushing-Syndrom 15, *104*, 110
Cutis hyperelastica 329
Cyclophosphamid 200
Cytosin-Arabinosid 200

Dakryozystitis 236
Daktar 334
Daraprim 172
Darmparasiten 295
Daucaron 288
Daumenlutschen 384
Daunoblastin 200
Daunomycin 200
DDT 60
Debilität 367
Defektkoagulopathien *209*, 210
Defektproteinämie 174
Defibrinogenierungssyndrom 178
Dehydration 92, 284, *285*
7-Dehydrocholesterin 96
Dellwarzen 336
Dementia infantilis (Heller) 368, *370*
Demenz 367

Dermatitis ammoniacalis 337
– exfoliativa neonatorum
 Ritter von Rittershain 332
– intertriginosa 336
Dermatomykosen 333
Dermatomyositis 182
Dermatophyten 333
Dermoidzysten 261
Desamino-8-D-Arginin-
 Vasopressin 105
Desinfektion 125
Desquamatio neonatorum 28
de Toni-Debré-Fanconi-
 Syndrom 71, *73*, 306
D-Hypervitaminose 90
Diabetes der Mutter 24, 54
– insipidus neurohormonalis 104
– insipidus renalis 306
– mellitus *78*, *79*, *80*, 176
Diabur-Test 80
Diätfehler 286
Dialyse, extrakorporale 304, 308
Diagnostik, pränatale 26
Diaphanoskopie 348
Dick-Toxin 156
Dickdarmerkrankungen 279
Dickdarmpolypen 283
Di George-Syndrom 176
Digoxin 228
Dihydroxycholecalciferol 96
Dinatrium cromoglicicum 252
2,3-Diphosphoglyceromutase-
 Mangel 193
Diphtherie 131, *151*
–, toxische 152
Diphtherieschutzimpfung 127
Diplegia spastica infantilis 354
Disaccharidase-Mangel 17
Disaccharidasen 77
Disaccharidintoleranz,
 erworbene 77
Dispositionsprophylaxe 125
Divertikulitis 275
Dociton 221
Dolichokolon 282
Dolichosigma 282
Dolichozephalus 319
Doppelniere 313
Dosisregel 392
Douglas-Abszeß 282
Down-Syndrom 20, 36, *37*
Drainage, ventriculoauriculäre 353
Dreifußzeichen 150
Dreitagefieber 133, *138*
Drogenabhängigkeit 386

Drogenmißbrauch 386
Drüsenfieberzellen 146
Ductus arteriosus 12
– arteriosus apertus 137, *216*
– omphaloentericus 39
– parotidicus 145
– thyreoglossus 38, 105
Dünndarm-Erkrankungen 274
–, Stenose 274
Dünndarmatresie 36, 38, *274*
Dünndarmverschluß 36, *274*
Dünndarmvolvulus 274
Duodenalatresie 36, 38, *272*
Duodenalstenose 272
Duodenalulkus 273
Duodenalverschluß 36
Duodenitis 273
Durchfallerkrankungen 285
–, alimentär bedingte 286
–, enteral-infektiöse 285
–, parenteral-infektiöse 286
Durchschlafstörungen 379
Dysarthria 382
Dysenterie 162
Dysfunktion, leichte zerebrale 355, *382*
Dysgrammatismus 383
Dysostosen, epiphysäre
 enchondrale 317
Dysostosen, enchondrale 316
Dysostosis cleido-cranialis 317
– craniofacialis 318
– multiplex 317
Dyspepsie 285
Dyspepsiekoli 285
Dysplasie, bronchopulmonale 259
–, fibröse 326
Dyspnoe 232
Dysproteinämie 174
Dystonie, vegetative 107
Dystrophia adiposogenitalis
 Fröhlich 18, 103
– musculorum progressiva,
 bösartige (Duchenne) 366
– musculorum progressiva
 (Becker) 367
– musculorum progressiva
 (Erb) 366
Dystrophie 16
–, intrauterine 15, 30

Eaton agent 148
Echinococcus granulosus 293
ECHO-Viren 133, 148, 343
ECHO-Viruserkrankungen 133, 151
EEG-Untersuchung 362

Ehlers-Danlos-Syndrom 211
Einschlafstörungen 379
Eisenhut 389
Eisenmangelanämie 34, 191
Eisenmenger-Syndrom 220
Ektodermale Dysplasie 329
Ektodermose, pluriorifizielle 180, 337
Ekzem 330
–, endogenes 330
–, mikrobielles 331
–, seborrhoisches 331
–, vulgäres 331
Ekzema herpeticatum 140, 144, 330, *335*
– infantum 178
– vaccinatum 330
Elektrokardiogramm 214
Elektrolyt-Störungen 91
Elektrolytdefizit 93
Elektrolyttherapie 93, 289
Elliptozytose 192, 193
Embryopathie 23
Emphysem 234, *253*
–, kongenitales lobäres 234
Empyem 255
Encephalitis lethargica
 Economo 345
Enchondrale Dysostosen 317
Endemie 124
Endocarditis lenta 226
Endokard, Fibroelastose 226
Endokarditis, bakterielle 163, *226*
Endokrine Drüsen, Er-
 krankungen 101
Endotoxine 120
Endoxan 200
„enges Segment" 281
Enkopresis 381
Enteritis, enzephalotoxische 287
– infectiosa 131
– regionalis 276
Enterobius vermicularis 295
Enterokinase-Mangel 295
Enteroviren 148, 343
Entwicklung 1
–, körperliche 1
–, seelische 7
–, statisch-motorische 7
Entwicklungstests 377
Entwicklungsverzögerung,
 konstitutionelle 14, *114*
Enuresis 380
Enzephalitis 344
–, postvakzinale 345
–, sekundäre 345
–, übertragbare 131
Enzephalomyelitis 344

Sachverzeichnis 399

Enzephalopathie, akut
 konvulsive 345, *349*
–, akute vaskuläre 489
–, myoklonische 346
Enzephalozelen 340
Eosinophiles Granulom *204*,
 326
Ependymom 213
Epidemie 123
Epidemiologie 120
Epidermale Nekrolyse 339
Epidermolysis bullosa
 hereditaria 328
Epidermophytie 334
Epiglottitis, akute phleg-
 monöse 241, *242*
Epikanthus 37
Epilepsie *385*
–, photogene 362
Epilepsie-Äquivalente 264
Epiphysendysgenesie 106
Epiphysenfugen 6
Epiphysenlösung 324
– des Schenkelkopfes 324
Epiphysiolysis capitis femoris
 324, 325
Epispadie 315
Epistaxis 234
Erb-Duchenne-Lähmung 42
Erbleiden, autosomal
 dominant 21
Erbleiden, autosomal rezessiv
 21
Erbleiden, X-gekoppelt
 rezessiv 22
Erbleiden, X-gekoppelt
 dominant 23
Erbrechen 262
–, azetonämisches 70, *263*, 379
–, habituelles 263
Erdheim-Tumor 352
Ergenyl 363
Erhaltungsbedarf für
 Elektrolyte 93
– für Wasser 93
Erkältung 147, *232*
Ernährung 56
–, künstliche 62
Ernährungsplan 64, *65*
Ernährungsstörung 284
Ersticken 387
Ertrinken 388
Erysipel 124, *158*
Erythema anulare 184
– exsudativum multiforme
 139, *337*
– gluteale 286
– infectiosum 133, *138*
– nodosum 165, *337*
Erythematodes 181, 301

Erythroblastopenie, akute
 191
Erythroblastosis fetalis 49
Erythrodermia desquamativa
 Leiner 337
– ichthyosiformis congenita
 Brocq 328
Erythroleukämie 201
Erythromycin 392
Erythrocyten 189
Erythrozytenverweildauer 190
Erziehungsberatungsstellen
 378
Erziehungsfragen 9
Escherichia coli-Enteritis
 162, *285*
Eßverhalten, Störungen des
 379
Ethambutol 168
Ethosuximid 363
Eunuchoidismus 115
Ewing-Sarkom 213, *327*
Exanthema allergicum 28,
 133
– subitum 133
Exotoxine 120
Expositionsprophylaxe 125
Exiskkose 92, 284, *285*, 286
Extrakorporale Dialyse 308
Extrasystolen, ventriku-
 läre 230

Facialisparese 42, 346
Fadenpilz-Erkrankungen 334
Faktor I 205
– II 205
– III 205
– IV 205
– V 205
– VII 205
– VIII 205, 209
– VIII-Präparate 209
– IX 205, 209
– IX-Präparate 209
– X 205
– XI 205
– XII 205
– XIII 205
Fallotsche Tetrade 220
Fanconi-Anämie 190, *191*,
 207
Fasciola hepatica 294
Favismus 193
Favistan 107
Fazialisparese 346
Feersche Krankheit 180, *346*
Fehlbildungen 23
Feiung, stille 121
Feminisierung, testikuläre 118
Ferrichloridprobe 67

Fertigbreikost 65
Fertignahrungen 64
Fetalkreislauf 225
Fetopathie 23
α_1-Fetoprotein 290
Fett 57
Fettstoffwechsel-Störungen 81
Fettsäuren 57
Fettsucht *18*, 380
Feuermal 329
Fibrinbildung 205
Fibrinogen 205, 303
Fibrinolyse 178, *206*
Fibrinstabilisierender Faktor
 205
Fibroelastose des Endokards
 226
Fibroplasie, retrolentale 34
Fieber, haemorrhagisches 131
Fieber, transitorisches 13
Fieberkrämpfe 357
Fischschuppenkrankheit 328
Fistel, ösophagotracheale 233
Flachwarzen 60
Fleckfieber 131
Flexner-Ruhr 162
Fluchtreflex 29
Flüssigkeit, extrazelluläre 91
–, intrazelluläre 91
Flüssigkeitsbedarf 58
Flüssigkeitsresorption 59
Flüssigkeitstherapie 93, 289
Fluid-lung 254
Fluimucetin 249
Fluor vaginalis albus 315
Fluoreszenz-Treponema-
 pallidum-Test 171
Fluorid 373
Flush-Methode 214
Follikelstimulierendes Hormon
 101, 102
Fontanellenpunktion 41
Foramen ovale 218
– primum 218
Fortlaufen 385
Fototherapie 49, 52
Frauenmilch 56, 59
Fremdkörperaspiration 243
Friedreich-Ataxie 366
Fröhlich-Syndrom 103
Fruchtwasseruntersuchung 51
Frühabnabelung 12
Früherkennung von Krank-
 heiten 373
Frühgeborene, Megazephalus
 32
–, Pflege 32, 62
–, Prognose 35
–, Rachitis 88
–, Überlebensrate 35

Frühgeborenenanämie 34, *192*
Frühgeborenenzentrum 32
Frühgeburt 30
Frühinfiltrat, infraklavikuläres 167
Frühreife, partielle 114
Frühsommer-Meningo-enzephalitis 131, *344*
Frühsterblichkeit 371
Fruktokinase 74
Fruktose-1-phosphat-aldolase 74
Fruktoseintoleranz 74
Fruktosurie 74
FSF-Mangel 205
FSH 101
Fuchs-Stevens-Johnson-Syndrom 337
Fucidin 332
Fürsorge, „offene" 374
–, „geschlossene" 374
Fürsorgeerziehung 374
Fütterung nach Bedarf 64
Fütterungstuberkulose 163
Funiculo-Orchidolyse 116
Furunkulose 332
Fußdeformierungen 322

Galaktokinase-Mangel 74
Galaktosämie 22, 48, *73*
Galaktose 56, 73
Galaktose-1-phosphat 73
Galaktose-1-phosphat-uridyl-transferase 73
β-Galaktosidase 83
Galaktosurie 74
Galakto-Zerebrosid 83, 85
Gallenblasenerkrankungen 294
Gallengangsatresie 48, *289*
Gallengangsstenose 290
Gallensteinbildung 193
Gallenwegsatresie 36, *289*
Gamma-Globulin 126
Gangliosid 83
Gangliosidose 83
Gargoylismus 87
Gasbrand 131
Gastritis 271
Gastroschisis 39
Gaucher-Zellen 84
Gauchersche Krankheit 84
Gaumenmandeln, Entzündung 237
Gaumenspalte 36, 38
–, isolierte 36
Gebrauchsdosis, mittlere 392
Geburtsgeschwulst 28, 43
Geburtsgewicht 1

Geburtstrauma, Zentralnervensystem 40
Gedächtnis 8
Gedeihstörungen 16, 17
Gefäßmißbildungen 216
Gehirn Frühgeborener 32
Gehirnwachstum 5
Gehörgangsatresie 233
Gelbfieber-Impfung 131
Gelenke 316
Gemüsebrei 65
Genetik 20
Genitalorgane 112
Genius epidemicus 125
Gerinnung, disseminierte intravasale 210
Gerinnungsinhibitoren 206
Gerinnungszeit 206
Geschlechtsbestimmung 112
Geschlechtschromosomen-Aberrationen 21
Geschlechtsentwicklung 112
Geschlechtsorgane, Erkrankungen 315
–, Fehlbildungen 315
Geschlechtsreife 5
Gestagene 119
Gesundheitsämter 375
Gesundheitserziehung 373
Gewebefaktor 204
Gewebsthrombokinase 204
Gewichtswachstum 2
–, intrauterines 1
Gewohnheiten, pathologische 384
v. Gierke-Syndrom 75
Gigantismus, hypophysärer 104
Gleithoden 116
Gliadinintoleranz 277, 278
Glitzerzellen 310
Globoidzell-Leukodystrophie 85
Glomerulonephritis, akute 158, *300*
–, chronische 303
–, epimembranöse 305
–, hypertonisch-vaskuläre 303
–, membranproliferative 305
–, proteinurisch-ödematöse 303
Glomerulosklerose 305
Glomerulopathie, membranöse 305
Glomerulus, Erkrankungen 300
Glottisödem 241
Glukagon 78
Glukokortikoid 14, 109
Glukose-6-phosphatase-Mangel 75

Glukose-6-Phosphatdehydrogenase-Mangel 193
Glukosurie, renale 305
Glukotest 78
Glukozerebrosidose 84
Glukuronsäure 50
Glukuronyltransferase 48, 60
Glutamat-Oxalazetattransaminase 291
Glutamat-Pyruvattransaminase 291
Glutathionreduktase-Mangel 193
Gluten 277
Glykogenmangel-Krankheit 76
Glykogenosen 74, 75
Glykogenspeicherkrankheit 75, 76, 227
Glykogenstoffwechsel-Störungen 74
Glykogensynthetase-Mangel 76
Glyzin 72
Goldregen 389
Goldtherapie 187
Gonaden 112
Gonadendysgenesie 20
Gonadotropine 114
Gonitis tuberculosa 168
Grand mal 358
Grand mal-Status 358
Granulom, eosinophiles *204*, 326
Granulomatose, progressive, septische 196
Granulomatosis infantiseptica 173
Gray-Syndrom 391
Greifreflex 29
Grippale Infekte 147
Grippe 147
Grippe-Croup 147
Grippepneumonie 147, *257*
Grippevirus 147, 257
Griseofulvin 33
Größenentwicklung 1, 3
Großwuchs, familiärer 16
Gruber- und Widal-Agglutinationsreaktion 161
Gürtelrose 141
Guillain-Barré-Syndrom 151, *346*
Gummen 170
Guthrie-Hemmtest *67*, 69

Hackenfuß 40, *322*
Hackenfußähnliche Deformierung 28

Haemangioma cavernosum 329
Hämarthrose 209
Haematemesis 47
Hämatokrit 189
Hämatom, subdurales 347
Hämaturie 301
Hämodialyse 304
Hämoglobin 189
– C-Krankheit 194
– F 12, 47, 194
–, fetales 189
Haemo-Glukotest 81
Hämoglobinopathien 194
Hämoglobinurie 192
Hämolyse durch exogene Auslösung 193
– durch Fermentdefekt 193
Hämolytisch-urämisches Syndrom 178, *302*, 308
Hämolytische Krisen 193
Hämophilie A 22, 205, *209*
– B 22, 205, *209*
Haemophilus influenzae 241, 242
Hämorrhagische Diathesen 204
Hämostase 204
Hageman-Faktor 205
Halbantigene 177
Hallermann-Streiff-Syndrom 14
Halslymphknoten-Tuberkulose 167
Halszysten 38
Hamartom 114
Hamburg-Wechsler-Intelligenztest 377
Hamman-Rich-Syndrom 259
Hand-Schüller-Christiansche Krankheit 204, 326
Hanganatziu-Deicher-Sero-Reaktion 146
Haptene 177
Haptoglobin 192
Harnbereitung 298
Harnsteine 310
Harnstoff-Clearance 300
Harnstoffzyklus 72
Harnwege, Erkrankungen 308
Harnwegsinfektion 308, 309
Harrisonsche Furche 97
Hartnup-Syndrom 73
Haschisch 386
Hashimoto-Syndrom 108
Hautdiphtherie 152
Hautkrankheiten 328
–, pilzbedingte 333
Haut-Nabel 28
Hautsoor 334

Hautsyphilid 169
Hb F 194
Hefepilzerkrankungen 334
Heilnahrung 287
Heinzkörper 194
Hellersche Krankheit 368, *370*
Helmex 296
Hemiplegia spastica infantilis 354
Hemiplegie, akute infantile 349
Hepatitis, chronisch-aktive 293
–, chronisch-persistierende 292
– epidemica 131, *290*
–, fulminante 295
–, Neugeborene 290
Hepatitisvirus A und B 130, *290*
Hepatitis-B-Schutzimpfung 130
Hepatoblastom 212
Herbstzeitlose 389
Herdanfälle 360
Herdsanierung 185, 252
Heredoataxie 366
Heredopathia atactica polyneuritiformis 85
Hermaphroditismus 116, 17
Hernien 297
–, paraösophageale 267
Heroin 386
Herpangina 148, 151, *238*
Herpes corneae 143
– febrilis 143
– labialis 143
– simplex 139, 143, 290, *335*, 345
– solaris 143
Herpes-Enzephalitis 143
Herpes-Sepsis 144
Hers-Syndrom 76
Herter-Heubnersche Krankheit 276
Herumtreiben 385
Herzerkrankungen 214
Herzfehler 23, 36, 39, 216
Herzglykoside *228*, 392
Herz- und Gefäßmißbildungen 216
Herzinsuffizienz 214, 228
–, Behandlung 228
Herzrhythmusstörungen 230
Herzschmerzen 384
Herzsondierung 215
Heuschnupfen 178, *235*
Hexachlorcyclohexan 335
Hexenmilch 13

Hiatus leucaemicus 199
Hiatushernie 267, *268*
Hirnabszeß 352
Hirndrucksymptome 350
Hirnschäden, geburtstraumatische 41
Hirnsklerose, diffuse 352, *369*
Hirntumoren 213, 351
Hirnvenen-Thrombosen 349
Hirschsprungsche Krankheit 23, *280*
Histamin 178
Histidasemangel 72
Histidinämie 72
Histiocytosis X 203
Hitzeschädigungen 388
Hochwuchs, eunuchoider 16
Hodenektopie 115
Hodeninsuffizienz 117
Hodenretention 115
Hodentorsion 315
Hodgkinsche Krankheit 202
Hohlwarzen 60
Homogenisierung 62
Homogentisinsäure 69
Homozystinurie 22, *70*
Hornerscher Symptomenkomplex 42
Hospitalismus, seelischer 17, *385*
Hüftgelenksdysplasie 36, 38, *320*
Hüftgelenksluxation 23, 36, 39, *320*
Hüftgelenkspfanne, Dysplasie 36, *320*
Humaninsulin 80
Hunger 14
– an der Brust 61
Hungerstühle 61
Hunter-Syndrom 22, *87*
Hutchinson-Gilford-Syndrom 15
Hutchinsonsche Trias 170
Hutchinson-Zähne 170
Hydantoin-Syndrom 25
Hydatidentorsion 315
Hydramnion *59*, 266
Hydrocele funiculi spermatici 315
– testis 315
Hydrocephalus aresorptivus 352
– e vacuo 352
– hypersecretorius 352
– internus 352
– occlusivus 352
Hydronephrose 312
Hydrops congenitus universalis 51

Hydrothorax 260
β-Hydroxybuttersäure 78
21-Hydroxylase 109
5-Hydroxytryptamin 178
Hydrozephalus 36, 41
Hyperammonämie 72
Hyperazidität 271
Hyperbetalipoproteinämie 82
Hyperbilirubinämie 34, *47*, *48*, 53
Hypercholesterinämie 82
Hyperfibrinolyse 206
Hyperglycinämie 70, 72
Hyperhydratation 92
Hyperkaliämie 93
Hyperkalzämie 90, 224
– (Fanconi-Schlesinger), chronisch idiopathische 90
Hyperkalziurie 307
Hyperkinetisches Syndrom 377, 382
Hyperlipoproteinämien 82
Hypernatriämie 92
Hyperparathyreoidismus, primärer 90
–, sekundärer 97, 303
Hypersalämie 285, 287
Hypersalie 285
Hypersplenismus 192
Hypertelorismus 37
Hyperthyreose 107
Hypertonus, renaler 303
Hypoazidität 271
Hypobetalipoproteinämie 81
Hypogalaktie 60
Hypogammaglobulinämie, (Bruton) 174, *175*
idiopathische 176
Hypogenitalismus 18
Hypoglykämie 34, 55, 76, 78
–, ketotische 77
–, leuzinsensible 77
Hypogonadismus 103, *114*, 115, 116
–, hypogonadotroper 115
Hypokalzämie 54, 89
Hypolipoproteinämie 81
Hypomagnesiämie 89
Hypoparathyreoidismus 89, 97, 176
–, primärer 89
–, transitorischer 54
Hypophosphatämie 88
Hypophosphatasie 22, *88*
Hypophyse, Erkrankungen 102
Hypophysengangtumor 352
Hypoprokonvertinämie 205
Hypoproteinämie 174
Hypoprothrombinämie 205

Hyposensibilisierung *179*, 252
Hypospadia perineoscrotalis 117, 118
Hypospadie 23, 39, *315*
Hypothalamische Läsionen 18
Hypothalamus 101
– Erkrankungen 102, 104
Hypothyreose 18, *105*, 107, 264
Hypovitaminosen, latente 96
Hypovolämie 229
Hypsarrhythmie 362
Hysterischer Anfall 384

Ichthyosis congenita 328
– vulgaris 328
Icterus gravis 51
– prolongatus 49, 105
Idiotie 367
– (Tay-Sachs) 83
–, amaurotische 83
IgA-Mangel 174, 175
IgD-Antikörper 122
IgE-Antikörper 122
IgG-Antikörper 52
IgM-Antikörper 52
Ileitis terminalis 276
Ileumatresie 274
Ileumfistel 39
Imbezillität 367
Immunabwehr, zelluläre 132
Immundefekte 174
–, kombinierte 176
Immunglobulin 58, 122
–, IgA- 122
–, IgD- 122
–, IgE- 122
–, IgG- 51, 122
–, IgM- 52, 122
Immunhämolyse, neuramidaseinduzierte 191
Immunität 121
Immunologie 174
Immunprophylaxe 126
Immuntoleranz 180
Impedanzaudiometrie 240
Impetigo contagiosa 332
Impfdurchbrüche 126
Impfkalender 126, 127
Impulsiv-Petit mal 360
Incontinentia pigmenti 23, 329
Infektabwehr 121, 122
Infektanämien 191
Infekte, grippale 147, 234
Infekthilus 245
Infektiöse Mononukleose *145*, 200
Infektion, inapparente 121
–, orale 120

Infektionsimmunität 121
Infektionskrankheiten 120
Infektiosität 124
Infektkrämpfe 357
Influenza-Meningitis 341
Influenzavirus 147, 148
INH 168
Inkarzeration 297
Inkubationszeiten 123, *124*
Inkubator 33
Innenkörperanämie 48
Insektenstiche 335
Insolation 349
Insulin 79
Intal 252
Intelligenztests 377
Interferon 132
Interlobärpleuritis 260
Intersexualität 116
Interstitielle plasmazelluläre Pneumonie 34, 254
Intertrigo 326
Intoxikation 285
Intrakutanprobe nach Mendel-Mantoux 164
Inulin-Clearance 299
Invagination 275
Ipecac-Sirup 390
Iridocyclitis, rheumatica 186
Isoantikörperthrombozytopenie 47, *208*
Isolierung 125
Isonikotinsäurehydrazid 168
Isoptin 230
Isostenurie 303
Isovalerianazidämie 70
Isthmusstenose, postduktale 225
–, präduktale 224

Jackson-Anfall 360
Jactatio capitis 364, *383*
Jactatio corporis 383
Jacutin-Gel 335
Jaffé-Lichtenstein-Syndrom 114, *326*
Jarisch-Herxheimersche Reaktion 171
Jejunalatresie 274
Jod-Desoxyuridin 132
Jugendarbeitsschutzgesetz 373
Jugendpsychiatrie 376

Kälberflechte 333
Käseschmiere 28
Kahnbeinnekrose 324
Kaliummangel-Syndrom 92, 285
Kaliumverlust 299

Kalkaneus-Apophysennekrose 324, 325
Kalziumstoffwechselstörung 87
Kammerflimmern 230
Karbamylphosphatsynthetase 72
Karboxylase-Mangel 70
Karbunkel 332
Kardia, Chalasie 267
Kardiainsuffizienz 267
Karditis rheumatica 183, 226
Kariesprophylaxe 373
Karottenileus 287
Karpopedalspasmen 90
Karzinom 212, 213
Karzinom der Schilddrüse 108
Kasabach-Merritt-Syndrom 211, 329
Kasein 56
Kaskadenmagen 269
Katarrhhilus 245
Katecholaminausscheidung 112
Katzenschrei-Syndrom 20
Kayser-Fleischerscher Kornealring 369
Kehlkopfdiphtherie 152, 241
Kehlkopf-Krupp 241
Keimdrüsen Erkrankungen 112
Kell-Antikörper 51
Kephalhämatom 43
Keratitis parenchymatosa 170
Kerato-Konjunktivitis herpetica 144
Keratomalazie 99, 247
Kerion Celsi 333
Kernantikörper 180
Kernikterus 50, 51, 53, 391
α-Ketoisokapronsäure-Dekarboxylase 70
Ketonämie 263
17-Ketosteroide 110
Keuchhusten 131, 153
Keuchhustenenzephalopathie 155, 349
Keuchhustenschutzimpfung 128
Kieferdeformierung 384
Kieferspalte 38
Killerlymphozyten 132
Kimmelstiel-Wilson-Syndrom 79
Kinderdosis 392
Kindesmißhandlung 375
Kindesvernachlässigung 375
Klebereiweiß 277
Kleinhirnastrozytom 351

Klinefelter-Syndrom 16, 20, 115, 116
Klippel-Feil-Syndrom 38
Klippel-Trénaunay-Syndrom 320, 329
Klumpfuß 23, 36, 39, 322
Klumpkesche Lähmung 42
Knick-Plattfuß 322
Knieküßphänomen 150
Knochen 316
Knochendysplasie, polyostotische fibröse 326
Knochenerkrankungen, entzündliche 322
Knochenkerne 6
Knochennekrosen, aseptische 324
Knochenreifung 6
Knochentuberkulose 168
Knochentumoren, maligne 326
Knochenzyste 325
Koagulopathien 209
Köhler, I, Erkrankung 324, 325
– II, Erkrankung 324, 325
Körperproportionen 4, 5
Körperstörungen, psychogene 384
Kohlenhydrate 57
Kohlenhydratstoffwechsel-Störungen 73
Kollaps 228
Kollapsneigung 230
Kolobom 37
Kolostralmilch 59
Koma, diabetisches 78, 81
Komedonen 338
Komplement 181
Konakion 47
Kondensierung 62
Kondensmilch 62, 63
Konditionierungsbehandlung 381
Konjunktivaldiphtherie 152
Kontagionsindex 121
Kontaktdermatitis 339
Kontaktekzem 331
Kontaktinfektion 120
Kontaktstörungen 383
Konzentrationsmangel 385
Kopfläuse 335
Kopfschmerzen, rezidivierende 384
–, vasomotorische 349, 350
Kopfumfang 5
Kopfwachstum 5
Koplicksche Flecke 134
Kornzweig-Bassen-Syndrom 81

Kortikotrophin Releasing Hormon 111
Krabbe-Syndrom 369
Krämpfe, Vitamin B_6-abhängige 55
Krätze 335
Kraniopharyngeom 103, 104, 115, 352
Kraniostenosen 318, 341
Kraniotabes 97
Krankheitsvorbeugung 373
Kratinin-Clearance 299
Kretinismus, endemischer 105
Kreuzimmunität 121
Krupp 232, 241
Kryptorchismus 18, 115, 117, 118
Kugelberg-Welander 366, 367
Kugelzellkrankheit 22, 192
Kuhmilch 56
Kussmaulsche Atmung 286
Kwashiorkor 17, 77
Kyphose 321
Kyphoskoliose 321

Labilität, neurovegetative 264, 384
–, vegetative 384
Labyrinthreflex, tonischer 7, 356
Lächeln 8
Lähmungen, angeborene 341
–, psychogene 384
–, zerebrale 42
Längenwachstum 1
Laktalbumin 56
Laktase-Mangel 77
Laktation 59
Laktopriv 74
Laktose 57
Laktose-Intoleranz 77
Lallperiode 8
Landaureflex 7
Landkartenschädel 204
Landrysche Paralyse 346
Langzeitinsuline 79
Lanugo 31
Laryngitis acuta 240
–, stenosierende 241
Laryngospasmus 90, 242
Laryngo-Tracheo-Bronchitis 241, 244
–, maligne, stenosierende 241
Laufen 7
Laugenvergiftungen 390
Laurence-Moon-Bardet-Biedl-Syndrom 18, 368
Kawasaki-Syndrom 204

„Lebenshilfe für das geistig behinderte Kind" 374
Lebensmittelvergiftung 161
Leber, Echinokokkenerkrankung 293
—, Erkrankungen 289
Leberabszeß 293
Leberegel 294
Leberfibrose 294
Leberphosphorylase-Mangel 76
Lebertumor 295
Leberzirrhose 274, *294*
—, biliäre 247
Legasthenie 386
Leibschmerzen 263
—, rezidivierende 384
Leinersche Krankheit 337
Leistenhernie 35, *297*
Leistenhoden 115
Leistenschädel 36
Leistungsstörungen 386
Leistungstests 377
Lennox-Syndrom 362
Lepra 131
Leprechaunismus 14
Leptilan 363
Leptomeningitis 341
Leptomeningosis haemorrhagica interna 348
Leptospira icterohaemorrhagica 293
Leptospirose 131, 293
Lese-Rechtschreibe-Schwäche 386
Lesh-Nyhan-Syndrom 369
Leucin 70
Leukämie 198, 210, 212
—, akute lymphoblastische 198
—, chronische myeloische 201
—, eosinophile 201
—, myeloische 201
Leukämoide Reaktion 197
Leukodystrophie, metachromatische 85
Leukopenie 197
Leukosen 198
Leukozyten 190, *196*
Leukozytopenie 197
Leukozytose 197
LH 101
Lincomycin 392
Links-Rechts-Shunt 216
Linksverschiebung der Leukozyten 197
Linolsäure 57
Linsenektopie 71
Linsenschlottern 318
Lipase 59

Lipatrophie 80
Lipidstoffwechselstörungen 81
Lipoidhyperplasie der Nebennierenrinde 118
Lipoidnephrose 304
Lipoidzylinder 304
Lippen-Kiefer-Gaumen-Spalte 23, 37, 38
Lippenspalte 36, 37
Liskantin 363
Listeria monocytogenes 172
Listeriose 131, *172*
Littlesche Krankheit 354
Lobäre und teillobäre Pneumonie 256
Loosersche Umbauzonen 98
Lordose 301
Lowe-Syndrom 73
LSD 386
Lückenschädel 36, 318
Lügen 385
Lues 169
—, konnatale 48, 169, 235
—, konnatale, Behandlung 171
— tarda 170
Luftröhre, Erkrankungen 242
—, Fremdkörper 242
Luftwegs-Infekt 232, *234*
Luminal 363
Lunge, Erkrankungen 253
Lungenabszeß 258
Lungenaplasie 233
Lungenemphysem 47, *253*
Lungenentzündung 253
Lungenfibrosen 259
Lungengangrän 258
Lungenhämosiderose, idiopathische 259
Lungenhypoplasie 233
Lungeninfiltrat, eosinophiles 259
Lungenphthise 167
Lungenschwindsucht 167
Lungensegmente 254
Lungentumoren 259
Lungenvenen, fehleinmündende 219
Lungenzysten 233
Lupus erythematodes 181
— erythematodes disseminatus acutus *181*, 301
Luteinisierungshormon 101, 102
Luxusverwahrlosung 376
Lyell-Syndrom 339
Lymphadenitis mesenterialis 279
Lymphangiome 330
Lymphknotensyndrom, mukokutanes 204

Lymphogranulomatose *202*, 261
Lymphome 202
Lymphozytäre Choriomeningitis 343
Lymphozyten 122
Lymphozytopenie, hereditäre 176
Lymphozytose, akute infektiöse *146*, 200
Lysergsäurediäthylamid 386
Lyssa 345

Madenwurm 295
Magen, Erkrankungen 269
Magendivertikel 269
Magenhypotonie 270
Magentaschen 267
Magenüberfüllung 270
Magenulkus 273
Magenvolvulus 270
Magerkeit 16
Magersucht 16
Magnesiummangel 89
Maiskeimöl 62
Makroglobulinämie Waldenström 208
Makrophagen 121
Makrostomie 37
Makrozephalie 353
Makulafleck, kirschroter 84, 85
Malaria 131, 194
Marche automatique 29
Marfan-Syndrom 22, 71, *318*
Marihuana 386
Marmorknochenkrankheit 190
Maroteaux-Lamy-Syndrom 87
Maschinengeräusch 216
Masern 131, *132*, 133
Masern, Enzephalitis 136, 345
—, Pneumonie 135
Masern-Antikörper 135
Masern-Krupp 136
Masernlebendimpfung 129
Masern-Otitis 136
Masernschutzimpfung 129
Massenbewegungen 27
Mastdarmprolaps 284
Mastitis 13, 60
Mastoiditis 239, 286
—, okkulte 17, 239
Mastozytose 329
McArdle-Syndrom 76
McBurneyscher Punkt 282
Mebendazol 296
Meckelsches Divertikel 275
Mediastinalemphysem 261

Mediastinitis 261
Mediastinum, Erkrankungen 261
Medulloblastom 213, 351
Megacolon congenitum 280
Megakolon, aganglionäres 280
–, atonisches 281
–, funktionelles 281
–, idiopathisches 280, *281*
–, symptomatisches 281
Megaloblasten-Anämie 191
Megaureter 313
Mehlnährschaden 17
Mehrlingsgeburt 31
Mekonium 12
Mekoniumileus *246*, 274
Mekoniumperitonitis 274
Melaena 47
Melanin-Bildung 69
Melanom 329
Melanophorenhormon 101
Melatonin 113
Meldepflicht von Infektionskrankheiten 131
Melliturien 74
Membranen, hyaline 45
Menarche 5, *113*
Meningeom 352
Meningitis 53
–, abakterielle 343
–, eitrige 341
– epidemica 131, *341*
– parotitica 145, 343
– serosa 151
– tuberculosa 167
Meningoencephalozele 340
Meningokokkeninfektion, Impfung 131
Meningokokken-Meningitis 341
Meningokokkensepsis 109
Meningomyelozele 340
Meningozele 36, 38, 39, *340*
6-Mercaptopurin 200
Meskalin 386
Metalline-Tücher 389
Metatarsalköpfchennekrose 324
Methämoglobinämie 193, 391
Methämoglobinbildende Oxydationsmittel 193
Methämoglobindiaphorase 12
Methionin 70
Methotrexat 182, 200
Methylentetrahydrofolat 71
Methylmalonsäure 70
Methylmercaptoimidazol 107
Metopirontest 103

Miconazolnitrat 334
Miculicz-Syndrom 199
Migräne 349, *350*, 384
Migräne-Äquivalente 264
Migraine accompagné 350
Mikroangiopathie, thrombotische 178
Mikrogastrie 269
Mikrognathie 38, 60
Mikrokolon 279
Mikromelie 320
Mikrophagen 123
Mikrophthalmie 37
Mikrosporie 334
Mikrostomie 37
Mikrothrombenbildung 210
Mikrozephalie 35, *340*, 369
Mikrozirkulation 229
Mikrozirkulationsstörung 210
Miktionsurethrographie 311
Milchgebiß 6
Milchnährschaden 17
Milchschorf 330
Milchzähne 6
Miliartuberkulose 166
Milien 28
Milieuschäden 376
Milton 64
Milupa PKU 68
Milzbrand 131
Milzvenenstenose 195
Milzvergrößerung 192, 193, 197
Minderwuchs 14
–, familiärer 15
–, hypokalorischer 15
–, hypophysärer 15, 103
–, hypoxämischer 15
–, primordialer 15
Mineralien 57
minimal brain dysfunction 355, *382*
Minzolum 296
Mißbildungen 35
Mißhandlung 375
Mistabronco 249
Mitochondrienantikörper 181
Mitralinsuffizienz 226, *227*
Mitralstenose 227
Mittelmeeranämie 194
Mittelstrahl-Urin 300
Möller-Barlowsche Erkrankung *99*, 211
Molevac 296
Molluscum contagiosum 336
Mongolenflecke 28, 329
Mongolismus 20, 36, 37
Moniliasis 269
Mononucleosis infectiosa *145*, 200, 293

Monosaccharid-Malabsorptionssyndrom 77
Morbidität 371
Morbilli 132
Morbus Addison 108, *115*, 168
– Basedow 107
– Berger 301
– Biermer 191
– Calvé-Legg-Perthes 324
– Crohn 276
– Crouzon 318
– Cushing 18, *104*
– Gaucher *84*, 368
– haemolyticus neonatorum 47, 48, 49
– haemorrhagicus neonatorum 47
– Hand-Schüller-Christian 204
– Hirschsprung 38, *280*
– Hodgkin 202
– Jaffé-Lichtenstein 326
– Köhler I (Naviculare) 324
– Köhler II (Metatarsalköpfchen) 324
– Krabbe 85, *369*
– Kugelberg-Welander 366
– Leiner 337
– Niemann-Pick 84
– Osgood-Schlatter 324
– Recklinghausen 352, *365*, 369
– Rendu-Osler-Weber 211
– Scheuermann 325
– Wilson 294, 368, *369*
Morphin 48, 386, 392
Morquiosche Krankheit 87, 317
Mors subita 390
Mortalität 371
Motorische Unruhe 382
Mucoviscidosis 15, *246*, 272
Müllersche Gänge 113
Mukolyticum Lappe 249
Mukopolysaccharid-Stoffwechselstörungen 85
Mukopolysaccharidosen 85
Mukoviszidose 22, 62, *246*, 278, 294
Multival plus 74
Mumps 144
–, Meningo-Enzephalitis 145, *343*
–, Orchitis 145
Mumpsschutzimpfung 129
Mund-zu-Mund-Beatmung 44
Mundwinkelgeschwür 332
Musculus sternocleidomastoideus, Hämatom 43

Muskelatrophie Kugelberg-
   Welander, spinale 366
–, neurale 366
–, spinale progressive 365
Muskeldystrophie 22
Muskelphosphorylase-Mangel
   76
Mutismus 383
Myalgie, epidemische 151
Myasthenia gravis 181, *367*
Mycobacterium bovis 163
– tuberculosis 163
Mycoplasma pneumoniae 257
Myelomeningozele 23, 36,
   38, 39, 340
Mykide 334
Mykoplasma-Pneumonie 257
Mylepsinum 363
Myleran 200, 201
Myokarderkrankungen 227
Myokardhypertrophie, primäre
   227
Myokarditis 148, 158, 186,
   227
Myoklonus-Epilepsie
   (Unverricht-Lundborg) 365
Myopathien 366
Myositis ossificans 21
Myxoviren 148

Nabeldiphtherie 54, 152
Nabelgranulom *28*, 275
Nabelhernie 297
Nabelinfektionen 54
Nabelkoliken *263*, 264, 276,
   384
Nabelpflaster 297
Nabelschnur 28
Nabelschnurbruch 36, 38
Nabelschnurriß 44
Nabeltetanus 54
Nabeltypen 28
N-Acetyl-Cystein 249
Nachtblindheit 99
Nackenreflex, asymmetrischer
   tonischer 356
–, symmetrischer tonischer
   356
Nägelkauen 384
Nährstoffbedarf 58
Nährstoffe 58
Naevi 329
Naevus flammeus 329
Nagel-Patella-Syndrom 303
Nahrungen, adaptierte 63
–, teiladaptierte 63
Nahrungsaufnahme, Störungen
   379
Nahrungsmittelallergie 179
Naphthalin 48

Narkolepsie 364
Nase, Erkrankungen 234
–, Fremdkörper 234
Nasen-Rachen-Infekte 147
Nasenbluten 234
Nasendiphtherie 152
Nasenfurunkel 234
Natriumbikarbonat 93
Natriummangel 92
Natulan 203
Nebelzelttherapie 249
Nebenerzieher 10
Nebennieren,
   Erkrankungen 108
Nebennierenadenom 111
Nebennierenblutungen 43
Nebennierenmark,
   Erkrankungen 112
Nebennierenrindenhyper-
   plasie 111
Nebennierenrindeninsuffizienz
   108, 176
Nebennierenrindenkarzinom
   111
Nebennierenrindenüberfunk-
   tion 111
Nebennierenrindenversagen
   108
Nekrolyse, toxische epidermale
   339
Nephritis 300
–, chronische 301
–, interstitielle 301, *308*
Nephroblastom 212
Nephrocalcinosis 307
Nephrolithiasis 90
Nephronophthise, familiäre
   juvenile 307
Nephropathie, akute anurische
   307
–, diabetische 79
–, hereditäre 305
Nephrose 304
Nephrosklerose 308
Nephrotisches Syndrom 304
– –, angeborenes 305
– –, idiopathisches 304
– –, sekundär sympto-
   matisches 305
Nervensystem, Erkrankungen
   340
Neugeborene, Anämie 44
–, Aspiration 47
–, Atelektasen 46
–, Blutungskrankheiten 47
–, Erkrankungen 27
–, Erstuntersuchung 27
–, Herzerkrankungen 225
–, Infektionen 53
–, Mastitis 13

–, Ödeme 28
–, Pneumonie 47, *253*
–, Reflexe 29
–, Sepsis 53
–, übertragene 30
–, untergewichtige 30
Neugeborenen-Hepatitis 290
Neugeborenenikterus 49
Neugeborenenkrämpfe 54
Neugeborenenpathologie 27
Neugeborenenperiode 8, 27
Neugeborenen-Pneumonie
   253
Neugeborenen-Screening 27
Neugeborenensterblichkeit
   371
Neugeborenentetanie 55, *89*,
Neurinom 352
Neuritis, isolierte 346
Neuroblastom *112*, 200, 212
Neurodermitis 178, 330
Neurofibromatose 22, 365
Neurofibrome 365
Neurohypophyse 104
Neuropathie 377
Neurosen 376, 378
Neutropenie, zyklische 196
Niazin 96
Nick-Krämpfe 361
Niclosamid 297
Niemann-Picksche Krankheit
   84
Niere, Funktion 298
–, Mißbildungen 310
–, Zysten 311
Nierenagenesie 36, 311
Nierenarterienstenose 308
Nierendysplasie 311
Nierenerkrankungen 308
Nierenhypoplasie 311
Nierensteine 310
Nierentransplantation 304
Nierentuberkulose 168
Nierentumoren 308
Nierenvenenthrombose 308
Niesanfälle 154
Nitritvergiftung 12, 193
Nitrofurantoin 309
Noduli rheumatici 184, 186
Non-Hodgkin-Lymphome
   202
Norrie-Syndrom 22, 26
Novobiocin 48
Nutramigen 74
Nystatin 334

Obst-Zwiebackbrei 64
Obstipation 264, *281*
–, chronische 281
Ölsäure 57

Sachverzeichnis

Ösophagusanomalien 265
Ösophagusatresie 36, 38, 59, 265
Ösophagusdivertikel 266
Ösophagusduplikaturen 266
Ösophagusfistel 36
Ösophagusmißbildungen 265
Ösophagusstenose 266
Ösophagusvarizen 269
Ösophagusverätzungen 268
Ohren, abstehende 233
–, Erkrankungen 234
–, Fremdkörper 238
Ohrlaufen 238
Okkasionskrämpfe 357
Okulo-zerebrorenales Syndrom 73
Oligoarthritis, rheumatoide 186
Oligomeganephronie 307
Oligophrenie 367
Omphalitis 53
Onanie 385
Ophthalmotest 153
Opium 386
Oralpädon 287
Orchitis 145, 315
Orfiril 363
Organazidurien 70
Organisatorantigen 121
Organwachstum 5
Ornithintranskarbamylase-defekt 72
Ornithose 131
Ornithose-Pneumonie 257
Orofaciodigitales Syndrom 23
Orthostatische Dysregulation 230
Ortolanizeichen 40, 320
Osgood-Schlatter-Krankheit 324, 325
Osmorezeptoren 298
Osmotische Resistenz 193
Ospolot 363
Ossifikation 316
Osteochondritis, luische 170
Osteochondrosis 324
– deformans coxae juvenilis 324
Osteogenesis imperfecta 39, 318
– imperfecta letalis, Vrolik 318
– imperfecta tarda 318
Osteom 326
Osteomalazie 88
Osteomyelitis, akute hämatogene 53, 322
–, chronische 323
–, luische 170

Osteopathie, renale 303
Osteopsathyrosis 318
Osteosarkom 213
Otitis externa 239
– media acuta 239
– media chronica 239
– media purulenta 239
Otosklerose 318
Ovarialinsuffizienz 116
Oxacillin 392
Oxalose 72, 307
Oxytozin 101, 104
Oxyuriasis 295
Oxyzephalie 319

Pachymeningitis 344
Pachymeningosis hämor-rhagica interna 348
PAH-Clearance 300
Palmitinsäure 57
PAM Maizena 68
Pancreas anulare 273
Pandemie 124
Panenzephalitis, subakute sklerosierende 346
Panhypopituitarismus 103
Pankreas 295
–, anulare 273, 295
–, Insuffizienz 295
–, Pseudozysten 295
–, Zysten 295
Pankreatitis 295
Panmyelopathie 190, 191
Panzerherz 228
Panzytopenie 192, 207
Para-Amino-Hippursäure 300
Parahämophilie 205
Parainfluenza 147, 148, 257
Parallergie 178
Paraphimose 315
Paraplegie, spastische 355
Paraproteinämie 174
Parathyreoidea 108
Paratyphus 161
–, Impfung 131
Parazentese 240
Paronychie 332
–, luische 169
Parotitis epidemica 144
Partial-Anfälle 359
Partial-Thromboplastin-Time-Test 206
Pasteurisierung 62
Paukenerguß 240
Paul-Bunnell-Reaktion 146
Pausennahrungen 287
Pavlikbandagen 320
Pavor nocturnus 379
Pectus excavatum 321
Pediculosis 335

Peitschenwurm 296
Pel-Ebstein-Typ, Fieber 202
Pelger-Huet-Kernanomalie 196
Pelizäus-Merzbachersche Krankheit 369
Pellagra 96, *100*
Pemphigoid 54, 332
–, syphilitisches 169
Pemphigus neonatorum 54, 332
Pendelhoden 116
D-Penicillamin 187
Pentamidin 255
Pentosurie, essentielle 74
Periarteriitis des Nabels 53
– nodosa 181
Perikarditis 227
–, konstriktive 228
– serosa 167
Perinatal-Sterblichkeit 371
Perinatalzeit 10
Periodische Krankheit 123
Peritonsillarabszeß 238
Perniziosiforme Anämie 191
Peronaeus-Phenomen 90
Persönlichkeitsentwicklung, gestörte 376
Perthessche Erkrankung 106, *325*
Pertussis 131, *153*
–, Enzephalopathie 155
Pertussishyperimmunglobulin 156
Pes adductus 38
– calcaneus 38, 40
– equinovarus 38, 39
Pest 131
Petit mal 358, 360
Petit mal-Status 359
Petnidan
Pfaundler-Hurlersche Krankheit 86
Pfeiffersches Drüsenfieber 145
Pfortaderstenose 239
Phaeochromozytom 112
Phakomatosen 365, 369
Pharyngitis 235
Pharyngokonjunktival-Fieber 148
Phenacetin 12, 48, 193, 390
Phenaemal 363
Phenhydan 363
Phenobarbital 363
Phenylalaninämie 67
Phenylalanin Hydroxylase 66
Phenylbrenztraubensäure-Schwachsinn 22, *67*
Phenylketonurie 22, *66*, 67

Phenylketonurie, Embryopathie 26
Phenytoin 363
Philadelphia-Chromosom 201
Phimose 315
Phobien 385
Phokomelie 320
Phonokardiogramm 214
Phosphatdiabetes 88, 306
Phosphatstau 303
Phosphatstoffwechselstörung 87
Phosphofructokinase-Mangel 76
Phospholipide 81
Phosphorylase-b-Kinase-Mangel 76
Phthise 167
Phytansäure 85
Phytansäure-α-Oxydase 85
Piëbaldismus 69
Pierre-Robin-Syndrom 38
Pilzvergiftungen 389
Pinealom 352
Pitressin 105
Pityriasis versicolor 334
Placenta praevia 44, 195
Plasma Thromboplastin Antecedent (PTA) 205
Plasmaexpander 45, 229
Plasminogen 206
Plasmozytom 327
Plattfuß 322
Plaut-Vincent-Erkrankung 238
Plazenta 12
– praevia 44, 195
Plazentafunktion 30
Plazentalösung, vorzeitige 44
Plazentarkreislauf 11
Pleura-Erkrankungen 259
Pleuraempyem 260
Pleuraexsudate 260
Pleuritis exsudativa 167, 259
– purulenta 260
– sicca 259
– tuberculosa 167
Pleurodynie 148
Pleuro-pneumonia-like-organisms 148
Plexuslähmung, obere 42
– untere 42
Pluriorifizielle Ektodermose 180, 337
Pneumatozele 234, 253
Pneumocystis carinii 255
Pneumokokken-Meningitis 341
Pneumokokken-Peritonitis 304

Pneumokokken-Schutzimpfung 130
Pneumomediastinum 47, 261
Pneumonie, abszedierende 255
–, atypische 257
–, croupöse 256
–, dystelektatische 253, 254
–, hilifugale 256
–, interstitielle plasmazelluläre 34, 254
–, lobäre 256
–, mykotische 258
–, primär abszedierende 255
Pneumothorax 47, 260
Pocken 131, 141, 142
Pockenschutzimpfung 128
Polioenzephalitis 345
Poliomyelitis 131, 149, 343
Poliomyelitis-Schutzimpfung 128
Polio-Viren 148
Poltern 383
Polyarthritis rheumatica 182, 183
–, rheumatoide 186
Polydaktylie 36
Polydipsie 78, 104
Polyepiphysäre Dysplasie (Ribbing) 317
Polyglobulie 195
Polyneuritis 346
Polyostotische fibröse Knochendysplasie 326
Polyposis, Kolon 283
Polyradikulitis 346
Polyurie 78
Polyzythämie 195
Pompe-Syndrom 75
Porenzephalie 354
Pottscher Gibbus 168
Prader-Willi-Syndrom 18
Pränatale Diagnose 26
Präpubertätsfettsucht 19, 103
Präpubertätswachstumsschub 1
Präventive Pädiatrie 373
Pregnandiol 48, 49, 60
Pregnantriol 111
Price-Jones-Kurve 193
Primärharn 298
Primärkomplex 165
Primärinfiltrierung 165
Primärtuberkulose der Lunge 165
Primidon 363
Proakzelerin 205
Prodromalstadium 123
Progerie 15
Progesteron 109
Prokonvertin 205

Prolaktin 12, 101, 102
Propanolol 221
Properdin-Komplement-System 121
Propionazidurie 70
Propylthiouracil 107
Protein 56
Proteinurie, orthostatische 301
Prothrombin 205
Pseudoaszites 277
Pseudohämophilie 208
Pseudohermaphroditismus femininus 118
– masculinus 117
Pseudohypoparathyreoidismus 89, 368
Pseudokrupp 241
Pseudomangelrachitis 88
Pseudomonas aeruginosa 257
Pseudoobstipation 264
Pseudoparalyse 99
Pseudopubertas praecox 110, 114
Pseudosepsis allergica (Wissler) 186
Pseudotruncus 221
Pseudourämie 301
Pseudozyste, postpneumonische 234
Psychogene Körperstörungen 384
Psychomotorische Anfälle 361
Psychopathie 376
Psychotherapie 378
PTA-Mangel 205
Pterygium colli 116
Ptosis 367
PTT-Test 206
Pubarche 113
–, praemature 114
Pubertät 1, 10, 13
Pubertätsentwicklung 113
Pubertätsgynäkomastie 114
Pubertätsmagersucht 381
Pubertätswachstumsschub 15, 113
Pubertas praecox 14, 113
– tarda 114
Pudenz-Heyer-Ventil 353
Pulmonaldruck 219
Pulmonalstenose 222, 225
Pulverisieren 62
Pupillarmembran 31
Puri-Nethol 200
Purpura abdominalis 211
–, anaphylaktoide 211
– fulminans 178, 210
–, idiopathische thrombozytopenische 207
– rheumatica 304

Pyelitis 308
Pyelonephritis 308, *309*
Pyknolepsie 359
Pyknolepsinum 363
Pylorospasmus 270
Pylorusstenose, spastisch-
 hypertrophische 23, *270*
Pyodermie 332
Pyopneumothorax *255*, 260
Pyozyaneuspneumonie 257
Pyrantelpamoat 296
Pyruvatkinase-Mangel 193
Pyrviniumpamoat 296
Pyurie 308

Q-Fieber 131
Q-Fieber-Pneumonie 257
Quarantäne 125
Quecksilber 179, 346
Quick-Test *206*, 209
Quincke-Ödem 177, *339*

Rabies 345
Rachenmandel, Erkrankungen
 234, *237*
Rachenmandelhyperplasie
 235, *237*
Rachenmandelverätzung 236
Rachenmandelverbrühung
 236
Rachitis 87
–, durch Antikonvulsiva 88
–, renale 88
– tarda 97
–, Vitamin D-Mangel 88
–, Vitamin D-resistente 23,
 88
Rachitisprophylaxe 34, 98
Radialislähmung 42
Radioallergosorbent-Test 177
Radiochromtest 192
Radiusaplasie mit
 Thrombozytopenie 207
Radiusköpfchen-Subluxation
 347
RAST 177
Rauschmittel 386
Reagine 177
Rechts-Links-Shunt 220
Recklinghausensche Krankheit
 352, *365*, 369
Reflexe, tonische 7
Refluxösophagitis 267
Refsumsche Krankheit 85
Regression 381
Rehabilitation 373
Rehydratation 289
Reizüberempfindlichkeit 382
Rekalzifizierungszeit 206
Rektumatresie 36, *279*

Rektumprolaps 246
Releasing Hormone 101
Renale Glukosurie 305
Reo-Viren *148*, 257
Resistenz 121
Resorcin 195
Respiratory-Syncytial-Virus
 147, 148, 257
Retikulosarkom *202*, 327
Retikulozyten 189
Retikulumzellensarkom 327
Retinitis pigmentosa 85
Retinoblastom 212, 352
Retinopathie, diabetische 79
Retraktionsaktivität der
 Plättchen 206
Retraktionszeit 206
Retropharyngealabszeß *236*,
 323
Reye-Syndrom 294, 349
Rh-Antikörper 50
Rh-Erythroblastose 49
Rh-Gammaglobulin-
 Prophylaxe 51
Rhabdomyosarkom 212
Rhesus-Faktoren 49
Rheumafaktor 180, 186
Rheumatisches Fieber *182*,
 226, 238
Rheumatoide Arthritis 185
Rhinitis 234
Rhino-Virus 148
Rhinopharyngitis 148, 234,
 235
Rhythmusstörungen des
 Herzens 230
Ribbing-Syndrom 317
Riboflavin 96
Richner-Hanhart-Syndrom 69
Riesenblase 314
Riesengranulation
 (Chediak-Steinbrinck) 196
Riesenhämangiom-Throm-
 bozytopenie-Syndrom 211
Riesenwuchs 16, 104
–, partieller 320
Riesenzellhepatitis 48, *290*
Riesenzellentumoren 326
Rifampicin 168
Rinderbandwurm 296
Ringelröteln 133, 138
Risiko-Kinder 356
Risus sardonicus 159
Rivotril 363
Röteln 133, *136*
Rötelnembryopathie 24, 131,
 137
Rötelnlebendimpfung 129
Rorschach-Formdeute-
 versuch 378

Rosenkranz, rachitischer 97
Rothmund-Thomsen-Syndrom
 16
RS-Virus-Erkrankungen
 147, 148, 257
Rubeola 136
Rückfallfieber 131
Rückgratreflex 29
Ruhr 131, *162*
Ruminieren *263*, 379
Rumpel-Leede-Test 206
Russel-Silver-Syndrom 16

Sabin-Feldman-Test 172
Sabin-Impfstoff 129
Saccharase-Isomaltase-Mangel
 77
Säbelscheidentibien 170
Sängerknötchen 240
Säuglingsekzem 330
Säuglingsintoxikation 284,
 286
Säuglingsosteomyelitis 323
Säuglings-Skorbut 99
– und Kleinkinderfürsorge
 375
Säuglingssterblichkeit 371,
 372
Säuglingszeit 8
Säurebasenstoffwechsel 91, 94
Säurenvergiftung 390
Salaam-Krämpfe 361
Salizylate 53, 187
Salk-Impfstoff 129
Salmonella Breslau 161
– enteritidis Gaertner 161
– typhimurium 161
Salmonellen-Gastroenteritis
 161
Salmonelleninfektionen 160
Salmonellenmeningitis 161
Salzverlustsyndrom 110
Sanarelli-Shwartzman-
 Phänomen *178*, 210, 230,
 342
Sanfilippo-Syndrom 87
Sarcoma botryoides 212
Sarkoidose 104
Sarkom, osteogenes 326
Sauberkeitsgewöhnung 9
Sauerstoffmangel 11, 44
Saugbiopsie 278
Saugreflex 29
Scabies 335
Scarlatina 156
Schädelhirntraumen 347
Schädelimpression 44
Schalleitungsschwerhörigkeit
 240
Schaltenbrand-Reflex

Scharlach 131, 133, *156*
–, septischer 157
–, toxischer 157
Scheie-Syndrom 87
Scheuermannsche Krankheit 325
Schiefhals 38, 43, 321
Schilddrüsenadenome 108
Schilddrüsenentzündung 108
Schilddrüsenerkrankungen 105
Schilddrüsenhormone 392
–, Anomalien 107
Schilddrüsen-Karzinom, papilläres 108
–, medulläres 22
Schilddrüsentumor 108
Schilddrüsenüberfunktion 107
Schilddrüsenunterfunktion 105
Schlafstörungen 379
Schlafwandeln 379
Schleime 63
Schluckimpfung 128
Schluckreflex 29
Schluckstörungen 267
Schmierinfektion 120
Schnürfurchen, amniotische 40
Schock 210, *228*
–, anaphylaktischer 179, 229
–, hypoglykämischer 78
–, traumatischer 230
Schoenlein-Henoch-Syndrom 211, 301, 302
Schreiknötchen 240
Schreikrämpfe 363
Schreitphänomen 29
Schrumpfniere 310
–, pyelonephritische 310
Schulärztlicher Dienst 375
Schuleschwänzen 385
Schulreife 9
Schulschwierigkeiten 385
Schultergelenksluxation 43
Schulzahnpflege 375
Schutzimpfungen 126
Schwachsinn 367
–, X-chromosomal erblicher 368
Schwangerschaftsreaktionen 13
Schwangerschaftstoxikose 30
Schweinebandwurm 297
Schweißdrüsenabszesse 333
Schweißelektrolyte 248
Schweißtest 248
Schwerhörigkeit 240
Schwindelzustände 230
Sclerema neonatorum 28

Screening-Teste 66
Seborrhoisches Ekzem 331
Sectio caesarea 44
Segment, aganglionäres 281
Seitenstrangangina 238
Selbsterdrosselung 387
Self demand feeding 64
Sensibilisierung 177
Sepsis 53, 162
Septum primum-Defekt 219
– secundum-Defekt 218
Seromukotympanon 240
Serumeisen 189
Serumeiweißkörper, Veränderungen 174
Serumkrankheit 126, *179*
Serumprophylaxe 125
Sexualität 10
Shenton-Ménardsche Linie 320
Shigellen 162
Shunt-Nephritis 304
Shunt-Umkehr 216
Shwachman-Syndrom 295
Shwartzman-Sanarelli-Phänomen *178*, 210, 230, 342
Sialoadenitis purulenta 54
Sichelzellenanämie 194
Sideroachrestische Anämie 191
Siebbeinzellenentzündung 236
Sigmatismus 383
Simonsche Spitzenherde 167
Sinobronchitis 236, *244*
Sinusitis maxillaris 235
Sinusthrombose 157, 239
Sitzkyphose 97
Skeletentwicklung 6
Skelettuberkulose 168
Skeletverletzung, geburtstraumatische 43
Sklerem 28
Sklerödem 28
Sklerose, tuberöse 22, *365*, 369
Skoliose 321
Skorbut 99
Slow reacting substance 178
Sofortreaktion 177
Sojabohneneiweiß 56
Sojamehl 288
Somatomedin 102
Somatostatin 78
Somatotropes Hormon 101
Sommerdyspepsie 286
Sommergrippe 151
Somnambulismus 379
Sonnenstich 349
Sonne-Ruhr 162

Soor 269, *334*
Soorsepsis 334
Sozialhilfegesetz 373
Sozialpädiatrie 371
Spätabnabelung 12
Spätabtreibung 31
Spätrachitis 99
Spätreaktion 178
Spaltbecken 314
Spaltfehlbildungen des Urogenitalsystems 39
Spaltfuß, Spalthand 319
Spannungspneumothorax 260
Spasmophilie 89
Spasmus nutans 364
Spastische Diplegie 354
– Halbseitenlähmung 354
Speiseröhre, Fremdkörper 268
–, Moniliasis 269
–, Varizen 269
–, Verätzungen 268
Sphärozytose 22
Sphingolipidosen 82
Sphingomyelin 84
Sphingomyelinose 84
Spieltherapie 378
Spina bifida 340
– bifida cystica 340
– bifida occulta 319, 340
Spinale progressive Muskelatrophie 365
Spitz-Holter-Ventil 353
Splenomegalie 193
Splenoportographie 269
Spondylitis tuberculosa 168
Spongioblastom 351
„Spontan"-Pneumothorax 260
Sprachstörungen 382
Sprechenlernen 8
Spreizfuß 322
Spreizhose 320
Spucknkeigung 379
Spulwurm 296
Stammeln 382
Staphylokokken, enterotoxinbildende 162
Staphylokokkenpneumonie 255
Staphylomycin 332
Stauungsbronchitis 258
Stauungslunge 258
Stehlen 385
Steißteratom 38, 39
Stempelfarben-Methämoglobinämie 194
Stereotypien 383
Sterilisation 125
Sternberg-Zellen 203

Steroidsynthese,
    Enzymdefekte 109
Stevens-Johnson-Syndrom 337
STH 101
Still-Syndrom 186
Stillfähigkeit 60
Stillhäufigkeit 60
Stillhindernisse 60
Stilltechnik 60
Stimmband, Papillom 240
Störer 382
Stomatitis aphthosa 139, *143*, 335
Storchenbiß 28, 329
Stottern 377, *383*
Strafe 10
Strahlenaplasie 319
Strahlenembryopathie 23
Strahlenhypoplasie 319
Streptokokken,
    beta-hämolysierende 182
Streptokokkus viridans 226
Streptomycin 168, 392
Striae distensae 19
Stridor 232, 242
Stridor connatus 38, *233*
Strophulus infantum 139, 140, 339
Struma 107
– connata 108
Stuart-Power-Faktor 205
Sturge-Weber-Syndrom *341*, 365, 369
Sturz 388
Subarachnoidalblutung 41, *348*
Subduralblutung 40
Subsepsis allergica 186
Suchreflex 29
Sulfatidose 85
Sulfonamide 48, 53, 391, 392
Sulfonamidkrankheit 180
Sulkowitsch-Test 90, 98
Sultiam 363
Suxinutin 363
Syndaktylie 36, 38, *319*
Syphilide 169
Syphilis 131, 169

Tachykardie, paroxysmale 230
–, supraventrikuläre 230
Taenia saginata 296
– solium 297
Taeniasis 296
Tangiersche Erkrankung 81
Taubheit 22, *240*
Taubstummheit 22
Tay-Sachs-Gangliosid 83

Tay-Sachs-Syndrom 83
Tegretal 363
Teleangiektasie 28
–, hereditäre hämorrhagische 211
Temporallappenanfälle 361
Teratom *212*, 261
Testikuläre Feminisierung 118
Testosteron 109
Testverfahren, projektive 378
Tetanie 55, *89*, 90
–, parathyreoprive 89
–, rachitogene 89
Tetanospasmin 160
Tetanus 131, *159*
– neonatorum 54
Tetanushyperimmunglobulin, humanes 160
Tetanusschutzimpfung 128
Tetracyclin 390
Tetraplegie, spastische 354
Tetrahydrobiopterin 67, *68*
Teufelsgriff 151
Thalassaemia major 194
– minor 194
Thalidomidembryopathie 24, 25
Thelarche 114
Thematischer Apperceptionstest (TAT) 378
Thesaurismosen 83
Thiamin 96
Thioguanin 200
Thoraxklopfmassage 249
Thombasthenie
    Glanzmann-Naegeli 208
Thrombelastogramm 206
Thrombin 205
Thrombokinase 205
Thrombozytenfaktor 206
Thrombozytenzahl 206
Thrombozythämie 208
Thrombozytopathie 207
Thrombozytopenie 176, *207*, 208
Thrombozytose 208
Thymus 5
Thymusaplasie, kongenitale 174, *175*
Thymushyperplasie 180, *261*
Thyreoiditis, akute 108
– (Hashimoto) 108
Thyreostatika 107
Thyreotropes Hormon 101, 102
Thyroxin 106, 392
Tiabendazol 296
Tics 382
Tierfellnaevi 329

Timonil 363
Tinea profunda 333
– superficialis 333
Tine-Test 164
Tod, plötzlicher 390
Todesursachen 371
Tofranil 381
Toleranz, immunologische 180
Tollkirsche 389
Tollwut 131
Tollwut-Schutzimpfung 130
Toluidinblau-Test 86
Tonsillektomie 238
Tonsillendiphtherie 152
Tonsillitis 235, *237*
Totgeborene 372
Toxikose, hyperpyretische 287
Toxische Granulation 197
Toxoplasma gondii 172
Toxoplasmose 48, 54, 131, *171*
–, Komplementbindungsreaktion 172
Trachealfistel 265
Trachealstenose 233
Tracheobronchitis 243
–, nekrotisierende 147
Tracheomalazie 233
Tracheostenose 233
Tragzeit 31
Traktionsversuch 7
Transfusion, fetomaternale 45, *195*
Transfusionshämosiderose 191
Translokation 21
Translokations-Mongolismus 37
Transplantationsallergie 178
Transportinkubatoren 33
Transposition der großen Arterien *222*, 225
–, korrigierte 222
Trendelenburgsches Zeichen 320
Treponema-pallidum-Hämagglutinationstest 171
Trichinose 131
Trichobezoar 274
Trichocephalus dispar 296
Trichomonadenbefall 315
Trichophytie 333
Trichotillomanie 385
Trichterbrust 321
Trichuriasis 296
Triglyceride 57, 81
Triglyceridlipase 82
Trijodthyronin 106
Trikuspidalatresie *222*, 225
Trinkmenge 64

Trinkrhythmus 64
Triplo-X-Zustand 20
Trismus 159
Trisomie 13, 18, 20, 21, 37
Tröpfcheninfektion 120, 163
Tropismus 120
Trotz 385
Trotzphase 9
Trousseausches Phänomen 90
Trümmerfeldzone 100
Truncus arteriosus communis 222
TSH 106
Tubenkatarrh 239
Tuberkulin 164
–, Pflasterprobe 164
Tuberkulose 131, *163*
–, generalisierte Formen 166
–, inapparente 165
–, Kavernen 167
–, Therapie 168
Tuberkuloseschutzimpfung 126
Tuberkulosesterblichkeit 164
Tuberkulostatika 168
Tuberöse Sklerose 22, 352, 365, 369
Tubuläre Defekte, erbliche 305
Tubulus, Erkrankungen 305
Tularämie 131
Tumoren, bösartige 212
–, embryonale 212
Tunica vasculosa 31
Turmschädel 319
Turner-Syndrom 20, 40, 116
Tympanometrie 240
Typhus abdominalis 131, 160
Typhus-Impfung 131
Tyrosin 67
Tyrosinämie 69
T-Zellstörung 176

Überfütterung 286
Übergangsmilch 59
Übergangsstühle 13
Übergewicht 18
Übertragung 30
Ulcus duodeni 273
– ventriculi 273
Ulkusleiden 273
Ullrich-Turner-Syndrom 14, *116*
Ultraschall-Echocardiogramm 215
Umklammerungs-(Moro-) Reflex 29
Umweltfaktoren 374
Uneheliche Geburt 374
Unfallverhütung 387

Unreife, anatomische 31
–, funktionelle 32
Unruhe, motorische 382
Untergewicht 16
Uperisation 62
Urachusfistel 39
Urämie 304
Ureterabgang, Anomalien 311
Ureterabgangsstenose 312
Ureterduplikaturen 312
Ureteren, Mißbildungen 312
Uretermündung, ektopische 312
Uretermündungsstenose 313
Ureterozele 312
Uretersteine 310
Urethradivertikel 314
Urethralklappe 314
Urethralstenose 314
Urethralstriktur 314
Urogenitalsystem, Spaltfehlbildungen 36
Urogenitaltuberkulose 168
Urographie 311
Urolithiasis 73, *310*
Urticaria pigmentosa (Mastozytose) 329
Urtikaria 177, *339*
Uzaril 350

Vaginalblutung 13
Vakzinevirus-Infektion 139
Valproat 363
Variola
– vera 139, *142*
Varizellen 139, *140*
Varizellen-Enzephalitis 141, 345
Vasopathien 211
Vasopressin 105
Vegetative Dystonie 231, 384
Veitstanz 183
Velbe 204
Vena cerebri magna 41
– terminalis 41
Ventilstenose 243, *253*
Ventrikelseptum-Defekt 219
Ventrikuläre Extrasystolen 230
Verbrauchskoagulopathien 109, 178, 209, *210*
Verbrennungen 388
Verbrühungen 388
Verdauungsinsuffizienz 246
Verdauungstrakt, Blutungen 265
Vergiftungsunfälle 389, 390
Verhaltensstörungen 376
Verhaltenstherapie 378

Verkalkungen, intrazerebrale 172
Verkehrserziehung 389
Verkehrsunfälle 389
Vermox 296
Vernix caseosa 27
Verrucae planae juveniles 336
– vulgares 336
Verwahrlosung 385
Verwöhnung 376
Vesiko-ureteraler Reflux 313
Vestibularisschäden 240
Vi-De-3-Hydrosol 98
Vincristin 200
Virilisierung 110, 119
Virulenz 120
Virusgrippe 131
Virushepatitis 290, 292
Virusinfekte 147
Viruskrankheiten 132
Virusmeningitis 343
Virusmyokarditis 148, *227*
Viruspneumonie 257
Vitamine 58
Vitamin A 96
– A-Mangelkrankheit 96, *99*
– B_1 96
– B_2 96
– B_6 55, 96
– B_6-Mangel 100
– B_{12} 96
– C 99
– D-Bedarf 97
– D-Intoxikation 90, 99
– D-Mangel 96, 98
– D-Überdosierung 90, 310
– K 47
– K-Mangel 13
Vitaminmangelkrankheiten 96
Vitaminmangelrachitis 96
VM26 200
Vogelkopfzwerge 14
Vojta-Methode 356
Vollantigene 177
Volvulus 274
Vorgeburtliche Schädigungen 20
Vorhofseptumdefekt 218
Vorsorgeuntersuchungen 373
Vulvitis 314
Vulvovaginitis 314

Wabenlunge 234
„Wachsende Fraktur" 347
Wachstum 1
Wachstumsbeschleunigung 4
Wachstumshormon 101, 102

Sachverzeichnis

Wachstumsstörungen 14
Wachstumsverlauf 1, 2, 3
Wärmeautoantikörper-Anämie 192, 195
Wärmeregulation 13, 32
Warfarin-Embryopathie 25
Wasserbedarf 91
Wasserhaushalt, Störungen 91
Wasserintoxikation 92, 289
Wasserumsatz 91
Waterhouse-Friderichsen-Syndrom 178, 210, 308, *341*
Weber-Ramstedtsche Operation 271
Wegbleiben 364
Weglaufen 385
Wegnehmen 385
Wegschreien 364
Weilsche Krankheit 293
Werdnig-Hoffmannsche Erkrankung 365
Werkzeuggebrauch 8
Werlhofsche Krankheit 207
Werner-Syndrom 16
Wespenstich 236
West-Syndrom 361
v. Willebrand-Faktor 205, *208*
v. Willebrand-Jürgens-Syndrom *208*
Williams-Beuren-Syndrom 91
Wilmstumor *212*, 308
Wilson-Mikity-Syndrom 259
Wilsonsche Krankheit 294, 368, *369*
Windelausschlag 336
Windpocken 140
Wirbelsäulendeformitäten 321

Wiskott-Aldrich-Syndrom 22, *176*, 207
Wolffsche Gänge 112
Wolmansche Krankheit 84
Wunddiphtherie 152
Wundrose 158
Wundstarrkrampf 159
Wutschutzbehandlung 130

X-Chromosom 112
Xerophthalmie *99*, 247
XXY-Zustand 20
XYY-Typ 20
Xylocain 230
Xylosetest 248, 278

Y-Chromosom 112
Yomesan 297

Zähneknirschen 383
Zahndurchbruch 6
Zahnentwicklung 6
Zahnkeimeiterung 53
Zahnkeimosteomyelitis 323
Zecken-Enzephalitis 344
Zeichentests 378
Zentralisation des Kreislaufs 229
Zentralnervensystem, Viruskrankheiten 149
Zentropil 363
Zerebrale Dysfunktion, leichte 382
Zerebrallähmung, infantile 353
Zerebralparese 353
Zerebrosid 83
Zerebrosid-Sulfatid 83

Ziegenmilch-Anämie 191
Ziersträucher 389
Zirkumzision 315
Zitrullinämie 72
Zivilisationskrankheiten 124
Zöliakie 77, *276*
Zoster 139, *141*, 335
– generalisatus 142
– ophthalmicus 142
– oticus 142
Zottenatrophie 278
Zucker-Malabsorptionssyndrome 77
Zungensaugen 384
Zwerchfellaplasie 38, 39
Zwerchfellhernien 36, 46, *297*
Zwerchfellhypoplasie 39
Zwerchfellähmung 42
Zwergwuchs 14
–, hypophysärer 103
Zwiemilchernährung 61
Zwillingsgeburt 31
Zwillingsschwangerschaft 30
Zyanid-Nitroprussid-Probe 71, 73
Zylinder, granulierte 310
Zystathionon-Synthetase 70
Zysten, enterogene 275
Zystenlunge 234
Zystenniere 36, *311*
Zystin 70
Zystinose 71
Zystinspeicherkrankheit 71
Zystinurie *73*, 306
Zystische Fibrose *246*, 278
Zystitis 301, *308*
Zystographie 311
Zytomegalie 48, *131*, 290
Zytostatika 200, 392

Kinderheilkunde (Hrsg. G.-A. von Harnack)
6. Auflage

Was können wir bei der nächsten Auflage besser machen?

Zur inhaltlichen und formalen Verbesserung unserer Lehrbücher bitten wir um Ihre Mithilfe. Wir würden uns deshalb freuen, wenn Sie uns die nachstehenden Fragen beantworten könnten.

---

1. Finden Sie ein Kapitel besonders gut dargestellt? Wenn ja, welches und warum?
   ....
   ....

2. Welches Kapitel hat Ihnen am wenigsten gefallen. Warum?   ....
   ....
   ....

3. Bringen Sie bitte dort ein X an, wo Sie es für angebracht halten.

	Vorteilhaft	Angemessen	Nicht angemessen
Preis des Buches	....	....	....
Umfang	....	....	....
Aufmachung	....	....	....
Papier	....	....	....
Abbildungen	....	....	....
Tabellen und Schemata	....	....	....
Register	....	....	....

	Sehr wenige	Wenige	Viele	Sehr viele
Druckfehler	....	....	....	....
Sachfehler	....	....	....	....

4. Spezielle Vorschläge zur Verbesserung dieses Textes (u. a. auch zur Vermeidung von Druck- und Sachfehlern) ....
   ....
   ....
   ....
   ....
   ....
   ....

bitte wenden!

5. Bitte teilen Sie uns mit, auf welchen Fachgebieten Ihrer Meinung nach moderne Lehrbücher fehlen. Dazu folgende kurze Charakterisierung unserer eigenen Werke:

Fragensammlungen	= Examensfragen zur Vorbereitung auf Prüfungen
Basistexte	= vermitteln nach der neuen Approbationsordnung das für das Examen wichtige Stoffgebiet
Kurzlehrbücher	= zur Vertiefung des Basiswissens gedacht; für den sorgfältigen Studenten
Lehrbücher	= Umfassende Darstellungen eines Fachgebietes; zum Nachschlagen spezieller Informationen

Fachgebiet	Fragen-sammlungen	Basistexte	Kurz-lehrbücher	Lehrbücher
....	....	....	....	....
....	....	....	....	....
....	....	....	....	....
....	....	....	....	....
....	....	....	....	....
....	....	....	....	....
....	....	....	....	....
....	....	....	....	....
....	....	....	....	....
....	....	....	....	....

Bei Rücksendung werden Sie automatisch in unsere Adressenliste aufgenommen.

Name..
Adresse..
....
Fachstudium...
Semester..
Ärztliche Vorprüfung ....
Datum/Unterschrift..

Wir danken Ihnen für die Beantwortung der Fragen und bitten um Einsendung des Blattes an:

                                        Frau M. Kalow
                                        Springer-Verlag
                                        Tiergartenstr. 17
                                        6900 Heidelberg 1

Examens-Fragen
Kinderheilkunde

zum Gegenstandskatalog

Von **G.-A. v. Harnack, O. Hövels**
3., überarbeitete und erweiterte Auflage. 1980.
837 Fragen mit 44 Abbildungen. X, 358 Seiten
Broschiert DM 29,80. ISBN 3-540-09805-4

Inhaltsübersicht: Wachstum, Entwicklung, Reife. – Wachstumsstörungen. – Vorgeburtliche Schädigungen der Leibesfrucht, Genetik. – Geburtsabhängige Besonderheiten und spezielle Erkrankungen reifer und unreifer Neugeborener. – Nahrungsbedarf und Ernährung. – Stoffwechsel. – Erkrankungen endokriner Drüsen. – Infektionskrankheiten. – Immunologie, Immunpathologie, rheumatische Erkrankungen. – Erkrankungen des Blutes und der blutbildenden Organe; bösartige Tumoren. – Herz- und Kreislauferkrankungen. – Erkrankungen der Atmungsorgane. – Erkrankungen des Verdauungstraktes. – Erkrankungen der Niere, der ableitenden Harnwege und der äußeren Geschlechtsorgane. – Knochen und Gelenke. – Pädiatrisch wichtige Hauterkrankungen. – Erkrankungen des Nervensystems. – Sozialpädiatrie. – Kinder- und Jugendpsychiatrie. – Unfälle und akzidentelle Vergiftungen im Kindesalter. – Antwortenschlüssel. – Ausklapptafel.

Die dritte Auflage wurde in allen Kapiteln überarbeitet, vielfach ergänzt und in ihrer Gliederung der neuesten Auflage des Gegenstandskatalogs angeglichen. Neu eingeführt wurden Fragen mit Bildmaterial: Auf Fallbeschreibungen mit zugehöriger Röntgenaufnahme folgt jeweils eine Reihe von Aufgaben, die sich auf Pathogenese, Diagnose und Therapie des jeweiligen Falles beziehen. Dadurch wird eine größere Praxisnähe erreicht.

Aus den Besprechungen: „Mit den Examens-Fragen hat der Leiter der Düsseldorfer Kinderklinik einen weiteren wertvollen Beitrag zur praktischen Pädiatrie geliefert. Dieser Fragenkatalog wird nicht nur von Medizinstudenten, sondern von vielen fortbildungsbemühten Kinderärzten lebhaft begrüßt. Die zahlreichen Fragen reichen über das gesamte Gebiet der Pädiatrie."
Monatszeitschrift für Kinderheilkunde

Springer-Verlag
Berlin Heidelberg
New York Tokyo

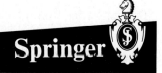

Für den zweiten Abschnitt der ärztlichen Prüfung

Innere Medizin

Innere Medizin
Begründet von L. Heilmeyer
Herausgeber: H. A. Kühn,
J. Schirmeister
4. Auflage. 1982. DM 156,-
ISBN 3-540-10097-0

W. Piper
Innere Medizin
Unveränderter Nachdruck. 1982.
HTB 122. DM 29,80
ISBN 3-540-06207-6

**Examens-Fragen
Innere Medizin**
5. Auflage. 1979. DM 32,-
ISBN 3-540-09426-1

Dermatologie

O. Braun-Falco, G. Plewig, H. H. Wolff
Dermatologie und Venerologie
3. Auflage. 1984. DM 360,-
ISBN 3-540-12023-8

T. Nasemann, M. Jänner, B. Schütte
**Histopathologie der
Hautkrankheiten**
1982. DM 42,-. ISBN 3-540-10952-8

T. Nasemann, W. Sauerbrey
**Lehrbuch der Hautkrankheiten
und venerischen Infektionen**
4. Auflage. 1981. DM 64,-
ISBN 3-540-10589-1

P. Fritsch
Dermatologie
1983. HTB 222. DM 34,-
ISBN 3-540-12050-5

S. Marghescu, H. H. Wolff
**Untersuchungsverfahren in
Dermatologie und Venerologie**
3. Auflage. 1982. DM 35,-
ISBN 3-8070-0329-0

Examens-Fragen Dermatologie
4. Auflage. 1979. DM 24,-
ISBN 3-540-09179-3

HTB = Heidelberger Taschenbücher

Chirurgie

**Allgemeine und spezielle
Chirurgie**
Herausgeber: M. Allgöwer
4. Auflage. 1982. DM 58,-
ISBN 3-540-11613-3

G. Heberer, W. Köle, H. Tscherne
Chirurgie
4. Auflage. 1983. DM 78,-
ISBN 3-540-11899-3

Orthopädie

J. C. Adams
Orthopädie
1982. HTB 200. DM 27,80
ISBN 3-540-09336-2

K. Idelberger
Lehrbuch der Orthopädie
4. Auflage. 1984. DM 48,-
ISBN 3-540-12600-7

J. Krämer
Orthopädie
Begleittext zum Gegenstandskatalog
1983. HTB 224. DM 27,80
ISBN 3-540-12632-5

Gynäkologie und Geburtshilfe

**Lehrbuch der Geburtshilfe und
Gynäkologie**
Von K. Knörr, H. Knörr-Gärtner,
F. K. Beller, C. Lauritzen
2. Auflage. 1982. DM 98,-
ISBN 3-540-10444-5

**Examens-Fragen Gynäkologie
und Geburtshilfe**
1979. DM 18,-. ISBN 3-540-09139-4

Ophthalmologie

W. Leydhecker
Augenheilkunde
22. Auflage. 1985. DM 58,-
ISBN 3-540-13688-6

D. Vaughan, T. Asbury
Ophthalmologie
1983. DM 98,-. ISBN 3-540-12769-0

Hals-Nasen-Ohrenheilkunde

H.-G. Boenninghaus
Hals-Nasen-Ohrenheilkunde
6. Auflage. 1983. HTB 76. DM 29,80
ISBN 3-540-12355-5

Nervenheilkundliches Stoffgebiet

F. Bleuler
Lehrbuch der Psychiatrie
Neubearbeitet von M. Bleuler
15. Auflage. 1983. DM 108,-
ISBN 3-540-11833-0

J. G. Chusid
Funktionelle Neurologie
1978. DM 68,-. ISBN 3-540-08610-2

K. Poeck
Neurologie
6. Auflage. 1982. DM 58,-.
ISBN 3-540-11537-4

R. Tölle
Psychiatrie
7. Auflage. 1985. DM 58,-.
ISBN 3-540-15853-7

Examens-Fragen Neurologie
3. Auflage. 1981. DM 20,-
ISBN 3-540-10974-9

Examens-Fragen Psychiatrie
1982. DM 24,-. ISBN 3-540-11392-4

Spezielle Pharmakologie

E. Habermann, H. Löffler
**Spezielle Pharmakologie und
Arzneitherapie**
4. Auflage. 1983. HTB 166. DM 32,-
ISBN 3-540-12624-4

P. W. Lücker
**Angewandte klinische
Pharmakologie**
Phase I - Prüfungen
1982. HTB 214. DM 28,-
ISBN 3-540-11353-3

Examens-Fragen Pharmakologie und Toxikologie
Teil 2: Spezielle Pharmakologie
3. Auflage. 1981. DM 18,50
ISBN 3-540-10309-0

Springer-Verlag Berlin Heidelberg New York Tokyo

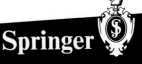